PSYCHOGENESE UND PSYCHOTHERAPIE KÖRPERLICHER SYMPTOME

VON

R. ALLERS-WIEN, J. BAUER-WIEN, L. BRAUN-WIEN, R. HEYER-MÜNCHEN,
TH. HOEPFNER-CASSEL, A. MAYER-TÜBINGEN, C. POTOTZKY-BERLIN,
P. SCHILDER-WIEN, O. SCHWARZ-WIEN, J. STRANDBERG-STOCKHOLM

HERAUSGEGEBEN VON

OSWALD SCHWARZ
PRIVATDOZENT AN DER UNIVERSITÄT WIEN

MIT 10 ABBILDUNGEN IM TEXT

WIEN
VERLAG VON JULIUS SPRINGER
1925

ISBN 978-3-7091-5281-2 ISBN 978-3-7091-5429-8 (eBook)
DOI 10.1007/978-3-7091-5429-8

SOFTCOVER REPRINT OF THE HARDCOVER 1ST EDITION 1925

Sokrates erzählt: . . . . . .

„. . . . *Aber Zamolxis unser König, — sprach der Thraker — der ein Gott ist sagt: so wie man nicht unternehmen dürfe die Augen zu heilen ohne den Kopf, noch den Kopf ohne den ganzen Leib, so auch nicht den Leib ohne die Seele; und dieses wäre eben auch die Ursache, weshalb bei den Hellenen die Ärzte den meisten Krankheiten noch nicht gewachsen wären, weil sie nämlich das Ganze verkennten, auf welches man seine Sorgfalt richten müßte, und bei dessen Übelbefinden sich unmöglich ein Teil wohlbefinden könnte. Denn alles, sagte er, entspränge aus der Seele, Böses und Gutes, dem Leibe und dem ganzen Menschen, und ströme ihm von dorther zu . . . . Jenes also müsse man zuerst und am sorgfältigsten behandeln . . . . Die Seele aber, sagte er, werde behandelt durch gewisse Besprechungen.*"

Platon, Dialog Charmides.

Vorwort.

Der Wert und damit auch das Schicksal von Büchern, besonders solcher wie des vorliegenden, wird durch den Grad bestimmt, in dem sie Ausdruck einer geistigen Richtung sind und deren Tendenzen verwirklichen helfen. Dadurch wird ein Buch wahrhaft und notwendig.

Dies gilt zunächst im Rahmen der speziellen Wissenschaft, der der Gegenstand des Buches angehört, darüber hinaus aber auch für die gesamte Geistigkeit einer Epoche, die sich uns ja als durchaus einheitliche Gegebenheit in den verschiedenen Erscheinungsformen des menschlichen Lebens, wie Religion, Kunst, Wissenschaft, Politik u. a. darstellt.

Die geistige Haltung unserer Zeit zeigt nun einen unverkennbaren Zug: man kann ihn in der Abwendung vom Materiellen zum Ideellen, vom Rationalen zum Emotionalen, von der verstandesmäßigen zur intuitiven Erkenntnis erblicken oder in der veränderten Wertschätzung des Qualitativen vor dem Quantitativen, des Expressionismus gegenüber dem Naturalismus, der Demokratie vor der Aristokratie erkennen — das Gemeinsame aller dieser anscheinend so heterogenen Erscheinungen ist die Tendenz zur „Totalisierung“, d. h. zur Anerkennung und Erfassung von Ganzheiten. Auf die Periode der Analyse und summenhaften Rekonstruktion folgt jetzt der Versuch einer Synthese, in dem Sinne, wie etwa Hegel diesen Ausdruck gebraucht.

Nichts wäre irrtümlicher, als darin etwa eine Absage an die Wissenschaft zu erblicken oder hiebei an eine Verwischung des Unterschiedes von Natur- und Geisteswissenschaften denken zu wollen; diese Trennung bleibt durch die Verschiedenheiten der Gegenstände festgelegt. Was sich ändern und anpassen wird, ist nur die Methode der Wissenschaft überhaupt und der Naturwissenschaft im besonderen, jener Verstandesform, in der wir die anscheinend unabhängig von uns vorgefundene Wirklichkeit einfangen müssen; und die Aufgabe der Wissenschaft besteht zurecht, auch diesem neuen Verstehenswillen neue Formen zu schaffen.

Kurzsichtig ist es auch, diese Bewegung mit dem Schlagwort einer „Nachkriegserscheinung“ abtun zu wollen. Wir stehen vielmehr inmitten einer Entwicklung, die in der Mentalität der letzten Jahrzehnte des 19. Jahrhunderts ihren zureichenden Grund findet, und seit der Jahrhundertwende zu immer schärferer Gestaltung gelangt. Der Krieg war nicht mehr als eine Stromschnelle im Strom dieser Entwicklung; er hat sie teils beschleunigt, teils hat er sie aufgehalten.

Gerade die Geschichte der neueren Medizin bietet für diese Gedanken unleugbare Belege: Auf die übertriebene Hochschätzung einer ganz vorwiegend materialistischen Medizin erleben wir jetzt anscheinend eine Reaktion. Tatsächlich handelt es sich aber auch hier nur um eine stetige Entwicklung, deren Gefälle heute nur verstärkt wird durch die immer klarere Besinnung auf die eigentlichen Ziele. Immer nämlich finden wir in der biologisch-medizinischen Forschung neben der oft allzuschroff betonten Analyse die Tendenz zur Synthese am Werk. Als deren einfachster Ausdruck ist schon das Studium des Kreislaufes, des Nervensystems, des Stoffwechsels zu werten; die Begeisterung, man kann wohl von einer solchen sprechen, die die Lehre vom endokrinen Drüsensystem entfesselte, zeugt dafür, wie sehr sie einem Bedürfnis entgegengekommen war, das endlich im Primat der Konstitutionsbetrachtung innerhalb des modernen medizinischen Denkens zu klarer Bewußtheit erwachte. Zu ihrer definitiven Gestaltung bedarf aber diese Einstellung noch eines entscheidenden Schrittes, nämlich der Einbeziehung der Psyche: erst damit ist die wissenschaftliche Erfassung der menschlichen Persönlichkeit, der gesunden wie der kranken, in vollem Umfang gewährleistet. Die Frage nach Möglichkeit und Art einer Psychogenese körperlicher Symptome ist die konkreteste und für die praktische Medizin relevanteste Formulierung dieses großen Ideenkreises, und sie erscheint, so betrachtet, nicht nur als letzte Auswirkung der angedeuteten Entwicklung, sondern auch als eine der Grundlagen der Medizin überhaupt.

Das vorliegende Buch soll nun unsere bisherigen Kenntnisse über psychogene Beeinflussung von Organfunktionen, besonders natürlich unter pathologischen Bedingungen, sammeln und die oben angedeuteten großen Zusammenhänge an diesem Material erweisen. Zu diesem Zweck haben wir auch nach langem Schwanken der theoretischen Grundlegung eine so ausführliche Darstellung eingeräumt, zumal die medizinische Literatur nicht gerade reich an wissenschaftstheoretischen Untersuchungen ist.

Die Durchführung unseres Programmes stieß begreiflicherweise auf mannigfache Schwierigkeiten. Nicht die geringste unter ihnen bot schon die Gegenstandsbestimmung, was eigentlich unter psychogenen körperlichen Störungen zu verstehen sei?

Gleich zu Anfang einer solchen Überlegung steht die im gewissen Sinn noch metaphysisch zu nennende Ansicht, daß jeder Vorgang im Körper Physisches und Psychisches in sich vereint, daß an der Sekretion eines Kochsalzmoleküls ebenso Psychisches beteiligt ist, wie Physisches an der Konzeption einer genialen Idee. Leicht führen von hier die Abstriche in die Wirklichkeit zurück: daß für uns Beteiligung von Psychischem belangvoll nur dort ist, wo ihr Nachweis gelingt. Auch dann bleibt noch Heterogenes genug: Wenn einen Arteriosklerotiker in der Erregung der Schlag trifft, wenn jemand aus Kummer dahinwelkt, wenn eine Heilige in der Ekstase die Wundmale Christi an ihrem Körper produziert, wenn eine verwöhnte Frau eines neuen Kleides wegen in Ohnmacht fällt, wenn ein Melancholiker Magenstörungen hat, und im Harn eines Manikers abnorme Stoffe erscheinen, wenn Gedanken die Blutverteilung beeinflussen — in all dem ist der Einfluß des Psychischen unverkennbar, und schließlich und endlich darf doch nicht vergessen werden, daß sich ja doch unser ganzes Seelenleben nur im Physischen auswirken kann. Alle Etappen einer Wissenschaftsbildung — Sammeln von Beobachtungen, Aufstellen von Beziehungen, Zusammenfassen zur Theorie — finden wir auch in der Psychobiologie, wie sie hier verstanden ist: Von Beobachtungen von Coexistenzen und regelmäßigen Sukzessionen, über die Feststellungen von Kausalbeziehungen gelangte man zu einer dem Gegenstand eigentümlichen Art von Beziehung: dem sinnvollen Ausdruck. Es ist klar, daß nicht das Ganze der psychophysischen Zusammenhänge hier behandelt werden konnte und begreiflich, daß gerade diese letzterwähnte Art von Beziehungen in den Vordergrund trat: nicht allein weil sie, wie gesagt, dem Gegenstand eigentümlich ist, sondern weil die eigenartige Plastizität oder Reversibilität der Zustände, die ihr zugrunde liegen, einer therapeutischen Einflußnahme willkommene Handhabe bieten. Und dieses Wiedererwachen des therapeutischen Optimismus ist einer der wichtigsten Erträge der modernen ärztlichen Einstellung, gegenüber der aus mißverstandenem Physiologismus notwendig entspringenden Skepsis.

Subjektiv überzeugter und mit mehr objektiver Berechtigung als sonst bei ähnlichem Anlaß sei versichert, daß Vollständigkeit weder erstrebt noch erreicht wurde; war sie doch nach der ganzen Sachlage weder notwendig noch durchführbar. In der Auswahl der Spezialgebiete beschränkten wir uns bei diesem ersten Versuch auf die umfangreichsten und in jedem einzelnen auf die möglichst bestbegründeten Tatsachen. Besonderen Wert legten wir alle auf die physische Seite der studierten Phänomene und bemühten uns tunlichst die physische Apparatur darzustellen, deren sich die Psyche zur Manifestation bedient. Dadurch sollte der Anschluß an gewohnte Vorstellungskreise erhalten bleiben.

Anderseits hoffe ich, daß die vielen Wiederholungen nicht allzu störend empfunden werden. Wenn nämlich vieles von dem in den einleitenden Abschnitten Ausgeführten in den Spezialkapiteln wiederkehrt, so glaubte ich gerade hiebei Rechte und Pflichten des Redakteurs besonders behutsam handhaben zu sollen. Viel mehr als bei Darstellungen objektiv besser faßbarer Themen nämlich scheint gerade bei unserem Gegenstand alles aufs Persönliche der Autoren gestellt. Diese Zusammenhänge glaubte ich nicht nur nicht stören zu dürfen, ich betrachtete vielmehr gerade die verschiedenen Aspekte der verschiedenen Individualitäten als bedeutenden Gewinn. Dies gilt wohl vor allem für die Darstellung wie die Verwertung der beiden großen psychologischen Systeme von FREUD und ADLER. In Wien, allerdings nicht nur hier, wird vom breiten ärztlichen und nichtärztlichen Publikum so gut wie jeder Versuch psychologischen Verstehens als „Psychoanalyse" schlechtweg und „Freudismus" abgestempelt. Es ist daher als besonders glückliche Fügung zu begrüßen, daß es gelang, auswärtige Mitarbeiter und in ihnen Vertreter verschiedener Schulen zu gewinnen: dadurch ergibt sich die Möglichkeit, die Leistungsfähigkeit verschiedener Methoden der Psychodiagnostik und Psychotherapie am einheitlichen Objekt zu vergleichen. Denn die Psychogenese körperlicher Symptome ist eine Tatsache, die beiden erwähnten Systeme aber sind nur Theorien für ihr Verständnis — bisher allerdings die einzigen.

Hiemit sind wir zu der letzten, wohl heikelsten Frage gelangt: der der Kompetenz; bewegen wir uns doch hier auf einem Grenzgebiet, und zwar dem weitesten in der Medizin. Wir verkennen nicht die Schwierigkeit einer Entscheidung und anerkennen die Berechtigung der verschiedenen Meinungen; ohne auf ihre Diskussion näher einzugehen, bekennen wir uns zu der Ansicht, daß der in der somatischen Medizin tätige Arzt berechtigt und befähigt sein muß, auch dieses „weite Feld" zu bestellen. Denn einerseits scheint ja doch die Zeit vorüber, in der sich die Diagnostik in der Feststellung gleichsam von Obduktionsbefunden am Lebenden erschöpfte; anderseits bedarf es, wie aus den folgenden Blättern hoffentlich überzeugend genug hervorgehen wird, der vollendetsten Beherrschung der somatischen Medizin, um die Rolle der psychischen Komponente in einem konkreten Krankheitsfalle abwägen zu können. Und wer die innige Durchflechtung seelischer und körperlicher Elemente im kranken Menschen nur erst einmal voll erkannt hat, muß es als undurchführbar zurückweisen, die innere Einheit der Erkrankung wie ihrer Behandlung nicht wesensmäßiger Beschränkungen zu liebe zerreißen zu sollen.

Stellt doch die Psychobiologie, wie sie im folgenden vorgetragen werden soll, nichts anderes dar als das Ergebnis des Bestrebens einer systematischen und daher lehr- und lernbaren Durchbildung der spezifisch ärztlichen Intuition. Diese allerdings muß jeder Arzt mitbringen und in langer Erfahrung am Leben schulen, soll sein fachliches Wissen nicht nur Krücke, sondern wirkliche Grundlage seines Handelns werden. Ich würde haher meinen, daß in diesen Fragen um letzte Dinge der Heilkunst nur mitreden *darf*, wer viele Jahre in Laboratorien verbrachte, aber erst mitreden *kann*, nachdem er sie eben so lange wieder verlassen.

Wien, im März 1925. **Oswald Schwarz.**

Inhaltsverzeichnis.

Erster Teil.

Entwicklung, Gestaltung und Bewältigung des Leib-Seele-Problems in der Medizin.

Das Problem des Organismus. Von O. Schwarz.

Das Leib-Seelenproblem vom Standpunkt der Philosophie und naturwissenschaftlichen Psychologie. Von P. Schilder.

Seite

Die individuelle Konstitution als Grundlage nervöser Störungen.

Von J. Bauer.

Zweiter Teil.

Spezielle Pathologie psychogener Organsymptome.

Grundriß der psychogenen Störungen der Sprache.
Von Th. Hoepfner.

Psychogene Störungen der Herztätigkeit. Von L. Braun.

Über Asthma bronchiale und psychogene Atmungsstörungen.
Von **L. Braun.**

Psychogene Funktionsstörungen des Verdauungstraktes.
Von **G. R. Heyer.**

Psyche und Hautkrankheiten. Von **J. Strandberg.**

Psychogene Miktionsstörungen. Von O. Schwarz.

Psychogene Störungen der weiblichen Sexualfunktion. Von A. Mayer.

Das Problem des Organismus.

Von

Dr. Oswald Schwarz,

Privatdozent an der Universität in Wien.

I. Einleitung.

Die Angst vor der Philosophie, die, unter Geringschätzung versteckt und hinter überhebliche Selbstbescheidung verschanzt, auch heute noch weiteste Kreise von Naturforschern aller Richtungen beherrscht, ist ein Überbleibsel aus einer Zeit, in der die Einsicht in das Gewaltige der Naturgesetzlichkeit noch zu dürftig und das Gefühl für die Größe der geistigen Leistung exakter Forschung noch zu schüchtern waren, um sich der in Jahrtausende langer Pflege hochgezogenen freien Spekulation gegenüber erfolgreich behaupten zu können. Heute aber, wo die Technik, als allenthalben hochgehaltener Lohn der Exaktheit, der Zeit ihr Gepräge schlechthin gegeben hat, wird die eifersüchtige Wachsamkeit auf die Prärogative der exakten Forschung vielleicht schon wieder mehr durch ein Gefühl der Besorgnis genährt, ob in einer etwaigen letzten Auseinandersetzung über letzliche Fragen die kühle Abstraktion des mathematischen Denkens gegenüber einer lebensnäheren Betrachtungsweise werde bestehen können; denn in letzter Linie dienen ja auch die Wissenschaften dem Leben.

Zu einer solchen Auseinandersetzung kann es nun natürlich niemals kommen, und das ganze besorgte Hin und Her geht auf das alte Mißverständnis zurück, als ob derartige Probleme durch den Machtspruch eines Entweder-Oder, resp. den Kompromiß eines Sowohl-Als auch zu lösen wären, während sie in Wahrheit doch nur aufzuheben sind durch ein Aufgehen der scheinbaren Gegensätze in eine höhere Einheit.

Diese Bereinigung von Gegenstand, Inhalt und Methodik der Wissenschaften ist nun schon ein philosophisches Bemühen, wenn wir die Philosophie ganz einfach definieren als besonnene Einstellung zum Leben in Hinblick auf einen systematischen Zusammenhang. Aus der Einsicht, daß es nicht angängig ist, bei Seite zu stehen, wenn um ureigene Sachen gehandelt wird, haben die Physiker in größter Selbstsicherheit schon seit Jahrzehnten in die philosophische Diskussion der Grundlagen ihrer Wissenschaft eingegriffen; die Biologie steht so weit zurück, daß sogar ihre Stellung im System der Wissenschaften noch strittig ist, und für die Medizin erschöpft sich bis in die allerjüngste Zeit das theoretische Interesse in der schöngeistigen Erörterung, ob sie überhaupt Wissenschaft sei, oder etwa mehr Kunst oder gar nur Technik. Dabei begegnen wir doch ständig einer Wechselwirkung von Philosophie und Einzelwissenschaft: es färbt nicht nur die allgemeine Weltanschauung ab auf die Einstellung zu jeder Einzelfrage, ebensosehr wird von einer Erfahrungswissenschaft aus die „Attitude zum Leben" (SIMMEL) mitbestimmt.

Auch für die Medizin lassen sich zwei Grundprobleme als Ausdruck dieser zweifachen Stellungnahme formulieren:

Der Zentralbegriff der medizinischen Philosophie, der Lebensauffassung, wie sie durch die ärztliche Betätigung bestimmt wird, ist der Wert und die Bewertungsgrundlage, das Wohl der Kranken. „Wir haben uns in den Dienst des Lebens unserer Kranken gestellt, ohne deren Leben selbst zu werten" (RICH. KOCH). Die Überzeugung von der Einzigartigkeit und unantastbaren Werthaltung des Individuums ist die Direktive ärztlicher Einstellung; sie unterscheidet den Arzt vom Biologen und Soziologen.

Während also die medizinische Philosophie die ganze Welt um das schlechthin gegebene Wertelement des Individuums gruppiert, fragt die Philosophie der Medizin als Methodenlehre einer Wissenschaft, um den Gegenstand und die Art seiner Erfassung: der spezifische Gegenstand der Medizin als Wissenschaft — es wird später noch genauer zu erörtern sein, was darunter zu verstehen ist — ist der Organismus als morphologische und funktionelle Einheit und die zuständigen Kategorien sind die der Ganzheit und des Zweckes. Das Organismusproblem, und zwar in der besonderen Fassung des Leib-Seele-Problems gehört zu den wenigen Grundproblemen menschlichen Nachdenkens; aber unter den verschiedenen Disziplinen, die sich um eine Lösung bemühen, gebührt der Medizin eine Sonderstellung: es geht bei ihr nämlich nicht nur um Lehrmeinungen, sondern um höchst reale Grundlagen für praktisches Handeln, ja man kann wohl sagen, daß der Charakter der Medizin zu verschiedenen Zeiten durch die Stellung zu dieser Frage bestimmt wurde.

Auch diese Alternative findet übrigens ihre philosophische Repräsentanz, und zwar im Gegensatzpaar Materialismus-Idealismus, und ihre jeweilige Entscheidung ist fundiert in der allgemeinen Mentalität der Zeitperiode. Ungefähr seit der Jahrhundertwende nun kehrt sich der Zug der Zeit wieder einmal unverkennbar vom Materialismus ab. Historische Rückschau auf diese schon so oft vollzogene Wandlung führt niemals auf materielle Ursachen, höchstens zu äußeren Anlässen und zeigt bei tieferem Eindringen als psychologische Triebkraft dieser Abkehr Auflehnung gegen das Zwanghafte der Auswirkungen dieser Weltanschauung, gegen die Bindung durch und an die „Sache": Es waren das immer Zeiten der Selbstbesinnung auf die Freiheit des Menschen und den Sinn des Daseins.

Zögernd, wie durch die Kostbarkeit ihres Gegenstandes zu besonderer Vorsicht gemahnt, beginnt auch die Medizin endlich sich dieser Bewegung anzuschließen: Der Materialismus im biologisch-medizinischen Denken hat zu jenen bewunderungswürdigen Ergebnissen geführt, die die moderne Medizin als Ruhmestitel führt. Es ist unbestreitbar, daß ihr in diesem Zeichen noch unabsehbar weitere Erfolge winken, und allen gelegentlichen Zweifeln gegenüber ist die Formel „bei weiteren Fortschritten der Wissenschaft..." ein unabweisbares Argument. An Überzeugungskraft allerdings scheint es eingebüßt zu haben: In zahllosen Instituten schlagen zahllose Arbeiter noch immer diese grandiose „Materialschlacht" wider die Natur, ein Ende ist nicht abzusehen, und noch weniger ist einzusehen, warum es jemals anders werden sollte.

Und doch scheint es anders werden zu wollen. Warum? Weil auch hier — so möchte ich glauben — in diesem mechanisierten Betrieb die Freiheit des ärztlichen Handelns und die Persönlichkeit des Kranken rettungslos unter die Räder kommen. Es geht um die Begründung der Medizin als selbständiger Wissenschaft. Notwendigkeit und Möglichkeiten sollen im folgenden gezeigt werden.

II. Physikalische Gestalten.

1.

Der Sinn der Zuwendung des menschlichen Geistes auf seine Umgebung ist das Bemühen, sie zu „verstehen“. Die Bedeutung dieses vielgelästerten Wortes ist auf dem Gebiete, dem es entstammt, nämlich der Beziehung von Mensch zu Mensch durchaus klar: wir verstehen einen Menschen als Ganzes, wenn wir das Ziel kennen, dem er zustrebt, wie jede einzelne seiner Handlungen, wenn wir von dem Zweck wissen, dem sie dient. Je mehr aber die Dinge, die wir verstehen wollen, sich von menschlicher Art und Sein unterscheiden, um so schwieriger wird die Realisierung dieses Verstehensideals. In der Welt des Anorganischen endlich sind wir zu völligem Verzicht gezwungen, und an seine Stelle tritt das Verstehen nach dem Gesetzestypus. Der „Resignations“charakter (Haering) dieser Betrachtungsart ist unverkennbar, wenn wir uns nur eingestehen, daß wir dem physikalischen Geschehen völlig verständnislos gegenüberstehen, und wenn wir uns vor Augen halten, daß wir nur allmählich, mühsam und, wie wir gleich sehen werden, in letzter Linie doch vergeblich finale Gesichtspunkte aus der Physik auszumerzen uns bemühen. Die Art des Erkenntnisideals nun und die Mittel zu seiner Erfüllung werden vom Erkenntnisgegenstand diktiert, und „die anorganisch-materielle Wirklichkeit wird in ihrem Tatbestand am tiefsten und damit exaktesten im ganzen wie im einzelnen, wie die Erfahrung gezeigt hat, dann verstanden, wenn und soweit sie stets als das Produkt gesetzmäßiger, rein quantitativ-räumlicher Umsetzungen (Bewegungen) letzter unveränderlicher Baubestandteile der Materie verstanden wird“ (Haering).

Aus dieser Formulierung geht schon hervor, daß auch dieses Verstehen nur noch unter zwei opfervollen Voraussetzungen möglich wird: der Annahme der diskontinuierlichen Natur der Materie und dem Verzicht auf das Erfassen der Qualität, resp. deren versuchsweise Reduktion auf Quantität. Die prägnante Formulierung des physikalischen Glaubensbekenntnisses wird Galilei zugeschrieben: „Miß alles, was meßbar ist, und mache das Nichtmeßbare meßbar.“ Mit dieser Botschaft wurde die Diktatur des Zahlenproletariats proklamiert und das große Gleichmachen begonnen.

Die Gesetzmäßigkeit nimmt in der Physik die Gestalt der Kausalbeziehung an, so daß die Kausalität die spezifische Kategorie des physikalischen Denkens wird. Die Anwendbarkeit dieser Kategorie ist, wie ich glaube, wesensmäßig, auf quantitative Beziehungen beschränkt. Denn unter den in der Erfahrung gegebenen regelmäßigen Sukzessionen können wir nur die als kausale herausgreifen, bei denen proportional einer meßbaren Veränderung des als „Ursache“ bezeichneten eine ebensolche des Vorganges „Wirkung“ folgt. *Hiemit ist auch der Anwendungsbereich des Kausalprinzips auf eine quantifizierbare Welt beschränkt.*

Das Denken des naiven Menschen baut ihm ein Weltbild auf, das seinen geistigen Ansprüchen genügt. Philosophie und Wissenschaft modifizieren nur dieses Gebilde aus höheren Ansprüchen heraus mit vervollkommter Technik. Mit vollem Recht betont daher Haering, daß der Weltbildsektor einer jeden Wissenschaft in einem vorwissenschaftlichen Weltbild fundiert und in seiner spezifischen Struktur nur aus diesem zu verstehen ist. Die Physik nun abstrahiert aus dem naiven Weltbild von allem, was sich nicht in Bewegungsgleichungen ausdrücken läßt. Auch diese Vorgänge betrachtet sie nur unter Umständen, wie sie in der Wirklichkeit gar nicht vorkommen und nur erdacht sind, um durch äußerste Vereinfachung die Probleme überhaupt einer Behandlung zugänglich zu machen; ihre Gesetze endlich sind nur Durchschnittsgesetze durch eine unendliche Zahl von Möglichkeiten (vgl. Fr. Exner). Dadurch wird das Weltbild der Physik überhaupt nicht mehr das Weltbild eines lebenden Menschen, sondern zur freischwebenden Fiktion. Witzig und treffend wird diese Mentalität durch ein Wort von O. Neurath gezeichnet, indem er die physikalische Optik eine „Optik für Blinde" nannte.

Aus alledem folgt, daß „erstens zwischen dem eigentlichen wissenschaftlichen Gegenstand einer Wissenschaft und dem dadurch (ganz oder meist teilweise) gemeinten Vollgegenstand der „Wirklichkeit" des (vorwissenschaftlichen) Weltbildes klar unterschieden werden muß, daß aber eben zweitens sich jede Wissenschaft schließlich doch immer durch ersteren und trotz ihm notwendig auf letzteren beziehen muß" (Haering). Hiemit bestimmt sich der Realitäts- und Eigenwert einer jeden wissenschaftlichen Betrachtung und ihres Ergebnisses, sowie die Folgerung, daß der l'art-pour-l'art-Standpunkt in der Wissenschaft einer völligen Verkennung ihres Sinnes gleichkommt.

Es ergibt sich endlich hieraus aber die für die ganzen folgenden Betrachtungen grundlegende Feststellung, daß die Physik nicht das Prototyp der Wissenschaftlichkeit ist, sondern nur ein Grenzfall, ihre Methodik nicht ein Ideal, sondern nur eine „Resignationsstufe" darstellt, aufgezwungen durch die menschlichem Erfassen unnahbare Sprödigkeit ihres Materials.

Theoretisch ist die Grenze der physikalischen Betrachtungsweise mit der Durchführbarkeit der Atomisierung gegeben und diese ist allerdings schlechthin unbegrenzt. In der Praxis der Wissenschaftsbildung entscheidet jedoch die Beantwortung der Frage, wieweit das, was hiebei geopfert werden muß, für den Gegenstand und den Betrachter von Wesen ist. Es kann ruhig zugegeben werden, daß innerhalb der räumlich zeitlichen Grenzen möglicher Erfahrung das Kausalprinzip — als Kategorie oder Postulat oder Niederschlag zahlloser Erfahrungen — durchgängige Geltung hat, und daran muß die Einheitlichkeit der Außenwelt nicht zuschanden werden; aber über dieses „Basses Grundgewalt" baut sich die Melodie der Wirklichkeit in überreicher Fülle von Beziehungen auf, die ganz anderer Kategorien zu ihrer Erfassung bedürfen. Sie wissenschaftlich zu erfassen, wird immer dringlicher, je mehr wir uns den Reichen des Belebten oder gar der Geistigkeit nähern. Für den Physiker ist diese Spannung zwischen Wissenschaft und Wirklichkeit anscheinend erträglich, für den Biologen schon schwerer, für den Arzt aber unmöglich.

2.

Es scheint mir nun ein bedeutungsvoller Umstand zu sein, daß sich in der modernsten Physik Betrachtungsweisen einzubürgern beginnen, die eine ganz andere als die eben geschilderte „klassische" Physik anzubahnen versprechen. Es ist natürlich ganz unmöglich, dem Gegenstande auch nur annäherungsweise hier gerecht zu werden, und es seien nur zwei für uns besonders wichtige Momente herausgegriffen.

Das erste ist die Erkenntnis, daß alle physikalischen Gesetze nur Wahrscheinlichkeitsgesetze sind. Sie gelten nämlich nicht für den Einzelfall (z. B. die Bewegung weniger Moleküle), sondern nur für den Durchschnitt unzählbarer Fälle, von denen jeder einzelne nur ein zufälliges Geschehnis darstellt. Dadurch gewinnt die Wahrscheinlichkeit grundlegende Bedeutung für die Erfassung physikalischen Geschehens, wie L. Boltzmann dadurch besonders nachwies, daß er als erster bekannte physikalische Gesetze als notwendige Resultate der an sich zufälligen Bewegungen der Moleküle darstellte. Nach dem Gesetz der großen Zahlen treten Zustände umso häufiger ein, je wahrscheinlicher sie sind, und der wahrscheinlichste Zustand ist immer der der Unordnung. Nun ist die Wahrscheinlichkeit des Zustandes eines Systems proportional der Entropie, woraus folgt, daß der notwendige Übergang zu immer wahrscheinlicheren Zuständen mit einem beständigen Anwachsen der Entropie verbunden ist.

Das besondere Interesse, das diese Gedanken gerade für unser Problem haben, liegt im folgenden: Sie zeigen zunächst, daß wir durch die Perspektive unserer Betrachtung in das an sich regellose und zufällige Elementargeschehen einen „Sinn" hineinzulegen scheinen, den wir in unseren Gesetzen formulieren und der sich mit der Distanz zwischen Beschauer und Gegenstand ändern müßte; und zweitens, daß eine „Tendenz" im physikalischen Geschehen nachweisbar ist. „Nicht nur in der lebenden, auch in der leblosen Natur", sagt Fr. Exner, „findet man, wo immer man hinblickt, gewisse Tendenzen des Geschehens", und zwar ist „die Tendenz vorherrschend, den Vorrat an potentieller Energie abnehmen zu lassen". —

Die zweite Theorie ist die der physikalischen Gestalten. „Gestalten" nennt man nach v. Ehrenfels diejenigen psychischen Zustände und phänomenalen Geschehensarten, deren charakteristische Eigenschaften und Wirkungen aus artgleichen Eigenschaften und Wirkungen ihrer „Teile" nicht zusammensetzbar sind (z. B. Raumgestalten, Melodien, intellektuelle Verbände). Dagegen bleiben sie erhalten, wenn man alle Teile nach bestimmten Gesetzen ändert[1]. Gestalten sind also charakterisiert durch ihre „übersummative Ganzheit" und „Transponierbarkeit".

Diese ursprünglich der Wahrnehmungspsychologie entnommene Betrachtungsweise wurde nun von W. Köhler auf die Physik übertragen und in ihrer Bedeutung herausgestellt. Die allerelementarsten Grundzüge seiner Lehre sind folgende:[2]

Man kann an den Gegenständen der unbelebten Natur zwei Arten von Gruppierungen unterscheiden: 1. Reine „Undverbindungen" (z. B. Körner eines Sandhaufens). Sie bilden zusammen eine Summe, d. h. das „Zusammen" kann aus Teilen hergestellt werden, ohne daß infolge der Zusammensetzung einer der Teile sich ändert (mathematischer Summenbegriff). Gewinnt nun diese Gruppierung ein gewisses Interesse, so spricht man von einer „summativen Gruppierung" (z. B. geometrische Gruppierungen, etwa einer Zimmereinrichtung). Die Verteilung physischer Objekte ist in unzähligen Fällen eine rein summative, nämlich überall dort, wo es sich um Beträge handelt, also für Massen, elektrische Ladungen, Energien usw. 2. Tritt jedoch im Laufe eines Ereignisses eine wenn auch noch so geringe gegenseitige Beeinflussung der Teile auf, so entsteht ein „physikalisches System", dessen Gruppierung nicht mehr additiver Natur ist.

Zum besseren Verständnis dessen, was hier gemeint ist, wollen wir ein Beispiel Köhlers wiedergeben: Auf einem elektrischen Leiter mit fest bestimmten Eigenschaften, dem man einen bestimmten Ladungsbetrag zuführt, trifft man sofort eine bestimmte und sich unter allen Umständen gleichbleibende Verteilung der Ladung an, die man als „Eigenstruktur" der Ladung bezeichnen

---

[1]) Eine der eindruckvollsten Illustrationen für den Gestaltbegriff ist vielleicht das Schiff des Theseus, das im Piräus von den Athenern aufbewahrt wurde. Im Laufe der Zeit wurden schadhafte Teile immer wieder ersetzt, so daß endlich materialiter kein Stück mehr dem ursprünglichen Schiffe angehörte, und doch blieb das Ganze für das Volksempfinden das Schiff des Theseus.

[2]) Die folgende Darstellung, wie die entsprechenden Stellen im nächsten Abschnitt sind dem zitierten Buch von W. Köhler entnommen und geben zum Teil den Wortlaut wieder.

kann. Es ist nun durchaus unmöglich, an irgendeiner Stelle des Leiters die Ladung für sich zu verändern, denn sofort reagiert die gesamte Eigenstruktur mit einer rapiden Verschiebung. Entnimmt man immer wieder gewisse Ladungsquanten, so wird auch noch der letzte kleine belassene Rest die originäre Struktur darstellen. Den Ladungsbetrag kann man natürlich beliebig vermehren und vermindern, er ist etwas rein Summatives; die Eigenstruktur dagegen ist ein physisches Gebilde, das nur für die Leiteroberfläche als Ganzes besteht und nur von ihrer Form bestimmt wird; sie ist daher nur als Ganzes physisch existenzfähig. Da eine solche Ladungsstruktur den beiden erwähnten v. EHRENFELSschen Postulaten entspricht, kann man sie auch als „physikalische Gestalt" bezeichnen.

Zur begrifflichen Charakteristik dieser Feststellungen sei noch folgendes hinzugefügt: Die logischen Eigenschaften von addierbarem Material weisen in nichts über sich hinaus; es folgt aus ihnen nichts darüber, ob an den gleichen Gebilden noch übersummative Eigenschaften beobachtet werden können. Jeder Summand kann für sich bestehen und kann gegenüber der Summe als logisch „früher" angesehen werden. Es liegt nur in unserem Belieben, ob und was wir in dieser Weise zusammenfassen: diese Gruppierung ermangelt einer objektiven „Bedeutung". Mit diesem Begriff der reinen Summe oder Summandengruppierung kann nun unmöglich das an physikalischen Systemen ausreichend behandelt werden, was überhaupt Gegenstand der Naturwissenschaft ist, ja man kommt mit ihnen kaum an die Natur solcher Systeme heran. Ein objektiver, in der Sache selbst liegender Umstand veranlaßt uns hier — und dies ist der charakteristische logische Unterschied gegen Summen — gerade diese Zusammenfassung zu vollziehen. An einem Punkte „ist" nichts und „geschieht" nichts, was nicht durch Verschiebung das ganze Gebilde beeinflußt.

Den Weg zu untersuchen, auf dem diese Verschiebungen erfolgen, ist Aufgabe einer Theorie dynamischer Verläufe. Da aber die Bedingung des Endzustandes einzig und allein durch das Zueinander der Teile im System gegeben ist, so muß sie ein Totalgesetz für den ganzen Gestaltungsbereich sein. Das Gesetz einer physikalischen Gestalt ist in der Forderung gegeben, daß die Ausbildung eines örtlichen Zustandes einen eindeutig bestimmten Gesamtzustand ergeben muß. Das an sich dynamisch zusammenhängende Gestaltmaterial verschiebt sich spontan und fortwährend als Ganzes in der Art, die am Ende in die entsprechende zeitunabhängige Ausbreitung übergeht.

Das Gestaltgesetz, dem ein solches Material folgt, und die spezifische Struktur, welche jedesmal gerade diese Gesamtheit objektiv und spontan annimmt, schreiben uns vor, was wir „als eines" anerkennen müssen. Wir stehen demnach objektiv-sachlich bestimmten Begriffen gegenüber, und die Naturwissenschaft fordert also, daß wir in wohlcharakterisierten Fällen gestaltmäßig denken müssen.

Nur angedeutet sei noch, daß das Gestaltprinzip vielleicht nur eine allgemeinere Fassung für in der Physik bereits bekannte Beziehungen darstellt. Daher gehören die Verteilungsgesetze — z. B. das MAXWELLsche, aus dem wieder die bekannten Gasgesetze ableitbar sind — vor allem aber die BOLTZMANNschen Gedankengänge. Die tatsächliche Struktur ist der besonders ausgezeichnete Endzustand zahlloser nach den verschiedensten Möglichkeiten verlaufender Verschiebungen. Ausgezeichnet ist er dadurch, daß die Gestaltenergie ein Minimum, resp. die nicht zur Gestaltung verwendbare Energie, und das ist die Entropie des Systems, ein Maximum erreicht. Der Gestaltungsvorgang geht also auf einfachste Gestaltung, er folgt der „Tendenz zur Prägnanz" (KÖHLER).

Überblicken wir nun noch einmal das bisher Gesagte, so ergibt sich als vielleicht annehmbare Entschädigung für die Bemühung mit der etwas fremden Materie folgende Einsicht: Auch für die vollwertige wissenschaftliche Erfassung der unbelebten Welt, also dem typischen Bereich atomisierten, summenhaften und Kausalitätsgebundenen Geschehens, ergibt sich die objektive Nötigung, ,,übersummative Gruppierungen" und ,,sinnvolle Tendenzen" anzunehmen, sofern man nur dem Gegebenen möglichst vielseitig gerecht werden will.

Hiermit haben wir aber, wie ich glaube, eine gesicherte methodologische Grundlage genommen für die Erörterung der Wissenschaft vom Leben.

III. Organismische Biologie.

1.

Auch die Biologie muß, wenn sie aus den zahlreichen Möglichkeiten, sich dem Leben zu nahen, eine wissenschaftliche Betrachtung ausscheiden will, dieselbe Begrenzung und gegenseitige Abstimmung von Gegenstand, Inhalt und Methodik vornehmen, wie wir sie für die Physik eben geschildert haben. Allerdings ist dieser Kristallisationsprozeß hier noch lange nicht so reinlich gelungen, wie in der Physik: die zahllreichen Anthropomorphismen im Sprechen und Denken der Biologen zeugen einerseits noch für die Verwurzelung im vorwissenschaftlichen Weltbild, und die mechanistischen Postulate andererseits für allzu radikale Ablösungsversuche.

Der gemeinsame Grund aller theoretischen Schwierigkeiten liegt nämlich darin, daß der ,,Resignationscharakter" des physikalischen Erkenntnisideals hier gar zu aufdringlich in den Vordergrund tritt, und wir das aus anderen Quellen geschöpfte Wissen vom Leben und der Eigenart der Lebewesen noch als adäquatere Erfassung empfinden. Es besteht also noch keinerlei Einigung über das Ziel, auf das der ganze Wissenschaftsaufbau zugeschnitten und über den Verstehenstypus, der erreicht werden soll.

Daraus entspringt natürlich auch Unklarheit über den wissenschaftlichen Gegenstand der Biologie. Die Physik schneidet, wie wir gesehen haben, aus dem gesamten unbelebten Geschehen nur die bestimmte Interessensphäre räumlich-zeitlicher Veränderungen quantifizierbarer Materie heraus, wie das z. B. besonders deutlich aus dem Verhältnis der ,,physikalischen" Chemie zur allgemeinen Chemie hervorgeht. Für die Biologie ist dieser gemeinsame Nenner, auf den alle Erscheinungen reduziert werden könnten, noch nicht gefunden.

Vor die Aufgabe nämlich gestellt, zu sagen, was das Leben sei, könnte man nur die berühmte Antwort geben ,,ungefragt weiß ich es, gefragt weiß ich es nicht," denn auch die bescheidene Hoffnung von Roux eine zureichende funktionelle Definition geben zu können, scheint mir noch nicht erfüllt. Als Charakteristika des Lebens wird von verschiedenen Forschern Verschiedenstens angeführt: Ordnung im organischen Vorgang, Zweckmäßigkeit, Einheitlichkeit, Selbstvermehrung, Selbstdifferenzierung, Regeneration, Anpassung, Ganzheit, Form haben, Reizbarkeit, Stoffwechsel usw. Sehen wir auch ganz davon ab, daß rein begrifflich die verschiedenen Bestimmungen auf ganz verschiedenen Ebenen liegen, so zeigt sich doch bald — man bedenke nur die Unvergleichbarkeit einer Moluske mit einem Säugetier — die ungleichartige Bedeutung der einzelnen angeführten Charakteristika bei Lebewesen verschiedener Organisationsstufen.

Die Durchschnittskonstruktion des ,,Lebewesens" schlechthin, mit dem die Biologie vielfach arbeitet, erweist sich zwar als eine vom Standpunkte allgemeiner Wissenschaftsbildung berechtigte Maßnahme, sie verträgt sich aber anscheinend besonders wenig mit den wirklichen Objekten der Biologie. Denn wenn wir auch von der Physik hinsichtlich Kühnheit der Abstraktion reichlich trainiert sind, spielen für das Wiedererkennen des lebendigen Gegenstandes anscheinend doch mehr die „Abschnitzel" eine Rolle, als der zum Inhalt der Wissenschaft herausgehauene Block. Wie anders z. B. hätte die Biologie ausgesehen, wenn sie ihre Arbeit zufällig am Löwen begonnen hätte, statt am Seeigelei!

Dem unsicheren Ziel und unklaren Gegenstand entspricht natürlich eine unentschiedense Methodik. Eine straffe Wissenschaftsgestaltung kannte man nur von der Physik her; und da die Einsicht, daß der Begriffsapparat der Physik auf eine ganz bestimmte Aufgabe zugeschnitten ist, genügend lebendig weder war noch ist, wurde physikalische Arbeits- und Denkmethodik unbedenklich auf den biologischen Gegenstand übertragen.

2.

Daraus resultierte zunächst die mechanistische Biologie, kausale Morphologie (Roux), im speziellen die Formbildungsmechanik (Driesch).

Die Forderung, nach physikalischer Manier die Organismen zu behandeln, wird in der Praxis mit verschiedener Intensität verwirklicht: am ernstesten nimmt es damit die Physiologie, die großenteils Physik und Chemie der lebenden Substanz und der von ihr gebildeten Strukturen betreibt. Anderseits kehrt eine Definition von Roux „unter einer mechanistischen Erklärung des Geschehens verstehen wir die Zerlegung in lauter beständiges, also streng gesetzmäßiges Wirken", nur mehr den Begriff der Gesetzlichkeit heraus. Die Mitte zwischen beiden Extremen hält eine Theorie, die für die moderne Biologieauffassung als repräsentativ gelten kann: sie basiert auf der Voraussetzung, daß das ganze lebende Geschehen energetischen Gesetzen folge und in einer Summe kausal bedingter Abläufe bestehe. Ihre reinste Verwirklichung findet diese Theorie in der Entwicklungsmechanik und gewissen Richtungen der experimentellen Biologie im engeren Wortsinn. Ihr Ziel wurde von Klebs klar definiert. „Jede Formbildung durch Kenntnis ihrer Bedingungen beherschen zu lernen" respektive „die Pflanze in ihrem ganzen Entwicklungsgang so zu beherrschen, wie die Chemie und Physik die Welt des Unorganischen".

Vom Standpunkt einer Methodenkritik ist eine solche Forderung gewiß einwandfrei, da es ja, wie wiederholt erwähnt, bis zu einem gewissen Maße dem freien Belieben anheimgestellt ist, welchen Sektor aus der Mannigfaltigkeit der Wirklichkeit sich eine wissenschaftliche Betrachtung herausschneidet. Die allgemeine Wissenschaftskritik muß aber auf die Frage verweisen, wie weit man mit derartigem Beginnen dem Wesen der als solche doch unmißverständlich gefühlten und gekannten Wirklichkeit gerecht wird.

Diese mechanistische Biologie erfaßt das ihren Experimenten zugängliche, ich möchte sagen mittlere Stück des gesamten Vorganges. Alle diese angeblich rein kausal determinierten Abläufe sind nämlich nur möglich, wenn zuerst eine befruchtete Eizelle da war, und in allen mechanistischen Theorien muß im entscheidenden Moment auf ein „Keimplasma", „Biogen" o. dgl. zurückgegriffen werden, d. h. ein „auf den künftigen Organismus, auf ein sinnvoll geordnetes Individuum also, einen Kosmos, zugeschnittenes und gleichsam vorberechnetes Gebilde" (J. Schulz). Hiedurch wird das eigentliche Problem nur rückwärts verlegt, und auf die Frage nach dem Ursprung dieser „Lebensstruktur" oder „Metastruktur" wird man auf Vererbung verwiesen; anderseits wird als das offenbare Ergebnis der Kausalverläufe von „Regulation" und „Anpassung" gesprochen, sodaß man mit dem Urteil, das SCHAXEL über den Darwinismus fällte, auch diese Lebenstheorie charakterisieren kann: „Mechanistischem Postulat zuliebe wird verkannte Teleologie in Historie aufgelöst!"

Bei dieser methodischen Einengung des Blickfeldes geht also so ziemlich alles verloren, was für den Naiven den Inbegriff des Lebens ausmacht; es wird Physik am Lebenden getrieben, und was übrigbleibt ist nicht ein „Rest", sondern nichts weniger als das Wesentliche der Biologie.

3.

Dieser ganzen Lehre in jedem Belange diametral entgegengesetzt ist das zweite große biologische Theorem: der Vitalismus.

Der Komplexität der Lehre von der mechanischen Formbildung setzt er reinliche Denkmethodik und Unvoreingenommenheit der Grundposition entgegen, indem er an Stelle der dogmatischen Behauptung: das Leben sei Energetik und die Biologie angewandte Physik, das Leben als etwas unmittelbar gegebenes hinnimmt und die Biologie zu einer elementaren Wissenschaft macht. Es wird offen zugegeben, daß die eigenartigen Tatbestände nur in eigenartigen Begriffen wiedergegeben werden können, und physikalisches Scheinverständnis abgelehnt. Allerdings bereitet die begriffliche Fixierung dieses Standpunktes noch große Schwierigkeiten, weil es sich um spezifische, dem bisherigen naturwissenschaftlichen Denken fremde Begriffsbildung handelt; daher tragen die verschiedenen vitalistischen Systeme noch viele Mängel der Unreife an sich. Darüber darf aber der Grundgedanke nicht verunglimpft und die unverkennbare Evolution der Einstellung nicht übersehen werden.

Die Schicksalsfrage der Biologie als elementarer Wissenschaft geht nämlich dahin, ob es biologische Tatbestände gibt, die sich der kausalen Analyse wesensmäßig entziehen und daher zu ihrer begrifflichen Erfassung andere Betrachtungsweisen fordern?

DRIESCH, dessen Gedanken wir im folgenden wiedergeben, sieht solche Tatsachen in der Restitutionsfähigkeit gewisser Tierklassen und der Vererbung und leitet aus diesen beiden Faktoren seine berühmten zwei Beweise des Vitalismus ab.

Die Eier von Echinodermen, Medusen, Nemertinen, des Amphioxus, der Fische und Urodelen haben nämlich die Fähigkeit, daß sie nach allen möglichen Verstümmelungen immer wieder ein ganzes normales, nur entsprechend kleineres Tier entwickeln. Ganz allgemein bestehen diese Versuche darin, daß man aus einem Ausgangssystem beliebig viele Elemente an beliebigen Örtlichkeiten fortnehmen und die verbleibenden beliebig umgruppieren kann, und daß die Gruppenverteilung zum Schluß doch wieder dieselbe wird, wie sie ohne jede Störung gewesen wäre. Diese Versuche erzwingen nach DRIESCH die Einsicht, daß derartige Systeme keine mechanischen im weitesten Wortsinn sein können, da dieses Verhalten jeder Art maschineller Konstruktion wesensmäßig widerspricht.

Der Formbildungsprozeß setzt sich nach DRIESCH aus folgenden Faktoren zusammen: Einer prospektiven Potenz der Zelle, d. h. in ihr schlummernden Entwicklungsmöglichkeiten, von denen die normale Entwicklung nur eine unter vielen verwirklicht. Den inneren und äußeren Mitteln der Formbildung (Quellung, Oberflächenwirkung, Licht usw.); sie stehen aber nur im Dienste der Formbildung, ihre Gesetze bestimmen nur den allgemeinen Rahmen der Erscheinung, innerhalb dessen die Morphogenese vor sich geht, und gelten nur so weit, als die Bedingungen des Systems gestatten. Drittens endlich formativen

Reizen. Die Anlage zu Beginn der Entwicklung stellt eine Summe gleichvermögender Potenzen dar, und aus ihr entwickelt sich die „Ganzheit der verwirklichten Form". Die angeführten drei Faktoren genügen aber noch nicht um das wirkliche Schicksal des Systems zu bestimmen, es muß noch (z. B. zur Erklärung der Restitutionen) ein Ordnungsfaktor (E) hinzukommen, eine Invariable einer jeden Formbildung.

„Keine Art von Kausalität, die auf Konstellationen einzelner physikalischer und chemischer Akte begründet ist, kann also für die Formbildung des individuellen Organismus verantwortlich sein." Das Leben ist daher „autonom", d. h. eigenen Gesetzen unterworfen. „In äußerster Strenge der Worte" lautet also die Grundaussage der empirischen Lehre von der Lebensautonomie": „Gewisse Geschehnisse an belebten Körpern sind von einer solchen Art, daß sie sich nicht aus einer Kenntnis der Koordinaten (Lagen), Kräfte und Geschwindigkeiten der einzelnen körperlichen Elemente herleiten lassen."

Mit der Aufstellung des Satzes, daß die Formbildung im Überführen einer Summe in eine Ganzheit besteht, und keine Art mechanischer Kausalität dies leisten kann, ist die Grundlage einer ganz neuen Wissenschaft geschaffen; das ist die unvergleichliche Leistung des sog. Neovitalismus. Daß dies in Wahrheit der Kern aller modernen vitalistischen Systeme ist, geht schon daraus hervor, daß wir immer wieder auf analoge Begriffsbildungen stoßen: „Planmäßigkeit bei Uexküll, „Morphästhesie", d. h. Formgefühl bei Noll, „Morphästhetokinese" bei Gurwitsch. Vielleicht nicht für die einzelnen Systematiker, wohl aber für den Gang der Wissenschaft ist es ganz gleichgültig, daß diese Begriffe im Sinne einer „Ergänzungsmetaphysik" (Haering) ausgebaut wurden und z. B. der Faktor E für Entelechie, und an Stelle des einzig möglichen beschreibenden Charakters dieser Begriffe eine teils normative, teils dynamische Umdeutung trat, und die Entelechie, den Plan, die Morphe oder Intelligenzen (Reinke, Pauly, Koch) als aktive Naturfaktoren und transzendente Wesenheiten „wirken" ließ.

Zumindest Driesch und Uexküll waren sich der Bedeutung einer erkenntnistheoretischen Fundierung ihrer Systeme wohl bewußt. Beide gehen auf Kant zurück, und zwar auf seine Erkenntnistheorie, im speziellen die Kategorienlehre, den Schematismus und die transzendentale Apperzeption, nicht aber auf die Kritik der Urteilskraft mit ihrer Abhandlung über den Zweck. Auch Ungerer hebt als bezeichnend für die Auffassung Kants hervor, daß er „in der Ganzheitsbeziehung den Ordnungszug (oder die Kategorie) selbst erkannt hatte, durch dessen Verwendung die Eigenart des Lebendigen gekennzeichnet werden kann, und zwar unabhängig von dem auf einem anderen Verstand beruhenden Zweckvergleich, von dem er zur Vermeidung von Mißverständnissen auch befreit werden muß". Nach Driesch gehört der Ganzheitsbegriff zu den „Urbedeutungen oder Urordnungszeichen im Reiche des vor dem Ich stehenden Etwas überhaupt". Es ist „die Voraussetzung der Möglichkeit der Erfahrung", in erster Linie der biologischen, da ich glaube, daß man nicht zu weit geht mit der Behauptung, daß die ganze moderne Wissenschaftsentwicklung in der Durchführung der Ganzheitsbetrachtung ihren Schwerpunkt findet. Darüber hat O. Spann in allerjüngster Zeit ein anregendes Buch geschrieben.

4.

Welches ist nun das Stück Realität, die mögliche Erfahrung, auf die die Ganzheitskategorie geht? Kurz gesagt, auf alles Geordnete, denn mit der Intensität der Ordnung wächst der Grad, wenn man so sagen kann, der Ganzheit.

Das „In einen universalen geordneten Zusammenhang bringen“ wird von COHEN und seiner (Marburger) Schule als Grundfunktion des Denkens aufgestellt, wie es in der Wissenschaft seinen konkreten Niederschlag findet[1]). Die Übertragung dieser Anschauung aus der Denksphäre in die des Seins, etwa in der Form „In der Natur gibt es keine selbständigen Teile, alle Zustände und Verläufe sind nur im totalen Weltzusammenhang wirklich“, wäre, wie KÖHLER treffend bemerkt, unerlaubt, weil unproduktiv. Für den praktischen Wissenschaftsbetrieb sind nur Zusammenhänge relevant, die sich gegen ihre Umgebung möglichst scharf abheben.

Wir bezeichnen solche Zusammenhänge als Gruppierung, Struktur, System, Gestalt.

Die adäquate Methode der Auffindung von Gestalten ist eine präintellektuelle: Gestalten werden „erfaßt“, „angeschaut“ — und zwar deshalb, weil das Gestaltetsein eine Qualität ist. Man spricht daher seit v. EHRENFELS von „Gestaltsqualität“, womit das Primäre, dem quantitativ Summenhaften Gegensätzliche, nicht weiter Auflösbare, „Phänomenale“ (HÖFLER) der Gestalt festgelegt werden soll. „Wie das Sehen für Farben, das Hören für Töne, ist das Anschauen die adäquate Perzeptionsmethode für Gestalten“ (HÖFLER).

Interessant ist es zu sehen, wie die Physik sich ihrer Gestalten bemächtigt. Wir folgen hier wieder den Ausführungen KÖHLERS: Die experimentelle Untersuchung von Strukturen ist aus der Physik so gut wie verschwunden, da sie mühevoll, sehr begrenzt anwendbar ist und die Strukturen durch die Untersuchung notwendig weitgehend verändert. Bedeutungsvoll dagegenn ist die deduktive Methode: Es läßt sich nämlich zeigen, daß die großen Schwierigkeiten theoretisch-mathematischer Behandlung gewisser Gebiete darauf zurückgehen, daß es sich hier bei näherem Zusehen um Gestaltsprobleme handelt. Die Schwierigkeiten entspringen nämlich aus dem Grundcharakter der Gestalt, daß die Aufgabe als ganze auf einmal gelöst werden muß; schon bei ganz wenig komplizierten Aufgaben ist die scharfe Bestimmung der Eigenfunktion nur den größten Meistern der Mathematik gelungen. Bei ideal einfachen Fällen dagegen gelingt die Lösung auch dem Laien „auf den ersten Bick“: so z. B. ist sofort klar, daß für eine Kugel als Leiterform die einzig mögliche Ladungsstruktur eine gleichmäßig über die Kugeloberfläche ausgebreitete Schichte sein kann.

Die allgemeine Bedeutung dieser scheinbar so speziellen Angelegenheit erhellt wohl am besten der Hinweis, daß ihr Problem nur einen Spezialfall einer Grundaufgabe menschlicher Geistestätigkeit darstellt: nämlich eine präintellektuelle Leistung in die Sprache der Intellektualität zu übersetzen, ein Erlebnis begrifflich, hier mathematisch darzustellen. Rein logisch heißt die Aufgabe: Feststellung des Verhältnisses des Ganzen zu den „Teilen“ (KÖHLER sagt „Momente“, SPANN „Glieder“); es ist ebenfalls noch ungelöst.

Um nun Gestalten nicht nur zu „erschauen“, sondern auch zu „erkennen“ bedürfen wir einer Kategorie, die für die Ganzheit dasselbe leistet wie die Kausalität für die Relation. Ich meine, dies tut der „Sinn“. Wie die Kausalität aus regelmäßigen Sukzessionen bewirkte Vorgänge aussondert, so scheidet die Sinnhaftigkeit Gestalten von Summen.

Am eindringlichsten zeigen das Produkte des menschlichen Geistes: Nur durch seinen Sinn ersteht ein „Wort“ aus einem Haufen Buchstaben, ein Satz aus Worten. Maschine nennen wir nur dann eine Kombination von Bestandteilen. wenn die Anordnung einen Sinn hat, auch ohne daß ein Zweck in Frage kommt,

---

[1]) DRIESCH spricht von einem „Ordnungsmonistischen Ideal“, und schrieb eine „Ordnungslehre“.

wie etwa bei einem Kinderspielzeug. Das Kunstwerk ist als solches charakterisiert durch seinen Sinn[1]). Um endlich ganz Primitives zu erwähnen, unterscheidet nur der Sinn einige z. B. als Wegmarke aufeinander gelegte Steine von einem Steinhaufen. Sinnhaftigkeit macht ein eingerichtetes Zimmer aus einem Möbelmagazin.

Sinnvoll entspricht also strukturiert oder gestaltet sein. Im Sinn erfassen wir Struktur und Gestalt denkend; er ist die Spiegelung der Struktur im Bewußtsein des Beschauers. Er ist eine echte Kategorie, mit deren Hilfe wir den Erlebnisgehalt der Gestaltqualität begrifflich umprägen und eine bestimmte Art Wirklichkeit erfassen.

Aus der elementaren Tatsache, daß die „lebende Substanz“ nur gestaltet sich findet, bis zur subtilsten Analyse des Organischen, tritt immer wieder die Form als Grundproblem der Biologie hervor. Alle Eigenschaften und Funktionen der Organismen lassen sich begreifen aus der Aufgabe, die Form zu erhalten im Wechsel der äußeren und inneren Bedingungen, im Laufe des Lebens und sogar über die Einzelexistenz hinaus.

Die energetische Biologie lehnt die Bearbeitung dieses Problems der Form ab, soweit sie es überhaupt als solches anerkennt [2]). Der Vitalismus hat es präzise in den Vordergrund gestellt, doch kaum bewältigt. Die Gestalttheorie räumt zunächst die begrifflichen Schwierigkeiten weg und verspricht auch Möglichkeiten praktischer Arbeit.

Eine Charakteristik der biologischen Gestalten steht noch aus. Dagegen dürfte es sicher sein, daß die spezifisch biologischen Gesetze Gestaltsgesetze sein werden. Die Fassung, die DRIESCH den Ergebnissen seiner Restitutionsversuche gibt, und die EHRENFELSsche Definition der Gestalt zeigen eine verblüffende und sicher bedeutungsvolle Übereinstimmung. Auch der für den Vitalismus so wichtige und von dessen Gegnern so arg befehdete Begriff der Autonomie erhält einen faßbaren Inhalt: Die „eigenen“ Gesetze des Organismus sind eben die Gesetze einer Strukturbildung, und insoferne „eigen“, als sie bei nicht gestaltetem Material nicht zur Geltung kommen. Man könnte vielleicht Autonomie definieren als die Tatsache, daß, und die Art, wie die Reaktionen auf Außenwelteinflüsse von innen her bestimmt werden. Hingewiesen sei in diesem Zusammenhang auf die Tatsache, daß im Laufe der Entwicklung eine Art Selbständigwerden der Organismen gegen Umwelteinflüsse sich ausbildet (z. B. Konstanz der molekularen Konzentration und der Temperatur). Das Gesetz von der Tendenz zur „Prägnanz“ für physische Gestalten (KÖHLER) und von der Tendenz zur „Stabilität“ für Organismen (FECHNER) umfassen als Rahmengesetze alle Einzelabläufe als Spezifikationen des Entropiegesetzes.

---

[1]) Natürlich ist nicht der „Inhalt“, das Episodische gemeint, sondern der Grund der ästhetischen Wirkung, wie das beim Ornament ganz rein zum Ausdruck kommt. Ein anderes Beispiel ist die ältere und moderne Denkmalkunst; man vergleiche z. B. das Maria Theresiendenkmal in Wien mit den „Bürgern von Calais“ von Rodin: Dort ein sinnloses Nebeneinander von Figuren, nur durch die Zeitgenössigkeit der Dargestellten motiviert; hier die vier Gestalten zu sinnvoller figuraler Einheit gefügt durch Gruppierung und Harmonie der Bewegungen, zu Bedeutungseinheit verschmolzen durch Aufeinanderbezogenheit der Ausdrucksarten des einen, gemeinsamen Erlebnisses.

[2]) „Von der mechanistischen Theorie des Lebens verlangen, daß sie das Problem der Form selbst löse, heißt von ihr zugleich verlangen, im Anorganischen das der Qualität zu lösen.“ (B. FISCHER.)

5.

Das wichtigste Problem, an dem sich die Ganzheitsbetrachtung zu bewähren hat, ist aber das Verhältnis von Leib und Seele; die Stellung zu ihm gibt jeder Lebenstheorie ihr charakteristisches Gepräge. SCHAXEL z. B. schildert die allgemeine Situation folgendermaßen: „Das Verhältnis der Biologie und Psychologie wird nicht bereinigt. In eigentümlicher Weise sind die Schicksale der beiden Wissenschaften verbunden und die Lösung der Verbindung erschwert der Umstand, daß das reflektierende Subjekt sich selbst unter den biologischen Objekten weiß. Soll die Biologie aber auf den Naturbereich sich beschränken, so ist ihre Stellung zu den übrigen Naturwissenschaften unsicher und ihr Betrieb ermangelt der grundsätzlichen Folgerichtigkeit". Dieselbe Schwierigkeit durchzieht den neuesten Versuch einer Wissenschaftssystematik von E. BECHER.

Meiner Meinung nach liegt die Schwierigkeit aber weniger im Gegenstand selbst als in der Definition der Naturwissenschaft; ich halte es für die unbezweifelbar feststehende Gegenstandsbestimmung der Biologie „die psychophysische Person des Menschen wie das tierische Individuum zur Natur und nur zur Natur zu rechnen", und sehe in diesem Programm nicht nur den „speziellen Inhalt" des großen Werkes von FR. KRAUS, sondern den der Biologie schlechtweg.

Als erstes Ergebnis einer Analyse kann man eine Trennung des Begriffes „Lebewesen" in die zwei Begriffe „lebende Organismen" betrachten. Die Biologie untersuchte nun mit mehr weniger Glück ausschließlich das Wesen der Organisation, unter der stillschweigenden oder ausdrücklichen Voraussetzung, daß wir das Leben kennen „als vergänglichzeitliche Zusammenordnung gewisser ortgemäß-komplexer Atomgruppen und energetischer Situationen" (FR. KRAUS).

Wir kennen aber das Leben noch aus einer besseren Erfahrung, dem Erleben; und da das etwas Psychisches ist, ergab sich irgend ein in-Beziehung-Setzen von Leben und Seele. Aus dieser emotionalen Quelle strahlt nun der seelische Faktor in zweifacher Weise in die biologische Begriffs- und Theorienbildung ein: Einmal uneingestandenermaßen in Begriffen wie Anpassung, Regulation, Zweckmäßigkeit u. dgl.; zum anderen wird er irrtümlich im Organismusbegriff mitgedacht, angefangen von der edlen Fassung bei ARISTOTELES; der Organismus sei „Verwirklichung der formenden Seele im stofflichen Körper", über Entelechie und Psychoide bis zur Annahme einer Zellbeseelung. So konzentriert z. B. SCHAXEL seine Polemik gegen Vitalismus und organismische Biologie immer wieder auf deren angebliche Bindung an Psychismen; schreibt aber andererseits „der Begriff des Organismus schließt Seelisches in sich, sofern er nicht ausdrücklich seines Wesens entkleidet wird." [1])

Die prinzipielle Unrichtigkeit einer solchen Auffassung geht wohl zur Genüge aus unseren wenigen Andeutungen hervor über die Entwicklung des Organismusbegriffes aus denen der Gestalt und Struktur, in allererster Linie aus der Möglichkeit deren mathematischer Behandlung; diese nämlich befreit, wie KÖHLER sagt, den Gestaltsbegriff von den letzten Resten mystischer Verschwommenheit und macht ihn eindeutig bestimmbar.

Die einzig mögliche Fassung des Leib-Seele-Problems scheint mir zu sein, daß das Psychische, dort wo es realiter auftritt, als konstitutives Glied in die Struktur des Organismus eingeht. In gleicher Weise allerdings, als es unmöglich

---

[1]) Allerdings geht aus dem Zusammenhang nicht klar hervor, ob die zitierte Stelle (p. 286 der II. Auflage) nur die Meinung der Psychobiologen oder auch die des Verfassers wiedergibt.

ist, den durchgreifenden Einfluß des Psychischen auf Physisches beim Menschen ausschalten oder übersehen zu wollen, wäre es absurd Psychischem Analoges bei jeder Art von Organisation zu postulieren — oder ohne weiteres zu leugnen.

Ob nun diese Psychisches wie Physisches umfassende Biologie Naturwissenschaft ist oder nicht, scheint schließlich eine Frage der Definition: Sie ist es, wenn die Forderung der Naturwissenschaft auf eindeutige Bestimmung geht, und ist es nicht, wenn Naturwissenschaft gleichbedeutend ist mit kausaler Analyse. Die Entscheidung sollte niemandem schlaflose Nächte kosten, sie wird aber, glaube ich, wesentlich erleichtert, wenn man sich vor Augen hält, daß im zweiten Falle nur tief narkotisierte Menschen und enthirnte Tiere standesgemäße Objekte der Naturwissenschaft wären. An die Seite der Optik für Blinde träte dann eine Biologie von Automaten.

Auch auf Grund der hier vorgetragenen Anschauungen hat sich also eine Beziehung zwischen belebter und unbelebter Natur ergeben, in umgekehrter Richtung allerdings als man es bisher annahm: Es untergraben nicht mehr die Methoden der Physik die Biologie, sondern Betrachtungsweisen, an der belebten Natur erprobt und bewährt, übergreifen auch das Anorganische. So bleibt die Einheit — zwar nicht der Natur — wohl aber der Naturwissenschaft gewahrt. Der Streit zwischen Mechanismus und Vitalismus, der ohnehin aus dem Hereinspielen weltanschaulicher Motive seine starke Affektivität bezog — wird zwar nicht geschlichtet, dafür jeglichen Sinnes beraubt. Die ganze Natur erscheint nämlich zum Teil summenhaft, zum Teil übersummativ aufgebaut und daher teils kausal, teils sinnvoll begreiflich. In der Physik überwiegt scheinbar ersteres, in der Biologie letzteres, oder noch vorsichtiger: Für die Physik bedeutet die bewußte Anerkennung der Ganzheit und Gestaltung noch nicht allzuviel, für die Biologie dagegen alles.

So sehen wir in der Richtung vom Anorganischen zum Organischen eine immer reichere Entfaltung der Struktur. Im Verlaufe dieser Evolution tritt irgendwann Seelenhaftes als neues Strukturelement auf; wie andere Strukturelemente im Phänotypus als ,,Organe" eine teilweise Sonderexistenz gewinnen, so auch das Psychische, worüber aber seine Strukturgebundenheit nie vergessen werden darf.

Allerdings eröffnet sich mit seinem Eintritt ein ganz neues Bezugsystem, eine neue Geltungssphäre: die des Wertes[1]). In ihr wird die Ganzheit der individuellen Gestalt zur ethischen Person und der Sinn zum Zweck. Wie die auf Teile wirkende Kausalität für die Physik, die ganzheitsbezogene Sinnhaftigkeit für die Biologie, wird die zweckhafte Wertung zur Kategorie der Wissenschaft vom Menschen: der Medizin.

IV. Medizin als selbständige Wissenschaft.

1.

Die Wissenschaft vom Menschen müßte Anthropologie[2]) heißen, wäre nicht dieser Name bereits für einen kleinen Ausschnitt aus diesem großen Gebiet

[1]) Von außen gesehen bedeutet das Auftreten des Psychischen eine direkte Umkehr des Naturgeschehens, indem es wesensmäßig Unordnung wieder in Ordnung überführt (vgl. das aber über das Denken angedeutete), damit das Anwachsen der Entropie vermindert, Arbeitsmöglichkeit und damit auch ökonomische Werte schafft.

[2]) KANT gebraucht übrigens die Bezeichnung Anthropologie in diesem umfassenden Sinn. Die modernen Anthropologen dagegen bezeichnen ihr Arbeitsgebiet als

vergeben. Eine derartige einheitliche Wissenschaft ist übrigens auch gar nicht möglich, denn sie würde an der Vielseitigkeit der Repräsentationen und Beziehungen ihres Objekts ebenso scheitern, wie die Biologie über der Heterogenität der Lebewesen ihre Einheitlichkeit noch nicht gefunden hat.

Man kann einen Menschen von den verschiedensten Gesichtspunkten betrachten als Rechtssubjekt, Zugehörigen einer Rasse, Arbeitsnehmer u. dergl. Während hier jedesmal eine Eigenschaft oder eine Beziehung herausgegriffen wird, gibt es nun drei Arten von Beziehungen, die den Menschen als einzigartige Gesamtpersönlichkeit zu erfassen suchen: Liebe, Kunst und Arzttum. Alle drei bedienen sich jener einheitlichen Apperzeption, umgreifenden Schau, Intuition oder wie man jene Tätigkeit sonst nennen will, mit der man ein Ganzes als solches erfaßt; sie unterscheiden sich aber durch das Maß von Rationalisierung, das sie beimengen, durch den Grad der Objektivität, zu der sie gezwungen sind, und die daraus entspringende Einbuße an Angleichung ihrer Produkte an ihr Objekt. Die Liebe ist subjektiv, irrational und unfehlbar. Die künstlerische Darstellung ist gerade durch das irrationale Moment in der „Auffassung" gekennzeichnet gegenüber der bloßen Reproduktion — äußerste Naturtreue gilt fast schon als künstlerischer Grenzfall; doch ist sie durch das Material, in dem sich die künstlerische Impression verkörpern muß, hinsichtlich der Universalität des Auszudrückenden und der Wiedergabe des Ausdrückbaren gehemmt. Das Material endlich, in das der Arzt seine Impression vom Kranken zwängt, ist die Begrifflichkeit, wie sie sich in der ärztlichen Wissenschaft vom Menschen, der Medizin[1]), realisiert.

Die Medizin hat also den Menschen als Naturgegenstand so zu erfassen, daß die auf diese Kenntnis gegründeten ärztlichen Eingriffe von möglichst eindeutig voraussehbaren Folgen begleitet werden; damit ist die Medizin als Naturwissenschaft legitimiert. Sie entwirft ein Bild vom Menschen, mit dem von nun ab das ärztliche Denken arbeitet an Stelle der ärztlichen Fühlungnahme zur Lebendigkeit, genau so, wie das physikalische Weltbild für den Physiker die vorwissenschaftliche Beziehung zur Natur ersetzt, resp. korrigiert. Allerdings mit einem wesentlichen Unterschied: Während die Physik hinsichtlich des Ausmaßes ihrer Abstraktionen nur von der Forderung der systematischen Geschlossenheit und Darstellbarkeit beschränkt wird, wird die Brauchbarkeit der wissenschaftlichen Medizin nur durch ihre Lebensnähe bestimmt.

Die ganze vielberufene Spannung zwischen ärztlicher Theorie und Praxis geht nämlich darauf zurück, daß die Theorie vielfach nicht ärztlicher, sondern experimenteller Erfahrung entsprang. Die Diskrepanz zwischen dem, was der Arzt gelernt hat, und dem, was er können soll, wird anerkannt, jedoch entschuldigt mit der Betonung der Irrationalität des Einzelfalles; als Auskunftsmittel wird auf die Intuition verwiesen. Eine lebensnahe und damit brauchbare medizinische Wissenschaft müßte dagegen ihre Aufgabe darin sehen, die Quelle der Intuition — der Kennerschaft sagt JASPERS — tunlichst einzuschränken. Voraussetzung ist Rationalisierung des nur scheinbar Irrationalen, indem als Grundlage der Individualität die Ganzheit aufgezeigt wird, die als sinnvolle Struktur begrifflich auflösbar ist. Als die zwei Haupterrungenschaften dieser schwierigen Arbeit sind

---

Wissenschaft von der Menschheit, nicht dem einzelnen Menschen und beschränken es ausschließlich auf die Physis.

[1]) Im Sprachgebrauch wird die Bezeichnung Medizin viel weiter gefaßt. Hier wird sie mangels einer besseren nur auf die wissenschaftliche Erkenntnis beschränkt, die jede ärztliche Handlung fundiert, wenn auch nicht erschöpft. Sie deckt sich also mit dem Gegenstand des Fakultätsstudiums, das ja bekanntlich auch nur Mediziner und nicht Ärzte heranbildet.

die Konstitutionsforschung und die Psychophysiologie zu betrachten. Der Begabung bleibt immer noch Raum genug, aber ich glaube, man sollte zunächst bis zum äußersten versuchen, „zu lernen, was lehrbar ist, und was nicht lehrbar ist, lehrbar zu machen".

Kritische Besinnung auf alltägliche Erfahrung lehrt nun, daß diese Totalitätsbetrachtung keineswegs die in der Medizin einzig mögliche ist. Darüber hat Fr. Kraus, der erste Systematiker der modernen Medizin, so treffendes gesagt, daß wir hier seine Meinung zum Teil mit seinen Worten wiedergeben: Das originäre Ganze ist im Genotypus vorgebildet. Der individuelle Gesamtorganismus des Erwachsenen stellt eine Vitalreihe dar, d. h. eine funktionelle Einheit, deren Funktionen in keinem „Ort" des Körpers lokalisiert sind, sondern am Ganzen haften (Ernährung, Formbildung, Reizbarkeit, Gehaben, Handeln usw.). Mit fortgeschrittener Differenzierung gewinnen aber die Organe und Organsysteme des Körpers eine gewisse, oft sehr weitgehende Selbständigkeit, und es ist eine durchaus legitime Betrachtungsart, sich nur an einzelne Vitalreihen zu halten und zu versucheu, ihr Leben aus sich heraus also autonom zu verstehen. Das Einhalten einer mittleren Linie zwischen dieser distributiven und kollektiven Betrachtung des Organismus ist eine Aufgabe für sich. Auch unter pathologischen Bedingungen konstatieren wir im Phänotypus zunächst keine Zentrale, welche absolut nichts in einem Teil sein ließe, ohne Mitleidenschaft aller anderen. Es scheint nicht so, als ob die Teile nur insoferne ein Ganzes da ist, existierten. Nicht jede Einzelfunktion finden wir immer mit jeder anderen verknüpft und stets aufs Ganze gestimmt. Wir finden vielmehr im entwickelten Körper die Funktionen zu abhebbaren Gruppen und Ketten verbunden. Die Einheitlichkeit kann bloß als eine Seite des metazoischen Lebens gelten, und eine erschöpfende Darstellung wird gleichzeitig der distributiven und kollektiven Existenz des Individuums gerecht werden müssen[1]).

Diese kollektive Existenz oder Einheitlichkeit kommt nun durch eine übersummative, gestaltliche Zuordnung der Organsysteme zustande. H. Cohen, dem wir tiefste Untersuchungen über den Systembegriff verdanken, sagt in bezug auf den Organismus, daß er keine bloße Einheit im Sinne von „Wechselwirkung" der Teile sei. Die Organe sind im logischen Sinne überhaupt keine „Teile", sondern Gebilde werden erst zu „Organen" durch ihren Zusammentritt zu einem organischen System. Nach Kraus hat die exakte Erblichkeitslehre in der genotypischen Konstitution über die Korrelation durch Hormone hinaus eine originäre Ganzheit des Organismus nachgewiesen; „alle realisierten persönlichen Charaktere sind Reaktionen der gesamten genotypischen Konstitution".

Nichts wäre nun verfehlter, als den Schluß zu ziehen, die Medizin wäre angewandte Physik oder Biologie. Infolge der Mannigfaltigkeit des Gegenstandes gehen Denk- und Arbeitsweisen dieser elementareren Disziplinen in der medizinischen Betrachtungsweise auf, die spezifisch medizinische Empirie geht aber ausschließlich auf die Beeinflussung der Teile durch ihre Zuordnung zu einem Ganzen.

Nach dieser Festlegung von Gegenstand und Aufgabe der Medizin als Wissenschaft bleiben noch einige Worte über die zuständige Kategorie zu sagen, wie sie sich aus dem der Medizin von ihrem Gegenstand aufgedrängten Verstehensideal ergibt: Diese ist der Zweck.

---

[1]) Es sei ausdrücklich betont, wie durchaus mißverständlich es ist, die Ganzheitsbetrachtung in polemischen Gegensatz zu der Cellularpathologie zu bringen. Diese ist, indem sie die Zelle als Elementarorgan, als letztes selbständiges Biomolekül hinstellt, nur der vollendete Ausdruck der distributiven Betrachtung und damit unverlierbarer Besitz der Medizin.

2.

Wie das Bewirken, kennen wir auch den Inhalt des Zweckbegriffes nur aus der inneren Erfahrung unseres eigenen Erlebens. ,,Wer Zweck sagt, sagt Wille" (R. Eisler). Der Prototyp des Zweckhaften sind unsere eigenen Handlungen, sie sind ausschließlich aus der Zweckbetrachtung heraus verständlich. Für diese Art eines ,,Wirklichkeitszusammenhanges als Gegenstand möglicher Erfahrung" ist der Zweck also die adäquate Art der Erfassung, eine wirkliche Kategorie (Ed. Hartmann, H. Cohen).

Allerdings zunächst nur für diesen Teil der Wirklichkeit. Es gibt nämlich noch andere Naturdinge, die zu einer Zweckbetrachtung herausfordern, wobei aber ein zwecksetzendes Seelisches nicht ohneweiters nachzuweisen ist. Entschließt man sich nun nicht zu der willkürlichen Setzung eines solchen Spiritus rector, so bleibt nichts anderes übrig, als eine nur formale Geltung des Zweckhaften anzuerkennen, d. h. diese Vorgänge zu betrachten, als ob Zwecke in ihnen verwirklicht würden. Diese Art der Zweckbetrachtung hat Kant im Auge, als er den Zweck als ,,Produkt der Urteilskraft", als ,,regulative Idee der Vernunft" bezeichnete.

In diesem Schritt vom realen zum formalen Zweck (von der Verstandeskategorie zur Vernunftidee) haben wir die letzte Etappe einer Evolution des Zweckbegriffes vor uns. Verfolgen wir ihn nämlich in der Reihe der Naturdinge vom Menschen abwärts bis zum Unbelebten, so sehen wir ihn rasch seine lebendige Erfülltheit verlieren und schemenhaft verblassen. Für nicht menschliche Organismen ist die Annahme eines objektiven Zweckes unstatthaft; es bleibt jedoch das Faktum, daß es im Wesen der Anordnung, Struktur, Organisation liegt, daß eben durch den strukturbedingten Synergismus der Glieder ihr Funktionsablauf eine bestimmte Richtung, ein Ziel, einen Sinn erhält: für das Ei ist die Entwicklung des Individuums, für den erwachsenen Organismus seine Erhaltung und für das einzelne Organ seine spezifische Leistung Sinn[1]) und Ziel. Daß besonders die vielberufene ,,Erhaltung" geradezu einen Wesenszug von Strukturen überhaupt darstellt, geht aus dem angeführten Verhalten von Ladungsstrukturen zur Genüge hervor; wenn man hier sogar schon von einer ,,Tendenz" zur Erhaltung sprechen kann, so involviert das ebensowenig die Vorstellung einer anthropomorphen Zielsetzung, als etwa die Wahrscheinlichkeit in der statistischen Physik mit subjektiver Wahrscheinlichkeit etwas zu tun hat. Erhalten soll die Ganzheit werden, so daß Driesch mit Recht vorschlagen kann, die Ausdrücke ,,zweckmäßig", ,,zielstrebig" u. dergl. m. durch das Wort ,,ganzheitsbezogen" zu ersetzen, wodurch wohl viele Mißverständlichkeiten in der Anwendung des Zweckbegriffes vermieden werden könnten. Hat ja doch schon Kant vorgeschlagen in der Ganzheitsbezogenheit die Eigenart des Lebendigen zu kennzeichnen und sich damit von dem auf einem ,,anderen Verstand" beruhenden Zweckbegriff zu emanzipieren (vgl. dazu Ungerer).

Noch weiter rückwärts schreitend, stoßen wir endlich auf das Elementarphänomen des ,,Gerichtetseins". Jeder Vorgang in der unbelebten Natur verläuft in einer Richtung, die durch die Eigenart der reagierenden, d. h. miteinander in irgendeine Art von Beziehung tretenden Körper bestimmt wird. ,,Was von

[1] Sinnvoll heißt in der Biologie nur so viel wie strukturiert, „einsehbar" und ist natürlich scharf zu trennen von ,,begreiflich" im anthropomorphen Sinn. Es besteht da eine ganz entfernte Analogie mit dem später zu erörternden Unterschied zwischen logischem und psychologischem Verstehen. Hinsichtlich des Verstehensgrades ist dieser Sinn ganz analog der Kausalität ein recht blasser Begriff. Für uns sozusagen zugänglich wird er erst in Gestalt des Zweckes.

innen gesehen als Zweck, resp. Ziel erscheint, das ist von außen erfaßt Richtung" (R. GOLDSCHEID). Die Relation hat also Richtung, die Struktur Sinn, das Organ eine Leistung und die menschliche Handlung einen Zweck.

Das Strukturiert-, resp. Organisiertsein von Naturkörpern ist als eine Erfahrungstatsache, die wir im Begriff der Zielstrebigkeit angemessen darstellen: letzterer entspricht also Realität. Sie leugnen, bedeutet Verzicht auf das Erfassen einer Seite der Wirklichkeit. Natürlich transzendiert die Zweckbetrachtung die unmittelbare Erfahrung, aber nicht mehr als die Annahme eines „Wirkens", resp. der Kausalbeziehung die Tatsache der regelmäßigen Sukzession. Die oft, allerdings nur von unkundiger Seite gehörte Behauptung, im Begriff des Zieles, wie dem der Dominanz der Struktur über das Teilgeschehen liege verkappter Animismus, erledigt sich wohl durch den Hinweis auf die Maschinen: wenn deren Struktur auch von einer (menschlichen) Intelligenz geschaffen ist, so findet man doch in den Maschinen selbst so wenig „Geist", wie LAPLACE — nach einer berühmten Antwort an NAPOLEON — den lieben Gott im Weltraum. Die Naturwissenschaft nimmt die Welt als schlechthin gegeben. Fragen, ob die Zwecke, die wir aus ihr herauslesen, in sie gesetzt wurden und von wem; woher die vorgefundenen Strukturen und Potenzen in die Eizellen kamen; was erste Ursache und letztes Ziel sei — überschreiten naturwissenschaftliches Interesse und Kompetenz.

Die Finalbetrachtung, um es also nochmals zu wiederholen, richtet sich auf Struktur, Gestalt, Organisation, also Naturdinge, die in letzter Entwicklung zur Person führen; die Finalität selbst wird aus Gerichtetheit, Zielstrebigkeit zur Zweckhaftigkeit erhoben als tiefster Wesenszug unserer eigenen Persönlichkeit empfunden, und aus diesen beiden Motiven wird sie zum höchsten Verstehensideal wissenschaftlicher Einsicht.

Auf dieses Verständnis kann man natürlich verzichten; notgedrungen und leichten Herzens in der Physik, merkwürdigerweise aber auch in der Biologie und der Medizin. Wohin das führt, lehrt z. B. die vom wissenschaftstheoretischen Standpunkt hochinteressante Relationspathologie von RICKER, die eine selbständige und rein naturwissenschaftliche Pathologie darstellen soll. Es sei hier nur ein Beispiel, die „kausale" Definition eines besonders wichtigen Begriffes, nämlich der Funktion, wiedergegeben. Eine Funktion ist nach RICKER „diejenige Phase des Gesamtgeschehens eines Organes, während deren und durch die sein spezifischer Charakter — beim Muskel durch Kontraktion, bei der Drüse durch die Sekretion — besonders auffällig, mehr als im Ruhezustand, zur Geltung kommt". Ich glaube, da muß man sich zunächst fragen, wer in dieser Definition eine Funktion wiedererkennen würde, dann aber, was da eigentlich Kausales darin enthalten sei, besonders aber, was sich hinter dem Ausdruck „spezifischer Charakter" verbirgt? Bei der Lektüre dieses zu mindest in seiner Tendenz repräsentativen Buches sieht man sich ständig der gleichen Situation gegenüber, die auch die Entwicklungsmechanik kennzeichnet: ein „Reiz" „wirkt" auf ein „differenziertes" in seiner „spezifischen" „Struktur" natürlich ganz unbekanntes Gebilde (Nerven, Gefäße, Drüsen) in ganz unbekannter Weise ein; dann laufen einige mechanischen ähnelnde Vorgänge ab (Hyperämie!, Kontraktion!) — unbekannt wohin. Nur der mittlere Teil des ganzen Ablaufes wird studiert, alles andere beiseitegeschoben. Gegen eine solche Selbstbeschränkung ist natürlich gar nichts einzuwenden, besonders wenn sie so bewußt gehandhabt wird, wie von RICKER, nur darf man diesen Torso nicht für ein Ganzes ausgeben, weder an Gegenstand noch an Wissenschaft.

Was über Teleologie und Teleophobie in der Medizin zu sagen ist, hat übrigens A. BIER in Form und Inhalt gleich drastisch gesagt; es bleibt nichts wesentliches hinzuzufügen[1]).

Alle Argumente gegen eine teleologische Betrachtungsweise in Biologie und Medizin gipfeln in dem Hinweis auf die augenfällige Zweckwidrigkeit der Erkrankung. Nun, diese leugnen zu wollen, wäre gerade von Seiten der Ärzte krasser Undank, denn von ihr leben wir ja. In Wahrheit geht dieses Argument zurück auf die Verwechslung von Ziel mit Zweck, formalem mit realem Zweck, in letzter Linie der Medizin als Wissenschaft mit ärztlichem Tun. Die Aufgabe des Arztes besteht nämlich darin, organismische Zielstrebigkeit umzuleiten in persönliche Zweckmäßigkeit; Therapie verwandelt Wissen um den Zweck in Handeln zum Nutzen, Finalität wird zum Utilitarismus. Hiemit tritt ein ganz neues Prinzip auf, das der Wertung.

Neu ist eigentlich nur die Wertungsbasis, nämlich der ganz persönliche Vorteil des einzelnen Kranken, auf den die ärztliche Tätigkeit hinarbeitet. Im allgemeinen ist nämlich diese utilitaristische Wertung wieder nur das Ergebnis einer speziellen Entwicklung elementarerer Wertungen, die den spezifischen Charakter schon der Wissenschaft von Strukturen im allgemeinen, der Biologie im speziellen geradezu konstituieren. Tritt nämlich irgend ein Element in einen Zusammenhang, oder besser gesagt, wird es als Glied eines Systems erkannt, so gewinnt es sozusagen eine neue Eigenschaft, nämlich „Bedeutung" in, resp. für diesen Zusammenhang. Ganz besonders gilt das nun für den Zusammenhang des Organismus. Ein Einzelgeschehnis an sich ist für die Medizin ganz uninteressant, relevant ist nur seine Bedeutung für das Ganze. Ich habe a. a. O. diesen Tatbestand für das „Symptom", resp. seine spezielle Anwendung in der Funktionsdiagnostik aufzuzeigen versucht, und L. R. GROTE hat ähnliche Gedanken verfolgt und ganz besonders prägnant gesagt: „Nur auf das Prinzip kommt es an, daß eine Funktionsprüfung nur dann klinischen Wert hat, wenn sie auf das Ganze der Person bezogen eine faßbare Bedeutung gewinnt, wenn sie also eine Wertung gestattet und nicht nur die Beschreibung irgendeiner Eigenschaft bringt." Aus dieser Quelle stammt auch vornehmlich die Werttönung, die der Begriff des Zweckes hat. Auf das Wertungsmoment im Krankheitsbegriff selbst sei nur kurz verwiesen (vgl. dazu JASPERS l. c.).

Überhaupt führt dieser Gegensatz des Seins einerseits und der Geltung von Werten anderseits noch weit tiefer als die Problematik der Leib-Seele-Beziehung in die logische Struktur der biologischen Wissenschaft, ja er wurde sogar zum Einteilungsprinzip der Realwissenschaften erhoben (RICKERT).

Es wurde schon erwähnt, daß die wissenschaftstheoretische Stellung der Biologie zwischen Natur- und Geisteswissenschaften eine noch ungeklärte ist, und noch viel fraglicher ist natürlich die der Medizin. Eine m. E. sehr gute Definition für das Wesen der Geisteswissenschaften gibt H. FREYER: „Die Geisteswissenschaften finden ihr Material und ihre Probleme überall da, wo

[1]) Ebenso klar und eindringlich ist die gleichsinnige Ansicht von ASCHOFF. — Die ganzen Disputationen laufen übrigens, wie oben erwähnt wurde, auf die Verwechslung von bewußter Zwecksetzung, Zweckmäßigkeit und Zweckhaftigkeit hinaus. Zweckhaft heißt nämlich nur soviel wie zielstrebig, zweckmäßig dagegen, geeignet das Ziel auch zu erreichen. Was da für Verwirrung möglich ist, zeigt u. a. ein Satz von PETERS (zit. nach ASCHOFF): „Ein Telos, ein Ziel erkenne ich dem Zweckmäßigen nicht zu. Ein Organ oder Vorgang ist zweckmäßig, aber nicht zwecktätig zielstrebend." Wohin diese begrifflichen Unklarheiten und logischen Dilettantismen endlich führen, illustriert wie kein anderes das erwähnte Buch von B. FISCHER; vielleicht wird es auf diesem indirekten Wege zu Einkehr verhelfen!

Gebilde und Veränderungen der äußeren Welt als Ausdruck menschlichen Lebens aufgefaßt werden können." Nun beginnen diese „Veränderungen der äußeren Welt als Ausdruck menschlichen Lebens" schon am menschlichen Körper selbst. Müßten diese also auch schon als „Kultur"produkte aufgefaßt werden, wie ein behauener Stein oder ein bemaltes Stück Holz? Das Problem ist übrigens weniger widersinnig als es zunächst erscheint, es ist in der Erkenntnistheorie wohlbekannt als die Frage, ob auch der eigene Körper schon Außenwelt für das Ich bedeutet.

Unsere Definitionen stimmen eben nur für extreme Fälle, aus denen sie ja auch gewöhnlich abgeleitet wurden, für die Grenzgebiete dagegen verlieren sie Prägnanz und jeglichen Sinn. Das bedeutungsvollste und typischeste „Grenzgebiet" stellt nun der Mensch dar, und es erscheint als völlig müßiger Streit, ob die Medizin als die Wissenschaft vom Menschen, Natur- oder Geisteswissenschaft sei; es zeigen aber gerade die psychogenen Organerkrankungen, daß auch die Lösung des „Sowohl-als auch" eine unmögliche ist; denn die letzte Einheitlichkeit des Menschen über die organismische und auch psychophysische hinaus spricht sich darin aus, daß er Werte setzt und in sich auch verwirklicht. Daher müssen in die Medizin Wertbetrachtungen eingehen.

Von einem realen Zweck können wir, wie gesagt, nur dort sprechen, wo Geistiges ihn setzt, von einer realiter zweckmäßigen Organfunktion demnach nur dann, wenn sie von Geistigem dirigiert wird. Hiemit wird die Entscheidung dieser Grundfrage der Biologie wenigstens für den Menschen aus der Sphäre relativ unfruchtbarer philosophischer Diskussion in den Bereich materialer Untersuchung versetzt. Es handelt sich also darum, nachzusehen, wieviel Geistiges in jeder Organfunktion nachweisbar ist, also den Bereich psychogener Beeinflussung der Organe unter normalen und pathologischen Verhältnissen abzustecken.

3.

Ein heimliches Seelenleben gibt es nicht, alles was ist, wirkt in irgend einer Form nach außen, sagte Hoche in einem Vortag über das Leib-Seele-Problem. Unsere Frage stellt nun gleichsam das Negativ zu diesem Satze dar, nämlich wieviel von dem am Körper Beobachteten können wir als seelische Auswirkung betrachten?

Gehen wir nun die körperlichen Erscheinungen durch, bei denen schon das naive Empfinden diese Frage unzweifelhaft entscheidet, so stoßen wir zunächst auf das, was man eine Handlung nennt. Nur weil wir es tausendfach jeden Tag erleben, übersehen wir das unbegreiflich Wunderbare an der Tatsache, daß unser Wille unsere Glieder bewegt. Jeder Handlung liegt eine Absicht zugrunde, und dadurch, daß sie diese Absicht „verwirklicht", schlägt sie Brücken über Abgründe, die zwar das primitive Gefühl mit naiver Sicherheit überschreitet, die aber der bewußten Analyse der Wissenschaft bisher, und vielleicht für immer, unüberwindliche Schwierigkeiten entgegensetzen: Gemeint ist die Beziehung von Seele und Leib einerseits, die des Einzelnen zu seiner Umgebung anderseits.

Die große Bedeutung, die der Handlung für unser eigenes Lebensgefühl zukommt, spricht sich auch in der Bewertung aus, die ihr im biologischen Theoretisieren zuteil wird. So trennt schon ganz allgemein die Handlungsfähigkeit die zwei großen Reiche von Lebewesen, Tiere und Pflanzen. Driesch leitet aus der Betrachtung der Handlung seinen dritten Beweis für die Autonomie des Lebens ab. Von E. Schultz wurde die Handlung als das Grundphänomen des

Lebens überhaupt hingestellt. Für SCHULTZ ist der Organismus eine Tat, d. h. die Morphogenese entspringt Handlungen der Zellen. Neben der üblichen Betrachtungsweise, die nur Reize und deren Erfolge untersucht, sei noch eine zweite nötig, die den Organismus als Motiv und Handlung hinnimmt. Alle Charaktere der Instinkthandlung lassen sich nach SCHULTZ nämlich auch am morphogenetischen Geschehen nachweisen. Dieses, Instinkt- und Willkürhandlung seien nur dem Grade der Freiheit nach verschieden; wo sich in dieser Reihe „Bewußtsein" einschleicht, wissen wir nicht, da wir kein Kriterium dafür haben.

Eine durch verschiedene Besonderheiten ausgezeichnete Art von Handlung ist weiters die Sprache.

Endlich gibt es noch eine dritte Gruppe körperlicher Vorgänge, die in mehr weniger offensichtlicher Beziehung zur Seele stehen, die wir vorläufig als Ausdrucksbewegungen im weitesten Wortsinn zusammenfassen wollen.

An der Art und Weise der Stellungnahme zum Problem der Handlung lassen sich dieselben Typen der Theorienbildung aufzeigen, die wir bezüglich der Formbildung ausführlicher besprochen haben. In der mechanistischen Physiologie tritt „an Stelle der Handlung organische Leistung — was der nur noch so benannte, seines Wesens entblößte Organismus tut, ist Reaktion, wo von Können und Wollen nicht mehr die Rede ist". Der Reiz, das begriffliche Korrelat der Handlung wird zu einem Quantum verschiedenster Energieformen, wahrt aber trotz aller Attentate sein „physiologisches Geheimnis". Gerade die Begriffe Reiz und Handlung bieten mechanistischer Auflösung unübersteigliche Schwierigkeiten; konsequentes Vorgehen müßte dazu führen, „mit Reiz und Handlung auch den biologischen Begriff des Organismus fallen zu lassen" (SCHAXEL). Erst der modernsten Psychologie ist die Einsicht zu danken, daß der Reflex keineswegs das Ursprüngliche sei, aus dem sich phylogenetisch die Wahlhandlung entwickelt habe: „die Handlung bedient sich der Reflexe, aber sie baut sich nicht aus solchen auf" (SCHILDER). BUNEMANN meint, daß wir, sobald wir tiefer in die Erscheinung des Reflexes eindringen wollen, ihn schon als organische Handlung bezeichnen müssen.

Behaviorismus nennt sich eine aus Amerika stammende Forschungsmethode, die sich mit Ausschaltung aller Psychologie das „Verhalten" der Tiere zum Gegenstand setzt. „Das Verhalten ist seinem Wesen nach ein regulatorisches; es ist ein Vorgang, mit Hilfe dessen der Organismus Bedingungen aufzufinden und beizubehalten sucht, und es enthält in sich selbst die Bedingungen für seine eigene wirksamere Weiterentwicklung" (JENNINGS). Grundphänomene des Verhaltens sind Reflexe, Tropismen und Instinkte. Die ganze Lehre ist, wie SCHAXEL treffend bemerkt, „nur eine auf einen Geschehensausschnitt abgemessene mechanisch-physiologische Theorie". SCHAXEL selbst bezeichnet in seinem programmatischen Entwurf einer wissenschaftlichen Biologie die Organbewegungen als zusammengesetzte und in ihren Teilbedingungen verfolgbare Ereignisse, deren Zerlegung Aufgabe der Forschung sei. Die Lehre vom Verhalten habe sich mit der Bestimmung und Ordnung der typisch-spezifischen Leistungen der Einzelwesen zu befassen.

Wiederum führte DRIESCH ganz neue Gesichtspunkte ein: für ihn ist eine Handlung ein Akt charakterisiert durch eine individuelle Zuordnung von Reiz und Affekt auf dem Boden einer historischen Reaktionsbasis, d. h. der gesamten Vorgeschichte des Individuums. Es besteht also keine aus der Art des Reizes allein ableitbare eindeutige, etwa kausale Beziehung zwischen Reiz und Effekt oder gar einzelner Konstituentien derselben, sondern der Organismus als morphologisch-funktionelles und historisches Ganzes tritt in die Reaktion ein. Allerdings tritt auch aus der Behandlung des Problems der Handlung der Übergangscharakter des Systems von DRIESCH hervor. Alles Geschehen spielt sich noch immer als „Wirkung" ab, wie bei der Morphogenese die Entelechie, so erscheint jetzt das „Psychoid" als ein von außen lenkendes Element, das die Materie zu Zwecken „benutzt". Es sind das noch die mechanistischen Schlacken dieser Systeme.

In der Tierpsychologie haben erst die auf der Gestalttheorie gründenden Methoden der Handlung zu ihrer rechten Betrachtung verholfen[1]). Für den Menschen war es der neueren Psychologie vorbehalten, das Verhältnis von Handlung und Handelnden ganz neu zu gestalten. Die Handlung ist der „Ausdruck" des Ganzen der Person. Hier „drückt" der Teil oder die einzelne Bestimmung das „einige" Subjekt oder Wesen „aus" oder „gibt es kund", er „spiegelt" es wieder oder „symbolisiert" es, er stellt ein Symbol oder Zeichen des Ganzen dar, ist gleichsam ein „Element der Übersetzung" des Ganzen. Dies und nichts anderes will ja der Satz von BERGSON sagen, daß das ganze Ich in jedem Akt „enthalten" sei. (BINSWANGER.)

Fragen wir nämlich, wie wir uns einer Handlung, einer Rede oder Geste gegenüber verhalten, so ist die Antwort kaum zweifelhaft: wir wollen sie „verstehen", wir bemühen uns herauszufinden, was sie „meinen", suchen das Seelische in ihnen. Und so wird das Verstehen zum tragenden Begriff der modernen Psychologie.

Übrigens nicht der Psychologie allein, sondern der gesamten Wissenschaft. Haben wir doch gleich zu Anfang im Anschluß an HAERING dargelegt, wie die Art, nach der wir den Menschen verstehen, zum Verstehensideal gegenüber der ganzen Welt wird, und das Erklären mit (Kausal-)Gesetzen nur einen (vorläufigen?) Resignationstypus, ein Rudiment des „wahren" Verstehens darstellt. Schon DILTHEY, von dessen Arbeiten diese ganze Problemreihe ihren Ausgang nahm, trennt prinzipiell das Erklären der Natur vom Verstehen des Seelenlebens. Auch JASPERS unterscheidet kausales Erklären, d. i. „die objektive Verknüpfung mehrerer Elemente zu Regelmäßigkeiten auf Grund wiederholter Erfahrungen" vom Verstehen des Seelischen[2]). SIMMEL, RICKERT, ganz besonders aber E. HUSSERL haben den Begriff des Verstehens genauer analysiert, und mit den Ergebnissen des letzteren müssen wir uns jetzt etwas näher befassen.

Zunächst ist logisches von psychologischem Verstehen zu unterscheiden. Das logische Verstehen meint den objektiven Inhalt des Mitgeteilten, losgelöst von der Person des Mitteilenden, also z. B. den Sinn eines Satzes. Eine weitere wichtige Unterscheidung, die HUSSERL vornahm, bezieht sich auf die Art der Beziehung des Mitteilenden zu den Mitteln der Mitteilung: es sind da „Ausdrücke" von „Anzeigen" zu trennen. Ein Ausdruck ist charakterisiert durch eindeutige Zuordnung von Kundgabe und Kundnahme, die beide — und das ist für unser Problem besonders wichtig — im Bewußtsein des sich Äußernden phänomenal eins sind; d. h. der Betreffende will ganz bewußt auf diese Weise etwas ganz Bestimmtes mitteilen. Dies trifft nun nur in der Rede zu; daher sind nur sprachliche (resp. schriftliche) Äußerungen „bedeutsame Zeichen" für

[1]) „Das Gestaltproblem sucht antimechanistisch die Einzeltypen des tierischen Gebarens aus der Ganzheit des Bewegungsverhaltens oder aus ihrem hervorstechendsten Charakter übersummativer Einordnung in die biologische Ganzheit nach dem Plan physikalischer Strukturen klarzumachen." H. DREXLER, Lotos, Bd. 71, 1923, S. 451 und ibidem 1922, Bd. 69, S. 143.

[2]) Vielleicht meint SCHOPENHAUER etwas in gewisser Hinsicht Analoges, wenn er „Convictio", d. i. Aufweisen des Erkenntnisgrundes, von „Cognitio", d. i. Einsicht, trennt (Über die vierfache Wurzel des Satzes vom zureichenden Grunde).

das, was der Redende meint. Anders die Anzeigen: ihr wesentlichstes Merkmal ist die Nichteinsichtigkeit des erlebten Zusammenhanges zwischen Anzeigendem und Angezeigtem; die Anzeige ist ein nichteinsichtiges Motiv für die Annahme der Existenz des Angezeigten. Es handelt sich um bloße Hinweise, empirische Zusammenhänge: sie sind daher vom logischen Standpunkt nicht sinnvoll, haben keine „Bedeutung". Hieher gehören das Lachen, Mimik, Gebärden, Körperhaltung u. dgl.

Ganz etwas anderes ist nun das psychologische Verstehen. Hier handelt es sich nicht um das Verstehen der Inhalte des Mitgeteilten, sondern um die seelischen Tatbestände, aus denen heraus z. B. der Redende spricht. Wir verstehen „auf Grund" des objektiven Sinnes einer Äußerung „durch ihn hindurch" die sich äußernde Person. Das gilt natürlich nicht nur für die Rede, sondern für alle Äußerungen eines Menschen, ganz besonders auch für die Zeichen, die nicht direkt der Mitteilung dienen und dadurch u. a. gleichsam verraten, was die betreffende Person gar nicht mitteilen wollte. Das gilt schließlich auch für die höchsten Produkte menschlicher Geistigkeit, was wohl auch NIETZSCHE meinte mit seinem berühmten Satz, „ daß jede große Philosophie das Selbstbekenntnis ihres Urhebers sei".

So klar nun alle diese Unterscheidungen im Prinzip sind, so begegnet doch ihre Anwendung in Einzelfällen dann und wann verschiedener Beurteilung; JASPERS z. B. rechnet das Lachen noch zu den „Ausdrücken", da er unmittelbar die Heiterkeit darin sieht, während HUSSERL erklärt, daß es sich hiebei nur um ein „Anzeichen" handelt[1]). Viel wichtiger aber ist für uns die folgende Frage: JASPERS spricht von „körperlichen Begleiterscheinungen" des Seelischen, die also in keinem wenigstens unmittelbar evidenten sinnvollen Zusammenhang mit ihm stehen, immer dann, wenn wir diesen zeitlichen Zusammenhang — z. B. zwischen Angst und Pupillenerweiterung — einfach registrieren und damit „wissen". Auch BINSWANGER u. a. anerkennt diese Unterscheidung, bemerkt aber, daß die Grenzen fließende sind. „Ich kann die Pupillenerweiterung, das Blaßwerden der Gesichtsfarbe einmal lediglich als körperliche Begleiterscheinung der Angst registrieren, ich kann mich aber auch auf Grund derselben in die Angst einfühlen, ich kann in ihr die Angst schauen. Sehr viel hängt hier von der Übung und Erfahrung des Beobachters auf dem Gebiet der ‚Einfühlung' ab. Aber auch wenn ich mich nicht einfühle, so erfahre ich doch auch hier etwas vom Seelenleben des Betreffenden, erhalte ich auch hier Kunde davon, nicht zwar durch Anschauung, sondern durch ein Urteil."

Hieraus geht nun klar hervor, daß die Grenze der Verstehensmöglichkeit und damit der Beurteilung, wieweit eine Organfunktion psychisch mitbestimmt ist, in erster Linie eine Frage der Technik des Verstehens ist. Für den Phänomenologen[2]) ist der verständliche Zusammenhang der Person eine

---

[1]) Einen interessanten Beleg für den eminenten Ausdruckscharakter der Mimik erbringt folgende Tatsache: In der Gesellschaft der Ärzte in Wien wurde vor kurzem ein Mann demonstriert, der in unglaublichem Maße seine Muskeln beherrschen konnte: Er war z. B. imstande, die einzelnen Zacken des M. serratus, die drei Segmente des M. rectus abdominis, die beiden Zwerchfellhälften usw. isoliert zu kontrahieren. Er konnte auch mit der einen Gesichtshälfte ein heiteres, mit der anderen gleichzeitig ein böses Gesicht machen; trotzdem es sich doch hier auch um willkürlich innervierbare Muskelgruppen handelt, gelang ihm das Kunststück aber nur, wenn er sich intensiv in die Vorstellung vertiefte, gleichzeitig einem angenehmen und widerlichen Menschen zu begegnen!

[2]) Zur raschen Orientierung über die Probleme der Einfühlung vgl. das Referat von GEIGER, und über Phänomenologie, die von KRONFELD und BINSWANGER.

primäre Qualität, die durch Anschauung erfaßt werden muß, „der Motivationszusammenhang wird erlebt“. Für eine derartige Haltung wird das Gebiet der körperlichen Begleiterscheinungen natürlich ein verhältnismäßig großes bleiben. Nun ist aber noch eine andere Betrachtungsart möglich, für die zunächst die Psyche und weiterhin auch Seele und Leib einen rationalen Bedeutungszusammenhang darstellt. Die Technik des Verstehens besteht nun darin, daß man zuerst diesen Zusammenhang erkennt und dann das zu verstehende Einzelne als Glied diesem Zusammenhang eindeutig einordnet. Man könnte diese Betrachtung nach dem in dieser Arbeit vertretenen Standpunkt auch als die naturwissenschaftliche bezeichnen.

Der erste, der diesen Versuch bewußt gewagt, war SIGMUND FREUD.

Die Grundposition FREUDS ruht auf der Annahme, daß es einen allgemein gültigen, typischen Aufbau der menschlichen Persönlichkeit gibt, und der — wenigstens in der ursprünglichen Fassung des Systems — durch den Antagonismus des Lust- und Realitätsprinzipes gegeben ist. Die individuelle Note des einzelnen Menschen als Ganzes sowie jede einzelne seiner Äußerungen ist Ausdruck der jeweiligen Resultanten dieses Kräfteparallelogrammes, und jede dieser Äußerungen ist zu „verstehen“, durch Beantwortung der Frage: Welche Bedeutung hat sie in dieser zwiespältigen Situation? Dieser Kampf wird nun nicht bei hellem Tageslicht und mit offenem Visier geführt, sondern spielt sich in den Tiefen des Unbewußten ab mit Hilfe aller erdenklichen Finten, Schliche und Umwege. Auch der Körper — und darauf beruht die fundamentale Bedeutung dieser Lehre — wird in den Dienst der Sache gestellt. Alle möglichen somatischen Symptome sind als Folgen der jeweiligen Kampfsituation verständlich, sie sind nicht nur das, als was sie erscheinen, sondern haben eine Bedeutung, einen Sinn, der sich aus der Gesamtsituation ergibt, aber gefunden werden muß, will man das Symptom richtig verstehen.

Es ist hier nicht der Ort, auf die Lehre FREUDS näher einzugehen — es wird das an anderen Stellen dieses Buches hinreichend ausführlich noch geschehen — nur ein Hinweis sei des systematischen Zusammenhanges wegen gestattet. Der Psychologie FREUDS und damit natürlich auch seiner Theorie des psychologischen Zusammenhanges haftet der Charakter einer Übergangserscheinung in ganz ähnlicher Weise an, wie wir das für die Lehre von DRIESCH angedeutet haben. Einerseits bildet die Überzeugung von der Ganzheit des Individuums und der Sinnhaftigkeit aller seiner Äußerungen, repräsentiert durch ihre Finalität — man denke nur an die prachtvolle Formulierung der „Flucht in die Krankheit“ oder des „Krankheitsgewinnes“ — den Grundzug seiner Lehre; anderseits ist aber die Auffassung so sehr fundiert, durchsetzt und überbaut von mechanistischen Zutaten, daß diese zuletzt als das Wesentliche erscheinen. Hieher gehört in flüchtiger Aufzählung die durchgängige Hochhaltung des Kausalprinzips, speziell hinsichtlich der Bedeutung der somatischen Konstitution, im besonderen der sexuellen, die quantifizierende Fassung der Libidolehre, im gewissen Sinne die sogenannten Mechanismen.

Gerade an diesem Punkte greift die methodologisch wesentliche Weiterbildung an, die FREUDS Lehre durch ALFRED ADLER erfuhr: Sie beginnt zunächst mit dem Verzicht auf jede kausale Ableitung und somatische Fundierung der Symptome; an Stelle der Ursache tritt das Motiv. Dadurch wird nicht nur eine bedeutende innere Geschlossenheit des Systems erreicht, sondern auch eine den modernen psychologischen Forderungen angemessenere Darstellung der einheitlichen Person; auch tritt das phänomenologische Moment methodisch gegenüber der rationalen Deutung in den Vordergrund: Nach ADLER repräsentiert sich die Einheit und Ganzheit der Person in der „Leitlinie“, der sie folgt, in dem einheitlichen Bauplan, der sich bis in die feinsten und fernsten Verästelungen aufsteigen läßt. Jedes kleinste Detail am Menschen läßt sich verstehen durch Projektion auf diese Leitlinie, alles, auch die gesamte Körperlichkeit, steht im Dienste des Ausdruckes eben dieser Leitlinie. Das Ziel, auf das sie hinweist, ist die Angleichung an das individuelle Persönlichkeitsideal, und alle seelischen und körperlichen Symptome dienen nur dem einen Zweck, dieses zu verwirklichen. Die Finalität erscheint also als Grundkategorie der rationalen Darstellung der Person, und an Stelle des kausal wirkenden konstitutionellen Fatums tritt das zweckhaft bestimmte „Arrangement".

Die große theoretische und praktische Bedeutung dieser Theoreme besteht nun darin, daß sie uns zur Erfüllung einer der oben aufgestellten Grundforderungen der Medizin als selbständiger Wissenschaft verhelfen: Sie ermöglichen begrifflich faßbare, daher lehr- und lernbare Menschenkenntnis, das scheinbar hoffnungslos Irrationale wird rationalisiert durch Auflösung der nur anschaubaren Ganzheit in einsichtige Zusammenhänge. Dabei wird das Wesen des Organismus resp. der Person gewahrt, soweit das eben bei einer Transponierung fließenden Erlebens in starre Begrifflichkeit überhaupt möglich ist. Organismus resp. Person erscheinen nicht mehr als Aggregat von Substratteilen und Teilfunktionen, sondern als übersummative Gestalt, als „geprägte Form" (GOETHE). Die Organfunktionen im gesunden und kranken Zustand sind nicht mehr ausschließlich als Wirkungen im weitesten Sinne zufälliger Ursachen zu betrachten, sondern als bedeutsame Glieder eines sinnvollen psychophysischen Zusammenhanges. In der Medizin endlich, der Wissenschaft von diesem Ganzen, wird der auf die Erfassung des kollektiven Aufbaues des Organismus gerichteten spezifischen Empirie eine Methode der Forschung in die Hand gegeben.

Mit der Anerkennung dieser wissenschaftstheoretischen Stellung der Psychoanalyse und ihr verwandter Lehren ist natürlich noch nichts darüber ausgemacht, ob und wieweit sie den ihnen gestellten Aufgaben gerecht werden. Dies zu erörtern, ist hier nicht der Ort, nur eine Frage sei noch kurz gestreift, nämlich nach dem Realitätswert ihrer Erkenntnisse: Sind die aufgefundenen Zusammenhänge etwa nur Begriffsdichtungen, bestenfalls Fiktionen, oder erhalten wir mit Hilfe dieser Methoden Kenntnis objektiver Tatbestände? An Antwort statt möchten wir uns auf den Hinweis beschränken, daß — wenigstens hinsichtlich der Grundpositionen, wenn auch nicht für den ganzen konstruktiven Überbau — auch diese Theorien auf die einzig adäquate Erkenntnisquelle des Seelischen, auf das anschauliche Erleben zurückgreifen: Was das psychologische Genie FREUD anschaute[1]), hat der Forscher FREUD begrifflich formuliert und gelehrt, den Ausdruck im Zweck zu

---

[1]) Es scheint mir eine noch immer nicht genügend gewürdigte Tatsache, daß so oft der Inhalt von Erkenntnissen gar nicht spezielles Eigentum der Wissenschaft ist, die eigentlich nur Formulierung und Zusammenhang aufstellt. So z. B. findet sich bei SCHOPENHAUER folgender verblüffender Ausspruch: „Dem Wahnsinnigen ist in seinem Leben etwas aufgestoßen, das ihm unerträglich fällt und das vergessen werden muß, wenn er bestehen soll. Etwas absolut aus dem Bewußtsein fortzuschaffen, ist aber nur dadurch möglich, daß etwas anderes an seine Stelle tritt, und dies ist der Wahn, sei er bleibend oder wechselnd. Die beobachtenden Ärzte scheinen aber immer nur bei dem sich vorfindenden Wahn stehen geblieben zu sein und nicht bemerkt zu haben, daß dieser Wahn nur da ist, um etwas anderes zu verdrängen und nicht aufkommen zu lassen." („Philosophische Aphorismen", Insel-Verlag, Leipzig, 1924).

begreifen.[1]) Umgekehrt verhilft bei der Forschungsarbeit, Behandlung und Unterricht das Vorwärtstasten am Ariadnefaden der Zweckbetrachtung zu unmittelbarer Erfassung von Zusammenhängen scheinbar ganz disparater Tatbestände, wie etwa Kunstbelehrung zu unmittelbar sinnlichem Kunstverständnis anleiten kann. Schließlich „akzeptiert" der Patient — natürlich nicht verstandesmäßig, sondern sozusagen biologisch — nur die gedeuteten Zusammenhänge, die er nachzuempfinden fähig ist, und eigentlich als sein ursprüngliches Eigentum wiedererkennt. Es wird dadurch, um mit HUSSERLS Terminis zu sprechen, die dem Patienten und seiner Umgebung nur unbekannt gebliebene phänomenale Einheit von Kundzugebenden und Kundgabe dem sich Äußernden (nämlich dem Kranken) bewußt gemacht, also gezeigt, daß er doch „gesprochen" hatte, allerdings nach einem überaus bezeichnenden Terminus ADLERS, im „Organdialekt". Es wird also das „Anzeichen", ja sogar die scheinbare „Begleiterscheinung" zum Range eines „Ausdruckes" s. str. erhoben!

Ich halte das für die prägnanteste Formulierung der logischen Grundposition und zugleich der medizinischen Leistung der Wiener psychologischen Schulen.

Der Therapie liegt wiederum eine Art Rücktransponierung von Erkanntem in Erlebbares zugrunde; in der Psychoanalyse kommt dies in der Bewertung der sog. „Übertragung" in ADLERS Individualpsychologie in der Erlangung des „Gemeinschaftsgefühls" zum Ausdruck. Speziell für das Gebiet der Organneurosen trifft die schöne Definition von R. KOCH zu: „Psychotherapie im engeren Sinne heißt Nutzbarmachung der Verknüpfung des bewußten Lebens mit dem vegetativen und Überordnung der ärztlichen Vernunft über die bewußte Vernunft des Kranken, wie sonst über die unbewußte vegetative Vernunft."

Im übrigen verfügen wir noch über ein objektives Kriterium der Deutung: Haben wir nämlich die Gesamthaltung eines Menschen in seiner Leitlinie richtig erfaßt, so vermögen wir jede einzelne Haltung und Handlung dieses Menschen eindeutig vorauszusehen und als notwendige zu verstehen; hiemit ist einer Grundforderung der Naturwissenschaft auch auf dem Gebiete der sinnvollen Zusammenhänge Genüge getan.

Allerdings ist nicht zu übersehen, daß all das Gesagte zunächst nur für im engsten Sinne hysterische Reaktionen unmittelbare Geltung hat. Nun gibt es aber auch Organsymptome bei anderen psychopathologischen Zuständen, so z. B. Magenstörungen bei Neurasthenie, Depressionszuständen, Hypochondrie, Abortivformen von Psychosen u. dgl. m. Wir stehen hier wieder einem neuen Aspekt des Problems der „Begleiterscheinungen" gegenüber und wollen die Frage offen lassen, wie weit auch hier noch eine volle Eingliederung der Organsymptome möglich werden wird.

Die Betrachtung der Organsymptome als Handlungen im weitesten Wortsinn, als Ausdrücke seelischer Haltungen charakterisierte die psychische Seite des Phänomens; es verbleibt jetzt noch die zweite Frage nach der Bedeutung der somatischen Komponente. In ganz großem Umriß hat FREUD sie beantwortet, als er den Begriff des „Entgegenkommens" der Organe schuf, aber bei näherem Eingehen in Details ist nur Vorläufiges zu bieten; auf systemisierende Versuche von HEYER, K. HANSEN sei verwiesen.

---

[1]) Man vergleiche demgegenüber das, was R. KOCH über „Existenzfiktionen" sagt (Das Als-Ob im ärztlichen Denken, S. 41).

Ein Teil der Fälle ist sicher ausdruckpsychologisch im engeren Sinn zu verstehen. Das pathologische Symptom manifestiert sich an einem Organ, mit dessen Funktion wir auch schon im normalen Leben analoge Ausdrucksmöglichkeiten verbinden: so ist die Beziehung von Erbrechen und Ekel, Impotenz und Unmännlichkeit, Motilitätsstörungen und allgemeiner Insuffizienz, Diarrhöe und Angst als vorgebildet zu betrachten. In anderen Fällen stützt sich die Deutung auf die zeitliche Koexistenz, sei es, daß das Organ im Mittelpunkt des Erlebnisses stand, wie bei Unfällen, sei es, daß es in der pathogenen Situation sich irgendwie bemerkbar machte. Hieran würden Fälle anschließen, bei denen mehr oder weniger leichte anatomische Organerkrankungen zu Übertreibung oder Fixierung einladen; hieher gehören die zahlreichen konstitutionellen Determinierungen. Nach FREUD z. B. bedingt defekte Entwicklung einer bestimmten Komponente der Sexualkonstitution, wenn später äußere Momente die normale Betätigung der Sexualität versagen, die Entwicklung einer bestimmten Perversität. Nach ADLER veranlaßt jede beliebige Organminderwertigkeit die Entwicklung oder Bekräftigung eines allgemeinen Minderwertigkeitsgefühles, wobei dann die neurotische Verarbeitung um dieses minderwertige Organ zentriert sein kann.

Der wichtigste allgemeine Gesichtspunkt jedoch, der aus Fällen aller Art abgeleitet werden kann, ist der, daß der Nachweis einer anatomischen Erkrankung noch nicht der Aufgabe enthebt, dem eventuellen Einfluß psychischer Faktoren nachzugehen: sei es, daß die Erkrankung rein psychogen zustande kam, oder ihr Auftreten mit psychogen determiniert oder ihr klinischer Aspekt durch eine psychogene Komponente gefärbt war. *Nachweisbare anatomische Defekte schließen Psychogenie nicht aus, sondern sind in einem heute noch nicht abzuschätzenden Teil der Fälle geradezu ihre Voraussetzung.* Es ist überhaupt fraglich, ob sich an einem somatisch nicht irgendwie stigmatisierten Organ psychische Tendenzen pathologischen Charakters manifestieren können, und die diagnostische Entscheidung im Einzelfall lautet daher nicht „organisch oder psychogen?“, sondern *welche Bedeutung, welcher Stellenwert im ganzen Krankheitsbild den somatischen und welcher den psychischen Befunden zukommt.*

Hiemit sind wir bei der praktisch wichtigsten Frage angelangt, nämlich nach den *Anhaltspunkten für die Annahme psychischer Krankheitskomponenten.* D. h. genau genommen stehen wir bereits vor dem Kernpunkt ihrer Erörterung. Die Antwort ist nämlich in dieser allgemeinen Form heute noch gar nicht zu geben, vielleicht wird sie sich aus dem in diesem Buch gebrachten Tatsachenmaterial ableiten lassen. Das einzelne Symptom bietet natürlich in seiner Gestaltung nichts Charakteristisches, denn ein Organ kann auf die verschiedensten Reize nur mit seiner „spezifischen Energie“ antworten. Die Harnblase z. B. kann sich nur schwerer oder leichter, öfter oder seltener entleeren, gleichgültig, ob der Entleerungsreiz von einem psychischen Trauma oder einer Prostatahypertrophie herrührt. Als gewisse Anhaltspunkte wären vielleicht anzuführen: Besondere Umstände des ersten Auftretens eines Symptomes; scheinbare Launenhaftigkeit, die auf eine noch unerkannte tiefere Gesetzlichkeit hinweist; Mißverhältnis zwischen anatomischem Befund und Funktionsstörung. Jeder Schritt auf diesem schwierigen Gebiet muß aber von höchster methodischer Besonnenheit geleitet werden, denn die Feststellungen psychologisch dilettierender Ärzte sind gewöhnlich noch verhängnisvoller als die Unterlassungen alles Seelische bewußt vernachlässigender Praktiker. Auch schwere Neuropathen nämlich können rein organisch erkranken, das biederste Aussehen und Gehaben deckt nur zu oft schwere innere Konflikte, ein noch so sinnvoller Zusammenhang muß darum noch kein wirklicher sein, und ein wirklicher noch kein pathogener oder zumindest als solcher erweisbar. Man wird daher gut daran tun, sich nicht darüber zu täuschen, daß die Diagnose: psychogen, vielfach noch eine diagnosis per exclusionem oder ex juvantibus ist.

Allerdings darf nicht übersehen werden, daß all das wortwörtlich auch für die Beurteilung anatomischer Befunde gilt, denn auch mit ihrem Nachweis allein ist in der Medizin noch wenig geschehen, das spezifisch Medizinische ist erst die Bewertung der Befunde. Gerade die Unbefriedigung aus der auf Spezielle und Speziellste gerichteten Lokaltherapie gab von der praktischen Seite her den Anstoß zu einer Revision der Grundpositionen. Es kann das gerade heute in der Ära einer — anscheinend allerdings wieder etwas abflauenden — Überschätzung der Rolle endokriner Drüsen nicht oft genug betont werden, da man gerade in diesen Organen ein Ursachensystem höherer Ordnung erblickt. Zum Teil ist das ja auch richtig, zum Teil sind diese Drüsen nur Durchgangs-, höchstens Relaisstationen für psychogene Einflüsse; in einer dritten Gruppe aber wiederum macht die inkretorische Insuffizienz den ganzen Körper zu einem „minderwertigen" Organ mit erhöhter Bereitschaft für psychische Insulte. Diese Menschen sind nicht krank, weil sie endokrin insuffizient sind, sondern wenn es die äußeren Umstände erfordern, bietet ihnen ihre stigmatisierte Körperlichkeit unbegrenzte Möglichkeiten des Ausdrucks.

Es münden alle diese Fragen schließlich in ein letztes, gerade heute wieder auf neuer Grundlage lebhaft diskutiertes Problem der normalen und pathologischen Persönlichkeitslehre ein: wie weit der Körperbau den Charakter bedingt, wieviel aus der prämorbiden Persönlichkeit zu Verstehendes in die Psychose auf organischer Grundlage eingeht u. dgl. m. Die Schwierigkeit der Beurteilung, wie weit anatomische Defekte bedingend, wie weit nur als reaktionsauslösend zu werten sind, charakterisiert die Sachlage. Wir werden gelegentlich der Besprechung der Sexualstörungen noch ausführlich auf diese Frage zurückkommen.

Derartige Überlegungen führen endlich notwendig auch zu einer Stellungnahme zum Begriff der „Krankheit".

Das Beste, was darüber zu sagen ist, hat Jaspers gesagt, indem er den Wertbegriff „krank" untersuchte. Über den Seinsbegriff „krank" haben sich die führenden deutschen Pathologen in zwei großen Diskussionen (1907—1910, resp. 1917) so ziemlich geeinigt, wonach man unter Krankheit eine Störung des vitalen Gleichgewichtes zu verstehen hätte.

Nur Ribbert steht abseits. In der Vorrede der letzten noch von ihm selbst redigierten Auflage seines Lehrbuches definiert er die Krankheit als „die Summe der herabgesetzten Lebensvorgänge, die von Veränderungen und mit ihnen verbundenen funktionellen Beeinträchtigungen der Körperteile abhängig sind", und fügt folgende Erklärung hinzu: „Diese Definition schließt ein, daß die Bezeichnung „krank" nur auf den ganzen Menschen, nicht auf ein einzelnes Organ angewendet werden kann. Krank ist nur das Individuum, das unter dem Nachlassen der Organfunktionen leidet, also einem Pathos unterliegt. Von einem Organ kann man nur sagen, daß es im Sinne einer Störung seiner Tätigkeit verändert ist, nicht aber, daß es leidet, daß es ein Pathos hat".

Hiemit ist dem subjektiven Moment des Krankheitserlebnisses wieder zu seinem Recht verholfen. Es ist gewiß unzweckmäßig, um dieses Krankheitsgefühl die Definition des Krankheitsbegriffes zu zentrieren, was aber nicht ebenso weitgehend für die reale Krankenbehandlung gilt[1]). Denn wem als Grundzug des Lebens das Handeln gilt, der wird nicht im Zweifel sein, was lebenshemmender ist: ein paar Milligramme Eiweiß im Harn oder die lähmende Angst vor der Nephritis.

[1]) Goldscheider: „Für den Patienten ist sein idioplastisches Krankheitsbild die Krankheit selbst."

Gerade für ein Verständnis der Organneurosen sind dies Dinge von grundlegender Bedeutung: Die psychogenen Organerkrankungen stellen ja, allerdings mißglückte, Lösungsversuche von Konflikten dar, deren die Kranken auf anderen Wegen nicht Herr werden zu können vermeinen. Sie ziehen diese Art der Selbstverstümmlung dem unsicheren Ausgang des Lebenskampfes oder dem Eingeständnis der Niederlage vor. In Wahrheit „leiden" sie gar nicht an den verschiedenen manifesten Körpersymptomen, wenn es auch diese Symptome sind, die sie zum Arzt führen, sondern an ihrer verfehlten Stellung zum Leben. Das körperliche Symptom ist gar nicht ein integrierender Bestandteil der Krankheit, sondern nur Ausdruck des Krankseins; man kann es höchstens krank„haft" (LUBARSCH) nennen, denn es verhilft in ausgezeichneter Weise dem Kranken zur Aufrechterhaltung seines „vitalen Gleichgewichtes": es steht auf gleicher Linie wie etwa die kompensatorische Polyurie bei der Schrumpfniere[1]).

Demgemäß wendet sich die Therapie auch nicht gegen das körperliche Symptom, sondern gegen die ganze seelische Haltung des Kranken. L. KREHL, dessen „Pathologische Physiologie" der modernen Medizin ihre geistige Physiognomie verliehen, hat auch diese neuen Aufgaben der Medizin so unübertrefflich formuliert, daß es gestattet sei, ihn selbst hier die Schlußworte sprechen zu lassen:

„... Wir pflegen uns vor der Naturwissenschaft zu entschuldigen, wenn wir etwas von Philosophie sagen und Therapie treiben. Wir stehen dabei auf dem m. E. veralteten Standpunkt, daß Naturforschung gleichzusetzen ist mit der mechanistischen Betrachtungsform der Natur, und wir geben zu, daß man allein auf dieser Grundlage und allein auf dem Boden der MORGAGNIschen Organpathologie Kranke nicht behandeln kann. Wir brauchen dafür anderes und mehr... Körperliche und seelische Krankheitserscheinungen pflegen wir zu trennen wegen ihrer verschiedenen Natur, am Kranken gehören sie unzertrennlich zusammen. ... Nur wenn wir ... den kranken Menschen mit allen seinen Erscheinungen als einheitlich ansehen, nur dann können wir ihn wirklich behandeln. Es genügt nicht, einen Menschen mit Ulcus chirurgisch, einen mit Neurose seelisch zu behandeln. Sondern unsere Aufgabe ist, wenn möglich, das Grundleiden, das, wovon alles ausgeht, wegzuschaffen, im übrigen aber den einzelnen Krankheitserscheinungen mit den Mitteln zu begegnen, die ihrer Natur entsprechen. Ich schließe mich völlig der Forderung Herrn v. BERGMANNS an, daß auch die seelische Erforschung und Behandlung auf Grund von Kenntnissen und nicht laienhaft ausgeführt werden muß; die Methoden sind hier weit ausgebildet. Ergänzen möchte ich die Äußerungen Herrn v. BERGMANNS dahin, daß bei der seelischen Behandlung die seelischen Bedürfnisse nicht nur nach der Seite der sogenannten Kultur, sondern nach der für die meisten Menschen viel wichtigeren Metaphysik zu ihrem Rechte kommen. Wer einen Kranken seelisch behandeln will, muß innerlich zu dem Kranken passen. Nur dann erreicht er wirklichen und dauerhaften Erfolg, denn der Mensch lebt nicht vom Brot allein."

---

[1]) Derartige Symptome, genauer gesagt Arrangements, also „Handlungen", sind in einem gewissen Bezugssystem, nämlich der momentanen Lage des Patienten, eminent zweckmäßig; sie sind aber vom Standpunkt einer definitiven Gesundung als ebenso unzweckmäßig leicht zu erkennen. Die nahe Beziehung dieser Betrachtung zu dem berüchtigten Argument der „unzweckmäßigen Reaktionen und Regenerationen in der Pathologie" liegt wohl auf der Hand.

Das Leib-Seelenproblem vom Standpunkt der Philosophie und naturwissenschaftlichen Psychologie.

Von

Dr. med. et phil. Paul Schilder,

Privatdozent für Psychiatrie und Neurologie an der Universität Wien.

I. Das Leib-Seelenproblem.

a) Objekt — Subjekt.

Dem Subjekt, dem einzelnen Erlebenden, ist das Objekt, die Welt der Dinge und der fremden Persönlichkeiten gegenübergestellt. Eine oberflächliche Erwägung ergibt bereits, daß das Subjekt eine Gliederung sehr tiefer Art aufweist. Auch die Objekte sind zwar in belebte und unbelebte geschieden, aber letzten Endes sind die Unterschiede zwischen belebtem und unbelebtem Objekt psychologisch geringfügig im Vergleich zu der Tatsache, daß es sich eben um das Objekt, um das Gegenüberstehende handelt. Das Subjekt ist aber in tiefgreifender Weise in den Körper und in das Seelische geschieden. Der Körper steht qualitativ dem Objekt noch nahe, aber die Empfindungen vermittelnd zeigt er noch ein anderes Gesicht, denn die Empfindung ist qualitativ von einer grundlegend anderen Ordnung als das Objekt. Zum Subjekt müssen noch gerechnet werden die Vorstellungen, Gedanken und Gefühle und selbstverständlich auch jene Akte, welche das Rohmaterial der Inhalte erst durchseelen. Denn auf dem Boden der Aktpsychologie stehend nehmen wir an, daß das erlebende Ich sich im Akte, in der Zuwendung, in der Intention, in der Noese (alle die Ausdrücke sind gleichbedeutend) des Rohmateriales der Inhalte erst bemächtigt und sie zu Gegenständen formt. Denn um bei jenem bekannten Beispiel zu bleiben: Das gedrehte Buch vermittelt eine Fülle von Teilansichten, Inhalten, welche ja doch nur zu dem einheitlichen Wahrnehmungsgegenstand Buch hinleiten. Aber kehren wir zur Empfindung zurück. In ihr erleben wir den eigenen Körper, der aber gleichzeitig auch als wahrgenommen erscheint. Auch bei der Wahrnehmung eines Objektes draußen in der Welt spielt sich etwas am eigenen Körper ab, das man als Empfindung bezeichnen muß. Denn abgesehen davon, daß ich mir beim Hören dadurch, daß ich mir Watte in meine Ohren stopfe, die Überzeugung verschaffen kann, daß ich nicht nur wahrnehme, sondern auch empfinde, das heißt, daß an meinem Körper etwas vorgeht, gehen während des Höraktes ausgesprochene Empfindungen vom Spannungscharakter und dergleichen mehr am Ohre und in seiner Umgebung vor sich, gleichzeitig ändert sich ja wohl auch etwas am Gesamtbestande meiner Gemeinempfindungen. Aber bei der akustischen Wahrnehmung meine ich zunächst nur den Gegenstand draußen. Die Empfindung ist nur mitgemeint, oder anders ausgedrückt, die Hauptstellungnahme liegt in der Wahrnehmung. Sie tritt gegenüber der Empfindung zurück, ist nur Beiklang. In der Empfindung ist der Körper gemeint, in der Hauptstellungnahme das Objekt draußen. Richtet sich nun die Wahrnehmung gegen den eigenen Körper, so ist sie dadurch charakterisiert, daß die begleitenden Empfindungen das gleiche meinen wie die Wahrnehmung selbst. Hiermit erweist sich der Körper vom psychologischen Standpunkt aus als auf das schärfste charakterisierbar.

Aber kehren wir zu dem Gegensatz Inhalt—Gegenstand zurück. Ebenso wie aus einer Fülle von Teilansichten eines gedrehten Gegenstandes der einheitliche Gegenstand wird, müssen wir bezüglich der Empfindungen sagen, daß auch sie Teilansichten haben, die schließlich in einem Erlebnis, in einem Akt vergegenständlicht werden. Gegenstand ist alles, was ich vor mich hinstelle. Ein Gefühl ebensogut wie ein Gedanke und all das ebenso wie die Gegenstände, welche im Gefühl, in der Vorstellung, im Gedanken gemeint werden.

Neben dem Körper gehört dem Subjekt also zu: die Empfindung, die Vorstellung, der Gedanke, das Gefühl und vor allem die vom Ich ausstrahlenden Akte und Intentionen. Aber ebenso wie zwischen Körper und Vorstellungen und Gedanken eine tiefe Kluft liegt (freilich ist sie nicht unüberbrückbar), so liegt auch zwischen den Erlebnissen des Aktes und des im Akte erlebten psychischen Inhaltes eine tiefe Kluft. Diese ist schlechthin wesenhaft. Der Wahrnehmungs- und Vorstellungsakt als solcher ist zweifellos von den Vorstellungsinhalten und Wahrnehmungsinhalten in schärfster Weise zu scheiden. Man sieht also, daß das unter dem Begriffe des Subjektes Zusammengefaßte weitgehende qualitative Unterschiede aufweist. Wir stoßen auf die folgende Gliederung: Körper, Empfindung — Vorstellung, Gedanken, Gefühlsinhalt — Gefühls-, Vorstellungsakt und Akt überhaupt. In abgekürzter Ausdrucksweise können wir sagen, vom psychologischen Gesichtspunkt aus ist das Subjekt mannigfaltiger, inhomogener, aus disparateren Bestandstücken aufgebaut als das Objekt.

b) Subjekt — Psychisches.

Wir haben uns bereits einer zweiten wichtigen Fragestellung genähert, nämlich der, in welchem Verhältnis denn das Subjekt zu dem Psychischen stehe? Denn es ist klar, daß wir den Körper nicht als Psychisches bezeichnen können. Nun hat ja Wundt die Anschauung vertreten, physisch und psychisch seien dasselbe, nur von verschiedenen Standpunkten aus betrachtet. Gegenstand der Psychologie werde das Mineral, das sonst Objekt der Naturwissenschaft ist, dadurch daß beachtet werde, wie es Mineral im subjektiven Erlebnisstrom erscheint. Es wäre aber ganz irrig, zu meinen, das wahrgenommene Mineral und mein Erlebnisstrom hätten irgend etwas miteinander gemein. Mein Erlebnis gründet sich auf vom Ich ausstrahlende Akte, das Mineral ist aber ein Gegenstand in der Objektwelt, ist selbständig, bedarf nicht meiner Billigung und Wahrnehmung. Das Besondere des Minerals, des Gegenstandes der Außenwelt, ist die Unabhängigkeit von irgend einem Erlebnis und von irgend einem Erlebenden (es handelt sich wohlgemerkt hier ausschließlich um Psychologie und nicht um Erkenntnistheorie). Alles Psychische hingegen stezt ein Ich voraus und vom Ich ausstrahlende Akte. Wenn ich an das Mineral denke und in Gedanken dessen Eigenschaften zergliedere, so meine ich durch die Vorstellungsfetzen und Bruchstücke hindurch doch wieder nur das Objekt Mineral. Und ebenso wie die mitgemeinten Empfindungen die Wahrnehmung nicht ihres Objektcharakters entkleiden, bleibt trotz der mitgemeinten, dem Subjekt zugehörigen Vorstellungen auch das vorgestellte Mineral Gegenstand der Außenwelt. Wenn eine Patientin mit Verfolgungswahn berichtet, sie werde durch Maschinen elektrisch beeinflußt, so sind diese Maschinen für sie Gegenstände der Physik und der Naturwissenschaft. Wenn wir uns jedoch fragen, wie kommt die Patientin dazu, dort Maschinen zu suchen, wo keine sind, so bringen wir ihre Wahrnehmungen und ihre Auffassungen in Abhängigkeit von ihrer psychischen Einstellung und die Maschine wird zu einem Objekt der Psychologie. Und damit hätten wir als psychisch all das gekennzeichnet, das nur in Beziehung zu einem Ich und zu den von ihm ausstrahlenden Akten gedacht werden kann. Das Ich und seine Akte werden somit zum Gegenstand der Psychologie, diese sind auch das Seelische, das Psychische im Subjekt.

c) Ich und Kausalität.

Welche Beziehung besteht aber zwischen diesem Ich und der Welt? Diese Frage kann nur bedeuten, ob denn das Ich die Welt und die Welt das Ich beeinflussen könne. Ob denn zwischen beiden eine kausale Beziehung bestehe oder nicht. Diese Frage nach der psychophysischen Kausalität setzt eine Beantwortung der allgemeinen Frage nach dem Wesen der Kausalität voraus. Wenn wir dem naturwissenschaftlichen Weltbilde folgen, so zerlegt sich das Gesamtweltbild in eine Serie von kausalen Reihen. Das Ereignis A ruft gesetzmäßig das Ereignis B hervor. Die Welt wird als gesetzmäßige Folge aufgefaßt. Wenn wir mit einer Reihe von Naturwissenschaftern den Begriff der Kausalität als zu eng ablehnen würden — eine Anschauung, die ich nicht als gerechtfertigt ansehen würde — und ihn durch den Begriff der mathematischen Funktion ersetzen würden, so wäre ein grundsätzlicher Unterschied gegenüber der oben erwähnten Anschauung nicht gegeben. Denn $x = f(y)$ sagt ja doch, daß zwischen x und y gesetzmäßige, unwiderrufliche Beziehungen bestehen. Das Naturbild ist auch in diesem Falle einer strengen Gesetzmäßigkeit unterworfen. Wenn die moderne Naturwissenschaft den Funktionsbegriff auf Kosten des Kausalitätsbegriffes bevorzugt, so scheint sie nur der Annahme wirkender Kräfte ausweichen zu wollen. Denn die Annahme kausaler Beziehungen scheint mir zu führen zu der Annahme wirkender Kräfte zwischen den kausal verbundenen Gliedern. Aber ich glaube nicht, daß wir das Recht haben, aus dieser Angst heraus die exaktere Analyse der Weltvorgänge zu unterlassen, welche mittels des Kausalitätsbegriffes möglich ist. Wir nehmen also den Gedanken der Naturwissenschaft auf, daß die Welt dargestellt werden könne als eine Reihe kausaler Folgen. Wir finden nun in den kausalen Ketten einzelne Gruppen, welche zweifellos irgendwie mit dem Psychischen zu tun haben. Ein Baumeister habe eine bestimmte Idee und aus dieser heraus erwachse ein bestimmter Entschluß, der nun das Bauwerk zur Wirklichkeit werden läßt. Bezeichnen wir die Idee und den aus ihr entfließenden Entschluß des Baumeisters, wie wir es unseren früheren Auseinandersetzungen entsprechend tun müssen, als Psychisches, so ist diese Psychische, das wir der Kürze halber als *Ps* bezeichnen wollen, jedenfalls die Ursache alles folgenden. Man kann es aus der weiteren Kausalkette nicht hinwegdenken. Der Entschluß bewegt die Sprachmuskulatur, die Hand oder irgend welche andere Körperteile, aber das Erlebnis bewirkt daneben auch andere physische Veränderungen, etwa Rotwerden des Gesichtes, Pulsbeschleunigung und dergleichen mehr am Körper unseres Baumeisters. Bezeichnen wir das Physische als *Ph*, so können wir den ganzen Verlauf der Reaktion etwa in folgender Weise darstellen

$$\begin{array}{ccccc} Ps_1 & — & Ps_2 & — & Ph_2 \\ | & & | & & \\ Ph_1 & & Ph_1. & & \end{array}$$

Wir bezeichnen dann mit Ps_1 die Idee, mit Ps_2 den Entschluß, mit Ph_1 die körperlichen Begleiterscheinungen des Psychischen und mit Ph_2 die äußere Willenshandlung. Unser Interesse für die Willenshandlung überwiegt. Denn ist diese, wie vorausgesetzt wurde, Sprechen, so bedarf es wieder Umwege über das psychische Erleben anderer Personen, damit schließlich jene gewaltige Abänderung der Außenwelt eintritt. Betrachten wir nun zunächst das Stück $Ps_2 — Ph_2$ eingehend, also die Brücke vom Entschluß zur Willenshandlung. Da als Folge des Entschlusses eine Veränderung der Welt erscheint — das Gesprochene — könnte man sagen, das Psychische habe die Welt kausal beeinflußt. Nun haben wir gar keinen Grund, die Bewegung, welche sich an den Entschluß anschließt, anders aufzufassen als die Bewegung, welche die Folge eines physikalischen Stoßes ist. Wenn wir nämlich diese Ereignisreihe unter dem Gesichtswinkel der Physik betrachten. Denn für die Physik kann es gleichgültig sein, daß die Bewegung, die erfolgt, in der Absicht intendiert und gewollt ist. Will man aber diese psychologische Komplikation zunächst ausschalten, dann betrachte man die körperlichen Ausdruckserscheinungen des Entschlusses, also die Strecke $Ps_2 — Ph_1$. Hier wird man ohne weiteres sagen müssen, Körperliches wird durch Psychisches unmittelbar bewirkt, das Psychische wirkt wie ein Naturagens. Nun wird man freilich fragen müssen, was denn am Entschlusse das Bewirkende sei. Hier ergeben sich zwei grundsätzliche Möglichkeiten. Die psychische Kausalität kann im Lichte der Lehre vom psychophysischen Parallelismus betrachtet werden, aber sie kann auch vom Standpunkt der psychophysischen Wechselwirkungslehre angesehen werden.

d) Die psychische Kausalität vom Standpunkte der Hypothese vom psychophysischen Parallelismus.

Die Parallelismushypothese besagt: nicht das, was ich psychisch als Entschluß erlebe, ist daß Maßgebende und Bewirkende, sondern jene Vorgänge, welche sich gleichzeitig mit dem Entschlusse, ihm parallel laufend, im Organismus abspielen. Diese Anschauung sieht in dem psychischen Erlebnis: Entschluß nichts, das irgendwie die Kette der objektiven Kausalitätsreihe durchbricht. Der ganze Ablauf wäre unverändert, auch wenn sich das Physikalisch-Chemische ohne jedes Bewußtsein abspielen würde. Das Bewußtseinsphänomen geht zu physikalisch-chemischen Vorgängen nach dieser Lehre parallel, ohne jemals in diese einzugreifen. Man kann nun annehmen, ohne den Grundgedanken der Lehre zu verletzen, daß jedes physikalisch-chemische Geschehen von Bewußtseinsprozessen begleitet sei, oder man kann annehmen, daß nur physikalische Prozesse bestimmter Komplikation mit solchen Bewußtseinsprozessen einhergehen. Nur verwickelt gebautes physikalisch-chemisches Geschehen würde den seelischen Widerschein geben. Aber auch diese Ansicht entwertet das psychische Erleben und sie besorgt diese Entwertung fast noch gründlicher als jene, welche jedem physischen Geschehen einen psychischen Parallelprozeß zuordnet. Denn wenn breite Teile des physikalischen Geschehens ohne psychische Parallelvorgänge verlaufen, wenn diese psychischen Parallelvorgänge nur wenige besondere Verläufe kennzeichnen, so erscheint das Psychische nur als Schnörkel der physikalisch erfaßbaren Welt.

e) Die psychische Energie im Lichte der Parallelismushypothese.

Allerdings taucht die Frage auf, welches denn die besonderen Anordnungen seien, die mit den psychischen Erlebnissen verbunden sind. Ob man das Recht habe, von einer besonderen psychischen Energie zu sprechen, so wie man von anderen physikalischen Energiearten spricht, oder ob man mit der Annahme der üblichen Energieformen ausreiche? Dies setzt eine Erörterung über die Formen der physikalischen Energie voraus. Sie ist dadurch erschwert, daß die Physik kein geschlossenes theoretisches Ganze darstellt, sondern eine Summe von mehr oder minder praktischen Lehren mit mehr oder minder fortentwickelter Theorie. Mag es für manche Zwecke unerläßlich sein, an der Verschiedenheit der Wärmeenergie von elektrischer, mechanischer, magnetischer usw. festzuhalten, so besagt doch der Satz von der Erhaltung der Energie in seinem wahren Sinne, daß die Energien letzten Endes das gleiche seien, daß es nur eine Energie gebe, deren Äußerungsform mehr oder minder durch unwesentliche Momente bestimmt sei. Wir erleben es ja heute, daß die Optik im Begriffe ist, in der Lehre von der Elektrizität aufzugehen. Auch die Mechanik ist nahe daran, der Lehre von der Elektrizität eingegliedert zu werden. Anderenteils ist ja bekannt, daß die kinetische Gastheorie die Äußerungen der Wärme auf Molekularbewegungen zurückführt. Betrachtet man die Frage nach der besonderen psychischen Energie, so erscheint es als mehr oder minder nebensächlich, ob sich die psychische Energie mit den übrigen physikalisch-chemischen decke, oder ob sie als eine besondere Unterform anzusehen sei. Wie immer man sich zu diesem Problem stellen möge, man wird zugeben müssen, daß die psychischen Vorgänge mit Energieumsetzungen einhergehen. Es wäre denkbar, daß nur ein verhältnismäßig kleiner Teil dieser Energieumsetzungen eigenartig verlaufe, während das Großteil derselben den bekannten physikalisch-chemischen Formen zuzuschreiben sei. Es dürfte sich jedoch nicht empfehlen, den Ausdruck psychische Energie auf Hypothesen einer besonderen Art physikalischen Geschehens zu beschränken, sondern es ist richtiger, von psychischer Energie ohne weiteres zu spechen, wenn man jene Energievorgänge meint, welche mit den psychischen Erlebnissen verknüpft sind. Denn da die physikalischen Energieformen im Prinzipe nicht scheidbar sind, so erscheint mir das Verbundensein gewisser Energiemengen mit psychischen Erlebnissen hinreichend zu sein, um sie als besondere Energieformen auch dann anzusprechen, wenn sie es vom rein physikalischen Gesichtspunkte aus nicht sind. Jedenfalls erscheint es nach den hier gegebenen Ausführungen als eine relativ unwesentliche Sache, ob man den Begriff einer psychischen Energie akzeptiert oder nicht. Jedenfalls ist auch auf dem Boden der Parallelismushypothesen die Annahme einer besonderen psychischen Energie möglich.

f) Die Wechselwirkungslehre.

Für die Lehre von der Wirkung des Psychischen als solchen auf das kausale Geschehen ist freilich die Annahme besonderer psychischer Energien unerläßlich, wobei wiederum nicht angenommen werden muß, daß die gesamten Energien, welche mit dem psychischen Ablauf verbunden sind, besonderer Art seien. Die Energie des spirituellen Agens könnte beliebig klein gedacht werden. Aber sie muß sich grundsätzlich den physikalischen Feststellungen entziehen. Dies ist der Standpunkt einer Wechselwirkungslehre zwischen Psychischem und Physischem. Man kann über die Art dieses spirituellen Agens verschiedener Meinung sein. Man kann es angelehnt denken an physikalische Energieformen, denen es sich jedoch definitionsgemäß entzieht. Es muß im Außerphysikalischen gesucht werden. Wir wissen durch die Versuche von Rubner und Atwater, daß die Stoffwechselvorgänge bei geistiger Tätigkeit so verlaufen, als ob keine besondere geistige Energiequelle mit im Spiele wäre. Zwischen den Energiesummen, welche in den Organismus eintreten und aus ihm wieder austreten, bestehen beim abgeschlossenen Organismus keine Unterschiede. Man könnte allerdings hoffen, daß eine feinere Methodik dieses Resultat umstoße. Aber das Ergebnis müßte aus methodischen Gründen geradezu gefordert werden, denn die Physik könnte selbst wenn das Verschwinden oder neue Auftauchen physikalischer Energie festgestellt würde, nach ihren allgemeinen Grundsätzen doch nur annehmen, die verschwundene Energie sei in potentieller Form da und die neu aufgetauchte sei aus frei gewordener potentieller entstanden. Das Gesetz der Erhaltung der Energie ist ja auch nach den Angaben von F. EXNER nicht eine empirische Feststellung, sondern ein Postulat, dessen Erfüllung sich praktisch als wertvoll erwiesen hat. Man kann also mit den Methoden der Physik ein spirituelles Agens niemals feststellen, sondern man muß den Boden der Physik verlassen, wenn man zu einer solchen Annahme kommen will. Denn physikalisch Denken heißt eine strenge Gesetzmäßigßeit, eine geschlossene Naturkausalität voraussetzen. Aber man darf die weltanschauliche Bedeutung der physikalischen Betrachtungsweise nicht überschätzen, denn diese tendiert ja danach, die Welt ohne Rücksicht auf ihre qualitative Beschaffenheit berechenbar zu machen. Auch hieraus wird es ohne weiteres klar, daß das Prinzip des spirituellen, des freien Entschlusses sich der physikalischen Feststellung entziehen muß, womit keineswegs gesagt ist, daß es nicht existiert. Eine Wechselwirkungslehre zwischen Geist und Körper setzt sich, darüber darf man sich nicht täuschen, über das Prinzip der geschlossenen Naturkausalität hinweg. Aber woher nehmen wir das Recht, uns über ein Prinzip der Physik hinwegzusetzen, das eine zumindest praktische Brauchbarkeit bereits bewiesen hat?

g) Wesen des Psychischen.

Das setzt eine breitere Erörterung über das Wesen des Psychischen, des Spirituellen voraus. Das Physische betrachten wir unter der Kategorie der Kausalität. Wenn wir zu unserem Beispiel zurückkehren, so folgt aus dem Entschluß Ps_2 die Handlung und Wirkung Ph_2. Aber wir sprachen ja von einem Plan des Baumeisters und es ist damit gesagt, daß die Wirkung Ph_2 schon vor der Ausführung als Ziel oder Zweck gegeben war. In der Welt der Objekte gibt es nichts, das dem Zweck entsprechen würde. Die Physik kennt nur Folgen aber keine Zwecke. Wesentliches Kennzeichen des Zweckhaften ist, daß Anfang und Ende aufeinander bezogen sind. Das erreichte Ziel weist auf die Absicht zurück, ein Hinweis, welcher den physikalischen Formen, betrachte man sie unter dem Gesichtspunkte der Kausalität oder unter dem der Funktion, niemals zukommt. Es ist gar nicht abzusehen, wie man nach dem Parallelismusprinzip sich Zweckhaftes im Geschehen und Tun denken könne. Nun ist das Beispiel des Zweckes kennzeichnend für die allgemeine Eigentümlichkeit des seelischen Erlebens. Denn wenn wir das seelische Leben ohne Voreingenommenheit betrachten, so erscheinen die folgenden Züge als bedeutsam:

Alle Einzeltatsachen des seelischen Lebens sind miteinander verbunden. Das seelische Leben bildet ein Ganzes. Nicht nur in dem Sinne, daß die Erinnerung die einzelnen Teile des Lebens miteinander verbindet, sondern auch, daß ein Stück aus dem anderen hervorgeht und mit ihm organisch verbunden ist. Wir erleben etwa wie die Handlung aus der Zwecksetzung hervorgeht. Ja, wir können sagen, daß jeder einzelne Moment meines Lebens sämtliche früheren nicht nur in sich einschließt, sondern daß er auch das ganze Leben neugestaltet zusammenfaßt. Man könnte ja sagen, daß es auch für ein physikalisches System nicht gleichgültig sei, was früher in ihm und mit ihm stattgefunden habe. Das physikalische System bewahrt aber die früheren Eingriffe nicht auf, diese erschöpfen sich vielmehr in ihrer Wirkung. Während es für alles Psychische charakteristisch ist, daß auch nach dem Eintreten der Wirkung das Frühere irgendwie auch in unveränderter Form erhalten bleibt. Gleichzeitig finden wir im Psychischen das Erlebnis des Wirkens und des Auseinanderhervorgehens. In der Physik treffen wir nichts entsprechendes an. Man könnte meinen, der physikalische Kraftbegriff stelle dieses Band zwischen den einzelnen physischen Geschehnissen her. Aber der Physiker beobachtet ja nicht die Kraft als solche, er beobachtet nur das Nebeneinander und Nacheinander, nicht aber das Durcheinander und Auseinander. Auch hat HAERING nicht mit Unrecht auseinandergesetzt, daß die moderne Physik dahin tendiere, den Kraftbegriff zu eliminieren. Sie beschränke sich auf die rechnerisch faßbare Darstellung der Wirkung. Wenn die Physik zwischen Ursache und Wirkung Kräfte ansetzt, so erfolgt dieser Ansatz offenbar aus der Analogie zum Psychischen heraus. Man könnte nun sagen, daß alle Kriterien, welche für das Psychische als wesentlich angesehen werden, auch dem Organismus zukommen. Hier ist die Zweckhaftigkeit, die enge Beziehung des einen zum anderen, das Aufeinanderbezogensein ja auch noch die treue Aufbewahrung der Erlebnisse. Aber gerade alle diejenigen Dinge, welche den Organismus zum Organismus machen, können grundsätzlich durch physikalisch-chemische Hypothesen nicht erklärt werden. Denn selbst wenn wir annehmen, der Organismus würde einmal für den Physiker errechenbar, nichts von dem Wesen des Organismus ginge in diese Rechnung über. Soweit wir das dem Psychischen Analoge im Organismus und seiner Formbildung antreffen, entzieht es sich der physikalischen Betrachtungsweise. Wir sehen aber, daß es dem Parallelismusprinzip vollständig unmöglich wird, Parallelvorgänge zu Seelischem auszudenken. Denn man kann wohl versuchen, Einzelerlebnisse zu körperlich-physikalischen Vorgängen in Beziehung zu setzen, aber man kann nicht wohl körperliche Parallelvorgänge ansetzen zu der Ineinanderverschlungenheit seelischer Erlebnisse. Man kann nicht nach irgend welchen Vorgängen physikalischer Art suchen, welche etwa die Rückbeziehung der einzelnen Elemente zueinander ermöglichen. Eben die innere Geschlossenheit des Seelischen zeigt eine absolute und unvergleichliche Sonderart an. Allerdings bleibt zu fragen, ob und wie denn dieses Seelische in die physische Kausalität eingreifen könne, wie es sich zur Physik verhalte?

Fassen wir diese Überlegungen zusammen, so können wir sagen: Mit der Parallelismuslehre verzichten wir auf das Verständnis des Psychischen, in der Wechselwirkungslehre auf das Prinzip der geschlossenen Naturkausalität. Wir haben unsere Entscheidung in dieser Alternative bereits angedeutet. Wir leugnen die geschlossene Naturkausalität.

h) Die geschlossene Naturkausalität.

Ich habe erwähnt, daß die Physiker im Gesetz der Erhaltung der Energie nicht schlechthin eine Tatsache sehen, sondern eine Voraussetzung der physikalischen Forschung. Es ist als solche nicht schlechthin erweisbar. Aber die Lehre von der Wechselwirkung geht noch ein Stück über die Leugnung des Prinzips der Erhaltung der Energie hinaus, indem sie ja die Vorausbestimmtheit des Geschehens nicht gelten läßt. Auch einer LAPLACEschen Intelligenz, welche alles Physikalisch-chemische wüßte, ist nach dieser Anschauung das Weltall nicht berechenbar. Dieser Standpunkt ist zu begründen. Vor allem ist die Physik allen Qualitäten gegenüber machtlos. Sie kann die Zugehörigkeit des Blau zu bestimmten Schwingungen nur feststellen, wenn sie dieses Blau (irgend einmal) in der Verbindung mit dieser Schwingung angetroffen hat. Sie ist durchaus unfähig, aus der Schwingungsform heraus die Qualität zu bestimmen, und wäre die Menschheit farbenblind, so würden die Zahlen der Physik keine Änderung erfahren. Die Qualitäten entziehen sich daher der Ableitung aus den physikalischen Grundannahmen. Hierzu kommt, daß die physikalischen Gesetze (vgl. hierzu BOLTZMANN und NERNST) im Grunde nur Wahrscheinlichkeiten wiedergeben. Geht man zur Betrachtung der Vorgänge an den Molekülen, Atomen, Elektronen zurück, so scheint die Willkür zuzunehmen. Auch die Naturgesetze sind nur Annäherungen. Auch der Natur verbleibt ein Spielraum, sie hat einen gewissen Freiheitsgrad. Die geschlossene Naturkausalität kann auch vom Standpunkt der Physik aus befehdet werden. Damit fällt die wichtigste Stütze der Parallelismushypothese. Dabei nehmen wir nicht einmal zu jenem billigen Argument unsere Zuflucht, daß ja das Gebäude der Physik in Theorie und Praxis überall Lücken aufweist, welche durch Hypothesen nur notdürftig verkleidet sind. Es bleibt freilich der Physik unbenommen, in ihrem Bereich die geschlossene Naturkausalität zu fordern. Eine bindende weltanschauliche Bedeutung kann diese Forderung nicht haben.

i) Die Willensfreiheit.

Es ist klar, daß die Lehre von der geschlossenen Naturkausalität mit der Annahme der Willensfreiheit unvereinbar ist. Geben wir aber der Natur einen gewissen Freiheitsgrad, so ist das Prinzip der Willensfreiheit ermöglicht. Die Analyse der Willenshandlung, die BERGSON vorgenommen hat, erhält so erst ihren wahren Sinn. Diese Analysen führten ihn zu dem Ergebnis: kausale Betrachtungsweise der Willenshandlung, welche zwingende Notwendigkeit der Willenshandlung in sich schließt, ist möglich, wenn man die abgelaufene Handlung betrachtet. Dann wird aber das Lebendige unter dem Aspekt des Toten angesehen. Aber haben wir das Recht, der unbelebten Natur, geschweige denn der belebten, die Lebendigkeit abzusprechen? Lehnt man das Prinzip der geschlossenen Naturkausalität ab, so besteht kein Grund mehr zum Festhalten am Parallelismusprinzip. Dann erscheint das Psychische als Wirkendes.

k) Die Entelechie im Organismus.

DRIESCH hat den Versuch gemacht, zu zeigen, daß die Formen der äußeren belebten Natur ohne Eingreifen eines zweckhaften Faktors nicht verständlich seien. Er stützt sich hiebei auf seine Versuche an Seeigeleiern. Wird im Stadium der Zweizelligkeit eine Furchungszelle getötet, ohne die andere zu beschädigen, oder werden beide Furchungszellen voneinander getrennt, so bildet sich aus der einen Furchungszelle eine kleine, aber typische, ganze Gastrula. Wenn die Eier von Echinus durch den Druck zwischen zwei Glasplatten vorsichtig gedrückt werden, ohne sie zu töten, können atypische Furchungen erzielt werden. Wenn etwa der Druck bis zur Vollendung des 16-Zellenstadiums währt, liegen 16 Zellen in einer Platte beieinander und das Resultat der nächsten Furchung sind zwei 16zellige übereinandergelegte Platten. Trotzdem werden aus diesem Objekt normale Organismen. Auch die Gesetze der formbildenden Entwicklungsreihe erscheinen DRIESCH nur durch die Annahme eines solchen Zweckmäßigkeitsfaktors erklärlich. Schließlich zieht er noch die Psychologie der Handlung heran, um die Sonderart des Organischen zu beweisen.

Dieses letztere Argument deckt sich mit Gedankengängen, die im vorangehenden vorgebracht wurden. Aber es beweist doch nur das Walten eines psychologischen Faktors und nicht das Walten einer organischen Zweckmäßigkeit. Zur Erklärung der entwicklungsmechanischen Experimente von DRIESCH bedarf der auf physikalisch-chemische Erklärungen Eingestellte nur einiger ungezwungener Hilfsannahmen, um sie von seinem Gesichtspunkt aus erklärbar zu machen. Sie können nicht gegen eine physikalisch-chemische Naturauffassung ins Feld geführt werden. Ja diese ist überhaupt nur dann sinnvoll, wenn sie auch die Geschehnisse der belebten Natur in sich greift. DRIESCH meint nun, die Naturgesetzlichkeit werde nicht angetastet, wenn man der Entelechie nur die Fähigkeit zuschreibe, Vorgänge physikalisch-chemischer Art, die sich im Organismus abspielen, bald zu beschleunigen, bald zu verlangsamen im Sinne der imanenten Zweckmäßigkeit. Aber kann es die Naturwissenschaft dulden, daß der zeitliche Faktor sich ihren Berechnungen entziehe? Auch die Zeit geht als quantitativer Faktor in die Formeln der Naturwissenschaft ein. Den zeitlichen Faktor abändern, heißt im Grunde auch den Rahmen der Naturwissenschaft verlassen. DRIESCH hat offenbar den Bruch mit dem Prinzip der geschlossenen Naturkausalität gescheut. Er denkt nun die Entelechie als organischen Faktor, welchem er das Psychische parallel laufen läßt. Aber solch einen Faktor gibt es im Naturgeschehen nicht, es sei denn, er sei bereits psychisch und DRIESCH' Entelechielehre bezeichnet nur das spirituelle Agens der Wechselwirkungslehre mit einem ihm nicht zukommenden Namen.

l) Inwieweit ist die kausale Betrachtung psychischer Abläufe berechtigt?

Man könnte aber sofort fragen, ob denn nach dem oben Auseinandergesetzten eine kausale Betrachtung (oder funktionale Betrachtung) des Naturgeschehens überhaupt berechtigt sei? Die Geschichte der Naturwissenschaften gibt darauf die Antwort. Erst die strenge Anwendung des Kausalprinzips in der Naturwissenschaft hat deren gewaltigen Fortschritte ermöglicht. Wir haben allen Grund, an der kausalen Betrachtung der Naturerscheinungen festzuhalten, nur eben daß selbst im Geschehen der unbelebten Natur sich ein Rest grundsätzlich dieser Betrachtung entzieht. Wollen wir naturwissenschaftlich denken, so müssen wir die belebte Natur unter dem gleichen kausalen Gesichtswinkel betrachten. Wir wissen, daß die Naturkausalität nicht geschlossen ist, machen aber von diesem Wissen in der naturwissenschaftlichen Forschung deswegen nicht Gebrauch, weil wir ja gar nicht das Lebendige, schlechthin Unberechenbare zu erfassen trachten können, sondern nur das Unbelebte, das Berechenbare im Weltgeschehen. Die Naturwissenschaft betrachtet die Welt, soweit sie berechenbar ist. Es ist nun gar keine Frage, daß die Berechenbarkeit im naturwissenschaftlichen Sinne auch für den Organismus Geltung haben muß und ebenso auch für alles Psychologische. Wäre das nicht der Fall, so müßten ja in den Rechnungen der Physik fortwährend unerklärliche Fehler auftauchen, welche rätselhaften Interventionen des Psychischen entsprechen. Wir haben gar keinen Grund, die Kausalreihen, in denen Psychisches eine Rolle spielt, von den allgemeinen kausalen Gesetzmäßigkeiten auszuschließen. Dies gilt sowohl von den psychischen Kausalreihen, welche mit einer Bewegung endigen, also der Reihe zwischen dem Entschluß und seiner motorischen Kundgebung, als auch von der Strecke zwischen dem Auftauchen der Idee und dem Fassen des Entschlusses, der Strecke Ps_1—Ps_2. Aber ebenso bestehen kausal faßbare Beziehungen zwischen Gedankengängen überhaupt, also etwa zwischen Ps_0 und Ps_1. Auch hier bestehen gesetzmäßige vorausberechenbare Zusammenhänge, freilich bleibt grundsätzlich ein unberechenbarer Rest zurück, dessen Natur wir bei den psychischen Abläufen ja genau erkennen. Ich habe oben versucht, diesen kausal nicht faßbaren Anteil des Erlebens zu charakterisieren. Sowohl der Vertreter der Lehre vom psychophysischen Parallelismus als auch der Vertreter der Lehre von der Wechselwirkung wird den Gedanken einer psychischen Kausalität, in welche die physische fortwährend eingreift, ohneweiters akzeptieren können. Der Vertreter der Parallelismuslehre wird das Psychische gekoppelt denken an physische Parallelprozesse, die natürlich der Kausalität unterworfen sind. Der Vertreter der Wechselwirkungslehre wird freilich dem Psychischen eigene Energien zuschreiben, die aber dann erst recht zu den körperlichen in Wechselwirkung treten können. Freilich kann die absolute Vorausberechenbarkeit des Psychischen grundsätzlich nicht erwartet werden, auch das Psychische hat einen Freiheitsgrad, der sich der Vorausberechnung entzieht, aber naturwissenschaftliche Psychologie treiben heißt, abgelaufene psychische Erscheinungen zu betrachten, sie so zu behandeln, als ob sie ohne Freiheit verlaufen würden, sie beschäftigt sich daher mit jenem Teile des Erlebens, welcher berechenbar ist.

II. Die Wirkung des Psychischen auf den Körper.

a) Der Begriff des Wirkungswertes psychischer Erlebnisse.

Wie immer man die Frage nach der Einwirkung des Geistigen auf das Körperliche entscheiden möge, eines steht fest, psychische Erlebnisse wirken auf das körperliche Getriebe ein. Diese Einwirkung kann in mehrfache Stufen gesondert werden. 1. Durch Willensentschluß auf ein bestimmtes Motiv hin bewege ich mich. Es ist eine Veränderung an meinem Körper, die willensmäßig intendiert ist. Der Willensentschluß, der zur Bewegung führt, kann in verschiedenen Bewußtseinsstufen liegen; aber auch die auf niedrigerer Bewußtseinsstufe erfolgende Intention hat ein, wenn auch nur unklar erfaßtes Motiv und ein unklar erfaßtes Ziel. Dieses im einzelnen zu verfolgen, ist nicht unsere Aufgabe. 2. Neben den intendierten Veränderungen des Körpers treten in Verbindung mit psychischen Vorgängen Veränderungen am Körper auf, welche nicht intendiert sind, unabsichtlich, unwillkürlich, ja, zum Teil vom Willen her gar nicht beeinflußbar. Hierher gehören *a*) die Ausdrucksbewegungen und *b*) jene Erscheinungen, welche unter der Bezeichnung körperlicher Ausdruck der Gefühle und Affekte zusammengefaßt werden. Die Ausdrucksbewegungen sind im weitaus höheren Maße der willkürlichen Beeinflussung zugänglich, als die körperliche Wirkung der Affekte; sie stehen auch in ihrer Struktur den intendierten Bewegungen viel näher und es mag daran erinnert werden, daß DARWIN nicht mit Unrecht die Ausdrucksbewegungen von Willkürhandlungen ableitet.

Das Psychische A hat also eine körperliche Folge B. Nach der Theorie des psycho-physischen Parallelismus wirken nur die dem psychischen Vorgang A parallel laufenden seelischen Vorgänge, während der Anhänger der Wechselwirkungslehre das Psychische als Naturagens anerkennt. Er stellt aber keineswegs in Abrede, daß mit dem Vorgang A auch eine Reihe von körperlichen Umsetzungen verbunden sind.

Neben den Wirkungen psychischer Erlebnisse auf den Körper finden aber auch Wirkungen auf den weiteren seelischen Ablauf statt. Es erfolgt nach dem Erlebnis A nicht nur die körperliche Wirkung B, sondern auch die psychische A_1, es tritt eine neue Vorstellung, ein neuer Gedanke, ein neues Gefühl, ein neuer Affekt ein, der in Verbindung zu dem vorangehenden Erlebnis steht. Die Verbindung zwischen A und A_1 ist eine kausale Verbindung. Die empfangene Beleidigung ist Ursache der Rachegedanken. A_1 ist gesetzmäßige Folge von A, wenn auch zufolge der Verwickelung der Bedingungen die Gesetzmäßigkeit schwerer durchschaubar ist. Daß psychische Kausalität in dem besprochenen

Sinne existiere, wird von einigen Forschern in Abrede gestellt, die Beziehung zwischen A und A_1 sei schlechthin unvergleichbar mit der Beziehung, welche besteht zwischen dem Entfernen der Unterlage eines Steines und dessen Fall. Kausale Beziehung könne nur außerhalb des Psychischen stattfinden. Die Widerlegung dieses Standpunktes kann nicht Aufgabe dieser Ausführungen sein. Möge man der hier vorgetragenen Ansicht nur den Wert einer Konstruktion zuschreiben, welche eine bequemere Darstellung der Beziehungen zwischen psychischen Erlebnissen untereinander und ihrer Beziehungen zum Körper gestattet. Ich selbst sehe allerdings mehr darin als eine Hilfshypothese.

Psychische Erlebnisse also bewirken einesteils andere psychische Erlebnisse, sie bewirken andernteils Veränderungen am Körper.

Zur Veranschaulichung dieser Zusammenhänge empfiehlt es sich, an die Verhältnisse bei der posthypnotischen Suggestion zu erinnern. Ein in der Hypnose übernommener Befehl A führt nach dem Erwachen aus der Hypnose zu dem Entschluß der Durchführung und zur Durchführung selbst. Der Hypnotisierte erhält den Befehl, nach dem Erwachen aus der Hypnose auf ein bestimmtes Zeichen hin, etwa auf die Frage nach dem Wetter, mit der Zahl 33 zu antworten. Er wird es tun, und die Kausalkette zwischen A und A_1 erscheint gegeben, wenn wir die Übernahme des Befehls als Ursache der Ausführung setzen. Der Weg zwischen A und A_1 ist aber von einer Reihe von Bedingungen abhängig. Die treibende Kraft zur Durchführung des Befehles liegt in der Beziehung des Hypnotisierten zum Hypnotiseur, läßt diese Kraft nach, fällt in die Zeit zwischen Übernahme und Durchführung des Befehles eine innere Loslösung vom Hypnotiseur, so entfällt damit auch die Wirkung des Befehles. Wahrscheinlich kann diese Wirkung aber auch durch die Einwirkung körperlicher Faktoren hervorgerufen werden; so etwa, wenn mittlerweile irgend eine Vergiftung stattfindet. Es besitzt also durch irgend welche Umstände das Erlebnis A ein gewisses Quantum an Kraft, dieses Quantum ist jedoch ebenso wie die Kraft überhaupt dem Gegenstande sozusagen nicht fest verbunden, sondern an diesen nur in freierer Verbindung gelötet. Die Kraft eines Erlebnisses, die wir auch als „Wirkungswert“ bezeichnen, stammt zum Teil aus psychischen Quellen, aber ich habe, wenn auch zunächst nur in verschwommener Weise, darauf aufmerksam gemacht, daß ja auch Physisches die Wirkungen dieser Kraft mitbestimmen könne. Weitere Ausführungen sollen uns diesen Satz verdeutlichen. Die Wirkung eines Entschlusses, den wir etwa dahin kennzeichnen wollen, es solle ein bestimmter Gedanke durchdacht, ein bestimmtes Problem erledigt werden, ist nicht nur abhängig von der Stärke des Entschlusses in dem Momente seiner Fassung, sondern auch von den körperlichen Faktoren, welche auf der Strecke der Durchführung einsetzen. Ein begonnener Gedankengang kann unter der Einwirkung des Alkohols leichter zum gedeihlichen Ende geführt werden, durch allzu große Dosen des Giftes in seinem Ablauf gehemmt oder gehindert sein. Handelt es sich um Handlungen, welche aus einem Entschluß erfließen sollen, so liegen die gleichen Gesetzmäßigkeiten vor, nur daß zu der Kausalbeziehung A—A_1 noch die zwischen A_1 und B tritt. Ein lang gehegter Entschluß kann durch Wirkung des Alkohols zur Durchführung gelangen. Ebenso kann eine Manie oder eine Paralyse wirken. Man kann diesen Sachverhalt entweder so erklären, daß der psychische Wirkungswert durch Hinzutreten physischer Faktoren vergrößert worden sei; man kann aber auch meinen, daß irgend welche Hemmungen für den psychischen Wirkungswert hinweggeräumt worden seien. Jedenfalls sind innige Beziehungen zwischen den psychischen und physischen Faktoren vorhanden. Wir müssen annehmen, daß, das Erlebnis A als gegeben vorausgesetzt, sowohl Änderungen eintreten können auf der Durchführungsstrecke zu A_1 wie auch in bezug auf die Bedingungen von A_1 selbst. Das wird deutlicher, wenn wir als Folge von A die Handlung H betrachten; es kann ja etwa durch Apraxie die Durchführung der Handlung H gestört sein. Aber bleiben wir bei der Betrachtung der Erlebnisfolge A A_1. Da zeigt sich, daß A_1 und seine möglichen Wirkungen, sein Wirkungswert, bestimmt sind nicht nur durch das vorangegangene Psychische, sondern auch durch das vorangegangene Physische. Die Durchführungsstrecke zwischen A und A_1 ist ja nicht nur durch exogene körperliche Einflüsse, sondern auch durch die normalen Stoffwechselprodukte beeinflußt. Ich erinnere nur an die Wirkung der Hormone. Schließlich setzen ja auf dieser Strecke Wirkungen des gesamten Stoffwechsels ein; nicht nur, daß der momentane Zustand, der hormonale wie der Stoffwechselzustand von der Konstitution abhängig ist, so ist ja die Artung des psychischen Elementes A abhängig von der Konstitution, es ist also der Wirkungswert durch konstitutionelle Momente mitbestimmt. Nun sind in jedem psychischen Erlebnis Vorgänge der Vergangenheit mit repräsentiert; um in unserer Zeichensprache zu bleiben, gibt es im seelischen Erleben im Grunde keine Erlebnisse A, sondern nur Erlebnisse A_n; in jedem psychischen Erlebnis lebt irgendwie die Vergangenheit mit auf und diese psychischen Momente bestimmen den Wirkungswert eines neu auftauchenden Erlebnisses, oder mit anderen Worten ausgedrückt, psychische Energiefaktoren aus der Vergangenheit werden auf jedes neu auftauchende Erlebnis übertragen. Die bisherigen Ausführungen sind insoferne einseitig, als sie so gut wie ausschließlich vom Wirkungswert des Willensvorganges und der willensähnlichen Haltungen sprechen. Willensvorgänge werden aber von einer großen Reihe von Psychologen nicht einmal als spezifische Erlebnisse anerkannt, sie würden lieber von Assoziationen sprechen. Heben wir im Einklang mit den Lehren der KÜLPEschen Schule hervor, daß nicht nur spezifische Willensvorgänge existieren, sondern daß auch die Assoziation aus Einstellungen, Determinationen erfließt, welche wir zum Willen in Annäherung bringen können. Das für die Willkürhandlung gegebene Schema gilt also auch für die sogenannte Assoziation und für die seelischen Verbindungen überhaupt. Fügen wir noch einige klare Beispiele hinzu, welche das Gesagte veranschaulichen sollen.

Der Betrunkene ohrfeigt im Rausch seinen Gegner; der Wunsch, schon lange in ihm vorhanden, hat durch den Alkohol seinen genügenden Wirkungswert erhalten.

Ein Betrunkener, unfähig zu geordnetem Denken, sehe sich einer plötzlichen Gefahr gegenüber; er ist sofort ernüchtert; die physische Wirkung des Alkohols ist aufgehoben worden durch psychischen Affekt. In diesem Beispiel ist bedeutsam, daß psychische und physische Wirkung einander gleichsam auf physiologischem Wege aufheben.

Der psychische Einfluß der Hypnose ermöglicht es, daß eine Narkose schon mit einem geringeren Quantum Chloroform möglich wird (FRIEDLÄNDER). Der psychische Einfluß der Hypnose erspart Chloroform — oder anders ausgedrückt, die physische Wirkung des Chloroforms wird durch psychischen Wirkungswert vergrößert.

Wiederum ist es für diese Erörterungen gleichgültig, ob man eine unmittelbare Addition psychischer Wirkungskräfte zu den physischen annimmt, oder ob man sich diese Wirkung auf eine indirektere Weise vorzustellen sucht. Die Tatsache, daß psychischer Einfluß eine physisch-chemische Energie ersetzen kann, besteht zu Recht.

Anderseits ist unzweifelhaft mangelhafte psychische Einwirkung durch rein somatische Faktoren verstärkbar. Es ist ein altbekanntes Verfahren, schlecht hypnotisable Patienten unter die Einwirkung von Schlafmitteln und Narkotizis zu setzen. Ich und KAUDERS haben dieses Verfahren in letzterer Zeit (vorwiegend Medinal, gelegentlich auch Paraldehyd) häufiger verwendet. Es zeigt sich nun, daß solche vorbehandelte Patienten nicht nur erst auf die entsprechende Schlafsuggestion hin einschlafen, sondern daß auch ein Befehl, der sonst unwirksam geblieben war, Wirksamkeit erhält. So verschwand in einem Falle von KAUDERS bei entsprechender Behandlung ein Tic. Ich selbst konnte mit solchen Methoden postepileptische Amnesien beheben, die sonst nicht behebbar waren.

Der Wirkungswert eines Erlebnisses ist demnach von psychischen Faktoren abhängig; diese psychischen Faktoren sind aber unmittelbar vergleichbar mit rein körperlichen Wirkungskräften. Beschäftigen wir uns zunächst mit den psychischen Faktoren des Wirkungswertes. Ein Kind sitze bei einem Tisch und klopfe einmal leicht auf den Tisch. Eine erwachsene Person springe zornrot auf und bedrohe das Kind mit Schlägen. Die Reaktion des Erwachsenen wird erst dadurch verständlich, wenn man erfährt, das Klopfen des Kindes sei vorher wiederholt von der Pflegeperson getadelt worden, ohne daß das Kind dadurch beeinflußt worden sei. Die Wirkung des Klopfreizes auf den Erwachsenen ist also bestimmt nicht nur durch das gegenwärtige Erlebnis, sondern auch durch alles Vorhergegangene. Zorn über das Verhalten des Kindes, früher aufgesammelt, bricht beim letzten Anlaß endlich durch. Man könnte ja allerdings die Vermutung aussprechen, der Sinn des jetzigen Erlebnisses sei für den Erwachsenen ein anderer geworden. Es liege jetzt im Verhalten des Kindes nicht nur spielerische Störungsabsicht, sondern gewollte Unbotmäßigkeit. Aber auf dieses Erlebnis des Erwachsenen zielen wir nicht, sondern auf das Durchbrechen von Ärger, der sich schon an den früheren Erlebnissen angesammelt hatte. Ganz allgemein ist die psychische Wirkung eines jeden Erlebnisses nicht nur vom gegenwärtigen Psychischen, sondern auch von der erlebten Vergangenheit abhängig. Diese Abhängigkeit ist eine doppelte. Einesteils färbt die gesamte Vergangenheit das jeweilig aufblitzende Erlebnis. Anderenteils werden von der Vergangenheit her psychische Energien auf die Gegenwart übertragen. Für uns ist zunächst ja bloß die an zweiter Stelle genannte Abhängigkeit von der Vergangenheit von Bedeutung. In welcher Weise der aktuelle Wirkungswert durch die Vergangenheit bestimmt wird, in welcher Weise die Übertragung des Wirkungswertes erfolgt, soll hier wenigstens in groben Strichen angedeutet werden. Der Zorn, den ich unterdrückt habe, strahlt bekanntlich gegen unbelebte Dinge aus, oder auch gegen Unschuldige. Ich selbst kenne eine Patientin, welche in ihren Liebeserwartungen getäuscht, daran dachte, den Liebhaber umzubringen. Diesen Gedanken wies sie zurück. Sie ließ jedoch ihren Lieblingshund vertilgen unter dem Vorwand, sie wolle aus dem Leben scheiden und das geliebte Tier nicht allein zurücklassen. Der Selbstmordversuch fiel jedoch nur sehr schwächlich aus. Hier ist offenbar die Energie, welche sich gegen den Liebhaber richtete, auf den Hund verschoben worden. Der Wirkungswert eines Erlebnisses hängt also einesteils von der vorhandenen psychischen Energie ab, anderenteils von den psychischen Energien, welche auf das Erlebnis von ähnlichen verbundenen und gleichwertigen Erlebnissen her übertragen werden. Da nach hier nicht näher zu begründenden Auffassungen die gesamte Vergangenheit in die Gegenwart hineinwirkt, so ist für den psychischen Wirkungswert eines Erlebnisses die gesamte sachzugehörige oder individuell verbundene Vergangenheit des Erlebens maßgebend.

Neben dem psychischen Wirkungswert spielen ja physiologische Momente eine sehr große Rolle. Diese physiologischen Momente sind teils solche konstitutioneller Natur. Wir wissen etwa, daß bei vermutlich gleicher Hypnosetiefe nur bei recht wenigen Menschen suggestiv Brandblasen erzeugt werden können.

Offenbar deshalb, weil konstitutionelle Verschiedenheiten in bezug auf den vasovegetativen Apparat vorhanden sind. Freilich darf man nicht vergessen, daß auch psychische Vergangenheit im Organ isoliert zu besonderer Ansprechbarkeit bringen könnte. Der Wirkungswert eines Erlebnisses ist aber auch von dispositionellen Momenten abhängig. Erkrankungen der Drüsen der inneren Sekretion bewirken bekanntlich weitgehende Veränderungen im psychischen Habitus. Es ist nicht gleichgültig für den Wirkungswert eines psychischen Erlebnisses, ob ich einen Basedow oder einen Myxödem habe. Die menstruierende Frau nimmt anders auf als die nicht menstruierende. Es wäre einseitig, diese Betrachtungsweise auf die Drüsen mit innerer Sekretion einzuschränken. Zweifellos wirkt der ganze Stoffwechsel in diesem Sinne. Auch ein Icterus ist für den Wirkungswert der Erlebnisse keineswegs gleichgültig. Neben diesen endogenen Faktoren, welche den Wirkungswert bestimmen, sind auch exogene Faktoren von Bedeutung. Ich erinnere an die Wirkung des Alkohols. Natürlich muß auch die Wirkung aller möglichen anderen Gifte herangezogen werden. Der Wirkungswert eines psychischen Erlebnisses bei einem, der sich im Rausch befindet, ist zweifellos ein anderer als der des gleichen Erlebnisses bei nicht Berauschten. Und es wurde ja bereits hervorgehoben, daß der Wirkungswert exogener und dispositioneller Faktoren nicht nur in Beziehung tritt zu dem Wirkungswert gegenwärtiger Erlebnisse, sondern auch den Wirkungswert vergangener Erlebnisse weitgehend beeinflußt. Die körperlichen Faktoren des Wirkungswertes sind nun für den Wirkungswert in mehrfacher Weise bedeutsam. Nicht nur, daß der jeweilige Körperzustand für den Wirkungswert des psychischen Erlebnisses bestimmend ist, auch die Wirkungswerte vergangener Erlebnisse, welche in den Wirkungswert des gegenwärtigen hineinspielen, sind ja durch die körperlichen Faktoren bestimmt gewesen.

So stellt sich der Wirkungswert eines Erlebnisses als bedingt dar: 1. Durch das Erlebnis selbst, 2. durch die auf das Erlebnis Bezug habende Vergangenheit, 3. durch die Konstitution, 4. durch dispositionelle und exogene Faktoren.

Der Wirkungswert eines Erlebnisses wirkt sich aus: 1. in der Beeinflussung der psychischen Erlebnisreihe, soweit sie sich in Bildern, Gedanken, Gefühlen und Entschlüssen ausdrückt, und 2. in körperlichen Erscheinungen, seien diese nun Willenshandlungen und Ausdrucksbewegungen, oder körperliche Begleitung von Gefühlen, oder wie man vielleicht richtiger zu sagen hat, von Triebeinstellungen.

Der Wirkungswert, von dem wir sprechen, ist ein Begriff, der das Verständnis körperlicher Abläufe ermöglichen soll, er zielt auf einen körperlichen energetischen Faktor. Er spiegelt sich jedoch auch psychisch. Die Veränderung des Wirkungswertes geht mit Veränderungen der Erlebnisweise einher. Im Myxödem, im Basedow, bei der Menstruation wird auch anders erlebt. Die Haltungen selbst, die Akte sind verändert. Neuerdings macht sich allerdings bei einigen Autoren das Bestreben geltend, die unmittelbare Abänderung des Erlebens bei den genannten endokrinen sog. Stoffwechselstörungen in Abrede zu stellen, so etwa bei Forster. Auch Hauptmann scheint der Ansicht zuzuneigen, daß die besondere psychische Verfassung der Menstruierenden auf der Verarbeitung von Mißempfindungen beruhe. Der unmittelbaren Abänderung des Erlebens schreibt er nur geringe Bedeutung zu. Ich halte diese Anschauung für irrig. Sie gewinnt ihren Anschein von Berechtigung dadurch, daß im seelischen Erleben die inhaltlichen Anteile leichter aufgezeigt werden können als die aktmäßigen. Diese sind schwerer zu erfassen und zu beschreiben als etwa Gemeinempfindungen, Schmerzen u. dergl. m. Das darf aber nicht dazu führen, das Seelenleben aus solchen Partikeln zusammengesetzt zu denken. Es muß übrigens betont werden, daß sich nicht jede Veränderung des Wirkungswertes im Akte, in der Zuwendung spiegeln muß. Es kann ja auch der periphere Apparat leichter oder schwerer ansprechbar sein. Es könnte etwa der Apparat für die willkürliche Bewegung schwerer ansprechen, ohne daß der Akt als solcher verändert wäre. Andernteils könnte etwa nur die motorische Wirksamkeit des gleichen Impulses gesteigert sein, dann müßte nicht ohneweiters eine Spiegelung in der Weise des Erlebens vorhanden sein!

b) Körperliche Folgen des Psychischen.

α) Willenshandlung.

In welcher Weise das Psychische des Willensentschlusses in die Willenshandlung übergeleitet wird, steht hier nicht zur Diskussion. Die kurze Bemerkung ist vielleicht nicht ohne Interesse, daß bei der Muskelinnervation eine Fülle von Impulsen abgeht, nach der Piperschen, von mir geteilten Überzeugung, 50 Innervationen pro Sekunde, nach Dittler und Garten sogar 120 bis 150 pro Sekunde. In die kürzeste Bewegung gehen also eine Reihe physiologischer Impulse ein. Gleichwohl ist der Impuls zu dieser Bewegung ein durchaus einheitlicher. Irgendwo und irgendwie muß dieser einheitliche psychische Impuls zu den zahlreichen Innervationen in Beziehung treten. Denn daß solche Beziehungen existieren, geht unter anderem schon daraus hervor, daß sich bei Entspannung die Frequenz dieser physiologischen Innervationsstöße ändert, wie Gregor und ich nachgewiesen haben. Wachholder hat jüngst eingehendere Beobachtungen über diesen Punkt mitgeteilt. Bemerkenswerter erscheint, daß auf dem Umwege über die Muskelinnervation weitgehende Formveränderungen am Muskel auftreten können; Arbeit macht ihn voluminöser und härter, Ruhigstellung bewirkt Atrophie des Muskels. Der Muskel entartet bindegewebig und es kann zu Schrumpfungen kommen, schließlich auch zu sekundären Beeinflussungen der Gelenke und des Knochens. In einem weiteren Zusammenhang muß ja natürlich betont werden, daß ja letzten Endes der Grad der Beweglichkeit eines Organismus und die Tatsache der Beweglichkeit des Organismus der Umwelt die Richtlinien für die Beeinflussung des Körpers gibt.

β) Affekte.

Von einer größeren Bedeutung für die uns besonders interessierenden Fragestellungen ist die Frage nach den körperlichen Begleiterscheinungen der Gefühle. Es ist wohl im allgemeinen nicht ohneweiters zulässig, von einem körperlichen Einfluß der Gefühle zu sprechen. Denn das Gefühl ist immer wieder an Gegenstände gebunden und ist gekoppelt mit Haltungen gegenüber diesen Gegenständen. Oder anders ausgedrückt, jedes Gefühl hat auch einen intellektuellen Anknüpfungspunkt und ist auf der anderen Seite Ausdruck von triebmäßigen und willensmäßigen Einstellungen. Es wäre aus diesem Grunde wohl richtiger, von den körperlichen Begleiterscheinungen der Affekte zu sprechen.

Die Gefühle zeigen eine große Reihe qualitativer Abstufungen, welche man nach Wundt in die Gruppen der Lust—Unlust, Erregung—Beruhigung und Spannung—Lösung einreihen kann. Die physiologischen Begleiterscheinungen der Gefühle beziehen sich 1. auf Änderungen des Pulses, 2. der Atmung und 3. der Blutfülle der Körperteile, 4. die Durchfeuchtung der Haut, 5. auf sekretorische Erscheinungen der Magendrüse und überhaupt der Drüsen mit Ausführungsgang, 6. auf die Beweglichkeit der glatten Muskulatur (etwa der Lunge) und der Muskulatur des Herzens, dann des Magen-Darmtraktes, Harnblase,

Uterus u. dergl. m., 7. auf die Spannung der quergestreiften Muskulatur. Diese Aufzählung ist unvollständig und unsystematisch. Sie soll nur einen vorläufigen Überblick über die Probleme geben. Die Grundfrage ist nun die, ob bestimmten Gefühlen körperliche Veränderungen entsprechen, welche dem jeweiligen Gefühl spezifisch zugeordnet sind. WUNDT und LEHMANN vertreten die Anschauung, daß den verschiedenen Gefühlsdimensionen verschiedene Eigenschaften im körperlichen Ausdruck entsprechen. Neuere Untersuchungen mittels der plethysmographischen Methode haben aber gezeigt, daß bei jeder geistigen Tätigkeit die Volumkurve des Armes einen bestimmten Verlauf hat.

Nach einem Vorschlag einer Volumvermehrung kommt es zu einer Volumsenkung. Die Kurve von Lust und Unlust ist in dieser Hinsicht nicht verschieden. BICKEL, KÜPPERS, DE JONG kommen in dieser Hinsicht zu dem gleichen Resultat. Allerdings drückt sich in der plethysmographischen Kurve ein seelischer Zustand deutlich aus. Es ist das die seelische Spannung. Spannungskurven zeigen eine Verengerung der Gefäße, welche eine weitere Verengerung auf psychischen Reiz unmöglich macht. So würden sich demnach in der im Plethysmogramm gewonnenen Kurve nur zwei psychische Funktionen ausdrücken, nämlich das psychische Erlebnis als solches und die Spannung und Lösung. Die Lust scheint keinen spezifischen Ausdruck zu haben. Die Angaben über die Volumsänderung des Gehirns unter dem Einfluß von Affekten sind noch schwankender als die bezüglich der peripheren Organe. Das Gehirnvolumen nimmt nach WEBER bei Unlust ab, nach BERGER und HIPPEL zu. Bei Lust steigt nach WEBER und HIPPEL das Gehirnvolumen, doch ist BERGER zu dem entgegengesetzten Resultat gekommen. Ähnliche Schwierigkeiten ergeben sich in bezug auf die Atmung. Allerdings liegen über diesen Punkt noch nicht sehr viele gründliche Untersuchungen vor, und es will mir scheinen, daß sich im Atmungsbild viel feinere Gefühlsnuancen ausdrücken als in der Volumkurve. So hat BENUSSI Atmungssymptome der Lüge feststellen können und STÖRRING hat Atemreaktionen gesehen, die verschieden waren, je nach der Form der Lust. Gerade hier dürfte eine tiefere psychologische Befragung der Versuchspersonen eine genauere Korrelation zwischen dem psychischen Erleben und seinem körperlichen Ausdruck ergeben. Das psycho-galvanische Phänomen ist besonders eingehend von GREGOR studiert worden. Auch hier kann keine Rede davon sein, daß jede psychische Erregung ihren besonderen Ausdruck fände in der Art des psycho-galvanischen Phänomens. Die Magensaftsekretion würde nach den Angaben von SCHROTTENBACH bei Lust erhöht, bei Unlust vermindert sein. Die Versuche von PAWLOW an Tieren zeigen allerdings noch mehr, nämlich daß die Art der Sekretion und die Länge der Absonderung in den verschiedenen Verdauungsdrüsen von der Qualität des Reizobjektes abhängig ist. Neuerdings wurden ähnliche Resultate am Menschen von HEYER erzielt. Die Magensaftsekretion war in ihrer Qualität der suggerierten Speise angepaßt. Fassen wir zusammen, so ergibt sich, daß nicht in jedem einzelnen körperlichen Ausdrucke die Gefühle und Affekte gekennzeichnet sind, das gilt besonders der Volumkurve und vom psycho-galvanischen Phänomen, daß aber der Gesamtausdruck eines Gefühles oder Affektes im Körper spezifisch sei, ist nach den vorliegenden Erfahrungen zumindest wahrscheinlich.

Wir haben bisher vom körperlichen Ausdruck der Gefühle gesprochen. Es fiel uns aber etwa bei der Besprechung der PAWLOWschen und HEYERschen Versuche bereits auf, daß ja entsprechend unseren allgemeinen Anschauungen von den Gefühlen die Qualitäten der Objekte für die Art der Sekretion der Verdauungsdrüsen maßgebend sind. *Man könnte in diesem Fall von einer körperlichen Wirkung der Vorstellung und Wahr-*

nehmung sprechen. Nach SCHROTTENBACH wirken auch assoziativ erregte Vorstellungen und auch assoziativ erregtes Hungergefühl steigernd auf die Magensaftsekretion. Von hier aus ergibt sich die Möglichkeit, den Einfluß des Psychischen auf das Körperliche in einem weiteren Sinne zu verstehen. Vorstellungen, Wahrnehmungen und Gedanken haben offenbar einen nicht nur diffusen Einfluß auf den Körper, sondern auch einen Einfluß, der im Sinne eben dieser Vorstellung und dieses Gedankens ist. Es mag hier die allerdings bestrittene Beobachtung WEBERS angeführt werden, daß der Gedanke an eine Bewegung die Blutfülle in jenem Körperteil verstärkt, der die Bewegung ausführen soll. Die körperlichen Wirkungen der Hypnose in bezug auf vasomotorisch-trophische Erscheinungen, etwa die Wirkung auf die Blutgefäße, die Wirkung auf die Menstruation, die Darmtätigkeit, sind ja dadurch gekennzeichnet, daß sie der erregten Vorstellung, der Halluzination folgen. In diese Gruppe gehören ja auch jene Menschen, welche etwa die Pupille willkürlich zu erweitern und zu verengern imstande sind. Sie wirken auf die Pupille durch die Vorstellung von hell und dunkel ein. Wir dürfen annehmen, daß auf diesem Wege vasovegetative Apparate bis zu einem gewißen Grade nicht nur der Vorstellungstätigkeit, sondern auch dem Willen unterworfen sind. Freilich besteht insoferne ein Unterschied gegenüber der eigentlichen Willenshandlung, als sich in der Willenshandlung mein Tun wesensmäßig auch auf mein eigenes Handeln richtet und auf ein Objekt der Außenwelt, während hier die Intention nicht auf mein Tun, sondern auf meine Vorstellung gerichtet ist, während der Wunsch, die bestimmte körperliche Veränderung hervorzubringen, nur durch oberflächliche Erwägungen mit meinem Willen gekoppelt ist.

Außer den Einflüssen der Willkürhandlung und dem Einfluß der Affekte auf den Körper gibt es noch eine besondere Form der Beeinflussung des Körpers durch die Handlung, sei diese nun eine willkürliche oder mehr ausdrucksmäßige. Es kann nämlich eine Willkürhandlung indirekt Veränderungen am Körper erzielen, die nicht gewollt sind. Es wurde ja bereits erwähnt, daß der arbeitende Muskel an Volumen zunimmt. Diese indirekte Wirkung der Handlung tritt uns besonders deutlich bei der Atmungstetanie entgegen. COLLIP und BACKUS, sowie GRANT und GOLDMANN zeigten im Anschluß an VERNON, daß bei willkürlicher Steigerung der Atmung eine Verminderung der Blutkohlensäurestauung, eine Erhöhung der Blutalkaleszenz eintritt. Die vermehrte Blutalkaleszenz setzt die Ionisation des Blutkalkes herab und schafft auf diese Art eine Kalkarmut, die bekanntermaßen in der Pathogenese der Tetanie eine wichtige Rolle spielt (zit. nach ADLERSBERG und PORGES). Nun haben aber ADLERSBERG und PORGES gezeigt, daß auch durch psychogenen Mechanismus Überventilation und Tetaniesymptome eintreten können. Unter dem Material dieser Autoren finden sich auch überventilierende Enzephalitiker. Die Atemstörungen der Enzephalitiker dürfen wir nach allem, was wir wissen, auf das Zwischenhirn beziehen. Aber jedenfalls zeigt es sich, daß eine Willkürbewegung, ja ein motorisches Phänomen überhaupt auf indirektem Wege wesentliche Änderungen des Stoffwechsels hervorrufen kann. Dieser Mechanismus erscheint mir bedeutsam, obwohl vorläufig nur dieses eine sinnfällige Beispiel sichergestellt ist. Aber es ist sicher weit verbreitet. Erinnern wir uns etwa daran, daß ich durch Drehung um die eigene Achse mein Labyrinth erregen kann, oder daß es genügt, den Kopf zu drehen, um Reflexe auszulösen (MAGNUS und DE KLEYN). Diese Reflexe treten ja nicht nur beim Pyramidenbahnverletzten (SIMONS) in Erscheinung, wie man ursprünglich annahm, sondern sie können auch beim Gesunden jederzeit nachgewiesen werden (GOLDSTEIN, ZINGERLE, HOFF und ich). Man darf nie vergessen, daß der Neurotiker auch durch seine Handlungen direkt oder indirekt den Organismus beeinflussen kann.

γ) Der psychische Einfluß auf die einzelnen Organe.

Wenden wir uns nun den speziellen Fragestellungen zu. Nämlich in welcher Weise und bis zu welchem Grade wirkt der psychische Einfluß auf ein bestimmtes Organ ein?

1. Die Wirkung auf das Herz und das vasovegetative System. Die Veränderungen, welche am Blutgefäßsystem unter psychischem Einfluß auftreten können, sind weitgehende. Der Herzschlag wird in seiner Frequenz abgeändert, und zwar innerhalb sehr weiter Grenzen. Extrasystolen können nach übereinstimmendem Urteil der Herzkenner auf psychische Erregung hin auftreten. An der allgemeinen Blutdrucksteigerung bei psychischem Geschehen (BICKEL) ist das Herz beteiligt. Die diastolische Blutdrucksenkung bei Schreckneurosen führen KNAUER und BILLIGHEIMER auf ein Nachlassen des Vasomotorentonus zurück. ASTRUCK beobachtete bei in Hypnose suggerierten Affekten Anstieg der Pulszahl von 72 auf 114 und Hinabgehen der Pulszahl auf 30. Auch Herzflimmern hat er beobachtet.

Bei Primitiven wird vom plötzlichen Herztod berichtet im Anschluß an psychische Erregung. Da das kranke Herz zweifellos auf einen Affekt mit Herzstillstand reagieren kann und wir nicht berechtigt sind, zwischen gesund und krank eine prinzipielle Grenze zu ziehen, so scheint die Angabe glaubhaft zu sein. Was ist es übrigens mit den Todesfällen beim sogenannten Status thymicus lymphaticus, die ja auch nach psychischen Erregungen eintreten können? Es muß auch Brücken geben von einer momentanen Abänderung der Funktion auf Affekte hin, wie sie sich etwa bei Erregungen im beschleunigten Herzrhythmus anzeigen, zu Dauerveränderungen am Herzmuskel. Allerdings steht beweisendes Material von Herzneurosen, welche organische Veränderungen des Herzens erzeugt haben, derzeit noch aus.

2. Das Blutgefäßsystem ist ja auf psychischen Reiz hin besonders ansprechbar. Die Ausdruckserscheinungen des Errötens und Erblassens gehören hieher. Von den Veränderungen der Volumkurve entsprechend den Affekten wurde bereits gesprochen (vgl. hiezu WEBER). PARRISIUS hat an den Blutgefäßen von Neurotikern schwere Veränderungen gefunden. Die von ihm angewendete LOMBARD-MÜLLERsche Methode der direkten Beobachtung der Kapillaren wird diese Dinge sicherlich noch weiter zu klären gestatten. Blasenbildung auf Suggestion hin ist einwandfrei beobachtet (vgl. hiezu J. H. SCHULTZ). Offenbar sind vasomotorische Vorgänge maßgebend, wobei wiederum bemerkenswert ist, daß die körperliche Veränderung dem Sinn des Gemeinten entspricht. Auf die vasomotorisch-trophischen Neurosen zu verweisen, ist hinreichend. Im einzelnen auf diese einzugehen, ist nicht Aufgabe dieser allgemeinen Ausführungen. Die Frage nach Dauerveränderungen an den Gefäßen auf fortwirkende ungünstige psychische Einflüsse hin, ist wohl, obwohl meines Wissens eindeutige Kasuistik nicht vorliegt, im bejahenden Sinne zu beantworten. OPPENHEIM setzt sich auf Grund von Beobachtungen dringend dafür ein, daß Dauerschädigungen der Gefäße auf psychischen Einfluß hin erfolgen können. Es entspricht der Verwickeltheit des Gegenstandes, daß Minderwertigkeit des Gefäßsystems begünstigend wirkt.

3. Die Beeinflußbarkeit des Verdauungstraktes ist gegeben in der Beeinflußbarkeit der Verdauungsdrüsen durch psychische Momente. Davon wurde bereits gesprochen. Neuerlich haben HEYER und LANGHEINRICH bedeutsames Material geliefert. HEYER konnte zeigen, daß die Magensaftsekretion spezifisch ist, jenachdem Fleisch-, Fett- oder Kohlehydratgenuß suggeriert wurde. Die Versuche LANGHEINRICHS beziehen sich auf die Gallensaftsekretion. Die Frage,

welche spezielle Abänderungen der Sekretion Neurosen hervorbringen können, ist Aufgabe speziellerer Untersuchung. Die prinzipielle Möglichkeit, daß durch psychischen Einfluß dauernde Hyperazidität im Magen geschaffen werde, kann wohl nicht in Abrede gestellt werden. Die Magenmotilität und die Spannung des Magenmuskulatur hat Heyer in der Hypnose prompt beeinflussen können.

Glaser hat darauf verwiesen, daß die durch Suggestion angefachte Magentätigkeit mit Gefäßreflexen verbunden ist, die sich durch sympathikotonische Leukozytosen und vagotonische Leukopenien kundgeben. Daß die Darmmotilität dem psychischen Einfluß unterliegt, wird schon durch die alltägliche Erfahrung bewiesen, daß der Schreck Diarrhoe verursacht. An psychogener Verstopfung kann nicht gezweifelt werden. Daß auf neurotischem Wege Kardiospasmus zustande kommt, ist bekannt. Auch hier ist es im einzelnen nicht kasuistisch belegt, wie denn aus der vorübergehenden eine Dauerveränderung werden könne. Bergmann betont die Bedeutung der Spasmen für die Genese des Ulcus duodeni. Die Spasmen hinwiederum unterliegen psychischen Einflüssen in ausgesprochenem Maße.

4. Forel hat bereits von der psychischen Beeinflußbarkeit der Menstruation in der Hypnose gesprochen. Die alltägliche Erfahrung beweist das Gleiche. Schreck, der Wunsch gravid zu sein, können die Menstruation zum Schwinden bringen. Mayer beschreibt solche psychogen entstandene Menstruationsstörungen. Die Sekretion der Vagina und des Uterus ist von psychischen Momenten abhängig. Bunnemann beschreibt einen einleuchtenden Fall von psychogenem Fluor. Ähnlich Liepmann. Der Einfluß des Psychischen auf den Sexualapparat ist ein besonders großer. Der Orgasmus ist ja letzten Endes ein psychisches Phänomen und sein Kommen und Gehen ist von psychischen Faktoren mit abhängig. Diese psychischen Faktoren bestimmen damit auch gleichzeitig die mit dem Organismus verbundenen körperlichen Erscheinungen, seien diese nun sekretorischer Art oder vasomotorischer. Das Phänomen der Erektion ist ja vom Psychischen her dirigiert.

5. Die Hauterscheinungen auf psychischen Einfluß hin, hängen wohl zum Teil mit Blutgefäßverschiebungen zusammen, aber ebenso wie das Phänomen der Magensaftsekretion auf psychischen Einfluß hin, nicht von der Blutgefäßfüllung abhängt, so gibt es auch an der Haut eine Reihe von anderen Angriffspunkten psychischer Erregungen. Sicherlich die Schweißdrüsen, wahrscheinlich auch die Talgdrüsen. Unmittelbare trophische Einflüsse werden schon dadurch ersichtlich, daß es Fälle von plötzlichem Ergrauen nach psychischen Erregungen gibt (vgl. hiezu Knauer u. Billigheimer). Hier wirkt zweifellos der psychische Einfluß unmittelbar trophisch ein. Eine Reihe von Dermatosen hängen wohl mit dem Psychischen zusammen (vgl. hiezu Stern, Bunnemann und Kreibich).

6. Ein ungemein wichtiges Gebiet blieb bisher ohne Erörterung. Der Einfluß des Psychischen auf den Stoffwechsel und auf die Drüsen mit innerer Sekretion. Depressive Psychosen gehen nach Raimann mit Glykosurie einher. Daß psychische Momente den Ausbruch eines Diabetes beschleunigen, einen bestehenden verschlechtern können, ist wohl sicher. Der hormonale Pankreasapparat ist also psychischer Beeinflussung zugänglich. Das gleiche gilt von der Schilddrüse. Der Ausdruck des Basedowkranken erinnert an den des Schrecks und wahrscheinlich wirkt psycho-sexuelle Erregung vergrößernd auf die Schilddrüse ein. Psychogene Entstehungsweise ist in einzelnen Fällen von Basedow zumindest diskutabel (Deutsch), die Heilung von Basedowfällen durch Hypnose ist erwiesen (Kohnstamm und Friedemann). Im Nebennieren-Venenblut hat Cannon Änderungen der Adrenalinwerte gefunden, wenn Affekte auftraten. Den psychischen Einfluß auf den Stoffwechsel hat Grafe untersucht. Grafe hat

wesentliche Änderungen des Grundumsatzes, Steigerung der respiratorischen Gasstoffwechsels um 12·3 % durch suggerierte Affekte erzielt. GLASER erzielte durch suggestive Beruhigung eine Herabsetzung des Kalkgehaltes des Blutserums bis zu 2·16 *mg* % Ca. Allerdings wird bei weiteren Versuchen darauf zu achten sein, ob die Patienten nicht ihre Atmung änderten, was auf sekundärem Wege Änderungen des Blutkalkspiegels hervorrufen könnte.

7. Die psychischen Komponenten in der Entstehung des Asthma bronchiale sind bekanntlich beträchtlich. Eine Reihe von Fällen reagiert auf psychische Behandlung. Daß Asthma zum Emphysem führen kann und daß sich so dieses als indirekte Folgen psychischer Einflüsse darstellen kann, ist bekannt.

8. Die Beziehung der Psyche zum Tonus der quergestreiften Muskulatur ist derzeit zu kontrovers als daß Bindendes ausgesetzt werden könnte. Daß sympathisch-parasympathische Einflüsse für den Muskeltonus von Belang sind, ist wohl sicher und damit ist die Möglichkeit der psychischen Beeinflußbarkeit gegeben. Doch ist diese Beeinflussung von der später zu besprechenden zu trennen, welche durch die Wirkung nicht sympathisch-parasympathischer nervöser Faktoren erfolgt!

9. Besonders bemerkenswert ist die Beeinflußbarkeit der Pupille durch psychischen Einfluß. Daß die Vorstellung von Licht und Dunkel die Pupillenweite beeinflußt, ist bekannt (nebenbei einer der vielen Beweise für die prinzipielle Gleichwertigkeit von Vorstellung und Wahrnehmung). Weniger bekannt ist, daß Angst die Lichtreaktion der Pupille herabsetzt und daß psychische Spannung sich an der Pupille auswirkt. Es ist auf die gründliche Zusammenstellung von KEHRER zu verweisen und vor allem auch auf die Arbeiten von A. WESTPHAL (vgl. auch BUMKE).

Man darf bei dieser trockenen Aufzählung nicht vergessen, daß die psychische Wirkung natürlich nicht elektiv ein Organ trifft, sie wendet sich an das vasovegetative System als ganzes. Dabei mag, wie KNAUER und BILLIGHEIMER vermuten, der Affekt einzelne vegetative Organe aus ihrem funktionellen Zusammenhang lösen und sie dadurch einem psychologischen Agens zugänglicher machen. Aber das psychische Trauma mag auch die allgemein vasovegetative Erregbarkeit steigern und das System dem psychischen Einfluß zugänglicher machen.

Ob der psychische Einfluß direkt oder indirekt stärker den Vagus als den Sympathikus beeinflussen kann oder umgekehrt, steht dahin. Im allgemeinen sprechen die Erfahrungen der Autoren gegen eine ausschließliche Vago- oder Sympathikotonie. Doch steht die Frage hier nicht zur Diskussion, auch reicht sie über unsere psychologische Problemstellung hinaus.

Häufig sind vasovegetative Symptome halbseitig stärker ausgeprägt. Vermutlich handelt es sich weniger um organische Verschiedenheiten der Körperhälften, sondern um psychische Bildvorgänge, welche die Bevorzugung der einen Körperhälfte bedingen. Dem Bilde des eigenen Körpers, wie ich das ausdrücke: dem Körperschema, folgt die psychische Beeinflußbarkeit des vasovegetativen Systems. Hier treffen wir die Abgrenzungen der Hysterie und des täglichen Lebens in Gesicht, Brust, Hand usw. an.

c) Wege der Wirkung des Psychischen auf den Körper.

α) Gefühle und Affekte.

Auf welchem Wege wirkt das Psychische auf die Organe ein und bewirkt deren Veränderung? Es ist natürlich scharf zu betonen, daß nicht jede Funktionsabänderung, welche vom Nervensystem her erzielt werden kann, deswegen auch vom Psychischen her erzielt werden könne. Wenn etwa die Theorie der nervösen Entstehung des Ulcus ventriculi und duodeni an Boden gewinnt, so ist damit noch keineswegs die psychogene Entstehung dieser Krankheit gesichert. Nervöse Entstehung und Beeinflußbarkeit ist der weitere Begriff, psychische Entstehung und Beeinflußbarkeit der engere. Hier mag angeschlossen werden, daß der einzelne nervöse Apparat verschiedene Grade der Labilität haben kann. Die Resistenzfähigkeit eines nervösen Apparates kann nun verschieden sein gegenüber verschiedenen Einwirkungen. Ein Hirnapparat, der auf infektiöse Schädlichkeiten leicht reagiert, muß deswegen nicht auch auf endogene reagieren und kann gegenüber psychischen Einflüssen besonders resistent sein; umgekehrt kann sich das psychisch leicht ansprechbare Hirnorgan als widerstandsfähig gegenüber infektiös-toxischen Einflüssen erweisen. So hat KLEIST in Untersuchungen an Influenzapsychosen gezeigt, daß es eine Disposition zur Infektionspsychose gibt. Wir hätten mit diesem Autor eine autochthone von einer reaktiven Labilität nervöser Symptome zu trennen, wobei die reaktive Labilität je nach der äußeren Einwirkung verschieden ist. Um zu unserem engeren Thema zurückzukehren: einzelne Hirnapparate sind für den psychischen Einfluß zweifellos schwer erreichbar, ja es muß wenigstens prinzipiell die Möglichkeit erwogen werden, daß es Hirnapparate gibt, die grundsätzlich psychischen Einflüssen nur auf dem Wege über das Blutgefäßsystem und über die Trophik zugänglich sind. Wer sich für den Einfluß des Nervösen auf den Stoffwechsel und des Körperlichen interessiert, sei auf das Sammelreferat von ALLERS verwiesen. Seither ist in den Untersuchungen von F. H. LEWY, DRESEL, BRUGSCH und GRAFE weiteres Material niedergelegt.

Wenden wir uns nun den Apparaten des Psychischen zu. Nach dem Stand unseres jetzigen Wissens müssen wir annehmen, daß alles Bildhafte, sei es nun Vorstellung und Wahrnehmung, und auch alles Gedankliche, das ja doch zum Bildhaften enge Beziehungen hat, der Funktion der Hirnrinde enge verbunden ist. Jedenfalls treffen wir Abänderungen der Bilder und Gedanken, welche über die groben Ausfälle der Zuleitungsapparate hinausgehen, nur bei Läsionen oder toxischer Beeinflussung der Großhirnrinde an. Die ältere Anschauung von MEYNERT, daß Halluzinationen auch durch Läsionen des Hirnstammes zustandekommen, entbehrt derzeit zumindest ebenso jeglicher Begründung wie die Annahme, daß bei Menschen ohne Mitwirkung der Großhirnrinde Empfindungsmäßiges erlebt werden könne. Wenn wir natürlich auch nicht die Bilder als solche in der Großhirnrinde lokalisieren, die SEMONsche Mnemelehre und Engrammtheorie erscheint uns als absurd, so ist doch die Intaktheit des Großhirnapparates zur einwandfreien Entwicklung des Bildhaften und Gedanklichen notwendig. Man könnte gegenüber dieser Anschauung darauf verweisen, daß durch die Untersuchungen von REICHHART, BERZE, BRESLAUER sowie durch die Erfahrungen bei der Encephalitis epidemica erwiesen sei, daß die Großhirnrinde unmittelbar vom Zwischenhirn und Hirnstamm aus beeinflußt und dirigiert wurde. Insbesonders REICHHART hat vegetative Funktionen im Zwischenhirn und Hirnstamm nachgewiesen. Einesteils bezieht er die Hirnschwellung auf diese Organe, andernteils die Gewichtsveränderungen bei den Psychosen. BRESLAUER hat in Experimenten darzutun versucht, daß Bewußtlosigkeit am leichtesten von der Medulla oblongata aus erzielt werden könne. KNAUERS Untersuchungen kommen allerdings zu einem anderen Resultat, aber REICHHARTS Befunde, auf die wir noch zurückkommen werden, sind unanfechtbar. Auch ich bin der Überzeugung, daß die kortikale Funktion vom Hirnstamm und Zwischenhirn aus dirigiert und geleitet wird, sie steht natürlich inmitten der körperlichen Zusammenhänge, sie kann nicht autonom sein, gleichwohl besteht die oben vertretene Anschauung zurecht. Zu diesen Problemen vergleiche neuerdings KÜPPERS, der freilich allzu schematisch vorgeht! Da wir nun entweder von einer Wirkung der Gefühle oder gar von einer Wirkung der Affekte gesprochen haben und wir grundsätzlich Affekte und Gefühle ohne gegenständliches Erleben, also ohne Bilder und Gedanken nicht anerkennen, so folgt daraus, daß die Wirkung des Psychischen in dem hier gemeinten Sinne stets über den Kortex geschaltet sei. Dabei ist es nicht nur denkbar, sondern nach allem, was wir wissen, sehr wahrscheinlich, daß die kortikale Funktion ihre Betriebsmitteln zum Teil vom Subkortex bezieht, wenn auch andernteils eine unmittelbare Beeinflussung und Förderung der kortikalen Funktion durch den Gesamtstoffwechsel und den Eigenstoffwechsel nicht in Abrede gestellt werden kann. Während die Aphasie- und die Agnosielehre uns hinreichend über die Beziehung der Bilder zum Kortex aufklärt, wissen wir von den Gefühlen weit weniger. HEAD erklärt sie als eine Funktion des Thalamus opticus. Die Rinde würde also das Gefühl fertig oder halbfertig von dort her geliefert bekommen. Mir will freilich diese Auffassung nur wenig begründet erscheinen, ich vermute, ohne hiefür Belege anführen zu können, daß die Gefühle zum Kortex kaum in einer viel weniger engen Beziehung stehen dürften, als die Bilder. Aber wie dem auch sei, auch nach HEAD müssen die Gefühle offenbar doch letzten Endes zur kortikalen Funktion irgendwie in Beziehung treten, so daß auch die körperliche Wirkung der Gefühle und der Affekte über den Kortex geschaltet sein muß. Vom Kortex aus muß freilich das Psychische Wirkungen auf nicht kortikale Apparate ausüben. Sehen wir von der Willkürhandlung ab, über die später noch eingehender zu sprechen sein wird, so wird die Erregung von der Hirnrinde wahrscheinlich zunächst auf den Thalamus opticus geschaltet. Ausdrucksbewegungen werden, wie wir seit NOTHNAGEL und ANTON wissen, durch Thalamusläsion aufgehoben. Nach C. und O. VOGT gehen die Verbindungen der Rinde nicht direkt zum striopallidären System, sondern die kortikalen Erregungen werden diesem System erst über den Sehhügel zugeleitet. Nach ECONOMO und GRÜNSTEIN hatte jedoch die Großhirnrinde auch direkte Verbindungen zum striopallidären System. (ECONOMO — Putamen, GRÜNSTEIN — Globus pallidus.) Die Verbindungen der Großhirnrinde zum Nucleus ruber, jenem Zentrum für Stellreflexe (MAGNUS und RADEMACHER), sind offenbar für die Beziehungen des Psychischen zur unwillkürlichen Bewegung von Bedeutung, jedenfalls bestehen aber auch noch Verbindungen zwischen der Großhirnrinde — wenn auch hier fast alles noch im Unklaren ist — sei es nun direkt, sei es nun indirekt über den Thalamus — zu den wichtigen vegetativen Zentren und Zwischenhirn und den angrenzenden Teilen des Endhirns. Nach den ansprechenden, aber noch nicht völlig gesicherten Erfahrungen von F. H. LEWY und DRESEL ist das vegetative System in drei Staffeln gegliedert. Einer primitiven Staffel in der Medulla oblongata ist eine höhere im Zwischenhirn übergeordnet, die ihrerseits wieder von striopallidären Apparaten reguliert wird. Auf diese Dinge im einzelnen einzugehen, ist hier nicht der Ort. Die genannten Autoren bringen außer den eigenen Untersuchungen ausführliche Literaturangaben. Im corpus Luysi liegt nach den Entdeckungen von KARPLUS und KREIDL ein Zentrum für den Sympathicus. Am Boden des Zwischenhirns liegen Zentren für den Stoffwechsel, für die Wachstumsfunktionen, für die Sexualfunktionen. Im Zwischenhirn dürften auch Speicheldrüsensekretionen, Atmung, Blase (LICHTENSTERN) vertreten sein. Hier sind vermutlich alle vegetativen Funktionen zentriert. Ein Schlafzentrum ist im Höhlengrau des dritten Ventrikels durch die Untersuchungen von ECONOMO entsprechend den Vermutungen von MAUTHNER gesichert.[1]) Von der sym-

[1]) TRŒMNER verlegt es in den Thalamus.

pathisch-parasympathischen Innervation wird ja nicht nur die glatte Muskulatur, sondern auch das gesamte vegetative System, der Stoffwechsel und die Funktion der Drüsen mit innerer Sekretion geregelt. Ich erinnere ferner an das Wärmezentrum, das im striopallidären System enthalten ist. Daß der Stoffwechsel des Muskels von hier aus geregelt wird, ist so gut wie sicher. Inwieweit der Muskeltonus von diesen Faktoren abhängig ist, kann hier nicht erörtert werden. Ebenso ist ja die Frage durchaus kontrovers, welchen Anteil die sympathisch-parasympathische Innervation und damit auch ihre Zentralstellen im Zwischen- und Endhirn an der Innervation des quergestreiften Muskels hat; jedenfalls muß darauf hingewiesen werden, daß vom striopallidären System aus der Tonus der quergestreiften Muskulatur reguliert wird und Läsionen dieses Systems bewirken eine Fülle von Bewegungsstörungen, Mitbewegungen, Chorea Athetose, Zittern u. dgl. Die direkte oder indirekte Beeinflußbarkeit dieses wichtigen motorischen Systems durch die Psyche ist zweifellos in besonderem Maße gegeben. Auf welchem Wege die psychisch beeinflußten Zentren des Zwischen- und Endhirns die Erregung und Hemmung weitergeben, steht hier nicht zur Diskussion. Sie dürfte teils unmittelbar zur Peripherie geleitet werden, teils, und zwar dürfte dies der wichtigere Anteil sein, über die primitiveren vegetativen Zentren in der Medulla oblongata.

Die Produkte der Drüsen mit innerer Sekretion wirken sicherlich ein auf jene vasovegetativen Zentren, welche andernteils die Inkretionen regeln. Sie wirken andernteils aber auch auf die Funktion der Großhirnrinde selbst, so daß psychische Erregung letzten Endes nicht nur körperlich wirkt, sondern irgendwie auch auf dem Umweg über den hier beschriebenen Kreis auf das Psychische im engeren Sinne rückwirkt. Ich habe oben auf die Untersuchungen Reichharts verwiesen, welche die Beeinflussung der Großhirnrindentätigkeit durch das Zwischenhirn beweisen.

Es ist ja selbstverständlich, daß die selbständige Erkrankung oder Funktionsabänderung des Zwischenhirnapparates gleichfalls die Großhirntätigkeit abändern muß. Am bedeutsamsten erscheint hier die Tatsache, daß durch striopallidäre Läsion der Antrieb abgeändert wird. Der Antrieb ist sicherlich ein Phänomen, das über den Kortex geschaltet ist, aber vom striopallidären System aus wird dieser Antrieb bald vermehrt und vermindert. Ich erinnere einesteils an die bekannten Bilder der akinetischen Enzephalitis, andernteils an jene hyperkinetischen Formen der akuten Gehirngrippe. (Vgl. hierzu Hauptmann und Gerstmann und Schilder.) Es wäre eine reizvolle Aufgabe, den Antriebsorganen im einzelnen nachzugehen. Denn außer dem striopallidären System spielt auch die Substantia nigra und das Stirnhirn eine wesentliche Rolle. Auch die Energieverschiebungen zwischen den verschiedenen Antriebsstationen (vgl. hierzu meinen Aufsatz über die Quellgebiete der psychischen Energie) sind von großem Interesse. Doch genügt es hier darauf hinzuweisen, daß der Antrieb einesteils subkortikal dirigiert wird, ähnlich, wie wir das bezüglich der sonstigen Großhirnrindenfunktionen formuliert haben, daß aber anderseits die kortikalen Antriebsorgane (Stirnhirn!), die nicht mit den kortikalen Organen der Bildgestaltung identisch sind, ebenso wie die subkortikalen von den Bildern her teils direkt, teils über den Thalamus opticus Beeinflussungen erfahren. Ich erinnere an zwei Beobachtungen von Kauders, in welchen auf psychisches Trauma hin Bilder entstanden, welche weitgehend dem Parkinsonismus entsprachen. Allerdings waren es Patienten, bei denen eine Minderwertigkeit des Organes wahrscheinlich war.

Wahrscheinlich sind aber die Antriebsorgane noch einmal in den Kreis geschaltet, welcher von der Hirnrinde zum Thalamus opticus, dem Zwischenhirn und von dort zu den Drüsen mit innerer Sekretion geht, von wo aus wieder eine

Beeinflussung der Rinde und der vasovegetativen Apparate selbst stattfindet. Sie werden wahrscheinlich durch die Sekrete in einer direkten Art und Weise mitbetroffen. Beim Basedow mit seiner Erregung, beim Myxödem mit seiner Verlangsamung psychischer Leistungen werden wohl neben der Bildrinde auch die Antriebsorgane betroffen sein. Über die Beeinflussung der Psyche durch Drüsen mit innerer Sekretion sind die Arbeiten H. FISCHERS heranzuziehen, der auch reichlich Literatur bringt. Gewiß sind diese Zusammenhänge nicht einfach. Gleichwohl ist es — wie erwähnt — irrig, wenn FORSTER die unmittelbare Beeinflussung des Psychischen durch die Sekrete leugnet und die psychischen Veränderungen bei innersekretorischen Störungen auf die Stellungnahme gegenüber peripher bedingten Empfindungsänderungen zurückführen will. Auch HAUPTMANN beachtet in seiner Arbeit über die psychischen Veränderungen während der Menstruation die Abänderung des seelischen Geschehens durch inkretorische Einflüsse zu wenig. Sie sind bedeutsamer als die seelische Reaktion auf die körperlichen Beschwerden.

β) Willkürhandlung.

Einen Einfluß des Psychischen auf das Körperliche müssen wir ja auch dort annehmen, wo auf den Willkürentschluß eine Handlung erfolgt. Zwischen Ausdrucksbewegung und Handlung lassen sich, wie ich an anderer Stelle gezeigt habe, alle möglichen Übergänge herstellen. Die Grenze zwischen dem motorischen Erfolge eines Willkürentschlusses und dem eines Affektes ist nicht so scharf zu ziehen, als man denken möchte. Gerade die Lehre vom striopallidären System und seinen Funktionen beleuchtet das — was sich auch psychologisch nachweisen läßt — vom hirnphysiologischen Standpunkt. C. u. O. VOGT haben darauf verwiesen, daß in jede Willkürhandlung Automatismen verwoben sind, welche eine Zentralstelle im striopallidären System haben. Diese Automatismen sind solche primärer Art — sie sind nie auf höherer Stufe gewesen — oder sekundärer Art — sie sind durch Übung und Gewöhnung aus Willkürhandlungen Automatismen geworden. Aber selbst wenn wir diesen Erfahrungen entsprechend den unwillkürlichen Anteil der Bewegung, Handlung, hoch bewerten, so darf doch nie vergessen werden — wir verdanken diese Feststellungen den großartigen Untersuchungen LIEPMANNS — daß die Handlung einen Bewegungsentwurf — ein kortikales Gebilde, bildhaft — gedanklicher Art zur Voraussetzung hat. Der Bewegungsentwurf wird dann in die Innervation eingesetzt. Aber zur Durchführung der Übertragung des Bewegungsentwurfes in die Innervation bedarf es noch des Antriebs, der ja über das Stirnhirn, das striopallidäre System und über die Substantia nigra geleitet wird (vgl. auch oben). Freilich ist Antrieb schon zur Fertigstellung des Bewegungsentwurfes nötig, aber der Antrieb muß eben in zahlreichen Ansätzen erfolgen, damit Handlung erfolge. Zur Durchführung der Bewegung sind aber wiederum subkortikale „Automatismen" und Hilfsapparate notwendig, welche wieder, wie das oben ausgeführt wurde, unter dem Einfluß der Affekte stehen. Welche Bahnen und Zentren immer der motorischen Großhirnrinde und der Pyramidenbahn in Erscheinung treten, muß ja hier nicht im einzelnen ausgeführt werden, wiewohl eine zusammenfassende Darstellung der Physiologie der Handlung noch aussteht. Am meisten findet man hierüber bei F. H. LEWY.

Wir haben diesen Erörterungen nur lokalisatorische Betrachtungen zugrunde gelegt. Es wäre ja gewiß von Interesse näher zu wissen, was denn da eigentlich wirke und welches denn die Schaltungen seien. Leider wissen wir darüber wenig. Die psychologische Betrachtung, besonders die psychoanalytische, weist darauf hin, daß der kortikale Prozeß mit Energieverschiebungen einhergeht, welche Energie von einem kortikalen Apparat zum anderen und von dort auf Zwischen- und subkortikales Endhirn verschieben. Aber welche feineren Vorgänge diese Energieverschiebungen bewirken, wissen wir nicht. Man könnte die Ausdrücke Bahnung, Schaltung heranziehen. Das Beste, was wir darüber wissen, lehrt uns Freud mit dem Konversionsbegriff. Die Energieumsetzungen gehen bei jedem psychischen Vorgang wahrscheinlich bis zur Peripherie. Das wird sinnfällig bei der Speichelsekretion, beim Appetit oder bei den Ödemen Hysterischer. Aber auch die Energieverschiebungen, welche das Individuum bei der hysterischen Sensibilitätsstörung bewegen, Wahrnehmungen zu verdrängen und nicht anzuerkennen, müssen letzten Endes sich in der Peripherie vasomotorisch oder gar trophisch auswirken (vgl. darüber auch später im Passus über die Organneurosen).

d) Die Dauerveränderungen des Organismus unter psychischem Einfluß und die Rückwirkung des Organismus auf die Psyche.

Damit hätten wir ein vorläufiges Verständnis gewonnen für die Wege, auf denen das Psychische zu dem Körperlichen in Beziehung tritt. Freilich scheint die an den Bildern haftende Wirksamkeit wiederum zum Teil aus dem Organismus zu stammen und wir wissen, daß etwa Willenshandlungen von Enzephalitikern ihre Energie vom Subkortex her beziehen. Zum Teil spielen ja chemische Einwirkungen eine wesentliche Rolle. Damit haben wir uns aber gleichzeitig auch von der körperlichen Seite her dem Problem des Wirkungswertes wieder genähert. Und nach diesem Umweg soll uns dieses Problem noch einmal beschäftigen. Die endokrine und Stoffwechselformel eines Menschen kann für den Wirkungswert der Erlebnisse nicht gleichgültig sein. Ebensowenig, wie der Zustand der Großhirnrinde und der Zustand der Apparate, auf welche die psychische Einwirkung stattfindet. Dabei ist dieser Zustand sowohl bestimmt durch die Konstitution als auch durch die individuellen Schicksale des Körpers. Kretschmer hat gezeigt, daß gewisse Körperbautypen eine besondere Affinität zu bestimmten Psychosenkreisen haben. Sein pyknischer Körperbautypus steht den Psychosen des manisch-depressiven Formenkreises und den ihnen verwandten Temperamenten nahe, während seine asthenisch-athletischen Körperbautypen zur Schizophrenie und verwandten Temperamenten Beziehung haben. Wir verstehen, daß im Körperbau Momente gelegen sind, welche zur endokrinen und Stoffwechselformel in enger Beziehung stehen. Diese müssen in weiteren Verläufen das Psychische beeinflussen. Freilich ist damit nur ein kleiner Teil der komplexen Beziehung Körperbau und Psyche gegeben. Im einzelnen kann auf das Buch von Kretschmer hingewiesen werden.

Wäre es nun nicht auch umgekehrt denkbar, daß das Psychische in generationenlanger Arbeit auf dem Umwege über das Zwischenhirn sich eine bestimmte Drüsenformel und damit einen bestimmten Körperbau schaffe? Im Organbau und in der Organfunktion liegt etwas was der Psyche zumindest enge verwandt ist (vgl. jüngst auch Bleuler!). Ist das Organ nicht der Ausdruck erstarrter Triebhaftigkeit? Und damit komme ich zu dem bedeutsamen Problem, ob und in welcher Weise durch psychischen Einfluß Dauerveränderungen in den Organen und am Körper überhaupt geschaffen werden können. Nimmt man die Möglichkeit vorübergehender Änderungen der Organe an, so wird man nicht umhin können, auch dauernde Veränderungen durch psychischen Einfluß zuzugestehen. Wir stehen heute auf dem Standpunkt, daß striopallidäre Veränderungen für die Genese der Tics von großer Bedeutung sind. Aber anderenteils gibt es, wie GERSTMANN und ich vermutet haben, Fälle, in denen das striopallidäre System durch psychischen Einfluß dauernd verändert werden kann. Beim heranwachsenden Individuum mag Wachstumstempo und -dauer durch Psychisches entscheidend beeinflußt werden. Die Beeinflussungen, welche über das Genitale gehen, sind hier vielleicht besonders beachtenswert. Stimme, Haltung, Fettansatz, Wachstum gewisser Homosexueller mag vielleicht doch von psychischen Einflüssen nicht ganz unabhängig sein, wobei wir uns doch darüber klar sein müssen, daß das Sexualorgan wiederum rückwirkend das Gehirn außerordentlich stark beeinflußt.

STEINACH konnte dementsprechend auch Brunststoffe im Gehirn nachweisen. Freilich liegt bisher gar kein gesichertes Tatsachenmaterial vor, wie groß der Einfluß psychischen Erlebens auf die Formbildung sei. Wir wissen heute nicht, wie groß die Plastizität der einzelnen Organe unter psychischen Einfluß ist. Nichts gesichertes kann angeführt werden. Gleichwohl dürfte dieser Einfluß größer sein, als heute zugegeben wird.

Im engen Zusammenhang mit diesen Fragen steht das praktisch noch wichtigere Problem der Bedeutung des psychischen Faktors für die Entstehung sogenannter organischer Erkrankungen. Man kann sich ohne weiters klar machen, daß endogene Erkrankungen weitgehend von psychischen Einflüssen abhängig sein können. Auch hier muß die Untersuchung im einzelnen zeigen, wie weit das der Fall ist. Aber auch bei allen exogenen Erkrankungen spielt der individuelle Faktor eine große Rolle sei es nun für die Akquisition der Krankheit, sei es für die Form, unter der die Krankheit weiter fortschreitet. Der individuelle Faktor wird aber von psychischen Momenten in der oben angegebenen Weise beeinflußbar sein, so daß auch für exogene Erkrankungen das psychische Erleben keineswegs bedeutungslos sein kann. Gewiß wird in extremen Fällen der psychische Faktor kaum eine wesentliche Rolle spielen, etwa auf die Verletzung bei schweren Traumen, auf die Infektion mit Lues und Gonorrhoe. Hingegen ist das psychische Moment in bezug auf die Infektion mit Cholera, Typhus, offensichtlich nicht ohne Belang, wenn auch begreiflicherweise ein derartiger Nachweis noch nicht mit Sicherheit geführt ist. Aber Verlauf und Ausgang einer Lues und Gonorrhoe sind zweifellos von konstitutionellen und dispositionellen Faktoren mit abhängig, deren psychische Beeinflußbarkeit im Sinne der vorangehenden Ausführungen zu mindesten wahrscheinlich ist. Wenn auch der psychische Einfluß kaum so weit gehen dürfte, wie GRODDEK, DEUTSCH und JELIFFE — deren Pionierarbeit voll anzuerkennen ist — es annehmen, so will es uns doch scheinen, daß man den psychischen Einfluß für die Entstehungen von organischen Erkrankungen bisher allzusehr unterschätzt habe.

Nicht einmal in dem psychischen Einfluß scheinbar entrückten Gebieten, wie in dem der Chirurgie, wird man den psychischen Faktor ganz vernachlässigen dürfen. Die Bedeutung des psychischen Faktors für die Wirksamkeit der Narkotika ist bereits gewürdigt. Aber darüber hinaus wird man natürlich zunächst einmal die Frage nach der Bedeutung des psychischen Faktors für den Verlauf von Entzündungen, Wunden und Geschwülsten eingehender studieren müssen. Mir selbst sind greifbare Erfahrungen auf diesem Gebiete nicht bekannt. Aber die Fragestellung scheint mir doch beachtenswert zu sein.

Hier mag daran erinnert werden, daß SIMONS bei funktionellen Erkrankungen Knochenatrophien gesehen hat, welche weder durch die Inaktivität, noch durch vasomotorische oder Weichteilveränderungen erklärt werden konnten. Es müßte ein unmittelbarer trophisch-psychischer Einfluß auf das Knochensystem angenommen werden. Allerdings führt BABINSKI entsprechende Störungen auf unmittelbare reflektorische Beeinflussungen zurück.

Die Beeinflussung, welche das Psychische vom Körperlichen her erfährt, bietet ja ebenso wie das Zustandekommen der Empfindungen und Gefühle von unseren Standpunkten aus nur ein geringeres Interesse; wenn wir auch die James-Langesche Theorie, die Gefühle seien Gemeinempfindungen, ablehnen, so wäre es doch irrig, die enge Beziehung der Gemeinempfindungen zu den Gefühlen in Abrede zu stellen, und so muß von körperlichen Änderungen der Gemeinempfindung aus eine gewaltige Änderung des psychischen Gesamtzustandes möglich sein. Ich erinnere etwa an die Empfindung des Schmerzes (der an der Grenze der Gemeinempfindungen steht), der Üblichkeiten u. dgl. m. Es kann nicht verkannt werden, daß der psychische Wert der körperlichen Empfindungen, welche von einzelnen Körpergebieten ausstrahlen, ein verschiedener ist. Ich erinnere an die Untersuchungen von Braun über die Sensationen, welche vom kranken Herzen ausgehen. Auch von der Lunge, von den Bauchorganen dürften bei Erkrankungen und auch im gesunden Zustand Empfindungsgruppen ausgehen, welche zum Psychischen enge Beziehungen haben, und imstande sind, in mehr oder minder einschneidender Weise in den psychischen Ablauf einzugreifen.

Wenden wir uns nach dieser Zwischenbemerkung zu einem neuen Hauptteil unserer Erwägungen.

III. Affektwirkung, Affektfixierung und Neurose.

a) Affektwirkungen.

Wir haben ja fortwährend vom psychischen Einfluß gesprochen, welcher auf die Organe wirke. Wir haben gleichzeitig die Faktoren untersucht, welche den Wirkungswert dieses psychischen Erlebnisses von der körperlichen Seite her bestimmen. Im Folgenden ist aber die Frage aufzuwerfen, wie denn der psychische Einfluß dazu komme auf den Körper krankheitserregend oder körperschädigend einzuwirken. Die akuten Schädigungen durch psychischen Einfluß sind ohne weiteres verständlich. Es handelt sich um eine quantitative Affektsteigerung. Daß der Affekt so mächtig wirkt, kann einesteils darauf beruhen, daß der Affekt als solcher quantitativ gesteigert ist, was von der Art des Erlebens und der Vorgeschichte abhängt, anderenteils mit der Art der körperlichen Apparate, auf welche der entwickelte Affekt einwirkt. Die Wirkung des Affektes ist weitgehend vom Erfolgsorgan und dessen Zustand abhängig, wobei wir uns wieder darüber klar sein müssen, daß ja im Grunde jeder Affekt auf den Gesamtorganismus wirkt, und daß je nach dem Zustand der Organe die Wirkung an einer bestimmten Stelle augenfällig werden dürfte. Es muß dabei berücksichtigt werden, daß neben körperlichen disponierenden Faktoren solcher Art auch in Frage kommt, daß ein Organ durch vorrausgegangene psychische Erlebnisse zu besonderer Beeinflußbarkeit durch einen Affekt vorbereitet werden kann. Gerstmann hat wiederholt auf die unmittelbare krankmachende und organschädigende Wirkung exogen psychischer Schädigungen hingewiesen, die nicht auf dem Umweg über psychische Zwischenglieder sondern extrapsychisch auf physiologisch-biologischem Wege entstehen.

Gerstmann spricht von physiogenen Neurosen. Sehr vieles von dem, was sonst als Reflexlähmung bezeichnet wird, gehört hierher. Babinski und Oppenheim haben hierher gehörige Kriegsbeobachtungen mitgeteilt. Babinski beschreibt Störungen, als deren Hauptzeichen Kontrakturen und Paresen, Muskelatrophien, gesteigerte Schmerzreflexe, herabgesetzte Hautreflexe, Hypotonie, mechanische Übererregbarkeit der Muskeln mit verlangsamter Zuckung, quantitative Veränderungen der elektrischen Muskelerregbarkeit, mechanische und elektrische Übererregbarkeit der Nerven, Sensibilitätsstörungen, Hypo- und Hypertonie, vasomotorische Störungen, sekretorische Störungen, trophische Störungen der Knochen, Ligamente, Haut zu nennen sind. BABINSKI spricht von physiopathischen Störungen und faßt sie als reflektorisch vermittelte Störungen auf, und lehnt die Psychogenese derartiger Störungen ab, OPPENHEIM betont die Psychogenese. Ich glaube, daß ein psychogenetischer Faktor angenommen werden muß. Allerdings mag es sich nicht nur um die Wirkung des Affektes, sondern auch um die Wirkung fixierender psychischer Momente handeln. Allerdings ist die Frage, bezüglich derer mir eigene Erfahrung nicht zu Gebote steht, noch nicht ausreichend geklärt. Ich glaube, daß es jedenfalls am zweckmäßigsten ist, von der körperlichen Wirkung des Affekts zu sprechen. (Literatur bei SCHELVEN.)

b) Affektfixierungen und Neurosenlehren.

α) Die Neurose als Produkt der Willenseinstellung.

Bedeutsamer für die Krankheitsentstehung als der einmalige Affekt sind aber jene Vorgänge, welche wir unter der Bezeichnung der Neurotischen zusammenfassen. Psychogene Beeinflussung organischer Apparate ist noch nicht eine Neurose. Zur Entstehung der Neurose führen erst bestimmte Einstellungen des Gesamtindividuums, welche die verschiedenen Neurosenlehren bald als willens-, bald als triebmäßig bezeichnen. Vorläufig formulierend sagen wir, daß Zweckbestrebungen irgendwelcher Art hinzutreten müssen. Die akute psychogene Entstehung eines Symptoms und dessen durch psychische Mechanismen bedingte Fixierung ist scharf zu unterscheiden. Schon aus diesen Vorbemerkungen erhellt klar, daß die zwar nicht von Psychiatern, wohl aber von vielen Praktikern vorgenommene Gleichsetzung von Psychogenie und Hysterie durchaus unzulässig ist. Bei der Hysterie handelt es sich um eine Affektfixierung im Dienste bestimmter Absichten oder Wünsche; schon bei der Zwangsneurose sind diese Absichten und Wünsche andersartig.

Aber welche Fülle von Haltungen und Stellungnahmen beeinflussen die Affektäußerungen eines Menschen und, wie noch später auseinanderzusetzen sein wird, auch die neurotischen und organischen Symptome!

Wir können uns mit jenen Anschauungen, welche die Genese der Neurose in Irrtümern und falschen Denkresultaten sieht, nicht befreunden. Es muß eben gefragt werden, warum ein Irrtum eine falsche Ideenverkettung nie durchsetzte und dann kommt man immer auf Willens- oder Triebmäßiges.

BABINSKI stellt die Hysterie der Simulation außerordentlich nahe. Unter den Deutschen steht FORSTER auf dem Standpunkt, Hysterie sei von bestimmter Täuschung nicht allzu weit entfernt. Auch KRETSCHMER, der völlig in unserem Sinne die akute Affektwirkung, die er wohl etwas unzweckmäßig als Reflexverstärkung bezeichnet, von der Fixierung und Bearbeitung geschieden hat, hat den fixierenden Mechanismus recht nahe den bestimmten Zwecken zugesellt. Ähnlich POENITZ, der von einer Zweckreaktion spricht (daselbst die hiehergehörige Literatur). Auch die Grundposition ADLERS, die Neurose entspringe dem Geltungsstreben und bediene sich eines Kunstgriffes, um dieses Geltungsstreben vor sich selbst und anderen durchzusetzen, stellt die genetischen Faktoren der Neurose in die engste Beziehung zum Willensleben. Dem gegenüber betont die Psychoanalyse die Triebhaftigkeit, das Instinktive an der Neurose. Die Neurose ist für sie Folge von besonderen Trieb-(Libido-)Einstellungen, welche mit Erlebnissen einesteils, mit dem Konstitutionellen andernteils in dem engsten Zusammenhang stehen. So weit bewußte Willensvorgänge in die Neurose hineinspielen, sind sie durch triebhaft libidinöse Vorgänge fundiert und erhalten von diesen aus erst ihren eigentlichen Wert. Die psychoanalytische Anschauung weicht von den übrigen in einem sehr wichtigen und bedeutsamen Punkte ab; sie ist durchaus biologisch orientiert. Die psychischen Vorgänge triebhafter Art sind auch unmittelbar körperlich für sie faßbar; die Libido bezeichnet nicht nur die sexuelle Begierde und die ihr psychologisch verwandten Regungen, sondern auch die zugrunde liegenden biologisch hormonalen Vorgänge. Bekennen wir, daß sich diese Anschauung mit der unsrigen deckt. Freilich setzt sie voraus, daß die physiologischen Vorgänge und die psychischen Erlebnisse zueinander in kausalen Beziehungen stehen.

Ganz anders ist die wissenschaftstheoretische Stellung der Adlerschen Anschauungen. Auch Adler spricht zwar von einem organischen Substrat der Psychoneurosen und er versteht darunter die konstitutionelle Organminderwertigkeit, welche er auf eine Minderwertigkeit des Keimplasmas bezieht; doch schreibt er auch äußeren Einflüssen eine gewisse Rolle zu. Diese Organminderwertigkeit wirkt aber seiner Auffassung nach nicht unmittelbar auf den psychischen Ablauf ein, sondern sie vermittelt körperliche Empfindungen der Schwäche, des Leidens, der körperlichen und geistigen Unsicherheit. Die normale kindliche Schwäche und Unsicherheit kommen hinzu. Über diesem psychischen Bestande baut sich ein Minderwertigkeitsgefühl auf, welches Sehnsucht nach Sicherheit und vollkommeneren Leistungen hervorruft, je geringer die Selbsteinschätzung des Kindes, um so höher stellt es sein Ziel, es sucht sich eine brauchbare Attitüde, bildet sich eine Leitlinie, sichert sich durch Vorbauten und Kunstgriffe gegen die Möglichkeit des Versagens, wehrt sich gegen die passive weibliche Rolle, schafft sich den männlichen Protest und sichert sich durch die Neurose gegen die Aufdeckung der Minderwertigkeit vor sich und anderen. Dieses ganze seelische System liegt für Adler außerhalb jeder biologischer Betrachtungsweise; das Psychische im eigentlichen Sinne ist bei ihm der Biologie entrückt, wenn er auch Ohnmachtsanfälle, psychogene epileptische Insulte, Migräne, Neuralgien, Herz- und Leibschmerzen aus der psychischen Haltung entstehen läßt, so ist der Aggressionstrieb oder der Wunsch, die Herrschaft über die Umgebung festzuhalten, doch außerhalb der Biologie. Mit der Psychoanalyse teilt Adler die Auffassung, daß diese Einstellungen aus der Kindheit stammen. Auch Adler mißt den Beziehungen zum Elternhause eine wesentliche Bedeutung zu. Aber es sind für ihn nur psychologische Momente, welche zur Errichtung der Leitlinie dienen. Mit der Psychoanalyse teilt er die Auffassung, daß analogisches und symbolisches Denken für die geistigen oder körperlichen Erscheinungen der Neurose bedeutsam sei; aber für ihn sind es nur seelische Kunstgriffe und Finten, welche zu der Erreichung eines bestimmten Zweckes und zur Befriedigung der Herrschsucht und des männlichen Protestes dienen. Die einzelnen Äußerungen der Psychoneurose sind nach Adler letzten Endes nur einfühlbar verständlich; eine kausale Bedeutung kommt ihnen nicht zu. Dieses System gibt in klarer und ausgearbeiteter Form den Typus einer Neurosenauffassung wieder, einer unbiologisch gerichteten Psychologie, welche die Ganzheit und Einheitlichkeit der Persönlichkeit betonen, den verständlichen Zusammenhängen von Jaspers in einer etwas einseitig gerichteten Weise nachgeht, ohne den Versuch zu machen, die verständlichen Zusammenhänge kausal zu definieren. Die allgemein psychologischen Fragen, inwieweit es berechtigt sei, in einseitiger Weise das Macht- und Geltungsstreben in das Zentrum des Erlebens zu stellen, ist eine Frage, welche uns an dieser Stelle nicht näher zu beschäftigen braucht.

β) Die Neurose als Triebeinstellung.

Wir wenden uns nun jener grundsätzlich anderen Betrachtungsweise zu, welche die psychischen Vorgänge unter biologischem Gesichtspunkt betrachtet. Hauptvertreter dieser biologischen Betrachtungsweise ist FREUD; seine Lehre, die Psychoanalyse, sei jetzt unter diesem prinzipiellen Gesichtswinkel eingehender betrachtet. Der Libidobegriff steht im Zentrum der Theorie. Libido ist psychische Energie, welche durchaus körperlichen Energien vergleichbar ist und mit ihnen Umsetzungen eingehen kann. Die Psychoanalyse untersucht vorwiegend sexuelle Energien, Libido. Jeder Trieb hat auch ein Triebziel. In jedem seelischen Vorgang sind Triebenergien enthalten. Die Neurose beruht auf besonderen Triebkonstellationen, auf einer unzweckmäßigen Verwendung der Libido. Grundbegriff ist hier wiederum die Verdrängung. Jeder Trieb strebt nach der Befriedigung. Ist die Befriedigung des Triebes unmöglich, so muß die Triebenergie in anderer Weise erledigt werden. Das ist im allgemeinen möglich, wenn das Erlebnis bewußt ist; dann kann innerhalb des Bewußtseins die erübrigte Triebenergie anderen Zielen zugewendet werden. Anders, wenn Verdrängung einsetzt, d. h., wenn das Individuum von dem Triebziel aus moralischen ästhetischen Gründen, von dem Ideal her, das es von sich selber hat, nichts wissen will. Dann wird das Erlebnis aus dem Bewußtsein gedrängt, die Energie, welche dem Erlebnis anhaftet, ist dem Bewußtsein entzogen und wird zu anderer Verwendung frei; sie kann unmittelbar in körperliche Erscheinung umgesetzt werden (Konversion)! (vgl. zur Konversionslehre die experimentellen Studien von DEUTSCH). Das verdrängte Erlebnis bleibt, nach psychoanalytischer Terminologie, im Unbewußten und setzt fortwährend die Energie, welche ihm zukommt, entweder nur in körperliche Erscheinungen oder in Vorstellungen und Bilder, welche eine innere Verwandtschaft oder eine zufällige Beziehung (räumlich, zeitlich) zu dem ursprünglich verdrängten Erlebnis haben. Es erscheinen dann symbolische Vertretungsgebilde im Bewußtsein. Wirklich erledigt werden kann nach Anschauung von BREUER und FREUD nur das, was voll im Bewußtsein ist; ein nicht voll bewußtes Erlebnis bleibt als ein Apparat im Unbewußtsein bestehen, welcher Triebenergien in unzweckmäßiger Weise dirigiert (Gelegenheitsapparat nach BLEULER). Wenn ein verdrängtes psychisches Erlebnis in einen hysterischen Anfall konvertiert wird, so bedeutet die heftige Energieentladung des hysterischen Anfalles doch kein eigentliches Abreagieren, denn das verdrängte Erlebnis bleibt als Sammler und Energieverteiler im Unbewußten bestehen. Aufgabe einer Psychotherapie wäre es nun, das Erlebnis aus der Verdrängung zu heben und damit eine zweckmäßigere Energieverteilung herzustellen.

Die Verdrängung wird nach psychoanalytischer Lehre von triebhaften Kräften besorgt; sie geht vom Ich, resp. vom Ichideal aus. Das Verdrängte ist wiederum ein Erlebnis, das Triebkräfte bindet. Also gleichfalls vom Triebhaften her nach einer Erledigung strebt, die ihm verwehrt wird. Der ganze Vorgang ist nach analytischer Grundauffassung energetisch zu fassen. Wenn an Stelle des unbewußt gebliebenen Verdrängten im Bewußtsein ein anderes Bild erscheint, das entweder symbolisch oder durch individuelle Zwischenerlebnisse dem ursprünglich gemeinten verwandt ist, so ist nach psychoanalytischer Lehre wiederum nur eine Verschiebung in den Triebenergien eingetreten. Energie ist zu einem anderen psychischen Bestandstück abgeleitet worden. Es handelt sich um etwas Ähnliches, um etwa ein anorganisches Gleichnis zu nehmen, um eine andere Verteilung der elektrischen Energie, wenn in der einen Schleife der Widerstand zu groß geworden ist. So weit die ursprüngliche BREUER-FREUDsche

Lehre, die jedoch bald insoferne eine Abänderung erfuhr, als der Beginn der neurotischen Störungen von den aktuellen Erlebnissen weg in eine frühere Kindheit verlegt werden mußte. Die Zwischenphasen der Entwicklung der Lehre darzustellen, ist hier nicht meine Aufgabe. Der Grundgedanke der heutigen Lehre ist folgender: Die Triebhaftigkeit — für die Psychoanalyse ist der faßbare Anteil der Triebhaftigkeit zum größten Teil libidinöser Art — macht eine stufenweise Entwicklung durch, welche ihren ersten Abschluß um das fünfte Lebensjahr herum erreicht. Jede der Einzelstufen dieser Entwicklung kann entweder aus konstitutionellen Gründen oder infolge der Verstärkung durch besondere Erlebnisse eine besondere Vertiefung erfahren, welche zunächst nicht im Erleben hervortreten muß. Jede dieser Entwicklungsstufen hängt mit Partialtrieben der Sexualität zusammen. Sie werden also durchaus triebpsychologisch definiert und haben neben der psychologischen auch eine physiologische Bedeutung. Das aktuelle Trauma wirkt nun nach der gegenwärtigen Lehre derart, daß die Libido oder allgemein die psychische Energie deswegen nicht zur Befriedigung kommen kann, weil psychische oder reale Hindernisse sich in den Weg stellen. Die nicht abgeführte Energie wird rückgestaut in die bereits verlassenen Kanäle der kindlichen Sexualität, der Partialtriebe. An jenen Stellen, welche wir als Fixierungsstellen bezeichnet haben, wird nun die rückgestaute Energie am leichtesten durchbrechen können. Es würden sich Erlebnisse dieser Stufe ins Bewußtsein drängen und zur triebhaften Befriedigung auffordern, wenn nicht eine neuerliche Verdrängung das eigentlich gemeinte wiederum symbolisch entstellen würde, so daß nur eine teilweise, eine Ersatzbefriedigung möglich ist. Ganz allgemein stellen sich die Produkte der Neurose dar als symbolische Ersatzbefriedigungen auf infantiler Stufe. Die Energien, welche die Neurosen erzeugenden Erlebnisse haben, stammen also aus dem Triebhaften, welches durch die verschiedenen Verdrängungen gestaut wurden. Oder von einer anderen Seite her formuliert, ist die Wirksamkeit eines aktuellen Konfliktes auch determiniert durch vorangegangene Verdrängungen. Das Einzelbild der Gegenwart erhält Energien von früheren verdrängten Vorstellungen, welche irgendwie zu diesem Einzelbilde Beziehungen haben. Oder mit nicht psychoanalytischen Nomenklatur ausgedrückt, der Wirkungswert eines Erlebnisses stammt zum Teil aus dessen Vergangenheit. Ganz allgemein wird durch die Psychoanalyse in ihrer heutigen Form das einzelne Erlebnis seiner Neurose machenden Kraft entkleidet. Vielmehr entsteht die Neurose aus den Infantilsituationen heraus und allen jenen Momenten, welche über die Infantilsituation aufgebaut wurden. Alle diese Dinge spielen sich nach psychoanalytischer Lehre im Unbewußten psychisch ab und es ist kein Zufall, daß diese Lehre von der Neurose einesteils das unbewußt Psychische als auch anderseits das Triebhafte betont. Selbst für die Willenshandlung wird den triebhaften Faktoren eine entscheidende Bedeutung zugemessen. Ebenso selbstverständlich ist es, daß die Psychoanalyse letzten Endes alles durch körperliche Regungen ausdrückt. Also es ist eine Lehre vom triebhaften, unbewußten Körperlichen. Die Neurose stammt aus dem Unbewußten und bezieht auch daher ihre Kräfte, sei es nun, daß diese psychische Krankheitserscheinungen bewirken, sei es, daß sie durch Konversion unverwendeter Libido körperliche Erscheinungen hervorrufen.

Einige Worte über die Hypnose seien angefügt. Man kann die Wirkungen der Hypnose gleichsetzen den Wirkungen, welche akute und chronische Affektwirkung — sei diese nun neurotisch bedingt oder nicht — auf den Organismus hat. Nach übereinstimmender Meinung ist der Mechanismus, welcher dem Worte des Hypnotiseurs die mächtige Beeinflussung des Körpers des Hypnotisierten ermöglicht, dem Mechanismus der Neurose gleichzusetzen. So z. B. führen

Freud und Ferenczi die Hypnose auf infantil-erotische Triebeinstellungen zurück. Es ist also aber die Hypnose mit ihren mächtigen Wirkungen auf den Körper mittels ähnlicher Mittel zu verstehen, wie die Neurose und sie unterliegt der gleichen grundsätzlichen Betrachtungsweise wie diese (wenigstens in diesem Zusammenhang).

γ) Die Psychotherapie.

Die Methoden der Psychotherapie sind natürlich grundsätzlich verschieden, je nachdem sich Psychotherapie an Willen oder Trieb wendet. Jene Psychotherapie, welche sich an das Bewußtsein wendet, wird entweder Motive setzen, die Krankheit, die Neurose aufzugeben, oder sie wird von der Nachteiligkeit, der Unzweckmäßigkeit der Neurose zu überzeugen versuchen (Persuasionsmethode). Individualpsychologische Therapie wird darin bestehen, daß man den Patienten zur Einsicht der Kniffe und Finten, derer er sich bedient, hinleitet. Der Patient muß lernen, die aus dem Minderwertigkeitsgefühl entspringenden erhöhten Anforderungen an die eigene Person aufzugeben.

Auch die psychoanalytische Therapie strebt Einsicht des Patienten an, aber nur dadurch, daß sie die Verdrängung beseitigt. Nach ihrer Grundanschauung kann dann das im Bewußtsein aufgetauchte Verdrängte, auch ohne daß besondere Belehrung stattfindet, vom Ich in entsprechender Weise verarbeitet werden. Das triebhafte Unbewußte wird also nur durch die Bewußtmachung des Unbewußten beeinflußt.

Eine merkwürdige Mittelstellung nimmt die Hypnose ein. Es sind sich ja die meisten Autoren darüber einig, daß die Hypnose sich an das Affektive, an das Triebleben wendet. Ebenso wie die Suggestion, welche ja als das Grundphänomen der Hypnose betrachtet werden kann. Hier sind es also affektive Triebkräfte, welche bewertet werden. Hypnose und Suggestion wären demnach therapeutische Methoden, welche sich an das Triebhafte wenden. Die Couésche Methodik, welche die Autosuggestion betont, ist nur eine Variante der Suggestionstherapie. Die Hypnose kann nun in doppelter Weise verwendet werden. Man kann sie dazu benützen, um vom Patienten Verdrängtes zu erfahren. Dann wäre die Hypnose nur technisches Hilfsmittel der Psychoanalyse, doch hat sich im allgemeinen herausgestellt, daß dieses technische Hilfsmittel nicht geeignet ist, die tiefsten Verdrängungen zu beheben, so daß die Hypnose als ausschließlich technisches Hilfsmittel nur den ersten Phasen der Entwicklung der Psychoanalyse zugehört. Man kann aber die Hypnose auch verwenden, indem man Krankheitserscheinungen direkt zu beeinflussen trachtet. D. h. die Hypnose ist hier nur eine besonders zugespitzte Suggestion. Woher die Hypnose ihren Wirkungswert bezieht, ist ja hier nicht Gegenstand der Erörterung. Aber die Hypnose wirkt als psychisches Agens auf ein nicht funktionierendes Organ. Sie könnte allerdings sozusagen den Wirkungswert neurotischer Erlebnisse kompensieren, die Wirksamkeit des neurotischen Erlebnisses entkräften. Dementsprechend kann die hypnotische Suggestion sich richten gegen die psychischen Momente, welche zur Organerkrankung geführt haben, so weit diese bekannt sind, oder auch gegen das erkrankte Organ selbst. Daß letzteres möglich ist, geht ja unter anderem auch daraus hervor, daß die Hypnose nicht nur Organe in Funktion setzen kann, welche durch psychischen Einfluß geschädigt wurden, sondern auch solche, welche organisch erkrankt sind. Das klassische Beispiel hiefür ist, daß der postenzephalitische Parkinsonismus, wenn auch nur vorübergehend, durch Hypnose weitgehend beeinflußbar ist. Hypnose und Suggestion wenden sich also näher an das Triebhafte als an das

Willensmäßige und nur jener Therapeut wird im allgemeinen von der Hypnose reichlicher Gebrauch machen, welcher den Ursprung der Neurose nicht sucht in Willensvorgängen des Patienten, sondern in seinen triebhaften Einstellungen.

Die Analyse sieht ja die psychischen Folgen als kausal bedingte an, das Psychische scheint sich hier nicht nur enge mit dem Physischen zu berühren, sondern psychische und physische Kausalität greifen für sie in eines zusammen. Letzten Endes hängt auch diese Auffassung der Analyse mit den neutralen Stellungen zusammen, welche der Triebbegriff in ihr hat.

Fassen wir die Hypnose als Triebphänomen auf, so wird man wiederum dem Psychischen als solchem kausale Bedeutung zuschreiben können.

δ) Die Neurose als bedingter Reflex.

Die Darstellung, die ich gegeben habe, stellt das Psychische mit psychologischen Terminis dar. Es gibt aber Forscher, welche den Dingen näherzukommen glauben, wenn sie sie in einer physiologischen Terminologie darstellen. Sie gehen von dem Begriff des Reflexes aus und legen diesen die Erörterungen zugrunde. Neben den Reflexen in gewöhnlichem Sinne werden individuelle und bedingte Reflexe unterschieden. Das Pferd reagiert nicht auf die am Boden liegende Peitsche, wohl aber auf die geschwungene. Es reagiert auf Grund von Erfahrungen, die es früher einmal gemacht hat. Es hat auf Grund dieser Erfahrungen einen individuellen Reflex gebildet. Pawlow und seine Schüler haben unter diesen Gesichtspunkten die Speicheldrüsensekretion untersucht, Bechterew und seine Schüler haben Bewegungsreflexe an Stelle der Sekretion der Untersuchung unterzogen. Läßt man während der elektrischen Reizung des Beines eines Tieres mit bestimmtem motorischem Effekt irgend einen Sinnenreiz, etwa einen Ton einwirken, und läßt später den Ton allein ertönen, so bringt dieser Ton die motorische Reaktion hervor, ohne daß eine entsprechende Reizung stattfindet. Hiebei ist es notwendig, daß der Sinnenreiz einige Male mit der elektrischen Reizung und Bewegung mehr oder weniger zusammenfällt oder ihm einige Male in einem geringen Zwischenraum vorangeht oder nachfolgt. Der Bewegungsakt (und in anderen Fällen der Sekretionsakt) kann ein angeborener Reflex, aber auch eine erworbene Reaktion sein. Wenn ein Schall mit der Bewegung eines Beines kombiniert wird, welcher durch elektrische Reizung hervorgerufen ist, so wird der betreffende Schall nach zwei bis drei Kombinationen dieselbe Bewegung der Extremität und alle Nebenwirkungen hervorrufen, welche während der elektrischen Reizung stets gefunden werden: Umdrehungen des Körpers wie der gereizten Seite, allgemeine Unruhebewegungen. In den ersten Tagen ist der indirekte Reflex nicht dauerhaft und nicht beständig. Anfänglich ist der Reflex auch generell, er erfolgt nicht nur auf einen bestimmten Ton hin, sondern jeder kann ihn hervorrufen. Erst später wird der Reflex differenziert und tritt jetzt nur mehr auf einen bestimmten Ton hervor und besteht nur in einer mäßigen Bewegung. Die Bedeutsamkeit dieser Forschungen, besonders der Pawlows, ist voll anzuerkennen. Sie klären uns in exakter Weise über die Faktoren der Gewöhnung auf. Beritoff verfolgte mit Glück die Beziehungen zur allgemeinen Hirnphysiologie. Niemand wird die Bedeutsamkeit des Gewöhnungsfaktors für die Genese der Neurose unterschätzen. Aber das Grundphänomen, von welchem diese experimentellen Analysen ausgehen, ist keineswegs geeignet, die Psychologie zu erklären. Es bedarf vielmehr selbst psychologischer Deutung. Im wesentlichen handelt es sich darum, daß Stellungnahmen nicht gegenüber Einzelnen, sondern gegenüber der Gesamtsituation erfolgen. Die Gesamtsituation zwingt dem Tiere die Haltung auf. Und diese

Gesamthaltung tritt immer wieder ein, wenn ein Teil der Situation auftaucht. Das scheint mir in der Tat ein sehr wichtiges Ergebnis zu sein, aber derartiges beobachten wir in der Neurosebehandlung alltäglich und können dort auch die psychische Ursache feststellen. Die höhere Stufe ist eben die Gesamtsituation zu zerlegen und sich den Einzelheiten zuzuwenden. Nach unseren allgemeinen Formulierungen besteht ja die Neurose in fehlerhaften Haltungen, es werden durch frühere Situation Haltungen aufgezwungen, welche nun als Teilstriche der gegenwärtigen Situation gegenüber angenommen werden, trotzdem sie nicht mehr zweckmäßig sind. Freilich muß es fixierende Momente für diese Gesamtsituation geben. Diese sind aber entweder in Affekten oder in der Gewöhnung zu suchen. So illustriert uns der Grundversuch des bedingten Reflexes die neurotische Situation. Eine einmal gegebene Haltung tritt ein, wenn nur ein Teilstück der Situation wiedergegeben ist, weil die Haltung fixiert wurde. (Die entgegengesetzte Störung ist aber gleichfalls für die Neurose bedeutsam, eine Situation ruft nur dann eine bestimmte Haltung hervor, wenn sie auch in unwesentlichen Einzelheiten entspricht — sie ist in den Versuchen über bedingte Reflexe auch vertreten!) Gewiß kann das Studium der bedingten Reflexe die Hirnbeziehungen der neurotischen Situation klären. Psychologische Erkenntnisse liefert uns jedoch das Studium der bedingten Reflexe nicht, wofür PAWLOW selbst volle Einsicht hat. Wir müssen im Gegenteil unser Wissen an die bedingten Reflexe heranbringen. Wie es denn überhaupt ein Irrtum ist, zu meinen, aus Reflexen ließe sich das höhere Geistesleben aufbauen. Nicht einmal die Handlung kann so verstanden werden. Die Handlung bedient sich der Reflexe, setzt sich aber nicht aus solchen zusammen. Bauen wir das Seelenleben aus Reflexen auf, so legen wir in den Begriff des Reflexes etwas Psychisches hinein, von dem wir aber nur von der Psychologie her Erkenntnis haben. Es hat demnach keinen Sinn, Psychisches unter dem Gesichtspunkt des Reflexes zu betrachten. Die bedingten Reflexe der Reflexologie BECHTEREWS sind psychische Haltungen, deren psychischer Charakter durch die Nomenklatur verschleiert werden soll.

c) Einteilung der Affektfixierungen.

Machen wir uns schematisch noch einmal die Möglichkeiten klar, unter denen eine Wirkung von Affekten auf den Körper möglich ist. Wir haben zu unterscheiden: I. Die Wirkungen der Affekte als solche, die entweder auf einen körperlich kranken oder körperlich gesunden Organismus treffen können. Die Wirkungen dieser Affekte können entweder reversibel sein oder nicht reversibel. Die Grenze zwischen organisch krank und gesund ist natürlich eine fließende. Auch muß mit einer verschiedenen konstitutionellen Ansprechbarkeit gerechnet werden. Die organische Wirkung von Affekten kann selbstverständlich auch dann nicht als Neurose bezeichnet werden, wenn der Affekt irreparable Schädigungen setzt. So muß man scharf zwischen den Wirkungen des Schrecks als solchem (etwa plötzliches Ergrauen) und der Schreckneurose scheiden. II. Von einer Neurose sprechen wir dann, wenn Affekte fixiert sind. Auch solche fixierte Affekte können entweder auf einen normalen oder auf einen krankhaften Organismus einwirken, die konstitutionell verschiedene Ansprechbarkeit besteht selbstverständlich auch hier zu Recht, auch hier können die Veränderungen reversibel oder nicht reversibel sein. Unter den Formen der Affektfixierung können wir im groben folgende unterscheiden: 1. Aktualneurosen, in denen die aktuelle Schwierigkeit den wesentlichsten Faktor darstellt. Nach FREUD, dem ich durchaus hierin folge, handelt es sich um sexuell-libidinöse Schädlichkeiten. Die Haupterscheinungsform dieser Aktualneurose ist die Angst. Beseitigung der aktuellen Schädlichkeit pflegt meistens die Neurose rasch zu beseitigen. Begreiflicherweise hat gerade die Angst starken Abfluß in das Körperliche. Wird die aktuelle Schädlichkeit nicht beseitigt, so kommt es zu einer Unterstützung der aktuellen Schädlichkeiten durch die Schwierigkeiten der Vergangenheit. 2. Aus der Aktualneurose wird eine Neurose schlechthin, wobei wiederum zunächst die Angst in der Erscheinungsform der Neurose überwiegt, und wir kommen a) zu dem Bilde der Angstneurose, zu den Phobien u. dergl. m. Die verschiedenen Formen der Platzangst, Brückenangst, Gehangst gehören hieher. Infantile Erlebnisse spielen hier eine entscheidende Rolle. Häufig sieht man an Stelle des eigentlichen Bildes der Angstneurose die Angsthysterie. b) Die Hysterie müssen wir als weitere Gruppe im Bereiche der Neurosen bezeichnen. Eine Definition hysterischer Erkrankungen zu geben, ist zweifellos schwierig. Das Zweckhafte in den hysterischen Erscheinungen tritt stärker hervor, das Individuum klammert sich in den Phantasien und in der Wirklichkeit an Liebesobjekte, einer stark ausgesprochenen sexuellen Bedürftigkeit stehen mächtige Hemmungen gegenüber, welche zu Verdrängungen führen. Sexualleben und Triebleben sind auf einer hohen Stufe der Entwicklung. Das Unterdrückte stellt sich in Form von Halluzinationen und von körperlichen Erscheinungen dar (Konversion). c) Die Zwangsneurose ist formal charakterisiert durch Impulse und in Gedanken verwandelte Impulse, welche sich dem Individuum gegen den Willen immer wieder aufdrängen. Offenbar handelt es sich um verdrängte und unerlaubte Regungen, welche denn auch in den Zwangsgedanken bisweilen in unentstellter Form erscheinen. Freilich sind diese ursprünglichen Regungen sehr häufig entstellt. Die Triebstufe der Zwangsneurose ist eine sadistisch-anal-homosexuelle und die Triebhaftigkeit der Zwangsneurose ist primitiver als die der Hysterie.

Es ist fraglich, ob man den drei Gruppen Hysterie, Phobie, Zwangsneurose noch eine vierte zur Seite stellen kann, nämlich die d) Organneurosen. Es wären das solche Neurosen, welche ihren psychischen Konflikt besonders an einem Organ darstellen und diese Darstellung mehr oder minder hartnäckig festhalten, wobei freilich dieses Organ besondere Ausdrucksmittel zu gewinnen pflegt und begreiflicherweise auch besonders gefährdet ist, organisch verändert zu werden. Es ist ungeklärt, welchen besonderen psychischen Bedingungen eine solche Organneurose ihre Entstehung verdankt, der Mechanismus ist jedenfalls dem der Hysterie ganz nahe verwandt. Hier mag es lehrreich sein, sich zu vergegenwärtigen, welcher Unterschied zwischen der hysterischen Lähmung, der hysterischen Sensibilitätsstörung auf der einen und einem hysterischen Ödem oder einem hysterischen Speichelfluß auf der anderen Seite besteht. Die erstgenannten Erscheinungen pflegt man im allgemeinen als nicht organisch bedingt anzusehen, sie werden nicht ernst genommen, während der hysterische Speichelfluß, das hysterische Ödem als organisch gewertet zu werden pflegen. Aber es ist sicherlich nicht richtig, beide Erscheinungsreihen schematisch voneinander zu trennen. Auch die vegetativen Erscheinungen sindim Sinne unserer Ausführungen von Vorstellungen und Gedanken geleitet. Wir haben allen Grund anzunehmen, daß auch bei der hysterischen Lähmung organische Apparate — Hirnapparate — beteiligt sind, daß dies nicht im gewöhnlichen Sinn gewollt ist. Besonders scheint mir das von den Sensibilitätsstörungen zu gelten. Denn den hysterischen Druckpunkten dürften Veränderungen entsprechen, die bis zur Peripherie gehen. Ebenso auch die hysterischen Kopfschmerzen. Bezüglich der hysterischen Lähmung ist übrigens auf die Untersuchungen von DI GASPEROS zu verweisen die zeigen, daß vasovegetative Störungen mit ihr verbunden sind (Fehlen vasomotorischer Reaktionen). (Vgl. hiezu auch den Absatz über BABINSKIS physiopathische Störungen.) Von den Organneurosen leitet die Fragestellung über zu dem psychischen Anteil an den sogenannten organischen Erkrankungen.

3. Den Neurosen sind die Perversionen beizuordnen. Wahrscheinlich handelt es sich bei diesen um das Endresultat infantiler Neurosen oder, anders ausgedrückt, um das Resultat kindlicher Triebfixierungen, wobei die konstitutionelle Grundlage von wesentlicher Bedeutung sein dürfte.

4. Den Neurosen und Perversionen müßte man die Psychopathien beiordnen. Inwieweit sie Resultat von Neurosen sind (infantiler), steht hier nicht in Frage. Die ausgebildete Psychopathie hat hier insoweit ein Interesse, als sie einesteils die besondere Ausbildung gewisser Affekte leichter ermöglicht und andernteils auch die Vorbedingungen für gewisse Affektfixierungen schafft.

Zwei wichtige Punkte müssen besprochen werden. Wir sehen nicht selten die Kombination neurotischer und organischer Symptome. Krankheiten wie die multiple Sklerose pflegen ja besonders zu Beginn sehr häufig von neurotischen Erscheinungen überlagert zu werden. Wie haben wir uns dies Zusammentreffen, auf das Bauer und Pötzl besonders hingewiesen haben, zu erklären? Pötzl hat gezeigt, daß das organische Symptom den neurotischen Tendenzen als Material und Kristallisationspunkt dient. Der neurotische Krankheitswille bedient sich des organischen Symptoms als Darstellungsmittel. Aber selbst in jenen Fällen, in welchen das klinische Symptom nicht als hysterisch gewertet werden kann, können die neurotischen Tendenzen im erkrankten Organ ihre Befriedigung finden. Kommt dann die Krankheit zur Abheilung, so können die neurotischen Tendenzen weiter am Organ ihre Erfüllung finden und das Krankheitssymptom bleibt auf neurotischer Grundlage bestehen. Es wäre hier an gewisse Keuchhustenfälle zu erinnern. Es ist aber eine offene Frage, ob und inwieweit der Heilungsverlauf durch eine solche neurotische Stellungnahme abgeändert werden kann. Jedenfalls kommt durch die organische Erkrankung grundsätzlich nichts Neues in die Klassifizierung der Neurosen.

Das Wesentliche ist auch bei der Kombination sogenannter organischer und neurotischer Krankheitssymptome immer nur die neurotische Haltung, welche in irgend eine der oben genannten Gruppen eingereiht werden kann. Es ist natürlich ein Problem für sich, inwieweit vom Organischen her neurotische Haltungen erzielt werden können, das ist jedoch ein Problem, das zu den Problemen des Wirkungswertes gehört, die ich ja oben erörtert habe.

III. Wirkungen der Affekte auf den Organismus kommen natürlich nicht nur bei den Normalen und Neurotischen vor, sondern auch bei den Psychotischen. Die Geisteskrankheit gilt nach den herrschenden Anschauungen als organisch bedingt. Ich kann mich hier mit dieser Anschauung, die ich nicht ohne weiters teile, im einzelnen nicht auseinandersetzen. Wir wollen uns nur zunächst ein Schema vor Augen halten, über die Formen der Geistesstörung und über ihre Bedeutungen für die Affektfixierungen und für die Wirkungen der Affekte auf den Körper. Wir haben zu unterscheiden zwischen den symptomatischen Psychosen, welche wir wiederum in die toxischen und infektiösen gliedern können; als Beispiel für die toxischen sei das Atropindelir, für die infektiösen das Fieberdelir und die postinfektiöse Amentia genannt. Weder die eine noch die andere Gruppe bietet von unserem Standpunkt aus ein besonderes Interesse.

Die Psychosengruppe des manisch-depressiven Irreseins ist insoferne bedeutsam, als wir umschriebene Veränderungen am Blutdruck in den manischen und in den depressiven Zuständen finden. Gleichzeitig sind auch ausgesprochene Veränderungen in bezug auf den Stoffwechsel, das Gewicht u. dgl. nachweisbar. In den Depressionen findet man Magen- und Darmstörungen ausgesprochen. Wir haben die Möglichkeit, diese körperlichen Veränderungen als sekundäre Wirkungen der veränderten Affektivität zu bezeichnen, aber wir müssen auch die Möglichkeit in Betracht ziehen, daß diejenige biologische Veränderung, welche das An-

und Abschwellen und die periodische Wiederkehr der manischen und depressiven Zustände macht, gleichzeitig auch eine Veränderung in dem vegetativen System setzt. Einen Gesichtspunkt, den insbesondere Reichardt betont hat. Anderntteils kennen wir die hemmende Wirkung depressiver Affekte auf die Magensaftsekretion, die Beziehung depressiver Affekte zum Blutdruck u. dgl. m., und wir haben keine Veranlassung, anzunehmen, daß der die Krankheit beherrschende depressive Affekt den Körper weniger wirksam beeinflußt als der sogenannte normale.

Die dritte Gruppe der psychischen Störungen, die Schizophrenie, verdient hier ein besonderes Interesse. Ödeme, Hirndruck sind im Verlauf dieser Erkrankung nicht selten. Spannungszustände der Muskulatur erscheinen. Eigenartige Pupillensymptome, eigenartige Abänderungen der Gefäßreflexe treten auf. Hirnschwellung wird beobachtet. Wiederum Reichardt hat es wahrscheinlich gemacht, daß sich biologische Veränderungen in den vegetativen Zentren des Zwischenhirns und Hirnstammes abspielen. Störungen der endokrinen Systeme, besonders des genitalen, sind nach dem heutigen Stand der Forschung überaus wahrscheinlich, ja fast gesichert. Die Besonderheit des vasovegetativen Systems findet in dem Körperbau, besonders in den sog. dysplastischen Spezialtypen Kretschmers, seinen klaren Ausdruck. Aber auch hier muß die Möglichkeit erwogen werden, ob nicht manche der körperlichen Veränderungen aus den psychischen Erlebnissen erfließen, deren Wirkungswert freilich wiederum von der besonderen Funktionsweise des Zwischenhirns und der besonderen endokrinen Form abhängen mag.

Schließlich sind die organischen Hirnerkrankungen zu erwähnen. Durch Abänderungen des zerebralen vegetativen Apparates machen sie wesentliche Erscheinungen am Organismus und es ist denkbar, daß die Abänderung des gleichen Apparates den Wirkungswert psychischer Erlebnisse weitgehend abändert.

Fassen wir in Form einer Tabelle das hier Gesagte zusammen, so kommen wir zunächst zur allgemeinen Aufstellung

reversibel ╲		╱ am normalen Organ
	Affektwirkung	
irreversibel ╱		╲ am pathologischen Organ

I. Wirkungen akuter Affekte.

II. Wirkungen fixierter Affekte.
Formen der Affektfixierungen:
1. Aktualneurose.
2. Große Neurosen.
   a) Phobie;
   b) Hysterie;
   c) Zwangsneurose;
   d) Organneurose.
3. Perversionen.
4. Psychopathien.

III. Die Affekte bei Geistesstörungen:
1. Symptomatische Psychosen.
2. Manisch-depressive Psychosen.
3. Schizophrenie.
4. Organische Hirnerkrankungen.

Ich weiß sehr wohl, daß die tabellarische Darstellung dieser Dinge logisch unvollkommen ist. Denn es handelt sich, wie aus dem Text hervorgeht, fast nirgends um einfache Beiordnungen und Unterordnungen. Andernteils sind besonders im Abschnitt II die einzelnen Zuordnungen logisch einander nicht gleichwertig. Aber immerhin hoffe ich, daß die Tabelle die Übersicht erleichtert.

d) Die Einwirkung der Psyche auf Krankheit und Symptom, besonders im Gebiete der Neurologie und Psychiatrie.

Es ist ein Problem, wie denn die Symptomatologie organischer Erkrankungen zustande komme. Das, was der Arzt als Symptome organischer Erkrankungen zu sehen bekommt, ist bereits Produkt einer weitgehenden psychischen Bearbeitung, wenigstens wenn er Symptome auf dem Gebiet der Sensibilität und der Motilität vor Augen hat (vgl. hiezu übrigens Bleuler, mit dessen Ausführungen die hier vertretenen Anschauungen weitgehende Verwandtschaft haben). Die Schmerzphänomene müssen eine Reihe von psychischen Zensuren passieren, bevor sie ihren endgültigen Ausdruck finden. Der Arzt ist im allgemeinen zu sehr geneigt, denjenigen Patienten, der seinem Schmerz nachgibt, bereits als neurotisch zu bezeichnen. Gerade auf dem Gebiete der Neurologie tritt uns diese Problematik stets entgegen. Es ist bekannt, daß gewisse organische Symptome mit starkem Willen kompensiert werden können. So etwa senile Gangstörungen, zerebellare Gleichgewichtsstörung u. dgl. mehr. Das nicht Aufbringen des Willens zur Kompensation ist keineswegs schon als Hysterie zu bezeichnen.

Für Knochenerkrankungen, die Überwindung von Schmerzen fordern, wenn die Funktion ausgeführt werden soll, ist dieser Standpunkt von Bedeutung. So wurden Osteomalazische geringeren Grades, welche den Willen zur Kompensation ihrer Schmerzen beim Gehen nicht aufbrachten, sehr häufig fälschlich als Hysterien diagnostiziert. Bei allen Erkrankungen, welche sich auf die Leistung beziehen, spielt ferner der Faktor der Übung und Gewöhnung eine sehr große Rolle. Man wird wohl nicht umhin können, die Faktoren: Stellungnahme, Übung und Gewöhnung bei der Beurteilung der Symptomatologie organischer Erkrankungen zu berücksichtigen. Alle diese Faktoren werden aber schließlich und endlich doch irgendwie das erkrankte Organ beeinflussen können, wenn auch zunächst zwischen der psychischen Beeinflussung des Organs, resp. der Erkrankung und der psychischen Beeinflussung der Funktion, resp. des Symptoms geschieden werden muß.

Dieses Buch kann ja natürlich der Frage der Psychogenese der Neurose ebensowenig nachgeben, wie der Frage nach der psychischen Beeinflussung und Entstehung der Nerven- und Geisteskrankheiten, denn das hieße ja fast die gesamte Problematik der Neurologie und Psychiatrie aufrollen. Denn gerade diese beiden Spezialgebiete sind mit der Frage nach der psychischen Bedingtheit organischer Symptome auf das engste verwachsen. Aber gerade an diesen Störungen können auch die grundsätzlichen Fragestellungen noch einmal klar erkannt werden und deshalb seien hier einige Punkte herausgehoben.

Man kann sagen, daß schon die normale Wahrnehmung eine unendliche Fülle von Stellungnahmen und Gesamtreaktionen enthält. Hier kann etwa auf die Untersuchungen von Jaensch verwiesen werden, der auf die Bedeutsamkeit der Aufmerksamkeit für Größeneindruck und Tiefenwahrnehmung aufmerksam gemacht hat. Die Erscheinungsweise von peripheren Sinnesdefekten ist von solchen Momenten durchaus abhängig und mitbestimmt. Daß zentrale Wahrnehmungsstörungen diese Abhängigkeiten vom Psychischen in noch viel ausgeprägterem Maße zeigen, ist bekannt. Ich erwähne z. B. nur, daß nach Stauffenberg optisch Agnostische besser erkennen, wenn sie sich spontan einem Erlebnis zuwenden, als wenn sie vor eine bestimmte Aufgabe gestellt werden. Weitzsaecker hat gezeigt, daß die tabische Ataxie neben jenen Fehlern, welche auf die mangelhafte Empfindung zurückzuführen sind, noch solche aufweist, welche nur auf die Gesamtpersönlichkeit bezogen werden können. Die Übungsbehandlung der Tabes verdient vom psychologischen Gesichtspunkt aus nicht weniger Interesse als vom praktischen Gesichtspunkt aus. Die Empfindungsstörung ändert sich ja nicht während der Übungsbehandlung, wohl aber die Verwertung und Ausnützung der Empfindung. Übung und Gewohnheit sind ja zumindest auch psychische Faktoren.

Daß die Spasmen nach Pyramidenbahnläsion von psychischen Momenten sehr stark abhängen, ist altbekannte Erfahrung. Die Abhängigkeit der extrapyramidalen Bewegungsstörungen von psychischen Momenten ist ja allgemein anerkannt. Psychische Erregung steigert die choreatischen Zuckungen und Mitbewegungen. Psychische Momente können den Paralysis agitans-Rigor hervortreten lassen. In noch weit höherem Maße sind die bei den Läsionen des striopallidären Systems beobachteten Antriebsstörungen, handle es sich nun um ein Zuviel oder Zuwenig an Antrieb, durch psychische Momente beeinflußbar. So hat Reinhold die auf Akinese beruhende Mikrographie dieser Kranken durch Hypnose beeinflussen können. Und nun gar die komplizierten Auseinandersetzungen der Gesamtpersönlichkeit mit den striopallidären Läsionen, wie sie uns im Tic und verwandten Hyperkinesen entgegentreten. Hier wird der Bewegungsantrieb unter dem Einfluß von psychischen Faktoren von diesem auf jenes System übergeschaltet. Ja, man kann derartige Kranke durch Hypnose von ihren Symptomen befreien. Diese Dinge im einzelnen zu verfolgen, würde gleichbedeutend sein mit der Aufrollung der Frage nach den Bewegungsstörungen überhaupt, denn es kommt bei jedem Bewegungsausfall, sei er auch peripher bedingt, immer wieder darauf an, wie sich die Gesamtpersönlichkeit mit ihm auseinandersetzt. Die Erwägung, ob nun der Bewegungsentwurf unter neuen Bedingungen geleistet werden könne oder nicht, gilt natürlich auch von den Bewegungsstörungen, welche auf der Schädigung von sensiblen Zuflüssen und von afferenten Bahnen überhaupt beruhen.

Von der Frage der Symptombeeinflussung muß natürlich scharf die Frage der Krankheitsbeeinflussung geschieden werden. Sieht man von den organischen Folgen hysterischer Erscheinungen ab, so ist über psychogene Krankheitsbeeinflussung und -entstehung auf neurologischem Gebiete nur wenig bekannt. Immer wieder hat man den Schreck für die Entstehung der Chorea minor mitverantwortlich gemacht. Jeliffe behauptet meines Erachtens zu Unrecht die Psychogenese der multiplen Sklerose. Auf diesem Gebiete ist also nichts oder nichts Sicheres bekannt. Stekel behauptet die Psychogenese der Epilepsie. Auch hierüber werden weitere Erfahrungen abzuwarten sein. Daß auf diesem Gebiet manches klärungsbedürftig ist, zeigt eine Beobachtung Gerstmanns, in welcher eine Landrysche Paralyse immer nur im Anschluß an psychische Erregungen auftrat, bis deren letztes Rezidiv wieder im Anschluß an eine Erregung zum Exitus führte. Über die Möglichkeit einer Psychogenese des Basedow wurde bereits oben kurz berichtet.

Noch viel weniger als aus dem Gesamtgebiet der Neurologie läßt sich aus der Problematik der Psychiatrie die Frage nach der Bedeutsamkeit der psychischen Erlebnisse herausschälen und gesondert erschöpfend darstellen. Daß die psychiatrische Symptomatologie von der Gesamtpsyche und vom individuellen Erleben abhängig ist, unterliegt ja wohl selbst für die gröbsten Hirnerkrankungen, etwa wie der progressiven Paralyse, keinem ernsthaften Zweifel. Bei der Schizophrenie pflegt man ja psychische Reaktionen von den Schüben der Krankheit zu sondern (Bleuler und Jaspers) und nahm psychische Mechanismen zur Erklärung der vorübergehenden Reaktionen an. Auch war man sich stets darüber klar, daß psychogene Depressionen von den echten Melancholien nicht scharf zu scheiden sind. Aber im allgemeinen vertritt die heutige Psychiatrie doch den Standpunkt, daß die Psychosen im wesentlichen auf körperlichen Ursachen beruhen. Freilich scheint sie sich in das Problem des Wirkungswertes nicht genügend vertieft zu haben, denn mit dem oben entwickelten Begriffsapparat läßt es sich ohneweiters klarmachen, daß auch bei organischen Erkrankungen die Wirksamkeit des Psychischen auf das weitere psychische Erleben nicht in Abrede gestellt werden kann. Freilich ist die Wirksamkeit dieses Psychischen von körperlich bedingten Abänderungen des Wirkungswertes bestimmt. Um das konkreter zu fassen: Es gibt doch Fälle, bei denen man sich des Eindruckes nicht erwehren kann, daß nicht nur schizophrene Reaktionen, sondern auch schizophrene Schübe durch psychische Momente bestimmt sind. Ja ich möchte sogar derartiges von gewissen manischen Attacken der Paralytiker annehmen, wenn auch in allen diesen Dingen gesichertes Material begreiflicherweise schwer zu erhalten ist. Aber selbst wenn die „Geisteskrankheit" als solche nur ein Einbruch von außen ist und die Krankheit als solche vom Psychischen nicht beeinflußt ist, so liegt es doch in der Eigenart des Psychischen, daß das früher psychische Material sich in den psychotischen Gebilden kausal auswirkt.

Man hat bisher bei der Betrachtung der Erkrankungen viel zu wenig den psychischen Faktor beachtet. Er erschien allenfalls als ein das Krankheitsbild verfälschender Zusatz. Er wurde mit dem Ausdruck Hysterie getadelt. Das vorliegende Tatsachenmaterial verweist aber dringend darauf, daß die gestaltende Kraft der Seele als Naturfaktor wirksam ist, der an der Schaffung der organischen Form ebenso Anteil hat wie an den organischen Abläufen. Er kann diese zur Krankheit hin abändern, aber er kann auch den abgeänderten Ablauf zum zweckmäßigeren Gang zurückführen. Die nachfolgenden Kapitel sollen diese Anschauung, die hier nur angedeutet wurde, im einzelnen beweisen.

Die individuelle Konstitution als Grundlage nervöser Störungen.

Von

Dr. Julius Bauer,

Privatdozent für innere Medizin an der Universität in Wien.

I. Die biologischen Grundlagen der Einheit und Ganzheit des Organismus.

In dem Augenblick der Vereinigung von Ei- und Samenzelle kommt eine Art und ein Maß potentieller Energie zustande, die zu begreifen der menschliche Geist kaum imstande ist. Es wird ein Mechanismus in Gang gesetzt, der selbsttätig ein neues Lebewesen entstehen läßt mit all den charakteristischen Merkmalen und Eigenschaften seiner Gattung, Art, Rasse, seines Geschlechtes, seiner Familie und seiner individuellen Persönlichkeit, ein Mechanismus, der den Lebenslauf des neuen Wesens beherrscht und seinen Untergang in einer bestimmten Frist zwangsläufig herbeiführt. Dieses kaum faßbare Etwas, diese geheimnisvolle Kraft, die in einer befruchteten Eizelle enthalten ist und die Entstehung und den Ablauf einer neuen Individualität auslöst, die nennen wir die individuelle Konstitution, die durch sie hervorgerufenen Merkmale und Eigenschaften des neuen Individuums nennen wir konstitutionell. Die Auswirkung dieser gewaltigen potentiellen Energie erfolgt nicht unabhängig von außerhalb liegenden Umweltbedingungen. Die Entwicklung eines befruchteten Seeigeleies ist an ein bestimmtes Nährmedium, die Entwicklung einer befruchteten menschlichen Eizelle an eine bestimmte Örtlichkeit, ein bestimmtes Milieu gebunden, der Lebenslauf des neuen Individuums ist von einer bestimmten Temperatur, Belichtung, Ernährung, funktionellen Betätigung, kurz von bestimmten Umwelteinflüssen abhängig. Die ungeheure potentielle Energie der befruchteten Eizelle ist, wie alles andere in der Natur, nichts Absolutes, sondern etwas Relatives, sie hat Geltung nur unter gewissen gegebenen äußeren Umständen. Diese äußeren Faktoren sind also für die Auswirkung der individuellen Konstitution notwendig, ihre Abänderungen können diese Auswirkung beeinflussen, sie können sie hemmen oder beschleunigen, sie können aber auch an dem im Werden begriffenen oder schon fertigen Organismus unmittelbar ihre Spuren hinterlassen und so Abweichungen von der potentiell gegebenen konstitutionellen Beschaffenheit des Organismus und vom Ablauf seiner Lebensvorgänge herbeiführen, die wir als konditionelle bezeichnen.

Die Vererbungswissenschaft hat uns weitgehenden Einblick in den wunderbaren Mechanismus gewährt, dem die befruchtete Eizelle die ungeheure Kraft verdankt, deren Auswirkungen durch ihre Großartigkeit und Analogielosigkeit immer wieder zu der Annahme einer besonderen Lebenskraft verleitet haben.

Wenn auch dieser weitgehende Einblick, von dem wir eben sprachen, einem Begreifen, einem befriedigenden Verständnis keineswegs nahekommt, so besitzen wir dank der Vererbungswissenschaft doch die Möglichkeit, uns gewisse Vorstellungen über die Energieträger und über die Gesetze der Aktualisierung dieser Potenzen der befruchteten Eizelle zu bilden. Wir wissen, daß alle konstitutionellen Merkmale und Eigenschaften in der befruchteten Eizelle ihre gesonderte, latent-energetische Repräsentanz besitzen, wir wissen, daß der komplizierte Chromosomenapparat der befruchteten Eizelle diese Anlagen (Gene, Determinanten) in einer ganz bestimmten Anordnung beherbergt, wir wissen, wie genau durch die merkwürdig präzisen Vorgänge der mitotischen Zellteilung diese Anlagen von der Mutterzelle auf die Tochterzellen übertragen werden, wir wissen, wie durch die sogenannte Reduktionsteilung der reifenden Geschlechtszellen und durch die geschlechtliche Fortpflanzung eine stete Neukombination des Keimplasmas zustande kommt mit stets neuer, bisher noch nicht dagewesener Mischung und Konstellation von Genen. Es ist ein Einblick, kein Verstehen, etwa wie wenn ein Kind den Maschinenraum eines Ozeandampfers betritt. Wie wir uns diese fiktiven Gebilde, die wir Anlagen, Gene, Determinanten nennen, vorzustellen haben, ob es materielle Objekte, ob es Enzyme oder sonst etwas sind, darüber kann man verschiedener Meinung sein, nur daß sie notwendige Denkkonstruktionen, eben Fiktionen sind, die wir unter keinen Umständen heute mehr entbehren können, das ist sicher.

Auch darüber, wie viele Gene es etwa im menschlichen Keimplasma geben mag, sind die Meinungen verschiedener Forscher noch sehr geteilt, ebenso sind wir erst im Beginne der Erkenntnis, welche Merkmale und Eigenschaften, die wir an einem Individuum wahrnehmen und die wir als phänotypische bezeichnen, bezw. was und wieviel von ihnen eine eigene anlagemäßige Repräsentanz im Keimplasma besitzt, was davon als eigenes Gen die Möglichkeit unsterblichen Daseins im Wandel der Generationen in sich trägt. Nur durch sorgfältige Analyse der phänotypischen Merkmale und ihre Verfolgung durch Generationen können wir hierüber Aufschluß gewinnen.

Uns interessiert aber in diesem Zusammenhang vor allem anderen die Tatsache, daß ein integrierender Bestandteil dessen, was wir Konstitution nennen, sich auf seelische Qualitäten erstreckt. Eine Begründung dieser Feststellung fällt nicht schwer. Weiß doch jeder Laie, welche Subtilitäten des Seelenlebens, der Intellektualität, des Gefühlslebens, des Temperamentes, des Geschmackes, der Begabung von den Vorfahren auf die Nachkommen übergehen, kennt doch jeder die Familien mit gehäuften Geistesstörungen unter ihren Mitgliedern, ist es doch von vornherein klar, daß ebenso wie die somatischen auch die psychischen Merkmale und Besonderheiten ihre genotypische Repräsentanz besitzen müssen. So finden wir denn in der befruchteten Eizelle nebeneinander alle die verschiedenartigen Gene, welche ganz disparate Vorgänge und Merkmale potentiell repräsentieren, wir finden Gene, welche das Wachstum und die Entwicklung, die Differenzierung der Zellen, die Ausbildung der morphologischen Struktur und funktionellen Eigenschaften, physikalische und chemische Eigenheiten, seelische Qualitäten und den Lebensrhythmus beherrschen. Von der befruchteten Eizelle gelangen sie allesamt mit Hilfe der eigenartigen mitotischen Zellteilung in all die Milliarden von Zellen, die sich schon unter ihrem Einfluß in spezifischer Weise gestaltet und differenziert und zu dem einheitlichen Ganzen geformt haben, den der Organismus darstellt. Die höchste potentielle Energie der befruchteten Eizelle hat sich beim Aufbau des Organismus zum Teil erschöpft, die sogenannte prospektive Potenz mit dem Grade der Differenzierung vermindert, ein noch immer ansehnlicher Anteil der Energie aber bleibt erhalten und regelt den weiteren funktionellen und morphologischen Ablauf des Lebens, bis er sich mit der fortschreitenden Seneszenz des Individuums selbst aufbraucht und das Individuum durch diese Entropie der Lebenskraft zugrunde geht.

Der Differenzierungsprozeß der Zellen vollzieht sich unter dem Einfluß der Erbanlagen, der chromosomalen Energie, die je nach Art und Zeit in verschiedener Reihenfolge in den fortschreitenden Entwicklungsprozeß eingreifen. Die Erbanlage für Hochwuchs, lange Nase, rote Haare beispielsweise ist in jeder einzelnen Zelle enthalten, ihren Einfluß auf die Zelldifferenzierung macht sie aber nur in einer verhältnismäßig geringen Zahl von Zellen geltend, in den übrigen verhält sie sich passiv. Es ist nur eine Begleiterscheinung des in der Stammesgeschichte allmählich abnehmenden Regenerationsvermögens, daß mit fortschreitender Zelldifferenzierung die Mehrzahl der betreffenden Gene gewissermaßen inaktiv wird und atrophiert. Bestände vollkommene Regenerationsfähigkeit, dann müßte jede einzelne Zelle die Potenzen für die Rekonstruktion eines ganzen, neuen Individuums beibehalten, so wie sie bei den komplizierter gebauten Metazoen eben nur die Geschlechtszellen besitzen. Mit fortschreitender Stammesentwicklung spezialisieren sich also gewissermaßen die Geschlechtszellen als dauernde Hüter und Bewahrer aller ursprünglichen erbanlagemäßigen Potenzen.

Der Genkomplex, welcher für die Ausbildung und Entfaltung der gesamten psychischen Eigenschaften und Merkmale verantwortlich ist, teilt mit allen übrigen Erbanlagen das gleiche Schicksal. In der befruchteten Eizelle mit ihnen allen vereint, ihnen allen gleich an potentieller Energie, gelangt er an bestimmt differenzierten Zellbeständen zur phänotypischen Auswirkung, während er in den übrigen verkümmert. Die Auswirkung der seelischen Anlagen ist bei hochdifferenzierten Metazoen an die spezifischen Strukturen des Nervengewebes geknüpft, ohne dieses können wir seelische Phänomene nicht nachweisen. Was für die Drüsenzelle die besondere Fähigkeit, gewisse in der umspülenden Nährflüssigkeit vorhandene Substanzen elektiv an sich zu ziehen und in konzentrierter Form zu speichern und abzugeben, was für die Muskelzelle die Fähigkeit raschester Formveränderung, das bedeuten für bestimmte Nervenzellen die seelischen Leistungen. Es ist nicht unsere Aufgabe, auf die philosophischen Grundlagen des Leib-Seeleproblems, insbesondere auf die Frage des psychophysischen Parallelismus oder der psychophysischen Wechselwirkung einzugehen. Wir können uns mit der ganz allgemeinen Formulierung begnügen, daß alles Seelische in irgend einer Form an somatische Vorgänge im Zentralnervensystem gebunden erscheint, ohne darüber etwas auszusagen, ob immer irgend einem bestimmten körperlichen Geschehen etwas bestimmtes Seelisches zugeordnet ist.

So wie sich alle einzelnen Eigenschaften und Fähigkeiten des einzelligen Lebewesens, wie sich Assimilierungsfähigkeit, Reizempfänglichkeit, Bewegungsfähigkeit des Protozoon mit der phylogenetischen Fortentwicklung und Differenzierung des Metazoenorganismus in spezifisch strukturierten Zellkomplexen zu ungeahnter Leistungshöhe emportrainiert haben, so hat doch auch die an bestimmte Ganglienzellstrukturen geknüpfte seelische Funktion ihr primitives, kaum mehr als solches erkennbares Korrelat in der phylogenetisch omnipotenten Zelle des Protozoon und hat ihre anlagemäßige Repräsentanz in der ontogenetisch omnipotenten befruchteten Eizelle. Im Organismus des einzelligen Lebewesens ist Leib und Seele eins, in der einen befruchteten Eizelle sind sie anlagemäßig gleichfalls eins, im komplexen Zellenstaat des hochorganisierten Metazoon hat sich durch fortschreitende Arbeitsteilung ein ganz bestimmter Abschnitt eines Organsystems in spezifischer Weise differenziert, um die Anlagen seelischer Natur zur Auswirkung zu bringen.

Durch die weitgehende Taylorisierung im Betriebe eines solchen Organismus ist aber eine sehr präzise Regulation und Kontrolle über die nebeneinander und in gegenseitiger Abhängigkeit verlaufenden Differenzierungsvorgänge und Funktionsäußerungen an den verschiedenen Zellkomplexen notwendig geworden. Es mußten eigene Kontroll- und Regulationsapparate entstehen, welche den geordneten, einheitlichen Betrieb des Ganzen gewährleisten, sollte nicht die planvolle Einheitlichkeit und Zusammengehörigkeit der morphologisch und funktionell so weitgehend spezialisierten Zellkomplexe gefährdet erscheinen. Diesen Zweck erfüllen offenbar Großteile des Blutdrüsen- und Nervensystems, unter deren Einfluß sich die morphologische Gestaltung und funktionelle Betätigung der Einzelteile des Organismus in so einheitlicher und vollkommen den Zwecken des Ganzen entsprechender Weise vollzieht. Sie regulieren den planmäßigen strukturellen Aufbau des werdenden Organismus und überwachen die gegenseitigen funktionellen Beziehungen seiner Teile, als spezifische für diese Zwecke differenzierte, spezialisierte Organe der Korrelation. Ihre Einflüsse interferieren mit den autochthonen chromosomalen Potenzen der betreffenden Erfolgsorgane, wobei der Blutdrüsenapparat hauptsächlich eine Art tonischer Dauerregulierung auf chemischem Wege ausübt, das Nervensystem gewissermaßen kinetische Schnellvermittlungen besorgt. Die phylogenetisch jüngsten, im Menschen auf das höchste Ausmaß emporgezüchteten, die Beziehungen des Individuums zur Umwelt leitenden Seelenfunktionen sind dabei a priori prädestiniert zur Oberleitung einer derartigen Organkontrolle und Funktionsregulation, es ist also wohl verständlich, wenn sie an gleichartige Zellstrukturen geknüpft sind, wie die morphologisch und topographisch mit ihnen ein Ganzes bildenden Apparate der kinetischen Schnellvermittlung, d. h. wenn die Seelenfunktionen an gewisse Abschnitte des Zentralnervensystems gebunden erscheinen.

In der befruchteten Eizelle tritt die Einheitlichkeit und Ganzheit des Organismus mit allen seinen morphologischen Merkmalen und funktionellen Eigenschaften offenkundig zutage. Hier sehen wir in der Gestalt einer einzigen Zelle potentiell alles das verkörpert, was später das fertige Individuum mit allen seinen Eigenheiten ausmacht. Aus dieser einen Zelle geht nun der unfaßbar komplizierte Zellenstaat hervor mit seinen strukturell und funktionell so vollkommen differenten Teilen, von denen jeder einzelne das Produkt und die Manifestationsstätte verschiedener in der befruchteten Eizelle enthaltener Anlagen darstellt. Jeder einzelne hat sich nun für sein bestimmtes Spezialfach ausgebildet, die übrigen in der Keimzelle gleichmäßig enthaltenen Fähigkeiten und Anlagen sind ihm versagt, in ihm verkümmert. Um so mehr sind aber diese Teile voneinander und vom Ganzen abhängig und aufeinander angewiesen. Wenn wir eingangs schon die potentielle Energie der befruchteten Eizelle als etwas Relatives und nichts Absolutes bezeichnet haben, was nur unter bestimmten Umweltbedingungen zur Entfaltung gelangen kann, so dürfen wir jetzt hinzufügen, daß auch die einzelnen von uns logischerweise angenommenen und in den Chromosomenapparat lokalisierten Anlagen und Anlagenkomplexe aneinander gebunden und mehr oder minder voneinander abhängig sind. Ein Gen für sich allein ist nichts und vermag nichts, nur im Zusammenwirken mit dem Gesamtbestand der Gene äußert es seine ungeheure Potenz. Und was für die Gene, das gilt ebenso und noch mehr für ihre phänotypischen Produkte, für die einzelnen Teile des Organismus und für seine Teilfunktionen. Nur die Art der gegenseitigen Abhängigkeit und die Form ihrer Realisation ist hier verschieden, wie wir uns denn überhaupt klarmachen müssen, daß der Bauplan des Organismus in der Anlagensumme der befruchteten Eizelle ein ganz anderer ist als wir ihn am fertigen Individuum beobachten.

Während der Auswirkung der Genkomplexe hat sich eine vollkommene Umgruppierung der waltenden Kräfte vollzogen, die Gentopographie des Chromosomenapparates, wie wir sie seit den fundamentalen Untersuchungen Tom Morgans anzunehmen haben, läßt sich am fertigen Individuum nicht mehr erkennen, ja nicht einmal ahnen. Was wir am fertigen Phänotypus als einheitliche und disparate Teile voneinander trennen, was wir in die Systeme der Anatomie und Physiologie als getrennte Gruppen unterbringen, das sind zum Teil genotypisch einheitliche, d. h. den gleichen Anlagen und Genkomplexen ihren Ursprung verdankende Gebilde, und was wir am Phänotypus als zusammengehörige Einheiten betrachten, das ist oft auf ganz verschiedene Gene zurückzuführen. Das Wachstum und die Körperproportionierung z. B. sind genotypisch festgelegte Dinge, d. h. für sie sind bestimmte Erbanlagen schon in der befruchteten Eizelle vorhanden. Diese Erbanlagen gelangen aber an phänotypisch ganz disparaten Anteilen des Organismus zur Auswirkung. Sie sind aktiv an den für das Wachstum und die Körperdimensionen unmittelbar verantwortlichen Zellkomplexen der Epiphysenfugen, sie sind es aber auch an den Zellen der Hypophyse und Schilddrüse. Die sicherlich anzunehmende Erbanlage- oder Erbanlagengruppe, welche den Kohlehydratstoffwechsel des Organismus beherrscht, wirkt sich aus an jeder einzelnen Zelle des Körpers, vor allem aber an den diese Funktion in besonderem Grade regulierenden Organen wie der Leber, gewissen innersekretorischen Drüsen, gewissen Anteilen des vegetativen Nervensystems. Die genotypische Anlage der Geschlechtszugehörigkeit wird an den Zellen der Keimdrüsen in besonders eklatanter Weise sichtbar, sie macht sich aber auch an anderen Teilen des Organismus, an der Haut und ihren Anhangsgebilden, am Zentralnervensystem u. a. bemerkbar. Phänotypisch disparate Teile und Vorgänge haben also eine gemeinsame genotypische Grundlage. Auf der anderen Seite gelangen in einem phänotypisch einheitlichen Teile des Organismus die verschiedenartigsten Gene zur Auswirkung. Denken wir z. B. daran, daß sich in den Zellen der Hirnrinde die mannigfachen seelischen Anlagen „austoben", oder daß an den Zellen der Schilddrüse Gene für Wachstum wie für Kohlehydratverwertung neben anderen sich geltend machen, so ergibt sich dann die Einheit des Organismus nicht nur aus den rohen Tatsachen der funktionellen Abhängigkeit der Teile und ihres gemeinsamen Ursprunges, sondern auch aus den komplizierten feinsten genotypischen Zusammenhängen, wie sie dem einheitlichen Bauplan des Organismus in der befruchteten Eizelle entspringen und auch den fertigen Organismus wie mit einem feinfädigen Netzwerk durchsetzen.

II. Die Korrelationsmechanismen des Organismus.

Nachdem wir die biologischen Grundlagen der Einheit und Ganzheit des Organismus kennen gelernt und die Prinzipien seines Aufbaues auseinandergesetzt haben, können wir nun mit besserem Verständnis die verschiedenartigen Korrelationsmechanismen im werdenden und fertigen Organismus ins Auge fassen. Wir können folgende vier Arten von Korrelation auseinanderhalten:

1. Eine genotypische oder idioplasmatische Korrelation oder die Korrelation der Erbanlagen.
2. Die morphogenetische Relation oder die sog. abhängige Differenzierung.
3. Die hormonale bezw. endokrine Korrelation und
4. Die nervöse Korrelation.

1. **Die genotypische, idioplasmatische Korrelation** liegt vor, wo Teile des Organismus, morphologische Merkmale oder funktionelle Eigenschaften in gegenseitiger Beziehung stehen, weil sie entweder den phänotypischen Ausdruck ein und derselben Erbanlage darstellen oder weil die ihnen zugrunde liegenden Erbanlagen zwar voneinander verschieden aber miteinander, wie man das nennt, gekoppelt sind. Die erste Alternative haben wir im vorangehenden schon kennen gelernt, sie ergibt sich aus der Inkongruenz und der prinzipiellen Verschiedenheit des genotypischen Bauplanes mit dem realisierten phänotypischen Aufbau des Organismus. Eine und dieselbe Erbanlage beherrscht und beeinflußt die verschiedensten Teile und Funktionen, sie ist, wie man das in der Erbbiologie nennt, pleiotrop. Ich führe nochmals an die einem gemeinsamen Gen, bezw. einem gemeinsamen Genkomplex unterstellten Organe des Wachstums, des Stoffwechsels, der sexuellen Differenzierung u. a.

Die zweite Alternative beruht auf dem erbbiologischen Prinzip der sogenannten Faktorenkoppelung. Sie bedarf an dieser Stelle einer näheren Erklärung, wenngleich ein volles Verständnis für dieses Problem wohl nur durch eingehenderes Studium der Vererbungslehre gewonnen werden kann.

Als Träger der mendelnden Erbanlagen sehen wir mit gutem Rechte die Chromosomen an. Diese Vorstellung ist heute so fest begründet, daß sie für die Biologie etwa dasselbe bedeutet, was die Atomtheorie für Physik und Chemie darstellt. Wir haben zwar keine genauen Vorstellungen über die Zahl der Gene, welche bei einer bestimmten Spezies auch nur annähernd in Rechnung zu stellen sind, unter allen Umständen übersteigt sie aber die artcharakteristische Chromosomenzahl um ein Vielfaches. Bedenken wir bloß, daß bei der Taufliege (Drosophila) bisher weit über 100 verschiedene mendelnde Erbfaktoren durch Morgan und seine Schüler im Züchtungsexperimente auseinandergehalten werden konnten, während die Zahl der Chromosomen, in denen wir uns alle diese vielen Gene untergebracht denken müssen, nur vier beträgt. Beim Menschen kennen wir die Zahl der Chromosomen, welche alle seine Erbanlagen zu fassen haben, nicht genau, mit einer gewissen Wahrscheinlichkeit dürfen wir sie aber mit zwölf annehmen. Es ist verständlich, daß die im selben Chromosom lokalisierten mehr oder minder zahlreichen Erbanlagen gewisse Beziehungen zueinander, eine gewisse Zusammengehörigkeit aufweisen. Die Erklärung dieser Zusammengehörigkeit ergibt sich aus folgenden Tatsachen der experimentellen Vererbungslehre.

Wir müssen annehmen, daß die Lokalisation bestimmter Gene in bestimmten Chromosomen — bei gewissen Spezies sind ja die einzelnen Chromosomen oder Kernschleifen des Sortimentes auch morphologisch voneinander verschieden — stets die gleiche bleibt, daß sich also bei der Bildung der Chromosomen aus dem diffus über den Kern verstreuten Chromatingerüst stets die gleichen Genträger in der gleichen Kombination und Reihenfolge zusammenfinden. Diese sogenannten Chromiolen oder Chromomeren, als das materielle Substrat der einzelnen Gene oder Genkomplexe betrachtet, formieren bei der mitotischen Zellteilung immer wieder die gleichen Chromosomen, wie etwa jeder einzelne Mann eines Bataillons bei dessen Gruppierung immer seinen bestimmten Platz einnimmt. Die im gleichen Chromosom lokalisierten Gene bleiben also beisammen, sie gehen auch bei der sogenannten Reduktionsteilung der reifenden Geschlechtszellen nicht auseinander, welche bekanntlich die Ursache und substantielle Grundlage der Auslese unter den elterlichen Erbanlagen darstellt. Die beiden korrespondierenden Kernschleifen des ganzen Sortimentes trennen sich voneinander bei der Reduktionsteilung und treten jede in eine andere reife Geschlechtszelle ein, wie etwa die beiden Bataillone eines Regimentes auseinander gehen. Ihr Inhalt aber bleibt beisammen, die in ihnen enthaltenen Erbfaktoren bleiben

„gekoppelt“, sie weichen nicht auseinander, sie vererben sich gemeinsam. Man könnte beinahe sagen, diese Korrelation durch Faktorenkoppelung betrifft mehr die familienmäßige Generationsfolge als das Einzelindividuum. Aber auch die Faktorenkoppelung im gleichen Chromosom hat ihre Ausnahmen oder, um den Vergleich mit den zwei Bataillonen eines Regimentes nochmals zu gebrauchen, mitunter werden einzelne Soldaten der beiden Bataillone wechselseitig an die ihnen entsprechende Stelle ausgetauscht. Im großen und ganzen bilden aber trotz dieses gelegentlichen Austausches die Individuen eines Bataillons eine Einheit, ein gekoppeltes Ganzes, wie eben die im gleichen Chromosom vertretenen Erbanlagen. In der Generationsfolge sehen wir demzufolge gekoppelte Erbanlagen regelmäßig gemeinsam sich forterben.

Es ist aber auch verständlich, daß im gleichen Chromosom vertretene Gene besonders leicht von irgend welchen mutativen oder blastophthorischen (keimschädigenden) bezw. keimändernden Einflüssen gemeinsam betroffen werden, daß also multiple Anomalien miteinander gekoppelter Gene häufiger erwartet werden dürfen als solche nichtgekoppelter Faktoren. Wir sind kaum noch in den ersten Uranfängen einer rationellen Chromosomalpathologie, es sind erst Ausblicke auf künftige Erkenntnisse und auf eine vielverheißende neue Forschungsrichtung.

Die Kenntnis der auf der Pleiotropie der Erbanlagen und auf der Faktorenkoppelung beruhenden genotypischen oder idioplasmatischen Korrelation ist für das Verständnis mannigfachster Vorkommnisse im pathologischen Geschehen ganz unentbehrlich. Es ist dies der weitaus wichtigste und fundamentalste Korrelationsmodus im Organismus. Auf ihm beruhen die allermeisten empirisch festgestellten Tatsachen der praktischen Konstitutionslehre. Wenn man auch schon lange gewußt hat, daß Diabetes, Fettsucht und Gicht, Neigung zu Ekzemen, Migräne, Asthma, Konkrementbildung in Harn- und Gallenwegen, prämature Atherosklerose usw. auffallend häufig an einem und demselben Individuum sukzessiv oder simultan in Erscheinung treten, oder daß sie bei verschiedenen Mitgliedern einer Familie auffallend häufig in verschiedenster Kombination miteinander alternieren, und wenn man auch schon lange für dieses eigenartig einheitliche konstitutionelle Morbiditätsterrain einen eigenen Terminus verwendet und von „Arthritismus“ gesprochen hat, so wird uns das Wesen dieser Zusammengehörigkeit doch erst verständlich durch das Prinzip der Faktorenkoppelung, d. h. durch die Annahme einer Anomalie mehrerer mehr oder minder innig zusammengehöriger Gene oder Genkomplexe mit mehr oder weniger ausgesprochener pleiotroper Wirkung. Wenn, wie ich dies hervorgehoben habe, Rothaarigkeit und Sommersprossen eine auffallende Korrelation zeigen und dabei bei verschiedenen Mitgliedern einer Familie dissoziiert in Erscheinung treten können, wenn ich ferner zeigen konnte, daß Körperdimensionierung und Entwicklungsgrad, bezw. funktionelle Wertigkeit der Keimdrüsen auch unabhängig von einer kausalen Beeinflussung der ersteren durch letzteren offenkundige Beziehungen erkennen lassen, so sind dies Äußerungsformen genotypischer, idioplasmatischer Korrelation.

Ein Großteil jener Beziehungen, die zwischen äußerer Körperform, zwischen Habitus und Morbidität oder besser Krankheitsdisposition in den letzten Jahren aufgedeckt worden sind (vgl. Bauer), beruht auf dem gleichen genotypischen Korrelationsmodus. Vor allem gehören hieher auch die durch Kretschmer inaugurierten Untersuchungen über die Beziehungen zwischen Körperbau und Charakter, psychischer Konstitution und psychischer Krankheitsbereitschaft. Faktorenkoppelung und Pleiotropie der Gene sind die Mechanismen, auf denen diese Korrelationen beruhen.

Auch die uns nur zum geringsten Teil bekannten, an niederen Lebewesen festgestellten Beziehungen zwischen bestimmten körperlichen Merkmalen und bestimmten Krankheitsbereitschaften,. ja zu einer bestimmten physiologischen Lebensdauer gehören hieher. Als Beispiele seien nur angeführt die auffallende Empfänglichkeit einer rezessiven Variante der Brennessel, die ganzrandige statt gesägtrandiger Blätter besitzt, für eine Pilzinfektion, oder die von R. Pearl und seinen Schülern studierten Verknüpfungen der physiologischen Lebensdauer verschiedener Drosophilastämme mit gewissen äußerlichen Merkmalen der Körperbeschaffenheit. Die Pleiotropie gewisser für äußerlich erkennbare Merkmale und Eigenschaften verantwortlichen Gene erstreckt sich somit auch auf uns verborgene feinste biochemische Strukturen der Innenorganisation, die bestimmte Krankheitsbereitschaften bedingen, ja den Lebensrhythmus beeinflussen. Die klinische Bedeutung des Status degenerativus im Sinne einer Häufung verschiedenartigster konstitutioneller Abweichungen von der Norm fällt gleichfalls in diesen Rahmen. Es würde zu weit führen, seine Beziehungen zur konstitutionellen Krankheitsdisposition näher zu erörtern, es genügt hier der Hinweis auf den genotypischen, keimplasmatischen Korrelationsmechanismus, der uns diese Beziehungen verständlich macht.

2. **Die morphogenetische Relation** oder die sogenannte **abhängige Differenzierung,** d. h. die Abhängigkeit der Entwicklung und Differenzierung eines Organs oder Organteils von der Gegenwart und Ausbildung eines zweiten, spielt im Aufbau des Organismus eine große Rolle und dürfte auch für das Verständnis gewisser krankhafter Vorgänge von Bedeutung sein. So ist die Entwicklung der Augenlinse von der Gegenwart des Augenbechers, die Entwicklung der Hornhaut von jener der Linse, die Entwicklung der Pigmentschicht des Augenbechers von der normalen Lagerung und Richtung des Augenbechers zum Ektoderm abhängig. An verschiedenen Organen sehen wir ein primär sich differenzierendes Keimblattderivat, z. B. das Endokardsäckchen, sekundär die Differenzierung der ihm anliegenden, später mit ihm ein Ganzes bildenden Gewebselemente, z. B. das Myo- und Ektokard, bestimmen. Die für jedes Organ charakteristischen Bindegewebsformationen entstehen durch abhängige Differenzierung aus dem ursprünglich indifferenten embryonalen Bindegewebe durch Einflüsse, welche von den epithelialen Anlagen der Organe auf dieses Gewebe ausgeübt werden (A. Fischel). Während sich Herz und große Gefäße nach dem ererbten präformierten Bauplan entwickeln, sind die peripheren Organgefäße von sogenannten epigenetischen, d. h. später erst im Laufe der Embryogenese wirksam werdenden Momenten abhängig. Die verschiedene Ausbildung der Organe bestimmt nämlich erst das Erhaltenbleiben oder die Rückbildung der ursprünglich viel zahlreicheren Gefäße des Embryo (A. Fischel). Auf diese Art erweisen sich also allerhand Verschiedenheiten im Bau und in der Anlage der Organe abhängig von primären Verschiedenheiten bestimmter anderer Organe bezw. Organteile.

Ich habe z. B. mit C. Stein feststellen können, daß die sogenannte progressive labyrinthäre Schwerhörigkeit, eine abiotrophische Erkrankung des eigentlichen Sinnesapparates bezw. des Hörnerven, und die sogenannte Otosklerose, eine eigenartige Erkrankung der knöchernen Labyrinthkapsel, auf der Anwesenheit der gleichen pathologischen Erbanlagen beruhen. Wie wir zeigen konnten, handelt es sich aller Wahrscheinlichkeit nach um zwei krankhafte Gene, welche die Entwicklung des Gehörorgans in diese pathologischen Bahnen leiten und einmal die labyrinthäre Schwerhörigkeit, ein andermal die Otosklerose entstehen lassen, je nach der individuellen Konstellation aller übrigen Bedingungen. Die sonderbare Tatsache, daß die gleichen Gene verantwortlich sein sollen einmal für eine minderwertige Anlage des Hörnerven, ein andermal für eine abnorme Struktur und einen abnorm verlaufenden physiologischen Umbau der knöchernen Labyrinthkapsel, erklärt sich offenbar aus der Tatsache der morphogenetischen Relation bezw. abhängigen Differenzierung. Die die Bildung des Gehörorgans beherrschenden Anlagen sorgen für die Entstehung des Sinnesapparates und seiner nervösen Verbindung, während die Entwicklung und Differenzierung des diesen Sinnesapparat umgebenden Mesenchyms zur Labyrinthkapsel nicht von einer eigenen, besonderen Anlage beherrscht wird, sondern nur unter dem Einfluß der Gegenwart dieses Sinnesapparates, also im Sinne einer abhängigen Differenzierung sich vollzieht.

3. **Die hormonale bezw. endokrine Korrelation** ist die gegenseitige Verknüpfung der verschiedensten Teile und nktionen des Organismus durch Vermittlung innersekretorischer Drüsen. Sowohl im morphologischen Aufbau des Organismus wie im Ablauf der Lebensvorgänge beobachten wir das Prinzip dieser hormonalen Korrelation. Es ergibt sich ja aus der bloßen Tatsache der mannigfaltigen Angriffspunkte der endokrinen Hormone im Organismus. Wenn Wachstum und Differenzierung, wenn Evolution und Involution, wenn der gesamte Stoffwechsel, die Blutbildung, die Tätigkeit des Zirkulations- und Verdauungsapparates, vor allem aber die Tätigkeit des Nervensystems dem protektiven bzw. regulatorischen Einflusse des Blutdrüsensystems untersteht, so ist es klar, daß Abänderungen der Funktion eines Teiles dieses Systems an den verschiedensten Teilen des Organismus und in den mannigfaltigsten seiner Leistungen sich geltend machen müssen. Im Hinblick auf die seelischen Funktionen sei nur an ihre mehr oder minder charakteristischen Änderungen erinnert, wie sie sich bei Ausfall bezw. Verminderung oder bei Verstärkung der Schilddrüsentätigkeit einzustellen pflegen, sei auf die Eigenart des Seelenlebens Eunuchoider, hypophysär Erkrankter oder aber auf die überstürzte Reife bei Kindern mit Zirbeldrüsen- oder Nebennierenrindentumor hingewiesen. In allen diesen Fällen haben sich Veränderungen des Seelenlebens als Begleiterscheinung verschiedenartiger somatischer Geschehnisse und als Folge hormonaler Korrelation eingestellt. Sie sind mit Ausnahme des ersterwähnten Falles, des Ausfalles der Schilddrüsenfunktion, keineswegs obligate Begleiterscheinungen endokriner Störungen, da für ihr Zustandekommen neben dem geänderten hormonalen Einfluß die selbständige, autochthone Partialkonstitution des Zentralnervensystems selbst, seine Reaktionsfähigkeit und Ansprechbarkeit auf diesen Einfluß maßgebend ist.

4. **Die nervöse Korrelation** besteht darin, daß mehrere Organe, Organsysteme und Organteile durch eine mehr oder minder einheitliche, gemeinsame Innervation in Verbindung stehen. Das vegetative Nervensystem durchsetzt als gemeinsames Bindeglied unseren ganzen Organismus. Alle unsere inneren Organe sind wie eine lange Reihe von Rossen eines mehrspännigen Gefährtes an die gleichen, antagonistisch wirkenden Zügel des vegetativen Nervensystems gespannt und werden gemeinsam vom gleichen Kutscher gelenkt. Der Vergleich hinkt allerdings insofern nicht unbeträchtlich, als unsere Organe nicht gleichmäßig und mit der gleichen Konstanz seinem Einfluß unterstehen. Sie sind fester oder lockerer, durch mehr oder minder komplizierte Zwischenglieder an die Zügel gespannt und demzufolge wird des Kutschers Zug an dem einen oder anderen der beiden Zügel nicht alle in gleicher Weise, sondern, individuell verschieden, die einen oder die anderen Teile stärker oder weniger, vielleicht gar kaum beeinflussen. Die individuell verschiedene autochthone Reizbarkeit und Erregbarkeit, die Ansprechbarkeit und Reaktionsfähigkeit der Organe, Organsysteme und Organteile ist maßgebend für den individuell ver-

schiedenen Effekt der gleichen Reize, welche vom Zentrum auf dem Wege des vegetativen Nervensystems der Peripherie zuströmen. Dieses Gesetz der Abhängigkeit der Wirkungen nervöser Reize von der Beschaffenheit des Erfolgorgans beherrscht das krankhafte Geschehen in weit höherem Maße als die verschiedene Erregbarkeit oder gar der verschiedene Tonus der beiden Anteile des vegetativen Nervensystems, die als sympathisches und parasympathisches (autonomes) Nervensystem unterschieden werden. So fruchtbar sich die Begriffskonstruktionen der Eppinger-Hessschen Vago- und Sympathikotonie heuristisch erwiesen haben, so wenig sind sie in ihrer ursprünglichen Form zu halten, wie ich dies an anderer Stelle ausführlich auseinandergesetzt habe. Ja, sogar die Trennung des sympathischen und parasympathischen Anteils des vegetativen Nervensystems scheint heute schon auf sehr schwankendem Boden zu stehen. Als Erfolgsorgane des vegetativen Nervensystems fungieren unter anderem auch die Drüsen mit innerer Sekretion, auch sie arbeiten unter dem mehr oder minder ausgeprägten Einfluß nervöser Impulse, anderseits bestimmt ihre Tätigkeit zum Teil wiederum die Erregbarkeit des vegetativen Nervensystems, sie sind in den Stromkreis des vegetativen Nervensystems teils als Multiplikator, teils als Widerstand eingeschaltet — ein echter Circulus vitiosus, wie wir ihn gelegentlich bei thyreogenen Überfunktionszuständen zu analysieren und an geeigneter Stelle zu durchbrechen haben.

III. Die Mechanismen und somatischen Grundlagen der Determinierung nervöser Störungen.

Kehren wir nochmals zu dem oben gebrauchten Vergleich von dem mehrspännigen Gefährt zurück, dessen Rosse an zwei gemeinsame Zügel gespannt sind, und erinnern wir uns, daß die Analoga der Rosse die einzelnen inneren Organe, die Analoga der beiden gemeinsamen Zügel die antagonistischen Anteile des vegetativen Nervensystems gewesen sind. Die beiden Zügel erhalten ihre Impulse von den verschiedenen vegetativen Zentren des Gehirns. Diese vegetativen Zentren fungieren in unserem Vergleich gewissermaßen als Kutscher, der an den beiden Zügeln je nach Bedarf, je nach den eben im Gesamtorganismus vorhandenen Bedingungen mehr oder minder sacht oder stark anzieht. Diese die Arbeitsweise der vegetativen Zentren bestimmenden Bedingungen des Gesamtorganismus machen ihren Einfluß auf diese Zentren auf verschiedenen Wegen geltend.

Auf nervösem Wege strömen den vegetativen Zentren ständig unterbewußte, reflektorische Erregungen zu, die, von den verschiedensten Teilen des Nervensystems bezw. von den verschiedensten Abschnitten der Peripherie herkommend, die vegetativen Zentren gewissermaßen in Atem halten. Ihr Wirkungsgrad wird von der allgemeinen Erregbarkeit des Nervensystems wesentlich abhängen. Ist diese Erregbarkeit sehr groß, dann werden schon verhältnismäßig geringe reflektorische Erregungen, wie sie ständig in einem Organismus stattfinden und von allen arbeitenden Organen dem Zentralnervensystem zuströmen, unter Umständen übermäßige Ausschläge erzeugen und den Kutscher zu übermäßigem, ungleichmäßigem, ungehemmtem Anziehen der Zügel veranlassen.

Auf nervösem Wege gelangen aber an die vegetativen Zentren auch ständig Impulse von seiten der die seelischen Funktionen besorgenden Anteile des Zentralnervensystems. Insbesondere stellt die affektive Sphäre, die ihrerseits vom seelischen Gesamtbetrieb, von sensorischen Apperzeptionen, vom Vorstellungsablauf, von assoziativen Vorgängen in individuell und zeitlich verschiedenem Grade in Mitschwingung versetzt wird, einen wichtigen Generator adäquater Erregungen vegetativer Zentren dar. Man denke da nicht nur an die bekannten Verknüpfungen vegetativer Erregungen mit den Affekten der Freude oder Trauer, des Schreckens oder Kummers, des Zornes oder der Empörung, der Liebe oder des Hasses, man erinnere sich auch der ständig unsere Psyche beherrschenden und schwankenden Stimmungslage, der geringfügigen Abstufungen von Lust- und Unlustgefühlen aller Art, man erinnere sich der physiologischen Gemeingefühle des Hungers, Durstes, des Kraftgefühls, der Ermüdung, des sexuellen Verlangens u. v. a., unter deren fortwährendem Einfluß unser Kutscher seine Zügel anzieht oder locker läßt.

Diese letztere Kategorie der Gemeingefühle stellt zugleich den Übergang her zu der dritten, prinzipiell differenten Erregungsquelle der vegetativen Zentren, zu den humoralen Reizen, welche auf dem Blutwege den vegetativen Zentren, bezw. den ihnen übergeordneten Zentren der bewußten Gemeingefühle zuströmen. Die chemische Blutbeschaffenheit, sein Gehalt an diffusiblen kristalloiden Substanzen, beherrscht die Konzentrationsschwankungen im Gewebe gewisser nervöser Zentren, welche für die Auslösung der Durstempfindung verantwortlich sein dürften (vgl. L. R. Müller, J. Bauer und B. Aschner). Das Hungergefühl, das Ermüdungsgefühl, das Erschöpfungsgefühl wird zweifellos auf humoralem Wege beeinflußt. Man denke nur an L. R. Müllers und seiner Mitarbeiter Versuche über den Auslösungsmechanismus des Hungergefühls oder an die Ermüdungsstoffe, die Kenotoxine Weichardts. Hier kommen auch die endokrinen Organe zur Geltung. Man denke an die hormonale Tonisierung gewisser vegetativer Zentra, etwa an die Erotisierung des Nervensystems durch das Keimdrüsenhormon oder an die allgemeine Erregbarkeitssteigerung nervöser Funktionen durch das Hormon der Schilddrüse. Wiederum verweisen wir auf den mitunter verhängnisvollen Circulus vitiosus, der sich aus der Einschaltung der Blutdrüsen in den Stromkreis des vegetativen Nervensystems ergibt, derart, daß sie unter dessen Kontrolle arbeiten und zugleich seine Erregbarkeit mitbestimmen.

Dies wäre etwa der äußerst komplexe physiologische Mechanismus, der unbedingt in seiner Gesamtheit erfaßt sein will, sollen die am kranken Menschen beobachteten Vorgänge wirklich klar durchschaut und richtig beurteilt und gedeutet werden. Nur vom Standpunkte der Einheit und Ganzheit des Organismus sind die speziellen Formen und die Determinierung der Lokalisation primär nervöser bezw. psychogener Störungen zu verstehen. Nochmals wollen wir hier die ganze Kette Revue passieren lassen: periphere Erfolgorgane, vegetatives Nervensystem mit seinen im Hirnstamm lokalisierten Zentren und seiner ständigen Reizversorgung erstens auf reflektorischem Wege, zweitens von der affektiven Sphäre der seelischen Apparate her und drittens auf dem Wege der Blutbeschaffenheit einschließlich hormonaler Einwirkungen. Anomalien und Störungen dieses komplexen Apparates können an jedem Gliede der Kette vorkommen. Die typischen klinischen Bilder einer krankhaften Arbeitsweise dieses Apparates haben nun folgende Grundlagen bezw. Bedingungen:

1. **Eine individuell besondere Ansprechbarkeit, Reaktionsfähigkeit eines bestimmten Organs, Organsystems oder Organteiles auf Reize aller Art.** Wenn wir die einzelnen an die Zügel des vegetativen Nervensystems gespannten Organe mit Rossen verglichen haben, so können wir jetzt sagen, es können torpide, kräftige, leistungsfähige Zugpferde, etwa Pinzgauer Gäule, und es können äußerst erethische, sehr empfindliche, für Dauerarbeit wenig leistungsfähige Rennpferde bei ein- und demselben Individuum an die gleichen Zügel gespannt sein. Der gleiche Zug an den

Zügeln, den die Pinzgauer kaum merken, kann bei den Rennpferden schon stärkste Wirkung üben. Auf den gleichen Nervenreiz, etwa einen experimentell gesetzten pharmakodynamischen Reiz (Pilocarpin, Adrenalin u. a.) können, wie ich schon 1912 zeigen konnte, individuell verschiedene Organe mehr oder minder intensiv reagieren. Wenn bei dem gleichen Affekt der eine mit intensivem Herzklopfen, der andere mit Übelkeit und Brechreiz, der dritte mit Diarrhöe, der vierte mit bronchospastischer Atemstörung, der fünfte etwa mit Harndrang reagiert, so ist das die Folge seiner persönlichen Organkonstellation, der verschiedenen Reaktionsfähigkeit seiner Organe auf den gleichen nervösen Impuls. Das Prinzip des Locus minoris resistentiae, der „persönlichen Achillesferse" beherrscht diese Gesetzmäßigkeit.

Diese Achillesferse kann im Laufe des Lebens akquiriert, also erworben sein durch spezielle Schädigung, funktionelle Überlastung oder durch organische Erkrankungen. Menschen mit einem Ulcus pepticum, mit einem voll kompensierten Klappendefekt des Herzens, mit geringfügigen organischen Veränderungen der Harnblase haben die Neigung, mit ihrem defekten Organ auf nervöse Reize besonders leicht anzusprechen. Aber auch bei ganz gesunden Menschen begegnen wir nicht selten einer ausgesprochenen Bevorzugung eines oder des anderen Organs oder Organsysteme in der Ansprechbarkeit auf nervöse Reize, wie dies die oben angeführten Beispiele klar erkennen lassen. Es sind das konstitutionelle Unterschiede, die erbanlagemäßig bedingt sind. Wir finden oft den gleichen Reaktionstypus bei mehreren Mitgliedern derselben Familie und beobachten eine besondere Anfälligkeit, Erkrankungsbereitschaft verschiedenster Art, kurz, eine biologische Minderwertigkeit dieses Organs in diesen Familien. Der Begriff der konstitutionellen Organminderwertigkeit, wie er von Martius und A. Adler aufgestellt wurde, ist, wie ich zeigen konnte, zunächst ausschließlich erbbiologisch fundiert, er ist die notwendige logische Konsequenz erbbiologischer Tatsachen, gleichviel, ob wir in der Lage sind oder in die Lage kommen werden, diesen erbbiologischen Begriff auch morphologisch oder chemisch zu präzisieren bezw. zu ergänzen. Es gibt biologisch minderwertige Organe infolge abnormer Anlage, individuell besonders hervorragende Angriffspunkte von Schädigungen und Reizen aller Art, persönliche Achillesfersen, gleichviel, ob wir ihnen ihre biologische Minderwertigkeit im gesunden Zustande unter dem Mikroskop oder in der Retorte anmerken können oder nicht. Das haben mir vor allem meine mit meinen Mitarbeitern Spiegel und Aschner durchgeführten einschlägigen Untersuchungen bei Magenkranken gezeigt. Solche minderwertige Organe sind erfahrungsgemäß auch gegenüber nervösen Reizen in besonders hohem Grade ansprechbar, sie sind die erethischen, aber empfindlichen und krankheitsbereiten Rennpferde in unserem oben gebrauchten Bilde.

2. **Eine über das gewöhnliche Maß hinausgehende Erregbarkeit und Reizbarkeit des vegetativen Nervensystems.** Daß es große individuelle Unterschiede in dieser Hinsicht gibt, bedarf wohl keiner besonderen Begründung. Das lehrt die alltägliche Erfahrung, nicht nur die rein ärztliche. Wie alle Merkmale und funktionellen Eigenschaften des Organismus eine individuelle Variabilität aufweisen, so ist dies natürlich auch bei der Ansprechbarkeit, der Erregbarkeit des Nervensystems der Fall. Das individuell verschiedene Reaktionsausmaß bei Prüfung der tiefen oder oberflächlichen Reflexe, bei Prüfung der Vagus- und Sympathikusreflexe, bei der pharmakodynamischen Funktionsprüfung ist ja der Indikator dieser individuellen Eigenart. Eine gesteigerte Erregbarkeit des vegetativen Nervensystems in seinen peripheren Endapparaten oder in seinen Zentren kann wohl gelegentlich vorübergehend erworben werden durch schwere Schädigungen des Gesamtorganismus (länger-

dauernde, schwere Erkrankungen, hochgradige Überanstrengung und Erschöpfung, z. B. bei Kriegsteilnehmern) insbesondere durch schwere Erschütterungen des Nervensystems infolge gehäufter, tiefgreifender seelischer Traumen und Konflikte, in der überwiegenden Mehrzahl ist die Übererregbarkeit aber Ausdruck einer besonderen konstitutionellen Beschaffenheit des Individuums, die wir als neuropathische Konstitutionsanomalie bezeichnen.

Das Zusammentreffen einer derartigen Übererregbarkeit der vegetativen Nervenapparate mit einer besonderen Reaktionsfähigkeit eines bestimmten Organs oder Organsystems ist nach allem, was wir am kranken Menschen beobachten, ausreichend, um auf vollkommen normale und adäquate Reize hin Effekte am minderwertigen Organ hervorzurufen, die wir als Ausdruck einer „Organneurose" ansehen. Motorische, sensorische, sekretorische Erscheinungen von seiten des minderwertigen Organs oder Organsystems können in buntem Wechsel das klinische Bild beherrschen, können ihrem Träger subjektive Krankheitsgefühle verursachen, dem Arzt objektive Symptome der Erkrankung liefern. Wir sprechen mangels einer anatomischen Grundlage von funktionellen Störungen, müssen uns aber über den Mechanismus und damit auch über den therapeutischen Angriffspunkt des Leidens im klaren sein. Krank ist oder fühlt sich ein Individuum mit übererregbarem vegetativen Nervensystem und übermäßig ansprechbarem minderwertigen Organ durchaus nicht unter allen Umständen, sondern erst dann, wenn diese beiden Bedingungen zu subjektiven Sensationen oder objektiver Leistungsbehinderung Veranlassung gegeben haben. Ein Neuropath braucht von seiner habituellen Tachykardie oder seinen Extrasystolen, von seiner Superazidität, Achlorhydrie, Atonie oder übermäßig lebhaften Peristaltik seines Magens nichts zu merken und nichts zu wissen, nur wenn sich auch abnorme Reizerscheinungen von seiten der sensiblen Sphäre einstellen, dann wird er krank und wird es erst recht, wenn ihm der behandelnde Arzt eine auf irgendeinem gerade objektiv faßbaren Befund gegründete Diagnose hinwirft und in sein Seelenleben eine affektiv stark betonte Vorstellung einpflanzt, die geeignet ist, auch bei normalen seelischen Funktionen den Ablauf der ohnehin schon übermäßigen Erregungen in den betreffenden Abschnitten des vegetativen Nervensystems fortdauernd zu bahnen, ihre Erregbarkeit weiter zu steigern. Handelt es sich noch dazu, wie so oft, nicht nur um ein neuropathisches, sondern auch ein konstitutionell psychopathisches Individuum, dessen seelische Apparate nicht in normaler Weise equilibiert, dessen Hemmungen geringer, dessen affektive Sphäre labiler ist, dann kann diese Diagnose erst recht zur überwertigen Idee werden, die nun in den Mittelpunkt des seelischen Geschehens rückt mit allen verhängnisvollen Konsequenzen für das Lebensglück des Individuums, das nun beherrscht wird von seinem „Leiden" und dem zu seiner Organneurose der Arzt noch die psychogene Organstörung und die Hypochondrie gegeben hat.

Fälle dieser Art sind nichts Seltenes und den Ärzten ist noch viel zu wenig bekannt, welch schweres Unheil sie mit bloßen Worten anzurichten vermögen. Jedes therapeutisch wirksame Mittel und Instrument kann bei unzweckmäßiger Anwendung zur Gefahr werden, nicht nur das giftige Pharmakon, nicht nur das Messer des Chirurgen, auch das Wort des Arztes. Noch ist sich die Mehrzahl der Ärzte nicht klar darüber, welche mächtige therapeutische Waffe ihnen im bloßen Wort zu Gebote steht, noch weniger darüber, zu welch großer Gefahr für den Kranken der unrichtige Gebrauch dieser Waffe werden kann. Und der Gebrauch dieser Waffe ist nicht etwa reserviert und indiziert für Fälle, welche den Neurologen oder Psychiater aufsuchen, sondern gerade im Gegenteil für Fälle, die vom praktischen Arzt oder dem Spezialisten für Magen-Darmkrankheiten, für Herzleiden u. a. Hilfe suchen.

Wir müssen uns klar sein darüber, in welcher Weise organische Erkrankungen und nervöse Störungen miteinander interferieren, wie strukturell erkrankte Organe zum Locus minoris resistentiae für die Auswirkungen nervöser Reize werden. Nicht jeder mit einer Mitralinsuffizienz oder einem anderen Klappenfehler behaftete Mensch sucht den Arzt auf, weil ihm dieser Klappenfehler Beschwerden macht. Die Mehrzahl dieser organischen Herzkranken leidet nicht an ihrem anatomischen Defekt, sondern an nervösen Störungen im Bereiche dieser ihrer Achillesferse. Wie kommt es, daß der gleiche pathologisch-anatomische Tatbestand in Gestalt eines chronisch entzündeten und adhärenten Wurmfortsatzes, einer Cholelithiasis oder gar eines peptischen Geschwürs im Magen oder Duodenum sich unter ganz verschiedenen klinischen Bildern präsentiert? Wie kommt es, daß der eine von diesen seinen anatomischen Erkrankungen keine Ahnung hat, bis ihn etwa eine Magenblutung auf sein Ulkus aufmerksam macht, während der andere die hartnäckigsten und intensivsten Beschwerden von seinem Leiden empfindet? Die differente Ansprechbarkeit und Erregbarkeit des vegetativen Nervensystems in seinen einzelnen Abschnitten sowie seiner Erfolgsorgane ist maßgebend für die verschiedene Symptomatologie dieser anatomischen Erkrankungsformen.

Die den Röntgenologen wohl bekannten objektiv wahrnehmbaren Reizerscheinungen am Magen gewisser Gallensteinkranker sind ja auf reflektorischem Wege bei entsprechendem Erregbarkeitsgrad der betreffenden Apparate zustande gekommen. Wenn dasselbe Ulkus, bezw. dieselbe Ulkusnarbe bei ein und demselben Individuum periodenweise Beschwerden verursacht und Monate und Jahre hindurch latent bleibt, so sind Erregbarkeitsschwankungen des vegetativen Nervensystems und seiner Zentren hiefür gewiß in weit höherem Maße verantwortlich zu machen als etwa periodenweise ablaufende entzündliche Erscheinungen in der das Ulkus umgebenden Magenwand, denn erstens sehen wir solche Beschwerden nicht selten im Anschluß an affektive Erregungen auftreten und zweitens wissen wir leider vom Magenkrebs her, daß auch schwere und ausgedehnte anatomische Veränderungen der Magenwand ohne subjektive Beschwerden verlaufen können. Wenn ein Ulkuskranker seine Magenbeschwerden hat, fällt es natürlich niemandem ein, von einer das Ulkus begleitenden nervösen Erkrankung des Magens zu sprechen, sondern wir sagen mit Recht, der Betreffende leide an Ulkus. Auch wenn ein Gallensteinkranker über dyspeptische Beschwerden klagt, sprechen wir nicht etwa von einer Reflexneurose des Magens, sondern rechnen die Dyspepsie und die objektiv feststellbaren Magensymptome zum klinischen Bild der Cholelithiasis. Das sind ja typische, alltägliche, bei einem Großteil der betreffenden Kranken vorkommende Ereignisse. Anders schon, wenn etwa eine mit einer Lageveränderung oder sonstigen Erkrankung der Gebärmutter behaftete Frau derartige Erscheinungen darbietet. Was dort die Regel gewesen, das ist hier Ausnahme. Reflektorische Reizerscheinungen im Bereiche des Magens ausgelöst durch einen in seiner Lage veränderten Uterus kommen nur bei hochgradiger nervöser Übererregbarkeit, nur bei hochgradig gesteigerter Ansprechbarkeit des Magens auf nervöse Reize zur Beobachtung. Hier sprechen wir eventuell von einer Reflexneurose und müssen uns fragen, ob es wirklich die vom retroflektierten Uterus ausgehenden reflektorisch wirksamen Reize sind, welche die Reizerscheinungen am Magen auslösen. In der Mehrzahl derartiger Fälle sind sie es in der Tat nicht, sondern es ist der gewöhnliche, oben geschilderte Mechanismus der nervösen Übererregbarkeit mit dem besonders ansprechbaren Erfolgsorgan, der die nervöse Magenstörung herbeiführt, wobei die vom anatomisch abnormen Uterus ausgehenden afferenten Nervenreize gar keine oder kaum eine nennenswerte Rolle spielen. Es genügt aber ein unbedachtes oder unvernünftiges Wort des Arztes, um einen seelischen Prozeß in Gang zu bringen, der der Patientin neben ihrer oft vollkommen harmlosen Genitalanomalie und zu ihrer nervösen Dyspepsie auch noch eine psychogene Dyspepsie einträgt.

So bedarf denn jeder Einzelfall einer sorgfältigen und verständnisvollen individuellen Analyse, die nur vom Standpunkt der Ganzheit und Einheit des Organismus, vom Standpunkt der konstitutionellen Betrachtung des Individuums der mit den Subtilitäten nervöser und seelischer Funktionen vertraute Arzt durchzuführen vermag. Nur bei richtigem Verständnis wird die zweckentsprechende Behandlung einsetzen können, nur dann werden Schädigungen vermieden werden, die allzusehr oder ausschließlich morphologisch und chemisch eingestellte Ärzte nicht selten setzen und die im allgemeinen heutzutage noch sehr unterschätzt werden.

3. **Eine von der Norm abweichende Arbeitsweise der den seelischen Funktionen dienenden Anteile des Zentralnervensystems.** Psychopathien verschiedenster Art, von den seelisch unausgeglichenen, hemmungslosen, den gefühlsstumpfen, gefühlsüberempfindlichen oder gefühlsperversen Individuen, von den Zwangs- und Angstneurotikern bis zu den ausgeprägten Bildern der hysterischen, zyklothymen, schizophrenen oder paranoiden Psychose können die Quelle abnormer Erregungen jener vegetativen Zentren darstellen, die ihrerseits die peripheren Organe am Zügel halten. Die bei solchen Psychopathen leicht in Aktion tretenden komplizierten seelischen Mechanismen der Entwicklung und Fixation einer krankhaften Empfindung oder Vorstellung, jene Mechanismen, um deren Aufklärung sich die verschiedenen psychoanalytischen Schulen (Freud, Adler) bemühen, werden zum Ausgangspunkt psychogener Störungen der Organfunktionen durch Vermittlung des vegetativen Nervensystems. Nur diese rein psychogenen Organneurosen bedürfen in der Regel der mit spezialistischer Technik durchgeführten Behandlung nach einem der in einem anderen Abschnitt dieses Buches geschilderten Verfahren. In der Mehrzahl der leichteren Fälle handelt es sich um jene schon oben erörterten Mischformen nervös-psychogener Störungen, deren Analyse verhältnismäßig leicht fällt und deren Behandlung bei richtigem Verständnis für den ganzen Zusammenhang, bei persönlichem Einfühlungsvermögen und taktvollem Vorgehen des Arztes meist rasch zum Erfolg führt.

4. **Abnorme Funktion der die vegetativen Zentren und die mit ihnen verknüpften Teile des Zentralnervensystems tonisierenden oder detonisierenden Hormonorgane.** Schilddrüse, Epithelkörperchen und Nebenniere sind für die Erregbarkeit der nervösen Apparate zweifellos von erheblichem Einfluß, das Keimdrüseninkret tonisiert (erotisiert) in hervorragender Weise gewisse spezielle Zentren des Gehirnes und Rückenmarks, die Hypophyse scheint sogar auf direktem Wege durch das Infundibulum die am Boden des III. Ventrikels befindlichen vegetativen Zentren mit einem tonisierenden Hormon zu versorgen. Dazu kommt der Einfluß der Inkrete auf die Ansprechbarkeit und Reaktionsfähigkeit der Erfolgsorgane selbst und schließlich der schon oben dargelegte Circulus vitiosus, der sich aus der vegetativen Innervation der Blutdrüsen ergibt. Alle diese hormonalen Korrelationen können bei der Entstehung nervöser Organstörungen von einer gewissen Bedeutung sein. Wo ausgesprochen hormonal bedingte Störungen in der Organinnervation das klinische Bild beherrschen, wie etwa beim Basedow, beim Addison, bei der Tetanie, dort sprechen wir allerdings so wenig von einer Organneurose, wie wir bei den Reizerscheinungen des ulkuskranken Magens von einer Reflexneurose gesprochen haben. Dort aber, wo die Funktionsabweichung des Blutdrüsen-

apparates nicht so ausgesprochen im Vordergrunde steht, dort werden wir den hormonalen Einflüssen auf das Zustandekommen nervöser Organstörungen nur eine beschränkte und bedingte Rolle zubilligen können. Das von mir aufgestellte Prinzip der dreifachen Sicherung der Organfunktionen, durch die autochthone Organbeschaffenheit, die nervöse Steuerung und hormonale Regulierung, lassen dem Einfluß der Hormone nur einen beschränkten Spielraum. So sicher also z. B. eine Erotisierung des Nervensystems durch das Keimdrüsenhormon stattfindet, so verfehlt wäre es, auch nur einen größeren Teil der funktionellen Sexualstörungen bei Männern mit normal aussehenden Geschlechtsorganen auf eine Unterfunktion der Keimdrüsen zu beziehen. Selbst dort, wo eine bestimmte Hormontherapie von Nutzen ist, wie bei der Behandlung gewisser Fälle habitueller Obstipation mit Schilddrüsen- oder Hypophysenextrakt, selbst dort ist es nicht erwiesen, ob eine insuffiziente Tätigkeit der betreffenden innersekretorischen Drüse die funktionelle Störung der Obstipation bedingt hat. Es wird gut sein, die Rolle der Hormonorgane in der Genese von Organneurosen nicht zu hoch einzuschätzen, wenngleich sie immerhin im Rahmen der Beurteilung der Gesamtpersönlichkeit eines Individuums Berücksichtigung und Würdigung finden müssen.

Begriff und Methodik der Deutung.

Von

Dr. Rudolf Allers,

Nervenarzt in Wien, früher Privatdozent für Psychiatrie der Universität München.

I. Begriff der Deutung.

1. Die Scheidung in Körper und Geist, Leib und Seele oder wie die Gegensatzpaare sonst genannt werden mögen, ist eine unausweichliche. Auch der, welcher in der Theorie diesen Dualismus zu bestreiten geneigt ist, dem Seelisches nur als „Produkt" des Materiellen erscheint, ist genötigt, in der Praxis diese Gegenüberstellung zu akzeptieren. Mag er auch noch so sehr davon überzeugt sein, daß „eigentlich", „letzten Endes" der Geist nur Funktionsweise des Stoffes oder eine Art von Stoff sei, wie das etwa schon LUCREZ meinte, seiner unmittelbaren Erfahrung nach, die er an sich wie an den anderen macht, besteht die Zweiteilung zu recht. Ärztliches Denken und Handeln aber orientieren sich an der unmittelbaren Erfahrung und brauchen sich um erkenntnistheoretische oder metaphysische Problematik wenig zu bekümmern. Nur dem Philosophen wird das Leib-Seele-Problem zur brennenden Frage; nur er muß dem Gedanken nachhängen, ob dem letzten Wesen nach beide Eines seien, oder ob es zwei „Substanzen" seien und wie diese denn zusammenhingen. Dieses „Wie" ist die Frage philosophischer Betrachtung. Das „Daß" ist empirisch vorgefundene Tatsache.

Mit dieser hat es der Arzt zu tun. Ihn braucht es nicht zu sorgen, ob er für die Theorie des psychophysischen Parallelismus oder für die der Wechselwirkung zwischen Leib und Seele bindende Argumente aufzufinden vermöchte. Aber er braucht für sein therapeutisches Handeln ebenso wie für das wissenschaftliche Bestreben des theoretischen Erfassens ein Verfahren, das ihn instand setzen kann, die Zusammenhänge zwischen Seelischem und Körperlichem systematisch zu ordnen.

Wenn man die leiblich-seelische Einheit des lebenden Organismus eine „Gestalt" nennt, so darf man sagen: nicht das Prinzip, demzufolge die einzelnen Momente, Glieder, oder wie man sonst sagen will, zum Ganzen der Gestalt zusammengebunden sind, ist von Interesse für die Medizin als Wissenschaft wie als Praxis; sondern jene Gesetzlichkeiten, auf Grund deren die in der Totalität beschlossenen Teilganzen aufeinander bezogen sind. Nur wenn der Arzt diese Beziehungsgesetzlichkeiten der Glieder oder Teilganzen — Ganzheiten niederer Ordnung — „versteht", nur wenn er in der Lage ist, aus „Zeichen" durch ein Verfahren der „Deutung" die gemäß den allgemeinen Gesetzlichkeiten sich im konkreten Einzelfalle abspielenden Wechselbeziehungen zu erkennen, kann er zu einer Theorie der jeweiligen hier vorliegenden Krankheitsbilder und sohin zu Maximen seines ärztlich-praktischen Tuns gelangen.

2. Den Ausgangspunkt ebensowohl theoretischer Betrachtung wie praktisch-therapeutischen Eingreifens bilden die empirisch vorgefundenen Befunde: die Klagen des Kranken, die Beobachtungen des Arztes, die übrigens sich, wie selbstverständlich, nicht nur auf kranke Organismen, sondern ebenso auf gesunde erstrecken. Freilich ist die Beobachtung des Gesunden eine Disziplin, die in unserem heutigen medizinischen Studium keinen Platz findet, außer in der Physiologie, die sich aber, wie alle zur Genüge wissen, weit weniger mit dem Menschen als mit dem Tiere, und weit weniger mit dem Ganzen des Organismus als mit dessen einzelnen Organen und Funktionen befaßt. Und doch wäre es für den Arzt, in seinen beiden Qualitäten als Theoretiker und als Praktiker, von unschätzbarem Vorteile, wenn er „Menschenkenntnis" im weitesten Sinne des Wortes erwürbe. Ist es nicht sonderbar, daß der angehende Arzt unendlich viel mehr über Bau und Verrichtungen der Leber oder des Auges, über die Reaktions- und Leistungsweisen des Intestinaltraktes und des Rückenmarkes weiß, als über den ganzen, lebendigen Menschen, an dem er doch sein Wissen bewähren soll? Und wenn auch hie und da, heute vielleicht mehr schon als in früheren Zeiten, im Unterrichte und Studium der Medizin derartigen Gesichtspunkten Rechnung getragen wird, so fehlt doch, soweit ich sehen kann, völlig eine Bedachtnahme darauf, daß der Mensch, der Kranke niemals eine isolierte Größe ist, sondern stets vorgefunden wird als hineingestellt in eine Unzahl sich durchkreuzender sozialer Zusammenhänge, welche formend und bestimmend in die individuelle Lebensgestaltung eingreifen. Ohne Berücksichtigung dieser Zusammenhänge ist aber eine „Person", ist das Ganze eines konkreten Menschwesens nie und nimmer adäquat zu erfassen.

Die Vernachlässigung dieser Gesichtspunkte in unserem ärztlichen Denken und Lehren ist umso eigenartiger, als der Wert, auf den wir alle Beurteilung des Krankhaften beziehen, nur als ein Totalwert begriffen werden kann: die Gesundheit. Sie ist nicht die Summe von „physiologisch" ablaufenden Funktionen bei „normaler" Beschaffenheit der Organe, sondern der Gesamtzustand und das Gesamtverhalten des dem idealen Wert des Biologischen adäquaten Organismus.

Gesetzt den Fall, es wären alle idealen Möglichkeiten realisiert, es stünde ein Arzt, ausgerüstet mit allen erdenklichen Kenntnissen der somatischen Medizin und auch der sozialen Bedingtheiten einem Kranken gegenüber: so wird er, wie gesagt, aus subjektiven und objektiven Datis eine Reihe von Befunden ablesen können. Dieses Ablesen aber ist nicht immer von gleicher Art und, wenn man so sagen darf, von gleicher Dignität der Erkenntnis.

Denn es gibt erstens Befunde, deren Konstatierung einer einfachen Beschreibung gleichkommt. Sehe ich etwa einen Menschen vor mir, dem durch Überfahren der Unterschenkel abgetrennt wurde, so ist der gedachte Fall gegeben. Ebenso, wenn ich etwa konstatiere: Exkoriationen der Haut.

Nenne ich aber diese Exkoriationen: Kratzeffekte, so bin ich über die bloße Konstatierung ebenso hinausgegangen, wie in dem Falle, in welchem ich auf Grund der Art einer Blutung diese als arterielle anspreche, oder wenn ich angesichts bestimmter Erscheinungen bei aktiver oder passiver Bewegung eine Luxation diagnostiziere. In allen diesen, natürlich beliebig zu vermehrenden Fällen enthält mein Urteil, die Diagnose eben, nicht mehr die Formulierung einer Beschreibung, also die Ordnung einer Reihe von unmittelbaren Sinneswahrnehmungen, sondern darüber hinaus resümiert es eine Reihe von Syllogismen, die sich aus dem Zusammenhalten der vorgefundenen Tatbestände mit dem Wissen um die Möglichkeiten von dessen Zustandekommen ergeben. Im einfachsten Falle nach dem Schema:

M: Bei Verletzung einer Arterie schießt hellrotes Blut aus der Wunde;
m: Aus dieser Wunde schießt hellrotes Blut;
C: Also ist eine Arterie verletzt.

Es ist ohne weiteres einsichtig, daß dieser einfachste Fall nur relativ selten verwirklicht sein wird. Vielmehr sind die Schlußketten in der Regel vielfach kompliziert, indem von verschiedenen möglichen Annahmen nur gewisse miteinander verträglich sind, andere sich ausschließen. Man denke etwa an die Diagnose irgend welcher intrathorakaler Vorgänge, wo Dämpfung des Perkussionsschalles, Verhalten des Stimmfremitus, des Atemgeräusches, der respiratorischen Verschieblichkeit zu einer einheitlichen Auffassung in Einklang gebracht werden müssen. Und es gibt genug Fälle, wo die Dinge noch viel komplizierter liegen, etwa bei der lokalisatorischen Diagnose eines Tumors im Zentralnervensystem.

Je zahlreicher aber die in einem Gesamtbilde konkurrierenden Möglichkeiten werden, desto schwieriger wird bekanntlich die Differentialdiagnose.

Den Vorgang der Diagnose, der Rekonstruktion der Krankheit aus den Befunden, kann man auch auffassen als: die Umdeutung der Befunde in Symptome. Erst dadurch, daß irgend eine objektiv feststellbare Beschaffenheit oder Funktionsweise, bzw. eine subjektiv wahrgenommene Erscheinung vom Beobachter auf eine mögliche Krankheit bezogen wird, erlangt sie die Dignität des Symptoms. An und für sich ist nicht jede Abweichung vom Typus der „Norm" auch schon ein Symptom. Rötung oder Blässe etwa des Gesichtes kann ein Symptom sein, muß es aber nicht. Genau genommen haben wir das Recht, von Symptomen zu sprechen nur dann, wenn wir den erhobenen Befund auf eine möglicherweise, wahrscheinlich oder sicher vorhandene Krankheit beziehen können. Und wenn wir den Terminus: Symptom auch schon gebrauchen, wenn wir von dem auch nur möglichen Bestehen einer Krankheit noch gar nichts wissen, so leiten wir das Recht dazu aus der auf Erfahrung gegründeten Präsumption her, daß Abweichungen von der Norm auf Krankheit hinweisen. Eine eingehendere Zergliederung der hier maßgebenden Denkgewohnheiten und Denkprinzipien würde zeigen, daß hier unklare Wertungen stark mitspielen, welche den jeweils vorliegenden Einzelfall auf einen Idealtypus des Gesunden, Angemessenen u. dergl. beziehen. Die Umdeutung des Befundes in das Symptom ist ohne Bezugnahme auf gewisse Wertgesetzlichkeiten schlechthin unmöglich, wenn auch diese Bezugnahme in Fällen, wie sie bisher angeführt wurden, durchaus im Hintergrunde bleibt. Man könnte in Anlehnung an eine Ausdrucksweise E. Sprangers von einer „eingehüllten Wertung" sprechen. Es wird sich aber zeigen, daß es ärztlich bedeutsame Situationen und Handlungen gibt, bei welchen der Gesichtspunkt der Wertung weit mehr hervortritt.

Es ist übrigens leicht nachzuweisen, daß in der Tat eine solche Umdeutung des Befundes zum Symptom eintritt, d. h. daß wir sie gelegentlich erleben, erfahren und daß sie sohin nicht nur eine wissenschaftstheoretische Konstruktion darstellt. Es wird kaum einen Arzt geben, welcher nicht schon einmal es erlebt hat, wie im Laufe einer Untersuchung oder einer differentialdiagnostischen Überlegung irgendeine bisher nur als „Nebenbefund" im Vorübergehen eben auch registrierte Erscheinung plötzlich eine besondere Bedeutung erhält und aus einem „Nebenbefund" zu einem wichtigen, vielleicht entscheidenden Symptom sich wandelt. In solchen gar nicht so seltenen Momenten werden wir des sonst unbemerkt verlaufenden Umdeutungsprozesses inne. So daß man mit Recht sagen könnte: im Akte der Diagnose setzt oder erzeugt der Arzt das Symptom.

3. Nun ist mit der bloßen Setzung des Symptoms als solchen die Diagnose noch nicht gegeben. Das Symptom oder der Symptomenkomplex müssen auf eine

Krankheit bezogen werden, die in ihnen aufscheint, sich in ihnen äußert, durch sie angezeigt wird. In der Vereinheitlichung der isoliert nebeneinander stehenden Symptome als Symptome eben dieser einen Krankheit vollzieht sich der Akt der Diagnose, der sohin in gewissem Sinne nicht mit Unrecht als ein Vorgang der Deutung angesprochen werden darf. Man bedenke, daß die Symptome der Nephritis z. B. miteinander an und für sich keinerlei Zusammenhang erkennen lassen; was für ein Band sollte auch zwischen: Albuminurie, Verringerung der Harnmenge, Ödem, Sehstörung und Asthma bestehen? Über diesen Punkt zur Klarheit zu gelangen — und er wird sich weiterhin sehr bedeutungsvoll erweisen — sind genauere Überlegungen von nöten.

Erstens ist die Frage zu beantworten, in welcher Weise, auf Grund welcher Relationsbegriffe die Beziehung zwischen Symptom und Krankheit hergestellt werde. Zweitens ist umgekehrt zu fragen, welcher Zusammenhang objektiv zwischen Krankheit und Symptom obwalte. Mit anderen Worten: die erste Frage geht auf die Kategorien, an Hand derer wir das Symptom als Erkenntnisgrund für die Entdeckung der Krankheit betrachten, die zweite auf die realen Beziehungen zwischen der Krankheit und den Symptomen, in denen sie sich „äußert". Zugleich aber erhebt sich das Problem einer Begriffsbestimmung von Krankheit und Symptom. Wenn es nun auch keineswegs die Aufgabe dieser Seiten sein kann, den Krankheitsbegriff nach allen Richtungen hin zu beleuchten, so ist doch eine vorgängige Klarstellung einiger Punkte unerläßlich.

Ich beobachte z. B. an einem Beine jenen Zustand, den wir als Gangrän bezeichnen. Ich kann nun die Gangrän eine Krankheit nennen, indem ich diesen Begriff auf die unmittelbar zu bemerkende Funktions-, Form- und Beschaffenheitsänderung anwende. Dann fallen eigentlich Symptom oder Symptomenkomplex und Krankheit weitgehend zusammen. Dringe ich weiter vor, so finde ich, daß diese Gangrän mit einem Verschluß der Art. poplitea zusammenhängt. Es steht nun bei mir, diesen Verschluß oder aber auch den speziellen verschließenden Prozeß — Narbe, Endarteriitis obliterans usw. — erst als Krankheit aufzufassen.

Ein anderes Beispiel. Ich konstatiere eine Reihe von Erscheinungen, welche die Annahme eines Abszesses rechtfertigen. Ich kann diesen als „die Krankheit" ansehen. Ich finde indes noch mehrere Abszesse gleicher Art über den Körper zerstreut. Damit sehe ich mich genötigt, die Bezeichnung: Krankheit vom einzelnen Abszeß weg auf ein Etwas zu verlegen, welches die vielen Abszesse in sich begreifen kann (solch ein Etwas, wie wir es z. B. in dem Worte: Furunkulose meinen). Weitere Untersuchung läßt mich erkennen, daß im Blute Bakterien kreisen. Sohin wird die Bakteriämie zur Krankheit. Sie wieder kann „ursprünglich" auf einen abszedierenden und in eine Vene eingebrochenen Tonsillarprozeß zurückgehen, der dann als „eigentliche" Krankheit erscheint. Und im Fortschreiten dieser Reihe gelangt man auf einmal zur Krankheits*ursache*. Denn das anscheinend letzte Glied bilden die pathogenen Mikroorganismen, die sich auf den Tonsillen angesiedelt haben. Aber freilich sind wir damit nicht zu Ende. Hier nämlich setzen alle jene Überlegungen ein, die sich um das Begriffspaar: Disposition-Exposition ordnen. Warum drang bei diesem einen Menschen der tonsillare Prozeß bis in die Vene vor und blieb bei anderen, trotzdem die gleichen Krankheitserreger sich in den Tonsillen etabliert hatten, auf die Oberfläche beschränkt? Warum erkrankte von so und so vielen, in gleicher Erkrankungsgefahr Befindlichen der eine und nicht alle anderen auch? — Gedanken, die uns ja allen geläufig sind. Es ist kein Zweifel, daß wir uns daher durchaus logisch von einem Glied zum anderen innerhalb einer Kette von Wirkung zu Ursache bewegen. Wir treiben kausal erklärende Wissenschaft. Dennoch aber will es uns scheinen, als vollzögen wir im Fortschritt dieser Kausalerklärung einen Sprung, als verließen wir irgendwie die logische Sphäre, in der wir begannen, und endeten in einer anderen. Es ist nicht nur deswegen, weil wir mit der Einführung des Krankheitserregers die Grenzen des Organismus überschreiten, innerhalb derer zunächst alle in Betracht gezogenen Momente gelegen waren. Auch wenn wir auf die Konstitution zurückgreifen, wobei wir doch sicherlich in dem Bereiche des Organismus verbleiben, wandelt uns jenes Gefühl eines logischen Unbehagens an. Und dies, trotzdem an der theoretischen Berechtigung, die Kausalreihe in der gedachten Weise zu verlängern, ein Zweifel nicht gut obwalten kann. Offenbar liegt das entscheidende Moment darin, daß in den Begriff der Krankheit mehr eingeht, als bloß die Bestimmung, ein Glied der Kausalkette zu sein, welche von einer beobachteten Erscheinung, einem Symptom aus entwickelt werden kann. Damit hängt es auch zusammen, daß alle Definitionen des Krankheitsbegriffes, wie sie die allgemeine Pathologie so oft zu formulieren versucht hat, uns auch dann noch irgendwie unbefriedigt lassen, wenn wir ihre formale und inhaltliche Korrektheit zuzugeben gezwungen sind.

Inwieweit es „berechtigt“ ist, Begriffe gelten zu lassen und in naturwissenschaftlicher Betrachtung zu benützen, in denen über ihre Verwendbarkeit als Glieder eines Kausalzusammenhanges hinaus noch anderes mitgedacht wird, soll hier nicht weiter untersucht werden. Einiges zu dieser Frage merkt die Einleitung des Buches an. Hier handelt es sich nicht sowohl darum, die möglichen Gesichtspunkte für die Konstruktion leib-seelischer Abhängigkeiten aufzufinden, als auch darum, deren Anwendungsweise aus den psychologischen Eigentümlichkeiten ärztlichen Denkens zu begründen. Daß aber dieses Mitdenken (Konnotation) anderer Bedeutungszusammenhänge im Krankheitsbegriff eine psychologische Tatsache sei, dürfte nicht bestritten werden können. Die Bedeutung des Faktums wird klar, wenn wir uns einen Augenblick auf seine Herkunft besinnen.

Wie in allem unseren, selbst wissenschaftlich gereinigten Denken lebt auch in dem des Arztes der Mythos fort. Es verrät sich die heute noch lebendige Fortwirkung mythischer, uralter Einstellungen in mannigfachen sprachlichen Fassungen. Wir reden alle so, als ob „die Krankheit“ eine von außen her in das Lebewesen eingedrungene Macht wäre, dämonischer Abstammung. In irgend einem Sinne erscheint sie uns auch heute noch — von ganz groben, traumatischen Schädigungen abgesehen — als eine „Besessenheit“. Die Krankheit, sagen wir, hat vom Kranken Besitz ergriffen; sie greift um sich; sie ergreift nun auch noch diesen oder jenen Körperteil; der Körper wehrt sich gegen die Krankheit; die Krankheit trotzt unseren heilenden Bemühungen — und was derlei Redensarten mehr sind. Oft genug mag der Arzt, wenn er über seine Stellungnahme am Krankenbette reflektiert, zur Einsicht kommen, daß ihm „die Krankheit“ eigentlich als ein Gegner erscheint, der bekämpft, besiegt, mit Gewalt oder mit List niedergerungen werden soll. Und auch der Tod stellt sich uns, trotzdem unserem durch Wissenschaft erleuchteten Denken sein Wesen als bloßes Negativum, als das Aufhören der vitalen Leistungen durchsichtig wird, als eine dunkle Macht dar, die dem Menschen feind und deren geborener Gegner der Arzt ist. Noch ganz so, wie in jenem Märchen, in welchem der Arzt mit dem persönlich gedachten Tode paktiert. Wir denken immer noch in den Kategorien des Märchens, denken Krankheit und Tod, als wären sie personhafte Wesen. So sehr wir auch in unserem rationalen Denken uns klar sein mögen, daß unsere therapeutischen Bemühungen auf die Vertilgung des Krankheitserregers, die Ausschaltung des pathologischen Prozesses, die Stärkung der Abwehrkräfte des Organismus, dessen Umstimmung usw. abzielen, von jenem Mythos kommen wir nie ganz los.

Wenn aber derartige mythische Neigungen oder Einstellungen aller Rationalität wissenschaftlicher Erkenntnis zum Trotz sich forterhalten, so ist dies doch nur dann möglich, wenn irgend etwas in den Erfahrungen, die wir machen, ihnen entgegenkommt, ihnen einen Anhub bietet. Welcher dieser sein mag, ist schwer zu sagen. Indes scheinen sich folgende Erwägungen als nicht unplausibel aufzudrängen.

Der Mensch ist uns gegeben als Person. Nicht als ein Mosaik von Organen und Funktionen, nicht als eine Summe von Elementen, sondern als ein Ganzes, dessen Sein und Verhalten einer ihm innewohnenden und nur ihm eigentümlichen Gesetzlichkeit zugeordnet ist. So sehr diese Gesetzlichkeit der allgemein menschlichen entspringt und angehört, so weit sie auch Spezialisierung dieser Norm im Sinne einer Typik sein mag, so ist sie dennoch in ihrer letzten Ausprägung der Allgemeinheit und der Typik entrückt; sie ist Singularität, Eigenart und Eigenwert von unvergleichbarer und unersetzbarer Einmaligkeit. Diese ihre Wesenszüge trägt notwendigerweise auch jedes ihrer Verhalten, jede ihrer einzelnen Reaktionen und Handlungen. Auch jede Veränderung ihres Gesamtverhaltens, ihrer Gesamtfunktion usw. muß irgendwie den Stempel der Einmaligkeit tragen.

Es mag befremdend anmuten, wenn man Krankheit als eine Handlung des Erkrankten bezeichnen hört. Dennoch wird auch dieser Aspekt von uns mitgedacht. Er findet seine Formulierung in der Auffassung, daß zumindest vieles, was wir vom Kranksein wahrnehmen, „Reaktionen des Organismus" seien, zum Teil sogar durchaus als zielstrebig zu denkende.

Man kann, wenn man einstweilen den Begriff der Handlung sehr weit faßt — inwieweit solche Fassung innerliche Berechtigung hat, wird sich später erweisen — auch die Krankheit, oder besser gesagt: das Gesamtverhalten des erkrankten Menschen darunter subsumieren. Übrigens trägt nicht nur Krankheit, sondern ebenso der Tod das Kennzeichen der absoluten Einmaligkeit und wesenhaften Unwiederholbarkeit. Niemand hat diesen Gedanken lebendiger erfaßt als Rainer Maria Rilke; ich erinnere an das Sterben des Kammerherrn Christov Detlef Brigge in den „Aufzeichnungen des Malte Laurids Brigge" und an das Wort: „Oh Herr, gib jedem seinen eigenen Tod"; auch Georg Simmel hat (so im „Rembrandt" und in „Lebensanschauung") solchen Erwägungen nachgehangen. Wir haben auch wohl mehr weniger das Gefühl, als wenn in nicht seltenen Fällen der Eintritt von Krankheit und Tod gerade zu diesem einen Zeitpunkt nicht bedeutungslos wäre, nicht reiner „Zufall", d. h. allein abhängig von komplizierten und unübersehbaren, mit- und gegeneinander wirkenden Naturkräften; sondern es überkommt uns oft genug eine dunkle Ahnung, der wir freilich als Naturwissenschaftler nicht glauben Raum geben zu dürfen, daß solche Ereignisse einen tieferen Sinn hätten, in dem Gesamtbilde eines Einzelschicksales irgendwie begründet seien. Ja, gerade, daß wir den Tod so manchen Menschens als „sinnlos" empfinden — das frühe Hinscheiden Mozarts etwa — zeigt uns, daß wir insgeheim auch an das Ende des menschlichen Lebens und dessen Zeitpunkt die Forderung stellen, uns in sinnvollem Zusammenhang mit dem Ganzen dieses einen Lebens durchsichtig zu werden. Es kann allerdings nicht behauptet werden, daß wir imstande sind, solchen sinnvollen Zusammenhang, wo wir ihn erahnen, uns auch nur annähernd bis zur rationalen Formulierbarkeit klar zu machen. Aber wir vermögen uns anderseits dieses Eindruckes nicht zu erwehren. Wir wissen, fühlen, glauben zu verstehen, daß die „Brüder Karamasow" unvollendet bleiben mußten, daß ihren Schöpfer vor der Beendigung des Werkes der Tod ereilen mußte — aber wir können nicht viel mehr darüber sagen.

In diesem Momente also, daß jeder Mensch auf seine und nur auf seine Weise krank ist, sind, glaube ich, die Grundlagen dafür zu suchen, daß uns auch „die Krankheit" irgendwie personhaft erscheint. Denn in dem Augenblick, in welchem wir sie als in einem noch so dunklen Verstande als sinnvoll, als dem Wesen und Schicksal des Erkrankten gemäß auffassen, muß auch sie, wie jede andere Lebensäußerung, das Kennzeichen an sich tragen, eben einer Person anzugehören. Da wir aber anderseits den Eindruck haben, daß Krankheit dem lebenden Wesen feind sei, wird sie uns in rein mythischer Einstellung zum Dämon, und behält sie im aufgeklärteren Denken jene letzten Reste von Personhaftigkeit bei.

4. Wenn wir den eben entwickelten Gedankengang akzeptieren können, und er scheint mir nicht unbegründet zu sein, so eröffnet sich zugleich ein Ausblick auf die Bewertung und Auffassung des Symptoms sowie auf die Psychologie und Logik der Diagnostik, wodurch denn auch unsere vorgängige Abschweifung ihre methodische Rechtfertigung erfahren möchte. Die Stellung der „Krankheit" nämlich innerhalb der Gesamterscheinung: Kranker Mensch erhält ein zwiefältiges Gesicht. Wir denken die Krankheit zugleich als ein Wesen, das von dem kranken Menschen Besitz ergriffen hat, und als Modifikation eben dieses Kranken selbst. Dadurch wird es begreiflich, daß wir auch das Symptom unter zweierlei Aspekten ansehen. Einmal ist es dem Wesen: Krankheit zugeordnet und zeigt deren Dasein und in gewissem Ausmaß auch deren So-Sein an, das andere Mal ist es der erkrankten Person zugeordnet und drückt deren nunmehriges Verhalten als eines Kranken aus. Demnach gewinnt es den Anschein, als könnten wir je nach unserer Stellungnahme ein und dasselbe Symptom einmal als Anzeichen, dann wiederum als Ausdruck auffassen. Daß dem in gewissem Sinne und innerhalb gewisser Grenzen in der Tat so ist, wird alsbald nachzuweisen sein. Bevor jedoch diese Erörterung in Angriff genommen werden kann, bedürfen zwei Punkte der Klärung. Der erste betrifft den Unterschied zwischen den beiden soeben angedeuteten Arten der Stellungnahme, der zweite die Bedeutung und Verwendung der Termini: Ausdruck und Anzeichen.

Über den ersten sind hier nur wenige Worte zu sagen; seine eigentliche Beleuchtung und abschließende Bestimmung kann auch er nur nach weiteren Darlegungen erlangen. Indem wir der „Krankheit" die Dignität eines fiktiv selbständigen Wesens verleihen, abstrahieren wir erstens davon, daß Krankheit als solche niemals vorgefunden wird; wir erfahren sie nur am erkrankten Organismus. Wir abstrahieren ferner von allen individuellen Nuancen, wie sie jeder Einzelfall bietet. Mit anderen Worten: wir entrücken die Krankheit der zeitlichen und historischen Mannigfaltigkeit in die Sphäre generalisierend-naturwissenschaftlicher Betrachtung. Indem wir ihr ein Wesen und gewissermaßen damit auch ein Anundfürsichsein zuschreiben, treiben wir Naturwissenschaft. Dem naturwissenschaftlich orientierten Denken des Arztes, der Medizin als naturwissenschaftlich-biologischer Disziplin entspricht es demnach, das Symptom als Anzeichen zu betrachten. Wenden wir aber unseren Blick auf den konkreten und wesensmäßig singulären „Fall", so erscheint uns dieser eben nicht mehr als „ein Fall von Tuberkulose", sondern als der „tuberkulosekranke N". Die Symptome werden zu Ausdrücken des Verhaltens der psychophysischen Person N in der augenblicklichen Situation. Aus der neutralen „Krankengeschichte" wird die „Geschichte eines kranken Menschen". Wir legen unserer Betrachtungsweise nunmehr den historischen Gesichtspunkt der Einmaligkeit zugrunde, wir stehen am Bette eines Kranken als Helfer und Heiler, nicht mehr am Tische des Laboratoriums als Sucher und Systematiker. Wir treiben praktische Medizin. So spiegelt sich in der gesamten Einstellung des Arztes, und vielleicht nirgendwo deutlicher und subjektiv eindrucksvoller die ungeheure Spannung, welche unser Denken von der Welt überhaupt durchwaltet, die Spannung zwischen Ratio und Ethos, zwischen Sein und Sollen, zwischen Logos und Wert.

5. Wenn die weiteren Ausführungen durchsichtig bleiben sollen, ist eine genaue Begriffsbestimmung der oben angeführten Termini: Anzeichen und Ausdruck unerläßlich. Insbesondere kann die schwierige und kontroverse Frage des „Verstehens" ohne solche Exaktheit nicht in Angriff genommen werden. Die Begriffsbestimmung, die in den nachstehenden Zeilen versucht wird, stützt sich, ohne ihnen in unverbrüchlicher Strenge zu folgen, auf die heute klassisch gewordenen „Logischen Untersuchungen" von E. HUSSERL. Es sei vorab bemerkt, daß die logische Genauigkeit nicht nur gewisse Sprachgewohnheiten als unerlaubt ausschließt, sondern uns auch zuweilen nötigt, Worte in einem Sinne zu verwenden, in welchem sie in gemeiner Umgangssprache zwar auch, aber vielleicht seltener gebraucht werden. Dadurch erhält unsere Redeweise vielfach etwas Gekünsteltes, um nicht zu sagen Manieriertes, für das Ohr desjenigen, der solchen Gewohnheiten ferner steht. Und mancher mag geneigt sein, in derartigen Erörterungen über Begriffe, deren Abgrenzung und Bedeutung überflüssige Haarspalterei und fast spielerische Gedankenakrobatik zu erblicken. Ich hoffe, daß es sich zeigen wird, wie unumgänglich gerade für die hier zu behandelnden Fragen derartige Vorsicht notwendig ist. Handelt es sich doch um Probleme, welche praktisch ebenso bedeutsam wie in theoretischer Hinsicht grundlegend sind. Eine abwägende Beurteilung der hauptsächlichsten Konstruktionen für die psychisch-somatischen Abhängigkeiten ist ohne hinlängliche Reinheit der Begriffe schlechthin undurchführbar, und manches, was zu dieser Frage gesagt worden ist, wäre bei Einhaltung dieser Vorsicht nicht oder wesentlich anders gesagt worden.

Der Oberbegriff, unter welchen beide Begriffe, des Anzeichens sowohl als des Ausdruckes, fallen, ist der des Zeichens. „Jedes Zeichen ist Zeichen für etwas, aber nicht jedes hat eine Bedeutung, einen Sinn, der mit dem Zeichen ausgedrückt wird."[1]) Mit anderen Worten: So oft wir ein Zeichen vorfinden, gewinnen wir eine größere oder geringere Sicherheit, daß etwas dem Zeichen Heterologes vorhanden sei; denn Zeichen und Bezeichnetes gehören, wie ohneweiters einzusehen, nicht der gleichen Gegenstandssphäre an; das Kreuz, als Zeichen des Christentums, die Röte des Gesichtes, als Zeichen der Scham, der Buchstabe A, als Zeichen des Lautes, sind etwa hierfür Belege. Zwischen Zeichen und Bezeichnetem besteht nun ein bestimmtes Verhältnis. Dieses Verhältnis nennen wir das der Anzeige bei dem Anzeichen; ihnen ist eigentümlich, daß sie nichts ausdrücken, sie haben keine Bedeutungsfunktion. Anzeichen sind z. B.: die Flagge, als Zeichen der Nation, fossile Knochen, als Zeichen für die Existenz prähistorischer Menschen, die Rötung des Lackmuspapieres für die Anwesenheit von freier Säure; so ist auch ein Symptom Anzeichen für das Bestehen einer Krankheit, die Dämpfung des Lungenschalles etwa für eine Pneumonie, das systolische Geräusch über der Mitralklappe für die ihre Insuffizienz bedingende Veränderung, die Dorsalflexion der großen Zehe für die Unterbrechung der Pyramidenbahn. Allen Anzeichen ist gemeinsam: „daß irgend welche Gegenstände oder Sachverhalte, von deren Bestand jemand aktuelle Kenntnis hat, ihm den Bestand gewisser anderer Gegenstände oder Sachverhalte in dem Sinne anzeigen, daß die Überzeugung von dem Sein der einen von ihm als Motiv (und zwar als ein nicht einsichtiges Motiv) erlebt wird für die Überzeugung oder Vermutung

---

[1]) Alle Zitate dieses Abschnittes stammen, wenn nicht anders gekennzeichnet, aus HUSSERL, Logische Untersuchungen, 3. Aufl., I., Halle 1922, S. 23 ff.

vom Sein der anderen". Die motivierende Verknüpfung zwischen den Urteilsakten, in denen der Urteilende des Daseins der anzeigenden und der angezeigten Sachverhalte gewiß wird, schafft aus diesen Urteilsakten eine neue Einheit; in dieser Verknüpfung liegt das Wesen der Anzeige. Ist uns das Anzeichen hinlänglich geläufig, so erleben wir unmittelbar diese Einheit, indem wir urteilen: da ich A erfahre, ist B. In anderen Fällen mögen wir der Konstituierung dieser Urteilseinheit inne werden, etwa nach dem Schema: ich erfahre A, A ist ein Zeichen, ein Zeichen für B, also ist B. Wie sich empirisch die Herstellung der Anzeigefunktion vollzieht, auf Grund welcher Einzelerfahrungen wir einer Erfahrung, einem Sachverhalt die Dignität eines „Zeichens für" zuerkennen, kann hier unerörtert bleiben. Dagegen ist es von Wichtigkeit, zu untersuchen, welches die logische Natur der Anzeige sei, auf Grund welcher logischer Kategorien sich die Beziehung zwischen Anzeichen und Angezeigten konstituiere. Da aber die gleiche Frage auch für die zweite Gruppe der Zeichen beantwortet werden muß, wird ihre Behandlung sich an späterer Stelle zweckmäßig einfügen lassen.

Ausdrücke sind bedeutsame Zeichen. Husserl schränkt, wie besonders hervorgehoben sei, die Verwendung des Wortes: Ausdruck ein auf Redeteile und die solchen wesentlich gleichartigen Zeichen — also jede Art von Schrift- oder Zeichensprache, sei es der Taubstummen, sei es der Flaggensignale. Dagegen begreift er Mienenspiel und Geste nicht unter den Ausdrücken, weil sie die Rede, „jedenfalls nicht in mitteilender Absicht begleiten", und weil „bei ihrer Äußerung die Intention fehle, irgend welche Gedanken in ausdrücklicher Weise hinzustellen", kurz, weil „derartige Ausdrücke eigentlich keine Bedeutung hätten". Wir werden aber alsbald sehen, daß diese Einschränkung, mag sie auch dem Logiker gestattet und in sich berechtigt sein, für den Psychologen, insbesondere für den, welcher nicht nur das klar und deutlich Bewußte ins Auge faßt, nicht zulässig sein kann.

Das wesentliche Moment dieser Art von Zeichen ist es also, daß sie uns eine Bedeutung vermitteln, also eben „Ausdruck verleihen". Diese Bedeutung ist nicht das, was den Ausdruck nach der physischen Seite hin kennzeichnet; sie fällt nicht zusammen mit den gesprochenen Lauten, den geschriebenen Worten, den Gesten und mimischen Veränderungen. Die Bedeutung wird in denselben, durch dieselben hindurch, vermittels ihrer erfaßt. Was ja für den Satz schon daraus erhellt, daß ich ein und dieselbe Bedeutung in verschiedensten Sprachen, in verschiedensten Weisen ausdrücken kann, wie z. B. eine mathematische Wahrheit in Worten und in algebraischen Formeln.

Der Grund, warum Husserl die oben gedachte Einschränkung vollzieht, ist darin gelegen, daß er als den ursprünglichen Beruf des Ausdruckes die kommunikative Funktion annimmt, erst wenn der Redende in der Absicht, „sich über etwas zu äußern" die Rede erzeugt, wenn er der Rede in gewissen psychischen Akten einen Sinn verleiht, den er dem Hörenden mitteilt, wird ein Ausdruck. Den sinngebenden Akten des Redenden korrespondieren die sinnverleihenden des Hörenden. „Was den geistigen Verkehr allererst möglich und die verbindende Rede zur Rede macht, liegt in dieser durch die physische Seite vermittelten Korrelation zwischen den zusammengehörigen physischen und psychischen Erlebnissen miteinander verkehrender Personen." Indem die Ausdrücke dem Hörenden die Kenntnis der Gedanken, d. h. der sinngebenden psychischen Erlebnisse des Redenden vermitteln, erfüllen sie ihre kundgebende Funktion. Nun ist zu fragen: Haben wir nicht auch das Recht, in gewissem Sinne, dann von einer Kundgabe und sohin von den kundgebenden physischen Erlebnissen als Ausdrücken zu sprechen, wenn zwar auf Seite des Kundgebenden die explite Intention kommunikativer Art fehlt, · durch die sinnverleihenden

Akte des Beobachtenden aber in den Erscheinungen am anderen eine Bedeutung erfaßt wird? Oder anders ausgedrückt: Wenn ich einen Mitmenschen in jener Verfassung sehe, welche wir gemeinhin als den „Ausdruck" des Zornes, oder der Betrübnis benennen, so werde ich auf Grund dieses Sehens der „Ausdruckserscheinungen" dessen inne, daß in dem anderen Zorn oder Betrübnis sei; vollziehe also in diesem Innewerden bedeutungverleihende Akte. Kann ich nun von den Erscheinungen des Zornes usw. mit Recht sagen, sie drückten die jeweilige Gemütslage aus?

Mir will dieses Recht über jeden Zweifel feststehend scheinen. Man kann erstens geltend machen, daß gewisse „Ausdruckserscheinungen" — das Wort im Sinne der deskriptiven Psychologie verstanden — nicht so selten in echt kommunikativer Funktion Verwendung finden, mit der Intention einer Kundgabe über meinen Innenzustand. Zwischen einer wahren Zeichensprache und kommunikativisch verwendeten Ausdrucksbewegungen finden sich zahlreiche Übergänge. Man mag z. B. im Zweifel sein, ob eine drohende Fingerbewegung einer Zeichensprache, die auch in HUSSERLschem Sinne als Ausdruck gelten darf, angehöre oder eine Ausdrucksbewegung sei. Daß dagegen das Ballen der Faust im Zorne Ausdrucksbewegung sei, dürfte unbestritten sein. Dennoch kann ich mir diese Geste zunutze machen, um einen anderen meinen Zorn wissen zu lassen. Hier ist die kommunikative Funktion und Intention wohl gegeben. Einen Schritt weiter finden wir jene Situationen, in welchen wir „aus unseren Gefühlen kein Hehl machen", etwa demjenigen, der uns verletzt, ein gekränktes Gesicht zeigen. Auch hier besteht die Absicht der Kundgabe; und der Unterschied gegenüber den früheren Fällen ist nur darin gelegen, daß die Einflußnahme unseres Willens auf die betreffenden Erscheinungen nicht mehr eine so vollkommene ist. Zwar können wir auch noch ein gekränktes Gesicht „machen", wenn es uns vielleicht auch nicht zur Vollkommenheit gelingt. Schwerer scheint es schon, ein erfreutes Gesicht zu machen; und manche Erscheinungen, etwa das freudige Aufleuchten des Auges, können wir, so viel ich sehe, überhaupt nicht machen.[1]) Aber wir können, wenn ein solches mit unserer inneren Freude auftritt, uns nicht abwenden, oder wir können die Augen nicht senken und dadurch den anderen von unserer Freude in Kenntnis setzen, sie ihm kundgeben. Dies spricht vielleicht deutlicher die negative Fassung aus: daß wir uns so oder so zu verhalten hätten, um „uns nicht zu verraten". Aus diesen Erwägungen scheint mir zu folgen, daß derartige Ausdruckserscheinungen zumindest echte Ausdrücke in HUSSERLschem Verstande sein *können*.

Dazu kommt noch folgendes. Es ist meines Erachtens nicht daran zu zweifeln, daß uns in den Affekt- und Gefühlsäußerungen des anderen dessen Affekt und Gefühl unmittelbar einsichtig wird. Wir sehen in dem Verhalten des Gerührten, durch es und hindurch die Rührung, ohne Analogieschlüsse und ohne komplizierte Einfühlungsprozesse. Dieses unser Sehen ist nun sicherlich als ein von uns vollzogener bedeutungsverleihender Akt zu bezeichnen. Damit ist gesagt, daß

---

[1]) Eine Ausnahme bildet offensichtlich der Schauspieler, der es gelernt hat, solche Ausdruckserscheinungen zu machen. Wie er das erlernt, ist eine Sache für sich. Aber, daß er diese Übung erwerben muß, zeigt, wie wenig „natürlich" ihm diese Kunst ist. Daß er sie aber erlernen kann, zeigt doch eine in dem Wesen der Ausdruckerscheinungen gelegene Beziehung auch zum bewußten Willen. Wenn man dagegen auf den „geborenen Schauspieler" verweisen wollte, so möchte ich sagen, daß zumeist solche Menschen nicht den betreffenden Ausdruck „machen", sondern sich phantasierend in die entsprechende Situation versetzen, worauf die Ausdruckserscheinungen „von selbst" sich einstellen. Ebenso handelt ja derjenige, welcher „willkürlich" seine Pupille erweitern kann u. dgl.

wenigstens für uns, die Beobachter, die Ausdruckserscheinungen zur Kundgabe werden; wir verhalten uns zu ihnen so, als ob der Betreffende uns mitteilen wollte: „Ich bin gerührt". Schon mit dieser Feststellung allein, daß wir, als Beobachtende die Ausdruckserscheinungen als Kundgaben auffassen können, wäre ein wichtiger Gesichtspunkt gewonnen. Ich glaube aber, daß man hier noch weiter gehen darf.

Es ist nicht möglich, eine Erscheinung so aufzufassen, als ob sie eine Kundgabe wäre, wenn sie nicht für diese Auffassung irgend einen Anhub böte. Ich will nun nicht untersuchen, ob dieser Anhub irgendwie objektiv gegeben sei. Für die Zwecke der vorliegenden Auseinandersetzung genügt einstweilen der Hinweis auf das soeben Gesagte: daß wir wissen, wir könnten uns jeweils der Ausdruckserscheinungen bedienen, um dem anderen etwas über unser Inneres kundzugeben, mag genügen, um jene Ausfassung zu begründen.

Nun wäre natürlich die nächste Frage die, ob nicht etwa doch in jeder solchen Ausdruckserscheinung zu tiefst eine kommunikative Intention zu vermuten sei? Dies ist nun, wie ich glaube, zwar in der Tat der Fall, wenn sich das auch kaum beweisen und vielleicht auch nur schwer plausibel machen läßt. Immerhin möge man folgendes bedenken. Es ist eigentlich auffallend, daß von allen seelischen Vorgängen nur die der emotiven Sphäre mit so ausgesprochenen äußeren Erscheinungen einhergehen. Wohl gibt es eine Mimik des Denkens und vielleicht in dieser gewisse Nuancen, der Konzentration, des angestrengten Denkens. Man erinnere sich an die RODINsche Statue des „Denkers". Aber diese Nuanciertheit reicht bei weitem nicht an die der Gefühlsausdrücke heran, weder was die qualitative Mannigfaltigkeit, noch was die Gradation anlangt. Was kann nun diese Tatsache für eine Bedeutung haben? Für die Beantwortung dieser Frage scheint es mir belanglos, welcher Theorie des Zusammenhanges von Affekt und Affektausdruck, von psychischem Ablauf und somatischer Erscheinung man anhange. Auf alle Fälle bleibt die erwähnte Tatsache bestehen und fordert eine Erklärung dieser den emotiven Erlebnissen anhaftenden Eigentümlichkeit. Solch eine Erklärung könnte von rein biologischen und entwicklungsgeschichtlichen Überlegungen anheben; man könnte versuchen, die Ausdruckserscheinungen als „nützliche", d. h. im Dienste der Lebenserhaltung stehende Reaktionen aufzufassen bzw. als Reste solcher Reaktionen. Ohne die Berechtigung derartiger Annahmen anzweifeln zu wollen, möchte ich doch darauf aufmerksam machen, daß dadurch die Beantwortung der Frage nur hinausgeschoben und nur eine Scheinlösung gewonnen wird. Eine solche Entstehung der menschlichen Ausdruckserscheinungen im Laufe der Phylogenese zugegeben: so erhebt sich sofort die Frage, was denn die Fortdauer dieser „Reste" zu bedeuten habe. Man kann sie schwerlich in Analogie zu gewissen bekannten Aussagen der Anatomie einfach als „Rudimente" hinstellen; dazu ist ihre objektive Verbreitung, ihr objektiver und subjektiver Einfluß auf unser Betragen, ihre subjektive Bedeutsamkeit viel zu groß. Sind sie Reste ursprünglich biologisch nützlicher Reaktionen, so können sie sich wohl nur dann in solchem Ausmaß erhalten und nur dann eine solche Bedeutung beibehalten haben, wenn sie in den Dienst irgendeiner anderen Funktion getreten sind. Die Tatsache eines Funktionswechsels ist ja aus mannigfachen entwicklungsgeschichtlichen und vergleichend physiologischen Beobachtungen bekannt. Es handelt sich nun bei den Ausdruckserscheinungen um wahrnehmbare — zumindest vielfach — körperliche Veränderungen. Man kann sich schwer des Gedankens erwehren, daß es eben diese Wahrnehmbarkeit sei, auf die es hier in erster Linie ankommt; die Ausdruckserscheinungen wären, wenn man es so unter allem Vorbehalt formulieren darf, dazu da, um wahrgenommen zu werden. d. h., um einem anderen, einem Glied der gleichen Art und Gemeinschaft, die Kenntnis bestimmter seelischer Regungen zu vermitteln. Man darf nicht vergessen, daß die Entwicklung der Lebewesen nicht nur nebeneinander, sondern auch miteinander geschieht, und das um so mehr, je mehr sich die Lebensform der betreffenden Art der Sozietät annähert. Es ist ferner mit ziemlicher Sicherheit anzunehmen, daß die Ausdruckserscheinungen des Affektlebens zeitlich der Entwicklung der echten kommunikativen Leistungen vorangehen, wie wir sie auch in der Ontogenese früher auftreten sehen als irgend eine Äußerung im strengen Sinn der Kundgabe. Es ist aber unvorstellbar, daß nicht der Sprachbildung, welche doch nur innerhalb einer wie primitiv immer konstituierten Gemeinschaft vor sich gehen konnte, eine Periode vorangegangen sei, in der die einzelnen nicht in irgend einer Weise voneinander gewußt hätten. Dieses Voneinanderwissen mochte sehr wohl durch die Ausdruckserscheinungen vermittelt werden. Im Sinne dieser Erwägungen mag auch darauf hingewiesen werden, daß die Verstellung als eine Kunst erachtet wird, daß die unverhüllte Preisgabe innerer Bewegtheit in den Ausdruckserscheinungen als die „natürliche" und primitive Attitude erscheint, daß schließlich „die Sprache dem Menschen gegeben wurde, um seine Gedanken zu verbergen", während doch, „wie die Liebe, so jede andere Seelenregung dem Menschen aus dem Auge sieht". (Marc Aurel).

Alles dieses macht es mir wahrscheinlich, daß die Ausdruckserscheinungen in der Tat den sinnverleihenden Akten des Wahrnehmenden deshalb einen Angriffspunkt dafür bieten, sie als Kundgebungen, als Ausdrücke usw. zu bewerten, weil sie es erstens auch im Geiste des Wahrgenommenen sein können, und weil sie es zweitens ursprünglich waren.

Daraus ergibt sich ohne weiteres, daß jedes beliebige Verhalten des Menschen Ausdruck sein kann, oder zumindest die Möglichkeit bietet, als solcher aufgefaßt zu werden.

Mit dieser Feststellung sind wir aber noch nicht am Ende angelangt. Im Anschluß an Husserl wurde oben angemerkt, daß der Ausdruck sich von dem Anzeichen durch seine bedeutungsvermittelnde Funktion unterscheide. Der Begriff der Bedeutung bedarf noch der Klärung. Gehen wir aus von der Rede, also einem Ausdruck im eigentlichsten Sinne. In der Rede: „dort läuft ein Hase", wird zunächst der gemeinte Sachverhalt, das „Dort-Laufen-eines-Hasens", ausgedrückt, sowie etwa die Rede: $7 + 5 = 12$ den darin gemeinten mathematischen Sachverhalt ausdrückt. Zweitens aber drückt die Rede vom laufenden Hasen die Absicht des Redenden aus, daß der von ihm gemeinte Sachverhalt auch von einem zweiten gemeint werden solle; und so auch in allen anderen Fällen. Drittens ist in dieser Rede enthalten, daß der Hörende den ausgedrückten Sachverhalt nicht nur als einen bestehenden, sondern überdies als einen von dem Redenden gemeinten erfassen solle; gewissermaßen als ob man sagte: ich sehe dort einen Hasen laufen und wünsche, daß du dieses meines Sehens gewahr werdest; ich erkenne die Wahrheit eines mathematischen Satzes, und wünsche, daß du dieses meines Erkennens inne werdest. Es drücken sich also in einer Rede aus: 1. der in ihr gemeinte Sachverhalt, der Gegenstand des Urteils, 2. die Forderung nach Anerkennung oder Ablehnung, kurz nach Stellungnahme des zweiten zu diesem Gegenstand, was man im weiteren Sinne den Anspruch auf Gültigkeit nennen darf und 3. das urteilende Verhalten des Redenden selbst[1]). Noch deutlicher tritt der Ausdruck des Verhaltens des Redenden hervor, wenn

[1]) Noch einmal sei bemerkt, daß sich die obenstehenden Ausführungen nicht mehr in den Rahmen der Husserlschen Gedanken einfügen.

wir nicht eine Aussage, sondern die Äußerung eines Wunsches ins Auge fassen. In jedem Ausdruck wird sich dieses — sagen wir etwas ungeniert — subjektive Moment aufweisen lassen. Im Ausdrucke des Gefühles steht es wesentlich im Vordergrund. Zwar gibt es auch Fälle, in welchen außerdem die anderen genannten Seiten der Kundgabe zum Vorschein kommen; etwa wenn ich durch mein gekränktes Gesicht dem anderen zu verstehen geben will, daß sein Verhalten ein kränkendes sei, wobei häufig eben nicht nur ausgedrückt werden solle, daß er mich verletzt habe oder daß ich verletzt sei, sondern daß an und für sich sein Vorgehen verletzend, ungehörig u. dgl. sei.

Aus alledem fließt, wie gesagt, für mich die Überzeugung, daß jegliches Verhalten der Menschen auch als Ausdruck aufgefaßt und auch als solches gemeint sein kann.

Die gleiche Überlegung, wie wir sie soeben rücksichtlich der Rede und der Ausdruckserscheinungen angestellt haben, gilt nämlich ebenso für jede Handlung. Zwischen Ausdruckserscheinung und Handlung ist keine scharfe Trennung vollziehbar. Die Geste ist je nachdem das eine oder das andere. Das Zuschlagen des zornig erregten Menschen ist sowohl Ausdruck als Handlung, seine Drohbewegung das eine oder das andere, je nach unserer, der Zuschauer, Auffassung und wohl auch je nach der Intention des Zornigen. Es kann dabei die absichtliche — ich sage ausdrücklich nicht: bewußte — Verwertung in kommunikativem Sinne in den Vordergrund rücken, es kann bei der bloßen „Entladung“ des Affektes bleiben, es kann die Bewegung Ansatz und sozusagen Skizze der aggresiven Handlung sein. Ebenso kann eine Fluchtbewegung, ein Zurückfahren, eine besondere Vorsicht in gewissen Situationen — z. B. beim Überschreiten einer verkehrsreichen Straße — Ausdruck und Handlung i. e. S. sein. Niemals wird aber dort, wo das Moment der Handlung in den Vordergrund gerückt erscheint, jenes des Ausdruckes vollkommen verschwinden. Bekanntlich offenbart uns nichts das Wesen eines Menschen, seinen Charakter, seine Gesinnung deutlicher als sein Handeln, sein Verhalten im Leben überhaupt, und wir würden noch viel mehr davon erfahren, als wir gemeinhin tun oder können, wenn wir noch besser die Sprache seines Handelns und seiner gesamten Lebensführung verstünden.

Im übrigen will es mir scheinen, als ob man mit gutem Rechte den Begriff der Handlung auf jedes Verhalten der Menschen ausdehnen dürfte. Aktiv oder reaktiv bleibt sich im Wesen gleich. Wenn die Autoren, welche das Seelenleben mechanisch konstruieren wollen, für sich das Recht in Anspruch nehmen, die Aktion in die Ebene der Reaktion und des Reflexes herabzuziehen, so hat man ebenso das Recht, jene in die Sphäre der Aktion zu erheben.

Von hier aus eröffnet sich eine Möglichkeit, die beiden Begriffe Ausdruckserscheinung und Begleiterscheinung einer Gemütsbewegung gegeneinander abzuwägen. Ich gehe wiederum von dem Ausdruck s. str. der Rede aus. Gesetzt, es redete jemand zu mir in finnischer oder chinesischer Sprache; ich beherrschte diese Sprachen nicht. Vielleicht würde mir, auch wenn ich den Redenden nicht ansehen könnte, seine kommunikative Absicht klar, indem etwa die Sprachmelodie mich erraten ließe, daß er Sätze, also Gebilde von Bedeutungsgehalt, zu mir spreche. Vielleicht aber wäre mir die Sprache so fremd, daß ich dies erriete nur auf Grund der theoretischen Erwägung, daß ein Mensch, der eine Zeitlang geordnete Laute hervorbringt, spreche. Es kommt also nur auf den Grad der Vertrautheit mit der jeweiligen Ausdrucksweise an, damit sie mir als solche erscheine. Jedwede Ausdrucksweise und deren Verständnis müssen erlernt werden. Aber nur jenes Verhalten eines Menschen kann ja als Ausdrucksweise verstanden werden, dem eine gewisse innere Eignung hiefür innewohnt. Worin diese Eignung gründe, ist nicht zu untersuchen; wahrscheinlich liegt übrigens hier ein letzter, nicht weiter zurückführbarer Tatbestand vor. Auch wie wir diese merkwürdige Leistung vollbringen, eine Ausdrucksweise als solche zu erkennen und deren Verständnis zu erlernen, wollen wir nicht fragen, wiewohl dieses Problem von größtem Interesse wäre. Worauf es hier ankommt, ist nur dies: daß wir das Verständnis jeder Ausdrucksweise erst erwerben, erst erlernen müssen. Manche Ausdruckserscheinungen des Gefühlslebens erscheinen uns heute, als Erwachsenen, als unmittelbar und eindeutig verständlich. Einmal müssen auch sie im Laufe unserer individuellen Erfahrung neu gewesen sein, einmal muß auch ihre Bedeutung erlernt worden sein. Von dieser Überlegung ist nur ein Schritt zu der Behauptung: die sogenannten Begleiterscheinungen seien nichts anderes als Ausdruckserscheinungen, deren Bedeutung wir noch nicht verstehen, oder die wir deshalb nicht verstehen, weil wir diese Ausdruckserscheinungen zu beachten und wahrzunehmen nicht gewohnt und nicht angelernt sind. Offenbar beruht die größere Fähigkeit mancher Menschen, sich über den Seelenzustand der anderen richtige Urteile zu bilden, darauf, daß sie über die Wahrnehmung und das Verständnis jener ,,Begleiterscheinungen" verfügen, was übrigens in keiner Weise ihnen selbst explizite gegeben sein muß.

6. In den letzten Zeilen kehrten wiederholt die Worte: Verstehen und Verständnis wieder. Auch sie bedürfen der Klärung und Rechtfertigung. Damit gelangt unsere Erörterung zu dem zweiten der oben berührten Punkte: Welches sind die logischen Beziehungen, die das Verhältnis der Anzeige einerseits, das des Ausdruckes anderseits begründen? Dieser Frage korrespondieren zwei andere auf gegenständlichem und auf psychologischem Gebiete. Welches sind, müssen wir fragen, die gegenständlichen Besonderheiten derjenigen Gebilde, denen nur Anzeichen zugeordnet werden, und jener, welche sich auch oder nur kundgeben lassen in Ausdrücken? Und wiederum, psychologisch gewendet: welches sind die Kennzeichen der Aktvollzüge und Einstellungen, die in uns bei der Erfassung eines Sachverhaltes als Anzeichen oder als Ausdruck ablaufen?

Zu Beginn dieser Erörterung über Anzeichen und Ausdruck wurde eine Definition Husserls zitiert, in welcher die Kenntnis des Bestandes angezeigter Sachverhalte aus den anzeigenden dahin bestimmt wird, daß sie auf Grund eines uneinsichtigen Motives geschähe. Im Gegensatz hierzu ist uns das Ausgedrücktsein einer Bedeutung in einer kundgebenden Rede u. dgl. unmittelbar einsichtig. Somit spitzen sich die aufgeworfenen Fragen zunächst auf die eine zu, was denn Einsichtigkeit und Uneinsichtigkeit sei, und worin sie gründe. Einsichtigkeit, bezw. ihr Gegenteil haftet stets an einem Zusammenhang, an einer Beziehung; auf ein isoliertes Ding kann dieser Begriff nicht angewandt werden: 25 ist mir nicht mehr oder weniger einsichtig als der Minotaurus oder der Kreis oder der Weltkrieg. Erst jene Sachverhalte werden einsichtig oder können es werden, die wir in Sätzen ausdrücken: $25 = 5 \times 5$; der Minotaurus bewohnte das minoische Labyrinth; der Kreis ist eine in sich geschlossene Linie; der Weltkrieg begann 1914. Die Beilegung des Kriteriums der Einsichtigkeit kommt erst dann in Frage, wo jene oben erwähnte neue Einheit der Urteile sich hergestellt hat. Es muß also an der Art dieser Einheit und der sie ermöglichenden Beziehung zwischen den in ihr zusammengefaßten Elementen liegen, ob Einsichtigkeit bestehen kann oder nicht. Diese Beziehung ist, wie wir wissen, allgemein die des Zeichens zum Bezeichneten. Nun lassen sich je zwei durch irgend eine Regel miteinander verknüpfte Sachverhalte unter dieser Beziehung betrachten. Ich kann das Aufsteigen von Blasen im erhitzten Wasser als ein Zeichen der erreichten Siedetemperatur ansehen, den Schmelzpunkt einer Substanz von etwa 79^0 als ein Zeichen dafür, daß ich es mit Naphthalin zu tun habe, die

Ablenkung der Magnetnadel als ein Zeichen eines elektrischen Feldes, einen über ein sonnenbeleuchtetes Tal gleitenden Schatten als ein Zeichen für die Anwesenheit einer Wolke, die abnorme Durchbiegbarkeit eines Gelenkes als ein Zeichen einer Hypotonie usw.; alle diese Zeichen gründen darin, daß zwischen je zwei solchen Gliedern der Relation ein mehr oder weniger unmittelbarer Kausalzusammenhang besteht. Aber auch andere, nicht kausale Zusammenhänge können das Fundament der Beziehung von Zeichen und Bezeichnetem abgeben. Die Bewegung des Uhrzeigers von 12 nach 6 ist nur ein Zeichen dafür, daß eine halbe Stunde verflossen ist; die Zeit ist gewiß nicht die Ursache der Ortsveränderung des Zeigers. Die Gleichwinkeligkeit eines Dreieckes kann mir seine Gleichseitigkeit anzeigen. Zwischen Zeichen und Bezeichnetem können ferner konventionelle Beziehungen obwalten, wie in der Heraldik, wo Wappen und Farbe ein bestimmtes Geschlecht anzeigen, oder bei den Zeichen ♂ und ♀ für männlich und weiblich, den Zeichen für die Rechenoperationen usw. Allen diesen die Bezeichnung — und zwar stets in der speziellen Form der Anzeige — fundierenden Relationen ist es eigen, daß wir nichts an und von ihnen „verstehen". Wir können nichts anderes tun, als ihr Dasein schlechthin konstatieren. Es bleibt uns ewig „unverständlich", warum eine Billardkugel zu laufen beginnt, wenn eine andere an sie stößt; wir mögen die Gesetze des elastischen Stoßes in alle Einzelheiten ausbauen, den vorliegenden Fall in allen seinen speziellen Bedingungen erkennen und berechnen können — letzten Endes bleibt uns nichts übrig, als zu sagen: es ist eben so. Die Erklärungen und Gesetze der Physik und im weiteren Verfolge der Naturwissenschaften überhaupt, sind nichts anderes als rechnerische, technische Vereinfachungen; dadurch, daß wir das an den Körpern unserer Umgebung beobachtete Verhalten schließlich auf letzte Elemente oder Massenpunkte reduzieren, kommt keinerlei neuer Faktor in unser Weltbild. „Ins Innere der Natur dringt kein erschaffener Geist" — trotz GOETHES Hohn ist dieser Satz irgendwo wahr. Natur ist uns fremd, undurchdringliches Geheimnis, unlebendig, unverständlich.

„Die Natur erklären wir, das Seelenleben verstehen wir." Mit diesem programmatischen Satz eröffnete W. DILTHEY eine neue Betrachtungsart auf psychologischem Gebiete, oder sagen wir, um der Äquivokation des Wortes Psychologie zu entgehen, eine neue Art der Anschauung von Geist, Seele und ihrem Tun und Leisten. Noch mit mancherlei Mängeln bei DILTHEY selbst behaftet, ist die neue Richtung heute zu größerer Reinheit gelangt und hat sich vielfach Anerkennung errungen. Man lese etwa E. SPRANGER, SIMMEL, SCHELER u. a. Es wird die Behauptung aufgestellt, daß es eine besondere Art „verständlicher Zusammenhänge" gäbe. In die Psychopathologie wurde dieser Gedanke von JASPERS verpflanzt und hat vielfache, noch lange nicht ausgetragene Kontroversen hervorgerufen. Indes ist, bevor wir dieser so strittigen Frage näher treten, eine Untersuchung über die mehrfache Bedeutung des Wortes „Verstehen" notwendig. Ich glaube mich nicht zu täuschen, wenn ich manche Unstimmigkeiten zwischen den Autoren auf die Nichtbeachtung hier verborgener Äquivokationen zurückführe.

Die Wendung, daß wir eine Beziehung, einen Zusammenhang verstünden, ist uns bei der Besprechung der Ausdrücke begegnet. Sie stehen den Anzeichen gegenüber, welche eine uneinsichtige Verknüpfung zur Grundlage haben, als Zeichen, in denen die Grundlage eine einsichtige sein soll. Es ist zunächst unbezweifelbar, daß die Bezeichnung zwischen Ausgedrücktem und Ausdruck im Falle der Rede oder eines ihrer Äquivalente tatsächlich eine einsichtige genannt werden darf. Dies ist eine letzte und irreduzible Tatsache; wir verstehen Worte und Sätze ohneweiters als Ausdrücke des in ihnen gemeinten Sachverhaltes, ihrer Bedeutung; sie sind sinnvoll. „Was“ dieses Verstehen nun sei, oder „was es heiße“, ein Ausdruck sei sinnvoll, ist nicht näher zu bestimmen. Wir finden dieses verstehende Verhalten in uns bei schlichter Hinwendung auf unser Denken vor; wer es nicht kennt, dem kann man nur sagen, er solle hinsehen, wie man einem, der Rot nicht kennt, nur einen roten Gegenstand vorweisen kann und ihn auffordern hinzusehen. Hier übrigens, wie überall, muß der so oft erhobene Einwand — u. zw. ein für allemal — zurückgewiesen werden, daß die Tatsache eines zeitlich bestimmten Auftretens einer Funktion oder deren Entwicklung etwas gegen deren ursprüngliche Einfachheit und Letztheit beweise und den Gedanken an eine komplexe Beschaffenheit und den Aufbau aus irgendwelchen Elementen begründe. Dies trifft ebenso wenig zu, wie etwa die Behauptung Axiome, z. B. der Mathematik, seien empirisch abgeleitete Sätze, wenn man sich dabei auf die Tatsache berufen würde, daß auch die Axiome „entdeckt“ werden mußten. Freilich werden sie entdeckt, aber in einem ganz anderen Sinne. Ewig im zeitlosen Reiche der Geltung haben sie ihr Wesen; und dem Forscher in diesem Reiche werden sie nach und nach offenbar. Und wie die geltenden Wahrheiten logisch ihrem Offenbarwerden im menschlichen Geiste vorangehen, so gehen die Formen, in denen sie offenbar werden, voraus, und ihre Handhabung muß erlernt werden. Nach dem, was an früherer Stelle über die Ausdruckserscheinungen und Handlungen und schließlich jedes Verhalten eines Menschen ausgeführt wurde, dürfen wir diese Art des Verstehens auch für diese Gruppe von Ausdrücken annehmen. Wir verstehen das Zornigsein im Ausdrucke des Zornes, die Trauer, die Freude, die Erregung usw. in je ihren zugeordneten Ausdrücken. Ja, dieses verstehende Wissen ist ein so fein abgestuftes, daß uns Unechtheit und Pose offenbar werden, daß die Diskrepanz zwischen behaupteter und ausgedrückter Affektlage uns ebenso einsichtig gegeben sein kann, wie irgend eine andere Bedeutung. Was es mit Unechtheit, Pose, Uneinheitlichkeit des Ausdruckes auf sich habe, werden wir aber deshalb noch erörtern müssen, weil diese Frage aufs innigste mit der nach der Verläßlichkeit, objektiven Richtigkeit unserer durch solches Verstehen ermittelter Zusammenhänge verflochten ist.

7. Indes wird heute, im Anschluß an Dilthey, Jaspers u. a. die Rede von den „verständlichen Zusammenhängen“ noch in anderem Sinne gehandhabt. Insbesonders werden sie als wesenhaft von den kausalen verschieden betrachtet. Es ist zweifelsohne berechtigt, die Zusammenhänge seelischer Erscheinungen untereinander als verständliche anzusehen und damit auch den Gesamtkonnex aller Einzelheiten, der uns Person und deren Schicksal heißt. Es gehört zu den konstitutiven Merkmalen der Person, daß die von ihr durchlaufenen verschiedenen Stadien und Phasen nicht bloße Stufen einer Entwicklung sind, sondern dauernd im ganzen der Person aufgehoben werden. So wie sich mit wesenhafter Notwendigkeit in jeder beliebigen Handlung, in jedem Verhalten und jedem Aspekt die Person in ihrer Totalität ausdrückt, so befaßt sie auch in dieser Totalität alle Weisen und Stadien, in denen sie je Gestalt gewonnen hat. Wenn anders auf eine Ganzheit der Terminus: Person anwendbar sein soll, muß uns deren immanentes Bildungsgesetz als ein sinnhaftes, sohin verständliches aufleuchten, wenn es auch nicht gelingen mag, diesen Sinn in Worte zu fassen oder überhaupt zu rationaler Klarheit auskrystallisieren zu lassen. Sind wir schon nicht imstande, den doch von jedem dafür Empfänglichen nicht nur erahnten, sondern in irgend einer Weise mit Sicherheit erfaßten letzten Sinn eines Kunstwerkes, einer Symphonie z. B., zu rationaler Klarheit zu bringen, wie viel weniger bei jenen Ganzheiten, von denen das Kunstwerk doch nur eine Projektion in der Ebene des Objektiven darstellt. Versuchen wir solche letzte Sinnhaftigkeiten aus der

ihnen gemeinen Sphäre lebendigen Verstehens herauszudrehen in die Ebene des Rationalen, begrifflich und in Worten Faßbaren, so geht ein unbestimmtes Etwas, das wir nicht nennen können, aber als das urwesentliche Moment erspüren, unwiederbringlich verloren.

Die Person nun entfaltet den ihr immanenten Sinn nicht nur in der koexistenten Mannigfaltigkeit ihrer Aspekte und Äußerungsweisen, sondern auch in der sukzessiven Mannigfaltigkeit ihres Lebens und Schicksals. Wie die verschiedenen Züge oder Seiten der Person, deren wir gleichzeitig gewahr werden, sich dem einen, alles durchdringenden Sinngesetz eben dieser einen, einmaligen Person einordnen, so auch die im Nacheinander aufleuchtenden Erscheinungsweisen, die — mögen sie noch so voneinander abweichen, das Wesen des Erwachsenen noch so anders erscheinen lassen, als es das des Kindes war — immer nur dieser einen und einmaligen Person und deren Sinngesetz zugehören. Es mag übrigens ein Hinweis darauf, daß wir in der Person einen ihr ganzes Leben durchwaltenden und daher eigentlich zeitlosen, weil entwicklungslosen Sinn supponieren, in der eigenartigen Ausweitung erblickt werden, welche der Begriff der „Gleichzeitigkeit" in seiner Anwendung auf Menschliches findet; daß einer „gleichzeitig" verschiedene Dinge treibt, verschiedene Neigungen zeigt usw. ist im strengen Sinne zeitlicher Koinzidenz natürlich nie richtig. Im menschlichen Leben kann aber gleichzeitig sein, was ein Jahr oder ein Jahrzehnt auseinanderliegt, sowie in der Historie noch größere Zeiträume verschwinden können.

Sind die Beziehungen, welche der Anzeige zugrunde liegen oder sie möglich machen, unter allerlei Kategorien, vor allem unter der der Kausalität gedacht, und entspricht der Weltkonstruktion auf Grund der Erkenntnis von Anzeichen die Erklärung, so ordnen sich die Beziehungen der Kundgabe nach der Kategorie des Sinnes und die Konstruktion der Sachverhalte erfolgt mit Hilfe des Verstehens. Die Erklärung erzeugt eine Urteilseinheit, deren gegenständliches Korrelat der Typus des Aggregates von größerer oder geringerer Strukturhaftigkeit ist; der auf Grund des Verstehens erwachsenen Urteilseinheit entspricht in der gegenständlichen Region die Gestalt.

Mit diesen Bemerkungen ist wohl eine wissenschaftstheoretische oder logische Kennzeichnung der Akthaltung des Erklärens und Verstehens und ihrer gegenständlichen Korrelate angebahnt. Freilich bei weitem nicht so weit gefördert, als es möglich, geschweige denn als es zu völliger Klarstellung erforderlich wäre[1]). Eine schwerwiegende Frage drängt sich aber auf. Gibt es in einem Gegenstandsgebiet entweder erklärliche oder verständliche Zusammenhänge, oder kann ein und derselbe Zusammenhang auf beide Weisen betrachtet werden? Hierum dreht sich in der Theorie der Psychologie der Streit. Ich will, um mich den in diesem üblichen Fassungen anzupassen, von nun an die erklärlichen Zusammenhänge als die kausalen bezeichnen, was als eine denominatio a potiori wohl ohne weiters statthaft sein dürfte.

Es scheint mir keinem Zweifel zu unterliegen, daß es gegenständliche Gebiete gibt, in denen nur die eine oder nur die andere Art des Zusammenhanges obwaltet, denen gegenüber also nur die eine oder die andere Akthaltung möglich ist. Reine Naturwissenschaft operiert mit der Kategorie der Kausalität, wir erklären sie, verstehen sie aber nie. Rein geistige Zusammenhänge, solche der Logik, der Mathematik, solche zwischen Ausgesagtem und Aussage sind kausal nie zu erfassen, sie sind sinnhaft und werden nur verstanden. Auch die Zusammenhänge im Kunstwerk sind solcher Art; kausale Erklärungsversuche würden kläg-

[1]) Wenn man in dieser Richtung weitere Untersuchungen für wünschenswert erachtet, so müßten sie an die „Ideen zu einer reinen Phänomenologie" von Husserl anknüpfen.

lich versagen, wenn wir sie etwa an die gestaltliche Gesetzmäßigkeit eines musikalischen Satzes heranbringen wollten. Aber die beiden Reiche des Geistes und der Natur überkreuzen und überdecken sich im Lebendigen, und wenn man das nicht zugeben will, zumindest im lebenden Menschen. Die zeitlos-ewigen Wahrheiten und Werte gewinnen in der menschlichen Seele ein Dasein in der Zeit und, indem sie im Ausdruck gefaßt werden, welthaftes Sein. Indem wir, mit den Worten des hl. Augustinus zu sprechen „hindurchgehen durch Gottes ewiges Heute" wird der Geist hereingezogen in die Natur. Was Wunder also, wenn für dieses Zwischengebiet, wenn man so sagen darf, die Entscheidung: kausal-verständlich auf die größten Schwierigkeiten stößt. Und fast gewinnt man den Eindruck, als sei es nur eine Sache wissenschaftlichen Geschmackes und Taktes, ob man die eine oder die andere Betrachtungsart bevorzugen will; wäre dem aber so, so müßten wir jeden Anspruch auf Zuverlässigkeit unserer Anschauungen aufgeben. Aber wir können nicht glauben, daß es so sei; dieser Gedanke erweckt in uns ein Gefühl des größten Unbehagens, weil damit der Willkür der Interpretation Tür und Tor geöffnet erscheinen. In der Tat stützt sich der Widerstand gewisser Kreise, denen Betrachtungen krankhafter Erscheinungen, wie sie hier entwickelt werden sollen, ungewohnt sind, gegen alle psychologisierende Medizin und Therapie vornehmlich auf den Einwand, es sei hier alles willkürliche Deutung, und ein Beweis für die jeweils supponierten Zusammenhänge der Psychogenese sei nimmer und nie zu erbringen.

Wenn man zur weiteren Klärung rein wissenschaftstheoretisch vorginge, durch Analyse oder Wesensbetrachtung der objektiven Zusammenhänge zur Erkenntnis gelangte, daß einem Gegenstande bestimmter Beschaffenheit eine bestimmte Erkennensweise wesensmäßig korreliert sei, so bliebe noch immer die Frage offen, ob wir denn und wie wir die Beschaffenheit des Gegenstandes so weit erfassen könnten, daß unsere Betrachtungsweise ihre Rechtfertigung erhielte und ihre Verläßlichkeit evident würde. Darum scheint es mir an diesem Punkte zweckmäßiger, erst einmal von der subjektiven Seite auszugehen, z. B. den Versuch einer deskriptiven Kennzeichnung des Verstehens zu wagen. Methodisch scheint es mir dabei richtiger, vom voll entwickelten Fall und nicht von dem doch immer mehr weniger konstruierten, sogenannten einfachsten her das Problem zu betrachten. Wie es mir auch richtiger dünken will, andere Probleme in solcher Weise in Angriff zu nehmen. Die Frage etwa nach den Wesensunterschieden von Pflanze und Tier ist an Protozoen und Protophyten nur scheinbar leichter zu beantworten; das gleiche gilt für die Frage nach dem Wesen des Lebens. Denn die Merkmale, nach denen wir suchen, die Kategorien, unter die wir die Erscheinungen begreifen, stammen aus unserer Kenntnis der Lebensphänomene, die wir am hochentwickelten Organismus beobachten. Der genetische Gesichtspunkt hat seine Berechtigung und seinen methodischen Wert; aber man darf nie vergessen, daß jede genetische Betrachtung von den eben genetisch zu erklärenden, sohin komplexen Tatbeständen anhebt und infolgedessen schon mit ganz bestimmten Vor-Urteilen an die „einfachen" Phänomene herantritt. Wenn ein Psychologe z. B. behauptet, irgend ein Seelisches sei „ursprünglich" ein anderes, oder aufgebaut aus anderem, weil beim Säugling, beim kleinen Kinde oder gar beim Tiere diese „Vorstufen" bestünden, so irrt er, wenn er diese Behauptung für eine reine Induktion hält; denn in ihr steckt implicite eine Voraussetzung, die er durch die Betrachtung des voll entwickelten Phänomens gewonnen hat. In gewissem Sinne ist jede genetische Erklärung ein Zirkel.

8. Wir verstehen nun Ausdrücke, durch sie hindurch deren Sinn. Der Rede, der Geste, dem Gehaben eines Menschen, einem Kunstwerk, den Kulturerscheinungen überhaupt in gewissem Ausmaße stehen wir in solcher Geisteshaltung

gegenüber. In ihnen allen „sehen wir einen Sinn", verstehen wir einen Zusammenhang und dessen Gesetz. Ist nun dieses „Verstehen eines Sinnes" in allen diesen Fällen dasselbe? Ist es immer derselbe „grundlegende geisteswissenschaftliche Akt des Verstehens" (E. Spranger)?

Das Verstehen ist zunächst zu bezeichnen als eine Erkenntnisweise, als ein Gerichtetsein auf einen Gegenstand, der Wahrnehmung unserer Sinne durchaus analog. Es ist also in keiner Weise „Gefühl", so wenig wie „Intuition" ein Gefühl ist. Nur der Laxheit unserer Sprachgewohnheiten ist es zuzuschreiben, wenn wir zu sagen pflegen, wir hätten ein „Gefühl", die Sache verhielte sich so oder so. Was wir damit meinen, ist aber, wir hätten eine Erkenntnis, die sich von der rationalen, begrifflich und in ihrem Aufbau durch Worte faßbaren, unterscheide, indem sie entweder in ihrer Struktur unklarer oder von anderer Beschaffenheit sei. Zweitens dürfen wir vom Verstehen aussagen, daß es in manchen, besonders entwickelten und klaren Fällen ein inneres Nacherleben ist; wir verstehen die Handlungsweise eines Menschen aus den charakterologischen Voraussetzungen und dem Schicksal seiner Person. Den Zusammenhang zwischen Wellenlänge und Brechung des roten Lichtes können wir nie nacherleben; das ist der andere Grenzfall. In vielen Fällen ist uns die Nacherlebbarkeit eines Zusammenhanges unmittelbar gewiß und einfach gegeben. In anderen können wir uns ihrer auf längeren oder kürzeren Umwegen vergewissern. Schließlich gibt es Fälle, bei welchen wir nur aus ihrer allgemeinen Beschaffenheit die Präsumption gewinnen, daß hier verständliche und sohin grundsätzlich nacherlebbare Zusammenhänge beständen, ohne daß wir uns diese in irgend einer Weise zu klarer Besonderung zu bringen vermöchten.

Wenn gesagt wird, daß Verstehen und Erklären zwei wesensverschiedene Erkenntnisformen seien, so ist damit keineswegs behauptet, daß sie nicht auch miteinander und einander unterstützend vorkommen könnten. Vielmehr ist das Gegenteil oft genug der Fall. Wie unsere Wahrnehmungsvorgänge doch auch sicherlich etwas anderes sind als unsere Urteile und dennoch von ihnen beeinflußt und gefördert werden. So kann, wie männiglich bekannt, das Wissen darum, daß in einem Wahrnehmungsgegenstand diese oder jene Einzelheiten vorfindlich seien, deren Wahrnehmbarkeit allererst herbeiführen. Wie oft kommt es nicht vor, daß wir, durch irgend jemand darauf hingewiesen, früher vielleicht gesehene, aber nicht „bemerkte" Einzelheiten nunmehr immer und immer wieder beobachten u. dgl. m. Das Endresultat ist aber eine neu strukturierte Wahrnehmung, wiewohl der Aufbauprozeß, um so zu sagen, durch das Medium des Urteils hindurch gegangen ist. Es ist darum noch immer der Vorgang des Verstehens, wenn auch rein theoretische Erwägungen, analytische Versuche, rational formulierte Urteile herangezogen wurden, um zu einem Verständnis zu gelangen; auch hier geht nur der Aufbau des Verstehens — richtiger wäre: des Verstandenen — durch das Medium der ratio hindurch. Das Wesentliche ist, daß dann schließlich in der Akthaltung des Verstehens sich ein neuer Gegenstand konstituiert, der nun der rationalen Erfassung nicht mehr zugänglich ist, weil er zur Ganzheit, zur Gestalt und damit zur Einmaligkeit geworden ist.

Tiefer in den Vorgang des Verstehens einzudringen, ist vielleicht möglich, aber dies Unternehmen ist kaum hier am Platz. Es mag das Bisherige genügen, um der entscheidenden Frage näherzutreten, inwieweit wir uns denn auf unsere Erkenntnis verständlicher Zusammenhänge „verlassen" dürften oder welche Kriterien uns zu Gebote stünden, um unsere durch Verstehen gewonnene Anschauung zu rechtfertigen. Dann erst werden wir in der Lage sein, die oben berührte Kontroverse über die kausalen und die verständlichen Zusammenhänge beleuchten zu können.

9. Es gibt, wie schon wiederholt angemerkt wurde, Akte des Verstehens, welche unmittelbar Evidenz bei sich führen. Wir verstehen den Sinn, das Ausgedrückte, im Ausdrucke der Rede. Wir verstehen auch die Bedeutung von Geste und Mimik in außerordentlich vielen Fällen unmittelbar. Verstehen wir aber alles Verhalten eines Menschen, das doch immer, da es Verhalten der Person-Totalität ist, auch deren Ausdruck sein müßte? Jeder wird geneigt sein, mit Nein zu antworten; denn, daß wir uns oft genug in der „Beurteilung", will sagen unserem Verständnis einer Person täuschen, liegt auf der Hand. Freilich wird man immer sagen müssen, wir hätten ihn eben besser verstehen sollen; und vielleicht werden wir nicht selten zugeben, daß wir es hätten können. Der Arzt stellt eben, sagte einmal ein unlängst verstorbener geistreicher Chirurg, die falschen Diagnosen mit derselben Sicherheit wie die richtigen, und wir sind von der falschen Anschauung über einen Menschen meist so überzeugt wie von der richtigen. Die bedauerliche Tatsache der Fehldiagnose beweist aber nichts gegen die Diagnostik und unser Irrtum nichts gegen die Menschenkenntnis; die eine mag *meine* diagnostische Kunst, der andere *meine* Fähigkeit, Menschen zu verstehen, gering erscheinen lassen, aber nichts gegen diese Kunst oder Fähigkeit selbst ausmachen. So wenig wie die Tatsache, daß man auch falsche Experimente anstellen kann, ein Argument abgibt gegen die Experimentalforschung. Irren kann man eigentlich nur dort, wo man zumindest grundsätzlich auch die Wahrheit erkennen kann. Gegen „Deutungskunststücke" kann nur der Einwendungen erheben, der besser deutet, nicht aber, wer die Berechtigung der Deutung negiert. Diesem gegenüber braucht diese Berechtigung nicht nachgewiesen zu werden, weil sie unablässig von allen Menschen gehandhabt wird und in der Wissenschaft nur systematisiert und technisch vervollkommnet wurde; ihm vielmehr obliegt es, den Nachweis zu führen, daß Deutung unerlaubt sei. Dieser Nachweis muß und wird mißlingen; denn wie kläglich würden wir versagen, wenn wir dem lebendigen Menschen gegenüber auf alles Verstehen und damit Deuten verzichten wollten. Denn *Deuten heißt, die im Akte des Verstehens erfaßten Zusammenhänge in die Sprache des Begriffes kleiden.*

Der Irrtum ist aber, so viel ich sehe, das einzige, was sich gegen das Verstehen als Erkenntnismethode anwenden ließe. Sohin obliegt uns, die wir auf das Verstehen nicht verzichten wollen und können, die Pflicht, uns nach Mitteln der Vervollkommnung umzusehen und nach Kriterien der Verläßlichkeit. Eines dieser letzteren finden wir darin, daß jeder Mensch als Ganzes und als Einheit verstanden werden muß; die verständliche Gesetzlichkeit, welche wir innerhalb von Teilmanifestationen oder Teilaspekten der Person auffinden, muß für alle anderen und für die Totalität stichhältig sein. Denn „es liegt", sagte GOETHE zu ECKERMANN [1]), „in den Charakteren eine gewisse Notwendigkeit, eine gewisse Konsequenz, vermöge welcher bei diesem oder jenem Grundzug eines Charakters gewisse sekundäre Züge stattfinden." Jener „Grundzug" muß sich eben in allen den „gewissen sekundären Zügen" auffinden lassen. Woraus folgt, daß das Verstehen des Arztes oder des Psychologen nicht bei Einzelphänomenen Halt machen darf, sondern immer auf das Ganze seiner Person gehen muß. Ein weiteres Kriterium wird beigestellt durch die Introspektion des Menschen, an dessen Äußerungen wir verstehend herantreten. Wenn auch nicht allzu oft, begegnen wir dennoch Situationen, in denen der Betreffende unsere Deutung seines Verhaltens ohne weiteres akzeptiert und, mehr als das, einsieht, wie eine Aufhellung eines von ihm selbst doch irgendwie dunkel erahnten Zusammenhanges erlebt.

---

[1]) 26. Februar 1824.

Logisch etwa der gleichen Ebene gehört der psychotherapeutische Erfolg an, den wir mittels der auf Grund unserer Deutung gewonnenen Einsichten in verständliche Konnexe erzielen.

Eine gewisse Präsumption für die Richtigkeit der vollzogenen Deutungen liegt schließlich darin, daß trotz aller Singularität und Individualität große Grundlinien aufweisbar sind, die für den Menschen schlechthin gelten, und überdies eine Art von Typik besteht, welche eine Einordnung des Einzelfalles zumindest annähernd gestattet. An Hand allgemeiner Einsichten in menschliches Verhalten überhaupt, auf Grund von Erfahrungen in anderen Fällen, vermögen wir auch dann zu Deutungen ziemlicher Tragfähigkeit zu gelangen, wenn uns die Kontrolle durch die Zustimmung des anderen ebenso versagt ist, wie der therapeutische Erfolg. Dies ist wichtig, weil selbstverständlich beides sich meist erst mit der Zeit einstellt; wir aber müssen die Richtlinien unseres therapeutischen Handelns von den ersten Momenten an überblicken. Man sieht zuweilen darin ein Bedenken gegen die verschiedenen Deutungsverfahren, daß der Kranke dem Arzte ja eine „Komödie vorspielen", sich ihm in einer Maske oder Pose darstellen könne. Daß solche Versuche von Seite der Kranken vorkommen, ist gewiß. Die vermeintliche Gefahr der Täuschung ist aber nicht allzu groß. Denn erstens lügt ein Mensch ebenso in der für ihn charakteristischen Weise und spielt auf seine individuelle Art Komödie, und zweitens sehen wir — wie schon in Situationen des Alltags — oft genug durch die Maske hindurch auf die Person selbst. Wenn wir auch selten oder nie imstande sind, anzugeben, warum ein Verhalten uns als ein unechtes imponiert, so können wir doch die Unechtheit als solche erkennen. Jedenfalls kann die Möglichkeit der absichtlichen Täuschung keinen Einwand gegen die Deutung abgeben, und die unbeabsichtigte Täuschung — muß man eben deuten.

Wenn nun jemand behaupten wollte, es gäbe überhaupt keine verständlichen Zusammenhänge, sondern nur kausale, so kann man ihn nicht widerlegen. Wer „sinnblind" ist, kann so leicht nicht sehend gemacht werden für das Dasein und Walten des Sinnes. Wer diesen irgendwo hat einmal aufleuchten sehen, wird ihn immer wieder finden.

10. Was nun der „Sinn" eigentlich „sei", kann nicht gesagt werden. Es kann auch niemand sagen, was Kausalität „ist", sondern hier wie dort können wir nur die Seinsregionen[1]) aufweisen, in denen diese Beziehungen angetroffen werden. Es kann und darf im Rahmen dieser Darstellung diese nun ganz in erkenntnistheoretische und metaphysische Fragestellungen einmündende Erörterung nicht verfolgt werden. Nur eine Andeutung mag am Platze sein, welche die Richtung der hier anknüpfenden Überlegungen beleuchten soll. Ganz unterlassen darf dieser Hinweis nicht werden, weil grundlegende metaphysische Einstellungen in jedem Menschen wirksam sind und sein Weltbild färben, damit auch auf alle seine theoretischen und praktischen Handlungen Einfluß nehmen. Der Philosoph unterscheidet sich ja nur darin vom Nicht-Philosophen, daß er um seine metaphysischen Grundhaltungen weiß, sie zu formen, zum System zu vervollständigen und in sich zu rechtfertigen bemüht ist. Wie sehr Geisteshaltungen, welche der Medizin durchaus heterolog sind, das ärztliche Denken zu bestimmen vermögen, lehrt ein Blick auf die Geschichte der Psychiatrie; man vergleiche Heinroths Lehre von der Geisteskrankheit als Ausfluß persönlicher Schuld mit den Meinungen der „Organiker" Meynert oder Wernicke.

---

[1]) Will man für Wahrheiten und Werte das Prädikat des Seins unzulässig erklären, so müßte man sagen: Wesensregionen.

E. Spranger kennt folgende Grundtypen der Lebensformen: den theoretischen Menschen, den ästhetischen, den ökonomischen, den religiösen, daneben den Menschen der Macht und den der Liebe, im weitesten Sinne, also den sozialen Menschen. Die beiden letzten typologischen Richtungen durchkreuzen gewissermaßen die beiden anderen. Diesen im Psychologischen gelegenen Lebensformen gehört je ein Zentralwert zu, an dem sich ihr ganzes Verhalten zur Welt orientiert. Dem Theoretiker die — rationale — Wahrheit, dem Ästhetiker die Schönheit, Harmonie, die Form im allgemeinen, dem Ökonomiker der Nutzen, dem Religiösen der Totalwert des Lebens und Seins; die Zentralwerte der beiden anderen sind Macht, Geltung, Herrschaft und Liebe, Dienst, Opfer. Von der Beschaffenheit des Zentralwertes „hängt ab" die Gesamteinstellung zur Welt. Man muß sich das nicht so denken, als ob erst ein solcher Wert „da wäre" oder erfaßt würde (oft genug weiß der Mensch gar nicht oder wenig darum); es genügt, wenn wir uns auch hier auf jene „Konsequenz im Charakter" berufen, deren inneres Gesetz es verlangt, daß zu jedem Zentralwert bestimmte Haltungen und Lebensformen gehören. Mit der Höhe der Zentralwerte wird auch der Wert der Lebensformen sich abwandeln. Wo Werte in Frage kommen, beginnt der Geltungsbereich des Sinnes und ebenso, wo Wahrheiten verbunden werden oder Form gewinnen. Nur in den Regionen des Realseienden, der Natur, ist Kausalität, nicht im Geiste; Wahrheit und Wert kennen keine Zeit und keine Kausalität.

Nun könnte man freilich sagen, was gehen Werte die Medizin an? Naturwissenschaft ist wertfrei. Wenn aber unsere wertende Haltung auch unseren wissenschaftlichen Standpunkt modifizierte, was sie unzweifelhaft tut, dann geht wohl die Wertung die Medizin vielleicht nichts an, sehr aber die Theorie der Medizin oder ihre Wissenschaftslehre. Wir werden sofort sehen, daß die psychophysischen Zusammenhänge auf zwei recht verschiedene Weisen konstruiert werden können, und daß deren Verschiedenheit wesentlich von der metaphysischen und axiologischen Grundposition abhängt. Ließe sich zeigen, daß in sich die eine wie die andere Konstruktion gleich gefestigt und gleich geeignet sei, die Tatsachen zu ordnen und unser Handeln zu leiten, so könnte die Entscheidung, welche denn nun die „bessere" sei, nur auf dem Boden der Philosophie ausgetragen werden. Dies allerdings überschreitet unsere Kompetenz und den Themenkreis dieser Ausführungen. Aber noch in einem anderen Verstande gehen Werte die Medizin an, freilich weniger als biologische Wissenschaft, sehr aber als praktische Disziplin. Handeln heißt niemals etwas anderes, als die Verwirklichung eines Wertes, seine Konkretisierung anstreben. Dieser Wert kann objektiv ein Unwert sein. Aber erst aus diesem Streben fließt Wille, und erst im Handeln wird er wirklich. Dürfen wir, wie oben angedeutet, alles Verhalten der Menschen, sei es aktiv oder reaktiv, als Handeln begreifen, so wird sich uns der „Sinn" der Handlung, den wir verstehen, nur im Zusammenhang mit der angestrebten Wertverwirklichung offenbaren.

Nunmehr ist es an der Zeit in die Kontroverse: hie kausal — hie verständlich einzutreten. Wir sahen, daß beide Zusammenhangsweisen gewisse Bereiche unbestritten besitzen, und daß nur im Zwischenreich des Seelischen und seiner Äußerungen, im weiteren Verlauf im Reiche des Lebendigen überhaupt der Streit anhebt. Ich beschränke mich auf das Seelische. Im Seelenleben treten die Gebilde der zeitlosen Geltungsreiche, die Wahrheiten und Werte, in die Zeit, werden „wirklich", indem sie erfaßt, erkannt und ausgedrückt werden. Indem sie Inhalte des Bewußtseins einer psychophysischen Person werden, geraten sie in den Bereich der Natur, sohin der Kausalität. Es wäre nicht wunderbar also, wenn beide Betrachtungsweisen — auf Grund der Kausalität und des Sinnes — nebeneinander zulässig wären.

Ein Beispiel mache dies klarer. Wenn ich den Syllogismus denke:

$$\begin{array}{c} a = b \\ \underline{b = c} \\ a = c \end{array}$$

so „folgt" die Konklusion „logisch", d. h. auf Grund von Wahrheitsgesetzen, Gesetzen logischen Sinnes aus den Prämissen. Aber, daß ich dies denke, erlebe usw. muß doch, da es Tätigkeit meiner psychophysischen, also zum Teil wenigstens in der Natur verankerten Person ist, auch eine „Ursache" haben. Wir erleben aber diesen Syllogismus als „zwingend", so als ob die „Ursache" unseres So-Denkens der Wahrheitszusammenhang wäre.

Mit dieser Betrachtung rühren wir an das tiefste Problem der Psychologie. Denn es macht das Geheimnis und die unübertreffliche Würde des menschlichen Seelenlebens aus, daß in ihm die Wahrheit zur Wirklichkeit wird, sich in der Zeit entfaltet und im „objektiven Geiste", in den Werken der Kultur, Bestand gewinnt. Wie das geschieht, wer will danach fragen?

11. Das aber dürfen wir vielleicht fragen: Haben wir das Recht, eine Kausalverknüpfung zu statuieren zwischen Gliedern, deren eines nicht mehr der Natur angehört? Und haben wir anderseits ein Recht, die Aufdringlichkeit des Erlebnisses zu bestreiten, das immer wieder die Sinnzusammenhänge, Wahrheit und Wert uns als „Gründe" unserer Denkabläufe hinstellt? Es ist nicht einzusehen, warum eine Erlebnisart mehr Berücksichtigung finden sollte als die andere. Haben wir den unabweislichen Eindruck, daß Sinn und Wert bestimmend in unser Handeln und Leben eingreifen, so dürfen wir auch von ihnen ausgehend unser Handeln theoretisch konstruieren, auf diesem System die Deutung aufbauen. Und wiederum kann nichts der Naturwissenschaft und sohin der kausalen Erklärung den Anspruch strittig machen, ihrerseits möglichst alle Erfahrung, also auch die unseres Handelns, in den Bereich ihrer Betrachtungsweise einzubeziehen. Daraus würde sich ergeben, daß sich grundsätzlich zwei Systeme der Deutung aufstellen lassen müssen: eines, das von der Natur anhebt und das rein Seelische zu „biologisieren" bestrebt sein muß, und ein zweites, das vom Seelischen und seinen außernatürlichen, geistigen, ideellen Bestimmungen seinen Ausgang nimmt und damit die Neigung gewinnen muß, das Physische zu „psychologisieren". In reiner Ausprägung sind nur diese zwei Systeme der Deutung denkbar; mehr kann es nicht geben. Alle anderen Deutungsverfahren können nur Zwitterbildungen oder Ansätze sein. Eine vielleicht in der Geschichte der Wissenschaft noch kaum je verwirklichte Fügung hat es mit sich gebracht, daß die zwei möglichen Systeme auch in der Tat aufgestellt worden sind und heute gleichzeitig nebeneinander bestehen. Sie tragen die Namen ihrer Begründer und Schulhäupter: Sigmund Freud und Alfred Adler; die Lehre Freuds heißt die Psychoanalyse, die Adlers die vergleichende Individualpsychologie. Historisch und in gewissem Sinne auch logisch steht die Psychoanalyse voran. Sie soll daher an erster Stelle behandelt werden.

II. Methodik der Deutung.

1. Bevor wir in die Darstellung der speziellen Deutungssysteme eintreten können, bedarf ein allgemeiner Punkt noch der Besprechung. Im ersten Abschnitt wurde wiederholt auf die Einzigartigkeit jedes Krankheitsbildes bei den einzelnen Kranken hingewiesen, die notwendigerweise angenommen werden muß, wenn anders der Gedanke von der Ausdrucksfunktion jedes beliebigen Verhaltens eines Menschen zu Recht besteht. Es gibt auch zweifellos Fälle, bei welchen diese Einzigartigkeit offen zutage liegt. Jeder, der mit Psychosen und Neurosen

zu tun hat, weiß, daß trotz vielfacher Wiederholung gewisser Grundzüge jeder Fall sein eigenes, unwiederholbares Gepräge trägt. Weniger deutlich, aber oft deutlich genug, drängt sich uns diese Beobachtung bei Betrachtung somatischer Leiden auf. Nicht nur die subjektive Seite, die Klagen der Kranken, ihre Stellungnahme zum Leiden, ihre Schilderung der Beschwerden zeigt eine individuelle Nuance, sondern nicht selten auch der somatische Zustand selbst. Daß wir dies wissen, findet auch in dem Bestreben seinen Ausdruck, gewisse Konstitutionstypen abzugrenzen, denen bestimmte Reaktionsweisen auf Krankheiten eigen wären. Ich erinnere an den Versuch von EPPINGER und HESS einen vagotonischen einem sympathikotonischen Habitus zu kontrastieren, wie nicht minder an die von der französischen Schule aufgestellten Typen des Habitus und die neuen Unternehmungen von KRETSCHMER. Auch auf experimentellem Wege sucht man diesem Problem näherzukommen; so, wenn z. B. ABDERHALDEN und WERTHEIMER die Differenzen in der Reaktion nach Adrenalin- oder Insulininjektionen auf Eigentümlichkeiten des Stoffwechsels bzw. der disponiblen Alkalireserve beziehen. In konsequenter Fortführung solcher Gedankengänge würde man in der Forderung eines „Individualtypus", wenn dieses Wort gestattet ist, gelangen, einer Konstitutionsformel, die eben nur diesem einen Individuum zukäme. In der Idee der „Blutdrüsenformel" spricht sich die gleiche Forderung aus. Es ist also keine Utopie, wenn auch vielleicht ein niemals zu verwirklichender Grenzfall, wenn wir die grundsätzliche Erkennbarkeit der Singularität jedes individuellen Krankheitsbildes behaupten. Und diese Singularität wird umso erkennbarer, je mehr an dem jeweils vorliegenden Bilde der uns in seiner individuellen Differenziertheit einsichtiger gegebene Anteil der Gesamtpersönlichkeit, ihr Seelisches nämlich, als mitwirkend gedacht werden darf. Es steht nun bei uns, diese Mitwirkung möglichst weit zu erstrecken. Wenn wir jedes Verhalten eines Menschen in einem gewissen Sinne mit Recht als „Handlung" auffassen können, so dürfen wir überall mit einem psychischen Faktor rechnen.

Selbstverständlich lassen sich auch die psychischen Momente und deren Gruppierung typisieren. Intelligenz ist z. B. sicherlich etwas, was jedem einzelnen Menschen in einer nur ihm eigentümlichen Weise zukommt. Dennoch können wir zu praktischen Zwecken „Intelligenzstufen" aufstellen, wie es für Kinder die Skala von BINET-SIMON-BOBERTAG versucht. Wir können einen Typus des affektlabilen Menschen konstruieren, oder die verschiedenen „Temperamente" aufstellen usw. Eine weitgehende Typisierung nimmt auch KRETSCHMER vor, wenn ihm eigentlich alle Menschen in die zwei Gruppen der Zyklothymen und der Schizothymen zerfallen. Das ändert aber nichts an der Tatsache, daß innerhalb jedes solchen Typus oder seiner etwa formulierbaren Unterteilungen jeder einzelne den Typus auf seine und nur seine Art und Weise verwirklicht.

Nehmen wir an, ohne weiter darauf einzugehen, daß es eine solche Typik auch gäbe für die somatopsychischen Zusammenhänge von der Rangordnung des Ausdruckes, welche wir einer Deutung auf Grund des Verstehens zugänglich machen wollen. Dann ergibt sich, daß im idealen Falle die Deutung eine doppelte Aufgabe zu erfüllen haben wird. Denn sie muß uns erstens den jeweiligen Typus erfassen lassen und zweitens auch die individuelle Note.

Nun kann man verschiedener Meinung sein darüber, was innerhalb eines Typus die individuelle Note begründe. Folgende Möglichkeiten scheinen zu bestehen. Es kann sich um bloß quantitative Variationen handeln, wie das in dem physikalisch-chemischen Bereiche überwiegend der Fall ist, und auch im biologischen nachgewiesen werden kann. So, wenn ABDERHALDEN und WERTHEIMER ausführen, daß man durch wechselnde Mengenverhältnisse von Adrenalin und Insulin jedes beliebige Verhalten der Blutzuckerkurve erzielen kann; es ist ohne weiteres vorstellbar, daß individuelle Varianten des Verhaltens der Blutzuckerwerte auf quantitative Verschiebungen zwischen den beiden Inkreten zurückgehen bzw. auf quantitative Abwandlungen derjenigen intermediären Stoffwechselprozesse, welche die Blutzuckerreaktion beeinflussen. In diese Gruppe gehört die Vorstellung der „individuellen endokrinen Formel“.

Zweitens können individuelle Varianten durch qualitative Verschiedenheiten der das Gesamtphänomen konstituierenden Momente zustande kommen. Auch dies findet sich schon im physikalisch-chemischen Geschehen vor. Als Beispiele verweise ich etwa auf die verschiedene Leitfähigkeit der Metalle für Elektrizität oder Wärme auf physikalischem und auf die differenten Reaktionen optisch isomerer Körper auf chemischem Gebiete; so gibt zwar die Lävulose mit Resorzin und Salzsäure eine Farbenreaktion nach Seliwanow, nicht aber die Dextrose. Freilich sind diese qualitativen Unterschiede so beschaffen, daß sie doch noch irgendwie auf Quantitatives hinweisen und auch die Naturwissenschaft veranlassen, sie nach Möglichkeit quantifizierender Erfassung zugänglich zu machen, wie das etwa in den Versuchen, ein System der Elemente zu schaffen, zum Ausdruck kommt. Und auch die Konstruktion der optisch isomeren Substanzen als Raumgebilde hat irgendwie einen Zug ins Quantitative; könnte man doch die Verschiedenheiten der Strukturen in analytisch-geometrischen Formeln wiedergeben. So wird man auch immer versucht — als Naturwissenschaftler — qualitative Varianten im Biologischen auf Quantitäten zurückzuführen, und alle die verschiedenen „Indizes“ für die Konstitution sind ein Niederschlag solchen Denkens.

In dem Augenblick aber, in welchem wir den Bereich des Physikalisch-Chemischen und der analog strukturierten Biologie verlassen und das Seelische ins Auge fassen, tritt eine neue Möglichkeit der Variantenbildung auf. Man kann, wenn man will, zugeben, daß auch hier quantitative Abwandlungen vorkommen — meinetwegen, daß zwischen verschiedenen Seelenfunktionen eine Art Gleichgewicht herrsche — und auch den qualitativen Verschiedenheiten des Erlebens, die man sich als angeboren denken mag oder nicht, eine große Rolle einräumen; darüber hinaus macht sich der Einfluß des Inhaltes der Erfahrung geltend. Ich weiß wohl, daß man auch hiefür Analogien im Bereiche der anorganischen Vorgänge gesucht hat, daß man vom „Gedächtnis der Gelatine oder der Salpetersäure“ gesprochen hat. Kein Geringerer als Hering hat das Gedächtnis als eine allgemeine Eigenschaft der Materie überhaupt ansehen wollen. Wenn solche Betrachtungen mehr als nur ein geistreiches Aperçu sein sollen, so ist ihre Bedeutung sicherlich in einer Region zu suchen, die jenseits der uns hier allein interessierenden, der des unmittelbaren Gegebenen gelegen ist. Immer ist es einsichtig, daß das individuelle Schicksal, nicht nur was man erfahren hat, sondern auch wann dies geschah, dem Verhalten jedes Menschen seine spezifische Note verleiht.

Demnach muß jedes Deutungsverfahren, wenn es Typus wie Individualität erfassen will, diese letztere im Zusammenhange mit ihrem ganzen Schicksal, ihrer ganzen Entwicklung betrachten. Damit erledigt sich erstens von vorneherein der Einwand, daß die Systeme der Psychogenetik alles „über einen Leisten schlagen“. Dieser Leisten ist nur der des Typus, der allgemeine Rahmen, der in jedem einzelnen Falle aufs neue und eigenartig auszufüllen ist. Zweitens wird dadurch klar, warum in den nunmehr zu behandelnden Lehren der Gesichtspunkt der Genese mehr oder weniger stark in den Vordergrund rückt.

Ich bin mir bewußt, daß diese hier so kurz gestreiften Fragen einer viel eingehenderen Bearbeitung und die Behauptungen einer viel strafferen Begründung bedürfen. Doch ist dazu hier nicht der Ort. Anderseits aber konnte ein Hinweis auf die Besonderheit der individuellen Differenzierung im Seelischen nicht unterlassen werden.

Es ist nicht die Aufgabe der folgenden Seiten, die Psychoanalyse oder die Individualpsychologie in irgend einer Hinsicht erschöpfend darzustellen, noch eine Begründung oder eine Kritik dieser Lehrsysteme zu geben. Wer sich für die Theorien selbst in ihrem systematischen Aufbau interessiert, muß wohl zu den grundlegenden Werken der Disziplinen greifen. Einen Versuch, die Lehren aus ihren logischen Voraussetzungen zu entwickeln, habe ich an anderer Stelle unternommen. Hier kommt es allein darauf an, die wesentlichsten Gesichtspunkte soweit herauszustellen, daß das Deutungsverfahren in seiner Anwendung auf körperliche Erscheinungen durchsichtig werde[1]).

2. In der Literatur der Psychoanalyse kehrt eine Redewendung unaufhörlich und aufdringlich wieder; das ist die Rede, daß „hinter" irgend einer Erscheinung etwas anderes stecke, verborgen, auffindbar sei und als das „Eigentliche" kenntlich gemacht werden könne. In der Tat bezeichnet diese Formel einen der wesentlichsten Gedanken des psychoanalytischen Lehrgebäudes, der sich vielleicht so wiedergeben läßt: Was uns in einer Neurose als Symptom, aber auch außerhalb einer solchen in normalen Erscheinungen, wie Fehlhandlungen und Träumen, schließlich in jedem Verhalten des Menschen, in seinem Charakter entgegentritt, ist nur das Resultat gewisser tiefer liegender Vorgänge, die sich zunächst noch in psychologischer Redeweise, letzten Endes aber nur in biologischer bezeichnen lassen. Zu allertiefst sind alle Handlungen, Verhaltungsweisen, Einstellungen, Dispositionen ihrem Wesen nach Auswirkungen und Umgestaltungen von Elementen, welche ihrem Wesen nach ebenso tief im Biologischen verwurzelt sind, als sie in das Seelische hineinreichen. Diese eigenartige Zwischenstellung nimmt der Trieb ein. Als solcher freilich wirkt er wohl im Seelischen, aber er wird als solcher nicht bewußt; als Bewußtseinskorrelate sind ihm Zielvorstellungen Begehrungen, Wünsche bzw. deren Gegenstände zugeordnet, welche Freud als die Triebrepräsentanzen bezeichnet.

Die Triebkonstitution, die dem Menschen individuell anhaftende Artung seines Trieblebens, ist konstitutiv-somatisch bedingt. So sehr die Gestaltung der Triebschicksale im Laufe eines Lebens von den individuellen Erfahrungen beeinflußt wird, so liegt ihr dennoch eine unabänderliche, konstitutive Struktur zugrunde. Die Triebe sind nach psychoanalytischer Lehre nicht nur als abhängig von somatischen Faktoren zu denken, sondern sie sind ihrem Wesen nach selbst solche. Damit ist die Ausgangsposition der Psychoanalyse als eine biologische deutlich kenntlich gemacht[2]). Wiewohl auch ihr die Orientierung menschlichen Verhaltens an Zwecken nicht verborgen bleiben konnte, hat sie es vorgezogen, diesen Gesichtspunkt auszuschalten, und die Handlungen, das Betragen, die Symptome ausschließlich unter der Kategorie der Kausalität zu betrachten. Die Psychoanalyse trachtet bewußt nach Angleichung an die rein naturwissenschaftliche Biologie. Inwieweit ein solcher Standpunkt in einer mehr als nur primitive „Elemente" berücksichtigenden Psychologie möglich und fruchtbar ist, soll nicht gefragt werden; a. a. O. habe ich hiezu einiges angemerkt.

Wie jede kausal erklärende Wissenschaft muß auch die Psychoanalyse die Gegenwart als determiniert durch die Vergangenheit ansehen. Jedes psychogene

[1]) Hinsichtlich der Psychoanalyse darf ich mich umsomehr kurz fassen, als vieles Grundsätzliche bereits von Schilder (S. 59) und auch von Schwarz (S. 24) ausgeführt wurde.

[2]) Freud spricht von der „biologischen Tendenz des seelischen Apparates" als von einer „notwendigen Voraussetzung".

Symptom oder jede Einstellung eines bestehenden Symptoms in den Dienst psychoneurotischen Verhaltens muß nach bestimmten Gesetzen aus den vorher durchlaufenen Stadien persönlichen Schicksales begriffen werden können. Wie die Physik, so bedarf folgerichtig auch die Psychoanalyse eines allen Erscheinungen gemeinsamen Faktors und wie jene, findet sie diesen in der „Energie“. Den Trieben haftet Energie an; das Regewerden eines Triebes ist der Setzung eines Potentiales gleichwertig, die Triebbefriedigung dem Potentialausgleich durch Umwandlung der potentiellen in kinetische Energie. Die Setzung solch eines Potentiales geschieht durch den Reiz, letzten Endes bei Trieben durch einen inneren Reiz, der durch den Eindruck, die Erfahrung im allgemeinen ausgelöst werden kann. Der Ablauf psychischer wie psychosomatischer Geschehnisse wird von Freud nach dem Schema des Reflexes konstruiert.

Nach dem Gesagten ist es einsehbar, daß zweierlei Faktoren die jeweilige Situation determinieren; nämlich: die Art des Triebes und dessen bisheriges Schicksal. So wie etwa das „Verhalten“ eines chemisch-physikalischen Systems abhängen würde von seiner Beschaffenheit und seinem „Schicksal“; z. B. das momentane Verhalten einer Reaktion zweier chemischer Substanzen von der Natur der reagierenden Substanzen und der Menge der schon gebildeten Reaktionsprodukte. Demnach kann man in der Lehre der Psychoanalyse zwei Hauptstücke unterscheiden: die Lehre von den Triebarten und die von den Triebschicksalen.

3. Die Triebe treten nun in zwei Formen auf. Es gibt erstens Sexualtriebe und zweitens Ichtriebe. Hiebei ist der Begriff des Sexualtriebes zunächst sehr weit gefaßt; er und die ihm eigentümliche Energie — libido — sind gekennzeichnet durch die Richtung auf Gegenstände außerhalb der seelisch-leiblichen Ichsphäre. Die Ichtriebe gehen letzten Endes auf diese Ichsphäre; letzten Endes: soll besagen, daß damit nicht ein Durchgang durch transsubjektive Gegenstandsbereiche ausgeschlossen ist; so kann „Aneignung“ sehr wohl eine Äußerung der Ichtriebe sein, wiewohl die Triebbefriedigung ohne Bemächtigung eines Außendinges nicht stattfindet. Diese scharfe Trennung zwischen Sexual- und Ichtrieben, welche in den Anfängen der psychoanalytischen Theorienbildung sehr ausgesprochen war, hat sich aber nicht aufrecht erhalten lassen. Es hat sich nämlich gezeigt, daß es auch eine libidinöse Hinwendung an die eigene Person gibt, die als „Narzissmus“ bezeichnet wird. Die Sexualtriebe sind aber nicht einfach identisch mit dem, was uns am Erwachsenen als Geschlechtstrieb begegnet. Dieser ist vielmehr ein Produkt, das durch den Zusammentritt von Partialtrieben entsteht. Inwieweit diese Vereinheitlichung gelingt, inwieweit einzelne Partialtriebe darin überwiegen oder mehr oder weniger selbständig weiterbestehen, hängt wesentlich von den Schicksalen ab, welche den Menschen treffen. Die sexualen Partialtriebe sind schon in den Kinderjahren, ja, von Geburt an, da und wirksam; daher sind auch die Erfahrungen dieser Lebensepoche weitgehend für die weitere Gestaltung der Persönlichkeit und ihrer Verhaltungsweisen maßgebend.

Die Triebschicksale[1]) sind nun zum Teil bestimmt durch typische Situationen, die eigentlich jeder Mensch erfährt, und durch individuelle Varianten dieser. Die primäre Tendenz fordert unmittelbare Befriedigung des Triebes; da an diese Lust geknüpft ist, spricht die Psychoanalyse von einem Lust- bzw. Lust-Unlust-

[1]) Es sei bemerkt, daß Freud das Wort: Triebschicksal nur auf die Endgestaltungen anwendet, welche durch die verschiedensten Momente zustande kommen. Es dürfte aber gestattet sein, auch den Entwicklungsgang, der zu solchen Endgestaltungen führt, so zu nennen, was dem Sprachgebrauche übrigens durchaus entspricht.

prinzip, welches ursprünglich, sowohl ontogenetisch als auch in der Entwicklung der Menschheit — aus den primitiven in höheren kulturellen Stadien — allein herrscht. Diese dominierende Stellung verliert das Lustprinzip durch das Vordringen des zweiten allgemeinen, menschliches Verhalten bestimmenden Prinzipes, das der Realität. Solange das Lustprinzip unbestritten ist und die Triebregungen auf dem kürzesten Wege zum Ziele gelangen läßt, werden gewisse Erfahrungen gemacht, welche unter Umständen nicht völlig zugunsten der Forderungen des Realitätsprinzips, als des Repräsentanten der Wirklichkeit, der Sittlichkeit und des Gesetzes, fallen gelassen werden. Sie können nur dadurch ihre das Handeln regelnde Bedeutung verlieren, daß sie entweder „verdrängt" werden, oder daß der Prozeß der „Sublimierung" einsetzt; in dem ersten Falle wird eine dauernde Versenkung dieser, der Zensur des Bewußtseins als des Anwaltes des Realitätsprinzipes verfallenen Momente in das Unbewußte angestrebt, in dem zweiten die Ablenkung der auf sie abgestellten Triebe und deren Energien auf andere, jener Zensur genehme Ziele.

Demnach darf man sagen, daß in jedem menschlichen Tun und Sich-Verhalten, sohin auch in den Krankheitssymptomen folgende Momente konkurrieren: 1. die konstitutiv begründete Triebgruppierung und Triebstärke; 2. der Grad der Vereinheitlichung oder Verschmelzung, welche den ursprünglich nebeneinander bestehenden Partialtrieben zuteil geworden ist; 3. das Ausmaß der Verdrängung, die den zensurwidrigen Triebregungen gegenüber gelungen ist, bzw. der Grad der Sublimierung, welche ihnen angedieh.

Wenn aus irgend welchen Gründen der Prozeß der normalen Entwicklung, der weitgehenden Verdrängung und Sublimierung im Sinne der Zensurforderungen (welche in dem Ich-Ideal oder Über-Ich konkrete seelische Gestalt annehmen) nicht restlos zustande kommt, so haben wir es eigentlich mit einer Entwicklungshemmung, wenn man will, mit einem Triebinfantilismus zu tun. Ebenso wird, wenn Erlebnisse irgendwelcher Art auf Grund der bestehenden Triebsituation nicht bewältigt werden können, der Versuch unternommen werden müssen, diese Bewältigung von einer früheren Stufe der Triebentwicklung aus in Angriff zu nehmen; gewissermaßen, als trete das Subjekt, vor ein Hindernis geraten, einige Schritte zurück, um eine neue Angriffsbasis zu schaffen. Diese „Regression" auf frühere Triebstufen ist für die Neurose charakteristisch. Die Neurose entsteht aus dem später oder früher einsetzenden Konflikt, der, in der momentanen Triebsituation unlösbar, auf eine frühere zurückgebracht wird. Die Theorie dieses Vorganges will ich hier nicht verfolgen; es sei übrigens auf die Abhandlung Schilders in diesem Buche (S. 30) verwiesen. Für das Deutungsverfahren ergibt sich aber aus diesen Lehren, daß irgendein Verhalten schlechthin nur verstanden werden darf als der Ausdruck bestimmter Triebsituationen, Affektfixierungen u. dergl. (Man darf natürlich nicht glauben, daß psychoanalytischer Lehre zufolge die neurotische Persönlichkeit einfach auf einer beliebigen Entwicklungsstufe Halt gemacht habe und nun dieser gleichzusetzen sei; dies ist ja auch bei den somatischen Infantilismen nirgends der Fall.)

Dem Psychoanalytiker erwächst also die Aufgabe, angesichts einer Erscheinung beliebiger Art, einer charakterologischen Abnormität, einer psychischen Störung, eines somatischen Symptoms, jene Momente der Triebgeschichte ausfindig zu machen, welche hier „determinierend" im Spiele sind. Es ist klar, daß er zu diesem Behufe wissen muß, was für Triebe überhaupt in Frage kommen können, welche Umwandlungen typischerweise angetroffen werden und daß er schließlich durch die Erforschung der individuellen Vorgeschichte und deren Übersetzung in die Sprache der Triebbetrachtung die spezifische Note des Einzelfalles zu erkennen bemüht sein muß.

4. Die Triebumwandlungen oder auch die Störungen einer solchen knüpfen stets an einen Konflikt an. Auch die normale Entwicklung nimmt ihren Ausgang von dem Konflikt zwischen Lust- und Realitätsprinzip. Typische Konfliktsituationen werden erzeugt aus der Konkurrenz von Sexualtrieben und Ichtrieben, ferner dadurch, daß die primären Zielsetzungen der Sexualtriebe, die Personen der Umgebung, der Verwerfung durch die in der Erziehung und durch die Umweltseinflüsse gesetzten moralischen Kräfte verfallen (inzestuöse Bindungen, Ödipuskomplex), durch die Bedrohung, Gefährdung der Sexualposition (Kastrationskomplex beim Mann), bzw. durch die Erkenntnis der sexualen Unterlegenheit (Penisneid bei der Frau). Bestimmend greift weiterhin die Tatsache ein, daß eine Reihe von Triebbefriedigungen mehr und mehr unstatthaft werden; so unterliegt alle an die exkrementiellen Funktionen geknüpfte Lustgewinnung dem Verbote. Nur die erfolgreiche, d. h. allen zukünftigen Situationen gewachsene Verdrängung und der Umbau der diesen Triebrichtungen zugeordneten Verhaltungsweisen in solche, die derartiger Kritik nicht mehr ausgesetzt sind, gewährleistet mehr oder weniger weitgehende Konfliktslosigkeit des weiteren Lebens. Aber auch im Normalen bleiben die Kräfte der verdrängten Triebe wirksam; denn nicht die Triebe, die selbst nichts Seelisches oder zumindest rein Seelisches sind, verfallen der Verdrängung, sondern nur ihre verwerflichen psychischen Widerspiegelungen, die „Triebrepräsentanzen" Freuds. Irgendwie, irgendwann, verkleidet, in Symbolen versteckt, in Traumgestalten werden die originären Triebeinstellungen auch im normalen Seelenleben wirksam, das zur ausgesprochenen Neurose und Psychose nicht im Gegensatze steht, sich von diesen nur gradweise unterscheidet, und nach allen Richtungen zu diesen Übergänge erkennen läßt.

Wenn ich nun an Beispielen die Anwendung dieser Anschauungen im Dienste konkreter Deutungsaufgaben illustrieren möchte, so werden unvermeidlich Termini gebraucht werden müssen, die in den bisherigen Ausführungen nicht erwähnt werden. Es ist aber, da hier keine Darstellung der psychoanalytischen Theorie, sondern nur eine Skizze der psychoanalytischen Betrachtungsweise zu geben ist, nicht möglich gewesen, etwa eine Liste der Triebe aufzustellen und zu begründen oder eingehend die „Mechanismen" zu beschreiben, durch die die symbolische Ausdrucksweise zustande kommt. Über diesen letzten Punkt darf nur das eine angemerkt werden, daß fast niemals die pathogene Triebeinstellung unverhüllt sich zu erkennen gibt, sondern daß sie uns in ein Symbol verhüllt entgegentritt. Solch ein Symbol kann auch ein körperliches Leiden abgeben.

Es ist für die wissenschaftsgeschichtliche Würdigung der Psychoanalyse vielleicht nicht bedeutungslos, daß es großenteils gerade körperliche Krankheitserscheinungen waren, um deren Aufklärung und Zurückführung auf psychogene Faktoren man sich zu allererst bemühte. Heute aber ist die Psychoanalyse zu einer Lehre vom Seelischen überhaupt geworden, so daß es gerechtfertigt sein dürfte, ihr Verfahren zunächst an einer Krankheit darzustellen, die meist nur psychische Symptome bietet.

Wie die somatische Medizin den Begriff der Disposition kennt, auf deren Boden durch irgend einen Anlaß, ein auslösendes Moment die Erkrankung sich etabliert, so auch die Psychoanalyse. In der Kindheit, den Jahren vor der Pubertät begründet, bedarf doch die besondere Triebkonstellation eines Anlasses, um durch die Erzeugung von Krankheitserscheinungen manifest zu werden, wenn auch dem Erfahrenen einzelne Charakterzüge und Verhaltungsweisen, Fehlhandlungen und Träume die charakterologische Grundstruktur verraten mögen.

5. Die Zwangsneurose erscheint der Psychoanalyse als aufgebaut auf einer Entwicklungshemmung (bezw. Regression), welche die prägenitale Organisationsstufe der Libido unter Hervorkehrung ihres sadistisch-analerotischen Wesens festhält. Neuerdings hat ABRAHAM auch eine oralerotische Komponente in der Zwangsneurose nachzuweisen gesucht. Der Psychoanalytiker, einem Falle von Zwangsneurose gegenüberstehend, wird sich fragen, was denn dieses Symptomenbild bedeute, und sich deutend darauf die Antwort geben, daß „hinter" dem Symptom eine ganz bestimmte Trieborganisation anzunehmen sei. Die Zwangsgedanken oder sonstigen Zwangserscheinungen vertreten als „Symbole" die ursprünglich unverhüllt den Triebgegenständen entsprechenden Vorstellungen.

Bei der psychischen Impotenz des Mannes liegt in gewissem Sinne ein Organsymptom vor. Dem Psychoanalytiker erscheint diese Störung als der Ausfluß einer „hemmenden Einwirkung gewisser psychischer Komplexe, die sich der Kenntnis des Individuums entziehen. Als allgemeiner Inhalt dieses pathogenen Materiales hebt sich die nicht überwundene inzestuöse Fixierung des Mannes an Mutter und Schwester hervor. Außerdem ist der Einfluß von akzidentellen, peinlichen Eindrücken, die sich an die infantile Sexualbetätigung knüpfen, zu berücksichtigen, und jene Momente, die ganz allgemein die auf das weibliche Sexualobjekt sich richtende Libido verringern" (FREUD). Augenblicklich, da es sich nicht um die Schilderung der Psychogenese der psychischen Impotenz, wie sie sich der FREUDschen Theorie darstellt, handelt, sondern nur um eine Illustration des Deutungsverfahrens, genügen diese Worte. Man sieht daraus, daß auch hier wiederum das Bestreben der Psychoanalyse dahin geht, in oder hinter dem Symptom die jeweilige Konstellation der Triebe und daher auch deren Geschichte zu erschauen.

Als drittes Beispiel erwähne ich das Asthma. Solche Fälle sind wiederholt einer eingehenden und therapeutisch erfolgreichen Analyse unterzogen worden (so von MARCINOWSKI, SADGER, STEKEL u. a.). Praktisch bedeutsam ist, was nebenbei angemerkt sei, daß sich im Laufe der Analyse mancherlei Organveränderungen, die man gelegentlich als Ursache des Asthmas anzusehen geneigt war, als Folgeerscheinungen erwiesen und mit dem durch die Psychotherapie erzielten Schwinden der Asthmaanfälle ebenfalls zurückgingen. Einem derartigen Symptom tritt der Psychoanalytiker mit der Frage entgegen: an Stelle welcher unverhüllter Triebrepräsentanzen steht das Symptom? Er wird versuchen, sei es auf dem Wege eigentlicher Analyse, sei es auf dem durch die Erfahrung gewonnener Erkenntnisse typischer Zusammenhänge, typischer Symbolisierungen zu einem Verständnis der Erscheinung zu gelangen.

6. Damit berühren wir einen weiteren Zug psychoanalytischen Deutungsverfahrens. Auf Grund der naturwissenschaftlich-kausalen Grundeinstellung muß die Psychoanalyse dahin gelangen, ganz bestimmte symptomatologische Typen für bestimmte typische Triebsituationen, wenn man so sagen darf, aufzustellen. Sie muß dahin gelangen, eine Art Wörterbuch der Symbole zu entwickeln, an Hand dessen die Übersetzung einer beliebigen Erscheinung aus der Sprache des unmittelbar Gegebenen, vom Arzt oder vom Kranken Erlebten, in die der Triebe möglich werden soll. Da die Triebe der Psychoanalyse als das Primäre und Wesentliche im Leben erscheinen, fast könnte man in metaphysischer Wendung sagen: als das eigentlich Reale „hinter" den Erscheinungen, so nennt sich die Lehre von ihrem Standpunkt aus mit Recht eine „Tiefenpsychologie" im Gegensatz zu der nur mit den manifesten Erscheinungen beschäftigten „Oberflächenpsychologie". Dieses „Wörterbuch" auch nur auszugsweise wiederzugeben, ist nicht meine Aufgabe. Man findet derartiges in der „Traumdeutung" von FREUD und an manchen anderen Orten; so auch in der eben angeführten Arbeit von MARCINOWSKI, ferner bei STEKEL und bei vielen anderen.

Dagegen verdient eine andere Erwägung, die der gleichen Region angehört, kurze Erwähnung. Die Richtung auf naturwissenschaftliche Erklärung bringt den psychoanalytischen Standpunkt in einer Hinsicht dem der Klinik nahe, insofern nämlich, als auch jene eine Systematisierung der Krankheitsbilder anstreben muß. In der Tat sehen wir, daß die Psychoanalyse eine ätiologische Gruppierung der Psychoneurosen vornimmt, wie sie im II. Kapitel des Buches (S. 66) wiedergegeben ist. Es sind bestimmte Triebsituationen, die, im menschlichen Leben typisch wiederkehrend, mit Notwendigkeit, könnte man sagen, zu bestimmten Krankheitsbildern führen. Die Scheidung in Aktualneurosen und „große Neurosen" liefert hierfür, ebenso wie die Unterteilung dieser, Belege. Körperliche Symptome eignen nach psychoanalytischer Lehre wesentlich der Hysterie, deren Entstehen durch eine innige Beziehung zur letzten Phase der Libidoentwicklung, in welcher der Primat der Genitalien und die Einführung der Fortpflanzungsfunktion als Merkmale hervortreten, gekennzeichnet ist. Dieser Erwerb unterliegt bei der hysterischen Neurose der Verdrängung, mit welcher wieder eine Regression auf die prägenitale Stufe verbunden ist (Freud). Damit ist aber, was hervorzuheben nicht unwichtig sein mag, nicht behauptet, daß man alle psychogene Entstehung und alle psychogene Verwertung bestehender körperlicher Symptome nun einfach als „hysterisch" ablehnen könne, wie das leider ja noch immer vorkommt. Erstens ist auch die Hysterie eine Krankheit, die zumindest für die Psychoanalyse infolge der vorausgesetzten, organisch irgendwie begründeten Triebkonstitution den körperlichen Erkrankungen nicht als etwas völlig Heterogenes gegenübersteht. Zweitens aber darf nicht vergessen werden, daß hysterische Reaktionsweisen sich mit allen möglichen anderen verflechten können. Wir kommen auf diesen Punkt noch einmal zurück.

7. Um zusammenzufassen: Die Psychoanalyse gelangt auf Grund ihres Deutungsverfahrens zu der Überzeugung, daß jedes Symptom, welches mit Recht als psychogen entstanden oder als psychogen verwertet angesehen werden darf, letzten Endes Ausdruck bestimmter Triebverhältnisse sei. Diese sind teils konstitutiv vorgegeben und sohin im Organischen verwurzelt, teils sind sie Reaktionen auf bestimmte Erfahrungen und Umweltseinflüsse. Da die Triebe selbst nicht Inhalte des Bewußtseins sind, ihre bewußten Repräsentanzen aber aus diesem Bewußtsein verdrängt werden ihrer Inkompatibilität mit anderen Inhalten wegen, so ist der Mechanismus der Symptombildung in einer unbewußten Region zu suchen, und nur auf dem Wege eines Hindurchgehens durch dieses Unbewußte gelangt man zu einem Verständnis des Symptoms. Dieses Verständnis ist ein genetisches. Die Erscheinung, die Krankheit, das Symptom sind also Ausdruck für die Vergangenheit.

8. Die vergleichende Individualpsychologie von Alfred Adler, deren System ebensowenig in seinem ganzen Umfang dargestellt werden kann, stellt in den Vordergrund ihrer Betrachtungsweise den Gesichtspunkt, daß alles Handeln und Verhalten des Menschen so aufgefaßt werden könne, als ob es nach dem Schema der Willkürhandlung konstruiert wäre. Nun verstehen wir sicherlich das Tun eines Menschen ausschließlich aus dem damit angestrebten Zwecke. Wenn wir fragen, warum tut einer dies oder jenes, so meinen wir: Was will er damit? Was soll dabei herauskommen? Nur wenn wir wissen, wozu irgend eine Handlung „gut ist", wird sie für uns sinnvoll; wie denn auch in der Umgangssprache die Reden: sinnloses und zweckloses Tun gleichbedeutend gebraucht werden. Wenn nun alles Verhalten des Menschen ein Handeln ist oder zumindest als solches angesehen werden kann, so muß auch die Frage nach dem Zwecke dieses Handelns in allen diesen Fällen aufgeworfen und beantwortet werden.

Die Behauptung klingt aber zweifellos paradox, daß es zweckmäßig sei zu leiden — von seltenen Ausnahmen abgesehen, wie sie etwa in der Idee der Buße und Sühne oder des stellvertretenden Leidens und des Opfers gründen. Eine Überlegung ganz trivialer Art kann uns aber dieses Paradoxon weniger auffallend erscheinen lassen. Man erinnere sich doch, wie oft vorgetäuschtes und simuliertes Leiden im Leben sehr zweckmäßig sein kann, wie oft einem Kind oder auch einem Erwachsenen angeblich vorhandener Kopfschmerz oder Üblichkeit oder ein Fußleiden die Möglichkeit gibt, einer unangenehmen Situation auszuweichen. Selbst dann geschieht das nicht selten, wenn die Konsequenz erfordert, daß gewisse Kosten getragen werden müssen; das Kind, welches angeblicher Magenbeschwerden wegen die Schule meiden darf, muß auf manche Speisen verzichten, jemand, der infolge angeblicher Kopfschmerzen verhindert ist, einer unerfreulichen Zusammenkunft anzuwohnen, kann nicht anstatt dieser ein Konzert besuchen. Gehen wir einen Schritt weiter, so begegnen uns Gestalten, wie jene Kinder, welche versuchen, Krankheiten wirklich über sich zu bringen, etwa indem sie in einer kalten Regennacht sich im Nachthemd ans offene Fenster setzen; das Ziel kann dabei ein verschiedenes sein: man braucht nicht in die Schule zu gehen, man wird gepflegt und verhätschelt, man wird Gegenstand der Sorge, und dies ist den Eltern peinlich, was oft genug — leider — ein Ziel der Kinder sein mag. Genau genommen stehen wir hier beim Typus des „Selbstbeschädigers", wie ihn uns vornehmlich die Kriegserfahrungen kennen gelehrt haben. Man wird noch anerkennen, daß der Mann, welcher sich durch einen Schuß in die Hand oder in den Fuß vom Frontdienst befreien wollte, insoferne zweckmäßig gehandelt habe, als er ein wirkliches kleineres Übel einem zwar noch nicht wirklichen, aber doch äußerst wahrscheinlichen größeren vorzog, abgesehen davon, daß neben der Todesgefahr auch alle die Mühen und Qualen des Schützengrabens auf diese Weise vermieden werden konnten. Aber es sind auch noch andere Fälle vorgekommen; es haben Männer zu recht folgeschweren Selbstverletzungen gegriffen, ohne in Lebensgefahr zu sein, um der militärischen Dienstleistung im Hinterlande zu entgehen. Man kann sich hier des Eindruckes nicht mehr erwehren, daß eine Überwertung der Unannehmlichkeiten, denen der Betreffende entfliehen will, stattgefunden hat. Kann ich aber mich auf den Standpunkt des Täters stellen, und seine Situation so ansehen, wie er es getan hat, so wird mir unter Zugrundelegung seiner Wertungsweise sein Tun durchaus verständlich, ja folgerichtig erscheinen. Derartige Vorkommnisse machen es plausibel, daß Leiden und sogar selbst zugefügte Leiden unter bestimmten Voraussetzungen durchaus zweckmäßig sein können.

Die Adlersche Individualpsychologie hält nun dafür, daß alle Erscheinungen, Symptome und Leiden des Neurotikers von ihm selbst zugefügt werden, oder wie man sich ausdrückt, von ihm selbst „arrangiert" werden, und daß diese Arrangements zu verstehen seien, wenn man die Wertbasis aufzufinden vermag, von der aus der Mensch sich und seine Stellung zur Welt und deren Aufgaben einschätzt. Wenngleich wir es in dem hier zu behandelnden Fragenkreis nur mit körperlichen Symptomen zu tun haben, so dürften doch einige wenige Beispiele aus der Neurosenlehre zur Verdeutlichung der angeführten These am Platze sein. Wobei ausdrücklich bemerkt sei, daß es sich um zwar der praktischen Erfahrung entnommene, dem didaktischen Zweck zuliebe aber stark schematisierte Fälle handelt.

9. Ein junges Mädchen, depressiv, von tiefer Lebensunlust erfüllt, die ihre Zukunft als völlig leer und aussichtslos ansieht, an nichts Freude hat, sich mit Vorwürfen ihrer ständigen Schlechtigkeit wegen quält, sich zu jeder Arbeit unfähig fühlt, unaufhörlich den Gedanken an Selbstmord im Kopfe wälzt, ihm

auch den Angehörigen gegenüber Ausdruck gibt und auch einen ernstlichen Selbstmordversuch gemacht hat, wie alle solche depressiven Naturen halb an die Krankhaftigkeit ihres Zustandes glaubt, halb davon überzeugt ist, daß sie die Welt und ihre eigene Situation ganz richtig beurteile. Durch ihre Stimmungslage und die ständige Beängstigung, in welche sie ihre Umgebung durch die Selbstmorddrohungen versetzt, erreicht die Kranke, daß sie Gegenstand unaufhörlicher Beachtung und Aufmerksamkeit in ihrem Familienkreis wird, daß sich das Leben in ihrem elterlichen Haus weitgehend um sie als Mittelpunkt dreht, daß man ständig bemüht ist, sie zu erheitern und zu diesem Zweck die größten Anstrengungen materieller und psychischer Art macht. In der Tat sind diese Folgeerscheinungen Zweck und Sinn des melancholischen Arrangements[1]). Es fragt sich freilich, wieso denn die Kranke dazu gelangt, erstens solchen Wert auf die Beachtung ihres Tuns durch ihre Umgebung und auf die zentrale Rolle in der Familie zu legen, zweitens zur Erreichung dieses Zieles so abstrus anmutende Mittel zu wählen.

Ein 19jähriger Student der Musikakademie kann mit Beginn des neuen Schuljahres, da er völlig erholt aus den Ferien zur Arbeit zurückkehrt, plötzlich nicht mehr arbeiten. Kaum daß er eine Viertelstunde am Klavier gesessen, wird er von einer derartigen Müdigkeit überfallen, daß er sich niederlegen muß und sich stundenlang nicht zu erholen vermag. Macht er Kompositionsaufgaben, so verschwimmen ihm alsbald die Zeilen des Notenpapiers vor den Augen, so daß er aufhören muß. Im Vorjahre dagegen konnte er seinen Aufgaben klaglos gerecht werden und vollendete außerdem seine Gymnasialstudien mit einer guten Reifeprüfung. Durch seine „Erkrankung“ wird ihm gerade in dem Augenblick die Fortsetzung seiner Studien unmöglich, in welchem er sich ihnen ungeteilt zu widmen und den Beweis seiner Berufung zum Künstler zu erbringen hätte. Dies ist das Resultat seines Zustandes und dies muß auch dessen Sinn sein. Unfähig, sich in den Gedanken zu finden, vielleicht doch nicht ein Komponist ersten Ranges zu werden, und ebenso unfähig, die einmal gewählte Lebenslinie zu verlassen, sucht er nach einem Ausweg. Würde man ihn von seinen Leiden nicht befreien, so wäre er gezwungen, sein Studium aufzugeben und hätte Zeit seines Lebens — mit Recht — sagen können: wäre ich damals nicht erkrankt, ich wäre einer der größten Musiker meines Jahrhunderts geworden. Auch in diesem Falle drängen die beiden, bei dem ersten erwähnten Fragen auf Beantwortung.

Steht dieser zweite Fall durch die mehr weniger körperlichen Symptome der Müdigkeit und der Augenstörung den uns vornehmlich interessierenden immerhin einigermaßen nahe, so gehört der folgende durchaus schon in diese Gruppe. Eine 45jährige Frau klagt darüber, daß sie Nahrung nur in geringen Quantitäten zu sich nehmen, niemals eine ganze Mahlzeit verzehren könne, feste Speisen überhaupt nicht vertrage, weil jeder Versuch in dieser Richtung heftige Magenschmerzen, Übelkeit und Erbrechen zur Folge habe. Auf Anraten ihres Hausarztes wurde eine Röntgenskizze angefertigt, auf Grund derer man ihr zur Operation riet, da eine Deformation des Magens, Sanduhrmagen, und ähnliches vorliege. Irgendwelche Gründe bewogen die Kranke aber, bevor sie sich zur Operation entschloß, meinen Rat einzuholen. Ich gewann den Eindruck einer ausgesprochen neurotischen Persönlichkeit von weinerlich klagendem Gehaben, deren ganzes Denken um ihre Person, ihre körperlichen und seelischen Leiden und ihre Stellung zu ihrem Gatten zentriert war. Die Auffassung, daß es sich trotz der zweifellos festgestellten organischen Magenveränderung um

---

[1]) Es bleibe ununtersucht, ob diese Konstruktion auf alle Depressionszustände oder auf wie viele sie zutreffen mag. In diesem Falle liegen die Dinge sehr klar.

eine Neurose handeln könnte, wurde noch verstärkt, als ich von der Kranken erfuhr, daß sie häufig in Ohnmacht verfalle, wo immer sie sei, zu Hause oder an öffentlichen Orten, in Gesellschaft oder allein, so daß sie ihr aus der Arbeit heimkehrender Gatte schon öfters in der Küche oder im Vorraum auf dem Boden liegend vorgefunden habe. Da ein auf meinen Vorschlag zu Rate gezogener Internist die Psychogenese des Leidens zumindest nicht für ausgeschlossen hielt, wurde beschlossen, zunächst den Versuch einer Psychotherapie zu unternehmen, die denn auch im Verlaufe von etwa drei Monaten einen vollen Erfolg brachte. Ohne auf die Struktur des Bildes im einzelnen einzugehen, sei nur hervorgehoben, daß der Sinn des ganzen neurotischen Arrangements in der Kampfeinstellung der Frau gegen deren Ehegatten gefunden werden muß. Da sie aus religiösen Gründen beim ehelichen Verkehr alle antikonzeptionellen Maßnahmen ablehnte, er aber ein zweites Kind — das einzige war schon 13 Jahre alt — aus ökonomischen und anderen Motiven nicht wünschte, war es zur völligen Unterbrechung der sexualen Beziehungen gekommen; die Frau aber hatte den Verdacht, daß der Mann sich anderweitig schadlos halte. Sie hatte auch gehört, daß eine derartige Situation gesundheitsschädlich sei. Auch fand sie, daß man auf sie zu wenig Rücksicht nehme, ihr zu viel Hausarbeit auflaste. Tatsächlich erreichte sie durch ihre Krankheit, daß einige Arbeit, so das Waschen, ihr abgenommen wurde, da zu befürchten stand, sie werde einmal gelegentlich in den Waschkessel fallen oder sich sonst ernstlich beschädigen (was übrigens niemals geschehen ist). Im übrigen war der Sinn ihrer Symptome der: siehst du, wie du mich zugrunde gerichtet hast.

Diese drei Krankengeschichten mögen im allgemeinen die Anschauungsweise der Individualpsychologie erkennen lassen. In allen dreien bestätigten die Zustimmung der Kranken, die Freiwilligkeit, mit der sie selbst weitere Tatsachen zur Stütze der entwickelten Deutung beibrachten, und der therapeutische Erfolg die Richtigkeit der Interpretation. In allen dreien aber muß, wie überhaupt in jedem, das Fragenpaar Beantwortung finden, warum denn nun solche Menschen derartige Ziele verfolgten, und warum sie das auf so seltsamen Umwegen, auf listige, versteckte Weise täten.

10. So wie die Psychoanalyse ist auch die Individualpsychologie keine Theorie der Neurose allein, sondern eine Lehre von der Beschaffenheit des Menschen überhaupt. Auch sie kennt keine grundsätzliche Trennung zwischen „normal" und „neurotisch". Unter bestimmten Bedingungen entwickelt sich der Mensch mehr in der Richtung auf die Neurose hin, unter anderen weniger. Die schwerste Neurose und der normalste Mensch sind nur die Grenzfälle, innerhalb derer alle Varianten und Übergänge sich vorfinden. Adler lehrt nun, daß die individuelle Lebensgestaltung von zwei Grundtendenzen des Menschen und von deren Gleichgewicht oder jeweiligem Überwiegen bestimmt werde; diese Grundtendenzen nennt er: den Willen zur Macht und das Gemeinschaftsgefühl. Es ist sicherlich richtig, daß damit zwei Grundkräfte, Grundtendenzen des menschlichen Lebens bezeichnet sind, welche in einer Dimension sozusagen die Bedingungen erschöpfen. Damit soll gesagt sein: es ist möglich oder wahrscheinlich, daß auch noch andere Prinzipien gestaltend am Werk sind, wenn es sich um den Aufbau der Lebensform eines Menschen handelt, daß aber diese anderen nicht derselben Dimension angehören. Wie immer die anderen heißen mögen, jede ihrer Auswirkungen empfängt durch die jeweilige Gleichgewichtslage von Machtwille und Gemeinschaftsgefühl ihre spezielle Färbung. Meiner persönlichen Auffassung nach ist es unrichtig, diese beiden Tendenzen noch weiter zurückführen zu wollen auf Elementareres; sie sind letzte Bestimmungen der Strukturgesetzlichkeiten innerhalb einer Lebensform.

Ohne mich viel auf theoretische Untersuchungen einzulassen, glaube ich dennoch mit wenigen Worten das Wesentliche dieser beiden Begriffe andeuten zu müssen. Die Wahl der Bezeichnung: Wille zur Macht ist ebenfalls eine denominatio a potiori, denn diese Tendenz begreift noch mancherlei andere Erscheinungsweisen in sich. Sie ist vollständig gekennzeichnet weder durch jene noch durch andere Benennungen als: Geltungsstreben, Bedürfnis nach Anerkennung, Eitelkeit, Ehrgeiz u. dgl. Am besten ist ihr Wesen ersichtlich aus der von Adler oft gebrauchten Formel: oben sein wollen, oben in jedem Sinne. So sehr nun die Übersteigerung dieser Tendenz störend und zerstörend in einem Leben wirken kann, so ist sie doch nicht nur ursprünglich notwendig, sondern auch Quell vieler Wertverwirklichung. Daß das menschliche Leben eingespannt erscheint in den Gegensatz Macht und Liebe — Ich und Du — ist nur eine Widerspiegelung der ungeheuerlichen Antinomie, die — Wurzel unendlich vieler Tragik — unser Leben durchzieht: daß wir nämlich einerseits uns unserer Einmaligkeit, Unersetzlichkeit und so unseres Eigenwertes irgendwie bewußt sind und anderseits aller Orten sehen, wie unser Platz im Leben ebenso gut von einem anderen ausgefüllt werden kann, wie im Berufe und sogar in der Liebe einer den anderen ersetzt. Alle jene mehr oder weniger märchenhaften Erzählungen, in denen einer der Liebenden schwören muß, nach dem Tode des anderen nie wieder zu lieben oder zu heiraten und durch Bruch dieses Schwures der geheimnisvollen Rache des Toten verfällt, sind Ausfluß eines tief im Menschen wurzelnden Gefühles für diese Antinomie. Der Mensch *ist* Einmaligkeit und so hat er ein *Recht* auf Schätzung seines Eigenwertes. Und doch ist er nur einer unter vielen von Seinesgleichen und an diese vielen gewiesen, ihnen verpflichtet, mehr als man im ersten Augenblicke sieht: denn daß er als Mensch, als Persönlichkeit überhaupt wurde und besteht, ist nur durch sein Eingestelltsein in eine Gemeinschaft allererst möglich geworden[1]).

Das nach oben drängende Machtstreben findet seine Korrektur in dem Gemeinschaftsgefühl, das, gleich ursprünglich, den Menschen in dem Kontexte der Mitmenschlichkeit festzuhalten bestrebt ist. Wo diese Korrektur ausbleibt und das Machtstreben sich einseitig entwickelt, muß notwendigerweise der Versuch erfolgen, zu dieser Macht zu gelangen. Der Versuch muß aber mißlingen, und wird der Gefahr des Mißlingens, der Niederlage wegen überhaupt nicht unternommen, wenn entweder die Machtziele von vornherein unerreichbar hoch gesteckt sind oder das Selbstvertrauen, der Mut nicht ausreicht. Hängt aber ein Mensch mit allen Fasern seines Wesens an solchen Zielen, so wird er kaum je imstande sein, sich ohneweiters zuzugestehen, daß er unfähig, zu schwach, zu klein sei, sie zu erreichen. Denn Macht wollen und ihrer nicht fähig zu sein, ist ein innerer Widerspruch. Die Folge davon ist, daß Auswege gesucht werden müssen. Deren bieten sich zwei dar. Erstens können alle jene Situationen vermieden werden, in denen die Bewährung in Frage kommt; der Mensch *sichert* sich gegen jede Möglichkeit, in der sich angesichts der Lebensforderung seine tiefinnere Unfähigkeit den anderen und nicht zum wenigsten ihm selbst sich enthüllen könnte. Zweitens wird die auf geradem Wege unerreichbare Machtposition auf krummen Wegen angestrebt, von hinten herum, durch List und Verstellung; anstatt wirklicher Machtziele verfolgt der Mensch nur mehr *fiktive Ziele*; er tut „als ob“ er Macht hätte. Beide Züge sind aus den oben angeführten drei Skizzen neurotischer Persönlichkeiten leicht abzulesen.

Die Übersteigerung des Machtwillens wie die seine Entfaltung hemmende und verbiegende Entmutigung, das ursprüngliche Minderwertigkeitsgefühl

---

[1]) Ich darf hier vielleicht auf meine unter dem Titel: „Die Gemeinschaft als Idee und als Erlebnis“ veröffentlichten Ausführungen verweisen.

stammen aus den Kinderjahren. Wiewohl gleich wesenhaft in der menschlichen Persönlichkeit gelegen, bedarf das Gemeinschaftsgefühl einer besonderen Pflege und Übung, damit es sich zu wirksamer Höhe heranbilde und dem originären Willen zur Macht das Gleichgewicht halten könne. Ein Kind, das sich niedriger einschätzt als andere, wird infolge dieses Gefühles der Minderwertigkeit zweifach irren; denn es wird sowohl seine Machtforderungen für die Zukunft überspannen, um seine aktuelle Unterlegenheit durch Überkompensation wettzumachen, und es wird den Weg zur Gemeinschaft nicht finden, weil es dort nicht Seinesgleichen, sondern Bessere anzutreffen fürchtet, deren Überlegenheit es aber nie anerkennen will.

11. Diese Andeutungen müssen hier genügen; mehr über die theoretische Grundlegung auszuführen, scheint mir untunlich. Für die Frage nach der Methodik der Deutung, wie sie die Individualpsychologie übt, entnehmen wir aus dem bisherigen: Jedes neurotische Symptom läßt sich unter dem Gesichtspunkte einer Zweckmäßigkeit betrachten. Die Zwecksetzung wird bestimmt durch den Machtwillen in seiner doppelten Äußerung als Sicherungstendenz und maskierte Herrschsucht. Wir verstehen ein neurotisches Symptom, wenn wir imstande sind, es als zweckmäßig im Sinne des jeweiligen individuellen Lebensplanes zu erkennen. (Daß dieser Lebensplan, daß ebenso die Zwecksetzungen und der Machtwille dem Neurotiker nicht als solche einsichtig sind, bedarf wohl nicht der Ausführung. Ob man von „unbewußten“ Momenten sprechen soll, ist eine Frage der Theorie, die wir beiseite lassen können.)

Nun kann jedes Organ Sitz neurotischer Symptome sein. Darüber hinaus: es kann jedes originär nicht neurotische oder psychogene Symptom in den Dienst der neurotischen Zielsetzungen gestellt werden. Jedem ist die Erscheinung der „psychogenen Überlagerung“ organischer Erkrankungen geläufig. Wo in derartigen Fällen die Psychotherapie Erfolg hat, beseitigt sie natürlich niemals das organische Grundleiden; sie verhilft aber dem Kranken zu einer neuen Stellungnahme zu seinem Leiden und beseitigt die neurotische Ausbeutung dieses. Wenn auch die psychogenen Organsymptome psychologisch gleichwertig, nämlich alle Mittel und Ausdruck der neurotischen Persönlichkeit sind, so erscheinen sie doch in den durch die physiologischen Bedingungen vorgegebenen Formen. Man kann, um es skurril zu formulieren, nicht Herzklopfen im Magen haben, sondern nur Magensymptome. Die psychogenen Symptome drücken die neurotische Persönlichkeit aus in dem jeweiligen „Organdialekt“. Häufig eignet sich ein Organ mehr als Ausdruckssphäre denn ein anderes. Das ist insbesondere dort der Fall, wo, sei es die bewußte Erfahrung, sei es eine vielleicht nur irgendwie durch Organempfindung vermittelte dunkle, nie zur Klarheit des Bewußtseins sich erhebende Ahnung das betreffende Organ als ein minderwertiges bezeichnet. Darum schließen sich so oft an organische Erkrankungen psychogene an, an ein Ulcus ventriculi z. B. eine Magenreurose, und kommt es zu den erwähnten „Überlagerungen“, z. B. zu psychogenen Herzsymptomen bei Leuten mit Vitien u. dgl. Der individualpsychologische Psychotherapeut wird also bei dem Einzelsymptom sich stets zwei Fragen vorzulegen haben: wozu dient dieses Symptom unmittelbar, was wird dadurch erreicht, und zweitens: welches Licht fällt dadurch auf die Gesamtpersönlichkeit? Natürlich lassen sich diese Fragen in praxi nicht trennen; die Einsicht in die Gesamtpersönlichkeit, in die Leitlinie, nach der ihr Leben orientiert ist, erhellt ebenso die Bedeutung und den Sinn des Symptoms wie umgekehrt.

12. Ich möchte nun an Beispielen zeigen, wie Organsymptome tatsächlich diese ihnen zugeschriebenen Aufgaben der Sicherung und der Befriedigung des Machtwillens erfüllen können. Da bekanntlich die reine Psychogenie alle

möglichen organischen Erscheinungen zu kopieren vermag, ist es klar, daß sie sich auch jedes vorhandenen organischen Leidens zu bedienen vermag so, als ob sie es erzeugt hätte. Zunächst ist hervorzuheben, daß es im Interesse einer neurotischen Persönlichkeit gelegen sein kann, überhaupt zu leiden. Das Arrangement eines Martyriums — sei es durch seelische Qualen, wie etwa durch eine Zwangsneurose, sei es durch körperliche, wie z. B. durch Neuralgien — kann durchaus im Sinne einer individuellen Lebenslinie liegen. Denn das Martyrium ist das Heldentum der Schwachen und führt so zu einer — freilich fiktiven — Vorzugsstellung (man denke nur an die von Charcot unterstrichene „belle indifférence" der Hysterischen). Und zweitens ist Leiden anerkanntermaßen die gültigste Entschuldigung für Minderleistungen oder für das Fernbleiben von den Aufgaben des Lebens. Drittens nimmt der Leidende seine Umgebung in vielfacher Hinsicht in Anspruch. Durch die „Mittel der Schwäche" zu herrschen, ist ein dem Menschen geläufiger Trick; schon das kleine Kind versteht das vortrefflich, wie jedermann sehen kann, der ein sonst gut erzogenes Kind im Augenblick der Krankheit oder ein verwöhntes Kind beobachtet. So ist auch der Kranke, wenn er will, der Tyrann seiner Pfleger; und wenn er nicht offenkundig will, erreicht er das gleiche Ziel mit Hilfe seiner Leiden, wenn er sie nur so zu arrangieren weiß, daß sie die Umgebung zu ständigen Dienstleistungen verpflichten.

In manchen Fällen ist die Zweckmäßigkeit eines Symptoms außerordentlich durchsichtig. Und das gemeine Denken hat so unrecht nicht, wenn es gewissen Kranken vorwirft, sie seien eigentlich nicht krank, sondern sie wollten eben nicht, was man von ihnen wolle. Freilich, in den allermeisten Fällen, in denen man so urteilt, sieht man die Dinge doch nicht richtig, und man darf den Kranken wohl glauben, daß sie nicht könnten und nicht nur nicht wollten. In strengem Sinne wollen sie zwar nicht; denn Wille ist doch nur dann da, wenn auch ein Tun stattfindet; bis dahin möchte man wohl, ist man entschlossen, fände es sehr schön, wenn man es täte, aber man will nicht (vgl. die damit übereinstimmenden Ergebnisse der experimentellen Willenspsychologie bei Lindworsky). Durchsichtig ist die Sachlage z. B. bei einem Mann, der an einem Tic douloureux des Gesichtes leidet, dessen Anfälle zwar auch spontan, mit Regelmäßigkeit aber immer bei Aufregungen sich einstellen; nun regt sich der Mann jedesmal auf, wenn man ihm widerspricht, und wird so — da niemand in seiner Umgebung die Verantwortung für sein Leiden tragen will — mit Hilfe dieser Krankheit zum despotischen Tyrannen seiner Familie. Oder bei einem Mädchen von 26 Jahren, welches sich der ihr auferlegten Hausarbeit weitgehend dadurch entzieht, daß sie bei jeglicher Anstrengung unerträgliche Schmerzen in den Pektoralmuskeln bekommt; das wird dadurch möglich, daß sie die betreffenden Muskeln dauernd in einem Zustande starker Spannung hält. Nun könnte ja dieser oder ein ähnlicher Zustand auch auf organischer Grundlage beruhen, wenn dies auch in dem konkreten Fall äußerst unwahrscheinlich ist. Das würde aber dem nicht Abbruch tun, daß die Kranke aus ihrem Leiden weitgehend Kapital schlägt, es sich in ihrem Sinne zunutze macht. Denn die gesunde Einstellung wäre doch sicherlich, daß sich ein Kranker bemühte, so weit es in seinen Kräften steht, mitzuarbeiten, und nicht nach Möglichkeit von den Lebensleistungen enthoben zu sein.

Die Lebensleistungen lassen sich in drei große Gruppen bringen. Die erste umfaßt alles, was man soziale Beziehungen nennen kann, die Wechselbeziehungen zu den Mitmenschen, wie sie zuerst in der Familie, dann in der Schule und später im Berufs- und Gesellschaftsleben an den Menschen herantreten. Die zweite Gruppe umfaßt die Probleme des Berufes, Berufswahl und Berufsausübung. Die dritte ist durch die Titel: Liebe, Ehe, Familiengründung bezeichnet. Vor den Aufgaben jeder dieser drei Gruppen, einer oder aller, vermag der Mensch sich durch entsprechende Arrangements zu sichern, bezw. in jeder vermag er auf diesem Wege Scheinerfolge zu erringen. Da der leitende Gesichtspunkt der Individualpsychologie die Finalität ist, da die Hauptfrage auf das Wozu der Symptome geht, ist es vielleicht am zweckmäßigsten, auch die Beispiele nach diesem Grundsatz zu ordnen, also solche beizubringen, welche auf die Enthebung je von den Forderungen der Sozietät, der Arbeit und der Erotik abgestellt sind. Jede Neuforderung wird, wenn der Mensch nicht entsprechend auf die neue Situation vorbereitet war, bei hinlänglich hoch gespanntem Geltungsstreben und hinlänglich tief verwurzeltem Minderwertigkeitsgefühl oder hinlänglich weitgehender Entmutigung Anlaß zum Auftreten psychogener Erscheinungen oder zur Auswertung von bestehenden körperlichen Leiden im Sinne einer neurotischen Einstellung geben können. Daher sind z. B. die Augenblicke des Schuleintrittes, der Vollendung einer Berufsausbildung, der Eheschließung, der Schwangerschaft und Geburt und des nahenden Alters kritische im Leben des Menschen. Ebenso alle tiefer greifenden Umgestaltungen seiner Lebensweise: Berufswechsel, Wohnungswechsel, Geburt und Tod innerhalb der Familie usw. Ich habe einmal einen Fall von Puerperalpsychose gesehen, die nicht bei der Mutter, sondern beim Vater ausgebrochen war.

In relativ seltenen Fällen schließt sich ein vollentwickeltes Zustandsbild unmittelbar an den Anlaß zur Neurose an. Meist vergeht eine gewisse Zeit, bis das Krankheitsbild vollendet ist. „Es wird immer ärger", klagen die Kranken. Vom Standpunkte der Individualpsychologie aus gesehen, ist dies die Zeit des Trainings; man kann nicht so schnell so komplizierte Leistungen vollbringen, wie sie unter Umständen die neurotische Einstellung fordert.

Wenn nun die Beispiele von Symptomen nach den Aufgabenkreisen, denen sie zugehören, deren Ausschaltung sie ermöglichen sollen, oder wo sie zumindest zu einer teilweisen Enthebung führen können, eingeteilt werden sollen, so ist nicht zu vergessen, daß, entsprechend ausgewertet, so ziemlich jedes Symptom in jeder Hinsicht Verwendung finden kann. Aber es gibt einige ganz charakteristische Symptome, die sich fast nur oder überwiegend für einen dieser Aufgabenkreise eignen. Am deutlichsten ist diese besondere Angepaßtheit von Symptom und Ziel in den Gebieten der Arbeit und Liebe.

Symptome, welche die Arbeitsfähigkeit ganz spezifisch nur in der gewählten Berufsform beeinträchtigen, sind als „Beschäftigungsneurosen" bekannt; der Schreibkrampf oder analoge motorische Phänomene, wie Krampf und Tremor bei Violinspielern u. a., sind geläufige Erscheinungen. Hierher gehören ferner das sogenannte Schulerbrechen der Kinder, sowie alle jene zahllosen und verschiedengestaltigen Krankheitserscheinungen, die einen Menschen von seinen beruflichen Arbeiten fernhalten können. Natürlich ist der Zustand nicht immer ein so schwerer, daß die Berufsarbeit völlig unmöglich wird. Zuweilen sind es nur Unterbrechungen oder zeitweise Enthebungen, die angestrebt werden, wobei die jeweiligen Anlässe oft nur aus der besonderen Stellungnahme des Kranken verständlich werden. In anderen Fällen findet nicht einmal eine Unterbrechung der Arbeit statt; nur daß sie unter ständiger Behinderung und Erschwerung durch das Leiden vor sich geht. Wobei man dann die fast typisch zu nennende Rede der Kranken immer wieder zu hören bekommt: ja, wenn ich nicht krank wäre, ich würde zumindest so viel wie der Beste meines Berufes leisten. In dieser Rede drückt sich die Tendenz nach Sicherung und zugleich subjektiver Leistungserhöhung — ein Scheinerfolg — deutlich genug aus. Oder gleichnisweise: wenn jemand mit Erbsen in den Schuhen einen Hügel ersteigt, so ist seine Leistung subjektiv größer, als wenn er vollkommen touristisch ausgerüstet auf den Großglockner ginge. Jener Fall abnormer Ermüdbarkeit, dessen oben Erwähnung geschah, gehört hierher.

Eindeutig dem erotischen Gebiete zugeordnet sind alle Sexualsymptome, wie Impotenz, Unfähigkeit zur Ejakulation, Homosexualität, Frigidität usw. Über sie soll hier nicht weiter gesprochen werden, da ihnen ein eigenes Kapitel diese Buches angehört. Aber indirekt dienen auch viele andere Erscheinungen den Zielsetzungen dieser Art. Es ist scharfsichtigen Menschen, so vor allem den Dichtern, nicht verborgen geblieben, daß in jeder Liebesbeziehung und jeder Ehe irgendwo ein Kampf zwischen den beiden Partnern geführt werde, offen oder versteckt, ohne daß selbst die Beteiligten davon wissen, unbeschadet aller Echtheit, Tiefe und Lebendigkeit der Zuneigung. Dieser Kampf geht um die Prestigestellung. Da der neurotische Charakter — und mit ihm, weil von ihm in keiner Weise wesensverschieden, auch der „normale" — großenteils nach dem Scheine der Macht strebt, weil ihm die wirkliche unerreichbar und, wenn erreichbar, nicht zu bewahren dünkt, ist das eigentliche Machtziel mit Recht als Prestige zu benennen. Denn Prestige, das ist die Anerkennung der Macht und Größe, gleichgültig, ob solche wahrhaft besteht oder nicht.

13. Machtwille indes, der sich ohnmächtig weiß, schlägt oft genug um in Empörung. Viele neurotische Arrangements tragen das Merkmal dieser Einstellung an sich; besonders oft begegnet man ihr gerade auf sexualem Gebiete. Aber auch sonst ist die Revolte gegen die von der Natur oder dem Schicksal dem Menschen aufgezwungene Rolle häufig festzustellen. Es ist vor allem ein Grundzug nahezu des weiblichen Charakters, wie ihn unsere Kulturentwicklung gestaltet hat, daß eine Auflehnung gegen die Frauenrolle die ganze Lebenshaltung durchzieht. Adler hat diese Attitüde, vielleicht nicht allzu glücklich, als „männlichen Protest" bezeichnet. Er meint damit, daß infolge der bestehenden, und seit langem bestehenden sozialen Struktur fast automatisch in allen Köpfen der Gedanke — oder wenn das zu sehr nach klarem Wissen klingt, die Einstellung — herrschend geworden sei, daß „oben sein", Erfolg haben, Macht besitzen, Ansehen und Geltung nur dem Manne zufalle. Daher eine Überschätzung der Männlichkeit, welche den Machtwillen der Frau zur Ablehnung der Frauenrolle treibt, und den Mann, der sich den hochgespannten Forderungen, die er an seine Männlichkeit gerichtet glaubt, nicht gewachsen fühlt, zu Sicherungsmaßnahmen gegen die männliche Position und zu Fluchtmaßnahmen vor ihr veranlaßt. „Wenn ich ein Mann wäre — ich bin aber nur eine Frau — würde ich auch Höchstleistungen vollbringen", wäre die Formel für die einen und: „wenn ich ein ganzer Mann wäre", die für die andern.

Typisch dem männlichen Protest zugeordnet sind alle Symptome, die unmittelbar auf die spezifische Frauenrolle Bezug haben. Hieher gehören zum Beistpiel: dysmenorrhoische Beschwerden, Amenorrhoe, Erbrechen der Schwangeren, Vaginismus, Frigidität.

Je tiefer die Entmutigung infolge des originären Minderwertigkeitsgefühles gegriffen hat, desto deutlicher wird die „Tendenz nach rückwärts", die Rückzugslinie, auf der der Kranke sich von den Aufgaben der Wirklichkeit und dieser selbst wegbewegt, die konsequente Ausschaltung immer größerer Stücke dieser Wirklichkeit. Der tragische Zirkel der Neurose besteht darin, daß aus dem Minderwertigkeitsgefühl, das doch der Mensch dauernd wie eine Sklavenkette mit sich schleppt, als Überkompensation die ins Maßlose, Übermenschliche, bis zur Idee der Gottähnlichkeit gesteigerten Ehrgeiz- oder Machtziele erwachsen, um so höher gesteckt, je stärker das Minderwertigkeitsgefühl war, so daß die weitere Lebenserfahrung den Menschen immer aufs neue und immer tiefer entmutigen muß, wenn er seine Erfolge an seinen Lebensidealen mißt. Die ursprüngliche Setzung des Lebensideals geschieht in den Kinderjahren auf Grund bestimmter persönlicher Eindrücke. Hier spielen die kindlichen Wahrnehmungen über die relative Stellung der Personen seiner Umgebung eine ausschlaggebende Rolle. Der Eindruck einer überragenden Position des Mannes kann den männlichen Protest ebenso entstehen lassen, wie der einer „starken Frau", deren Vorhandensein z. B. in der Vorgeschichte männlicher Homosexueller niemals vermißt werden dürfte. Die durch die Eindrücke des Familienlebens in den ersten Kinderjahren geschaffene Einstellung zu den Mitmenschen wird vor allem entscheidend und in ihrer Wirkung am frühesten merkbar durch das Verhalten in rein sozialen Beziehungen. Auch hier zielen alle psychogenen Symptome, und so auch die der somatischen Sphäre, auf Sicherung und Ausschaltung einerseits, auf Scheinerfolge billigster Art andererseits. Unserer alltäglichen Beobachtung sind Menschen hinlänglich bekannt, für die jedes Zusammenkommen mit anderen, oder die Aussicht, in eine Menschenmenge zu geraten, Aufregungen verursacht, und nicht wenige, bei welchen diese Aufregung sich in körperlichen Symptomen — z. B. Erbrechen, Migränen — auswirkt, schließlich solche, bei welchen die psychische Komponente ganz zu fehlen scheint, und die nur körperliche Erscheinungen zeigen. Viele von diesen sind ihrem Zwecke nach unmittelbar zu verstehen, denn der dadurch erzielte Erfolg liegt klar zutage. Daß ein Mensch mit schwerer Hemikranie gesellschaftsunfähig ist, muß jedermann einsehen. Auch dieser Art neurotischen Arrangements hat sich der Volkswitz nicht selten bemächtigt, in dem — wie übrigens auch in manchen Märchen — ein gut Teil individualpsychologischer Einsicht sich verbirgt. Ich erinnere nur an die zahllosen Geschichten, in denen eine Frau, um einer unangenehmen Auseinandersetzung zu entgehen, in Ohnmacht fällt oder sonst Übelbefinden zeigt. Einer meiner Patienten, dessen Minderwertigkeitsgefühl aus seiner unehelichen Geburt und der Erziehung bei Pflegeeltern und fern von der Mutter seine erste Nahrung empfangen hatte, der überdies, zum Priester bestimmt, bei der Aufnahme in das Seminar versagt hatte und den Lehrberuf ergreifen mußte, fühlte sich aus allen diesen Gründen gesellschaftlich keiner Situation gewachsen. Dies aber gestand er sich nicht ein; erst die Psychotherapie ließ ihn seine Rückzugstendenz erkennen. Aber jedesmal, bevor er mit irgendwelchen Leuten zusammentreffen sollte, bekam er eine glühend rote Nase, so daß ein Blick in den Spiegel ihn überzeugen mußte, wie unmöglich es in solchem Zustande sei, sich unter Menschen zu zeigen.

14. Aus den angeführten Beispielen und den bisherigen Bemerkungen mag die Grundtendenz des individualpsychologischen Deutungssystems zur Genüge erhellen. In jedem einzelnen Falle handelt es sich darum, den Sinn, d. h. den Zweck des einzelnen Symptoms zu erfassen und diesen Einzelzweck einzuordnen in das Gesamtzwecksystem des betreffenden Menschen, jenes Zwecksystem, das Adler eben die individuelle „Leitlinie" nennt. Das Wesen individualpsychologischer Betrachtungsweise ist demnach vor allem darin gelegen, daß man angesichts eines Symptoms nicht nach seiner Genese, sondern nach seiner Rolle in diesem einen Menschenleben fragt. Was kommt dabei — überhaupt und in dem besonderen vorliegenden Falle — heraus? Diese Auffassung bringt es mit sich, daß eigentlich jedes Symptom jede Bedeutung haben kann, je nach der Struktur der kranken Persönlichkeit, die sich seiner im Dienste ihrer speziellen Zielsetzungen und zu deren Ausdruck bedient. Natürlich „eignen" sich von vorneherein manche Erscheinungen und manche Organgebiete mehr für bestimmte Zwecke als andere. Es ist verständlich, daß Impotenz u. a. die üblichste Form der Flucht vor der Frau ist; aber auch andere Symptome können unter Umständen den gleichen Dienst tun. Und so in allen übrigen Zweckbereichen gleichermaßen. Demnach würde ein Deutungsverfahren nach Art eines Übersetzens,

was man ein lexikalisches nennen könnte, Gefahr laufen, grobe Mißgriffe zu begehen. Freilich leitet uns die bis nun gewonnene Erfahrung dazu an, gewissen Symptomen von vorneherein bestimmte Ausdruckswerte zuzuschreiben; wir müssen aber dabei uns ständig bewußt bleiben, daß der Individualpsychologe, getreu diesem Namen, das individuelle Moment niemals unterschätzen darf und immer gewärtig sein muß, daß ein Symptom einmal in ganz neuartiger Verwendung und Bedeutung ihm begegne.

Fragen wir zum Schlusse, welches Moment denn nun logisch und systematisch das individualpsychologische Deutungsverfahren charakterisiere, so kann die Antwort nur dahin lauten, daß die Zweckbetrachtung das ganze Lehrgebäude beherrsche. Einen Zweck haben, heißt bewußt eine bestimmte zu verwirklichende Situation anstreben. Darin liegt, daß das Streben bestehe, einem geltenden Wert objektiven Bestand zu verleihen. Wenn ELIASBERG sagt: „In der Arbeit wird beabsichtigt, einen die Zeit der Tätigkeit überdauernden objektiven Wert hervorzubringen“, so gilt dies in geringer Abänderung für jede menschliche Handlung und für jedes menschliche Verhalten schlechthin. Die Wertbetrachtung, die wir (s. das 1. Kapitel des Buches) als konstitutiv für die Medizin kennen gelernt haben, ist hier zu voller Klarheit gebracht und zum Angelpunkt der systematischen Ordnungsbestrebungen gemacht worden. Gezeigt zu haben, daß man in der Medizin praktisch wie theoretisch tatsächlich auf Grund der Wertbetrachtung, welche doch zunächst der Medizin vollkommen heterolog zu sein scheint, Erfolge erzielen kann, ist nicht das geringste Verdienst der ADLERschen Lehre.

Es ist nicht die Aufgabe dieser Seiten, die möglichen Theorien der Deutungsverfahren gegeneinander abzuwägen. Wohl aber mag es gestattet sein, abschließend sie einander gegenüberzustellen, um ihr Wesen und ihre grundsätzliche Stellung im System der Medizin noch einmal klar hervortreten zu lassen. Daß die um die Begriffe: Wert, Sinn, Zweck zentrierte Betrachtungsweise für die Medizin unerläßlich ist, haben vielleicht die meisten Forscher sich explizite nicht klar gemacht, keiner aber konnte sie vermeiden. Deutlicher als je zuvor scheint FREUD von diesen Dingen einen bestimmenden Eindruck empfangen zu haben, wie denn in seiner Ausdrucksweise zahlreiche Worte zweckhaften Charakter haben. Sein Bestreben indes ging dahin, das, was als Zwecksetzung unmittelbar sichtbar wird, genetisch durch Kausalzusammenhänge zu erklären. Vielleicht war er — ob sich die Dinge wirklich so verhielten, wissen wir nicht — der Überzeugung, daß der Zweck als etwas rein Seelisches keine Möglichkeit bieten könne, um von dort aus zu einer fruchtbringenden Betrachtung von krankhaftem Geschehen vorzudringen. Ich persönlich habe den Eindruck, als ob für FREUD das Seelische irgendwie den Charakter des Epiphänomenalen habe oder gehabt habe und in wirkliches Geschehen nur dadurch bestimmend eingreife, oder besser noch einzugreifen scheine, weil ihm physische Vorgänge zugeordnet seien, denen eigentlich alle Wirkung zugeschrieben werden müsse. Daher mußte er von Zweck usw. absehen und seine Theorie in Analogie zur naturwissenschaftlichen Biologie konstruieren. Freilich glaube ich, daß dadurch ein gewisser Bruch in das System hineinkam, den die Psychoanalyse nirgends überwindet. ALFRED ADLER wiederum ist allein vom Zweck ausgegangen. Er konstruiert alles menschliche Verhalten nach dem Schema der Willenshandlung und der Körper wird für ihn zu einem Bereiche der Erfahrung einerseits, zu einem des Ausdruckes anderseits; d. h. organische Bedingungen haben nicht mit Naturnotwendigkeit bestimmte seelische Haltungen zur Folge, sondern diese fließen erst aus der jeweiligen Stellungnahme der Person zu ihren Erfahrungen. Das „omnia ex opinione suspensa sunt“ des SENECA, welches ADLER als Motto voranstellt, gilt selbst gegenüber der konstitutionellen Beschaffenheit. Organische Schwäche,

Organminderwertigkeit kann ebensowohl Anlaß zum Versagen wie zu Höchstleistungen durch Überkompensation werden. Gewiß bleibt auch die Individualpsychologie irgendwo einseitig, zumindest vorderhand; es ist fraglich ob sich z. B. die Abänderungen seelischen Verhaltens und Erlebens restlos in dieser Betrachtungsweise aufheben lassen.

15. Eine Bemerkung ist noch vonnöten. Während, wie vorhin (S. 116) hervorgehoben wurde, die Psychoanalyse auf Grund ihrer Ausgangsposition zu einer Aufstellung ätiologisch differenzierter und parallel zu den Verschiedenheiten der Ätiologie auch klinisch voneinander unterscheidbarer Krankheitsbilder gelangt, fällt diese Möglichkeit für die individualpsychologische Betrachtungsweise weg. Gewiß wird auch sie der Vereinfachung der Beschreibung zuliebe und um der Wahrung einer gewissen Einheitlichkeit der Terminologie von Zwangsneurose, Hysterie oder Organneurosen sprechen. Für sie bedeutet das aber eben nicht mehr als eine bequeme Ausdrucksweise. In Wahrheit sieht sie in allen diesen psychoneurotischen Bildern nur die eine Grundtendenz alles neurotischen Verhaltens sich manifestieren; und alle Verschiedenheiten erscheinen hier durch die jeweiligen Schicksale und die momentane Situation des Kranken ausreichend verständlich. Das konstitutive Moment der Triebbeschaffenheit tritt für die Individualpsychologie vollkommen in den Hintergrund. Nicht die Frage sucht sie zu beantworten, welche Triebkonstellation vorauszusetzen sei, damit irgend ein Krankheitsbild zustande komme, sondern nur das fragt sie: in welcher Weise kann ein Mensch unter diesen oder jenen Bedingungen — der Vergangenheit, die als Erfahrung bedingend mitwirkt, und der augenblicklichen Situation — seinen Zwecken am erfolgreichsten nachstreben. Sie bedarf daher auch nicht, für die psychogene Entstehung und Verwertung von Organsymptomen, der Annahme eines besonderen hysterischen Reaktionstypus. Wer ein Organleiden hat oder hatte, wird — wenn es sich für seine Zwecke eignet — sich leicht dieses Leidens bedienen, und wo Organleiden den fiktiven Zielen dienlicher zu sein scheinen als andere Symptome, wird der Neurotiker Organleiden arrangieren. Daß dabei sehr häufig somatisch irgendwie geschädigte oder von vorneherein minderwertige Organe und Organsysteme Sitz und Anlaß der neurotischen Arrangements werden, ist verständlich. Es ist gewiß richtig, daß die normale oder gestörte Funktion eines Organes in irgendeiner Weise auch in unserem Seelenleben sich widerspiegelt, wenn auch nicht in Gestalt klar bewußter, benennbarer Inhalte, und daß so die neurotische Psyche, sozusagen auf der Suche nach zweckdienlichen Arrangements, nach jenen Organen als Sitz der Symptome greift.

Darauf aber kommt es nicht an, daß ein solches System restlos befriedigend sei. Sondern es muß eine Arbeitsmöglichkeit darstellen, sowohl für die Theorie, heuristisch, als für die Praxis, therapeutisch. Beiden Forderungen genügen beide Theorien, wenn sie auch trotz aller Berührungspunkte grundsätzliche Verschiedenheiten aufweisen. Ja gerade, weil sie so verschieden sind; denn nicht ist die eine die bessere, die andere die mangelhaftere Formulierung auf Grund der gleichen Ausgangsposition, wie etwa die Gleichung von van der Waals die von Gay-Lussac-Mariotte verbessert. Sondern die beiden Theorien sehen die Dinge von zwei verschiedenen Seiten, und jede ist in ihrer Art ein Meisterwerk. Man darf vielleicht sagen: Für die Psychoanalyse steht hinter jeder Erscheinung, ob nun psychisch oder somatisch, das Organische, der Trieb, für die Individualpsychologie schwebt vor jedem Verhalten und Geschehen der Wert.

Hier zu entscheiden, was besser, was mehr ist, bleibt anderen Disziplinen überlassen. Metaphysik und Kulturphilosophie haben das Wort. Der Arzt aber nütze, was diese Theorien bieten, mögen sie dereinst sich vertragen, oder mag die eine oder eine ganz neue die bessere Lösung sein.

16. Wenn nun auch die Deutungsverfahren der Psychoanalyse und der Individualpsychologie wesensmäßig die einzig möglichen — zumindest in ihren Grundlagen und ihren Ausgangspunkten — sind, und hier der in der Geschichte der Wissenschaft vielleicht einzigartige Fall verwirklicht erscheint, daß beide möglichen Theorien nebeneinander entwickelt wurden, so ist damit natürlich nicht gesagt, daß nicht auch andere Versuche unternommen wurden, um zu einem psychologischen Verständnis körperlicher Erscheinungen zu gelangen. Man muß allerdings angesichts der beiden Theorien sagen, daß alle die anderen Versuche nicht an ihr Ziel gelangen. Was sie leisten ist meist nur dies, daß sie uns die Psychogenese der Symptome plausibel machen, vor allem indem sie deren Einordnung in ein Ganzes der Persönlichkeit ermöglichen. Zu einer Erklärung, warum gerade diese Symptome auftreten, gelangen diese Lehren ebensowenig, wie sie uns ein Verständnis der Erscheinungen, d. h. einen Einblick in ihre Funktion innerhalb der Gesamtpersönlichkeit und deren Schicksal vermitteln.

Es ist sicherlich richtig, wenn etwa Janet lehrt, daß das Wesen der Neurose in einer „Dépression de la fonction du réel" bestünde, in einer Unfähigkeit des Subjektes, sich der Wirklichkeit in adäquater Weise zuzuwenden, und ebenso richtig, wenn er die Neurose als ein Stehenbleiben auf einer Entwicklungsstufe auffaßt. Wir begegnen in seiner Darstellung Wendungen, die, konsequent zu Ende gedacht, entweder in die individualpsychologische Anschauungsweise oder aber in die psychoanalytische hineinführen müßten. Der überwiegend psychologischen Einstellung Janets entspricht es, wenn die Annäherungen an den erstgenannten Standpunkt häufiger bemerkbar werden, wie er sich denn gegen die Psychoanalyse immer ablehnend verhalten hat, trotzdem er selbst bemüht ist, das Psychologische irgendwie im Somatischen zu verankern.

Auch den Meinungen von Dubois kann man Anerkennung nicht versagen. In der Tat liegt ja, zumindest individualpsychologischer Denkweise zufolge, ein Irrtum der Neurose zugrunde. Allerdings glaubt die Schule Adlers, diesen Irrtum in tiefere Schichten der Persönlichkeit verlegen zu sollen, als dies bei Dubois der Fall ist. Daher bleibt uns auch in den Krankengeschichten des erfolgreichen Schweizer Psychotherapeuten unverständlich, wieso denn nun der Irrtum sich je in dieser oder einer anderen Weise auswirke.

Ich möchte es auch nicht unerwähnt lassen, daß abseits von medizinischer Psychologie Teileinsichten in derartige Zusammenhänge vielfach lebendig waren und sind, und daß Ansätze zu der einen oder anderen Form interpretativen Verstehens sich vielfach auffinden lassen. Die schöne Literatur ist reich an Beispielen hierfür, und sowohl Anhänger Freuds wie solche Adlers haben manche solche beigebracht. Auch manchem, der sonst aus Interesse oder von Berufswegen sich mit menschlichem Seelenleben und seinem Einfluß auf menschliches Verhalten, so auch auf den Körper, zu befassen hatte, konnten die angedeuteten Auffassungsweisen nicht völlig entgehen. So finden sich in pädagogischen Schriften, etwa Pestalozzis, Andeutungen individualpsychologischer Einsichten. Noch viel ausgeprägter finden sich aber solche, freilich verstreut und ohne den Versuch einer Systematisierung, in aszetischen Schriften, welche die Technik der Seelenführung und der Gewissensbildung zum Gegenstande haben.

Ich will zum Schlusse nicht unterlassen, ausdrücklich zu sagen, was dem Kundigen ohnehin kaum entgangen sein dürfte: daß meiner persönlichen Überzeugung nach, des historischen, theoretischen und praktischen Wertes der Psychoanalyse Freuds ungeachtet, die Individualpsychologie einen Fortschritt darüber hinaus darstellt, daß sie ein Verstehen in weit echterem Sinne uns ermöglicht, als die durch ihre Verquickung biologisch-naturhafter und psychologischer Begriffsbildung dem unmittelbar lebendigen Erfassen der Person gegenüber doch gehemmte Psychoanalyse.

II. Teil.

Spezielle Pathologie psychogener Organsymptome.

Grundriß der psychogenen Störungen der Sprache.

Von

Theodor Hoepfner, Cassel.

Wenn ich im folgenden versuche, in einer gewissen systematischen Weise die psychogenen Störungen der Sprache klinisch vorzutragen, so geschieht dies nicht allein in der Absicht, eine psychologische Erweiterung und Vertiefung des ärztlichen Denkens zu befördern, sondern auch in der gewissermaßen entgegengesetzten: um die Grenze gegen unzweifelhaft organische Störungen mit tunlichster Schärfe zu ziehen. Sind doch gerade diejenigen Fälle gar nicht so selten, in denen beide Erscheinungsreihen nebeneinander sich finden und dem Therapeuten die oft schwierigsten Aufgaben stellen. Freilich liegen die inneren Gründe, die an psychogene Vorgänge und Ursachen bei den zur Beobachtung gelangenden Fällen von vornherein „denken" lassen, bei den Störungen der Sprache ungemein nahe; denn diese ist ihrer Entstehung, ihrem Wesen und ihrer Bedeutung nach eigentlichster „Ausdruck" des Denkens, und wir wollen hinzufügen: Ausdruck des „Meinens". Auf der anderen Seite jedoch verführt kaum ein anderes Ausdrucksgebiet zu einer übermäßigen Hineindeutung so sehr wie dieses, und es kommt noch dazu, daß eine Art von Vergewaltigung der Verhältnisse vorgenommen wird, wenn wir die nicht-sprachlichen Ausdrucksformen unseres Denkens nunmehr zum Zweck des Herausarbeitens von Unterschieden von den rein sprachlichen trennen. Wir treffen, wie an einer geringen Auswahl geeigneter Beobachtungen gezeigt werden soll, tatsächlich gerade bei den psychogenen Störungen der Sprache auf eine innige Vergesellschaftung mit Steigerungen oder Abschwächungen derjenigen Verbindungen, die zwischen den sprachlichen und nicht-sprachlichen Ausdrucksformen im Leben bestehen. Wir werden aber der erwähnten Härte nicht allzustreng geziehen werden dürfen, weil die Verschiedenheiten der Abstufungen dieser Verbindungen je nach Volksstamm und Sitte weit größer sind als es die psychogenen Störungen der Sprache erkennen lassen. Immerhin hat noch Müller-Oxford seinerzeit den Ausspruch getan, daß es eigentlich doch verwunderlich sei, warum gerade die auditiv-verbal-begriffliche Verständigungsweise in so beherrschendem Umfange den Vorrang vor der mimisch-gestikulatorischen erringen konnte. So werden wir trotz aller Systematik gut daran tun, gelegentliche Hinweise nach dieser Richtung nicht ganz zu unterlassen.

I. Zur Anatomie und Physiologie der Sprachkoordination.

1. Atmung.

Die Methodologie der Untersuchung und Urteilsgewinnung hängt sowohl von einer allgemein psychologischen Schulung wie von jener Geschicklichkeit ab, die stets eine der unerläßlichen Vorbedingungen aller praktischen Psychologie bleiben wird und deren wesentlichster Bestandteil: die Kunst des Sich-Einfühlens, sich nicht lehren läßt; nur sie vermag den Untersucher im Laufe der Erfahrung dahin zu bringen, ein Krankheitsbild allseitig zu durchdringen und zum Abschluß zu bringen.

Sehen wir uns zunächst den Sprechapparat selber an und normieren wir in allgemeinster Weise seine Bestandteile und ihre apparationelle Bedeutung für das vorstellende Denken sowie für den Äußerungstrieb als solchen. Sprechen heißt: ich teile einem anderen hörbar mit, was ich fühle, denke, getan oder geantwortet haben usw. will. Sehen wir zunächst von der Sprachentwicklung ab; sie stellt, da das heranwachsende Kind nicht ein „Erwachsener im kleinen", sondern ein nach ganz anderen Verhältnissen dimensioniertes und sich entwickelndes Wesen ist, eine Reihe von Besonderheiten zur Verfügung, auf die zurückzukommen sich Gelegenheit finden wird. Wir erinnern an dieser Stelle nur erst daran, daß schon beim Kleinkinde, ja bei Gehirnmißbildungen, Idioten usw. die Atmung bereits als Ausdrucksbewegung eigener Art gebraucht wird: starke, sowohl angenehme wie unangenehme Sinneseindrücke werden beantwortet mit einem beschleunigten, möglicherweise mit dem Gesichtsausdruck gespannter Erwartung, grinsender Freude usw. verbundenen Atmen, zugleich wird der leuchtende Gegenstand und ähnliches fixiert gehalten. Wahrscheinlich handelt es sich um reflektorische Verbindungen der betreffenden Leitungsbahnen im Thalamus opticus; jedenfalls schließen wir bereits für unsere Zwecke aus dem Mitgeteilten, daß einmal die Atmung in beiden Brusthälften koordiniert ist, ferner daß sie in sich rhythmisch ist, daß sie rhythmisch veränderlich ist von höheren als den auf Stoffwechselzustände ansprechenden respiratorischen Atmungszentren aus, endlich daß es eine Zentralstelle gibt, von der aus automatische Verbindungen mit der mimischen Gesichtsmuskulatur und möglicherweise anderweitigen Gebieten bestehen, die an der Lokalisation der Gefühle beteiligt sind. Hier ist es schwer, der Frage ganz auszuweichen, welche Wahrscheinlichkeit dafür besteht, daß die Basalganglien ganz oder teilweise der Sitz der Gefühle sind (vgl. O. Förster, Schilder, Bittler u. a.). Wir wollen nur folgende Erörterung darüber anstellen: Unter den Neugeborenen finden wir Kinder der verschiedensten Reife des sensorimotorischen Apparates, und zwar kann man nicht einfach sagen, daß die Rechtzeitiggeborenen auch innerhalb der Durchschnittszeit von ein bis drei Tagen ihre beiden Primitivinstinkte: den Saug- und den Hinneigungsinstinkt betätigen, und die Zufrühgeborenen nicht; sondern es können sehr wohl unter den Rechtzeitiggeborenen solche sein, bei denen diese beiden Instinkte erst später auftreten oder dissoziiert vorhanden sind, und ähnliches. Ich habe zwei andere, nur physiologisch gesonderte Typen unterscheiden gelernt: einmal das rechtzeitig geborene Kind mit reflektorisch kaum beeinflußbaren Primitiväußerungen; sodann sowohl lebensfähig Zufrühgeborene wie Ausgetragene, bei denen ein mäßig kräftiger Schlag auf die Brust eine momentane reflektorische Spreizung aller vier Extremitäten, Sistieren des annahmsweise bestehenden Schreiens unter schnauzenartiger Grimasse, und erhöhten Tonus der Extremitäten im Sinne eines mäßigen Rigors bewirkt; also Verhältnisse, die ich als striär-pallidär bedingt aufzufassen nicht anstehe. Es soll damit gesagt werden, daß wir bei den primitivsten Koordinationen danach zu fragen haben, in welcher Entwicklungsreife der Markscheiden wir unsere Beobachtungen machen. Bei den letztgenannten Kindern gelangte in der Ruhe auch mitunter eine Atmungsrhythmusstörung ähnlich der Cheyne-Stokesschen zur Erscheinung. Für unsere Zwecke greifen wir nur die erstgenannte Gruppe heraus, die nach dem Gesagten also nicht reine „Basalganglienkinder" sind, sondern bereits Markscheidenentwicklung nach den Hemisphären sowie Ursprünge kortikaler Anschlußgebiete besitzen, und sagen: Primitivlust äußert sich in diesem Alter jedenfalls noch nicht positiv. Nehmen wir an, daß (nicht-schokierende Reizstärken vorausgesetzt, vorzüglich für den, nach W. STERN besonders hiefür empfindlichen Gehörssinn) das Schreien Unlust bedeute, so fällt diese Primitivunlustäußerung zusammen mit einem Bewegungsakte, dessen Zustandekommen das Vorhandensein kortikaler Deckvorgänge nicht unbedingt voraussetzt. Während des Saugens besteht annahmsweise Primitiv-Lustgefühl; während des Saugens befindet sich aber die angenommene „Primitivseele“ in ihrer eindruckempfangenden, in ihrer rezeptiven Phase; folglich ist logisch anzunehmen, daß wahrscheinlich diejenigen Gebiete, die die infrakortikalen Bewegungsmatrizen für den Saugakt besitzen, zum mindesten Primitivvermittler für sensorische Urgefühle, bzw. für Primitivlust und -unlust zu sein vermögen. Unlust bedeutet aber, teleologisch ausgedrückt, „Abhilfe ist nötig“ (ähnlich W. STERN), oder sie ist ein Signal zum Aufruf von Abwehr; sie würde also, auf den minimal kurzen Reflexbogen des Säuglings hinsichtlich des Saug- und Hinneigungsinstinktes bezogen, bedeuten, daß Hemmung und Desinnervation jener Primitivbewegungsgruppe nebst zugehörigen Gefühlsqualitäten basalgangliär lokalisiert sein könnten. Nehmen wir kortikale Begleitvorgänge an, so würde eine Bewegungsmodifikation im Sinne „vorgestellter“ Enthemmung, bzw. Hemmung zu denken sein, der man füglich widersprechen müßte; gegen die Lokalisation der Primitivgefühle (als sensorischer G.) in den Basalganglien widerspräche so zunächst nichts Entscheidendes. Vieles dagegen spricht gegen die Formulierung: die rezeptive Phase ist Lust, die motorische Unlust; immerhin „will“ das Kleinkind nicht saugen, sondern es „ist“ reaktionsmäßig saugend oder hinneigend. Also liegt vielleicht die Unlustreaktion näher an der allgemein-motorischen Leistung, so daß der Gegensatz zwischen Primitivreaktion (Saugen) und höherer Reaktion (Wegwenden) einen „Primitivkontrast“ darstellen könnte; weiter aber kommen wir, wie es scheint, nicht[1]). Zu diesem Primitivkontrast würde es nicht sicher weiterer Bahnungen bedürfen als derjenigen in den Basalganglien.

Sagen wir hiernach also nochmals: bereits die Atmung kann Ausdrucksbewegung werden, allein für sich wie in Verbindung mit Gestik und Mimik, eine sehr große Anzahl primitiver Matrizen für diese Ausdrucksformen und Verbindungen findet sich in den großen Basalganglien, besonders im Thalamus opticus, und da wir bei der weiteren Entwicklung sehen, daß sich „psychische“ Parallelvorgänge bilden und die rein willkürliche Hervorbringung ursprünglich reflektorischer, später apperzipierter Bewegungsgruppen bewirken können, so wird es eines besonderen formativen Prinzips bedürfen, um diese Bewegungen später der Gesamtpsyche zu bewußter Zweckhaftigkeit und besonderer Bedeutung einzuorganisieren. Ein großer Teil der Gebärdensprache wirkt in seiner Beschreibung wie eine Aufzählung von thalamischen usw. Automatismen (vgl. KLEINPAUL, CZECH, REUSCHERT u. a.). Die Atmung an sich vollzieht sich hienach also unter mehreren Einflüssen: einmal ist sie, als Stoffwechselatmung, nach HOFBAUER, abhängig von äußeren afferenten Nervenreizen sowie von dem Verhalten der Atem-, bzw. der Blutgase; sodann ist sie abhängig von Gemütsbewegungen, sowohl von allgemeinen Gefühlszuständen und Erregungen (die nach MINKOWSKI auch eine Veränderung des Lungenvolumens sollen bewirken können), wie auch von willens-, bzw. aktivitätsmodifizierenden Vorstellungen, also von kortikalen Vorgängen. Das Gesetz von der Erhaltung der physiologischen Reizperiode gilt (HOFBAUER) für die Atmungsbewegungen; das ist besonders im Gedächtnis zu behalten, wenn man sich vergegenwärtigt, daß scheinbar die gesamte Registrierung der physiologischen Sprechatmung ganz entgegengesetzte Bilder gibt.

---

[1]) Vgl. BALDWIN, S. 231.

Die Frage, ob für die Ruheatmung zerebellare Rhythmusmatrizen anzunehmen sind, möchte ich mit dem Hinweis auf einen von mir mitgeteilten Fall (Über eigenartige Bewegungsbilder vermutlich zerebellaren Ursprungs, Zeitschr. f. d. ges. Neurol. u. Psychiatrie, 89, 4/5, S. 586) zu erörtern suchen. Die beschriebenen Extremitätendrehbewegungen sind wohl unzweifelhaft (vgl. Paul Schuster, K. Goldstein 1923) zerebellar entstanden und durch Enthemmung im Gebiete des Roten Kerns, Basalganglien usw. zu erklären; ausdrücklich ist erwähnt, daß während derselben nicht phoniert noch respiriert wurde. Demnach scheint die Beobachtung gegen Müllers Ansicht, daß zwei gesonderte Impulse je für Ein- und Ausatmung nötig seien, und für Hofbauers Ansicht zu sprechen, daß der Atmungsrhythmus eine Folge der „rhythmischen Abgabe von Einatmungsimpulsen" sei, die Ausatmung der Gesunden ist lediglich passiv; ähnlich M. Kassowitz' biologische Erklärung.

Gerade der in meinem Fall beschriebene „Nystagmus universalis" aber enthielt keine Atmungsrhythmen. Diese, deren Ursprung infrakortikal gelegen sein muß (ich erinnere an die hochwichtige Kontroverse über die Bedeutung des Linsenkernes für Atmung und Zirkulation zwischen Johannsen, Bechterew, Schaikewitz und Danilewski, Schüller u. a., die gerade im Hinblick auf die neuen Arbeiten von Grill, Renz, Eckstein-Rominger, von Miltner u. a. über die Wirkung des Lobelins auf das Atemzentrum und, wie ich auf Grund einer eingehenden eigenen Beobachtung glaube, zugleich auf ein sehr hochsitzendes Gefäßzentrum [Sympathikus ?], wieder eine geradezu aktuelle Bedeutung bekommen hat), waren zum wenigsten überlagert von zerebellar-rubralen Einflüssen, die (vgl. Epilepsie) gegenüber den rein gangliären Automatismen sicherlich die stärkeren sind. So habe ich in meiner Mitteilung die Frage, ob wir zerebellare Matrizen für die Atmung besitzen, offen gelassen.

Indessen gewinnt diese Frage wieder an Bedeutung, wenn wir uns vergegenwärtigen, daß der „Cri encéphalique" uns den bestimmten Hinweis auf einen Reflex erteilt, der zweifellos, auch weil er ohne Tonusstörungen im Bereich der Atmungsmuskulatur vor sich geht, auf einem der zur Verfügung stehenden Verbindungswege der infrakortikalen Apparate entstehen muß, und der die gesamte Koordination der Sprache enthält. Die diagnostische Überlegung geht aus davon, daß der sensible Nerv der Meningen der Trigeminus ist. Wie ich a. a. O. bereits erwähnt habe, haben Jelgersma und Wallenberg eine sichere Verbindung zwischen Striatum und Trigeminus nachgewiesen. Damit ist also die bereits einmal erwähnte Möglichkeit auf eine anatomische Grundlage gebracht, daß eine alte Bahn später von den höheren Koordinationen abgelöst und ihr Reflex ausgeschaltet wird. Wir müssen also annehmen, daß der „Cri encéphalique" in einer striären Matrize vorgebildet ist, und daß wahrscheinlich diese striäre Matrize den ersten Schrei des Kindes koordiniert; denn wir haben das oben von mir über „Striatum-Pallidum-Kinder" Gesagte mit diesen Dingen in Einklang zu bringen. Mit der hier gegebenen Auffassung stimmt dann sehr gut überein, daß das Striatum in erster Linie koordinatorische Funktionen hat (Pollak) und daß die vorzeitig geborenen Früchte ihre reflektorische Tonusänderung der Extremitäten (ähnlich den von Förster so genannten Abwehr- und Schutzreflexen) bei Schlag auf die Brust zugleich eine Unterbrechung des Schreiens aufweisen, wie denn auch Jakob den ersten Schrei zu den striären Reflexen zu rechnen scheint.

Hieher gehört auch die Notiz, daß Gähnen, Niesen, Husten, Weinen, Schluchzen, die zu den basalgangliären Reflexen (es mögen sich Thalamus und Striatum in einem unbekannten Grade in sie teilen) gehören, die Ruheatmung und die Sprachatmung durchbrechen, erstere durchaus unwiderstehlich.

Das CHEYNE-STOCKESsche Atmen ist meines Erachtens, trotz HOFBAUERS ausführlicher Darstellung, noch nicht erschöpfend geklärt. Jedenfalls läßt sich nur so viel mit einiger Sicherheit sagen, daß der Aufbau der zentralen Atemfunktion in ihm ersichtlich ist; stellen sich Zustände zentraler Funktionsdissoziierung (toxische Einflüsse, Leitungsunterbrechungen nach dem Kortex) ein, so gehen den tieferen Atmungszentren nicht mehr gleichstarke auslösende Einflüsse zu, sondern sie erfolgen in Abstufungen, gewissermaßen tritt der sensomotorische Reflexbogen der Muskel- und Sehnensensibilität, die Bahn Brustkorb-Kortex-Ganglien-Oblongata-Brustkorb, in verlangsamter Form in Erscheinung. EGGER sah bei tabischen Gefäßkrisen Atmungsstillstand von etwa 120 Sekunden, EPPINGER und HESS unregelmäßige Atmung mit eingeschalteten Stillständen. DUKEWORTH (sämtl. b. HOFBAUER) sah aber auch Atemstillstände bei subkortikalen Blutungen an der Vereinigungsstelle des Temporal-, Okzipital- und Parietallappens; JACKSON und RUSSEL sahen, bei gestörtem Rhythmus, stundenlanges Aussetzen der Atmung bei (übrigens vielseitig wirksamem) Tumor cerebelli, unter Erhaltensein der Herzaktion. Hier erhebt sich natürlich die Frage, inwieweit Ausfall oder Reiz wirksam sind. Es lag nahe, den ASCHNERschen Reflex zu diesem Zwecke zu studieren; vielleicht konnte sich eine weitergehende Differenzierung ergeben als die des allgemeinen Aufbaues, der den Kortex über die Basalganglien setzt.

Ich habe einige Patientinnen mit positivem ASCHNER pneumographiert; leider konnte ich eines Falles nicht wieder habhaft werden, von dem ich eine RICHARDSON-Kurve besitze, die einen ASCHNER-Herzstillstand von 16 bis 17 Schlagfolgen aufweist. Nur eine der Kurven bietet ein besonderes Interesse, weil der gleichzeitig registrierte Kubitalispuls sehr schön eine, wie man zunächst auf Grund des Versuches annehmen muß: zentral bedingte Bigeminie aufweist. Die Kurven scheinen die Schlußfolgerung zuzulassen, daß die Zentren der Brustatmung bei ASCHNERversuch leichter erregbar sind als die der Bauchatmung, d. h. von denjenigen Stellen aus, die im ASCHNER angesprochen werden. Welche aber sind dies? Hier kann uns nur die Herzbeobachtung den Weg weisen; da der Vagus der Depressor cordis ist, wird anzunehmen sein, daß eine die Aktion des Herzens stillstellende Wirkung, die von einem Druck auf die Augäpfel ausgeht, via Sehbügel (wenn wir die älteren Arbeiten von CHRISTIANI, MARTIN und BOOKER, LEWANDOWSKI, NICOLAIDES berücksichtigen) oder Vierhügel auf ein Zentrum geht, das seinen antagonistischen Einfluß auf den Vagus hierdurch aufgibt. Hier ist (da der ASCHNER-Reflex nicht in Atmungsstillstand, sondern in Herzdepression besteht und folglich die Vagusbahn als einzige direkte Reizleitung abzulehnen ist) diejenige Stelle, die die thorakalen Atmungszentren anspricht, oberhalb und unabhängig von der Vagusbahn zu suchen, und es muß als wahrscheinlich angenommen werden, daß die großen Basalganglien sowohl am ASCHNER wie an den Koordinationen der Atmung zu höheren als Stoffwechselfunktionen beteiligt sind. Das würde auch mit denjenigen Vorstellungen übereinstimmen, die wir uns von der Lobelinwirkung machen, wenn wir berücksichtigen, daß Lobelin bei Kohlenoxydvergiftung, die geradezu prädilektiv die Gebiete der Art. lenticulo-striata und lenticulo-optica angreift, noch in verzweifeltsten Fällen lebensrettend wirkt.

Folgender klinischer Fall illustriert trefflich diese Verhältnisse, weil er zeigt, daß eine „gewöhnliche Apoplexie" ein diagnostisch schwieriges Gebiet ist:

Herr P. B., 61 Jahre alt, erlitt am 15. IV. 1924 eine Apoplexie mit Halbseitenlähmung links, ungekreuzt, mit anfänglichem, sich alsbald restituierendem Sprach- und Bewußtseinsverlust. 15 Monate vorher Anfall von Atemnot, langsamem Puls (bis 28 p. m.), ohne die geringste Alteration der Motilität oder der Sprache. Herz sehr weit, Zyanose; Puls: rigide Arterie, drahthart, Bigeminie. Wegen der bestehenden Dilatation sowie wegen des Fehlens jeglicher lokalisierter zerebraler Erscheinungen wurde lediglich an Herzstörung gedacht. Die Pulskurve ergab das Bild starker peripherer Arteriosklerose, Blutdruck systolisch und diastolisch gesteigert; über Perioden von mehreren Minuten, bei einer wochenlang anhaltenden Frequenz von durchschnittlich 48 Schlägen, zeigten die Kurven reine Bigeminie. Es bestand weder Ptosis, irgendwelche Schluck- oder Sprachstörungen, kein Nystagmus, keine vestibularen Symptome, keine Veränderung der Augeninnervation und der Pyreflexe. Es wurde daher an einen besonderen schweren Anfall von koronarsklerotischer Dyskinesie gedacht. Ganz anders war das Bild bei der Erkrankung am 15. IV. 1924. Anfangs bestanden noch lebhafte Zuckungen im linken Arm und Bein, etwa drei Tage lang (keine Willkürbewegungen), ebensolange völlige beiderseitige Ptosis, die zuerst rechts, dann links schwindet. Nach drei Tagen setzt starkes Jucken in beiden äußeren Gehörgängen ein, zugleich Cheyne-Stokessches Atmen, auch die linke Pektoralismuskulatur ist total gelähmt. Babinski usw. stark positiv, die reflexogene Zone reicht bis zum oberen Drittel des linken Oberschenkels. Starke Obstipation, die auf Injektion von Pituglandol sich hebt, später genügt Sennatin. Das Cheyne-Stokessche Atmen (übrigens besteht Albuminurie mittleren Grades), das etwa drei Tage post apopl. einsetzt, erreicht die längsten Stillstände (bis 32″) etwa sechs Tage vor dem Tod, der am 16. Tag post apopl. erfolgt. In den letzten Lebenstagen erfolgen die Stillstände alle fünf Minuten; nach Wiedereinsetzen der Atmung sind stets die ersten, noch verlangsamten Atemzüge durchaus asthmatisch, pfeifend, mit Kehlkopfstridor und Anspannung der Auxiliarmuskeln verbunden, etwa 5 bis 10 Atemzüge. Alsdann die Atmung des Cheyne-Stokesschen Intervalls: eine verkleinerte „große“ Atmung, das Exspirium erreicht nicht ganz den tiefsten Punkt (vgl. Hofbauer). Mit Bezug auf die weiteren Erörterungen sei an dieser Stelle einer aphatischen Erscheinung gedacht: Patient, Rechnungsführer eines Vereines, bekommt in den letzten acht Lebenstagen bei bestehender Witzelsucht bzw. pathologischer Euphorie, die Neigung, Kopfrechnungen, besonders Additionen, auszuführen und Zahlen zu sprechen. Dabei bleibt die Atmung im Cheyne-Stokes-Intervall von der Sprachintention unbeeinflußt, so daß die Satzeinteilung von dem zwangsläufigen Rhythmus, nicht aber, ohne daß Dyspnoe dies erzwingen müßte, vom Atmungsbedürfnis oder von dem „Elan“ (Fröschels) der inneren Sprache bestimmt würde. Während des Anfangs- und des Schlußteils der Cheyne-Stokesschen Atmung werden mit der nichtgelähmten Hand Greif- und Streichelbewegungen ausgeführt, das rechte Bein zurechtgelegt, auch werden auf starkes Anrufen noch vereinzelte Reaktionen des Sprachapparates (fragendes, zustimmendes Lautieren) sowie Versuche, die Augenlider zu heben, erzielt. Gegen Ende hat sich auch die linksseitige Fazialisparese wesentlich gebessert, dagegen kommt es in der letzten Woche zu zunehmend häufigem Verschlucken. In linkem Arm und Bein ist die Spannung deutlich vermehrt, die Periost- und Sehnenreflexe gesteigert. Der Tod erfolgt in letaler Verlängerung einer Pause.

Das Lehrhafte dieses Falles (Sektion wurde leider verweigert) liegt für unsere Zwecke nicht nur im diagnostischen Irrtum, in der Deutung einer Bigeminie als kardial[1]), sondern vor allem in der Feststellung, daß wir zweifellos eine zentral bedingte Dyspnoe vor uns hatten, die darauf hinwies, daß ein zweites System mit somatotopischer Gliederung apoplektisch insultiert war, und zwar ein extrapyramidales, dem zugleich eine Unterkoordination der Sprachkoordination innewohnte, nämlich ein striäres; die Blutung hat also (jedenfalls ein Teil der Blutung) den Bereich der beiden Art. lenticulo-striatae so getroffen, daß nicht nur die Capsula interna die Blutung aufnahm, sondern auch das Striatum an einer Stelle, wo Respiration und Pho-

[1]) Durch Läsion des atrioventrikulären Bündels.

nation koordiniert sind; so wenigstens glaube ich den fast phonatorischen inspiratorischen Stridor erklären zu müssen, der nach den Sheyne-Stokes-Stillständen eintrat. Auch das Jucken im äußeren Gehörgang verdient, wegen der von Fröschels bei der Untersuchung Hörstummer usw. dem Kitzelreflex beigelegten Bedeutung, der Erwähnung als eines Reizvorganges im Vagussystem; es war der Ausdruck einer Parästhesie, bzw. Hyperästhesie (Reflex der Behaarung).

Nunmehr soll auf die Aschner-Kurve usw. nochmals eingegangen werden. Als kardiopetaler Reizreflex betrachtet ist er mit dem Müllerschen (Herzarhythmie bei starker Inspiration gegen die geschlossenen Stimmbänder) verwandt. Anscheinend kann die Ursprungsstelle dieses kardiopetalen Reizverlaufes von mehreren Stellen aus angesprochen werden. Der Angriffspunkt muß in der Nähe desjenigen Atmungszentrums liegen, das, mit dem rein respiratorischen nicht identisch, sowohl in räumlicher Nähe der Pybahnen (soweit sie Sprachbahnfunktion haben) wie in physiologischer Nähe der reflektorischen Sprach-Primärkoordinationszentrale liegt[1]). (Die aphatischen Erscheinungen sind wohl Diaschisis-, bzw. Fernwirkung.) Auch der Erbensche Reflex gehört (wie der Goltzsche) zur Gruppe der Reizerfolge, die wohl höher angreifen als Rautengrube (Corp. restiforme, Laborde). Die Verbindung gleichzeitigen Reizerfolges auf Herzrhythmus und Atmung ist ein wichtiges Kriterium bei der Abgrenzung rein psychogener, d. h. vorstellungsmäßig hervorgebrachter Bilder. So weist auch der von mir (Wiener med. Wochenschr. 1924, Nr. 28) mitgeteilte Fall von gestörter Atmungskoordination bei enzephalitischer Erkrankung im Gebiet der großen Basalganglien darauf hin, daß neben Verlangsamung und Verschiedenheit der Tiefe völlige Unabhängigkeit der Willküratmung von diesen striären usw. Automatismen nicht bestand, daß ferner automatische Phonationen eingeschlossen waren und Herzrhythmusstörungen völlig fehlten. Der oben beschriebene Fall läßt ja auch die Annahme ausgedehnterer und weiterhin lokalisierter Schädigungen zu. Der „Seufzer" mag auch hier seinen Ursprung haben, und es erscheint mir persönlich wahrscheinlich, daß die im Orgasmus sich einstellenden „Türmungs"-ähnlichen Atmungstypen (s. u.) hier ihren Ursprung haben und zu denjenigen gehören, die wir in psychogenen Bildern wiedertreffen. Übrigens habe ich bei Hypertensionszuständen sowohl asthmoide, bzw. asthmatische wie auch Atmungsstörungen im Sinne einer verkleinerten „großen" Atmung wiederholt bobachtet.

Einige Toxikosen verdienen hier Erwähnung, weil sie, als zentrale Allgemeinreize aufzufassen, sehr oft eine Prädilektion ihres Angriffs auf zentrale Koordinationen von Respiration und Phonation erkennen lassen: ich meine das Asthma thymicum (wobei an die Thymusdrüse und nicht an die „Thymos" = Seele gedacht wird) und „Kropfasthma". Diese Fälle, die selten sind und auch aus diesem Grunde selten zu eindeutigen Resultaten führen, habe ich dreimal gesehen. Im ersten Fall handelte es sich um plötzlich einsetzende Erstickungsanfälle mit Vox rauca (diesen Fall konnte ich nicht weiter beobachten; klimakterische Virgo mit starker Hyporeflexie von Gaumen und Kornea); der zweite Fall war ein Mädchen von 30 Jahren, verlobt, sehr libidinös, Basedowoid, mit mehrfachen plötzlichen Erstickungsanfällen, ohne Globusgefühl,

[1]) In Anbetracht der physiologischen und klinischen Verhältnisse scheinen die von Edinger für eine Assoziierung von Facialis, Vagus und Phrenicus bei der Atmung als wirksam angenommenen Tractus associativi innerhalb der Formatio reticularis nur für fötale Atmungsvorgänge in Frage zu kommen (vgl. Ahlfelds Beobachtungen der Atmung bei im Eihautsack geborenem Fötus: unvollkommene Cheyne-Stokes-Form).

ohne Herabsetzung des Würg- und Kornealreflexes; die Anfälle sistierten nach einem Milchpräparat thyreodektomierter Ziegen; und ein dritter Fall (Frau von 30 Jahren, II-para, Coitus interruptus), Basedowoid mit neuralgiformen Erscheinungen, zeichnete sich durch ein Globusgefühl aus. Vom letzteren möchte ich annehmen, daß es in vielen Fällen einen derartigen Einschlag in seiner Ätiologie besitzt. Bei einem $3^1/_2$jährigen Kinde (Schwester des von mir mitgeteilten Falles zerebellarer Bewegungsstörung, s. o.), bei dem röntgenologisch persistierende große Thymus sichergestellt war, sah ich neben stridoröser Kompressionsatmung mit respiratorischen Thoraxeinziehungen deutliche Herabsetzung des Phonations- und Sprachäußerns, die ich jedoch als Willkür (wie beim Larynxcroup) glaube auffassen zu müssen (vgl. Friedländer, Paltauf, Birk, Stieda, Rehn u. a.), so daß ich eher Rehn, F. König und Krumm zuzustimmen geneigt bin, die sowohl die mechanische wie die innersekretorische Ursache annehmen wollen; ähnlich Hart (b. Hofbauer). Vielleicht gehört manches, was wir beim anaphylaktischen Schock, beim Allgemeinschock und bei der Herxheimerschen Reaktion zu sehen bekommen, auch in die Gruppe der basalgangliären Komplexerscheinungen; man erinnere sich an das über die Vasomotorenreaktionen Gesagte.

Eine Keuchhustenkurve (Ruheatmung) möchte ich in diesem Zusammenhang zu erwähnen nicht für unerlaubt halten.

Die Kurve ist nach langer einleitender Ruhelage aufgenommen an einem Kinde, das ich schon kannte, die Einschaltung der Trommel erfolgte unmerklich im geräuschlosen Zimmer. Wir sehen mehrere Veränderungen, die allerdings zum Teil auf Gefühlsvorgängen beruhen dürften; es ist nicht auszuschließen, daß die Besorgnis, ein etwa sich ankündigender Anreiz könne zum Krampfanfall führen, zu diesen Gefühlsvorgängen und damit mittelbar zum Krankheitsbild (wenn auch nicht an und für sich zur Atmung) gehört. An erster Stelle sehen wir Partien, wo die Vertiefung der Brustatmung, bezw. der Bauchatmung nicht gleich ist, so daß nur die eine der beiden vertieft ist. Sodann finden sich Stellen, wo einem Crescendo der Bauchatmung ein Decrescendo der Brustatmung in der Weise entspricht, daß man sich vorstellen kann, daß der Reizzufluß zu beiden Zentren gewissermaßen sein Maximum von der einen zur anderen Zentrale verlegt; aber andere Stellen zeigen wieder, daß symmetrische und homologe Crescendi und Decrescendi in beiden Atmungen vorkommen. Vorwiegend inspiratorische, aber auch exspiratorische Sakkadierungen sind zu sehen (hierbei möchte ich gegen die innere Medizin mit Rücksicht auf diagnostische Lehren bemerken, daß sakkadiertes Atmungsgeräusch nicht mit sakkadierter Atmung in allen Fällen identisch zu sein braucht). Die Kurve legt die Annahme nahe, daß die Keuchhustentoxine striäre Automatismen in die Stoffwechsel- usw. Atmung hineintreten lassen. Bei einem Fall von linksseitiger Relaxatio diaphragmatica bei Tuberkulose, wo nach Leendertz die Toxine eine Rolle spielen sollen, fand ich nur das Bild gesteigerter Willküratmung, eine Art „großer" Atmung, weil anscheinend auch das Exspirium zum Teil willkürlich besorgt werden mußte (Widerstand).

Bei Hysterie und Neurasthenie liegen die Verhältnisse aus dem schwerwiegenden Grunde besonders vielseitig, weil unter den genannten Krankheitsformen zahlreiche Typen mit starken innersekretorischen Anomalien sich verstecken; ich möchte deshalb vorläufig davon absehen, allgemein gültige Normierungen auszusprechen.

Bei denjenigen striär-pallidären Erkrankungen, die auf Entwicklungsstörungen, bezw. Sklerose zurückgehen, handelt es sich um mehr weniger reine Bilder entweder des Dominierens oder des Vorherrschens striärer Automatismen, und zwar vorzugsweise bei Individuen, bei denen wir zu einer abschließenden Vorstellung über die Art und den Umfang vorhandener kortikaler Regulierungen nicht kommen. Ich verweise auf die Arbeiten von POLLACK, O. FÖRSTER, KLEIST, JAKOB u. a. Uns interessiert hier in erster Linie die von MINGAZZINI u. a. sichergestellte Somatotopik, innerhalb deren eine Koordination von Atmung, Tonerzeugung und synchroner Mimik vorhanden ist, so daß wir darüber unterrichtet sind, wie sich basalgangliäre Bewegungsstörungen im Gegensatz zu kortikalen und nukleären verhalten.

Hinsichtlich der Atmungsstörungen bei Erkrankungen der basalgangliären Gebiete ist zu unterscheiden, ob es sich um die echte Pseudobulbärparalyse oder um diejenigen Formen handelt, die sich etwa an vorausgegangene zerebrale Kinderlähmung anschließen (OPPENHEIM). Hier begegnen wir, wie es nach Sachlage nicht anders sein kann, unschärferen Bildern, bei denen mitunter die Tonusstörungen ganz oder teilweise sich der Beobachtung entziehen. Immerhin lassen zahlreiche Angaben der Autoren erkennen, daß die kortikalen Regulierungen sich in beschränktem Maße noch durchzusetzen vermögen, wenigstens eine Zeitlang; dies ist bei den angeborenen Hemmungsbildungen in nur sehr geringem Maße der Fall. JAKOB beschreibt auch Störungen der Sprache bei Läsion der frontalen Kleinhirnbahn, die einem Ausfall rhythmischer Impulse zu entsprechen scheinen; wenigstens lassen auch die von HARTMANN angegebenen Atmungsstörungen diese Erklärung zu. Ähnliches gilt von der FRIEDREICHschen Ataxie.

Bei der multiplen Sklerose, bei der nach H. STERNS vorzüglicher Arbeit übrigens die vorkommenden Sakkadierungen der Atmung gleichfalls an Affektionen der Nervenzentren denken lassen, gedenke ich nicht länger zu verweilen (s. u.). Nur so viel sei gesagt, daß sich die Bilder des Krankheitsbeginns im Verlauf der Krankheit sehr stark ändern können; auch die dystonischen Erscheinungen können wechseln; nur im allgemeinen bleibt, wie H. STERN richtig hervorhebt, Ataxie plus Hypertonie bildbeherrschend. Darum wies Ed. MÜLLER auch nur in 15% der Fälle skandierende Sprache nach.

Der Verlauf der LANDRYschen Paralyse läßt vorübergehend ähnliche Störungen erkennen.

Da es nicht in der Absicht dieser Arbeit liegt, die gesamte Klinik der zentralen Atmungsstörungen durchzugehen, so mögen diese bisher mitgeteilten Möglichkeitsfälle genügen, um die hauptsächlichsten Bilder organisch bedingter Atmungsstörungen, soweit sie nämlich mit psychogenen verwechselt werden können, zu kennen. H. STERNS Zusammenstellung diene zu weiterer Vertiefung in das Mitgeteilte.

2. Phonation.

Gehen wir von der wohlbegründeten Tatsache aus, daß Organempfindungen, Bewegungs-, Widerstands- und Stellungsvorstellungen, die aus organischen Ursachen stammen, apperzipiert werden können, so haben wir hinsichtlich der Atmung bereits eine Fülle von Möglichkeiten vor uns. Es erhellt nicht ohneweiters, auf welchem Wege eine Atmungsstörung psychogen geworden sein kann, wenn wir eine solche festgestellt haben; wir werden dabei dem Umstande von vornherein unsere Aufmerksamkeit zuwenden müssen, daß die Atmung, sowohl als Koordinationsbestandteil der wortsprachlichen Äußerung (und das ist der Grund für die Ausführlichkeit der anatomisch-physiologisch dargelegten Verhältnisse) wie als selbständiger Faktor Ausdrucksbewegung und Symbol für Vorgestelltes sein kann.

Aber bevor wir zur Genese der psychogenen Sprachveränderungen übergehen und das eigentlich zur Behandlung stehende Gebiet betreten, müssen wir uns erst noch in entsprechender Weise das Grundsätzliche über Phonation zu vergegenwärtigen suchen.

Wir begegnen bei dem Versuch, in der Ontogenese selbständige Phonationen festzustellen, von Anfang an der physikalischen Tatsache, daß ohne Respirationsstrom der Luft kein Ton möglich ist. Die Ursprünge der „respiratorischen Ausdrucksbewegungen" in supranukleären Zentren (von diesem Begriff haben wir bei Erörterungen über sprachpsychologische Dinge stets auszugehen) und der ihnen von Anfang an koordinierten phonatorischen Ausdrucksbewegungen liegen tatsächlich durchaus zusammen. Die Kehlkopfmuskeln werden innerviert vom laryngeus superior und vom recurrens, die beide Abkömmlinge des Vagus sind; der geringe motorische Anteil des glossopharyngeus (M. stylopharyngeus) an der komplexen Sprachfunktion kann füglich unterschlagen werden. Die Sensibilität der Kehlkopfschleimhaut besorgt gleichfalls der laryngeus superior. Die erste koordinatorische Schaltstelle für Schreien, also Koordination von reflektorischer Respiration, Phonation und „Ur-Artikulation" haben wir bereits in den Basalganglien bestimmt, wie wir denn überhaupt, um stärker von den Einflüssen assoziationspsychologischer Arbeitshypothesen zu abstrahieren, bei Erwägungen, die dem Zustandekommen einer (eventuell später willkürlichen, vorgestellten) Muskelbewegung gerade im Bereich der mimischen usw. Muskulatur gelten, nie versäumen wollen, nach dem Tonus der betreffenden Muskulatur zu fragen; dystonische Störungen weisen ein für allemal in das Gebiet der großen Basalganglien; das „Mit-Denken" der trophischen Bedeutung des Kerngebietes ist bereits geläufig geworden, obgleich es kaum mehr Varianten der Krankheitsbilder hervorbringt wie Striatum, Thalamus usw. Also bedarf es erst einer weiteren Entwicklung, um auf dem Wege unassoziierter Intervallempfindungen, in denen ich die Vorstufe eines „Ur-Melos" sehe, also auf dem Wege kortikaler Vorgänge in die Epoche des „Krahlens" zu gelangen. Das von Onodi angegebene Lautzentrum hat Ablehnung erfahren; somit stehen keine Bedenken entgegen, dem Gyrus supramarginalis, als dem Sitz der Wortklangkomponente, eine bedeutsame Rolle für die weitere sprachliche Entwicklung beizumessen. Damit will ich daran erinnern, daß ich schon 1912 die Erwähnung Liepmanns, daß er nach einer Art mnestischen Faktors zwischen der „kinästhetischen" Vorstellung (kinetischen Erinnerung) und dem Exekutivapparat suche, und zuletzt wieder 1923 zu beantworten versucht habe; ich komme zu dem Ergebnis, daß einmal die basalgangliären Matrizen der Tonushaltung, sodann die melodischen (kortikalen) Urkomponenten: Ur-Melos und Ur-Symbolie, als zu diesem mnestischen Faktor hinzugehörig anzusprechen sind. Aber ich stehe nicht an, damit diese Bemerkung Liepmanns, die m. E. seit Wernicke und Broca die wichtigste im gesamten Aphasiegebiet ist, für nicht erschöpft zu halten. So schrieb ich (l. c. 1923): „Wenn vom mnestischen Bestandteil der Sprache die Rede ist, so ist von keiner für jeden Menschen gleichartigen Qualität die Rede, nicht einmal von einer innerhalb eines Lebens gleichartigen. Wenn vom „mnestischen Faktor" der Sprache gesprochen wird, so soll gemeint sein, was am Sprechvorgang aus Empfindung und Wiedervorstellung entstanden ist. Eigentlich ist hiermit der Exnersche Strich zwischen Wortklangbild und Begriff an der Stelle gezogen, wo die Symbolie die elementare Verbindung bewirkt" ... „es kommen..., als für den symbolisch-gnostischen Bestandteil strikt notwendig, noch alle möglichen ... Sekundärwerte hinzu..." Diese entwicklungsmäßige Auffassung begegnete schon damals der FRÖSCHELSschen, auch der MARIESchen. „Vielleicht ist nicht nur zwischen Phasis und Intellekt eine symbolietragende Brücke“ (etwa Vorstellungstypen, wie ich damals nur andeutete), „sondern auch zwischen motorischem und akustischem Bild; vielleicht ist das Melos diese Brücke (vgl. E. MEYER, Münchner med. W. Nr. 5, 1923).“ „Es kommt dazu, daß die medizinisch verwendete Psychologie einen Faktor zu berücksichtigen hat, der in der „reinen“ Psychologie nicht vorkommt: das sind die Abwandlungen der Merksysteme, die Wandlungen der Typen infolge veränderter Reizschwellenwerte in der Gattung und im Individuum“. Inzwischen hat FRÖSCHELS, zuerst auf dem Kongreß für Logopädie und Phoniatrie (Juli 1924), sodann in seiner „Sprachpsychologie“ die Bedeutung der Vorstellungstypen für die Aphasie ausführlich behandelt. Ich glaube auf Grund der FRÖSCHELSschen Ausführungen, in Fortsetzung unseres Gedankens, sagen zu sollen, daß für die gegebene Koordination von respiratorischer und phonatorischer Ausdrucksbewegung in Hinsicht ihrer Entwicklung mehrerlei in Frage kommt: einmal (ich drückte das so aus: „Das Kind lernt sprechen dort, wo gemeint wird“) sind für die Konstituierung des Ur-Melos die unassoziierten Intervallempfindungen maßgeblich; sie liefern bei auditiv Veranlagten (und späterhin auditiv bleibenden Typen) zum mindesten den überwiegenden Anteil der melodischen Ursymbolie (sowohl in der Bauwau-Epoche wie in der — späteren — onomatopoietischen); aber die nicht auditiven Vorstellungstypen müssen einen erheblichen Bestandteil unassoziierter taktiler, stereopsychischer, visueller Empfindungen hierzu bereitstellen. Nähere Untersuchungen sind m. W. hierüber noch nicht gemacht; wir wissen nur aus der FRÖSCHELSschen ambulatorischen Erfahrung, daß die therapeutische Berücksichtigung der Vorstellungstypen bei vielen Sprachstörungen fundamentale Neuerungen verspricht und bereits Erfolge besonderer Tragweite gezeitigt hat.

Vom Standpunkte eines späteren Bewußtseins aus müßte man schon jetzt unterlassen, von Sprechatmung, Sprechton, Sprachartikulation zu reden. Gerade im Sinne einer Gestaltspsychologie[1]) oder einer Struktur würde die Bezeichnungsweise nach demjenigen Prinzip zu regeln sein, das im Bewußtsein zuerst komplex repräsentiert ist. Vergegenwärtigen wir uns, daß das primordiale Bewußtsein allseitige Ansätze zu größeren Ausmaßen aufweist, so ist der Augenblick, in dem erstmalig „gemeint“ wird (sei es mit Geste oder Mimik oder Phonation [die respiratorische Ausdrucksbewegung lernten wir als tiefer reaktionsmäßig kennen]), der Augenblick des Beginnes eines Bewußtseinszustandes, der für die Terminologie dessen, was das Wort ist, mit maßgebend sein sollte; wir verlassen also nunmehr den rein physiologischen Denkmodus und sagen: schon im verschiedenfärbig hervorgebrachten Phonationsgebrauch der späteren reaktiven Epoche ist „Meinen“ enthalten, es handelt sich um ein Lautwerden eines „Meinens“ vom „Ich“ zu einem „Du“: die Bereicherung oder Erweiterung des stereopsychischen Eigenbereichs (Nahbereichs). Hierin ist die Grundlage der akustikopsychischen Beziehungen des Einen zum Andern enthalten. Darum ist beim Taubstummen, abgesehen von wenigen mimischen Beziehungen seines primordialen Zustandes, solange er von Lehreinflüssen ganz frei ist, lediglich das Ding zugleich das Mittel-Ding (= Vermittel-Ding) zwischen ihm und den andern. Beim normalsprechenden Normalsymboliker ist das Wort das Tatsächlichkeits- und Beziehungssymbol über das Ich zum Du.

---

[1]) Dies finde ich zuerst bei BALDWIN (Die Entwickelung des Geistes. 1897, S. 306 der deutschen Übersetzung).

Was ich „meine“, bekommt durch das Benennen mit „seinem“ Worte die Partialvorstellung einer Art von Mitbesitzes mit auf den Weg in das Ohr des andern. Also liegt in dem Begriff der Symbolie die Modalität einer subjektiven Bedeutunggebung, über den Urweg eines Melos und einer Vorstellungstypik, die sich auch in den drei Sprachakzenten äußert. Sprache ist aus diesen Gründen viel mehr wie bloße Namengebung vermittels Artikulation plus Nominierung; und deshalb unterstreiche ich, was HEIDSIEK und ALFRED SCHÄR (Blätter f. Taubstummenbildung, 37. Jahrgang, H. 5) fragen: „Sollte unser Bestreben, dem Taubstummen eine akustische Sprache zu geben, doch vielleicht ein Irrweg sein?“ Sicherlich geht dem Anwenden „psychischer“ Deckvorstellungen, dem bewußten Sprechen, dem phonischen Hervorbringen nominierender Klangbilder über den Weg kinetischer Vorstellungen, ein ganz allgemeines Stadium des Meinens voraus; denn das Kind bezeichnet nicht einfach verbal, sondern es spricht so, daß man sagen muß, daß es jedenfalls *nicht erst durch die Sprachanwendung* alles zum „Meinen“ Gehörige in die Situationserfassung hineinzulegen gelernt hat.

So sollte man in diesem Alter (reaktive Spätzeit, Epoche der Objektbildung, und noch etwas später, Übergang der Onomatopöien zu Namen, BALDWIN, W. STERN u. a.) durchaus nicht von „vorgestellter Atmung“ reden, sondern von *primärsymbolisierten Atemautomatien, primärsymbolisierten Melos-Automatien und automatisierten Klangbildsymbolien.* Denn das Kind hat bereits seinen Phonationen allgemeine Bedeutungen (im Uranfang natürlich) gegeben, wenn Bauwausprache und Onomatopöien gebraucht werden. *Erst unassoziierte Intervallempfindungen, Ur-Melos und Ur-Symbolie weisen über Medulla, Basalganglien und Roten Kern hinaus zum Kortex und seinen Zentren, und von dieser Gehirnetappe an sind Phonationsstörungen kortikal aufzufassen.* Denn praktisch kommt für die Zeit von der Frühkindheit bis zum Arteriosklerosealter die Pathologie der Capsula interna nur ausnahmsweise in Frage. Ist die Koordination im gesamten Sprechapparat „durchsymbolisiert“, so haben wir *Sprache*, und auch die Mechanisierung der Abläufe bedarf einer ungestörten Symbolie ebenso wie das „Begreifen“. Man erinnere sich, daß bereits, nach BALDWIN, die Subjektbildung stattgehabt hat und weit über ihre Anfänge *hinaus* ist, wenn das Wort grammatisch *noch nicht einorganisiert* ist.

Diese Verhältnisse sind auch zu berücksichtigen hinsichtlich des ätiologisch wichtigen Umstandes, daß *die supranukleären Lähmungen des Kehlkopfes nicht oder kaum in die Erscheinung treten, weil die kortikobulbäre Innervation eine bilaterale ist:* „jede Großhirnhemisphäre beteiligt sich nämlich an der Innervation der beiderseitigen Kerne“. „Haben wir deshalb eine halbseitige Pharyngo- und Laryngoplegie vor uns, so können wir schon vor der elektrodiagnostischen Prüfung usw. die supranukleäre Natur dieser Lähmung ausschließen“ (BING). Ganz ähnlich liegen die Verhältnisse beim Akzessorius und Hypoglossus (BING). Aus diesem Grunde können, worauf noch zurückzukommen sein wird, Aphthongien, Aphonien a priori ebensosehr der Psychogenie verdächtig angesehen werden wie Glossospasmus, Spasmus nutans und Pharyngismus, Laryngismus, Ösophagismus (s. o.).

Noch eine kurze mehr scholastische Bemerkung sei verstattet. Es mag manchem Leser ungewohnt sein, in meinen Arbeiten immer wieder auf die Tatsache zu stoßen, daß ich Atmungsstörungen, Stimm- und Artikulationsstörungen (annähernd) gleichwertig in Aphasiearbeiten behandle. Aber wir dürfen uns der Tatsache nicht verschließen, *daß der Begriff der „Phasis“ die Koordination in sich mitbegreift;* wir haben ja den Ausdruck „A-Logie“ nicht eingeführt und die Unzahl der praktisch wichtigen Fälle der assoziativen (ideo-assoziativen)

Sprachstörungen nötigt zwingend zu der von mir geübten Denkweise. Dies aber um so mehr, nachdem wir über die aufgebauten infrakortikalen Verhältnisse unterrichtet sind. Hinsichtlich der psychogenen Störungsmöglichkeiten gilt erst recht KUGLERS Ausspruch, daß es ebenso einen „Weg von der Neurose zur Organerkrankung gibt wie umgekehrt". Es kommt darauf an, festzulegen, welche Bewegungsanomalien, aber auch welche physiologischen Bewegungswerte zur Assoziierung von Empfindungen und Deckvorstellungen führen, welche Gemütsbewegungen Abweichungen gesetzmäßig besonderer Art hervorbringen, und welche Massenerregungen wieder besondere Folgen in den Erfolgsorganen oder anderen Gebieten hervorbringen können; und auf diesem Gebiete sind wir erst seit kurzer Zeit gewohnt, gesetzmäßige Unterscheidungen zu machen. So erscheint es verwirrend, aus der Aphasielehre die Koordinationsverhältnisse zu entfernen; es gibt Sprachstörungen aphatischer Natur, mit Alteration des Logos wie der Phasis, deren Beschreibung unmöglich wird, wenn wir bei der Erwähnung der verbal-kinetischen Besitzstände beginnen. Dazu kommt, daß die „symbolische Koordination", wie darzulegen versucht wurde, im „Worte" in freilich versteckter Weise mitvertreten ist. Der Kehlkopfexstirpierte, wie H. STERN richtig betont, verliert nicht nur den Ton, sondern auch die Atmung; wenn er sprechen lernt, indem er die Magenblase benutzt, so tut er dies, weil er die Symbolie benutzt, die er früher besaß, und diejenigen Fälle, die H. STERN demonstrierte, lassen tatsächlich, selbst auf ihren Ösophagealton aufgebaut, eine Art Timbre bezw. Dialektfärbung erkennen, wohingegen Taubstumme meist eine Art elementaren Schreiton besitzen, dem im Laufe der Zeit nur wenig individuelle Timbrierung verliehen werden kann. Mir will scheinen, daß wir mit der kategorischen Abgrenzung der Aphasieforschung auf Angelegenheiten des BROCAschen und WERNICKEschen Zentrums (die übrigen Fallsmöglichkeiten sind doch schließlich nur Konzessionen an diese beiden Hauptgruppen) der Assoziationspsychologie viel zuviel und viel zu weitgehende Bestimmungsrechte einräumen; eigentlich können wir doch nur sagen: im BROCA steckt der taktil-dynamisch-motorische, im WERNICKE der auditiv-modifikatorisch-verbale Bestandteil einer Sprachvorstellung, aber vermöge lediglich dieser „Vorstellungen" gerät der Sprechapparat nicht in Bewegung. Die systematisierende Bedeutung der Abgrenzung einer Namengebung soll nicht unterschätzt werden; aber Sprache ist nicht *nur* Intellekt, und es gibt Bestandteile der Intelligenz, die völlig des Wortsymbols lebenslang zu entbehren vermögen. Ähnliches scheint mir MARIE gewollt zu haben („L'aphasie est une"); die der Phasis verlustig Gegangenen sind hinsichtlich der Ek-Phasis identisch. Wir kommen immer wieder auf die Tatsache zurück, daß wir eben in einer Hinsicht *allgemeinpsychologisch* denken, indem wir uns einen Fall „durchpsychologisieren"; dann aber wieder erinnern wir uns physiologischer Tatsachen und des Umstandes, daß automatische Bewegungen usw. Deckvorstellungen erzeugen, daß also in den innerpsychologischen Bereich hinein somatogene Wirkungen geschehen, und alsdann treiben wir *medizinische* Psychologie. Bleiben wir bei dieser letzteren und sagen: wenn eine Vorstellung dreidimensional ist, so können ihre Empfindungsbestandteile räumlich sehr weit auseinander lokalisiert sein; hinsichtlich des Bewußtseins ist das natürlich nicht festzustellen; *aber es ist eben rücksichtlich dieses Bewußtseins einerlei, ob der taktil-räumliche oder der räumlich-optische usw. Bestandteil einer Vorstellung ausfällt*, also der eine in der Nähe der Zentralregion, der andere in der Okzipitalregion[1]), *dem Bewußtsein fällt eine Vorstellung aus, und dieser*

[1]) Vgl. Schema Seite 175 bis 177 (am Schluß dieser Arbeit).

Ausfall manifestiert sich in der Nähe des Abgangs der Exekutivbahnen am stärksten, weil dort am wenigsten Ersatz geschaffen werden kann, denn hier dürften wenige „Assoziationssysteme“ vorhanden sein, die kollateral wirken; wohl aber wird Diaschisis entstehen, und, als Gegenstück zum „Elan“, zum Bahnungsoptimum, ein Schockzustand, der die ekphatischen Energien aufhebt. Entwicklungsgeschichtlich ist aber in jedem Aphasiefall die Feststellung zu fordern, wie sich die melodische Komponente verhält; es sprechen so viel Gründe dafür, daß über sie die Primärkoordination der drei Teile des Sprechapparates verläuft. In der situativen, melodischen und voluntaristischen Einstellung des Menschen zum Sprechen ist aber die Koordination von expressiver Atmung, Tonhaltung und Artikulation mitenthalten; dafür sprechen allein schon diejenigen Koordinationen, die in den Tonusmatrizen enthalten sind. Die dystonischen Störungen der Sprache sind darum, ihrem Wesen nach übrigens stets Teilerscheinungen allgemeiner Dystonie, bis jetzt ohne psychogene Komponenten erfunden worden; es wäre ein mühevoller, aber sicherlich interessanter Untersuchungsstoff, einmal eine Reihe geeigneter Fälle daraufhin zu untersuchen, welche Grade von Dystoniebewegungen (als die Psyche dauernd mit autokinetischen Empfindungen und Vorstellungen „überladend“) imstande sind, die auditive Modifikation von Bewegungen (auch Sprechbewegungen) zu paralysieren. Wir wissen bis jetzt noch nichts Sicheres über eine logische Entwicklung angeborener Dystoniker.

Wir sehen also bei der Phonation die physiologischen Beziehungen zu vorzugsweise kortikalen Vorgängen insofern vorwiegen, als im Zustande des Bewußtseins die Willkürphonation vor der unwillkürlichen in viel höherem Ausmaße betätigt wird als dies entsprechend bei der Atmung der Fall ist. In der Praxis erkennen wir, daß die Übergänge der psychogenen Phonationsstörungen zu den psychogenen allgemeinphatischen Beeinflussungen fließende sind. Aphthongie und Aphonia spastica gehören in solche Nachbarschaft zu den „hysterischen“ Aphonien, daß eine Trennung der organischen und der psychischen ätiologischen Komponente nicht streng durchführbar ist (vgl. das betreffende Kapitel bei Gutzmann usw.). Die älteren Beobachtungen lassen leider sehr häufig nicht erkennen, welche Anzeichen allgemeiner Schockwirkung das übrige Zentralnervensystem zur Zeit der Einwirkung der auslösenden Ursache wie zur Zeit der Untersuchung aufwies. Gerade die habituellen Dyskinesien der Stimme werden von Oppenheim als durch „Vergessen der Bewegungsvorstellungen“ erklärt (l. c.). Hier verdient Erwähnung, daß zu den obligaten hysterischen Stigmaten die Herabsetzung des Würgereflexes sowie des Bindehaut- und Kornealreflexes gehören. Nun steht fest (Villiger), daß eine sensible Verbindung vom Glossopharyngeus über Thalamus nach dem Kortex besteht. Ferner gehört, nach Janet, zur „hysterischen“ Disposition eine „Schwächung der Fähigkeit der geistigen Synthese, Beschränkung des Bewußtseinsfeldes; Verschwinden einer gewissen Zahl von elementaren Erscheinungen . . . ., vom Bewußtsein und von der persönlichen Perzeption . . . .; Bildung von vielen unabhängigen Gruppen von Erscheinungen usw.“; und nehmen wir hinzu, was Charcot sagt, so ergibt sich auch noch „eine enorme Entwicklung der Tendenz für Nachahmung, Zunahme der geistigen Suggestibilität, die nach völliger Herrschaft von kontrollierenden Ideen und imperativen Bewegungen strebt, endlich allgemeine und progressive Aboulie“ (nach Baldwin). Bei Vergegenwärtigung dieser Bedingungen hat es keinerlei Schwierigkeiten, die schockierungsweise Entstehung solcher Störungen zu erklären, sei es auf dem Wege der affektiven Vorstellungsauslöschung, oder auf dem Wege der gleichzeitigen Anästhesie der Peripherie (analog der hysterischen „gliedbegrifflichen" Anästhesie). Wir begegnen in der Tat häufig Hyper- und Parästhesien bei diesen Fällen. Überall, wo wir ein offensichtliches Mißverhältnis zwischen objektivem Befund und Funktionsstörung finden, wird an Psychogenität zu denken sein. Aber es sei nachdrücklichst auf diejenigen Möglichkeiten verwiesen, die durch Dystonie erzeugt werden; gerade der von mir mitgeteilte Fall zentraler Atmungsstörung läßt erkennen, daß Parkinsonismus und die verwandten Zustände, jedenfalls organische Erkrankungen im Gebiete der großen Basalganglien Fälle hervorzubringen imstande sind, die selbst eine Störung des Tons im Worte zu bewirken vermögen. Wo eine exakte neurologische Durchuntersuchung reflektorische Minderwertigkeiten im Trigeminus- und Glossopharyngealgebiete sowie erst recht im Vagusgebiet aufdeckt, da sind psychogene Mitwirkungen nicht auszuschließen. Störungen der Trophik weisen bekanntlich auf nukleäre Erkrankung hin. Ich persönlich kann mich übrigens weder für die Bezeichnung „thymogen" noch für „ideogen" (GAUPP) entscheiden, sondern ziehe „psychogen" vor, nachdem wir gerade im engeren Bereich der Pathopsychologie die Fixierung dieser Bezeichnung bearbeitet haben. Bei der multiplen Sklerose kommen sehr häufig Zustände von Hypertonie der Sprechmuskulatur, mit und ohne Dissoziierung der Atmung, vor; aber das proteusartige klinische Bild läßt eine strenge Klassifizierung der bei ihm vorkommenden Stimm- und Sprachstörungen nicht zu, es sei nur als Paradigma für die diagnostischen Pflichten erwähnt, und selbst bei massiven Störungen unzweifelhaft organischer Herkunft sind psychogene Pfropfzustände möglich, wie z. B. FRÖSCHELS bei einem Falle organischer Aphasie nachgewiesen hat. Es muß stets daran gedacht werden, daß das schockierende Erlebnis als solches gesetzmäßig nicht wirkt, sondern daß seine schockierende Wirkung nur dann weitergehende, bzw. bleibende Störungen verursacht, wenn der psychische Mechanismus (im weiteren Sinne) hiezu besondere Bedingungen bereithält. Hierin aber decken sich Psychogenie und Hysterie (sensu strictiori) nicht. So kennt z. B. HOFBAUER (l. c.) bei Hysterischen und Neurasthenikern nur eine tachypnoische Atmung als Störungstyp; wir müßten also anderweite Atmungsstörungen bei Hysterie und Neurasthenie auf annahmsweise abnorm motivierte Willkür zurückführen, die z. B. im Sinne extrem muskulärer oder extrem sensorieller Reaktionen aufzufassen sein könnten. Ich habe mich einmal hierüber ausführlich verbreitet (Zeitschr. f. Pathopsychologie, I, 2/3, S. 469 bis 486) und verweise darauf, zudem auf die Feststellung, daß das vermittelnde Zentrum wahrscheinlich in die großen Basalganglien, etwa den Thalamus, zu verlegen ist. Hier treffen wir also wieder auf die eingangs gestreifte Frage, wo der Angriffspunkt von „Gefühlserregungen" zu suchen ist. Wir werden noch an eindringlicheren Beispielen erkennen, daß nicht das ungewohnte Bewegungsbild als solches, sondern die sich in unserem eigenen Denken abspielende Frage das Wesentliche ist, was durch die betreffende Bewegung symbolisiert sein könnte. Hier muß es sich um ein Wissen handeln, und zwar muß in muskelphysiologischer Hinsicht die Mehrzahl derjenigen Bilder bekannt sein, die subkortikal durch Reiz oder Ausfall entstehen können, und in psychologisch-symbolischer Hinsicht muß ein gewisser Besitz der am häufigsten vorkommenden Typen vorhanden sein, die sich erfahrungsgemäß auf Grund gewisser Ätiologien und auf der Grundlage gewisser Konstitutions- und Vorstellungstypen zu bilden pflegen. Im allgemeinen gilt die Regel, daß, je entfernter vom Kortex, und zwar übergehend von den atonischen (paralytischen) Formen der nukleären Läsionen über die hypertonischen (plastischen), die kortikalen organischen Bilder die symbol- und formärmsten, dagegen die psychogenen Bewegungsstörungen die variantenreichsten sind und sich in Totalausfall mit primär geringem „Psychismus luxurians", und in apperzeptive Formen (mit der Gruppenfolge taktil-dynamisch-motorisch, sensorisch-dyssymbolisch und abstraktiv-psychopatisch) mit zunehmend starkem „Panpsychismus luxurians" gliedern. Dies gilt für die psychogenen Sprachstörungen, wie ich in zahlreichen Arbeiten nachgewiesen habe, in vollem Umfange. Und wohl in keiner Materie läßt sich dieser übrigens vorzugsweise assoziative Aufbau der Psychogenie so überzeugend und erschöpfend zeigen und analysieren wie in der sprachlichen. Es wird sich dabei an vielen Punkten herausstellen, daß die von mir so genannte assoziative Aphasie die Psychogenie der Artikulation katexochen ist, während die mehr en-bloc-artigen Schockierungen vorzugsweise Bilder vom Typ der Aphonien, bzw. des Mutismus hervorbringen. Dies hat seinen hauptsächlichsten Grund sowohl in der vielfachen Bezogenheit und Beziehbarkeit der Artikulation zur Sprachsymbolie wie auch in dem Hineinreichen des Logos in die Abstraktion, den Intellekt und das gesamte Selbstbewußtsein.

3. Ataxie der Sprache.

a) Infrakortikale Ataxie.

Wie stehen die kortikozentralen Bewegungsmatrizen der Sprache nun zum Bewußtsein, welche kortikalen, bezw. kortikozentralen Bewegungsstörungen sind grundsätzlich möglich, also welche Formen organischer Sprachdissoziierung lassen sich im allgemeinen festlegen?

Eigentlich sollten die vier Artikulationsstellen in umgekehrter als der üblichen Reihenfolge benannt werden, so, daß die vokalfärbende Tonakzentuierung und die Krächzlaute die erste Stelle abgeben müßten, und so sprachgenetisch weiter. Denn es bestehen zwingende Gründe für die Annahme, daß in die Zeit der ersten Krahltätigkeit zugleich die ersten Symbolisierungen zu verlegen sind, so daß also die primäre Assoziation von Ur-Melos (auf Grund der unassoziierten Intervallempfindungen) und Ur-Symbolie, also Vorgänge, die wir kortikal lokalisieren, zum bestimmenden Prinzip erhoben würden. Ob wir diese erste Sprachentwicklung mit W. Stern als eine Art motorischer Perseveration, oder mit Baldwin als zirkuläre Reaktion bezeichnen: immer bleibt eine mehr rezeptorische und eine mehr expressive Vermittlung dazu nötig, daß es gerade zu sprachlichen Vorgängen kommt, wenn die „Stimmungslage" usw. günstig ist und noch andere Antriebe dazu vorbereiten, daß die „psychophysische" Erregung über den „Exnerschen Punkt" hinausgeht und Motorie wird. Ich sehe in diesen mnestischen Faktoren die zu fordernden Vermittler. Da die „Basalganglienkinder" einen gewissermaßen reflektorischen Schreityp aufweisen, wohingegen der erste Schrei der ganzreifen Früchte schon nach wenigen Monaten, aber noch innerhalb der „Lust-Schmerz-Epoche", Modifikationen feinerer Art und (wie ich sagen zu dürfen glaube) melodischere Abstufungen enthält, so ist eine gewisse kortikale Entwicklungsreife zweifellos nötig, damit die basalgangliären Koordinationsmatrizen den kortikalen unterstellt werden. Wann dies der Fall ist, und ob es sich innerhalb der von mir angenommenen Unterschiedswesentlichkeiten vollzieht, sei dahingestellt; jedenfalls ist die kortikale Funktion später determinierend, und die basalgangliären Tonuserregungen verlaufen sowohl synchron wie auch physiologisch abhängig von den kortikalen Reizmodifikationen.

Die Erfahrung lehrt nun zwei Möglichkeiten kennen, in denen die Eutaxie der basalgangliären Tonuserregungen und der kortikalen Melosregulation (weiter gibt es zunächst nichts zu regulieren, solange „motorische" und „sensorische" kortikozentrale Matrizen noch nicht ausgebildet sind) schon beim Kleinkinde gestört sein können: einmal die allgemeine Dystonie; gemäß der bereits erwähnten Somatotopik in Striatum-Pallidum sind nicht in allen Fällen, aber de facto in der Mehrzahl dieser Fälle die Artikulationsbewegungen, oder, richtiger gesagt: die matrikulär vorhandenen mimischen Äquivalentbewegungen artikulatorischer Art bei Sprechintention, in das Syndrom der Hypertonie einbezogen; mit anderen Worten: der „Willensakt" zu sprechen bringt nicht die kortikale, auditiv abgestimmte, Sprechbewegungen modulierende, dem Ur-Melos übergeschaltete Matrize zur Formung der koordinierten Motorie, sondern die basalgangliäre Matrize behält, nachdem sie einmal angesprochen ist, infolge der pallidären Enthemmung die hypertonische Bewegungsautomatie bei. Ist auch der Grad der willkürlichen Enthemmbarkeit dieser Hyperkinesien späterhin verschieden groß, so ist er doch bei den sämtlichen schwereren Fällen in der Zeit des Sprechenlernens nicht ausreichend, um eine umfassende Kontrollierbarkeit der Entwicklung und des späteren sprachlichen Besitzes zu gewährleisten. Der physiologische Maßstab bleibt stets die Möglichkeit, auditiv abgestimmte Sprachbewegungen hervorzubringen; denn nur diese sind „wortäquivalent" zu verwenden, wenn „gesprochen" wird. Mit dieser Unterscheidungsmöglichkeit können wir auch die Feststellung machen, daß die vulgo „Stotterer" hinter ihren „spasmoiden" Bewegungen keine dystonischen Einflüsse versteckt halten. Von der für diesen Zustand charakteristischen Modalität des „Auftretens" ihrer Erscheinungen wird noch ausführlich die Rede sein.

Die Pharmakologie und die anamnestische Forschung bei Sprachstörungsfällen im allgemeinen stellen uns, wie von DENHARDT, FRÖSCHELS, STEIN, ROTHE, KOBERT, EMBDEN und vielen anderen nachgewiesen ist, eine Menge von Tatsachen zur Verfügung, die uns zeigen, daß als Sonderfall infrakortikaler Schädigungen, ein Hineinwirken striär-pallidärer Automatismen in die kortikozentral erregte Sprachkoordination in charakteristischer Weise möglich ist. Ich verweise hier auf meine diesbezüglichen Arbeiten, die sich mit dieser Frage grundsätzlich befaßt haben. Im eigentlichen Sinne des Wortes artikulatorische Infrakortikalzentren gibt es nicht; wieweit die rudimentären Phonationen von Anenzephalen usw. auf Reste des Nucleus ruber, des Striatum, Thalamus usw. zurückzuführen sein mögen, muß fallweise untersucht werden und besitzt keine Bedeutung für die Frage der Lokalisation der späteren wortformenden Artikulation.

Darum betrifft die zweite Möglichkeit gestörter Eutaxie der Sprachkoordination zwischen Kortex und Basalganglien stets die Fälle mit bereits ausgebildeter Sprache, und zwar als Sonderfälle kortikaler Störungen. Die Erscheinungsweise der Ataxie im Sprechapparat bei ausgebildetem Sprachvermögen ist hauptsächlich, und zwar in der überwiegenden Weise, die Wiederholung. L. STEIN sagt zusammenfassend darüber: „Das iterative Sprechen ist ebenso wie zahlreiche andere wiederholende Handlungen der Ausdruck des primitiven, wenig gehemmten, mehr emotionellen als kognitiven Denkens." Wir müssen uns hiebei vergegenwärtigen, daß die Hemmung zu sensoriell abgestuften Leistungen vorzüglich eine kortikale Leistung ist, was gerade die symbolisch verwendeten Willküräußerungen der Expression betrifft. Nach P. HOFFMANN kann derselbe

Reflexbogen des Rückenmarks „bis 200 Reflexe pro Sekunde leiten, und dabei darf praktische Unermüdbarkeit angenommen werden". Ähnliche Ziffern werden für die höher gelegenen Zentren, auf Grund einer annähernd gleichen Reagibilität der Nervensubstanz, anzunehmen sein. Wir haben aber ferner (s. o.) kennen gelernt, daß im Nucleus ruber-System, vielleicht bezw. wahrscheinlich auch im Zerebellarsystem, gegenseitige Dämpfungsmechanismen bestehen, die eben durch ihre spezifische Hemmungsfunktion und Interferenzwirkung solche grobschlägigen Stöße bewirken, daß Rhythmen an den Erfolgsorganen zur Beobachtung gelangen. Ähnliches können wir am Nystagmus beobachten. Soweit es sich um die Interferenzwirkung zwischen kortikalen Modifikationen und infrakortikalen Erregungen handelt, sehen wir diese Frage nach der Entscheidung hinübergespielt, daß eine „motorische Perseveration" oder eine „zirkuläre Reaktion" eine gewisse Intentionsdauer und Intentionsgleichheit besitzen muß, um, als kortikaler Vorgang, bis zum „vorstellungsgemäßen" Ablauf, den anderweiten motorischen Erregungen eine einsinnige und zugleich unabgewandelte Modifizierung zu erteilen. Es liegt also auch eine Art „psychische Ur-Zeitnormierung" hierin enthalten. Während alle Werte vom Rang des Zitterns, Bebens, Wackelns auf ein grobes Vorwiegen der striär-rubral-cerebellaren Automatismen hinweisen, deuten ataktische Bilder von längerer Dauer meist auf das Zusammenspiel mit kortikalen Regulierungseinflüssen hin; wir lernten bereits im Cheyne-Stokesschen Atmen eine analoge Rhythmik kennen, wobei daran zu erinnern ist, daß Ahlfelds Beobachtung am im Eihautsack geborenen Fötus die Atmung als mit Pausen nach etwa je fünf Atemzügen durchsetzt angibt, worin wir eine vollkommene Analogie mit Cheyne-Stokes füglich nicht sehen werden. Wohl aber weisen die exquisit basalgangliären Reflexe des Schluchzens, Schnuckens, Hustens eine sakkadierte, rhythmusähnliche Typik auf, und der echte Keuchhustenanfall hat innerhalb seines Ablaufs deutliche zwangsrhythmische Stöße. In akuten Krampfanfällen der verschiedensten Ätiologie erkennen wir, wie sich, besonders wenn der Verlust des Bewußtseins die Schwere des Ausfalls kortikaler Hemmungen anzeigt, infrakortikale Erregungen grob- und feinrhythmisch durchsetzen, und wieder sei daran erinnert, daß eine dystonische Fixationsspannung kein Spasmus, sondern eine tetanoide Muskelerscheinung sui generis ist. Auf die weiteren muskelphysiologischen Erscheinungen ist hier nicht näher einzugehen. „Im Anfang war der Rhythmus", gilt nicht nur für die Musik; es verdient Erwähnung, daß wie Lubbock nachweist, in jungen Sprachen auf 1000 Wörter zwei bis drei Reduplikationen entfallen, während wir im brasilianischen Tupi 66, im Hottentottischen 75, im Tonga 166 und im Neuseeländischen 169 antreffen, wobei der wortsymbolisch gebrauchten Schnalz- und Rülpslaute zu gedenken ist, die das oben über Symbolie Gesagte trefflich unterstreichen. Für gewisse primitive Körperbewegungen bleibt eine Rhythmik lebenslang erhalten (Gehen, Laufen), zum Teil in tief-automatischer Form (Schlenkern der Arme beim Gehen, Atmen), und die glatte Muskulatur liefert fast ausschließlich Rhythmen (Herz, Arterien, Darm usw.); und wiederum finden wir einen indirekten Beweis für die kortikozentrale Abhängigkeit jeder über das Reflexschreien erhobenen Phonation in dem Trennungsstrich, der sich hier zwischen Atmung und Phonation zu befinden scheint. Die Möglichkeit des Hineinwirkens entsprechender striärer usw. Automatismen in kortikale Bewegungsmodifikationen beim entwickelten Individuum hat, worauf hingewiesen sei, nicht selten in innersekretorischen Anomalien eine Ursache (Basedow), die wohl ein Reizzustand eigener Art in den Basalganglien ist, so mögen sich auch die rhythmischen Zuckungen im Fazialisgebiete erklären, die Galli neuerdings beschreibt (etwa via zentrothalamische Bahn).

b) Kortikale Ataxie.

Ist die Einspielung der kortikalen Modifikationen vollzogen, so bleiben dennoch Möglichkeiten bestehen, die zu einer Ataxie der Artikulationsbewegungen physiologischer- wie auch pathologischerweise zu führen vermögen.

Der Begriff der Ataxie besagt zunächst nichts weiter, als daß, und zwar vorzugsweise und überhaupt primär unter dem Bilde einer Iteration, kortikale-vorgestellte Bewegungsmatrizen lediglich infolge zu kurzdauernder oder zu schwachbewußter Einstellung nicht eine einheitliche motorische Perseveration, eine zirkuläre (motoriebewirkende) Reaktion zu erzeugen vermögen, obwohl eine allgemeine „Stimmung" zu dieser Perseveration, dieser Zirkularität fortbesteht. Die Eutaxie des betreffenden Bewegungsablaufs würde in diesen Möglichkeitsfällen nichts weiteres verlangen, als daß die gedachte kortikale Bewegungsmatrize lange genug und scharf genug eingestellt bliebe — unter der Voraussetzung natürlich, daß sie selber überhaupt erworben worden ist. Ein Sonderfall dieser Möglichkeit sei ausdrücklich erwähnt: die Simultaneinstellung bezw. ein Verhalten zweier matrikulärer motorischer Vorstellungen vom psychophysiologischen Werte einer Simultaneität. Solche „Primärataxien" der Artikulation bezw. Phonation (diese beiden Fälle sind als kortikale Möglichkeiten gegeben) äußern sich (wie wir nach dem Dargelegten sagen dürfen) als assoziative bezw. dissoziative Wiederholungen an den rhythmisch primär erreichbaren Stellen der Wortbilder. (Der Volksmund hat hiefür die, alle Unterschiede medizinisch-psychologischer Art völlig verwischende Bezeichnung „Stottern" geprägt.) Schuld an den unvollkommenen Möglichkeiten der Matrizeneinstellung kann einmal die Matrize selber sein: sie ist an sich noch zu schwach, zu gering besetzt, oder der Vorstellungstyp des Individuums kann anderweit beschäftigt sein; dann ist es eine Frage eines gewissermaßen innerpsychischen Optimums, ob und welche Grade von sprachlicher Eutaxie überhaupt schon beherrscht werden. Sodann kann das „Bewußtsein", die psychische Gesamtreflexie, infolge anderweiter gleichzeitiger apperzeptiver, denkender oder sonstiger, der Motorie gegenüber mehr refraktärer Erregung, dem Erfassen und Festhalten der sprachregulierenden Matrize ungünstige Bedingungen geschaffen haben; aber es liegt in diesen Fällen nur an diesen innerpsychischen Bedingungen, nicht an der *Potentia* physiologica. Die Wiederholungen dauern, was nach dem Gesagten leicht verständlich ist, so lange an, als die allgemeine Intention, einen sprachlichen Zirkulärreflex haben zu wollen, als Bewußtseinszustand anhält. In diesen Möglichkeiten erschöpft sich, was über Entwicklungsataxie, Verlegenheits-, Ablenkungsataxie und Ermüdungsataxie zu sagen ist. Ein Sonderfall wiederum ist der, daß gerade die nichtauditiven, zur Apperzeption gelangenden Empfindungen der aus der Wiederholung stammenden Berührung, Spannung, Stellung im Artikulations- oder Phonationsapparate, also die Empfindungsqualitäten des Tastsinns, als (dissoziierende) Simultan- oder als Kontrastvorstellungen die Ursache zum längeren Verharren in Primärataxie übernehmen, nachdem erstmalig vielleicht anderweite Ursachen für die matrikuläre Insuffizienz vorlagen. Es hat den Anschein, als ob die Geschwindigkeit, mit der die primär-dissoziierenden Vorstellungen von den apperzipierten Qualitäten des Tastsinns abgelöst werden, mit der also die anfängliche und physiologische auditive Sprachbewegungskontrolle von der taktilen (dynamisch-motorischen) abgelöst wird, eine konstitutionell bedingte ist, wie denn die Geneigtheit zu schwacher psychischer Synthese, zu Beschränkung des Bewußtseinsfeldes usw. sicher zu den sowohl infantilen wie auch zu den pathologischen Bedingtheiten des Bewußtseins, und damit zur Herstellung ungeeigneter innerpsychischer Bedingungen für das Gefühl für sprachsymbolische Expression gehört. Darum verfließen auch die „zufälligen" Ursachen für assoziative Sprachstörungen mit den konstitutionell entwicklungsmäßigen und den konstitutionell pathologischen Bedingtheiten. Darum hören wir, daß als Ursachen für primäre Sprechataxie angegeben werden: einmal Unfall, Schreck, Schock, Kitzeln, Scheintot — und wieder hochfieberhafte Infektionskrankheiten, Vergiftungen akuter oder subchronischer Art (Kohlenoxyd, Mangan, Würmer). Da manche der genannten Schädigungen exquisite Gifte für die Versorgungsgebiete der Arteriae lenticulo-optica und der lenticulostriata sowie auch der Inselarterie sind, so berechtigen uns Erwägung wie Beobachtung, anzunehmen, daß dynamisch-motorische Apperzeptionen, die aus kontrastierendem Hineinwirken basalgangliärer Automatismen in die Sprachkoordination stammen, ihrerseits die gleiche psychophysiologische Wirkung auf die Eutaxie auszuüben und Primärataxie zu bewirken vermögen wie die oben genannten „rein" psychischen. Ich unterstreiche: der Mechanismus, der für die Bildung der erwähnten Primärataxien zur Verfügung steht, kann anfangs durchaus kein komplexer sein. Es genügt durchaus die Vertauschung des Prinzips der (symbolietragenden!) auditiven Sprachbewegungskontrolle mit einer taktil-dynamisch-motorischen. Hieraus entstammen die „Störungsvorstellungen" primär. Das konstitutionelle Moment liefert die Haftungen und Ausbauten. Jeder Sprachataktiker der Artikulation und Phonation ist sicher fakultativer Sprechdynamomotoriker neosymbolischer Tendenz, er ist es von dem Augenblicke an, in dem er die Störungsvorstellung zur genügenden Schärfe gewonnen und ihre Wiedervorstellung eingeübt hat, wobei zu berücksichtigen ist sowohl die psychologische „Nähe" der motorischen Betätigung gemäß seinem Alter, als auch die Suggestion, der er, noch eher wie die (erwachsenen) Zuhörer und Zuschauer, auf Grund des Einbezogenseins in seine Umgebung und Gemeinschaft, mit psychologischer Notwendigkeit erliegen muß, sofern diese Umgebung (wie sie es fast ausnahmslos tut) selbst suggeriert wird. Das mehr dynamische Element der Schockierung des ganzen Sprachäußerungstriebes bewirkt innerpsychische Auswirkung des Inhalts der Störungsvorstellungen, es kommt zum „Psychismus luxurians", zum zwangsläufigen, störungsbezogenen Protest, zur Abwehrtendenz mit ungeeignetem Mittel bei Vergrößerung der gefühlsreagierenden Gebiete und Assoziation nach allen Seiten. Und immer bleibt die Sprachsymbolie für die ataktischen Produktionen eine treue Begleiterin.

4. Systematik der Psychogenie der assoziativen Aphasie (als der Prädilektivpsychogenie der Artikulation).

Alsbald, d. h. konstitutionell und situativ verschieden schnell und verschieden intensiv, organisieren sich Protest und Abwehr zu systematisierter Selbsthilfe. Da der Circulus vitiosus in dem Verbleiben des Individuums im Bereich der Umweltansprüche und der eigenen umweltgerichteten Absichtlichkeiten seinen Ursprung hat, so ist nicht nur Unlustaffekt und Angst an die projizierte sprachliche Äußerung gebunden, sondern es wird zugleich verhindert, daß Begehren, Getriebensein, Wollen hinsichtlich auch anderer als sprachlicher Äußerungen umgewertet werden in die elementare Bewußtheit des Müssens. Dazu kommt, daß das „Wort", als Tatsächlichkeits- und Beziehungssymbol vom Ich zum

Du, immer schwerer gefrachtet wird, sowohl expressiv-phatisch wie logisch-kognitiv. Gerade im nur erst schwach besetzten kindlichen Bewußtsein wird die Bewußtseinshelle dieser Frachten nicht gering zu veranschlagen sein. Es hieße den Tatsachen Gewalt antun, wollte man diese rein psychomechanischen Vorgänge unterschätzen.

Die weitere Entwicklung ist eine Entwicklung; sie wiederholt in allen Beziehungen die Ontogenese.

Zuerst reaktive Epoche: Lust-Schmerzreaktion für oder (wie quantitativ vorherrschend ist) gegen die Primärataxie. Persistierende Schmerz- und Angstreaktionen beherrschen den Psychismus (die phatogene Reaktion der Gesamtpsyche). Also eine Art progressiv dissoziierenden Zustandes. Gefühlsstärkere Reaktionen können Totalblockierung des Äußerungstriebes bewirken, die spontaner Wiederherstellung fähig sind.

Alsdann Epoche der Objektbildung: die Störungsvorstellung konkretisiert die Erscheinungen, zunehmende Zwangsläufigkeit ihres Einspringens in situativ festgelegten oder kontrastierenden inneren Erwartungs- und äußeren Anpassungslagen. Die „Myopsyche" (Ergopsyche plus Dynamopsyche plus Stereopsyche) übernimmt naiv die Rekonstruktionsabsicht, und zwar dynamisch, bezw. dynamisch-motorisch: „Pressen" tritt ein. Mit anderen Worten: die tiefstehende Leistung der Iteration wird primitiv zu beseitigen gesucht im myopsychischen Sinne. Die Symbolie der iterativ verdorbenen Worte bleibt ungeändert; darum bleiben auch die durch die dynamische Willkür geschaffenen Entstellungen wortsymbolisch einorganisiert, darum springen sowohl die (primären) Störungsvorstellungen, die, sowohl hochmechanisiert als auch entbehrlich (demotiviert), unbewußter geworden sind, wie die Rekonstruktionswillküren unter den genau gleichen Bedingungen in die Diktion der inneren Sprache mit ein. Gerade die durch Dynamisierung der Artikulationsstellen (diese bieten sich ihrem Wesen nach dem Tastsinn dar, sie werden gesucht und gefunden nach dem naiven Prinzip, daß man den unbekannten Feind zu allererst dort gefunden zu haben meint, wo der Tastsinn Feindliches wahrnimmt) entstehenden Verunstaltungen (die jeder Mensch nachahmen kann) „objektivieren" dieser Epoche gemäß die „Vorstellung" der Störung. Da das taktile Element das vermittelnde ähnlichkeitswertige ist, dehnt sich in dieser Epoche die dynamisch-motorische Rekonstruktionswillkür auch in denjenigen Fällen auf die Atmung aus, in denen diese nicht primär gestört und Anlaß zu besonderen Bildern war. Assoziiert werden aber in dieser Epoche auch Empfindungen entlegener Muskelgruppen, die lediglich infolge irradiierter Erregung erstmalig in Mitaktion gerieten; ihre Mitwirkung entspringt der Erfahrung, daß mehr artikulationsperipher betätigte Dynamis und Motorik die Artikulation *in Loco* entlasten. (BENEDEKS Dysarthria spastica irradiativa ist eine Psychogenie dieser Art und dieses ausschließlichen Inhaltes, denn sie zeigt weder Dystonie, ist also nicht basalgangliär, noch Bewußtseinsverlust, ist also nicht kortikozentral.) Zeremoniöse Ablenkungsbewegungen (vgl. GUTZMANN, pag. 447, 449 usw.; H. STERNS kinematographische Demonstration auf dem Kongreß für Logopädie-Phoniatrie) werden erdacht, erprobt, angewendet und einsymbolisiert.

Dieses Stadium habe ich die motorisch-dynamische Form der assoziativen Aphasie genannt. Aphasie, entgegen ELIASBERGS Einwendung, weil die motorisch-dynamischen Willküren Sprachsymbole an den Worten, innerhalb der Begriffe, sind; sowohl ihrer Genese wie ihrer psychischen Wertigkeit nach. (Vgl. oben: wir sagen ja nicht „A-Logie".)

Dritte Entwicklungsepoche: Wiederholung derjenigen Stellung, die das „Wort" in der Epoche der Subjektbildung bekommt: Einorganisierung und Wertung, sensorischer Gebrauch des Wortes. Das sprechende Subjekt will die dynamischen Verunstaltungen nicht mehr haben, es will das Wort als sensorisches Etwas, als rein-auditive Materie besitzen: sowohl mimisch-gestikulatorische periphere Entlastungsarbeit (nicht die oben erwähnten, frühassoziierten Mitbewegungen der dynamisch-motorischen Tendenz!) sowie Wortumgehungen, Redaktionsänderungen (bis zur Pseudologia phantastica der Assoziativaphasie; vgl. die von mir mehrfach publizierten Beispiele) und, eventuell an Stelle der in der dynamisch-motorischen Form gebrauchten mehr interjektiven Stoß-Silben und Mit-Laute, Flickworte, zeremoniöse Veränderungen der Sprachakzente, also sensorisch-logische Rekonstruktionsarbeit; Resultat: Wiedergewinn der Phasis, Umsturzwerte des Logos.

Dieses Stadium habe ich die sensorisch-aphatische Form der assoziativen Aphasie genannt. Aphasie, weil der phatisch gerichtete Rekonstruktionswille sowie das äußere Bild einer sensorischen Teilaphasie besteht. „. . . auch nicht Zwangsneurose; in dieser Bezeichnung liegt gar keine Brücke zum Verständnis der Eigenart der assoziativen Antriebe; der Assoziativaphatiker spricht nicht mit situationsperversem Zwangsantrieb zu geheimsymbolischen Muskelaktionen, sondern aus einem durchaus sachrichtigen Sprachantrieb, der sprachsymbolische, wenn auch pervers rekonstruierte Phasis- und Logosäußerungen hervorbringt" (aus meinem Referat auf erwähntem Kongreß). Es erhellt aus der bisherigen Entwicklung: die Ataxie wird auf Kosten der Physiologie bezw. des Verbal-Wertes in ein hyperdynamisches Stadium gedrängt, und geht unter assoziativen Bedingungen wiederum der Eutaxie verlustig. Alsdann wird die Eutaxie auf Kosten der Ursymbolie wiederhergestellt und geht der Logik (als Intellektinterpreten) verlustig. Darum kommt es zum Versuch, die Logik oder das Selbstbewußtsein wiederherzustellen und damit wird wiederholt im

letzten Stadium die Ejektepoche: die Sprachnegation bildet sich als eine der möglichen Formen, unter der man die Mitmenschen als „soziale Genossen" (Baldwin) anerkennen kann: man negiert, was diese am Ataktischen auch negieren. „Die ursprünglich lediglich motorische Störungsvorstellung wird zum Komplex, der zu einer immer höher determinierenden Bedeutung aufgerückt ist; er umfaßt bereits die gesamte Sprachfunktion als bestreitender Rivale, ferner alle im Logos mitverankerten Gedächtnisbesitze . . ." Es kommt zur abstraktiv-psychopathischen Negation der gesamten Sprachgeltung." Sprachliche Ataxien können in diesem Stadium gänzlich fehlen.

Dieses Stadium habe ich die psychopathisch-abstraktive Form der assoziativen Aphasie genannt. (Egoistisches Rekonstruktionsprinzip.) Aphasie, weil sich alles auf die Ek-Phasis genetisch und assoziativ bezieht. Das Individuum leidet unter völlig pervertierter Symbolie, selbst den Gedanken preiszugeben bestehen zwingende assoziative Nötigungen. Damit ist der katastrophale Störungswert des Ich gewonnen, und nicht „psycho"-gene, sondern phato-gene Suicidneigung kann sich durchsetzen; freilich addieren sich nach meiner Erfahrung wahrscheinlich andere Umsturzwerte, wenn es zum Suicid kommt (Fall I. W., bekannter Neurologe, laut Mitteilung).

Sonderfälle der kortikalen organischen Ataxie sind auch die paretisch-ataktischen; sie teilen mit den erwähnten Formen lediglich (wenigstens in den überwiegend meisten Fällen) das Symptom der Iterationen an Wort und Silbenanfängen. Verschiedene Formen der Bulbärparalyse, nicht nur die echte, progressive Kernparalyse, weisen diese Erscheinungen auf. Ich kann mich aber, nach dem über die basalgangliären Möglichkeiten und über die Rhythmusmatrizen Gesagten, nicht entschließen, der Fronto-Ponto-Zerebellarbahn, wie HARTMANN und JACOB tun, einen entscheidenden gewissermaßen koordinatorischen Einfluß, wesentlicherer Art als der der Basalganglien selber, zuzumessen. Ebenso liegt meines Erachtens keine Veranlassung vor, dem Corpus LUYSII und der Substanzia nigra (zu beiden verläuft wesentlich eine Fasermasse des Fasciculus thalamicus FOREL) eine koordinatorische Funktion hinsichtlich des Sprechens zuzuschreiben. Ihre Zugehörigkeit zu den basalgangliären Tonussystemen scheint evident; sie können also sehr wohl lediglich an tonusmatrikulären Störungen Anteil haben, folglich auch in dieser Weise bei paretischen Fällen geschädigt gefunden werden. GUTZMANN beschreibt ein Nachtönen der Stimme, z. B. „ich werde kommen . . . e“, so, daß das „e“ als unbestimmter Laut nachtönend gehört wird; dies kann zweierlei Ursache haben: einmal kann die Sprachintention in der Weise abflauen, daß die Artikulation (also die kortikalmatrikuläre Innervation) zu früh nachläßt, — es kann aber auch, als eine Art von organischer Koordinationsstörung der Gesamt-Sprachkoordination, infolge Überwiegens der infrakortikal-matrikulären Erregung (da zum Ton auch Exspiration nötig ist), zum Nachtönen kommen. Das Verhalten der Sprachakzente spricht für diese Deutung; sie sind meist verändert (Monotonie usw.). „Stottern“, als ataktisches Stadium, wird ausdrücklich erwähnt. Soweit sind diese Störungen sicher vorzugsweise infrakortikaler Art. — Soweit die paretisch-ataktischen Erscheinungen bei der progressiven Paralyse nicht bereits auf Intellektstörungen beruhen, sind sie, wie H. STERN u. a. beobachtet haben, komplizierter Natur; schon frühzeitig gehen Stimmstörung und mimische Innervationsstörungen mit ihnen Hand in Hand, aber Iterationen, auch an den Endsilben (Logoklonie, KRÄPELIN), werden in den Anfangsstadien nur selten vermißt. — Jedenfalls verdienen diese Sonderfälle vorzugsweise frontalkortikaler Ausfälle (Tangentialfasersysteme) in unserem Zusammenhange deswegen Erwähnung, weil die weitergehenden (und übrigens nach Sachlage progredienten) Gedächtnis- und Intellektausfälle zu einer produktiven Rekonstruktionstätigkeit bezw. zur Ausbildung hemmender Mechanismen nicht führen.

II. Der situative Charakter der assoziativen Aphasie.

Hiermit kehren wir also nunmehr zu denjenigen Fällen zurück, in denen eine initiale Ataxie zur Apperzeption von Störungsempfindungen und der Ausbildung eines Störungsbewußtseins wie einer systematisierten Rekonstruktionswillkür geführt hat.

Wir überzeugen uns von dem Vorhandensein assoziativer Willküren (nachdem also das Stadium der Iteration überwunden und, wie die klinische usw. Untersuchung festgestellt haben muß, die unmittelbare Causa nocens weggefallen ist), indem wir die situativen Bedingungen des Auftretens der verbleibenden Erscheinungen beobachten.

Schon die Beobachtung der unter Störung Sprechenden, besonders aber diejenige ihres ganzen psychischen Verhaltens, zeigt uns, daß der Sprachelan nicht gemindert ist; Bradylalie vermissen wir durchaus, oft kommt sogar das Gegenteil vor, die Sprachakzente sind sehr deutlich, und, wenigstens im dynamisch-motorischen Zustande, scheint der Wortschatz keine Mängel aufzuweisen.

Wir wollen von nun an vom ausgebildeten Zustande der assoziativen Aphasie sprechen, um die situativen Bedingungen, die viel zu wenig beachtet und gekannt sind, aufzuzeigen.

Die determinierende Wirkung der Störungsvorstellung zeigt sich bei Erregung der Aufmerksamkeit, sowohl der auf das Sprechen wie der auf das Selbstgefühl bezogenen. Hier ist noch daran zu erinnern, daß die bloße Vorstellung, an dem Beginn dieses oder jenes Wortes oder dieser und jener Silbe werde man sich die dabei eintretende Iteration (als kinästhetische Vorstellung) oder die zu erwartende Berührungs-, Widerstands- oder Bewegungsempfindung möglichst lebhaft vergegenwärtigen müssen, die gleiche dissoziierende Wirkung auf den (auditiv-alten) sprachlichen Bewegungsablauf hat wie die erstmalige (zufällige) Ursache selbst; „es tritt an Stelle einer primär-dissoziativen Ataxie eine sekundär-dissoziative", ist die Wiedervorstellung gefühlsbetont und bewußtseinshell genug, so „sind die Bedingungen für Sprechataxie als Differenzerscheinung" von auditiv-altem, bereits mechanisiertem Sprechimpuls und taktil-neuem, als perzipiertem Vorgang, geschaffen, muskuläre und sensorielle Einstellung wechseln sich ab. Gerade weil die Sprachsymbolie bestehen bleibt, aber auch wegen zahlreicher entsprechender Monierungen durch die Zuhörer usw., wird das in dieser Weise sprechende Kind in der Fixierung der Reflexion bestärkt, daß die Iteration zum Anfangslaut gehöre. Jedenfalls findet die Psyche, die sich zum Sprechen anschickt, im Zeitminimum in ihrem Aktivitätsbereiche nunmehr einen erweiterten Assoziationsmechanismus vor, über den, wegen der diesem innewohnenden determinierenden Bedeutung, der Sprechvorgang verläuft. Gerade diese erweiterte Assoziationsmechanismen sind aber ihrer Natur nach bestreitende Determinanten; die Vorstellung, in der Aussprache dieses oder jenes Wortes behindert zu sein, ist eine deteriorisierende, die Protest wachruft, und zwar naiven Protest; denn „Fragen und Sagen" vermindern die Reibungsflächen in der sozialen Gemeinschaft, beim gesprochenen Worte klingt (wie oben gezeigt) eine Art Besitzesbewußtsein sowie eine präzise Form der Ichhaftigkeit mit an, und der Aktionsbereich des Menschen ist, vorzüglich in der Kindheit, fast identisch mit seinem Sprechbereich, mit der Sprache tritt das kindliche Vorstellen endgültig aus seinem Nahbereich in die Primitivsozialität der Familie, der „Großen".

Soferne also die Sprechfunktion sozial projizierte Bedeutung erhält, wo sie mit Auftrag, Verantwortung, Identifikationswichtigkeit („können" in der Schule), Ich-Projektion („allein" vor vielen) und Ich-Prostitution (eingestehen von Nichtwissen, von Lüge, verantwortlicher Beteiligung bei dummen Streichen usw., selbst Verdacht dessen, oder, gleichwertig, Verdacht unerlaubten Wissens um geheimnisvolle oder bezügliche Dinge usw.) verbunden ist, erhält zugleich Störungsvorstellung, bzw. Störungsbewußtsein die Determinierung mit, und der phatische Vorgang wird gemäß meinen drei Formen entweder über einen dynamisch-motorischen, oder einen sensorisch-aphatischen, oder einen abstraktiv-psychopathischen Komplex (mit „motorischer Spitze") geleitet. Diese situativen Bedingungen machen den Assoziativaphatiker, den psychogen Sprachgestörten.

Darum sind die charakteristischen Mittel, den situativen Charakter der Störung zu zeigen, sämtlich zu einem Teile suggestiv, zum zweiten Teile imperativ, zum dritten Teile persuadierend und zum letzten Teile maskierend. Wann steht der Assoziativaphatiker nicht unter der Herrschaft der Störungsvorstellungen?

1. Wenn er nicht „spricht", z. B. meistens, aber durchaus nicht immer und durchaus nicht jeder (NB! der dynamisch-motorischen Form!), wenn er singt; hier wirkt die rhythmisch-melodische Anlehnung ebenso suggestiv wie das Sprechen im Chore, also ohne projizierte Bedeutung.
2. Beim gleichzeitigen Sprechen desselben Textes mit einem die Verantwortung übernehmenden Mitsprechenden: Induktion und Imperativdurchsetzen; so wird auch ausgesprochen, was gesagt werden muß; abgerechnet: wenn man „Märtyrer der Konsequenz" zu werden droht, d. h. wenn man befürchtet, der Mitsprechende könne aus der Wahrnehmung des physiologischen Sprechens die Forderung herleiten, nun immer „so" zu sprechen.
3. Durch eindringliches Zureden gelingt es namentlich in den Anfangsstadien oft, kleine und selbst größere Grade des Sprachdurchsetzens zu erzielen, ohne daß eine methodische Anleitung gegeben wird.
4. In der Muttersprache springt die Störungsvorstellung ein, in einer Fremdsprache, die die gleichen Buchstabenelemente gar nicht enthält und also subjektiv schwerer ist, aber durchaus nicht; oder bei einem Lehrer ist es der Fall, beim anderen aber nicht: Suggestivschutz, wahrscheinlich eine komplexe Suggestionswirkung. Ebenso, wenn man „an etwas Ablenkendes denkt", oder „ablenkende" Bewegungen ausführt (s. o.), oder, wie im ganzen sensorisch-aphatischen Zustand, das Wort, das assoziativ widerhakig ist, umgeht, oder selbst es sich als umgangen vorstellt.
5. „Aus Angst" kann physiologisch, trotz sonst stärkster Determinierung und trotz dynamisch-motorischen Stadiums, gesprochen werden; es muß sich aber um eine „Angst fürs Leben" handeln; also kann dieser Fall nicht für die höheren Entwicklungsformen des assoziativen Zustandes gelten. (Vgl. Fall F. C. unten.)
6. Wenn man sich einen Widerstand zwischen die Zähne klemmt (Stück Holz oder, dem psychologisch gleichwertig, „Apparat" für viel Geld) und sich so mechanisch hindert, die Dynamis, die Dynamisierung der Artikulationsstellen, auszuführen; bezeichnenderweise wirkt dies Mittelchen, wenn die Sperre nur groß genug ist, um die Artikulationen der ersten und zweiten Artikulationsstellen zu hindern, auf die Artikulationen der dritten und vierten Stelle mit. Dies ist zahlreichen Kurpfuschern bekannt und der Kern ihrer Weisheit.
7. Wenn man dem Assoziativaphatiker eine Maske vorbindet oder ihn im Dunkeln sprechen läßt, oder eine Rolle, die er auswendig kann und ihm ermöglicht, als Held, Märtyrer usw., jedenfalls als „Über-sich-hinausgehoben" zu fühlen, mit größtem Affekt vortragen läßt: Maskierung des Störungs-Ich (im Sinne des Unkenntlichmachens) und gleichzeitige Maskierung des Ur-Ich (im Sinne einer suggestiv wirkenden Umbenennung oder einer Symbolisierung zu einer gesteigerten und zugleich anderen Person).

Alle diese Feststellungen gelten nur für die „Dynamiker" (wie ich sie der Einfachheit wegen nenne); in der sensorisch-aphatischen und in der abstraktiv-psychopathischen Form hat die Psyche einen entsprechenden Weg selbst gefunden, ohne jedoch aus dem Zustande des Pathos herauskommen zu können; denn, um ein Wort des alten Mystikers zu variieren: „Alle Wortumgehung meinet die bei Dynamisierung unüberwindbare Artikulationsstelle" (der Assoziativaphatiker nennt dies, weil der mechanisierte Denkvorgang ihm sowohl genetisch wie determinatorisch mehrweniger unbewußt geworden ist „Schwierigkeiten haben" — ein Euphemismus, wenn man an manche Bilder denkt). Da die assoziativ gestörte Sprache fast nie reine Formen aufweist, sondern Dynamisierungen, Umgehungen und abstraktive Stellungnahme gemischt enthält, so haben diese hier mitgeteilten situativen Unterscheidungen ziemlich allgemeingültige Bedeutung.

Sie sind umsomehr zur Feststellung der Unterscheidung organischer und assoziativer (psychogener) Störungen zu empfehlen, als die eigentliche und physiologische Methode eben wegen der assoziativen Wesensart der Störung nicht ohne weiteres anwendbar ist: nämlich das Sprechen mit phonetischer Modifizierung der muskularen Intention, so daß die auditive Dosierung der Dynamis motorica erfolgt.

Ich erwähne noch kurz die Ausfallserscheinungen im psychischen Gesamtgetriebe, die, als Korrelat der produktiven Rekonstruktionswillkür assoziativer Natur, die Struktur des Assoziationsmechanismus gewissermaßen „von der anderen Seite her" erkennen lassen: Verringerung des Kausalitätsbedürfnisses (viel fragen und viel sagen wird affektiv und assoziativ ausgeschaltet); häufiges Versagen der äußeren Aufmerksamkeit (Überwiegen der reflektierenden Vorgänge); Herabsetzung der Merkfähigkeit und der Qualitäten des Gedächtnisses; Schwäche der Realauffassung; Hypersymbolie (Assoziierung der Wortklangbilder mit Teilvorstellungen, als phatischer und pseudologisch-phantastischer Gebrauch, als mehr konstitutioneller Anteil); gesteigerte Neigung zum Versprechen („Gebrauchsblässe" der sensorischen Matrizen; vgl. meine ausführliche Arbeit hierüber; auch infolge der „psychologischen Entwertung des Wortes zum Bewegungsvorgang"); mangelhafte psychische Synthese; Mangel an wiederherstellenden Gefühls- und Vorstellungsautomatien (große seelische Vulnerabilität); mangelhafter virtueller Wortschatz.

III. Die Störungsstruktur innerhalb der psychischen Konstitution.

Hiemit wäre nun der anatomisch-klinische und der pathophysiologische Teil der assoziativen Sprachstörung zu beschließen; daß es nicht ohne ausführliche Einzelheiten psychophysiologischer Art dabei abging, hängt notwendig mit der Natur der Denkweise zusammen, vermittels deren wir pathopsychologische Gegenstände zum Fresko auszubreiten vermögen. Nun haben wir aber damit keineswegs alle Züge des Gesamtzustandes gewürdigt. Vielmehr steht uns noch die Aufgabe bevor, darzutun, wie dies skizzierte Strukturgebilde nun bei längerer Anwesenheit in der betreffenden Psyche sich gestaltet und wirkt.

Denn es liegt auf der Hand, daß die Psychopathie, Hysterie, oder welche andere Sonderform der psychischen Reagibilität und Konstitution, der assoziativen Störungsstruktur ihre besonderen Färbungen und situativen Abarten verleihen wird; der sprachliche Störungskomplex ist noch kein Charakter, nicht das Ganze.

Eine Psychopathie, eine Hysterie usw. können aus Gründen der Wirkung der verschiedensten Vorstellungskomplexe aus dem Gleichgewicht gebracht werden; die Beherbergung und die Lebensbetätigung mit einem assoziativen sprachlichen Störungskomplex ist also ein Sonderfall der betroffenen Konstitutionstypen. Allein schon aus diesem Grunde sollte man doch endlich aufhören, „das" Stottern zum Ausgangspunkt psychologischer oder physiologischer Spekulationen (Scripture u. a.) zu machen, wie es ebenso grundsätzlich abzulehnen ist, Sekretionsanomalien (womöglich solche der Speichelabsonderung, oder von der Art „Harnsäure und kein Ende") zu beschreiben, die dem Konstitutionstyp eigen sind, aber nichts mit einem Assoziationsmechanismus zu tun haben können. Hier erweist sich die Konvergenztheorie von W. Stern als außerordentlich fruchtbar; Erbgut, Intellekt und Erlebnis sind wie Selbsterhaltung und Selbstentfaltung Faktoren der Entwicklung, und innere und äußere Bedingungen und Wirkungen sind zu berücksichtigen.

Es wird sich empfehlen, zuerst auf zwei Krankengeschichten zurückzugreifen, die in besonders klassischer Weise den psychischen Mechanismus, wie ich ihn soeben bei Gelegenheit der Besprechung der situativen Natur des Einspringens des Störungsbewußtseins geschildert habe, zeigen; sie sind zugleich in gewissem Sinne Raritäten, wie ich es denn überhaupt vermeiden möchte, durch Beibringung von Bagatellfällen ausführlich zu werden.

F. C., 21 Jahre alt. Vielfache Kuren wegen assoziativer Aphasie, auch bei mir schon einmal. Der Konstitutionstyp des muskulösen, schön gewachsenen und intelligenten jungen Mannes ist kaum als psychopathisch, keinesfalls als hyperthymisch usw. anzugeben; an zyklothyme Zustände gemahnte höchstens eine mäßige Instabilität, ohne indessen wesentliche „freie“ überwertige Vorstellungen erkennen zu lassen. C. gehört zu denjenigen Fällen, in denen die psychopathische Desequilibrierbarkeit durch die Sprachstörungskomplexe „gesättigt“ zu sein scheint. Er ist in dem Getreidegeschäft seines Vaters beschäftigt, ein nüchtern erwägender Geschäftsmann von praktisch gerichtetem Verstand. Sprachstörungsmodus: Fast reine dynamisch-motorische Form, massenhafte Dynamisierungen der Artikulationsstellen der Dentalen, Labialen und Explosiven, wo sie nur sind; als einzige Andeutung eines Überganges zur sensorisch-aphatischen Form findet sich die Methodik, P-, K- und T-Laute inspiratorisch zu „überwinden“. Seine Sprache ist im Verkehr unanwendbar; er gehört zu dem „schamlosen“ Typ der Assoziativaphatiker: er verzieht keine Miene (soweit dies außerartikulatorisch Geltung haben kann) und grimassiert dem Zuhörer hemmungslos ins Gesicht hinein, ihn nicht selten mit Speichel bespritzend. Vom dynamisch-motorischen Rekonstruktionsprinzip ist er nur langsam und nur unvollkommen zu befreien, die Vorstellung, „Schwierigkeiten zu haben“ (id est: die Artikulationsstellen vermittels Dynamis zu überwinden) ist durch auditiv dosierte Sprachmotorik nur erst langsam zu lösen. Da tritt durch folgendes Vorkommnis ein Umschwung ein: Er erkrankt auf offener Straße unter den heftigsten Leibschmerzen an einer akutesten Appendizitis, legt sich hin, wird von der Sanitätskolonne in meine Anstalt gebracht. Die Schmerzanfälle folgen sich fast unausgesetzt, bis narkotische Wirkung erreicht wird. Während dieser übernatürlichen Schmerzen und während dieses ungemein bangen Gefühles der intraperitonealen Affektion spricht er spontan und ohne jede sprechregelhafte Anlehnung vollkommen physiologisch, ist selbst erstaunt darüber, nutzt geradezu den Schmerz dazu aus, um dies Wunder zu erleben. Schon mit Nachlassen der Schmerzen, als ihm Bauchdeckenanstrengungen geringeren Grades wieder möglich sind, nimmt die Störungsvorstellung wieder vollauf Besitz von ihm. Ziemlich kurz vor der Operation bewirkte die Angst vor dieser wieder ein Intervall. Daran anschließend gelang eine weitgehende Besserung.

Der zweite Fall betrifft einen an echter genuiner Epilepsie Leidenden. Bei seinen 24 Jahren war die charakteristische Wesensänderung schon weit vorgeschritten: Argwöhnisch, zornmütig, intellektuell minderwertig (Buchhalter a. D.,) suggestibel in anderen Dingen, etwas religiös exaltiert und zum Anschluß an Mitmenschen nicht zu bringen. Etwa alle acht Tage, gewöhnlich vormittags, ein großer typisch epileptischer Anfall, dem eine mitunter kurze Aura, mitunter ein mehrere Minuten währendes amnestisches Äquivalent vorausging. Während dieser amnestischen auraähnlichen Äquivalente bestand ideenflüchtiger Rededrang, bei dem physiologisch normal gesprochen wurde. Nach dem Anfall, dessen Konvulsionen allgemein waren und etwa eine Viertelstunde dauerten, bestand völlige Amnesie (Einnässen vorhanden), und der Sprachtyp war wieder dynamisch-motorisch determiniert. Trotzdem konnte eine sehr wesentliche Besserung erzielt werden.

Diese beiden Fälle mögen genügen, um die Abhängigkeit des Einspringens der Störungs- usw. Vorstellungen von Bewußtsein, Aufmerksamkeit und

Situation zu bezeichnen. Anderseits lassen sie, mit Rücksicht auf das in den anatomisch-physiologischen Vorbemerkungen Gesagte, keine andere Deutung zu. Besonders für den Epileptiker gilt, daß keine Iteration vorlag; nur eine solche hätte Anspruch darauf, mit der Ätiologie der Epilepsie konfrontiert zu werden; es sei aber noch der Vollständigkeit wegen hinzugefügt, daß sich die Epilepsie nach der Entwicklung der Sprachstörung eingestellt hatte.

Aber es bedarf m. E. einer gründlichen Stellungnahme zu der Frage, welche besonderen konstitutionellen Bedingungen überhaupt gegeben sein können, um die Fixierung eines sprachlich deteriorisierenden und das Selbstbewußtsein umwandelnden Vorstellungsmechanismus zu bewirken.

Nichts ist schwieriger, als mit apodiktischer Bestimmtheit eine Konstitution, deren somatische Züge wir nach heutigen Kenntnissen immerhin nicht allzuschwer festzulegen vermögen, nach der Seite ihrer psychischen Äußerungsweise hin zu bestimmen und ihre Zugehörigkeit zu Hysterie und Psychopathie zu bejahen. Gerade bei den Assoziativaphatikern ist die „Sättigung" durch den sprachlichen Störungskomplex und der „Betrieb" unter abnormer sprachstörender Determination in so ungenügendem Maße analytisch zu begrenzen, daß es einer besonderen und gewissermaßen arbeitshypothetischen erneuten Objektbestimmung bedarf, um nicht einfach zu sagen: von den Konstitutionstypen der Hysterie, Psychopathie usw. bleibt gar nichts Erkennbares übrig, wenn assoziativer Mechanismus und veränderte soziale Position (durch veränderten Sprachvorgang nämlich) wiederhergestellt sind, der pathopsychologische Assoziativ- bzw. Komplexzustand sind eben diejenige Hysterie, Psychopathie usw., deren diese Konstitutionen fähig waren, und somit kann man überhaupt nicht den ereignismäßigen funktionellen Zustand von den dispositiven Faktoren, die wir also für dauernde Konstituentien ansehen müßten, abgrenzen oder abtrennen. Dem letzteren Ergebnis greift der heutigentags gemeinhin angewendete Neurosebegriff geradezu vor; die „Kriegsneurose"-Debatten (s. Freund, Ferenczi, Abraham, Simmel, Jones, Bauer, Pineles, Specht, Meyer, Meige, Pellacini, Szegvari, Gonda, Kretschmer, Neutra, Richter, Goldberg, Repond, Bonhoeffer, Herzig, Albrecht, Pilcz, Simon u. a. m.) lassen in dieser Hinsicht erkennen, daß diese Unterscheidung in der überwiegenden Anzahl der Publikationen nicht scharf erstrebt worden ist, und vielleicht ist es unmöglich, gerade das Gebiet der sprachlichen Psychogenien zum Versuch endgültiger Klärungen zu gebrauchen, weil gerade sie in einer ungeheuer großen Zahl der Fälle anscheinend Dauersymptome aufweisen; die Zahl derer, die den assoziativaphatischen Zustand als solchen dauernd überwunden haben, scheint so klein, oder wenigstens so unbeachtet geblieben zu sein, daß sie nicht zur Grenzbestimmung herangezogen wurden, während die „Kriegsneurosen", besonders infolge des Abbaus der Rentenansprüche, der katamnestischen Erhebung leicht zugänglich waren und ihrer Natur nach mit dem Aufhören der Ursachen verschwinden konnten. Aber es gibt auch keine Möglichkeit, den ganzen symbolisierten und ästhetisierten Beziehungskomplex eines Menschen in so umfassendem Maße zu stören wie vermittels gestörter Sprache; dies kann nach unseren oben gemachten Feststellungen über den psychologischen Wert des Wortes nicht verwundern, zumal die Möglichkeit beruflicher Betätigung gegenüber anderen „Neurose"-Erscheinungen viel schlechter steht. Derjenige psychische Zustand, in dem sich der Assoziativaphatiker befindet, wenn er entweder eine (auf zyklothymen usw. Vorgängen beruhende) Remission hat, oder wenn er situativ nicht unter der Herrschaft seiner Störungsdetermination steht, kann m. E. nicht zum Ausgangspunkt der Bestimmung seiner konstitutionellen psychopathischen Züge gemacht werden; denn den Einwand, daß gerade die von mir mitgeteilten höheren

Anpassungsformen und die Ausfallserscheinungen schließlich weit mehr wie einen potentiellen Zustand bedeuten, erheben wir selber, zumal gerade der Einstellungszustand zum allgemeinen Menschenleben berücksichtigt werden müßte, nicht allein derjenige, der bei einem Kuraufenthalte vorwiegt.

Die vorhandene Schwierigkeit schwindet, wenn wir diejenigen Fälle ausgebildeter Assoziativaphasie betrachten, die durch Nachahmung oder in späten Jahren erworben werden. Vergessen wir nicht, daß nur etwa ein Drittel der Fälle den höheren Zustand nach einer schon in der Entwicklung der Sprache selber vorhandenen (a-soziativ primärataktischen) Anfangsstufe ausbildet. Die überwiegende Mehrzahl der Assoziativaphatiker hat schockierende Ereignisse weit später erlebt, und gar nicht so selten gelangt der Dauerzustand noch im 30., selbst 40. Jahre zur Fixierung, nachdem vorher nachweislich eine störungsfreie Sprache bestand. Immer wieder begegnen wir in der Vorgeschichte der Angabe, daß das Individuum bis zum 3., 4., 6. Jahr völlig gut gesprochen habe, aber es sei immer „sonderbar" usw. gewesen, und die weiteren Fragen decken die typischen Züge der Psychopathie usw. des frühen Kindesalters auf. Vor etwa zwei Jahrzehnten bestand in der wissenschaftlichen Literatur noch eine große Geneigtheit, die Breite der physiologisch möglichen und vorkommenden kindlichen Seelenanomalien gegenüber den wirklich pathologischen zu unterschätzen; heute ist das anders, die Kinderforschung hat bewirkt, daß die erzieherischen Maßnahmen in Haus und Schule geschickter geworden sind, und hieran hat die bessere Ausbildung der Ärzte wie der Lehrer ihren großen Anteil; merkwürdigerweise scheint gerade das Gebiet der psychogenen Sprachstörungen den bis jetzt geringsten praktischen Nutzen in dieser Hinsicht gezogen zu haben. Allein schon der Umstand, daß nicht alle Klassenkameraden von einem unter ihnen sitzenden Assoziativaphatiker „infiziert" werden, spricht für konstitutionelle Bedingungen der Erwerbung und Fixierung, nicht minder der, daß überhaupt eine spätere als eine frühkindliche Erwerbung vorkommt. TROEMNER spricht von einer „Fixationstendenz"; ihm kommt übrigens zu, als einer der ersten Neurologen genannt zu werden, die den unzweifelhaft psychischen Mechanismus der spasmoiden Bewegungen unzweideutig aussprach und nachwies (1908). Da liegt uns nun die Feststellung ob, daß nicht die primäre Dissoziierung (Iteration) den Dauerzustand bewirkt, sondern die Auffindung des dynamischen Rekonstruktionsprinzips; dies ist ein sprachkonstitutioneller Faktor sui generis; wäre er das nicht, so würden wir nicht Assoziativaphatiker finden, die wir unter gar keinem Gesichtspunkte in die Reihe der Psychopathen, Hysteriker usw. einordnen können; diese sind, welchen Grad und welche Häufigkeit der motorischen Bewegungsdepravation sie auch aufweisen, die leichten Fälle — wäre es anders, so würden nicht die Fälle der sensorisch-aphatischen und besonders der abstraktiv-psychopatischen Form, bei denen dynamisch-motorische Störungen der Phasis wenig oder garnicht in Erscheinung treten, so große Schwierigkeiten bei der Behandlung machen. Aber neben dem genannten sprachkonstitutionellen Faktor handelt es sich um den allgemein-konstitutionellen; dieser letztere ist es, der dem Komplexwerden überhaupt, dem Logos-Dissoziieren und der Sprach- und Ich-Negation den Weg bahnt. FRÖSCHELS und ich, in letzter Zeit auch ROTHE, STEIN u. a. haben in unseren Publikationen den größten Wert auf das sprachliche Syndrom gelegt; aber TROEMNER, vor ihm DENHARDT, ich und andere haben auch den vorwiegend konstitutionellen Faktoren grundsätzliche Erörterungen gewidmet. Die Ablösung der auditiven (verbal-begrifflichen) Sprachkontrolle durch eine taktil-dynamisch-motorische Kontrolle (die auch zur Auffindung des nefasten dynamisch-motorischen Rekonstruktionsprinzips führt) möchte ich, als zwar primär sprachlich gefunden, dennoch auch zugleich dem psychischen Konstitutionstyp angepaßt bezeichnen und als letzte Kausa der Fixierung anschuldigen. Wir werden uns damit ausführlicher zu beschäftigen haben.

Psychopathie und Hysterie sind durch mangelhafte Syntese ausgezeichnet. Die Intelligenzprüfungen liefern in den meisten Fällen kein Ergebnis für die Annahme einer gleichzeitigen Debilität, Sonderbegabungen sind bei beiden vorhanden, aber nicht Regel. Während (Hellpach) Lenksamkeit und Begehrlichkeit die hervortretenden Charakterzüge der Hysterie sind, in die sich Intellektveränderung und affektives Verhalten teilen, haben wir bei der Psychopathie ein Vorherrschen der höheren Gefühle, Gefühls- und Vorstellungsautomatien, die in periodische Schwankungen weisen können, auch inadäquate Reaktionen, die z. T. nach der Schizophrenie hinüberspielen, unbestimmbares Verhalten der moralischen und ethischen Gefühle, daneben unsichere Gedächtnisbestände, situatives Versagen neben Zeichen schnellen Reaktionseintrittes und schneller Überschreitung des Optimums, veränderte Periodizität der Wach- und Schlafoptima usw. Aschaffenburg findet ein Mißverhältnis zwischen Reiz und gefühlsbetonter Reaktion mit Neigung zu Konversion für Hysterie als pathognostisch; Hoche die Labilität des seelischen Gleichgewichtes, Überwiegen der Gefühls- und Phantasietätigkeit neben gesteigerter Erregbarkeit des Nervensystems; Janet die Einschränkung des Bewußtseinsfeldes mit relativer Unterwertigkeit der Gehirnfunktion usw. So können wir die Bewertung des abnormen psychischen Funktionalismus als recht verschieden erkennen. Gemeinsam ist, wie ich sagte, der Mangel an geistiger Synthese, Prädisposition zu abstraktiver Verarbeitung, ein Manko in der Adäquatheit zwischen Reiz und intellektuellem Gefühlswert, öfters auch in der Adäquatheit des sensorischen Gefühlstones als solchem. Baldwin, der so gut wie alles kindliche Werden mit der Suggestion und der Imitation verknüpft, nennt die bereits oben erwähnten Faktoren der geistigen Degenerierung (Schwächung der Fähigkeit geistiger Synthese; Verlust der Kontrolle und Richtung des Geisteslebens; Depersonalisation und Bildung unabhängiger psychischer Gruppen; Steigerung der Nachahmungstendenz; gesteigerte Suggestibilität, Sucht nach Herrschaft kontrollierender Ideen und imperativer Bewegungen; allgemeine progressive Aboulie-Charcot); ändern wir eine Kleinigkeit, so haben wir die Charakteristik der kindlichen Entwicklung vor uns: geringe psychische Synthese; unentwickelte bewußte Kontrolle und Richtung des Geisteslebens; A-Personalismus infolge unabhängiger psychischer Gruppen; gesteigerte Suggestibilität, Sucht nach Herrschaft kontrollierender Ideen und imperativer Bewegungen — und: allgemeine absolute Höhe des primitiven Wollens.

Wie kommt es, daß diese auffallende Differenz bei sonstiger unzweifelhafter Parallelität der Verhältnisse besteht?

Wir können uns dem Eindruck nicht verschließen, daß der geistige Elan (Fröschels), die Synthese aller Begehrungen, Strebungen, Neigungen, Richtungsdispositionen, keinerlei andere Polarität besitzt als die, den kürzesten Weg zur Motorie zu finden; überhaupt kann, bei der quantitativ geringen Ausdehnung der Hirnrindenvorgänge im Kindesalter, von einer Polarität im eigentlichen Sinne (sie setzt eine Bi-Polarität) nicht die Rede sein. Denken wir aber an die Verzwicktheiten der Bipolarismen hochassoziativer Komplexneurosen, so müssen wir schließen, daß Blässe der sensorischen Besitzstände neben zahlreichen bipolaren „Antagonismen“ jene Aboulie verursachen können, wenn also 1. kurze sensorimotorische Bogen nur mit blassen Empfindungswerten besetzt sind (Begriff der Psychopathie, Abstraktionismus: „quia a Realibus abstractum"), und 2. wenn die Vorstellungsbesitze „antipolar" stehen, also für die Willensdetermination „neutralisiert" sind. Diese angenommene Blässe ist für mehrere Dinge verantwortlich zu machen: einmal für die Vorstellungsblässe der motorischen und sensorischen Kortikalmatrizen; sodann dafür, daß infolge des ersten Umstandes die abnorm blassesten Empfindungs- und Vorstellungsbestände lückenhafte Assoziationen, fehlerhafte matrikuläre und Vorstellungsverbindungen bewirken (daher auch manche Verschiefungen der Werturteile, die nicht gefühlsbedingt sind); endlich für die Verlegung der vorzugsweisen Masse der Denktätigkeit eben ins Abstrakte. So wenigstens glaube ich diese sonderbare und wichtige Differenz bzw. überraschende Ähnlichkeit zwischen der kindlichen und der degenerativen Vorstellungsweise am ungezwungensten und zugleich in Übereinstimmung mit experimentell-pharmakologischen und biologischen Faktoren erklären zu sollen.

Und auf Grund des soeben Gesagten habe ich auch a. a. O. ausgesprochen, daß die Blässe der sensorischen Besitze gerade bei den abstraktiven Assoziativaphatikern bis in die matrikulären Gebiete hinaufreiche. Wir haben eine vererbte Disposition zu frühzeitiger Mechanisierung hoher Funktionen vor uns; die Parallelität zwischen Ontogenese und Phylogenese halte ich für offensichtlich, aber auch die Parallelität zwischen psychopathischer und normaler Veranlagung. Mit dem Gesagten können wir verstehen, warum es im einen Fall eher zum Funktionsausfall en bloc, oder zur Konversion, oder zur antipolaren, oder zur noch richtungsdisponierten assoziativen Komplexbildung kommt. Darin unterscheidet sich die Assoziativaphasie auch von vielen anderen Komplexneurosen, daß sie, mit Ausnahme seltener Fälle der abstraktiv-psychopathischen Form, immer noch richtungsdisponiert bleibt; und zwar ist dies charakteristischerweise bei der dynamisch-motorischen Form am stärksten und deutlichsten. So ist der Funktionalismus der Angst auch am geringsten bei den richtungsdisponiert bleibenden Komplexneurosen und bei den entsprechenden Fällen der Assoziativaphasie. In dieser Betrachtungsweise verwischt sich naturgemäß die Untersuchung über den Verhältniszustand zwischen neurotischem Komplex und Konstitution.

Einem eigenartigen Gesetz zufolge, das mir nicht normalpsychologische Gedächtnisfunktion zu sein scheint, neigt aber nun gerade der Abstraktionist psychopathischer und hysterischer Provenienz dazu, nachträglich (aus innerpsychologischen oder aus ereignismäßigen Gründen) Realerfahrungen zu gewinnen, Elementarempfindungen haben zu wollen, sei es auch nur vorstellungsweise. Hierin sehe ich eine der möglichen Primitivwurzeln der Masturbation, des Nagelkauens, der Tiks usw. Ich kann nicht die Gelegenheit vorbeigehen lassen, ohne der gesamten Psychologie zu sagen, daß sie eigentlich vielzuviel „Akropsychologie" treibt. Mir ist dies aufs Gewissen gefallen, als ich Strümpells Arbeit über die myostatische Innervation und ihre Störungen (Neurol. Zbl. 1920, Nr. 1) las. Strümpell sagt dort: „Bei den meisten bewußt gewollten, einem bestimmten Zweck dienenden Bewegungen, insbesondere bei allen „Hantierungen" d. h. bei all den zahlreichen Zweckbewegungen mit unseren Händen, ist die Zahl der an der Ausführung der gewollten Zweck- und Zielbewegungen unmittelbar beteiligten Muskeln eine geringe. Unsere direkte, auf die auszuführende Bewegung gerichtete Aufmerksamkeit beschäftigt sich dementsprechend nur mit einer kleinen Zahl von Muskeln, welche die Hand und die Finger in der bestimmten zweckentsprechenden Weise zu bewegen haben. Daß aber diese Bewegungen in der gewollten Weise vollkommen richtig und mühelos ausführbar sind, wird nur durch die gleichzeitige völlig gesicherte statische Fixation des ganzen Armes und ebenso fernerhin des ganzen Körpers ermöglicht. Man stelle sich einen freistehenden Menschen vor, der mit der ausgestreckten Hand irgendeine Arbeit oder Beschäftigung ausführt, einen Pinsel führt, mit einer Kreide schreibt, mit einem Messer schneidet oder irgendein beliebiges Instrument oder Handwerkszeug gebraucht. Die Aufmerksamkeit ist dabei nur auf die Hand- und Fingerbewegungen gerichtet. Diese Bewegungen wären aber ohne jede Sicherheit und Bestimmtheit, wenn nicht der ganze Arm, an dem Hand und Finger befestigt sind, vollständig fest fixiert wäre und wenn nicht diese Fixation sich in jedem Augenblick entsprechen den beständig veränderten Hand- und Fingerstellungen ebenfalls veränderte und anpaßte. Aber auch der ganze Arm würde gleichfalls keinen Augenblick eine feste und gesicherte Stellung einnehmen können, wenn nicht auch der Rumpf... eine wiederum in sich völlig gefestigte Haltung und Stellung einnähme" usw. Nun wissen wir, nach dem in den anatomischen Bemerkungen Gesagten, daß diese Fixation der bewußtseinsausgeschalteten (mechanisierten) Haltungen vom tonisch-statischen System (Striatum-Pallidum) übernommen wird. Aber von diesem System hat das Bewußtsein während der reaktiven Epoche der Entwicklung, vermittels zunächst unassoziierter Empfindungen und späterer Deckvorstellungen, die Haltung und Statik erst erlernt und übernommen. Also vergessen wir nicht, daß der Abstraktionist (der übrigens, vgl. besonders den asthenischen Typ, oft Haltungsanomalien hat, die auf striären Mängeln beruhen) infolge Mangels tragfähiger Besitze an taktil-dynamisch-muskulären Primitivempfindungen, leicht Anomalien „begrifflicher" Bewegungen hat und infolge der dabei auftretenden Empfindungen gerade auch das naive Remedium nahegelegt bekommt: vorstellungsmäßig zu tun, was als Automatismus fehlt oder unvollkommen ist. Während beim Normalen die gesamte Sensibilität genügende Automatismen bewirkt, muß der Abstraktionist für alles Ersatz auf dem Vorstellungsweg schaffen; dabei müssen aber logischerweise Wechsel in den Kontrollprinzipien entstehen, die in Anbetracht der bereits erfolgten Mechanisierung, der Ablösung tief-sensorischer Kontrollen durch abstraktiv-symbolische, das Hervortreten entsprechend tief motorischer Vorgänge (wie Iterationen, s. o.) verursachen. An diesem konstitutionellen Punkte trennt sich die „Disposition" zur gerade sprachkomplexen Neurose von der allgemeinkonstitutionellen Disposition ab. Bis zu diesem Punkt müssen meines Erachtens auch die Festlegungen anderweiter Komplexneurosen fortgeführt werden.

In welcher psychischen Disposition also die hier abgehandelten Blässen schlummern, in der werden gerade sowohl sprachliche Ataxien leichter entstehen (sowohl durch Nachahmung wie durch Ereignis), und zugleich die nefaste primitive Rekonstruktionswillkür gefunden werden können[1]).

Dem allgemeinen Erregungsfunktionalismus als solchem seien noch einige Worte gewidmet.

Zu diesem Zweck sollen einige Konstitutionstypen von Assoziativaphatikern mitgeteilt werden, um zunächst einmal die Schwierigkeit der Unterscheidung konstitutioneller und sprachlicher Momente (vgl. das oben über Ausfallserscheinungen Gesagte!) hervorzuheben.

---

[1]) Nur ganz andeutungsweise möchte ich die eigenartige Beobachtung streifen, daß gewissermaßen die ganze Seele diese elementare Unsicherheit der Primitivbesitze aufzeigt: viele so geartete Psychopaten besitzen keinen sichern Grenzstrich gegenüber dem moralischen „Unten", sie sind,

1. G. M., 23 Jahre alt, weiblich. Vater Diabetiker und Gichtiker, zwei Tanten an Tb. gestorben. Explor. artifiziell geboren. Schon als ganz kleines Kind sehr lebhaft geträumt, somnambul, bis zum 21. Jahre. Bis zum 9. Jahre mit den Eltern zusammen geschlafen. Mit 2 Jahren Keuchhusten. Mit 4 Jahren Sturz auf den Hinterkopf, 2 Tage besinnungslos, darnach verbleibende Sprachstörung („Stottern"). Vater mehr Gefühlsmensch; im Gichtanfall depressiv. Mutter gallensteinleidend, leicht aufgeregt, pessimistisch und falsch urteilend; im Klimakterium Schwindelanfälle. Expl. hat gern gespielt; religiös mit großem Hang zum Mystischen. Mit 14 Jahren erste Menstr. mit großem psychischem Schock. — Dolichozephal; linke Gesichtshälfte bedeutend größer wie rechte; rechts hochstehende Augenbraue, bei Erregung scheint die rechte Gesichtshälfte so klein, daß, infolge geringerer Ausdrucksbeteiligung, das Bild einer rechtsseitigen Ptosis entsteht. Linkes Ohr höher inseriert wie rechtes. Sehr hoher Gaumen. Visus herabgesetzt. Gehörsqualitäten fein, musikalisch und deklamatorisch befähigt. Gegen Heiß sehr empfindlich; Größen- sowie Lage- und Bewegungssinn: sehr ungenaue Angaben. Riecht gern denaturierten Spiritus, Benzin und Kuhmist. Aufmerksamkeit: bei häufigen Abschweifungen vorwiegend egozentrische Beziehungen. Vorstellungstyp anscheinend rein motorisch, kaum auditive Angaben. Urteil und Schluß schwach. Phantasie und Suggestibilität sehr groß.

2. G. E., 36 Jahre, männlich, Lokomotivführer. Mutter war 3 Jahre älter als Vater. Kindheitsangaben ohne Anomalie. Schlaf stets gut. Mit $4^1/_2$ Jahren Masern und Scharlach, hiernach „Stottern". Vater starb mit 40 Jahren an Wassersucht. Mutter lebt, gesund; 1 Bruder starb mit 1 Jahr, später noch 1 Schwester, 2 Brüder sind gesund. Viel Spielkameradschaft, wobei er der Suchende. Religiös indifferent. In der Schule gut, wenig Strafen. Hat gedient. Linker Mittelfinger Kontrakturstellung. Gesicht etwas mongoloid; hohe Stirn; Kopfumfang 58 *cm*. Sehr viel Tiks: Schmecken, Zucken mit den Schultern, bedeutungsvolles Kopfnicken, Drehbebewegungen beim Stehen, maniriertes Räuspern (nicht beim Sprechen). Ungewöhnliches darstellerisches und musikalisches Talent: kann z. B. im wesentlichen Lohengrin- und Rigolettopartie mit Naturtenor singen. Viel Stimmungswechsel (ganz plötzlich), gesteigerte Mitgefühle, sehr zerstreut. Gesteigerte Traumreproduktion für auch sprachliches Miterleben. Vor kurzem leichter Schock: Zusammenstoß seiner (langsam fahrenden) Lokomotive; optische Reproduktion mit starkem Hervortreten der Störungsvorstellungen.

3. G. R. Vater sattelte wegen „sprachlicher Schwierigkeiten" um: zuerst Pfarrer, jetzt Regierungs- und Schulrat. Mutter und 2 Schwestern Kropf, laut Angabe des Hausarztes psychisch abnorm. „Stottern" seit frühester Kindheit. Bei dem Alter von 11 Jahren 54 *cm* Kopfumfang. Etwas mongoloider Typus. Gaumen hoch, Akrozyanose von Händen und Füßen. Atmung und Herzaktion psychisch enorm leicht irritabel. Masturbation. Tremor der ausgestreckten Hände, Gelenkknacken beiderseits in dig. 3 und 4 bei Fingerspreitzen. ROMBERG unzweifelhaft positiv. Vasomotorenerregbarkeit gesteigert. Spitzenstoß verbreitert, paukende Herztöne, Pulszahl dauernd erhöht. Tastsinn sehr fein; barästhetisch links genauer wie rechts. Witterungsabhängig. Zeitsinn, Raumsinn und Größensinn auffallend genaue

---

obgleich hochgezüchtet, periodenweise zum Gesinnungspöbel hingezogen, sind gern zotig, zynisch, innerlich prostituiert und nach oben unsicher, nicht beheimatet, nicht „ins Ewige vermählt", Wortästheten und Besucher obszöner Orte. Einen entsprechenden Fall habe ich in meiner Arbeit „Über die Disposition der Stotterer-Psyche zu asozialer Entwicklung" (H. GROSS, Archiv f. Kriminalistik u. Kriminalanthropologie, Bd. 49, pag. 149—174) angedeutet: der Betr., adliger Abkunft (Bruder allgemein bekannter Schriftsteller), hatte sich mit einer Arbeiterin verlobt, wohnte als „Salonproletarier", spielte nach der anderen Seite den Mäzen, war aber dies so wenig wie jenes; war danach Prediger bei mehreren Sekten in Amerika, im übrigen instabiler Psychopath mit blassen Größenideen und endokriner Minderwertigkeit, ein Typ mangelhafter Synthese. Da die letztere nicht (vgl. oben) affektiv war, könnte der Genannte, trotz Mangels sonstiger hysterischer Stigmata, zur Hysteriegruppe gerechnet werden.

Angaben. Unmusikalisch, zeichnet gern, aber schlecht. Reproduktion: viel Aufmerksamkeitsstörungen. Eitelkeit gering, Züge von Geiz. Gefühlsleben enorm gesteigert. Bei Aufgabe „die Stube“ verbale Armut: 12mal „steht“, 3mal „hängt“, einmal „ist“ (Kontrollprüfung bei Gleichaltrigem: kein Kleben und Perseverieren, größerer Umfang des Erlebens). Aufgefordert, einen 14tägigen Ferienaufenthalt schriftlich zu beschreiben: er bringt (Zeitdauer unbegrenzt) ganze 7 Sätze zusammen, lauter kurze Hauptsätze.

4. M. V., 18 Jahre, weiblich. Altersunterschied der Eltern 2 Jahre. 1 jüngere gesunde Schwester. Mit 3 Jahren Scharlach mit Nephritis. Elternanamnese und Kindheit o. B. Schlaf stets tief; schlief bis zum 10. Jahre bei den Eltern. Mit 7—8 Jahren oft geweckt wegen Sprechens im Schlafe. Hat nie gespielt, ließ alle Spielsachen unbeachtet liegen. Expl. ist 9 Jahre vor der Ehe geboren (Konkubinat der Eltern). Vater oft häßliche und starke Stimmungswechsel, viel „Szenen“. Mutter moralische, liebenswürdige Persönlichkeit. Expl. zieht sich erst seit dem 13. Jahre selbst an. Ohne Schul- und Spielkameradschaft, nie mit Altersgenossen verkehrt. Gute Schulleistungen. Menstruation rechtzeitig, schmerzlos. Seit $^3/_4$ Jahren mitunter Ohnmachten ohne Nachwirkungen. Ungewöhnliche Schönheit des Körperbaues und des Gesichtes, obwohl die linke Gesichtshälfte etwas kleiner ist wie die rechte; dabei rechte Seite mehr heiter, linke mehr melancholisch, rechtsseitige Fazialisinnervation stärker wie linke. Zähne infantiler Typus; Hyperflexibilität der Finger-Grund- und Handgelenke. Ohne jedes Talent zum Zeichnen; singt gut (Chor); ausgezeichnete Schlittschuhläuferin, Turnerin, Tänzerin (tanzt wegen Abneigung gegen Berührung ungern). Geruchsidiosynkrasie gegen Apothekengeruch. Aufmerksamkeit infantil: Vorwiegen der äußeren, Nachklingen der inneren. Motorischer Vorstellungstyp. Gedächtnis: eigentlich nur „Typen“-Gedächtnis. Neue Vorstellungsverknüpfungen schwer zu bewirken; philosophisch veranlagt (religiös indifferent). Urteil und Schluß: infantile Elementarwerte. Suggestibilität groß, schnell verblassend. Starke Mitgefühle für Menschen, Tiere und Pflanzen, aber alles primitiv. Fühlt sich selbst noch als Kind. Keinerlei Kontrektationstrieb (Eltern, Schwestern, „Mann“). Keine Reflexsteigerungen, keine Vasomotorenerregbarkeit gesteigerten Maßes. Gang sehr schön, aufrecht, scheu. Assoziativaphasie: vorwiegend Geräuschkonsonanten, rein dynamisch-motorisch. Schrift: infantil, ebenso Mimik und die (spärliche) Gestik. Sprachstörung sehr schwer zu beeinflussen!

5. H. B., 25 Jahre alt, weiblich. Nie ernstlich krank, 6 gesunde Geschwister. Vater (Pfarrer) sehr heftig, maßlos im Zorn, leicht umzustimmen. Mutter Verstandesmensch. Erziehung streng; vom 12. Jahre an wurde Gedankenaustausch mit den Eltern nicht mehr gesucht, sie hatte sie „auswendig gelernt“. Mit 17 Jahren, unter bewußter Umgehung der Virginitätsperiode, wieder vertrauter mit ihnen. Menstr. mit 14 Jahren, o. B. Viel Kinderspiel, mehr mit Jungen. Mit 8 Jahren erste Liebe, sodann mit 14; erst suchend, dann gesucht. Religiös indifferent. Somatisch: 155 *cm* groß, Gewicht 108 Pf. Unterkiefer sehr zurückstehend. Kopf rund, Nase groß. Oberlippe vorstehend. Rechte Gesichtshälfte größer, Kiefer massiger. Lidspalte rechts mongoloid. Linker Fazialis stärker innerviert wie rechter, rechter Frontalmuskel aber stärker wie linker; Zäpfchen hängt nach rechts. Gesichtsausdruck zynisch, starr. Finger beider Hände stehen in „Krallenstellung“ (aktiv und passiv nicht zu strecken). Gesichtssinn, Gehörsinn normale Angaben; Tastsinn: Druck-, Größen- und Lagesinn sehr ungenaue Angaben. Riecht gerne Kampfer, ißt gern gut. Aufmerksamkeit gut. Vorstellungstyp rein und stark motorisch. Schwache Motivierungen der geprüften Aufmerksamkeit. Geringe Abstraktionsfähigkeit. Urteil und Schluß ungenügend; höhere Werte auffallend gering. Phantasietätigkeit groß; schriftstellert, aber lauter banale Sachen; dabei Urteilskatastrophen: eine Manövergeschichte, die sie mir zu lesen gab, endete in einer wüsten orgiastischen Szene; sie gab zu, nach diesem Schlusse maßlos masturbiert zu haben. M. zugestanden. Höhere Gefühle und Werturteile: Anästhesie. Bis zum 14. Jahre bestanden Krämpfe (Umfallen, Bewußtlosigkeit, Schaum vor dem Mund, für epileptisch gehalten(?). Geschick für alle möglichen Reparaturen; Gang steif, unschön. Deutliche Spaltung der Persönlichkeit, Analyse negiert. Dissimilation sicher.

6. Frau A. B., 25 Jahre alt. Altersunterschied der Eltern 10 Jahre, Mutter bei Zeugung 26 Jahre, starb in diesem Wochenbett. Vater „stottert", ebenso zwei Geschwister der Expl. Schwester der Mutter gemütskrank, deren Kind abnormer Schwindler. Hat stets ängstlich geschlafen. Mit 5 Jahren Masern, sonst gesund. Vater Verstandesmensch, Mutter heiter, Ehe sehr glücklich; ebenso die eigene Ehe der Expl. Gute Schülerin, von Tante viel gestraft. Ist sehr schön, obwohl die rechte Regio temporalis besser entwickelt ist wie die linke; Uvula hängt nach links. Sinnesorgane: musikalisch, sonst gleichmäßige Norm. Auditiv-sprachlicher Vorstellungstyp. Weint sehr leicht. Gedächtnis, Abstraktion, Vorstellungsverknüpfung, Urteil usw. durchaus regelrechte Ergebnisse; Geschlechtstrieb offen bejaht (1 Kind), keine Komplexe zu eruieren. Assoziativaphasie: einfachste dynamisch-motorische Formen, ganz oberflächlich assoziiert, sehr leicht zu beseitigen.

7. P. K., 33 Jahre, männlich. Vater starb 63jährig an Asthma, Mutter 42jährig an Karzinom, „stotterte". Vater 19 Jahre älter als Mutter; als diese geboren wurde, war ihr ältester Bruder schon 32 Jahre alt. Tante väterlicherseits wegen Schwachsinns entmündigt. Ein Bruder des Expl. „stottert". Keine Kinderkrankheiten, immer gut geschlafen. Wenig Erziehung erhalten. Viel gespielt, guter Schüler. „Stottern" seit frühester Kindheit. Rechts WILDERMUTHsches Ohr, linke Gesichtshälfte etwas größer wie rechte. Zunge zeigt beim Herausstrecken fibrilläres Zucken, lebhafter feinschlägiger Tremor der Hände. Links überwiegen die Feinheiten des Tastsinns (auf Befragen: bis zum 10. Jahre ausgesprochen linkshändig). Sinnesqualitäten: genaue Angaben. Vorstellungstyp gänzlich unbestimmbar: zunächst visuell oder auditiv, sekundär stets motorisch. Andeutung von Pseudologia phantastica, viel wortfertige Gefühlsurteile. Leicht erregbar, stark dynamisch-motorische Form mit tausenderlei Sprachhilfen, lacht und weint sehr leicht (etwas instabiler Hyperthymiker). Heilung sehr leicht und dauernd.

8. H. v. E., 14 Jahre, weiblich, brasilianischdeutsche Holländerin bzw. Deutsche. Vater und Mutter starben an Diabetes. 4 gesunde Geschwister. Mit $2^1/_2$—3 Jahren Malaria, ohne Chinin behandelt. Bequemes Kind, leicht zu erziehen gewesen (Angabe der Mutter). Mit 12 Jahren Conamen stuprat., das keinen Einfluß auf die vorher bestehende Assoziativaphasie gehabt haben soll. Sehr schwierige Beeinflussung eines scheinbar nur oberflächlich liegenden dynamisch-motorischen Störens; größte Indolenz, auch Verständigungsschwierigkeit.

9. Bei C. Sch., 18 Jahre, männlich, Russe, verzeichnet die Sprachanamnese: mit 8 Jahren Fall auf den Hinterkopf, alsdann 14 Tage schwermütig, seitdem „Stottern"; vom 12. Jahre an durch Nachahmung eines anderen „Stotterers" stark. Rechts achtmal Humerusluxation. Rechts geringe Hemiatrophia facialis. Keinerlei psychopatische Züge, trotzdem erst nach wiederholter Behandlung geheilt.

10. A. J., weiblich, 22 Jahre. Im 37. Lebensjahr der Mutter geboren. Ein Bruder lebt, Assoziativaphatiker, beiderseits alte Poliomyelitis. 1 Bruder des Vaters geisteskrank, von beiden Eltern her tuberkulös hochgradig belastet, linke Spitze positiv. Vater früher Potator strenuus. Akrozyanose beider Hände. Herabsetzung des Luftvolumens der Lungen. Mit 17 Jahren menstruiert, seit dem 15. häufige Masturb.; Inzest mit dem Bruder zugegeben. Rechts Amaurose nach Panophthalmie (mit 6 Jahren). Keine Anzeichen für Psychopathie. Dynamisch-motorischer Störungstyp, aber auch viel sensorisch-aphatisches Umgehen, Embolophrasie usw. Bis zu einem Rest leicht zu beeinflussen; dieser Rest wich erst nach Psychokatharse.

11. W. W., männlich, 20 Jahre, stud. med. Vater Lehrer, hat viel gehauen; Kinder mit Mutter Partei gegen ihn. Vater jähzornig, unzugänglich, glaubt sehr viel zu arbeiten bei 22 Stunden wöchentlich, will umsatteln. Musikalisch. In Gesellschaft still, zu Hause rücksichtsloser Haustyrann. Kein Kind hängt an ihm. 6 Geschwister des Expl. leben, 1 starb jung an Krämpfen. 1 Bruder litt früher sehr an Stimmungen, „stottert". Großvater des Vaters starb an Rückenmarksleiden; Vater anscheinend wegen Krankheit in der Berufswahl gehindert gewesen; Bruder des Vaters sehr reizbar, abnormer Charakter. Expl. hat angeblich stets zu wenig geschlafen, mit 12 Jahren bis 11 Uhr mit dem Vater Schularbeiten machen müssen, tagsüber kaum 1 Stunde Zeit für Erholung. Mit 6 und 7 Jahren gern phantastische Spiele: Indianer, einmal

eine Eierfrau „überfallen“. Mit 4 Jahren eine Zeit auffallender Ängstlichkeit, für die keine Ursache zu finden ist. Schwer an Altersgenossen angeschlossen. Religiös interessiert, mehr Zweifler als Grübler, nicht ohne renommistischen Einschlag (eigene Angabe). In den Unterklassen unter Mittelwert, war er in den oberen Gymnasialklassen einer der besten Schüler. Groß und sehr schlank, aufgeregt, heftige Bewegungen. Kopfumfang 55 *cm*, regelmäßige Bildungen. Sinnesqualitäten sehr exakte Angaben. Aufmerksamkeit ist leicht abgelenkt, besonders in optische Vorstellungsreihen. Der Vorstellungstyp ist als intuitiv zu bezeichnen, andere Feststellungen gelingen durchaus nicht. Große Neigung, vorstellungsmäßig dem Inhalt einer Situation vorauszueilen, sie im voraus zu erschöpfen, Bücher zu durchfliegen, überspringt viel, war sehr guter Rechner! Schüchtern, vorsichtig, urteilsabhängig. In der Phantasie überwiegen optische Vorstellungen; verstärkt gern seine Stimmungen durch Sich-Versenken, wobei mitunter musikalische Ideen kommen. Wird leicht intim — dahinter steckt Induktionstrieb, also ein Anlehnungsmanöver. Oft und leicht verliebt; viel Masturb., aber ohne tiefere psychische Resonanz. Auffallend ist Ungleichheit der Pupillen- und Patellarreflexe zuungunsten der rechten Seite. Assoziative Sprachstörung: dynamisch-motorisch und sensorisch-aphatisch, dabei keine Mitbewegungen, keine gesteigerte Gestik und Mimik. Leicht zu beeinflussende Störung; angeblich auch nachhaltig. Dennoch bestanden infolge zahlreicher Simultanassoziationen (von denen mir eine gesteigerte Anzahl geradezu zwingend auf eine Spaltung des Selbstbewußtseins hinzudeuten scheint), die indes keinerlei dynamische usw. Willküren hervorbrachten, obwohl bekanntlich Iterationen an Wort- und Silbenanfängen die psychophysiologische Folge waren. (Man sieht also, daß der Abbau der Komplexe diejenigen Schockierungen vertrug, denen er früher stets erlegen war.)

12. R. W., männlich, 21 Jahre. Hat 8 Geschwister, jüngstes Kind; Eltern Altersunterschied 18 Jahre; Vater war bei der Geburt des Expl. 59 Jahre alt, starb an Schwindsucht. Als kleines Kind leichte Masern und Scharlach. Immer gut geschlafen, viel gespielt. Vater soll mehr Gemütsmensch gewesen sein; die Mutter ist ausgesprochen dumm. Expl. hat sich nicht leicht angeschlossen, indifferent gegen Standesunterschiede und Religion. Einmal sitzen geblieben; bis zum 11. Jahr schlecht mitgekommen, von da an wesentlich besser; weiß sich der Schulzeit nicht genau zu erinnern. Größe 170 *cm*, Gewicht etwa 110 Pfund. Exspir. 89, Insp. $92^1/_2$ *cm*. Habitus asthenicus. Kopf: Diameter occip.-front. $56^1/_2$ *cm*, occip.-bregmatic. 53 *cm*. Linke seitliche Fontanellennaht weit offen. Prognatie, runde Augenbrauen (Typ Dichter Wedekind); starker Torus palatinus. Starke Myopie. Sinnesqualitäten: durchweg zahlreiche Fehler, von allem ist wenig vorhanden (mit Benutzung des Layschen Personalbogens), aber von 10 Tests werden immer nur 5—8 richtig gelöst, dabei durchweg sehr lange Reaktionszeiten. Ich fasse das Ergebnis einer vierwöchigen Beobachtung zusammen: Vorstellungstyp nicht sicher zu bestimmen; vorwiegend intuitive Antworten. Gedächtnis reicht bis zum sechsten Lebensjahre zurück, ungenau, sehr langsames Erinnern. Dabei gute Merkfähigkeit; die Vorbereitung zum „Erzählen“ gelingt ihm in mäßiger Zeit, er erzählt gut und ist nur in der improvisierten Erzählung sehr behindert durch eine große Mangelhaftigkeit des Ausdrucksvermögens; wenig wortfertige Überlegungen, große Armut an Vergleichen, sehr zurückhaltend im Urteil, dabei oft genau in der Reproduktion von komplizierten Vorgängen. Er ist der geborene Spießbürger, schon fast Sonderling. Seine Auffassung neigt indessen durchaus zum ästhetischen. Sein läppisches Heitersein ist eigentlich sein einziger positiver Affekt; er ist in seinem ganzen Tun treu bis zur Pedanterie. Bei mir kam er in einem Zustand idiotischer Verlegenheit an. Sein Gang ist entsetzlich watschelnd, schiebend und eckig. Sein Vogelgesicht illustriert den ganzen inneren Menschen. Sprachstörung: ganz nieder assoziierte Dynamiken, die sofort bei phonetischem Lautsprechen verschwinden. Viel Verlegenheitsmitbewegungen, oft wahre Gedankenstillstände; ihm fällt dann wirklich nichts ein, die Verlegenheitspause füllt er mit „Muskelgesten“ aus, die besagen: es geht nächstens noch weiter. Eine einzige Interjektion benutzt er: „Ach ja“; und zwar oft dann, wenn der Zuhörer ergeben darauf wartet, daß ihm die Fortsetzung einfällt; das wirkt dann unsäglich

komisch. Sowie er gelernt hat, nicht sprechen zu wollen, wenn ihm der Faden abgerissen ist, und laut zu sprechen (um das Projektionsbewußtsein zu belasten), blüht er auf, redet viel und viel zusammenhängender, verträgt und sucht Belastungsproben und seine heitere Stimmung breitet sich auf den ganzen Tagesverlauf aus. Alles in allem muß ich sagen, daß der Expl. mit dem, was sein Inventar war, gut umzugehen verstand, und es wäre verkehrt gewesen, durch eine zu ausgedehnte Verstärkung seiner erwachten Projektionslust ihm Konfliktmöglichkeiten zu schaffen; hier ist die menschliche Sprache eines der Sicherheitsventile für Überdruck und Heizung, wenn dies Bild erlaubt ist. Anfangs war er manchen seiner Mitpatienten ein Gegenstand des Ärgernisses; später gingen die meisten gern mit ihm; weiter brauchte die Durcharbeitung nicht getrieben zu werden.

13. H. C., männlich, 19 Jahre alt, Tischler. Eltern: Zeugungsalter bei Vater 45, Mutter 39 Jahre; beide leiden seit vielen Jahren an Rheumatismus. Zwei gesunde Schwestern leben. Als Kind ängstlich; Furcht, allein ins Bett zu gehen, vor dem Gewitter. Schlaf gut, reichlich. Bis zum 11. Lebensjahr mit der um vier Jahre älteren Schwester im gleichen Bett geschlafen; unerlaubte Berührungen zugegeben, nachdem zur selben Zeit Verleitung zur Masturbation in der Schule stattfand. Mit dem 3. Lebensjahre begann „Stottern“ durch Nachahmung; als ganz kleines Kind einmal mit dem Laufstuhl die Treppe heruntergefallen; mit sechs Jahren leichte Masern. Von den Abstammungs- und Anpassungsmerkmalen der Beobachtung und der geistigen Verarbeitung ist nicht viel zu sagen: sehr weich, suggestibel, sehr lernbegierig, sehr unter „Eindrücken“ leidend; Vorstellungsverknüpfung lose, Wankelmut auch in beruflicher Hinsicht, Urteile unsicher. „Stichelt“ gerne (eine hessische Eigenschaft) und ist, trotz grundsätzlich ästhetischer Veranlagung, ein Meister im Schweinigeln (obszöne Witzelei) und leidet psychisch unter reichlicher Masturbation. Im Beruf geschickt und fleißig; angenehmer Mensch; Typ Dégéneré supérieur. Sprachstörung reichliche dynamische Formen; sehr leicht zu beseitigen, aber die allgemeine Durcharbeitung bot in den sechs Wochen seines Aufenthaltes viel Schwierigkeiten und mußte auch analytisch werden.

14. Ganz von der Außenseite besehen, kann ich den folgenden Fall zu schildern nicht unterlassen, obgleich er wegen unüberwindlicher Ablehnung jeglicher Analyse trotz vierwöchigen Zusammenseins mit ihm mir in den entscheidenden Zügen dunkel bleiben mußte und so in der Reihe der genau genug Untersuchten sich unnatürlich ausnimmt. I. W., Mitte dreißig, Privatdozent der Neurologie, allgemein bekannte Größe (später angeblich Professor), Ausländer. „Stottern“ von Kind auf. R e i n a b s t r a k t i v - p s y c h o p a t h i s c h e F o r m: in den Vorlesungen nur Umgehungen der Worte, mimisch-gestikulatorische Hilfen, nie Dynamisierungen. In der Unterhaltung ebenso; niemand kam auf den Gedanken assoziativer Sprachstörung als er selber, weil in der Jugend die typische Störung bestanden und im Laufe der Entwicklung zum jetzigen Typ sich ausgebildet hatte. Bei plötzlicher Erregung (er ist äußerst empfindlich, stets gereizt, umwertend, übelnehmerisch, läuft aber selbst mit „offenem Messer“ herum, d. h. ist einer g a n z sachlichen Auseinandersetzung auf die Dauer total unfähig, und in einer solchen Erregung kommt es infolge Simultaneinstellungen zu Iterationen und Primärdynamiken) durchbrechen allerlei Beeinträchtigungsvorstellungen, an denen er ungemein reich ist, die gesetzte Abgewogenheit und er kommt zuerst ins Jagen und schließlich in ein Poltern-ähnliches Dynamisieren und Iterieren, dem er fast augenblicklich seelisch total erliegt. Es bestand trotz großer persönlicher Schärfe nach außen starke Suggestibilität und Perseveration. Er war nicht imstande, sich aufschließen zu lassen, setzte allen wie immer stilisierten Versuchen, ihn zu einer wirklich sinnvollen Verarbeitung und Stellungnahme zu bewegen, aktiven, oft kindlich-trotzigen Widerstand oder passive Resistenz entgegen und erhielt den Rat, es anderweitig zu versuchen; trotzdem bewahrte er mir Dankbarkeit, aber etwa diejenige, die man einem Geistlichen gegenüber empfindet. W. war instabiler Zyklothymiker mit obsessivem Einschlag, bei intakter Intelligenz. Er beging 1922 S u i z i d.

15. v. Th., männlich, 35 Jahre. Altersunterschied der Eltern ein Jahr; Zeugungsalter Vater 24 Jahre. Mutter war sehr nervös, starb an Leukämie. Vater Migräniker,

er wie auch der Großvater „stotterten“. Onkel starb an progressiver Paralyse. Mit 5 bis 6 Jahren zweimal (?) Masern; im Anschluß daran entwickelte sich Sprachstörung. Er wurde oft wegen seiner Sprachstörung gezüchtigt und von seiner ehrgeizigen, exaltierenden, perseverierenden und suggestibilen Mutter deswegen verachtet und ausgesucht schlecht behandelt. Vater hat das ganze Geld der Familie verspielt. Viel gespielt; Kinderfreundschaften bestehen noch. Im Regiment den Spitznamen Mister wegen seiner Zurückgezogenheit. Durchwegs ernste Auffassung des Lebens. Bis Obersekunda Gymnasium; dort kümmerte sich nur ein Lehrer um ihn, die anderen wußten nichts mit ihm anzufangen und ließen ihn links liegen. In Ilfeld war es gut; er hebt hervor, daß dort absolut keine Masturbation sei. Teilnehmer des Hererofeldzuges; zwei Auszeichnungen wegen persönlicher Tapferkeit. In Südwest Malaria und Ruhr, Herzschwäche, etwas „Tropenherz“. Somatisch: Turmschädel. Lineae temporales sehr deutlich. Zahlreiche pigmentierte Naevi am ganzen Körper. Frühzeitig schlechte Zähne. Somatisch fällt auf, daß sehr viel gegähnt wird, ohne daß dem psychische Ermüdungsleistungen entsprechen. Große Vasomotorenerregbarkeit. Vorherrschend depressive Stimmung; er selbst hält sich für einen Verstandesmenschen; dies entspringt aber nur der situativen Insuffizienz, die ihn beständig in Abwehrstellung oder in gewaltsame Anpassungsarbeit versetzt. In den Assoziationsversuchen finden sich viele Neuwerte (Kriegsteilnahme). Vorstellungstyp vorzugsweise intuitiv. „Heult“ leicht infolge starker Mitgefühle. Leidender Gesichtsausdruck hinter starrer Maske. Im Wesen exakt, fast umständlich. Singt und deklamiert hübsch. Sprachstörung: alle drei Formen sind vertreten; die dynamischen Willküren treten in Erscheinung, daneben viel Wortumgehen, Redaktionsänderungen und verschrobene Satzbildungen, Schwäche der Realdarstellungen. Zum „Umsatteln“ geneigt. Eros vorhanden; nicht sehr libidinös. In vielem ein großes Kind. Bedarf von Zeit zu Zeit einer persuadierend-übungstechnischen Beeinflussung; keine wesentliche Abartung der Berufsleistung infolge der Sprachstörung, aber innerlich leer, mangelhafte Synthese, wechselnde Intensität des Einsatzes, anlehnungsbedürftig, dem Großen auf phantastischen Umwegen zuwendbar, aber auch wieder plötzlicher Energieleistungen fähig (Hofmarschall); sein Ideal ist, Burghauptmann in einer einsamen Burg zu sein. Psychisches „Prä-Senium“.

16. O. W., männlich, 29 Jahre. Vater Gichtiker, 45 Jahre bei der Zeugung des Sohnes, Mutter 36. Familienanamnese ohne Belang. Expl. ist stets schwer eingeschlafen. In frühester Kindheit angeblich englische Krankheit 6 bis 8 Jahre lang; damals viel Portwein während der ganzen Zeit, auf ärztliche Anordnung. Erziehung o. B. Im 7. bis 8. Jahre, dann noch einmal im 12. bis 13. Jahre monatelange Lesewut. Stets seine Kleinheit schmerzlich empfunden (heute 1·56 *m* mit Absätzen). Somatisch: Kopf: Umfang 57½ *cm*, mäßiges Offenstehen der Schläfen- und Stirnfontanellen. Zähne frühzeitig sehr schlecht. Vorstellungstyp ziemlich einwandfrei visuell. Gepflegtes Gedächtnis (subjektiv bis zum vierten Jahre visuell zurückreichend). Phantasie lebhaft; musikalisch, auch in sprachlicher Beziehung interessiert. Sonst Durchschnitt: nicht sehr gesellig, nicht eigentlich wissenschaftlich produktiv bis jetzt (Geschichtslehrer), höchstens als Steckenpferd. Liebt es, „im Talar zu sein“: wegen seiner Kleinheit beständig etwas zu laut sprechend, etwas zu offensiv in Spruch und Widerspruch. Oft in Gedanken versunken, so daß er auf Anrede sich erst besinnen muß, er selbst weiß dann angeblich von seiner Umgebung nicht viel. Bei sehr freudigen Vorstellungen und Erlebnissen hält er selbst es für möglich, daß die Erregung „flimmernde“ Mitbewegungen beider Hände verursachen könnte, wie des öfteren zu beobachten ist. Vor dem Einjährigenexamen kurze Ohnmacht, Schaum vor dem Mund, Bewußtseinsverlust, später Amnesie. Dasselbe noch einmal mit 20 Jahren, dazwischen noch ein kleinerer Anfall. Expl. zeigt öfter, besonders bei Ermüdung, die Erscheinung des „Glotzens“ (auch „Plarr“, „Einkick“ usw. genannt). Interesse für Zeichnen und Schnitzen. Mienen lebhaft, selbstbewußt. Neigung zu Pessimismus. Sprachstörung: oberflächliche Dynamisierungen, Iterationen, Redaktionsänderungen.

Was haben wir nun gesehen? Nehmen wir die Konstitution als primär gegebenen Faktor, mit eigener Erbmasse, eigener Erlebnistragik und eigener

Projektionsweise, nehmen wir daneben das „System" der assoziativen Aphasie, so entstehen Fragen von grundsätzlicher Bedeutung. Die 16 mitgeteilten Typen verbuchen wir wie folgt: Hemiatrophie und Psychopathie; Zyklothymie mit hysterischen Zügen und Sonderbegabung; endokrine Minderwertigkeit und schwere Degeneration, affektiv mangelhafte Syntese; liebenswürdige Form einer Debilität; degenerativer epileptoider Typ mit hysterischen Zügen; normal; Hyperthymie, Instabilität; Hysterie mit mangelhafter Synthese; Hemiatrophie ohne Psychopathie; Psychopathie auf schwer degenerativer Grundlage; Degeneration, Debilität mit psychopathischen Einschlägen; Psychopathie (Dégénéré supérieur); Psychopathie mit Zyklothymie, komplexe Neurose, Suizid; Psychopathie mit hysterischen Zügen, endlich epileptoider Zustand mit wahrscheinlich endokriner Minderwertigkeit und Wachstumsstörung. Natürlich äußert sich die assoziative und affektive Verbindung zwischen der psychopathischen Grundlage und dem sprachlichen „Neurose"-Komplex nur situativ; je nachdem hat der sprachliche Störungskomplex oder die konstitutionelle „Betriebsweise" den Hauptanteil an einer Reaktion; eine scharfe Trennung ist unmöglich. Aber wir können, da ein Psychopath ohne sprachlichen Störungskomplex unmöglich zwingend sprachlich zu reagieren braucht, und ein Sprachkomplexer durchaus nicht im hysterischen Sinne lenksam, begehrlich, konversiv, usw., diejenigen Bedingungen, unter denen die „Persönlichkeit" ein „Betriebsreagem" ist, nicht so streng schematisieren, nicht die Behandlung orientieren. Denn uns begegnen die Assoziativaphatiker auch als Erwachsene, und da haben sich bereits vielerlei Anpassungen und Besonderheiten gebildet, die die Grenzen zwischen Konstitution und „Neurose"-Komplex stärker verwischen.

Nach welcher Seite hat die mangelhafte Synthese ihre Wirkung am stärksten ausgeübt? Behalten wir das Bild des Komplexes bei, so setzt das voraus, daß entweder die ursprüngliche Ich-Einheit gegenüber dem Komplex mit Störungsmotorie ihre Konfiguration beibehalten hat, daß der Komplex ein Gebilde, ein Teil des Ganzen ist, dem gegenüber ein „Zustand drohender Kriegsgefahr", oder ein Mobilisierungszustand, oder ein dauernder „Krieg mit Zivildienstpflicht" besteht; oder der Komplex hat quantitativ und qualitativ eine Ausdehnung, funktionelle Vorherrschaft und situative Lebensdirektion solcher Bedeutung gewonnen, daß im Störungsbewußtsein alle Züge des Ich vorhanden sind, so daß eine doppelte Persönlichkeit besteht, von der die alte Hälfte lediglich ein fakultatives Gespenst der Konstitution ist, während die geistige „Außenphysiognomie" die Züge des Störungsbewußtseins trägt.

Fragen wir nunmehr noch einmal nach dem „Betriebszustand", so ist die Frage eine dreifache: wer denn trägt die Lebensdirektive mit ihren teleologischen Fiktionen: die Konstitution als solche, die Konstitution plus ihre Reaktion auf Störungsbewußtsein, oder der dem Ich substituierte Störungskomplex? Anscheinend weist das Verhalten des Vorstellungstyps der Assoziativaphatiker auf den Weg zur Antwort: in denjenigen Fällen, in denen ein vorzugsweise „intuitiver" Typ angetroffen wird, jedenfalls ein einwandfreier motorischer, visueller usw. Typ nicht mehr besteht, sind wir genötigt, eine sowohl sehr bewußte wie auch sehr intensive Anpassungsarbeit des Individuums anzunehmen, die auf den sprachlichen Zustand zu beziehen im Bereiche des Zuslässigen liegen dürfte. Schwierig scheint mir, den Begriff der Neurose festzuhalten: wenn Konstitution plus Complex commiscue als Neurose bezeichnet werden, verliert der Konstitutionsbegriff seine eigentliche, medizinische Bedeutung, verschwindet der Begriff der Psychopathie, des endokrinen Minderwertigkeitstyps, des hysterischen, des manisch-depressiven usw. Typs, und im alsdann rein-psychologischen Bilde entziehen sich die somatischen Bedingungen und Ursachen ihrer pathopsychologischen Bewertung für die reinphysiologischen Einflüsse des Körpers. Ich persönlich fasse den Begriff der medizinischen Psychologie dahin auf, daß wir auf die Unterscheidung primär bzw. eigentlich psychischer und sekundärer Bewußtseinsvorgänge als Deckvorgänge für motorische, affektive oder vasomotorische Automatismen nicht verzichten wollen.

Anders, glaube ich, kommen wir aus dem Dilemma nicht heraus, in das uns die „rein" psychologische Denkweise z. B. der Analytiker bringt, wenn wir dies Dilemma nämlich recht ernst nehmen; und wir sind selbst bereits hineingeraten: nämlich als wir von der „polaren Sättigung" sprachen und feststellen zu müssen meinten, daß die Antipolarität der Vorstellungen die irgendwie determinatorische Wirkung der Triebe aufzuheben imstande sei. In der psychologischen Ausdrucksweise macht es sich ganz schön, zu sagen: Zweifel, innerer Konflikt, innerer Widerspruch usw. heben das Wollen, den Mut usw. auf. Aber welches Verhalten der Triebrichtungen hinsichtlich der Motorie, und auf sie läuft doch schließlich alles „Einwirken" im Sinne des Wollens und Projizierens der Persönlichkeit hinaus, liegt dem zugrunde? Warum „ist" man im Zustand des Abstraktseins nicht wollend? „Was" hebt sich gegenseitig auf, wenn ich gehemmt bin, dies oder jenes zu tun (sei das Ergebnis nun selbsterhaltend oder, in irgendeiner Verlängerung, selbstvernichtend)? Ich glaube, daß der gesamte Begriff der sozialen Projektion des Menschen nur darin (psychophysiologisch beantwortet!) besteht, daß der „Elan" in irgendeiner Weise Anschluß an einen motorischen Bogen behält. Was die „antipolare Neutralisierung der Antriebe", die wir oben setzten, bedeutet, wird sich meines Erachtens vorläufig nicht beantworten lassen. Vielleicht ist nichts weiter zu gewinnen als das Ergebnis in praktischer Beziehung: wenn es uns gelingt, an irgendwie abstrakte Vorgänge einen kurzen motorischen Bogen anzuschließen, so haben wir erreicht, was die „Seele" als Ganzes zu ihrer projektiven Tätigkeit gebrauchte; vielleicht ist in diesem Sinne unsere gesamte analytische, psychotherapeutische usw. Tätigkeit unter dieser Bedingung erfolgreich, daß sie auf einem der genannten Wege ein „Redressement motorique", eine motorische „Einrenkung", eine Anschlußherstellung bewirkt. Hier will es auch so scheinen, als ob wir dem Begriff der mangelhaften Synthese wirklich konstitutionell nahekämen.

Stellen wir uns die Primitivbesitze psychopathischer usw. Konstitutionen abnorm blaß vor, vergegenwärtigen wir uns ferner die gewissermaßen elektive Besetzung der psychischen Qualitäten bei den mitgeteilten Fällen, so stimmt es mit dieser „Blässe" sehr gut überein, was die „klinische" Verlaufsweise dieser Konstitutionen im weiteren Leben erkennen läßt: Mangel an wiederherstellenden Gefühls- und Vorstellungsautomatien, Wechsel der inneren und äußeren Einwirkungen in einem überwiegend unharmonischen, inkongruenten Verhältnis; Spaltung und Verschiefung der Persönlichkeit, ja Erfindung maskierender, zeit- und verantwortungsparender Verzögerungspraktiken, inferiorer Persönlichkeitsdurchsetzungen usw., denen wir als Surrogatwerten zu begegnen gewohnt sind, stellen die notwendigen Folgen dar. Ob aber die ursprüngliche Konstitution, oder ihr luxurierender Zustand bei Komplexbildung und -wirkung, oder Störungsbewußtsein in Ich-Form das Betriebsreglement zum „Leben" herausgeben, ist Frage der allgemeinen Dissoziierbarkeit, gehört also sowohl der Konstitution wie dem Ereignisleben und der Dauer der bestehenden Wechselwirkung an, ist also nicht anders wie fallweise zu beurteilen.

Die Frage, welche Erregungsmengen den kortikalen Vorgängen zur Verfügung stehen, berührt wieder Grenzgebiet: die Frage der Beziehungen zwischen Erregung psychogen-psychischer Natur und Endokrinie, Vasomotorenerregbarkeit und selbst Stoffwechsel. „Experimentell hat PAWLOW die Bedeutung psychischer Erregung für die Motilität des Magens festgestellt, KRONECKER für die des Darmes. WEBER hat die weitgehende Beeinflußbarkeit der Vasomotorenfunktion gezeigt, PAWLOW und BICKEL die der Drüsensekretion. Die Beeinflußbarkeit der Genitalfunktion durch psychische Vorgänge ist durch die Arbeiten von WINDSCHEID, KRÖNIG und WALTHARD in erschöpfender Weise klargelegt worden.“ (LÜTZENKIRCHEN). Ich muß es mir im Rahmen dieser gegenwärtigen Arbeit versagen, auf das „Wie“ einzugehen; es genüge die Vermerkung der Tatsache, daß einer Anzahl von Konstitutionen der Weg zu dieser Art der Erregungsableitung offensteht; vielleicht besorgen hypothalamische Zentren diesen Erregungsabfluß; die ausführlichen entwicklungsgeschichtlichen Daten LAPINSKYS z. B. über die Vagusphysiologie bieten eine reiche Fülle von Anregung in dieser Hinsicht.

Natürlich geben die mitgeteilten Krankengeschichten kein Bild von der Modalität der situativen Insuffizienz der Fälle; bei der gebotenen Kürze der Darstellung beschränke ich mich darauf, nur folgende Punkte hervorzuheben. Schon DENHARDT hob die Eitelkeit der Assoziativaphatiker hervor. Er bezeichnete damit die eigentümlich surrogathafte und egozentrische Geneigtheit der überwiegenden Mehrzahl (von denen der „schamlose“ Typ besonders erwähnt sei), sich in den Mittelpunkt einer Situation zu stellen, sich durch krasse, und oft genug unwillkürlich pseudologische sowie nur subjektiv motivierte Sentenzen bemerkbar zu machen, sich umzusehen, sich einen als adäquat gewollten Beachtungsanteil zu sichern. Aus großer Erfahrung heraus glaube ich die Wurzel hiezu in einer Sucht nach Induziertsein erkennen zu sollen, das dem Unterlegenheitsgefühl, dem Gefühl des Bestrittenseins entspringt; ein Teil mag unbewußt sein, ein großer Teil ist aber jedenfalls bewußt. Auch das ist „Rekonstruktionswillkür“, die zum Teil der Konstitution, zum anderen Teil der determinatorischen Wirkung des Störungskomplexes angehört und Zuflüsse aus anderweiten Komplexen mitunter, aber nicht oft, empfängt. Auch die Persönlichkeit hat ihre Symbolie: Abstammungs-, Züchtungs-, Berufs-, Geschlechtssymbolie, und die Rekonstruktionsarbeit des Individuums besorgt in demjenigen Maße, in dem ihr Intellekt als Logosbestandteil sich mitgetroffen weiß, zugleich mit der motorischen Rekonstruktionsarbeit diejenige an der Persönlichkeit; nicht nur die Motorie der Phasis ist entsymbolisiert bzw. umsymbolisiert (aus Begriffssymbol wurde Krankheitssymbol, Martyriumssymbol usw.), sondern die ganze Deutigkeit, das Meinen „meint“ und „sagt“ verschiedenes, bis zur Ich-Benennung („Ich bin ein Stotterer“) geht gemäß der intellektuellen Rolle diese Umwertung und Umsymbolisierung, die Funktion wird nicht als solche „abgestoßen“, sondern der Identifizierungsprozeß erreicht den höchstmöglichen Grad in der abstraktiv-psychopathischen Form der Ich-Negation und Umwertung jeglicher anderen als der Bestimmung, sprechendes Wesen zu sein, „das Wollen wird zum neurotischen Müssen“, weil absolut alles durchgefärbt ist. Ich will nicht darüber streiten, ob diese letzte Form des assoziativaphatischen Entwicklungszustandes eine universelle Neurose ist; sie ist jedenfalls eine sprachliche.

Ich habe einen einzelnen Fall gehabt, in dem mir der Zustand eine Zeitlang zweifelhaft war: Eine 40jährige Lehrerin erkrankt mit etwa 37 Jahren an Keuchhusten und „behält eine Sprachstörung“, so ihre Angabe. Motorisch-dynamische Formen außer der einzigen noch zu beschreibenden fehlten völlig, sensorisch-aphatische Willkür ebenso. Vorhanden war der Zustand des „Restluftsprechens“; der Atem wurde tunlichst ausgepreßt, und unter starker mimischer Maskierung (Nachdenklichkeit, Verlegenheit, fades Lächeln) alsdann alles Beliebige ausgesprochen. Es bestand keine Blockierung der Phonation. Erst während der Behandlung überzeugte ich mich, daß die vom Keuchhusten her als bekannt erworbene Empfindung des Leerereizes im Atmungsapparat jedesmal aufgesucht und reproduziert wurde, mit der Absicht, die vorgestellte Anfangsschwierigkeit (rekonstruktiv!) zu überwinden; als zum erstenmal das Wort „Schwierigkeit" fiel, war die Situation geklärt und die Hinlenkung der formativen Aufmerksamkeit auf die Phonation schlug die Brücke zum Aufgeben dieser Vorstellung. Zuerst mußte man an Aphonie denken, erst die genaue Untersuchung der Atmung stellte das Vorliegen der respiratorischen Willkür fest. Etwas ganz anderes bot die Patientin Nr. 5, bei der schluchzenähnliche Atmung mitunter erkennbar war, die so anmutete, als ob ein orgiastischer Schlußakt erlebt werde; wahrscheinlich das Hineinragen eines anderweit entstandenen Vorstellungsmechanismus (nicht striärer Automatismus) in eine affektiv gleich stark erhellte Situation, wobei vielleicht eine innere Verwandtschaft mit einer Art „sprachlicher Prostitution" (= Sprechenmüssen) vorlag.

Die mangelhafte Synthese der psychogen sprachgestörten Psychopathen will mir sowohl affektiv wie assoziativ bedingt erscheinen. Es ist möglich, daß bei der einen Gelegenheit die Stärke des Affektes die konstitutionelle Vorstellungsblässe steigert, bei der anderen ist aber vielleicht die assoziative Blässe und Mangelhaftigkeit auch ohne besonderen Affekt die determinierende Ursache sowohl für motorische Fehlleistung wie für eine Art Bewußtseinsleere und Einschränkung des Bewußtseinsfeldes, womit gemeint ist, daß sowohl die „unteren" Besitzstände der bewußteren Empfindungen wie auch die „oberen" der Leit- und Dispositionsvorstellungen, also der Mechanisierungszustand in jeder Qualität geringwertig, leer, eng oder blaß, jedenfalls so beschaffen ist, daß weder Eigentätigkeit noch Aufnahmetätigkeit ausreichend sind. Das situative Versagen der Assoziativaphatiker soll man keineswegs nur auf die Sprachstörungskomplexfunktionalität beziehen; die konstitutionellen Insuffizienzen lassen sehr oft somatische Minderwertigkeiten mitspielen, die das Individuum auch ohne assoziative Sprachstörung unfähig machen würden, in wechselnden und vor allem aggressiven Situationen zu bestehen. So wurde recht oft die assoziative Sprachstörung zum Selbstschutz während des Krieges aus der Versenkung geholt. Interessant und lehrreich ist die erste Mitteilung meines Appendizitisfalles deshalb, weil hier, genau gemäß der Beschreibung, die HELLPACH von diesem Zustand gibt, eine affektive „Demotivation" zustande kam, so daß gerade der Fortfall inferiorer Motive das Freiwerden des „technisch" unmotivierten Sprachtriebes zu physiologischer Norm bewirkte. Natürlich ist die allgemeine A-Synthese der Assoziativaphatiker in der überwiegenden Menge der Situationen durch die Hinlenkung aller Willkür auf die bestrittene Funktion bewirkt, und die Synthesemängel sind dann nicht Zeichen absoluter Defekte, sondern Folgen einer Hypersynthese auf dem stärkstmotivierten Gebiet der Wahl.

Hier sollen ausdrücklich verwandte Vorgänge erwähnt werden, aber als assoziativ unterstützend oder affektiv hinüberleitend. So die Erythrophobie ex libidine laesa, periodische Verstimmungswirkungen endogener Ursache, Ermüdungswirkung, Neigung zum Kniezittern, Kieferzittern, Nystagmus, Gehörsanomalien, Migränen (übrigens von mir nur sehr selten beobachtet), Gasterointestinalneurosen, kurz ferner die Skala der psychogenen, mehr konversiven Zustände der Peripherie, soweit sie noch nicht erwähnt sind. Ein Parallelismus mit der Entwicklung der drei Rekonstruktionsformen besteht nicht; sie können bei allen drei Formen da sein oder fehlen.

IV. Ausgänge.

Das letzte und Ausgangsschicksal der Assoziativaphasie ist nicht das Suizid. Ich habe nur einen Fall davon. Fälle, in denen Fugues, asoziale und antisoziale Handlungen determinierend auf die Lebensrichtung einwirkten, sind die Mehrzahl derer, deren Lebensweg überhaupt von derjenigen fingierten Linie abwich, die man ihnen als Theoretiker hätte ziehen können. Die Mehrzahl quält sich und andere, und die volkstümliche Rolle des ,,Stotterers" ist die eines Mittelmäßigen mit geknickten Adlerschwingen, oft etwas szenisches Beiwerk und Martyrium, aber nicht Regel. Fälle von ganz grober Verbiegung des Lebensweges kenne ich auch, aber sie sind doch recht selten, wenn man nicht die ungemein häufigen Schädigungen erwähnen will, die die Schulzeit aufweist: Sitzenbleiben, Unterwertigkeit, Folie à deux (wenn man das Glück hat, zu einem assoziativaphatischen Lehrer zu kommen), frühzeitige Isolierung auf der Geheimnisinsel, Ausbildung mystisch-hyperphysikalischer Beziehungssymbole u. a. m.

Von allen Lebensgemeinschaften, in denen der Assoziativaphatiker sich befindet, hat die Schule unzweifelhaft die ungünstigste Einwirkung; die ,,Türmung" erzieherischer Ängstigungen, die pädagogische Auswertung der Empfindlichkeit des Lehrers, die moralische Bewertung aller Schüler-Einstellung, die gesunde Ruppigkeit der Altersgenossen, das Hineinspielen materieller und ehrgeiziger Elternsorgen in die Leistungswertung und die Vergeltungsmoral für gute und ,,schlechte" Leistung — ganz abgesehen von den mehr psychologischen Faktoren des schulmäßigen Müssens, des oft kontrastären Gefühlslebens mit der Verstandeskühle der rezeptiven und reproduktiven Vorgänge, vor allem des ,,Allein-vor-vielen"-Sprechens — eine derartige Häufung von normalwertigen Reizen auf eine assoziativ wie affektiv introspektiv gerichtete Kinderseele losgelassen, muß von höchster Wirkung sein. Gerade die Schule wird durch Einführung von Sonderklassen und Sonderschulen noch eine große Menge Schulden abtragen müssen; schon aus dem einzigen Grunde, weil sie eine solchermaßen geartete Lebensgemeinschaft darstellt, in der das Kind den heilerzieherischen Einflüssen sowohl gesetzlich wie subjektiv am widerspruchlosesten zur Verfügung steht. Man möge keinen anderen Schluß aus diesen Deduktionen ziehen als den, daß Assoziativaphatiker des Schulalters unter gar keinen Umständen in die Normalklassen gehören; die logopädische Forschung erhebt diesen Anspruch gegen Gleichgültigkeit und dilatierendes Verfahren von Schulhaltern und Schulerhaltern und reklamiert dieses Gebiet kategorisch für sich. Bei der erstaunlichen Uneinheitlichkeit und Mangelhaftigkeit der logopädisch-, bezw. medizinisch-psychologischen Vorbildung von Schulärzten und Sprachheillehrern, bei der Gleichgültigkeit der Regierungen, die neuerdings sonst mancherlei Versäumtes auf zunächst organisatorischem Wege nachzuholen suchen, ist nur eins unverständlich, nämlich die Bedürfnislosigkeit hinsichtlich der Erfolge der bisherigen schulischen Maßnahmen, die doch sicherlich allen Beteiligten, am meisten aber doch wohl den Lehrern selber auffallen müßten.

Der menschlichen Gesellschaft darf man nur einen einzigen Vorwurf machen, nämlich den zu großer Nachsicht; sie fällt auf den Assoziativaphatiker immer wieder herein und begünstigt eher seine Schwächen als ihm den einzigen wahren Dienst zu leisten: ihm andere nachsichtslos vorzuziehen, um ihn in der Benutzung seiner Ersatzmechanismen nicht erfolgreich werden zu lassen. Aber bekanntlich berühren sich die determinierenden Züge der Zeit mit denen des neurotischen Individuums.

V. Zusammenfassung.

Zusammenfassend ist also über die Psychogenie organsymptomatischer Sprachstörungen folgendes zu sagen:

1. Die psychogenen Stimmstörungen bieten keine allzu große diagnostische oder therapeutische Schwierigkeit; es handelt sich um alle Grade der Massenblockierung der Sprache wie der Stimme; die leichteren Grade führen bei längerem Bestehen zu sekundären Schäden, die Erfahrung scheint dafür zu sprechen, daß diese Fälle nicht komplexneurotisch in dem Sinn werden, daß eine willkürliche Rekonstruktion versucht und systematisiert wird. Die Affektwirkung zeichnet sich in der Ätiologie als Hauptursache aus.
2. Es gibt eine rein psychogene Sprachstörung: die assoziative. Wir unterscheiden: reine (primärataktische) Wiederholungen von Silben und Lauten hauptsächlich infolge Simultaneinstellungen, aber auch aus organischer Ursache einer stets und ausnahmslos vorübergehenden Art. Die hierfür volkstümlich geprägte Bezeichnung „Stottern" verbirgt und verwischt aber den Zusammenhang dieser Form mit den produktiven Zuständen, die sich, als Rekonstruktionswillkür, nach dreifachem Grundsatz einstellen: Form der dynamisch-motorischen, der sensorisch-aphatischen und endlich der abstraktiv-psychopathischen Rekonstruktionswillkür. Vor dem sprechenden Bewußtsein ist diese Rekonstruktionswillkür repräsentiert durch die „Vorstellung der Schwierigkeit", unter der verborgen liegt die allgemeinphysiologische Unfähigkeit, ohne Schaden für das Weitersprechen die Artikulationsstellen der Laute zu Angriffspunkten der rekonstruktiven Dynamis zu machen. Dadurch bildet sich im Circulus vitiosus, ausgehend von einer auf die Sprache bezogenen Störungsvorstellung, ein Störungsbewußtsein aus, das bis zur Lebensnegation, über den Weg der Litteral-Verbalnegation und der Funktionsnegation sich entwickelt. Diese Verhältnisse gedeihen erfahrungsgemäß auf vorzugsweise psychopathischen Konstitutionen; das Sprachkomplexwerden ist einer der möglichen Fälle der neurotischen Erkrankung des betreffenden Konstitutionstyps.
3. Auch im hochausgebildeten assoziativaphatischen Zustand kommen noch Wiederholungen vor; sie entspringen lediglich Simultaneinstellungen. Zu verwechseln ist die assoziative Aphasie in den Stadien der Primärdissoziation einmal mit den hypotonisch-dissoziativataktischen Störungen der Wort- und Silbenanfänge bei destruktiven Prozessen, besonders des Frontalkortex; die rekonstruktiven Formen können ernstlich nur verwechselt werden mit den hypertonischen Hyperkinesien der Striatum-Pallidum-Erkrankungen, sofern die angegebenen Unterscheidungen nicht beachtet werden.
4. Die assoziativen produktiven Formen der psychogenen Sprachstörungen lassen durchwegs die Beteiligung der Symbolie erkennen.
5. Der Entwicklungsgang der Rekonstruktionswillkür geht von der dynamischen Rekonstruktion der Motorie über die sensorische Rekonstruktion der Phasis zur psychopathisch-abstraktiven des Intellekts und geht von der Negation der Bewegung über die Negation des Wortes und der Funktion bis zur Negation des projizierbaren Anteils des Intellekts, also der sozialen Seite des intellektuellen Ich, selten bis zur Lebensnegation. Rekonstruktion und Negation sind identifizierte Begriffe: dem Sprechenden entgeht das rationale Urteil darüber, daß die Dynamisierung der

Artikulationsstellen eine Art antagonistischer Wirkung gewisser Sprachmuskelgruppen erzeugt; die Sprachmuskeln, die sich in Agonisten und Antagonisten nicht teilen lassen, wirken antagonistisch in dem Sinne, daß die Dynamisierung der Motorie der ursprünglich auditiv geregelten Sprechbewegungen Momente erzeugt, in denen der Übergang von einem dynamisierten Einzelmoment zum auditiv-wortbegrifflichen mechanisierten Weitersprechen so lange unterbleibt, bis der genannten Rekonstruktionswillkür Genüge geschehen ist; hinsichtlich der Symbolie sind alle Übergänge von der Wort- zur Störungssymbolie möglich.

6. Nur bei genauer Kenntnis der zentralen Innervations- und Koordinationsverhältnisse entgeht man falschen Deutungen, selbst wenn die situative Insuffizienz der Assoziativaphatiker bedacht wird.
7. Die Behandlung sei also analytisch-synthetisch, im Sinne keinerlei Übungsbehandlung, sie arbeite die situative Insuffizienz der Assoziativaphatiker in Rücksicht auf ihre Konstitutionsmängel heilerzieherisch durch, unter gelegentlicher Zuhilfenahme der Analyse.

Anhang.

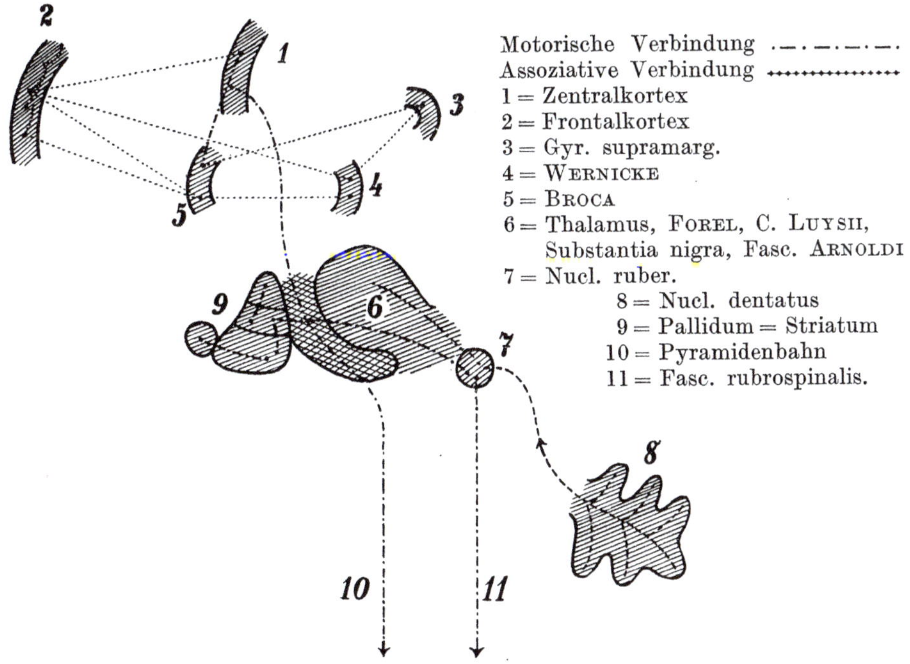

Abb. 1. Psychologische Übersichtszeichnung zum Begriff der Vorstellungsdissoziation (Diaschisis).
Mit Benutzung des O. Foersterschen Schemas. 1921.

Dieses Schema ist nicht als Aphasieschema gemeint. Es soll zum Ausdruck gebracht werden, daß die Dreidimensionalität einer bewußtseinsrepräsentierten Vorstellung (also eine Vorstellung im engsten Sinne) aufgeboben wird, wenn ihr einer ihrer konstituierenden Empfindungsbestandteile entzogen wird. Zugleich soll gezeigt werden, daß in diesem Sinne alle diese gebahnten Verbindungen Assoziationsbestandteile sind, daß also die Anatomie gut daran tut, die als Assoziationsfaserzüge bezeichneten transkortikalen Bahnen anderweit zu benennen, da aus der Psychologie die Bezeichnung „assoziativ“ unmöglich, wohl aber aus der Anatomie entfernt werden und damit viel Verwirrung beseitigt werden kann, Diese Anschauung nähert sich der von Nissl, von Mayendorff, Marie usw.

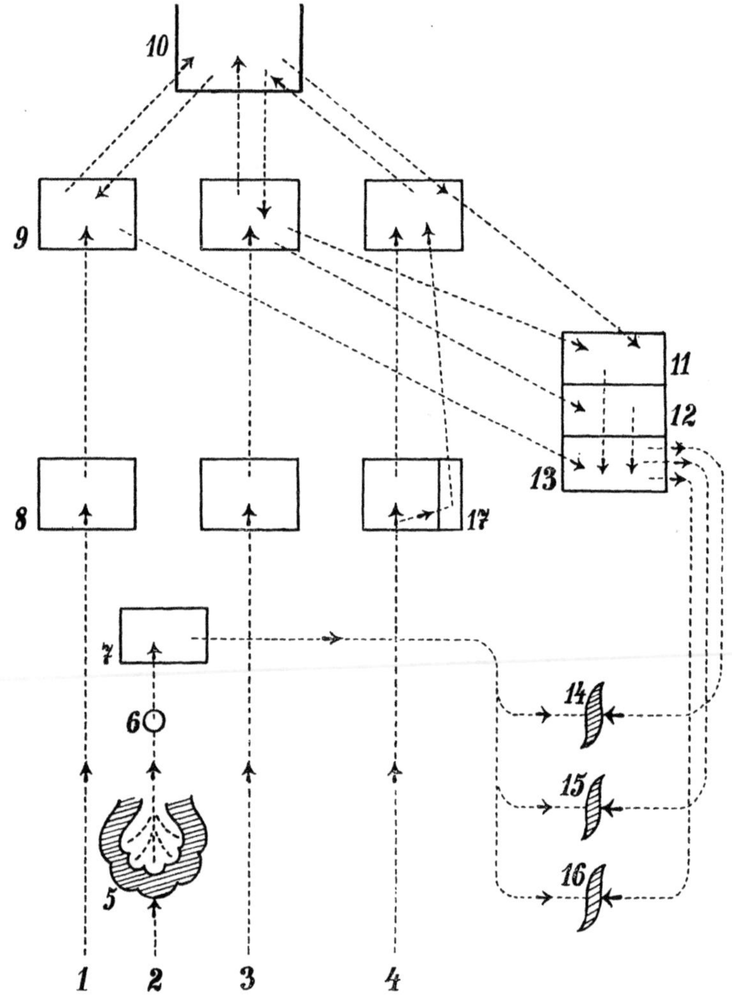

Abb. 2. Psychophysiologisches Schema der sprachlichen sensorimotorischen Bogen. Das Schema entspricht dem sprachauditiven Vorstellungstyp.

1 = taktile Reizleitung
2 = cerebello—rubro—gangliäre Reizleitung
3 = visuelle Reizleitung
4 = auditive Reizleitung
5 = Cerebellum
6 = Nucl. ruber.
7 = Basalganglien (Tonusmatrizen)
8 = Region d. zunächst unassoz. Empfind.
9 = sensorische Matrizen
10 = Assoziationsgebiet
11 = sprachmotorische Matrize
12 = schriftmotorische Matrize
13 = körpermotorische Matrize
14 = Muskulatur der Artikulation
15 = Muskulatur der Phonation
16 = Muskulatur der Expressivatmung
17 = Melos.

Zur Geschichte des Wortes und der fertigen Koordination.

Mit Benützung meines Schemas in der Zeitschrift für Pathopsychologie I, Heft 2 und 3, 1912.

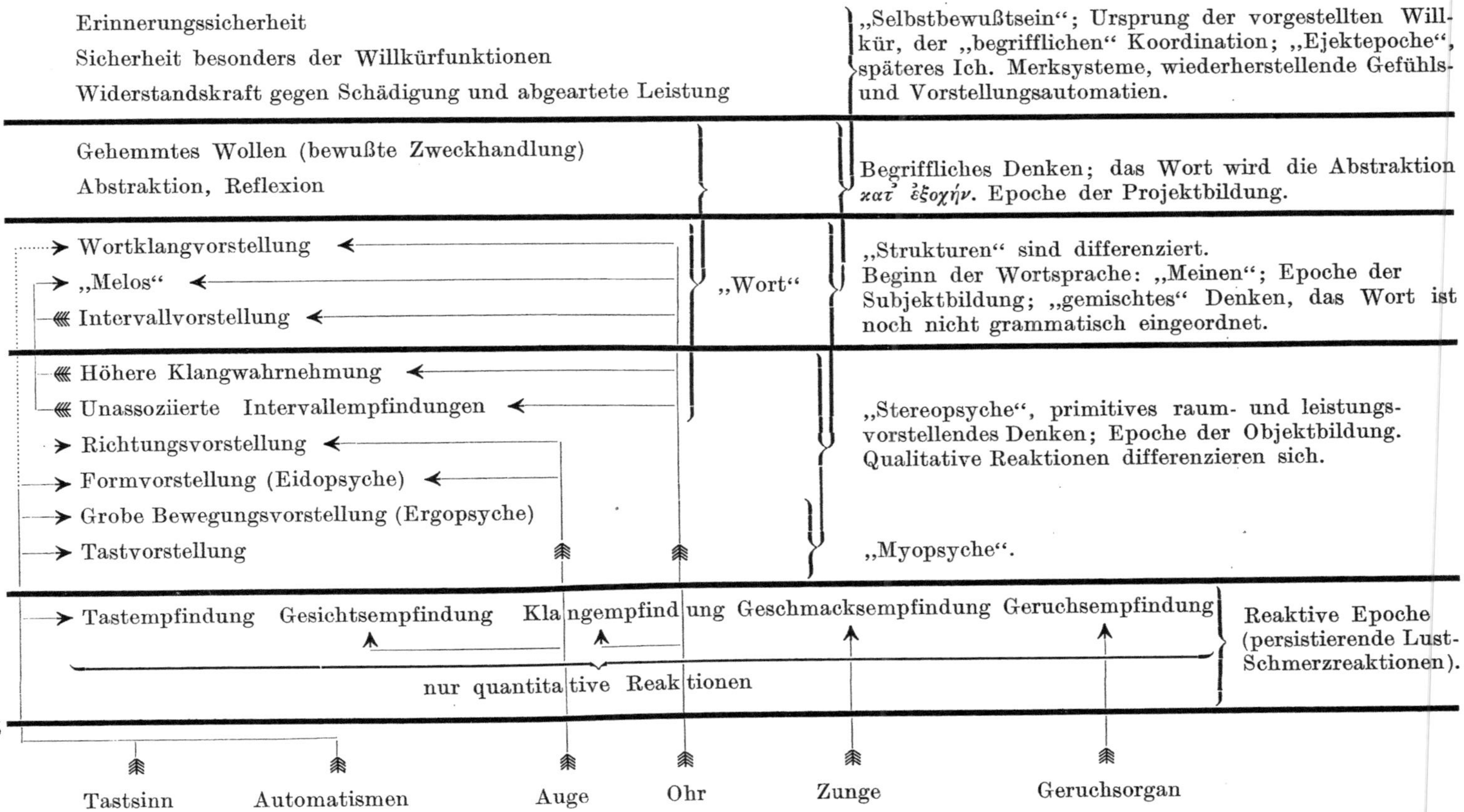

Psychogene Störungen der Herztätigkeit.

Von

Prof. Dr. Ludwig Braun, Wien.

I. Die Psychogenese der Herzstörungen und die Eurhythmie.

Die Beziehungen von Psyche und Kreislauf werden vorwiegend als Wirkung der seelischen Ereignisse auf das Vasomotorium betrachtet und erforscht.

Das gesamte Problem läßt sich aber weiter fassen, als das Gebiet der Sphygmographie, Tonometrie und Plethysmographie reicht.

Man kann feststellen, wie seelische Vorgänge das Herz und den Kreislauf beeinflussen, und zwar ebensowohl als vorübergehende wie als andauernde Reize, somit auch als Anstoß für strukturelle Veränderungen.

Physiologie und Klinik geben uns außerdem genügende Anhaltspunkte dafür, wie Herz und Kreislauf ändernd und gestaltend auf die Persönlichkeit einwirken.

Die Krankenbeobachtung, das Leben lehren, wie man durch seelischen Einfluß Krankheitsvorgänge im Kreislauf bekämpfen, lindern und beherrschen kann.

Es ist der Zug der Zeit, daß man sich mit dem Einfluß psychischer Faktoren überhaupt mehr beschäftigt als vorher, daß man die psychologische Seite der Erkrankungen aufmerksamer betrachtet und auch psychotherapeutische Fragen in allen medizinischen Zweigen zu studieren beginnt. —

Wenn in den vorliegenden Ausführungen der Versuch unternommen wurde, das so unklare und widerspruchsvolle, vielfach noch dunkle, aber umsomehr fesselnde Arbeitsgebiet einer Betrachtung zu unterziehen, dann ergibt sich zunächst die Aufgabe, den Plan zu schildern, der bei dieser Arbeit geleitet hat.

Eine Darstellung der Innervationsverhältnisse nach den gegenwärtigen anatomischen, physiologischen und klinischen Befunden war unerläßlich und muß mit Rücksicht auf die Besonderheit des zu behandelnden Gegenstandes manche Einzelheit berühren.

Im weiteren Arbeitsplan bildet das Herz mit dem Blutgefäßsystem eine funktionelle Einheit; dennoch war es notwendig, den charakteristischen, für das seelische und körperliche „Ich" spezifischen Einfluß des Herzens gesondert, in eingehender Weise ins Auge zu fassen.

Das Problem läßt sich von verschiedenen Seiten beleuchten, je nachdem man es allgemeiner faßt oder die Teilfragen bespricht.

Von einem umfassenden Gesichtspunkt, den wir zunächst festhalten wollen, betrachtet, stellt sich die Frage in folgender Weise dar:

Die Herztätigkeit und die Vorgänge im Kreislauf sind rhythmische Erscheinungen, Repräsentanten des R h y t h m u s als L e b e n s e r s c h e i n u n g, also einer fundamentalen Eigenschaft, die als wesentliches Merkmal der physischen Organisation in der ganzen belebten Natur, bei allen Typen von Lebewesen, wiederkehrt[1]) und schon im Bereich des Unbelebten viele Beispiele hat[2]).

An jeder Kurve einer Lebensäußerung ist die Rhythmizität des gesamten Vorganges klar zu erkennen.

Wir sehen nun, daß der Herzrhythmus und alle anderen vegetativen Rhythmen, die im Organismus mannigfach ineinandergreifen, unter normalen Verhältnissen latent, unbewußt ablaufen und dennoch als innerer Antrieb und als Regulatoren der Persönlichkeit unablässig wirksam sind. Dies, das unbewußte Leben, läßt sich entwicklungsgeschichtlich begreifen, wie denn auch eine ganze Reihe von Beziehungen unseres vegetativen Lebens erst in phylogenetischer Betrachtung richtig beurteilt wird.

Die Zentren der rhythmischen Funktionen sind im Laufe der Generationen vom Großhirn allmählich und immer mehr überbaut worden.

Das Organ des Bewußtseins, des ruhigen Denkens, hat keinen Rhythmus[3]). Wohl aber wird es allenthalben, sozusagen an seinen anatomischen Grenzen, von Rhythmen umlagert und beherrscht, die dort nach ihren stillen Gesetzen auf- und niedersteigen, unter normalen Verhältnissen aber niemals ganz emportauchen, also nicht ins Bewußtsein treten. FECHNER hat gezeigt, daß z. B. Empfindungen von sehr geringer Intensität nachweislich im Organismus eine Wirkung ausüben, aber nicht bewußt werden. So ändern Reizdifferenzen, die unter der Unterschiedsschwelle stehen, das Endergebnis einer Urteilsreihe, entgehen aber dem Bewußtsein.

Im Pulsbilde kommen auch Reize, die unter der Reizschwelle verbleiben, zum Ausdruck (BRAHN).

Die Großhirnrinde und das Großhirn sind nicht nur in ihrem Einfluß auf das Herz und die Herzzentren, sondern auch in ihrer Beeinflussung durch dieselben ein peripheres Organ, von welchem alle vegetativen Zentren nach Bedarf und Gelegenheit erregt und gedämpft werden, das als ,,Energieverteiler und allgemeines Hemmungszentrum'' betrachtet werden kann, auf das jene Organe wiederum in unablässigem Rhythmus gleichsam ihre Lichter aussenden.

,,Es ist mehr als ein Spiel mit Gedanken,'' sagt MATTHES in seiner geistvollen Abhandlung ,,Die konstitutionellen Typen des Weibes, insbesonders der intersexuelle Typus'', ,,wenn wir annehmen, daß die gesamte Affektivität, die Seele, das Ich, ihren Sitz im vegetativen Nervensystem haben, während das Großhirn nur ein seelenloser Registrierapparat von größerer oder geringerer Kompliziert-

[1]) Die ,,Alten'' nannten den Rhythmus ein Prinzip, welches das Weltall durchdringt. (Heraklit: ,,In immer wiederholtem Rhythmus und nach festen Zeitmaßen erzeugt sich die Welt aus dem Feuer und lodert darin wieder auf.'') — Das ganze Leben, vom einfachsten Lebewesen bis zum komplizierten Organismus ist rhythmisches Geschehen (vie oscillante — CLAUDE BERNARD), das in erster und in letzter Linie von rhythmischen, zum Teile elementaren Vorgängen, wie Hell—Dunkel, Wachen—Schlaf, Wechsel der Jahreszeiten, Abbau—Aufbau beherrscht wird. — ,,Dem Nervensystem kommt eine immanente Rhythmik und Fähigkeit zur Rhythmisierung zu.'' (FR. TH. MÜNZER.)

[2]) Die Entladungsenergie des Kondensators wird von der Spule rhythmisch in den Weltraum hinausgesandt. — Zahlreiche Beispiele rhythmischer Vorgänge bei F. W. FRÖHLICH.

[3]) ,,Dem sensiblen Apparate scheint jeder Eigenrhythmus zu fehlen. Erst in den Assoziationszentren oder vielmehr im Beginne des motorischen Apparates könnte ein Rhythmus oder eine Rhythmisierung entstehen. Dafür sprechen u. a. die GARTENSschen Experimentaluntersuchungen über die Reizung der Riesenganglienzelle des Zitterwals.'' (FR. TH. MÜNZER.)

heit ist, zu dem das Paläenzephalon seinen Takt schlägt." — „Die Seele liegt in der Zerebrospinalachse, und die Rinde ist ein Hilfsorgan der Seele" (KÜPPERS)[1].

Zunächst unbewußt knüpfen sich die Gedanken an und werden ins Bewußtsein erst emporgehoben, wenn die „Lebensnerven" mitzuschwingen beginnen, wenn dort die Stimmungen anklingen[2].

Das Paläenzephalon oder die Summe der vegetativen Zentren, für unsere Betrachtung der Sitz der Innervationszentren der rhythmisch funktionierenden, sich selbst steuernden Organe, stellt also die innere Schichte, gleichsam die innere von zwei konzentrischen Kugelschalen dar, als die wir uns Hirnstamm und Hirnmantel, Paläenzephalon und Neenzephalon — „Unbewußtes" und „Bewußtes" — vorstellen können. Man darf nämlich, wenn man das früher Gesagte in seinen weiteren Konsequenzen betrachtet, den Rhythmus des Herzens (und des Vasomotoriums) als einen Teil des „Unbewußten", der unbewußten Psyche, auffassen, mit dem vegetativen Ganzen, in physiologischer Betrachtungsweise, als das Unbewußte selbst[3], das unseren Vorstellungen und Gedanken die Farbe gibt, sie emporhebt und wieder hinunterleitet, zum warmen Leben erweckt und wiederum des Gefühlstons entkleidet[4], das also, um die Worte von MATTHES zu gebrauchen, eigentlich der Dirigent unserer Persönlichkeit ist. Die Korrelation von Denken und Fühlen, dem Intellekte und den Gefühlen, macht die Persönlichkeit aus, beherrscht unser Tun und Lassen, entzündet das innere Licht[5]. Gefühle und Vorstellungen sind immer untrennbar verbunden (WUNDT); empfindungslose Vorstellungen gibt es nicht.

Das Herz ist Gottes Stimme, sagt der Dichter, und meint damit, daß das Licht der „Erkenntnis" nur durch den warmen Puls des Herzens Farbe und Glanz erhält.

In den Begriff der Seele tritt somit, durch rhythmische, innere, lebendige Kraft wirkend, die vegetative Sphäre (die „vegetative Seele") ein, denn es ist

---

[1]) Siehe auch NAVILLE („Les centres psychiques sous-corticaux paliencéph.").

[2]) Dies zeigt sich selbst unter Verhältnissen, die, streng genommen, hier nicht zur Diskussion stehen. Wir beobachten immer wieder, wie groß die Wirkung innerer und äußerer Faktoren (Ermüdung, Alkohol) auf das Auftauchen und den Ablauf unserer Gedanken ist.

Es ist wohl überaus bemerkenswert, daß es bei LEIBNIZ (zit. nach BINSWANGER) heißt: „Der sinnliche Stoff steht den Funktionen des Denkens nicht als etwas Fremdes gegenüber, vielmehr trägt die Sinnlichkeit diese Funktionen, wenn auch in unbewußter, dunkler, verworrener Gestalt bereits in sich."

[3]) „Der Psychologie verschwände oft genug die Seele unter ihren Händen, wenn sie nicht an ihren unbewußten Zuständen festhalten wollte" (E. HERING). — Es kann hier nicht meine Aufgabe sein, die Literatur des „Unbewußten", die seit den Zeiten von LEIBNIZ ins Ungeheure angewachsen ist, auch nur zu skizzieren. Es ist für einen physiologisch-klinischen Standpunkt auch nicht nötig, den Formen, welche diese Frage heutzutage angenommen hat, zu folgen. — Vielleicht wird sich darüber an anderer Stelle Ausführlicheres sagen lassen. — Eine kurze und gute Übersicht der diesbezüglichen philosophischen Literatur enthält LOEWENFELD. — Siehe auch SCHILDER, BLEULER, KRETSCHMER, BINSWANGER und BURCAMP.

[4]) „Man kann nicht von unbewußten Seelenvorgängen sprechen, aber von unbewußter Hirntätigkeit" (JODL). Auch WUNDT spricht von den Vorstellungen als Tätigkeiten.

„Die Affektivität ist das treibende Element unserer Handlungen" (BLEULER). — „Das, was einer Vorstellung den Eintritt in das Bewußtsein erzwingt und was das Bewußtsein zunächst konstituiert, was als bewußt empfunden wird, ist ein Gefühl" (ZIEGLER). Siehe auch OPPENHEIMER („Bewußtsein — Gefühl"). — „Es ist kein Zufall, daß die Entstehung der modernen Psychologie an die Namen von JOHANNES MÜLLER, ERNST WEBER und HERMANN HELMHOLTZ gebunden ist." (A. A. GRÜNBAUM.)

[5]) „Die Götter reden nur durch unser Herz zu uns."

immer die Affektivität, die Gefühlsbetonung, von der die Richtung und die Kraft des Entschlusses, ja, dieser selbst abhängt[1]). „Ohne die Hoffnung, Schmerz zu verlieren oder Freude zu gewinnen, würden wir niemals willkürlich handelnde Wesen geworden sein." (M. Frey.) Unser ganzes Denken ist ursprünglich aus dunklen Gefühlstönen, aus emotionellen Elementen, hervorgegangen, und selbst „Sinneseindrücke sind nur so weit bewußt, als sie sich mit der Affektivität, der Aufmerksamkeit[2]), verbinden" (E. Fankhauser).

Die Psychologie der Affektivität muß daher für die Erforschung des Seelenlebens wichtiger erscheinen als die abstrakte Psychologie[3]); „man kann in ihr eine dynamische Betrachtungsweise des Seelenlebens erkennen" (Binswanger). —

Der Herzrhythmus wirkt sich in allen Gefühlen aus, so daß er in der Kurve der Apperzeptionswellen sogar zum Ausdruck gelangt. —

Schon Aristoteles[4]) hat den Rhythmus, dem wir somit eine fundamentale, psychologische Bedeutung beimessen, als unserer Natur gemäß bezeichnet, sein Schüler Plato[5]) leitet ihn direkt von der Natur des Menschen ab.

Spricht man vom Rhythmus einer Persönlichkeit und stellt sich die Art vor, in der sich ihr Trieb- und Gefühlsleben zeigt, wie sie auf die Äußerungen der Umwelt reagiert, so hält man sich dabei den Parallelismus zwischen ihrer Psychomotilität, ihrem psychischen Tempo, und ihrer Vasomotilität vor Augen, ja, sogar der Begriff des Temperamentes, der seit seiner Statuierung im klassischen Altertum bekanntlich noch immer einer zureichenden Definition harrt[6]), findet einen

---

[1]) Wir müssen selbst den Ursprung des Willens, der immer mit einem Gefühlsverlaufe verbunden ist, und der Sprache in das vegetative System verlegen, denn die Willensimpulse gehen in letzter Linie — affektiv — aus dem Lebenswillen, dem Selbsterhaltungstriebe hervor, die Sprache aus Gefühls- und Reaktionsäußerungen. (W. Jerusalem, K. Bühler, Meumann.) — „Nous connaissons la vérité" — sagt Pascal — „non seulement par la raison, mais encore par le coeur."

I. F. Fries (1773—1843): „Das Gefühl ist nichts anderes als unmittelbar wirkende Urteilskraft."

Der skeptische Philosoph Salomo Maimon (1754—1800) hat dies so ausgedrückt: „Sinnlichkeit (das Vegetativum) ist nichts anderes als unvollständiger Verstand. — „Die Hegelsche Auffassung des Gefühls als einer dunkeln Erkenntnis kann mit jener von Maimon nicht verglichen werden, denn Maimon unterscheidet scharf zwischen der intellektuellen und der Gefühlssphäre, während Hegel noch in der intellektualistischen Gefühlserklärung der Griechen steckt. — Kant (Wundt) hat den Gefühlen eine selbständige Stellung angewiesen.

Und Thomasius (1655—1728) sagte: „Der Sitz des Verstandes ist im Gehirn, des Willens im Herzen."

Bleuler nennt die Welt der Instinkte, Triebe, Affekte — die Welt der „Ergien".

[2]) Die Aufmerksamkeit, zumal jedes plötzlich einsetzende, sinnliche Aufmerken, geht mit einer Reihe von vegetativen Mitbewegungen an den Pupillen, dem Pulse, der Atmung der Haut etc., einher. — Psychologisch besteht zwischen willkürlicher und unwillkürlicher Aufmerksamkeit dem Wesen nach kein Unterschied (Wundt). — Die Apperzeptionswelle selbst hat den Charakter einer Gefühlskurve (Wundt).

[3]) „Für die wissenschaftliche Medizin hat die alte spekulative Psychologie keine Bedeutung, bloß die experimentell-empirische" (Ziehen).

[4]) „Drei Bücher über die Seele."

[5]) Zit. nach Bücher. — „Beim Eindruck des Schönen z. B. erscheint uns die Regelmäßigkeit und der Wechsel der sinnlichen Empfindungen wie ein unbewußtes Zählen. Dadurch entsteht die dunkle Empfindung einer Vollkommenheit, über deren eigentliche Natur wir uns keine Rechenschaft geben" (Leibniz, zit. nach Ed. Zeller).

[6]) Die scharfe Unterscheidung der vier Temperamente (sanguinisch, phlegmatisch, cholerisch, melancholisch) und ihre Beziehung auf die vier Elementarqualitäten aller Materie (calidum, frigidum, siccum, humidum) stammt von Galen.

namhaften Teil seiner zentralen, biologischen Repräsentanz im Zeitmaße und in der Reaktionsweise unseres Gefäßlebens. Die Konstitutionspathologie hat uns gelehrt, daß die Beziehung der Blutdrüsen zur Konstitution, die so charakteristische Typen der Persönlichkeit schafft, in ihrem vasovegetativen Anteile faßbar und definierbar ist. H. FISCHER spricht von den innersekretorischen Hormonen, die wir uns als psychische Tonusregulatoren vorzustellen haben.

Wie innig die unbewußten Beziehungen zwischen der Rhythmik des Gefäßsystems und der Psyche sind, lehrt unter anderem die Betrachtung des Zeitsinnes des Ohres[1]), den man als eine „innere Bedingung“ auf den Pulsrhythmus als „unbewußte Analogie“[2]) mit demselben basieren kann. In der Tatsache, daß dieser Rhythmus unter gewissen, zumeist pathologischen Verhältnissen als subjektives Ohrgeräusch ins Bewußtsein tritt, finden wir zudem eine Bestätigung der immer wiederkehrenden Erfahrung, wie viel Anregung und Erweiterung ihres Wissensgebietes die empirische Psychologie von der Beobachtung der kranken Psyche (gleichsam einer Variationsmethode) zu erwarten hat. Wenn der halluzinierende Kranke ruft: „Es spricht im Herzen, in allen Adern“[3]), so sagt er damit, daß diese sonst unbewußten Rhythmen in die Sphäre seines Bewußtseins durchgeschlagen haben.

Die Zahl der Beispiele für die seelische Bedeutung der rhythmischen Kreislaufvorgänge läßt sich natürlich vermehren. An dieser Stelle war zunächst bloß festzuhalten, daß unsere ganze große und kleine Empfindungswelt, ja, noch mehr, unser gesamtes Psychikum, im Unterbewußtsein vom Herzrhythmus beeinflußt, ja, geleitet wird.

Wir kennen bloß die einfacheren unter diesen Beziehungen; diese aber erscheinen eindeutig und lassen die tieferen Zusammenhänge erschließen. Natürlich sind wir uns dessen bewußt, daß der Reichtum des geistigen Lebens und des psychischen Geschehens durch ein solches Schema nicht erschöpft ist, denn die Vielheit seiner Erscheinungen macht es unübersehbar.

Ein Beispiel, das sich an eine Ausführung von TH. LIPPS anlehnt, möge diesen Standpunkt noch einmal kurz beleuchten:

Es wäre wohl ein vergebliches Beginnen, wenn man etwa eine Melodie aus ihren Tönen und Intervallen restlos erklärt wissen wollte. Auch der Rhythmus allein stellt ihr Wesen nicht vollkommen dar, denn die kleinste Melodie ist in der Zeitphase ihres Entstehens eine Leistung der Seele, ja, die Seele selbst, ihres Schöpfers, also mehr, viel mehr als Tonfolge, Zeitmaß und Rhythmus.

Nun hat jede Einzeltätigkeit des Seelenlebens ihren eigenen Rhythmus, „ihren Wellenschlag, ihre Stimmung“. Das Totalgefühl aber übersteigt die Wertgröße der Summe seiner einzelnen Partialgefühle. Wenn auch jeder Partialrhythmus zum Gesamtrhythmus tendiert, so ist dieser noch mehr als die Summe der einzelnen Rhythmen.

Der Herzrhythmus nimmt in bezug auf seine Beeinflussung des Seelenlebens insoferne eine Ausnahmestellung ein, als er dominierend, im Grunde genommen also in allen Einzeltätigkeiten enthalten ist, denn keine der Grundfunktionen des Organismus kann von der Herzfunktion unabhängig gedacht werden. —

Nicht nur der engere Rhythmus des Herzschlages und des Vasomotoriums

---

[1]) Der innere Zeitsinn und das Zeitbewußtsein müssen psychologisch unterschieden werden; das letztere geht aus Erlebnissen hervor (STRÜMPELL). — ARISTOTELES hat das Gehör für den intellektuellsten aller Sinne erklärt. — Siehe auch E. von CYON und v. KRIES. — EBBINGHAUS spricht von „temporalen Gefühlsqualitäten“.

[2]) „Gesetz der unbewußten Induktion.“

[3]) A. PICK.

tritt in der psychischen Persönlichkeit hervor, wir werden vielmehr sehen, daß auch weitergespannte Rhythmen, die erst unter pathologischen Verhältnissen zustande kommen, ihr psychisches Korrelat besitzen.

Es ist bekannt, daß vasoneurotische Individuen, also Leute mit einem labilen Vasomotorium, die leicht erröten und leicht erblassen und einen labilen (infantilen) Pulsrhythmus haben, auch im allgemeinen leicht erregbar, leicht ablenkbar, leicht beeinflußbar und furchtsam sind[1]), daß hingegen der affektarme, kaltblütige Mensch „kein Herz hat", also eine „glückliche Sinnlichkeit". (GOETHE.)[2])

Es ist ferner zumindest wahrscheinlich, daß manche zyklisch auftretende Stimmungsänderung an einen primären, periodischen Vorgang im Herzen und Kreislaufe gebunden ist. —

Die entwicklungsgeschichtliche Betrachtung, die zur Beurteilung der Korrelation von Psyche und Kreislauf unter normalen Verhältnissen verwendbar scheint, kann diese Beziehungen auch in pathologischen Zuständen beleuchten. Es ist entschieden das Verdienst der medizinischen Psychologie, den entwicklungsgeschichtlichen Gedanken für die Psychologie überhaupt nutzbar gemacht zu haben[3]).

Der Herzschlag als der sinnfälligste Typus einer rhythmischen Bewegungsform ist nur einer, allerdings der Hauptrepräsentant der großen Gruppe von vielfach phylogenetisch uralten, primären Selbstbewegungen im höheren Organismus, die wir mit ERNST KRETSCHMER als „vegetative Bewegungsformen" bezeichnen[4]).

Die Neigung zum rhythmischen Bewegungstempo reicht, wie wir bereits gesehen haben, aus der Sphäre der elementaren psychischen Vorgänge und der vegetativen Apparate in alle seelischen Ausdrucksformen hinein, um mit fortschreitender Entwicklung immer mehr zu verblassen. Dann liegen die rhythmischen Tendenzen in der Unterschicht unseres Psychomotoriums verborgen und treten erst an die Oberfläche, „wo die höheren seelischen Regulationen durch krankhafte Einwirkungen mattgesetzt sind".

Das „Zungenreden", das die Hirnrinde nicht hört, das Schaukeln und Gefallen an monotonen Klangformen, sowie die nächtlichen Kopfbewegungen von Kindern, die Neigung zu rhythmischen Besonderheiten bei Schizothymikern und nach manchen akuten Erkrankungen (RUSSETZKY), die Iterativerscheinungen nach Enzephalitis (STEINER, LEYSER), die Perseveration und die Stereotypien bei hochgradiger Ermüdung, bei entspannter Aufmerksamkeit und bei manchen Idioten, seien als Beispiele für das Erwachen von rhythmischen Tendenzen angeführt[5]).

[1]) PARRISIUS stellte mit Hilfe von Kapillarstudien bei Vasoneurosen eine Disharmonie zwischen vegetativen und autonomischen Einflüssen fest, „die auch von seelischen Unausgeglichenheiten begleitet, wenn nicht sogar durch diese hervorgerufen ist". Morphologisch ließ sich ein Übergang von den leichtesten spastisch-atonischen Kapillarveränderungen bis zu den schwersten Zirkulationsstörungen mit lokalem Gewebstod oder bis zur Anhäufung größerer Blutmassen im venösen Anteil des Gefäßsystems verfolgen. — Das Krankheitsbild der klagereichen Patientin, „der es überall fehlt", wird durch diese Beobachtungen von PARRISIUS aus einem rein funktionellen zu einem organischen.

[2]) „Ein leichtbewegtes Herz ist ein elendes Gut auf der wankenden Erde." (GOETHE.)

[3]) Hier ist vor allen anderen der Name SIGMUND FREUDS zu nennen.

[4]) Siehe auch STORCH.

[5]) Das unaufhörliche Fortwirken von vasovegetativen Vorgängen zeigt sich selbst in scheinbar so rein willkürlichen Handlungen wie in der Schrift (PAUL SCHILDER),

Das gleiche biologische Grundgesetz macht sich anscheinend auch im Gebiete des Kreislaufes geltend, wenn z. B. im Herzen ein untergeordneter Rhythmus dominierend wird und sich dann in bestimmter Weise in der Psyche auswirkt. Wir kommen hierauf noch eingehend zurück.

Unter normalen Verhältnissen läuft also der Rhythmus des Herzens scheinbar unbewußt ab, d. h. in stiller, aber fester, innerer Harmonie mit dem Gesamtempfinden des Individuums.

Man darf daher in diesem Sinne von einer psychischen Eurhythmie sprechen, welche dem Normalzustand entspricht und diesen kennzeichnet. Ein vollkommener körperlicher, innerer Friede, innere Harmonie bedeuten physisches und psychisches Wohlbefinden, befähigen uns zur Forderung des Tages und begünstigen das Gleichmaß unserer Tätigkeit.

Störungen der Eurhythmie ergeben sich:

1. Wenn Änderungen des Herzrhythmus — die verschiedenen Arhythmien — von Vorstellungen, Sensationen und Stimmungsanomalien begleitet sind, welche der Psyche eine mehr oder weniger eigenartige Färbung verleihen;

2. auch wenn der normale oder regelmäßig beschleunigte Rhythmus an dieser oder jener Stelle scharf ins Bewußtsein tritt.

Als Störungen der Eurhythmie im weiteren Sinne kann man jene psychischen Veränderungen bezeichnen, die nicht mit einer nachweisbaren Rhythmusänderung des Herzens in Beziehung stehen, welche man aber direkt auf eine Minderleistung des Herzens zurückführen kann.

Hieher gehören außer den stenokardischen Zuständen alle aus der vegetativen Sphäre kommenden Änderungen der Organisation und des Gesamtgefühles, welche sich als Folgen einer Kreislaufstörung entwickeln können, z. B. die verschiedenen Symptome beim Cheyne-Stokesschen Atmungstypus.

Von großer Bedeutung sind auch die trophischen Beziehungen zwischen den innervierenden Zentren einerseits, Herz und Gefäßsystem anderseits. Durch Anführung von Beispielen soll ein Versuch gemacht werden, diese unklare Frage greifbar zu gestalten.

Die neueste Literatur gibt uns schließlich einen Fingerzeig dafür, wie nervöse Impulse und seelisches Geschehen auf das Körperliche formend wirken, wie sich „der Geist den Körper schafft“[1]), und bietet damit eine Grundlage für die

---

ferner darin, daß z. B. die Sprache des Redners bei hohem Pathos rhythmisch wird (Lach). Hierher gehört wahrscheinlich auch die Tatsache, daß beschränktere Menschen oft mehr Rhythmus zeigen als hochbegabte, daß anderseits der Dichter, der Natur so nahestehend, durch besondere rhythmische Begabung ausgezeichnet ist, schließlich die Beobachtung, daß reflektorische Tätigkeiten, z. B. der Gang, am besten funktionieren, wenn man nicht auf sie achtet.

[1]) Die Tätigkeit ermöglicht erst die Ausbildung der Neurone. (Rupprecht Matthäi.) „Athias verfolgte das Werden der Kleinhirnzellen junger Kaninchen.... In dem Maße, in dem die Koordination der Bewegungen sich vervollkommnet, läßt sich eine zunehmende Differenzierung der Ganglienzellen beobachten.“

Bereits Verworn hat gezeigt, daß sich z. B. das Gedächtnis und das Ausschleifen der Bahnen im Zentralnervensystem durch Übung auf eine Massenentwicklung der entwicklungsfähigen Substanz in den beteiligten Neuronen zurückführen läßt. — Auch Bahnung (Sigmund Exner) ist in weiterer Konsequenz Aufbau, da die periodische Wiederkehr gleicher Bewegungsphasen richtunggebend wirkt. — „Jede zentrale psychische Funktion bedarf gewisser Apparate, um sich durchzusetzen“. (Paul Schilder.)

psychische Therapie. Selbst die fertige psychische Persönlichkeit kann ja immer nur unter dem Gesichtspunkte der fortschreitenden Entwicklung, der Bildung, des Sich-Bildens und der Übungsfähigkeit, also gleichsam „psychoplastisch", verstanden werden. —

Es ist vielleicht zuweilen schwankender Boden, auf dem sich diese Ausführungen bewegen und bewegen werden. Aber der Wanderer ist oft genötigt, einen unsicheren Steig zu betreten, wenn er schneller das offene Tal erreichen will. — Die Eule der Minerva beginnt erst in der Dämmerung ihren Flug.

II. Innervationsverhältnisse.

Die Innervation des Herzens und der Gefäße folgt unmittelbar den Gesetzen des vegetativen Nervensystems, dessen Einfluß auf diese Organe zeitlebens ununterbrochen fortbesteht.

Im ganzen betrachtet, ist die Verbindung des Herzens mit dem Nervensystem stufenförmig angelegt und weist, wie das Herz selbst, die Spuren der Entwicklung auf. Die einzelnen Stufen (und Unterstufen) sind: 1. der intramurale Herzmuskel-Nerven-Ganglien-Apparat; 2. der zum Herzen gehörige Teil des vegetativen Nervensystems mit den Zentren in Rückenmark, Medulla, Zwischenhirn, als phylogenetische Einheit; 3. das Großhirn.

Das Herz hat die Eigenschaft der Automatie. Das Ganze und seine Abteilungen entfalten, von den zu- und abführenden Nerven unabhängig, unter dem Einfluß verschiedener, auch autochthoner Reize, durch kürzere oder längere Zeit eine rhythmische Tätigkeit; die hiezu notwendigen Bedingungen trägt das Herz in sich. Der Rhythmus wird eigentlich erst dann vollkommen regelmäßig, kehrt gewissermaßen in seinen Urzustand zurück, wenn der Einfluß der verschiedenen zentralen Innervationen aufgehört hat.

Die Nervenbahnen, die zum Herzen ziehen und vom Herzen kommen, sind der hemmende Vagus, der beschleunigende Akzelerans, (der viszero-sensible „Depressor").

Alle drei stehen im Verhältnisse der „reziproken Innervation"[1]; im Gebiete dieser Nerven gibt es keinen Wechsel zwischen Ruhezuständen und plötzlichen Innervationen, sondern nur Schwankungen eines immer bestehenden Tonus.

---

[1]) Das antagonistische Innervations-Verhältnis, resp. die „reziproke Innervation", ist als ein intrazentraler Hemmungvorgang zu betrachten, der darin besteht, daß eine von einem einheitlichen Ausgangspunkte kommende Erregung nach zwei verschiedenen Erfolgstationen geht, wobei die eine erregt, die andere, gerade in Erregung befindliche, gehemmt, wenn sie in Ruhe ist, nicht wahrnehmbar erregt wird. Man muß annehmen, daß jeder Antagonist seinen eigenen Reflexbogen hat; die Reflexverteilung findet vermutlich (VERWORN) am Neuriten des intermediären Schaltneurons statt. Die plötzliche Hemmung des Antagonisten kommt wie alle zentralen Hemmungsvorgänge dadurch zustande, daß infolge Interferenz der beiden in der motorischen Station des Antagonisten zusammentreffenden Erregungsserien die Frequenz der Einzelerregungen gesteigert wird, und zwar so stark, daß jeder einzelne Erregungsstoß in das Refraktärstadium der früheren fällt. — In geistvoller Weise illustriert den Vorgang bei diesen Hemmungen, die für die Psychologie bedeutungsvoll sind, die Methode der schwebenden Reizung von E. TH. BRÜCKE. — Die zentrale Verknüpfung zweier antagonistischer Faktoren ist zum ersten Male von E. HERING und J. BREUER für die Innervation der Atmung nachgewiesen worden. — Die Tatsache der intrazentralen Hemmung beleuchtet auch die ohne Zweifel zahllos stattfindenden intrapsychischen Hemmungsvorgänge. Jeder psychische Vorgang findet ja eine Anzahl und eine Auswahl von gleichsinnigen Funktionen, hemmt aber zugleich auch andere psychische Abläufe. Selbst ganz

Die Herzvagi und die dem Sympathikus[1]) angehörenden Akzelerantes beteiligen sich an der Bildung des Plexus superficialis und profundus. In beiden Plexus finden sich überaus zahlreiche Ganglienzellen. Im Perikard findet man stets Nervenfasern in mäßiger Anzahl. Sehr großen Nervenreichtum weist die Muskulatur auf, und ebenso reichlich ist das subepikardiale Nervengeflecht. Auch in der Tiefe der Muskulatur fehlen Nervenfasern nicht; sie schlingen sich hier in zierlichen Windungen zwischen den Muskelbündeln hindurch, um dann wieder subendokardial in großer Zahl nachweisbar zu sein.

Diesem subendokardialen Geflechte entstammen nach der Anschauung von W. Glaser die Nervenfasern, denen wir im Endokard begegnen.

Der ganze intramurale Nervenapparat, über dessen Zusammenhang mit den extrakardialen Nerven wir verhältnismäßig wenig unterrichtet sind, in dem Vagus- und Sympathikusfasern anscheinend unentwirrbar durcheinander laufen, ist, wie wir gehört haben, ein in hohem Maße selbständiges System.

Rechter Vagus und Akzelerans greifen wahrscheinlich am Sinusknoten, der linke Vagus und Akzelerans am Tawara-Knoten in die Herztätigkeit ein (Rothberger und Winterberg).

In den feinen, knopfförmigen Verdickungen am Ende einzelner Nervenfasern möchte W. Glaser motorische Endapparate erkennen, während die variabel geformten, in manchen ihrer Formen an Tastkörperchen erinnernden Endapparate im Sinne von A. S. Dogiel, Michailow und Smirnow als „sensible" Apparate aufzufassen sind. Die Funktion des intrakardialen Nervensystems ist aber noch keineswegs völlig geklärt.

Die sinnfälligste unter den Wirkungen der Herznerven ist jene auf den Herzrhythmus, dessen Varianten in vielfach noch nicht klargestellter Weise durch Wechselwirkung (Interferenz) zwischen Herz-Eigenrhythmus und Nerveneinfluß zustandekommen[2]).

---

schwache Reize können hemmend auf Erregungen einwirken. Nur auf solche Weise können die zahlreichen feinen Tönungen, Schattierungen und Differenzierungen der seelischen Vorgänge (und des Gefäßlebens) zustande kommen. — „Die Aufmerksamkeit auf irgend etwas hindert daran, auf etwas anderes aufmerksam zu sein."

[1]) Mit Rücksicht auf unsere Fragestellung darf erwähnt werden, daß der Name Sympathikus von Winslow (zit. nach L. R. Müller) stammt, der diese klassische Bezeichnung wählte, weil der Nerv — in unserem Sinne ein Nervensystem — die Organe συμπαθεῖν läßt. — „Sei ein Gedanke auch noch so flüchtig und vorübergehend, so wird er nachhaltige Spuren in den Kontraktionen des Herzens zurücklassen, die nach der Wirkungsweise des Sympathikus über den momentanen Impuls hinaus fortdauern. Da vermutet denn der Mensch in diesem Organ den Sitz einer Macht, eines Wesens, das dem seines Geistes entgegensteht, er verlegt in das Herz den Sitz des Gefühls, den Sitz des Gewissens. Er ahnt einen Richter seiner geheimsten Gedanken, wenn die nachklingenden Schläge des Herzens immer von neuem wieder denjenigen Gedanken hervorrufen, bei dem sie zuerst eingetreten waren....." (Harless).

[2]) Am Herzen selbst haben wir primäre, sekundäre, tertiäre Zentren, den leitenden Sinus (Keith-Flack)-Rhythmus und zwei latente Rhythmen, den Tawara- und den Ventrikel-Rhythmus zu unterscheiden. Dieses Verhältnis der Einschachtelung beruht bekanntlich darauf, daß die Reizbildungsfähigkeit vom Sinus nach abwärts zu den Purkinjeschen Endverzweigungen stufenförmig abnimmt. Das Sinusgebiet hat gewöhnlich das schnellste Tempo; die langsamere Schlagzahl erscheint erst, wenn der „Kontroll"-Rhythmus gehemmt oder gestört ist. — Man könnte diese (entwicklungsgeschichtlich begründete) Anordnung, resp. Überordnung von Rhythmen als Sicherheitsvorrichtung gegen eine plötzliche Stillstellung auffassen; ob darin anderseits ein Analogon der „intrazentralen Hemmungsvorrichtungen" zu erkennen ist, steht dahin. — Die Bedeutung des „Reizbildungssystems" ist gerade in der allerletzten Zeit von E. P. Pick in klarer Weise festgestellt worden.

Unmittelbar nach seiner Kontraktion ist das Herz eine Zeitlang für neue Reize nicht erregbar; es befindet sich in seiner „refraktären Phase". In diesem Verhalten haben wir eine dem „Herzmuskel" sowie den nervösen Zentren inhärente, fundamentale, biologisch bedeutungsvolle Eigenschaft zu erkennen. Sie erst bietet die Grundlage für die Folge der Herzschläge, für den Wechsel zwischen Bewegung und Ruhe, Kontraktion und Erschlaffung, Abbau und Aufbau, mit einem Worte für die Rhythmik des Herzens.

Von der Dauer der refraktären Phase hängt die Entwicklung vieler Varietäten des Rhythmus ab.

Eine vollkommene Herztätigkeit beruht auf dem durch ihr Nervensystem in subtiler Weise abgestimmten, harmonischen Zusammenwirken der kardinalen Eigenschaften des Herzens, und zwar der rhythmischen Reizbildung, der Reizbarkeit, Reizleitung, dem Tonus und der Kontraktilität.

Steigerung des Vagustonus (Vagusreizung) ist Hemmung, d. h. Verminderung der Schlagfrequenz, Verlangsamung der Reizleitung und der Zusammenziehung, Verkürzung der refraktären Phase und der Systolen, Beschleunigung des Eintrittes der Diastolen; Vagustönung bedeutet auch Erholung durch Verlängerung der Herzpausen und Schutz vor Überdehnung (in der Systole), umsomehr als darin ein muskeltonussteigernder Faktor zu erkennen ist.

Sichtbar wird die inotrope Vaguswirkung in erster Linie an den Vorhöfen, die Leitungshemmung vor allem an den Übergangsstellen der einzelnen Herzabschnitte, indem die Überleitung vom Sinus zum Vorhofe oder vom Vorhofe zur Kammer verzögert, oft ganz aufgehoben erscheint. Wir haben aber in den namhafteren von diesen Leitungshemmungen, z. B. nach „Vagusdruck", gewöhnlich weniger eine reine Vaguswirkung zu erkennen, als einen krankhaften Zustand der leitenden Substrate, die Disposition des Erfolgorgans (Wenckebach, Alfred Pongs).

Die Akzeleranswirkung läuft so ziemlich in allen Qualitäten der Vaguswirkung entgegen. Ort der Wirkung sind hier wie beim Vagus die Bildungsstätten der normalen Herzreize, und zwar wirkt der rechte Akzelerans anscheinend stärker als der linke.

Die Wirkung läßt sich über die Vorhof-Kammer-Grenze hinaus verfolgen, doch erreichen die ventrikulären Reize fast nie das Tempo der supraventrikulären und werden daher unterdrückt. Deshalb treten sie auch nach bloßer Akzeleransreizung nicht in Erscheinung, werden aber wirksam, wenn man die supraventrikulären Reizbildungsstellen durch Vagusreizung ausschaltet. Diese Kombination und ihre Folgen für den Kreislauf (Ventrikel = Tachysystolie — Flattern — Flimmern) können gerade in dem Gebiete, das wir betrachten, eine überragende Bedeutung gewinnen.

Reizung des rechten Akzelerans bewirkt Sinusbeschleunigung, Reizung des linken u. U. atrio-ventrikuläre Automatie, was durch die damit gegebenenfalls verbundene Kreislaufstörung psychische Alterationen bedingen kann. —

Die zentrifugalen Nerven werden teils durch die zentripetalen des Herzens selbst, teils durch andere zentripetale Nerven reflektorisch, u. U. auch durch Axonreflexe in Tätigkeit versetzt. Die reflektorische Beeinflussung erstreckt sich natürlich auf den Tonus der Nerven und Muskeln, ein Faktor, der bei seelischen Erregungen Wirkungswert erlangen kann. — Es gibt sehr viele sensitiv-vegetative Hautreflexe. So ruft die Reizung aller möglichen sensiblen Nerven eine Änderung der Herzfrequenz hervor.

Gewichtige Gründe lassen uns im Vagus schließlich auch einen trophischen Herznerven erkennen. Diese zuerst von Gaskell betonte, von Fantino und Timofeew bestätigte Auffassung ist geeignet, auf manche, sonst schwer deutbare klinische Beobachtung ein erhellendes Streiflicht zu senden.

Es würde zu weit führen, wenn wir hier auch die Bedingungen der chemischen Kinetik, die speziell in den letzten Jahren im Laboratorium von H. H. Meyer durch E. P. Pick, A. Fröhlich, Kolm, Amsler, O. Loewi u. a. m. erforscht worden sind, selbst nur in knappen Umrissen skizzieren wollten. Doch schien es unerläßlich, ihrer zumindest Erwähnung zu tun, da sie zur Herzrhythmik in engster Beziehung stehen [1]). Vor allem folgt der Erregungsvorgang den Gesetzen der chemischen Kinetik, und bestimmt der Gehalt des Erfolgsorgans an anorganischen Elektrolyten den Effekt der Nervenwirkung in weitem Maße. —

Wir haben noch der afferenten Nervenbahnen zu gedenken, welche lange Herzreflexe vermitteln. Hierher gehört der „Nervus depressor", der an der Plexusbildung teilnimmt und nach Köster und Tschermak als „Ventilnerv" mit der aufsteigenden Aorta in Beziehung ist, nach der Ansicht anderer Autoren (Dogiel, Smirnow) aber auch in das Herz Zweige entsendet und in seiner Verlaufsart außerordentlich variabel ist. — Wir wissen, daß zumal das Anfangsstück der Aorta für den Kreislauf die Bedeutung eines Windkessels hat. Die Spannung der Aortenwand ist nun für den Tonus des „Depressor" maßgebend. Reizung dieses Nerven bewirkt nach der gangbaren Lehre Blutdrucksenkung als einen viszero-sensiblen Reflexvorgang, und zwar durch Erweiterung der vom Splanchnikus innervierten Bauchgefäße. Die adäquaten Reize für diese Erregung sind immer die Blutdruckerhöhungen, die im Organismus nach mechanischen und seelischen Einflüssen unaufhörlich kommen und nach Möglichkeit immer wieder ausgeglichen werden müssen [2]). —

Manche Gründe scheinen dafür zu sprechen, daß wir im „Depressor" einen Sympathikus-Zweig und einen sensiblen Nerven des Herzens schlechtweg, eine „Schmerzbahn" zu erkennen haben. Diese Frage ist durch die bemerkenswerten Mitteilungen über die Beseitigung des „stenokardischen" Schmerzes durch „Depressor"-Durchschneidung von Eppinger und Hofer und die ganze Sympathikus-Chirurgie aktuell geworden; es liegt aber nicht im Sinne der vorliegenden Ausführungen, die diesbezügliche Literatur, die u. a. bei Danielopolu und Kümmel jr. zu finden ist, ausführlich anzugeben [3]). Jedenfalls gibt es noch andere, vom Herzplexus ausgehende zentripetale Nerven, denn man hat nach Reizung des zentralen Endes solcher Nerven Änderung des Blutdruckes und der Herzschlagzahl beobachtet. Nach einer Angabe, die bereits von François-Franck stammt und in den Ausführungen von Carlson und Luckhardt eine Bestätigung erfahren hat, gibt es am Halse eine große Anzahl von zentri-

[1]) Der Mechanismus der Nervenreizung ist noch wenig aufgeklärt. Einen wichtigen Schritt auf diesem Wege scheinen die allerdings nicht unwidersprochenen Untersuchungen von O. Loewi zu bedeuten, der gezeigt hat, daß durch die Reizungen hemmende und fördernde Stoffe vom Wirkungscharakter der Reizung in der Herzflüssigkeit nachweisbar werden. Damit könnte ein bis dahin ganz dunkler Vorgang eine gewisse Aufhellung, gleichsam eine Materialisation erfahren, und ist vielleicht auch die „Psychomechanik" um einen nennenswerten Faktor bereichert worden. — Wenn z. B. durch vagalen Einfluß das Herz retardiert wird, dann entströmen dem Herzen Stoffe, welche auf dem Blutwege auch andere Organe erreichen und beeinflussen. „So ergeben sich uns, je tiefer wir in das Getriebe des Organismus eindringen, um so mannigfaltigere Beziehungen seiner Teile zu einander" (Leo Hess).

[2]) Der Erregungszustand des Vaguszentrums ist von der Blutdruckhöhe abhängig; bei vorübergehender Steigerung nimmt der Tonus zu, bei Senkungen steigt die Pulsfrequenz und werden auch die reflektorischen Einflüsse auf das Vaguszentrum weniger wirksam (Verworn).

[3]) Einiges darüber siehe auch im Kapitel „Asthma".

petalen, „pressorischen" Nervenfasern („la presque totalité des fibres sensitives cardio-aortiques passent à travers le carrefour ganglionnaire de la base du cou")[1]. —

Herz und Vasomotorium können naturgemäß in der Regel vom Willen aus nicht beeinflußt werden. Es gibt aber vielleicht Ausnahmen von dieser Regel. BOTKIN erwähnt einen an progredienter Muskelatrophie leidenden Kranken, dessen Puls langsamer wurde, wenn der Kranke über sich nachdachte, und MORGAGNI zitiert einen Professor in Bologna, dessen Puls immer intermittierend wurde, wenn der Beobachtete ihn zählte. Manche Personen können angeblich ohne Mitbeteiligung von Stimmungslagen, bloß durch ihren Willensakt, ihren Herzschlag verändern. Zumeist erfolgen solche Pulsbeeinflussungen aber durch Hervorrufen von lebhaften Vorstellungen. Es scheint, daß diese Fähigkeiten häufiger sind als man gewöhnlich annimmt.

Es handelt sich aber nicht um einen Vorstellungsreflex, sondern wie bei der willkürlichen Pupillenverengung (GOLDFLAM), um ein assoziatives, psychisches Geschehen. Die meisten derartigen Veränderungen kommen wohl auf dem Umwege über die Atmung, als Atmungsreflexe, zustande. — Es sei schließlich noch erwähnt, daß die gesteigerte Aufmerksamkeit, zumeist durch Beschleunigung, Pulsunregelmäßigkeiten beseitigt. „Wenn die Gedanken abschweifen — sagt WENCKEBACH — die psychische Tätigkeit weniger intensiv ist, wird der Puls langsamer, die respiratorische Arhythmie tritt zutage. Umgekehrt wird der Puls schneller und verschwindet die Arhythmie, sobald der Versuchsperson eine geistige Aufgabe gestellt wird." —

Die vasomotorische Innervation der Gefäße, die auch die Kranzgefäße des Herzens und die Hirngefäße miteinbezieht, ist so wie die Herzinnervation antagonistisch. Wir haben verengende und erweiternde, in einem rhythmisch an- und abschwellenden Tonus funktionierende Gefäßnerven, und zwar kann Erweiterung z. B. ebensowohl durch Konstriktoren-Erschlaffung wie durch Dilatatoren-Erregung zustande kommen, Beides zentral und peripher, direkt und hauptsächlich reflektorisch. Verengerung eines Gebietes wird durch Erweiterung eines anderen ausgeglichen und umgekehrt. In den unzählig ablaufenden Gefäßreflexen ist eine der Hauptgrundlagen der Organisation des zentralen Nervensystems zu erkennen (GRIESINGER).

Den größten vasomotorischen Einfluß hat der Nervus splanchnicus, „le cerveau du ventre", der, indem er den größten Teil der Blutmasse — im Bauchraume — beherrscht, von hier aus den allgemeinen Blutdruck reguliert und als der Hauptverteiler des Blutes im Körper zu gelten hat.

Über diese für das psychische Leben so bedeutungsvolle Einrichtung liegen seit den Untersuchungen von CLAUDE-BERNARD, BROWN-SEQUARD und WALLER bis in die allerletzte Zeit zahlreiche bemerkenswerte Publikationen vor.

Wir müssen uns hier auf die Anführung einiger Beispiele beschränken.

So lehren die plethysmographischen Untersuchungen von E. WEBER, daß jede psychische Tätigkeit mit einer Erweiterung der Hirngefäße und Verengerung der Darmgefäße[2]) einhergeht. Diese Blutverschiebung erfolgt aber nur bei

[1]) Wir müssen nach unseren klinischen Erfahrungen annehmen, daß die Vasomotorenzentren im Rückenmarke segmentär angeordnet sind. — Es ist ferner anzunehmen (L. R. MÜLLER), daß wir im Zwischenhirn sympathische und parasympathische Zentren zu unterscheiden haben, die in engster Beziehung zueinander stehen, so daß sie harmonisch miteinander arbeiten können, und die Erregung in dem einen System stets mit einer Hemmung im anderen einhergeht.

[2]) Es ist eine alte Behauptung, daß das Denken die Verdauungstätigkeit schwächt. Schon CELSUS sagte, daß Gelehrte einen schlechten Magen haben. — CAESAR zu ANTONIUS:

unermüdetem Gehirn prompt, fehlt nach Ermüdung und kann sich andererseits nach starker Ermüdung und bei nervösen Affekten umkehren. Bei Unlustgefühlen und unlustbetonten Affekten strömt das Blut von den äußeren Körperteilen in die Bauchorgane, bei Lustgefühlen umgekehrt. Mosso berichtet von einem Manne, dem in einem Anfalle von Schrecken ein Ring, der sonst festsaß, vom Finger gerutscht ist. — Die nämliche Umlagerung des Blutes wie nach Muskelarbeit findet z. B. auch nach hypnotischer Suggestion, bei der bloßen Vorstellung einer anstrengenden Muskelarbeit, statt. Wird aber die nämliche Muskelarbeit bei Bewußtlosigkeit der Versuchsperson ausgeführt, dann tritt die Blutumlagerung nicht ein; sie ist also an die Mitarbeit des Gehirns gebunden [1]). — Strömung des Blutes zu den äußeren Körperteilen begleitet den tief hypnotischen Zustand, Strömung nach innen das Aufhören desselben.

Welchen Einfluß der Füllungszustand der Hirngefäße auf das Seelenleben hat, lehrt der Ausspruch von Mosso: „Man muß Arzt sein, um zu sehen, wie mutige Männer bei einem einfachen Blutverlust wehleidig werden, und wie Furchtsame infolge reichlichen Blutzuflusses zum Gehirn Wundertaten von Mut vollbringen."

Auch die Aufmerksamkeit und die damit verbundene gesteigerte Hirntätigkeit erhöhen den Blutgehalt der Hirngefäße; dabei verengen sich die Gefäße der Körperoberfläche. Die vermehrte Blutzufuhr zum Gehirn bei gesteigerter Aufmerksamkeit ist wahrscheinlich ein Reflex, der durch Erregungsvorgänge auf irgend einem Teile der Hirnrinde vom spezifischen Gefäßnervenzentrum der Hirnrinde ausgelöst wird [2]). So wie unmittelbare Sinneseindrücke beeinflussen auch Erinnerungsvorstellungen je nach ihrer affektiven Beschaffenheit den Kreislauf.

Bei allen starken unlusterregenden Reizungen verengen sich die Hirngefäße. — Hirnanämie erhöht auch die den Labyrinthschwindel begleitenden Unlustgefühle. — Die vasomotorischen Erscheinungen beim Schlafe sprechen dafür, daß der Tonus der Blutgefäße im Schlafe gering ist. Daß aber der Schlaf nicht an das Vorhandensein der Großhirnrinde gebunden ist, zeigt schon der Goltzsche Hund ohne Großhirn.

Auf die Stimmungen reagieren die einzelnen Organe nicht einheitlich. So steigt beim Schreck der Blutgehalt des Gehirns und der Bauchorgane, jener der Extremitäten und äußeren Körperteile nimmt ab; bei Lustgefühlen gehen vermehrte Blutfüllung von Hirn und Haut parallel, während die Splanchnikusgefäße weniger blutreich sind.

Laßt wohlbeleibte Männer um mich sein,
Mit glatten Köpfen und die nachts gut schlafen.
Der Cassius dort hat einen hohlen Blick,
Er denkt zuviel.....

[1]) Psychische Momente beeinflussen alle körperlichen Funktionen in hohem Maße. Darauf beruht es auch, daß trotz namhafter Blutdrucksteigerungen beim arbeitenden Menschen keine Zunahme der Herzgröße feststellbar ist, während im Tierversuch, wo die Großhirntätigkeit ausgeschaltet ist, schon geringere Druckzunahmen das Ventrikelvolumen um das 3- bis 4fache des Schlagvolumens ansteigen lassen. Der Tierkörper befand sich während des ganzen Versuches in vollkommener Muskelruhe. — Die Psyche beeinflußt die Schwankungen der Herzschattengröße jedenfalls in dominierender Weise (O. Bruns).

[2]) Sehr instruktiv ist, was E. Küppers hierüber sagt: Die Haltung des Besinnens erzeugt eine charakteristische vegetative Mitbewegung, die sich in einer Blutverschiebung nach außen unter Abschwächung oder Aufhebung der sogenannten Mayerschen Wellen äußert. Dieselbe ist als eine „Erschlaffung der vasomotorischen Haltung" und eine Hemmung der Tonusschwankungen des Blutverteilungszentrums zu deuten. Die Schaltung dürfte im Hypothalamus zu suchen sein."

Die Angaben der Autoren, welche sich an die „Gefühlstheorien“ der „Somatiker“ anlehnen, daß den einzelnen Affekten des Zorns, des Jubels, der Freude, der Erwartung, des Erschreckens, der Enttäuschung usw. je eine eigene Art von Blutverteilung entspreche, oder daß der körperliche Vorgang mit dem Affekte identisch sei (z. B. die Gänsehaut mit dem Gruseln, das sie hervorruft), sind wohl ebenso aufzunehmen, wie die Behauptung, daß die Lüge ein charakteristisches Atembild habe (Benussi). Diese Angaben stammen größtenteils aus einer Zeit, in der man die Ausdruckserscheinungen der psychischen Vorgänge in den einfacheren vasomotorischen Reaktionen gesucht hat und finden wollt. —

Von den „mechanischen“ sind die „emotiven“ Reflexe zu unterscheiden, die sich im Bereiche des vegetativen Nervensystems abspielen; ihre Existenz lehrt die Tatsache ihres Ausbleibens nach Ausschaltung der Großhirnhemisphären. In diese Gruppe gehören die berühmten Pawlowschen Versuche der psychischen Anregung der Magensaftsekretion, die psychische Leukozytose („Appetitsaft-Leukozytose“, F. Glaser), ferner z. B. die Konstriktion der Bronchialmuskulatur im Zorne und schließlich alle Formen von affektiver Reaktion des Herzens. Der Weg der zentrifugalen emotiven Reflexbahn und die Intensität des Reflexes unterliegen individuellen Unterschieden: Bei dem einen schlägt sich der Schreck mehr auf Herz und Darm, bei einem zweiten mehr auf die Harnblase, beim dritten auf die Schweißdrüsen.... Während im animalen System der Reiz schließlich in einen einzigen Nerven ausmündet, werden die vegetativen Reize somit in verschiedene Bahnen, und zwar in individuell verschiedener Weise, geleitet[1]).

Mechanische und emotive Gefäßreflexe haben also nicht die gleiche Bahn. Man sieht nach körperlicher Anstrengung u. U. Rötung bloß einer Gesichtshälfte, während sich im gleichen Falle nach psychischen Einflüssen (schamhaftem Erröten) die Rötung alsbald auch auf die andere Gesichtshälfte und die oberen Anteile der Brust (Erythema pudoris) erstreckt. Man darf daher annehmen, daß mancher Gefäßreflex auf seinem phylogenetischen Wege Wandlungen unterlegen ist, wie ja auch mancher Reflex durch die Erfahrung eine Modifikation erfährt.

Die äußeren Kopfteile und die übrigen äußeren Körperteile verhalten sich bei der Erregung von Bewegungsvorstellungen gegensätzlich. So tritt bei suggestiver Erregung von Bewegungsvorstellungen Verengerung in den Gefäßen der äußeren Teile des Kopfes, aber Erweiterung der übrigen Hautgefäße ein[2]).

Eine große psychische Bedeutung haben die vom Labyrinth (Vestibularis-N. triangularis-Gleichgewichts-Tonusapparat) ausgehenden Gefäßreflexe. Eine

---

[1]) Wir unterscheiden (F. Glaser): *a*) intravegetative, *b*) sensitiv-vegetative (Hauterwärmung—Schweißausbruch), *c*) vegetativ-sensible (Angina pectoris—Schmerzirradiation in das Ulnarisgebiet), *d*) vegetativ-motorische (Défense musculaire) und *e*) psycho-vegetative Reflexe (siehe oben, z. B. der Pawlowsche Magenversuch). — (Der vegetativ-sensible Reflex durchläuft das betreffende Spinalganglion und hält damit den Typus der Tastnervenleitung ein.)

[2]) Die Bahnen, welche das Vasomotorensystem mit dem zentralen Nervensystem verbinden, stammen aus Kopf- und Rückenmark. — Das Vasomotorenzentrum in der Medulla ist vorläufig mehr funktionell als morphologisch charakterisiert. — Alle Zentren für das Herz-Gefäß-System stehen unter dem Einflusse des Zwischenhirns. — Wir dürfen annehmen, daß Thalamus, Hypothalamus und Höhlengrau des dritten Ventrikels die Stellen sind, wo lebhafte Reize und Stimmungseinflüsse auf das Vasomotorium übergreifen und die mannigfachen Blutverschiebungen zwischen den einzelnen Innervationsgebieten bewirken. — Im Höhlengrau des dritten Ventrikels liegt die beherrschende Spitze des ganzen vegetativen Systems und damit zugleich das Zentrum des Organismus (E. Küppers). — Die mikroskopische Anatomie lehrt, daß die kortiko-thalamische Bahn doppelläufig ist. Etwa ebensoviele Fasern leiten kortiko-thalamisch wie umgekehrt.

besondere Rolle spielen schließlich, wie wir schon gehört haben, die Reflexe, die von der Atmung ausgehen.

Bei der Reizung von Hautnerven verengern sich (F. GLASER) die Gefäße im Splanchnikusgebiete bei gleichzeitiger Erweiterung der Gefäße in den Muskeln und im zentralen Nervensystem. Nach HÖBER hat dieser Reflex einen biologischen Sinn, weil im Momente einer Gefahr vor allem jene Organe mit Blut versorgt werden, welche der Abwehr oder der Flucht dienen. —

Die Reaktionen des Organismus auf seelische Begebenheiten und der Reichtum des Gefühlslebens sind mit diesen Partialreaktionen noch lange nicht erschöpft, denn die vasomotorischen Erscheinungen stellen ja nur einen Teil der Gesamtwirkungen dar, die im Körper unter dem Einfluß der Gefühle und Affekte auftreten und die ursprünglich sämtlich aus reflektorischen Vorgängen entstanden sind. Man kann wohl annehmen, daß durch die Stimmungen der Traurigkeit, des Kummers, der Heiterkeit, der guten Laune usw. die verschiedenen Gruppen von Ganglienzellen des vegetativen Apparates im Zwischenhirn, in der Medulla und im Rückenmarke zum Anklingen gebracht werden, daß der „Biotonus" (VERWORN) des gesamten zentralen Nervensystems durch die einzelnen Stimmungen geändert wird. „Durch Änderung seiner Stimmungslage wirkt das vegetative Nervensystem auf die Vorgänge im Großhirn und damit auf unseren Willen ein." (L. R. MÜLLER). Aus der „vegetativen Seele" (MONAKOW) kommen die Wirkungen auf die Drüsen mit äußerer und innerer Sekretion, die Rückwirkungen derselben und — im ganzen genommen — alle die unzähligen, unabsehbaren, rhythmischen, fördernden und hemmenden, formenden und abbauenden, individuell verschiedenen Innervationen, deren Gesamtwirkung als das „Unbewußte" in unserer Seele ihren Hintergrund, aber auch ihren Mittler bildet[1]). Das vegetative Nervensystem hält durch seine unablässigen antagonistischen Tonusregulationen die Gesamtheit der Teile des Körpers zu dem organischen Ganzen der eurhythmischen Persönlichkeit zusammen.

So entsteht schließlich das Gemeingefühl aus den mannigfachen zentral und peripher ausgelösten Empfindungen, die durch zahlreiche Mitempfindungen und Reflexempfindungen das gesamte Empfindungsleben zu einem einheitlichen Totalgefühle zusammenschließen. Erweist sich das eine oder andere Gefühl als dominierend, so resultieren, sofern dasselbe andauert, die beharrenden Gefühlsfärbungen und Organempfindungen, welche die einzelne neuropathische Persönlichkeit charakterisieren. Die Herztätigkeit, resp. der Herzrhythmus aber wirken sich, wie bereits gesagt wurde, in allen unseren Seelentätigkeiten aus.

Mit dem Alter lassen die Projektionen der psychischen Vorgänge auf das vegetative Nervensystem an Intensität, Raschheit und an Lebensbedeutung nach, die Affektbereitschaft nimmt ab und die „Illusionen verschwinden" (SCHOPENHAUER). Die alte Frau errötet nicht so leicht wie das junge Mädchen, der Erwachsene weint nicht so leicht wie das Kind, die juvenile Arhythmie verschwindet am sklerotischen Herzen, der Dermographismus und die Schweißsekretion werden im Alter schwächer, das Kind ist empfindsam und freigebig, der Greis wendet sich oft gegen die Ideale, die ihn in der Jugend begeistert haben, ist geizig, grämlich, streng, oft grausam, kalt und eigensüchtig, die Eindrücke, welche den Jüngling zur Überschwänglichkeit verleiten, gehen an seinen stumpfen Sinnen wirkungslos vorüber.

„But old folks, many feign as they were dead;
Unwieldy, slow, heavy and pale as lead." (Rom. and Jul., A. 2, sc. 5.)

Diesen Verhältnissen entsprechen die regressiven anatomischen Veränderungen am Nervensystem.

---

[1]) Siehe S. 180 ff.

III. Störungen des Rhythmus und der Eurhythmie.

1. Extrasystolie.

Die häufigsten und verhältnismäßig leicht erkennbaren Störungen der Eurhythmie werden durch Extrasystolen hervorgerufen. Es ist insbesondere das Verdienst WENCKEBACHS, den Einfluß dieser Rhythmusstörung auf Herz, Kreislauf und Wohlbefinden erkannt und in vollendeter Weise beschrieben zu haben.

Wir haben gehört, daß das Bewußtwerden von Rhythmen, die in der Norm untergeordnet sind, dem Erwachen eines primitiven Rhythmus gleichzusetzen ist. Die extrasystolischen Arhythmien gehören in diese Gruppe von Eurhythmie-Störungen. Die Bedeutung der „Beiträge zur Entstehungsweise extrasystolischer Allorhythmien" von R. KAUFMANN und J. ROTHBERGER scheint mir u. a. in dem Nachweis zu liegen, daß die Extrasystole nicht ein Einzelereignis ist, sondern das Glied einer fortlaufenden Reihe, die in normalen Zeiten niedergehalten wird.

Jede Extrasystole ist eine mehr oder weniger empfindliche Störung des Kreislaufrhythmus. Der Kranke pflegt dies als stechenden Schmerz in der Herzgegend, den größeren postkompensatorischen Schlag wie einen Stoß im ganzen Körper, im Kopfe, im Gehirne zu empfinden. Die Ventrikel-Extrasystole z. B. bedeutet eine Hemmung der venösen Blutzufuhr zum Herzen, somit eine ungenügende Füllung des arteriellen Kreislaufs und wirkt so nach zwei Richtungen ungünstig auf den Kreislauf ein. Die ungenügende arterielle Versorgung des Gehirns kann dem Kranken als blitzartig auftretendes und wieder verschwindendes Schwindelgefühl bewußt werden, und zwar desto mehr, je höher der Blutdruck ist. Manche Patienten empfinden anscheinend besonders stark die Pfropfungswelle in den Halswellen. Die vorübergehende Anämisierung der Herzwand löst in dieser selbst charakteristische Empfindungen aus[1]). Durch diese ungewohnten peinlichen Vorgänge wird das Gleichmaß der psychischen Gesundheit heftig erschüttert, denn die Extrasystolen treten bei vollem Wohlbefinden auf, oft am Abend, wenn der Kranke sich zur Ruhe begeben hat und die Herzaktion langsamer wird. Sie stören das Einschlafen, die Nachtruhe, rufen schreckhafte, angstvolle Träume herbei und werden zur Quelle größter Beunruhigung, auch weil sie immer wieder den Eindruck erwecken, als ob das Herz stehenbleiben werde. An diese unangenehmen Sensationen schließen sich im weiteren Verlaufe je nach der psychischen Konstitution des Erkrankten neurasthenische und hypochondrische Vorstellungen mannigfacher Art an. Ein solcher Kranker sagte mir einmal: „Andere Leute leben mit dem Verstande, ich muß immer mit dem Herzen leben."

Den Mechanismus der psychischen Beeinträchtigung und der Psychogenese der krankhaften Empfindungen durch das affektbetonte Erlebnis beleuchtet der folgende Fall:

Eine an Extrasystolie leidende Kranke hat einen andauernden Angstzustand. Sie traut sich seit sechs Wochen nicht aus dem Bette, weil sie damals, als sie aufstehen wollte, von einem momentanen, schrecklichen Schwindel gepackt worden ist und das Gefühl hatte, daß ihr Fuß in einen Abgrund trete.

Höchstwahrscheinlich ist der schreckliche Schwindel durch die Empfindung einer Extrasystole (der ersten) ausgelöst worden.

Ob die psychische Veränderung als direkte Folge des Schrecks und des Schwindels zu betrachten ist, oder ob jedesmal zuerst die spezifische Herz-

---

[1]) Siehe Kapitel „Angina pectoris".

empfindung der Angst erscheint und dann erst der anhaltende Angstzustand, das kommt im psychischen Bilde nicht mehr zum Ausdruck. Die Eurhythmie wird durch die immer wiederkehrenden Extrasystolen und das Gefühl der Unsicherheit, das sich daraus entwickelt, immer wieder empfindlich gestört.

Es ist kaum zweifelhaft, daß Extrasystolen auch auf nervösem Wege zustande kommen. Man kann sie zuweilen durch Vagusdruck hervorrufen und sieht sie außerdem bei Leuten, die daran leiden, an nervösen Tagen besonders häufig erscheinen. Hier bleibt natürlich die Frage offen, was Ursache und was Wirkung ist. „Zahllos sind die Fälle, wo Extrasystolie sich nur in Perioden von Nervosität, von Sorgen ums Dasein, von geistiger Überangestrengtheit zeigt, und wo die Wegnahme der Sorgen, das Aufhören der Nervosität, sofort die Extrasystolie verschwinden läßt.“ (Wenckebach.) Keinesfalls darf man sich vorstellen, daß die Nervenreizung (z. B. des Accelerans) allein unmittelbar Extrasystolen auslöse[1]), sie spielt vielmehr wahrscheinlich die Rolle eines vermittelnden Momentes, indem sie eine der Bedingungen für das Zustandekommen der Extrasystolen schafft.

Man kann wohl vermuten, daß in solchen Fällen immer irgendwo im Herzen ein Krankheitsherd sitzt, der unter Umständen mikroskopisch klein und prognostisch ohne Bedeutung ist, aber durch seine leichtere Erregbarkeit (Steigerung der Reizentstehung) früher zur Bildung eines Kontraktionsreizes und einer Kontraktion führt[2]); seinen Wirkungswert erhält er erst durch die von ihm ausgehenden dynamischen, somatischen und psychischen Vorgänge. Jedenfalls kommen Extrasystolen an gesunden und vollkommen leistungsfähigen Herzen vor, können bei schweren Herzinsuffizienzen fehlen und sind also, für sich allein genommen, kein prognostisches Kriterium[3]). Die Prognose kann im konkreten Falle immer nur durch Beurteilung des gesamten Herzzustandes festgestellt werden. Der psychische Einfluß und Eindruck einer Extrasystole ist aber desto größer, je geringer der psychische Widerstand ist, den das betreffende Individuum den Angriffen auf sein seelisches Gleichgewicht entgegensetzen kann.

Eine sehr frequente unregelmäßige Extrasystolen-Bildung bedeutet natürlich, schon für sich allein genommen, eine namhafte Kreislaufstörung[4]), die sich je nach den Verhältnissen des Einzelfalles ihrerseits wiederum in verschiedener Weise psychisch auswirkt.

Höchst merkwürdig und derzeit noch ungelöst ist die Frage, wovon das Bewußtwerden der Extrasystole abhängt, warum sie in einem Falle in das Bewußtsein durchschlägt, ein anderes Mal unterschwellig bleibt. Je mehr diesbezügliche Fälle man gesehen hat, desto plausibler findet man die Erklärung, daß die in einem (muskel-)kranken Herzen entstehenden Extrasystolen im allgemeinen nicht empfunden werden, d. h. keine zentripetalen Impulse hinaufleiten[5]). Nicht alle Myokardaffektionen aber scheinen in dieser Hinsicht gleich-

---

[1]) Vanysek, zit. nach A. Hoffmann, berichtet von einem Kranken, der willkürlich Extrasystolen auslösen konnte.

[2]) Edens sieht in dem Nachweise von Kaufmann und Rothberger, daß Extrasystolen in vielen Fällen auf eine Reizquelle zurückzuführen sind, eine Bestätigung dieser Annahme. — Dies zeigt sich auch darin, daß z. B. ventrikuläre Extrasystolen bei manchen Kranken jahraus, jahrein bis ins kleinste Detail immer dieselbe Form im Elektrokardiogramm haben.

[3]) Die anatomischen Befunde in den sympathischen Halsganglien bei Extrasystole bedürfen der Bestätigung.

[4]) Dies hat seinerzeit Wenckebach in klarer Weise hervorgehoben.

[5]) Allerdings sagt ein Autor vom Range und der Erfahrung Wenckebachs: „Es wäre voreilig, hier allgemeine Schlußfolgerungen aufzustellen, denn bei schweren

sinnig zu wirken. Vor allem ist es nicht bekannt, ob eine bestimmte Lokalisation des kleinen Erkrankungsherdes für die (zentripetale) Blockierung notwendig, bezw. maßgebend ist. Vielleicht darf man annehmen, daß in einem muskelkranken Herzen häufiger eine (lokale) Behinderung (Unterbrechung) der zentripetalen „Muskel-Nerven"-Leitung bestehen wird, als in einem gesunden, was etwa der zentripetalen Blockade bei der Ataxie entsprechen würde.

Auch die unbewußt ablaufenden Extrasystolen bewirken aber sehr häufig Störungen der Eurhythmie, die in mannigfacher Weise zutage treten können. Da es sich in solchen Fällen zumeist um mehr oder weniger kranke Herzen handelt, läßt es sich oft nur schwer entscheiden, welcher Teil der Störung auf die Extrasystolie zu beziehen ist. Es gibt aber zweifellos myokardiale Veränderungen von prognostisch relativ günstiger Form, die sich fast nur durch Extrasystolenbildung kennzeichnen. Eine Reihe dieser Fälle produziert ihre Extrasystolen erst bei beschleunigter Herzschlagfrequenz, z. B. nach dem Arbeitsversuche. Solche Patienten fühlen sich (daher) körperlich und geistig minder leistungsfähig, klagen über angina-ähnliche Zustände, über ein Gefühl von Unsicherheit, gestörten Schlaf und lästige Herzempfindungen. In solchen Fällen ist das Primum movens sozusagen, d. h. die Extrasystole, ein unbewußter Vorgang, und dennoch bedingt die physische (hämodynamische) Störung eine Änderung des psychischen Gleichgewichtes und dokumentiert dadurch den innigen Zusammenhang zwischen den Vorgängen im Kreislauf und der psychischen Eurhythmie.

Nach dem Gesagten wird man die Extrasystolie in der Mehrzahl der Fälle als einen nervösen Zustand behandeln können, daneben aber häufig als symptomatische und kausale Therapie Chinin verwenden. In manchen Fällen üben auch kleinste Digitalisdosen bekanntlich eine gute Wirkung aus, doch setzt die Anwendung des so ausgesprochenen Herzmittels bei den nervösen Kranken dieser Kategorie ein gewisses diplomatisches Vorgehen voraus.

Extrasystolen sind auch die Grundlage der zumeist überaus peinvollen Anfälle von paroxysmaler Tachykardie, für deren Pathogenese und psychischen Folgesymptome im großen und ganzen die gleichen Erfahrungen gelten wie für die Extrasystole selbst.

Die Kranken sind oft schon stundenlang vor dem Anfalle sehr „nervös" und geraten durch die Furcht vor den Anfällen in eine deprimierte, verängstigte Stimmung. Sie trauen sich nicht vom Hause weg, geschweige denn eine Reise zu unternehmen, zumal ja der Anfall mit der durch ihn bedingten Kreislaufstörung (Leberschwellung bei längerer Dauer des Anfalles) entschieden eine bedeutende Hilflosigkeit herbeiführt und während seines Bestehens mit einem mächtigen Krankheitsgefühle einhergeht.

Eine Kranke meiner Beobachtung ist erst wieder selbstsicherer, seit sie es erlernt hat, den tachykardischen Anfall durch „Vagusdruck" zu kupieren.

2. Flimmerarhythmie.

Einen weiteren Anlaß für Störungen der Eurhythmie bildet der apoplektiforme Beginn der Flimmerarhythmie, zumeist auch das Andauern der Kreislaufstörung bei derselben, das gewöhnlich erst nach wiederholten kurzdauernden Flimmeranfällen einzutreten pflegt.

Ein Herzkranker (kombinierter Klappenfehler), der bis zum kritischen Tage seinem (geistigen) Berufe nachgegangen war, hat eines Tages plötzlich einen Anfall

Herzleiden sind die Extrasystolen oft unendlich quälend, unschuldige, nervöse Extrasystolie wiederum bleibt nicht selten dem Patienten vollkommen unbewußt." —

von Angst und Schmerz in der Herzgegend. Der sehr intelligente Mann betont, daß die aus dem Herzen kommende Angst das mächtigere Gefühl gewesen ist. Der Kranke war kurz vorher untersucht und die Herztätigkeit als regelmäßig befunden worden. Vom Tage des Anfalles an bestand Flimmerarhythmie. Der Kranke blieb dann durch viele Wochen verängstigt, wollte nicht aus dem Bette, hatte das Gefühl, daß ihm abwechselnd Arme und Beine absterben, war im Denken und Sprechen viel langsamer als sonst und entschieden auch teilnahmsloser als in seinen gesunden Tagen. Erst ganz allmählich kehrte das Selbstvertrauen wieder. Der Kranke steht auf, fängt an zu lesen, sich wieder für alles zu interessieren. Zunächst hindert ihn noch eine unangenehme Platzangst am Ausgehen, dann aber wird auch dieses Stadium überwunden, und schließlich ist der Kranke bis auf eine gleichsam verhaltene Ängstlichkeit im großen und ganzen wieder der Alte.

Zuweilen treten bei Personen mit Flimmerarhythmie Anfälle auf, die psychogen scheinen und dennoch vorwiegend kardialen Ursprunges sind. Zumeist fühlen sich diese Kranken plötzlich schwach, ihr Kopf zittert, der Unterkiefer zittert beim Sprechen, eine gewisse Steifigkeit der Arme und Beine macht sich unangenehm bemerkbar, es besteht ein Gefühl von Unruhe und Ängstlichkeit, Unsicherheit und Bangigkeit, im ganzen genommen demnach ein stenokardieähnlicher Zustand, ohne daß man aber eine genauere Qualifikation dieser Anfälle vornehmen könnte. — Solche Anfälle können z. B. die einzelnen, vorübergehenden Flimmerattacken begleiten.

Wenckebach hebt die wichtige Tatsache hervor, daß das flimmernde Herz da nicht in normaler Weise reagiert, wo beschleunigende oder hemmende Nerveneinflüsse zu erwarten sind. So gleichsam aus seiner Nervenbalance gerissen, im Widerstreite zwischen den nervösen Einflüssen und den geänderten mechanischen Bedingungen, wird es zur Quelle von zentripetalen Impulsen, die insbesondere von der vegetativen Sphäre aus, in die sie hineinwirken, — „unbewußt" — mannigfache Störungen der Eurhythmie erzeugen müssen, denn „nicht die vermittelnden Ereignisse sind es, was wir im Gefühle wahrnehmen, sondern die Störungen unseres inneren Wesens" (Lotze), in diesem Falle also die Unfähigkeit des Herzens, die gewohnten notwendigen Ausgleichsvorgänge herbeizuführen. Wenn z. B. eine zu erwartende Beschleunigung des Herzschlages ausbleibt, strahlen die einen Ausweg suchenden „Impulse" in ungewohnte (falsche) Bahnen ein oder finden überhaupt keinen Ausweg[1]).

Ungünstig sind in mannigfacher Hinsicht die mechanischen Arbeitsverhältnisse des Flimmerherzens. Schon das Vorhofflimmern allein bedeutet eine Einbuße an Förderungsvermögen und einen gewissen Grad von Herzinsuffizienz mit den entsprechenden Konsequenzen für den Kreislauf, die vegetativen Funktionen, die Drüsen mit äußerer und innerer Sekretion, das Nervensystem usw. Auch die Reservekraft des Herzens wird durch den Flimmerzustand beeinträchtigt (Barringer). Dazu kommen als Passiva der Herzbilanz im Einzelfalle die Klappenstörung, sowie die Muskelerkrankung, die Verkürzung der Anspannungs- und Austreibungszeit der Kammern (Feit und Katz), und — als sehr maßgebende Faktoren — die ungleichmäßige Herztätigkeit und das „Pulsdefizit", die, schon für sich allein genommen, eine Minderleistung bedingen, weil eine regelmäßige rhythmische Tätigkeit nach rein mechanischen Gesetzen günstige Förderungsverhältnisse schafft, welche durch Wegfall der Rhythmizität eine Einbuße erfahren. — Rhythmus ist in dieser Hinsicht Arbeitsersparnis.

Erst die Summe aller dieser Faktoren ergibt sozusagen die Schlußrechnung; jeder einzelne aber muß beachtet und erwogen werden, wenn man für die Therapie

---

[1]) In gleichem Sinne spricht R. Kaufmann in seiner Abhandlung über das leistungsunfähige Herz von „Innervationsschwankungen" als Quelle der Beschwerden.

den körperlichen und den psychischen Anteil der Störung nach Möglichkeit auseinanderhalten will.

Es ist schließlich zu beachten, daß je nach dem Grad der Störung die ungleichmäßige und oft auch unzureichende Blutversorgung des Gehirns zur Quelle von Unlustgefühlen werden muß, die sich nach allen Richtungen (so z. B. auch in den Vestibularapparat) auswirken. Die in der Einleitung ausgeführten Erwägungen lehren uns, bis zu welcher Höhe diese Störungen unter Umständen anwachsen können.

Kranke mit Flimmerarhythmie sind aber, wenn ihr Herzzustand (die Beschaffenheit der Muskulatur) verhältnismäßig gut, die Schlagfolge nicht zu rasch, das Schlagvolum im ganzen genommen relativ ausgiebig ist, nachdem sie einmal das akute (apoplektiforme) Stadium überstanden haben, viele Jahre über Wasser zu halten. In solchen Fällen wird eine geeignete psychische Therapie, natürlich neben der medikamentösen und physikalischen, wahre Triumphe feiern können.

3. Psychophysische Grenzfälle.

Ein etwa 60jähriger Mann klagt über zeitweise auftretendes Herzklopfen mit Pulsbeschleunigung bis 90 und 100. Es kommt, wenn er vorher, nicht gerade unmittelbar vorher, rascher gegangen ist oder geistig stärker in Anspruch genommen war. Oft genügen einige Schritte, um den Zustand auszulösen, der sehr peinlich wirkt, weil er mit Pulsationen an allen möglichen Körperstellen, mit einem Gefühle von Druck auf der Brust, Ängstlichkeit und einem leichten Schwindelgefühle verbunden ist. Von Zeit zu Zeit tritt eine Extrasystole auf, die auch sehr unangenehm empfunden wird, aber vom anderen Herzklopfen angeblich deutlich unterscheidbar ist.

Objektiv findet man einen leichten Grad von Lungenemphysem, ein im wesentlichen (nach seinen Maßen und dem Auskultationsbefunde) normales Herz mit gutem Leistungsvermögen. Der Blutdruck ist nicht erhöht. Der Vagusdruckversuch gelingt aber verhältnismäßig leicht und ist ausgiebig (mäßige Sinusverlangsamung nach rechtsseitigem Vagusdruck, bei einer Untersuchung einmal eine ventrikuläre Extrasystole und eine invertierte P-Zacke).

Der Mechanismus dieses Herzklopfens ist nicht ganz leicht zu deuten. Vielleicht handelt es sich um einen mäßigen Grad von extrasystolischer Tachykardie. Der Kranke kann zuweilen lange Spaziergänge machen, ohne zu ermüden, zuweilen aber genügen schon einige wenige Schritte, um seine Eurhythmie zu stören. Er hat dann „sein" Herzklopfen und das Pulsieren in allen Adern, ist dann ängstlich, glaubt, daß er sehr bald ganz arbeitsunfähig sein wird, hält sich für einen Todeskandidaten, belächelt am Anfang das ärztliche Beruhigungswort, hat aber doch das Bedürfnis, immer wieder beraten und beruhigt zu werden.

Der ganze Sachverhalt läßt an einen nervösen (psychischen) Ursprung des Gesamtzustandes denken. Anderseits spricht der positive Vagusdruckversuch für einen gewissen Grad von anatomischer Herzveränderung. Sehr groß wird derselbe nicht sein, denn das Herz zeigt sich bei der Belastungsprobe, wie erwähnt, ganz gut leistungsfähig.

Die Analyse solcher Fälle, das Auseinanderhalten des somatischen und des psychischen Anteils der Erkrankung, insoweit dies natürlich durchführbar ist, hat für ihre psycho-therapeutische Beeinflußbarkeit und unser therapeutisches Vorgehen überhaupt die größte Bedeutung. Der Fall als solcher stellt sicher keine Seltenheit, ja sogar ein ziemlich alltägliches Vorkommnis dar. Dennoch erschien es zweckmäßig, ihn in diesem Zusammenhang als Beispiel anzuführen, schon um zu zeigen, wie unrichtig es wäre, ihn trotz der ohne Zweifel bestehenden anatomischen Veränderung bloß mit „Cardiacis“ zu füttern. Tatsächlich brachte in diesem Fall und bringt in analogen Fällen eine entsprechende, vorwiegend suggestive Behandlung immer wieder einen ausreichenden Erfolg. Daneben kann man und wird man allerdings im Bedarfsfalle in taktvoller, diplomatisch geschickter Weise mit kleinen Herzmitteln und Symptomaticis nachhelfen müssen.

4. Zyklische Störungen der Eurhythmie.

Ein hereditär-nervöser Mann hat vor einigen Jahren eine tonsillare Angina überstanden. Der behandelnde Arzt ließ ihn, da eine myokarditische Affektion anzunehmen war, fast zwei Monate lang Bettruhe einhalten. Der Herzbefund ist bis auf eine leichtere Erschöpfbarkeit des Herzens und dumpfe Beschaffenheit des ersten Tones an der Spitze normal. Läßt man den Patienten zehn Kniebeugen machen, dann schnellt sein Puls auf 120 pro Minute und darüber hinauf und kehrt erst im Verlaufe von etwa fünf Minuten — ohne respiratorische Rhythmusschwankung — zur ursprünglichen Zahl zurück. Der Vagusdruckversuch ist schwach positiv.

Von Zeit zu Zeit — das Intervall beträgt Monate und Jahre — treten Anfälle von anhaltender Pulsverlangsamung — 60 bis 50 pro Minute — auf, die durch Tage und Wochen anhalten und dann immer plötzlich verschwinden. Während dieser Zeit ist der Kranke blaß, die Herzdämpfung besonders nach links oben verbreitert, der erste Ton an der Spitze geräuschartig und von einem deutlichen, präsystolischen Vorschlag eingeleitet, der zweite Pulmonalton akzentuiert. Der Kranke fühlt sich müde, schläfrig, schläft aber unruhig, kommt sehr häufig auf und hat, so fleißig, ja unermüdlich er sonst ist, keine Lust zur Arbeit.

Er ist dann immer „wie zerschlagen“, gedrückt, schwer von Entschluß und von allerlei Unlustempfindungen gequält, geistig minder leistungsfähig, doch im ganzen genommen intellektuell unverändert, bloß, wie er sich selbst ausdrückt, „gehemmt“. Eines Tages verschwindet die Pulsverlangsamung, und gleichzeitig ändert sich auch das psychische Verhalten. An Stelle der depressiven Stimmung tritt eine heitere, fast sorglose. Der Kranke ist geschäftig, redselig, reizbar, sein Schlaf noch immer gestört. Dieses Stadium hält einige Tage an und macht dann vollem körperlichen und seelischen Wohlbefinden Platz.

Es handelt sich in derartigen Fällen um zirkulär wiederkehrende, krankhafte psychische Zustandsbilder, die allem Anschein nach an Funktions- und Rhythmusstörungen des Herzens gebunden sind, Eurhythmiestörungen von größerer Spannweite. Eine myokardiale Affektion besteht ohne Zweifel. Warum dieselbe zeitweise mehr in den Vordergrund tritt, läßt sich zunächst nicht entscheiden.

Schon Meynert hat bei solchen wechselnden psychischen Zuständen an periodische Störungen der vasomotorischen Innervation gedacht. Bei H. Curschmann findet sich unter dem Bilde einer „Angina pectoris vasomotoria“ ein Fall von periodischer Verstimmung nach Art der Zyklothymie (Kahlbaum). Während dieser Zeit bestanden heftige Schmerzanfälle in der Magengrube, bisweilen auch über dem Herzen, mit ausgesprochener Angst und Atemnot. Dabei wurden die Beine bis zum Knie eiskalt und gefühllos, auch die Hände wurden weiß und kribbelig. Die Kranke ist der Ansicht, daß diese Anfälle an die Stelle einer früher periodisch wiederkehrenden Migräne getreten sind. Dieser „vasomotorische Zusammenhang“ wirft auf Beobachtungen solcher Art ein erhellendes Licht. Derartige Fälle scheinen überhaupt nicht allzu selten zu sein. Es würde sich vielleicht zur Aufklärung dieser Frage empfehlen, eine möglichst große Anzahl von Fällen des jedenfalls affektiv bedingten „manisch-depressiven Irreseins“ in bezug auf Herz und Vasomotorium durch lange Zeit in internistischer Beobachtung zu halten; auch das weitere Studium des Enzephalitisproblems erscheint zur Aufklärung dieser vegetativen Zusammenhänge vielversprechend.

In die Gruppe dieser Fälle von „vasomotorischen Neurosen" gehört anscheinend auch ein Fall von JAMES MACKENZIE.

Ein junger Mann konsultierte ihn wegen Gedächtnisschwäche, die in mehrwöchentlichen Anfällen wiederkehrte. Wenn dieser Zustand eintrat, konnte der Kranke z. B. seine Aufträge nicht im Kopfe behalten. Wiederholte Untersuchungen während der Anfälle und zu freien Zeiten ergaben als einzig Auffallendes, daß die Pulszahl im Stadium der Gedächtnisschwäche stets verlangsamt war, zuweilen unter 50 in der Minute.

Diese Beobachtung wird von MACKENZIE so gedeutet, daß die Gedächtnisschwäche eine Folge der Pulsverlangsamung gewesen sei. W. VORKASTNER, der den Fall anführt, hält das Umgekehrte für wahrscheinlicher; „der Mann hatte einen langsamen Puls, weil er an einem Depressionszustand litt".

Beurteilt man derartige Fälle nach dem Gesichtspunkt, der uns hier leitet und den Rhythmus als eine wesentliche Grundlage der Lebensvorgänge bezeichnet, dann wird man allerdings einseitige, überkommene Auffassungen revidieren und Anschauungen, auch wenn sie von den bisherigen abweichen, neuerlich erwägen und überlegen. Vor allem haben sich unsere Ansichten über das Wesen und die psychische Bedeutung der weitverzweigten vegetativen Sphäre in den letzten Jahren so sehr geändert, daß wahrscheinlich eine Revision so mancher in der Neurologie und Psychiatrie gleichsam eingewurzelten Vorstellung erforderlich sein wird. Der Verlauf der hier angeführten Fälle legt solche Erwägungen nahe, die anscheinend schon einem Autor von der Bedeutung THEODOR MEYNERTS vorgeschwebt haben. — Die Annahme, daß die Rhythmusstörung den Ausgangspunkt der psychischen Veränderung darstelle, besagt natürlich noch nicht, daß sie ihre alleinige Ursache sei.

Ein ähnlicher pathogenetischer Zusammenhang ist allem Anschein nach auch bereits von GOWERS erwogen worden. Denn die von ihm unter dem Namen der „vasovagalen Anfälle" beschriebenen, eigentümlichen Bewußtseinsveränderungen, die der Autor auf Störungen der sensorischen Vagusfasern zurückführt, lassen sich in die Gruppe dieser Fälle einreihen, ebenso die an anderer Stelle erwähnte Beobachtung einer „bradykardischen Vagusneurose" von ZÜLZER.

Der psychische Zustand, den GOWERS beschreibt, besteht in Langsamkeit im Denken und herabgesetzter Konzentrationsfähigkeit. Er tritt plötzlich ein und fällt dem Kranken subjektiv auf. Oft besteht nur große psychische Müdigkeit, gelegentlich das Gefühl der Unwirklichkeit des Wahrgenommenen, sehr häufig auch das Gefühl des nahenden Todes.

Wir sehen also Anklänge an psychische, stenokardische Zustände, doch läßt die psychische Dargebung und die Periodizität auch Beziehungen zu den eben erwähnten Beobachtungen erkennen. Allen diesen Fällen dürften Sinusbradykardien mit den ihnen entsprechenden Pulsbildern zugrunde liegen; zumal die Untersuchung der beiden Fälle, die ich selbst beobachtet habe, scheint in diesem Sinne zu entscheiden. Für die Annahme einer echten Überleitungsstörung lag kein Anhaltspunkt vor.

„Morgagni-Adams-Stokes'sche" Anfälle.

Höhere Grade von Reizleitungsstörung gehen häufig mit den ganz charakteristischen psychischen und somatischen Symptomen einher, als deren Paradigma der MORGAGNI-ADAMS-STOKESSCHE Symptomenkomplex bezeichnet werden kann.

Zumeist ist ein „Herzblock" die Grundlage dieses Krankheitsbildes, zu dem apoplektiforme oder epileptiforme Anfälle mit Verschwinden des Pulses gehören. „Fühlt man den Puls eines solchen Patienten, so hört erst der Pulsschlag auf, dann sagt zuweilen der Patient „jetzt kommt es“, er wird blaß, ohnmächtig, bekommt mehr oder weniger starke epileptiforme Krämpfe, dann kehrt der Puls zurück, und nach wenigen Augenblicken erwacht der Patient und ist sofort wieder bei Sinnen“ (Wenckebach).

Unter dem Einfluß der immer wiederkehrenden Bewußtseinsstörungen entsteht bei diesen Kranken zuweilen ein psychischer Schwächezustand, Ängstlichkeit, Schreckhaftigkeit, Hinfälligkeit, Mutlosigkeit, Weinerlichkeit, hypochondrisches Verhalten, Todesgedanken. — Oft genügt eine längere, anfallsfreie Pause, um das Selbstvertrauen zu kräftigen, die Stimmung zu heben, die Lebensfreude wieder erwachen zu lassen. Meistens bleibt aber ein gewisser Druck auf dem Gemüt dauernd zurück. Je häufiger sich der Anfall wiederholt, desto geringer wird die Widerstandskraft des Kranken, bis er schließlich ein hilfloses, verstörtes Wesen ist, einem Opfer gleich, das den Todesstreich erwartet.

Gedächtnis und Auffassungsvermögen pflegen im großen und ganzen ungestört zu bleiben. Sinnestäuschungen kommen fast niemals vor. Die Ängstlichkeit dieser Kranken entsteht zumeist auf rein psychischem Weg, und zwar aus den Unlustgefühlen, für welche sowohl der Herzzustand, als auch der allgemeine körperliche Zustand vielfach Veranlassung bietet. Stenokardische Erscheinungen (Koronargefäßveränderungen) gehen natürlich auch bei diesen Kranken mit Angstzuständen und deren Folgen einher.

Eine wichtige Quelle für Unlust- und Angstgefühle ist die Extrasystole, die beim „Adams-Stokes“ überhaupt eine große Rolle spielt. Die Extrasystolen treten oft in fester, zeitlicher Beziehung zur vorangehenden Systole auf, so daß dadurch eine Art Ventrikelbigeminie entsteht. Zuweilen erscheinen sie in so großer Zahl und in so hoher Frequenz, daß der Nutzeffekt der Kammertätigkeit minimal wird und der Puls verschwindet. Solche Tachysystolien pflegen einem Kammerstillstand zu folgen und gehören bei manchen Kranken förmlich zum Bild des Anfalles.

Den Extrasystolen bei „Herzblock“ folgt natürlich keine kompensatorische Pause. Die langsame Ventrikelbigeminie, resp. die ventrikel-automatischen Extrasystolen, werden von den Kranken „wie ein gewaltiger Hammerschlag in der Herzgegend“, „wie ein furchtbarer Stoß in den Kopf“, als Wallung, Schwindel, Unsicherheit, demnach in sehr peinvoller Weise empfunden.

Der Mangel an Anpassungsfähigkeit des Ventrikels an eine körperliche und psychische Mehrbeanspruchung und die konsekutive Minderdurchblutung der vegetativen Organe bedingen die geringere geistige und körperliche Leistungsfähigkeit bei den meisten dieser Krankheitsfälle. Wenckebach betont diesen „vasomotorischen“ Mechanismus in eingehender Weise. „Auffallend ist das Gleichbleiben oder Unregelmäßigwerden des Pulses bei sonst die Herztätigkeit ändernden Einflüssen.“ Sehr oft sind höchst unangenehm empfundene Extrasystolen eine Folge von relativ stärkerer Inanspruchnahme des Herzens. In psychologischer Hinsicht kann man in diesem Unvermögen der Kammern, sich Mehranforderungen anzupassen, u. U. eine mangelnde „Abreaktionsfähigkeit“ erkennen, indem angehäufte Energien behindert sind, den gewohnten Ausweg zu nehmen, und dafür in ungewohnte Bahnen einstrahlen oder zunächst überhaupt keinen Ausweg finden, sich also nicht entladen können. Auf solche Weise können dann mannigfache Formen von Hemmung, beim Abströmen der Impulse in sensible Bahnen schmerzhafte Sensationen und Unlustgefühle zustande kommen. „Es resultiert eine Disharmonie zwischen den nervösen und den mechanischen Impulsen“ (Fr. Kauffmann).

Bei der Chirurgentagung des Jahres 1924 demonstrierte BECK einen Fall von „ADAMS-STOKES", an dem er mit nachhaltigem Erfolg (Verschwinden der Anfälle, die vorher in überaus großer Zahl aufgetreten waren) eine Vagusdurchschneidung am Hals ausgeführt hatte.

5. Beziehungen der Eurhythmie zu innersekretorischen Störungen.

Eine geistig sehr bewegliche Frau, die ein großes Unternehmen verwaltet, 35 Jahre alt, verheiratet, Mutter zweier Kinder ist, bemerkt, daß sie zeitweise (bei der ärztlichen Feststellung ihres Zustandes zum dritten Male) matt, verdrossen, schlafsüchtig, physisch und psychisch stumpfer wird. Die Arbeit geht ihr nicht von der Hand, alles ist ihr gleichgültig, der Kopf ist immer eingenommen und schmerzhaft, es besteht Druck auf die Augen; die Austrittstellen der Hirnnerven, der Scheitel sind sehr empfindlich, es liegt wie eine Zentnerlast auf ihr, sie hat für nichts Interesse, die Kinder stören sie, der Mann quält sie mit seiner Zärtlichkeit, was sie liest, geht ihr nicht in den Kopf hinein, das Denken schmerzt sie. In der Herzgegend empfindet sie ein leichtes Angstgefühl. Dieser abnorme Zustand begann jedesmal in der prämenstruellen Zeit.

Bei der Untersuchung zur Zeit des „Anfalles" ist der Blutdruck leicht erhöht (145 bis 150), der Puls 60 bis 65, die tägliche Harnmenge erhöht. Es besteht Durstgefühl. Die Haare auf dem Scheitel sind stark ausgegangen; die Kranke hat, obwohl sie entschieden nicht mehr ißt als sonst, in den letzten Monaten schubweise um beinahe 15 *kg* an Körpergewicht zugenommen. Der Fettansatz zeigt „eunuchoide" Verteilung am Unterbauch, an den Hüften und an den Brüsten. Die Körpertemperatur ist subnormal. — Bei einer Schädeldurchleuchtung ergeben sich sichere Anhaltspunkte für eine Vergrößerung der Hypophyse. Der „Grundumsatzversuch" entscheidet gleichfalls in diesem Sinne. — Wiederholte Röntgenbestrahlung der Hypophyse hat den Krankheitsprozeß anscheinend zum Stillstand gebracht. Die Kopfschmerzen sind verschwunden, Körpertemperatur, Puls, Blutdruck sind normal, das Körpergewicht ist nicht weiter gestiegen, die Arbeitsfähigkeit ist so wie vor der Erkrankung, ebenso der psychische Zustand.

Wir sehen in diesem Falle physische und psychische Veränderungen in einem weitgespannten Rhythmus kommen und wieder schwinden. Damit parallel gehen Veränderungen im Vasomotorium, bzw. in der vegetativen Sphäre.

Man kann aber wohl keinen Augenblick darüber im Zweifel sein, daß das Primäre bei dieser somatischen und psychischen Veränderung die endokrine Funktionsstörung gewesen ist. Die krankhaften Intervalle entsprechen periodischen Interferenzen mit dem Zustand der Norm. Inwieweit die vegetative Sphäre an den psychischen Symptomen (primär) mitbeteiligt ist, läßt sich natürlich nicht entscheiden.

Der Fall wurde hier eingereiht, weil er, als hypophysäre, psychische Erkrankung allein betrachtet, einen gewissen Seltenheitswert besitzt, denn es kommt immerhin selten vor, daß ein — aller Wahrscheinlichkeit nach — benigner Hypophysentumor in einem so frühen Stadium zur Beobachtung gelangt, resp. schon frühzeitig und mit solchen psychischen Symptomen, erkennbar wird[1]). Die Anführung des Falles an dieser Stelle rechtfertigt sich aber außerdem wegen seiner periodisch wiederkehrenden vasomotorischen (vegetativen) Symptome, am Ende auch wegen des therapeutischen Erfolges, der sich durch Röntgenbestrahlung erzielen ließ.

---

[1]) Psychische Veränderungen bei hypophysären Erkrankungen sind wiederholt beschrieben worden (EWALD, FANKHAUSER).

6. Die vegetative Trophik.

Ein kräftiger Bauernknecht, der wegen Verletzung seines Kameraden im Raufhandel mit Tod desselben durch Sepsis in Haft genommen wird, magert während der Untersuchungshaft rapid ab und macht am Verhandlungstage den Eindruck eines Sterbenden. Die Haut ist ganz kalt, der Puls kaum fühlbar. Da der Kranke wiederholt ohnmächtig wird, bringt man ihn ins Krankenhaus. Hier findet man ganz leise Herztöne, arhythmische Herztätigkeit, kühle, zyanotische Extremitäten. Am nächsten Tage erfolgte der Tod. Bei der Obduktion (O. Bollinger) zeigen sich die Herzwandungen verdünnt, die subepikardiale Fettauflagerung ist vermehrt, die Herzmuskulatur welk, trüb, bräunlich verfärbt; mikroskopisch sind die Primitivbündel verschmälert und durch geringe Mengen feinkörnigen Fettes stellenweise stäubig getrübt.

Es ist geradezu zwingend, in solchen Fällen von „Tod an gebrochenem Herzen", für den das tägliche Leben immer wieder erschütternde Beispiele liefert, an den überragenden Einfluß der Psyche — im weitesten Sinn des Wortes — auf das Herz und das gesamte Vasomotorium zu denken, an alle die unzählbaren, unwägbaren, unberechenbaren Beziehungen, die gehemmt, gelockert, und zerrissen werden, wenn die vegetative Sphäre (die Vasomotilität, die Blutverteilung, der Stoffwechsel, der Wasserhaushalt, die Wärmeregulation, der Muskeltonus, die Magendarmtätigkeit, die Trophik), zugleich Dienerin und Herrin des Organismus, in ihrer Tätigkeit erlahmt und der Zustand eintritt, den man als „vegetativen Verfall" bezeichnen muß[1]). Dasselbe aus dem „innersten Innern" kommende „asthenische" Gefühl, das dem Gefangenen die Kehle zuschnürt, so daß ihm die Brust zu eng wird, das seinen Hals und Schlund austrocknet, so daß ihm der Appetit vergeht und er keinen Bissen hinunterbringt, beeinflußt sein Herz, lähmt seine Drüsentätigkeit, hält ihn ständig in Unruhe, raubt ihm den Rhythmus des Schlafes, so daß er immer mehr herunterkommt. In solchen Fällen hat man wohl auch — der Fall von Bollinger ist ein Beweis dafür — an trophische Störungen als perennierende Faktoren zu denken, die dazu beitragen, daß schließlich der „vegetative Tod" eintritt. Im Sinne der Anschauung von Verworn kann man diese Veränderungen als Störungen der inneren Selbststeuerung zusammenfassen. Dieselben wirken in akuterer oder mehr chronischer Weise, untergraben durch ihre Minierarbeit das Leben, oft scheinbar unmerklich, aber unaufhaltsam, und machen es schließlich unmöglich.

Das vegetative Nervensystem, „das Nervensystem des inneren Verkehrs" (Edinger), ist ein alles beherrschendes System (Küppers). Speziell die vegetative „Trophik", die Eurhythmie der vegetativen Funktionen, gehört zu den wichtigsten Lebensprinzipien. Ihre Wirkung reicht viel tiefer als die klinische Denkweise gewöhnlich zu erwägen pflegt. Sie sind lebenserhaltend, indem sie den Aufbau der Körpersubstanzen vermitteln, zum anderen Teil, indem sie durch ihren Rhythmus die Zeit für den Ersatz des verbrauchten Materials sichern. Jedes Organ unterliegt ja einem ständigen Ab- und Aufbau seiner Teile. Es scheint sich als dasselbe zu erhalten, in der Tat aber gleicht es dem Schiffe des Theseus, das die Athener durch fortwährende Ausbesserungen jahrhundertelang aufbewahrten, und das noch immer als Schiff des Theseus galt, trotzdem die ursprünglichen Bestandteile schon längst durch andere ersetzt worden waren.

Der Einfluß mächtiger akuter und chronischer Affekte kann sich namentlich dann rasch bis zur Vernichtung steigern, wenn die Fähigkeit und die Möglichkeit fehlen, die übermäßig angesammelte (krankhaft verteilte) Energie nach außen zu entladen, „abzureagieren".

---

[1]) Die Freude erhöht den Tonus der Muskulatur, die Bewegungen werden freier, frischer, stolzer, der Appetit wird angeregt, die Augen glänzen ...., die Trauer hemmt die Tätigkeit der Eingeweide .....

In Macbeth hören wir Malcolm zu Macduff, dem Rosse die Nachricht der Ermordung von Frau und Kind bringt, sagen:

„Wie, Mann! drück' Deinen Hut nicht so ins Aug',
Gib Worte Deinem Schmerz! Harm, der nicht spricht,
Erstickt das volle Herz, bis daß es bricht."

Auf schnell eintretende Herzinsuffizienzen bei progredienten Spinalleiden hat HERMANN SCHLESINGER aufmerksam gemacht. Er beschreibt z. B. rasch sich entwickelnde, ödematöse Schwellung der Beine neben Arhythmie und Tachykardie bei akuter Myelitis, ferner nach spondylitischer Rückenmarkskompression, Lues spinalis und multipler Sklerose schwerste Insuffizienzerscheinungen am Herzen, sodann Herzmuskelerkrankungen bei FRIEDREICHscher Krankheit.

Streng genommen, gehören diese Affektionen nicht in das von uns zu betrachtende Krankheitsgebiet. Da sie aber auf die reflektorischen und trophischen Beziehungen hinweisen, in welchen das Herz zum zentralen Nervensystem und zur Psyche steht, durften sie hier kurz angeführt werden.

IV. Über Angina pectoris und das „nervöse" Herz.

Der fließende Übergang zwischen Physis und Psyche und das Hinübergreifen der einen Sphäre in die andere tritt vielleicht an keiner zweiten Stelle des Organismus so sehr hervor wie bei der Entstehung der Angstempfindung. Hier, wo das „Lokalzeichen der Nervenenden" (LOTZE) sich phylogenetisch zwangsläufig mit dem charakteristischen Gefühls- und Vorstellungskomplex verbindet, lernen wir die Wechselwirkung der beiden Seiten unseres Wesens beinahe unverhüllt erkennen.

In der Abhandlung „Herz und Psyche" habe ich die Anschauung vertreten und zu beweisen versucht, daß die „reine Angstempfindung" eine spezifische Empfindung des Herzens sei, welche an die Reizung der spezifisch geformten, sensiblen Nervenendigungen im Herzen gebunden ist. — Eine ähnliche Auffassung hatte vorher andeutungsweise ROBERT BREUER geäußert.

Diese Ausführungen sind anscheinend nicht überall so aufgefaßt worden, wie es mir wünschenswert erscheint. Ich möchte sie daher an dieser Stelle kurz ergänzen. Die Wahl des Ortes ist wohl richtig, da die Erörterung des Angstproblems (für den Arzt) mit der Frage nach dem Wesen der Angina pectoris[1]) zusammenfällt. Diese aber ist, auch wenn man die Angina pectoris als vegetativen Anfall, „thymogen", betrachtet, zumindest ein Grenzfall zwischen „Physeogenem" und „Psychogenem", und es ist Sache der Auffassung, ob man die Angina pectoris als einen peripherischen Vorgang oder als die „extrazentrale Projektion" eines zentralen psychischen Vorgangs gedeutet haben will[2]). Wie fließend diese Grenzen

---

[1]) „Angor" heißt das krankhafte Zusammendrücken der Kehle, das Würgen; übertr.: Beklemmung des Herzens, Angst, Unruhe (K. E. GEORGES „Handwörterbuch", 6. Aufl.).

[2]) Die Entwicklung der Lehre von den zentralen Funktionen drängt uns immer mehr dazu, das Spezifische eines Seelenvorganges in seinen peripheren Sinneselementen zu suchen, zumal auch die Qualität einer Empfindung und eines Gefühles von den Bedingungen der peripheren Reizung abhängig erscheint. — Ist die betreffende Empfindung einmal da, so steht sie mit bestimmten Lebensfunktionen in Beziehung, zeigt einen besonders intensiven Gefühlston und beherrscht daher den Inhalt unseres Bewußtseins.

sind, lehren die Fälle, in denen ein zerebraler, apoplektischer Insult mit einem mächtigen Anginaanfall einsetzt, des weiteren zeigt sie uns der gleitende Übergang zwischen den zentral (neurogen) und den peripher ausgelösten Anfällen des MORGAGNI-ADAMS-STOKESschen Symptomenkomplexes.

Die Analyse der Angst lehrt, daß sie sich aus einer reinen (ursprünglichen) Empfindung und der mit dieser verbundenen charakteristischen Vorstellungsgruppe, durch seelische Verarbeitung jener Empfindung[1]), zusammensetzt. So stellt sie sich im echten Anginaanfall dar, den man als die physiologische Wurzel der Angst bezeichnen kann. Die Gleichförmigkeit des Lebens bedingt den immer wieder in gleicher Weise erfolgenden Ablauf der Vorstellungsdispositionen und der „Bewußtseinsgestaltung" je nach den Gefühlselementen zu einem bestimmten Bewußtseinsinhalt mit einem herrschenden Seelenelement. — Wenn auch die Gemütsbewegungen unter dem Eindruck der Angstempfindung wechseln mögen, so verschmelzen sie doch schließlich in ein einziges mächtiges Totalgefühl, das scheinbar unteilbar aber bildlich gesprochen doch nichts anderes ist als die ursprüngliche Angstempfindung, die sich in den zahllosen Fassetten des Seelenlebens widerspiegelt.

Daß Angst oft (scheinbar) ideogen auftaucht und die ursprüngliche Empfindung (scheinbar) vermissen läßt, und wie sie sich in manchen Fällen von Psychose darbietet, gehört nicht zum Gegenstand dieser Ausführungen.

Man wird zu dieser Auffassung geleitet, wenn man die verschiedenen Stufen von Angstempfindung und Angst betrachtet, und zwar angefangen von der leisen, einer taktilen inneren Empfindung vergleichbaren Herzempfindung, die beim Gesunden nach schwerer körperlicher Arbeit oder nach Aufregungen eintritt und immer bereits mit einem Gefühlston von Angst verbunden ist, bis zum großen, echten Anginaanfall, der mit seinem Vernichtungsgefühl den höchsten Grad von Angst darstellt[2]). Dies hat anscheinend schon FLEMMING bedacht, als er meinte: „Ich glaube nicht zu viel zu behaupten, wenn ich sage, daß die Vorgänge bei beiden, der Angina pectoris und der Angst überhaupt, im allgemeinen dieselben sind, nicht qualitativ, sondern bloß quantitativ voneinander verschieden, daß jede Angst eine schwache Angina pectoris, einen leichten Anfall derselben darstelle."

Fängt man an, an sein Herz auch nur zu denken, so ist auch schon immer der Gefühlston der Angst da.

Wenn man diesen Sachverhalt erwägt, dann wird man sich kaum dazu entschließen können, die Schmerzanfälle, welche die „Aortalgie" kennzeichnen, das eigentliche Wesen der Angina zu nennen. Die Angina pectoris ist, streng genommen, ein Angstkomplex, eine spezifische Herzempfindung mit dem entsprechenden psychischen Überbau. Sie ist sehr oft von einem charakteristischen, u. U. entsetzlichen Schmerzanfall begleitet, kann aber auch ohne diesen einhergehen. Der Kranke sagt z. B.: „Hier (im 3. I. K. R. links neben dem Sternum) sitzt es, von hier aus werde ich sterben, so kann man nicht leben, ich bin schon überdrüssig vor Angst."

---

[1]) Es handelt sich nicht um den Einfluß von zufällig auftauchenden Vorstellungen im Bewußtsein auf die Gemütsstimmung (im Sinne von HERBART), sondern um einen gegebenen, spezifischen Vorstellungskomplex und eine konsekutive, charakteristische Gemütslage. „Die Empfindungen sind das Material, auf Grund dessen die Psyche die simultanen Geschehnis-Vorstellungen produziert vermittels einer spezifischen psychischen Arbeitsweise, eben der spezifisch psychischen Auffassung der Empfindungen" (POPPELREUTER).

[2]) In seltenen Fällen haben Übermüdungsexzesse auch bei anscheinend ganz gesunden Leuten zu großen Anginaanfällen geführt und selbst tödlich geendet.

Nur die volle Würdigung der somatischen und der psychischen Verhältnisse läßt uns die „psychischen Anginen“ richtig werten. Viel häufiger, als man im allgemeinen glaubt, gibt es nämlich Anginaanfälle, die nur Angst sind, nur in Angst bestehen. Die älteren Ärzte sprachen in solchen Fällen von „Angina pectoris sine dolore“. Die Kranken leiden an Angstgefühlen, Platzangst, wollen niemanden sehen, nicht ausgehen, haben angstvolle Träume, zeigen ein gedrücktes Wesen. Oft sind die Anfälle selbst sehr eigentümlich, bestehen z. B. in Erscheinungen, die man eine „Spaltung der Persönlichkeit“ nennen kann („Mein Körper und meine Seele sind wie auseinandergefallen“... „Ich bestehe aus mehreren Teilen, der eine Teil liegt da, der andere dort“, usw.) und sind zuweilen von den postanginösen, psychischen Störungen, welche zumeist einen Amentia-artigen Typus annehmen, schwer zu unterscheiden. In solchen Fällen steckt die Angst wohl im psychischen Bild drinnen, läßt sich aber erst durch sorgfältige Analyse desselben — an ihren Wirkungen — nachweisen und erkennen. Ein Anginaanfall oder ein anginöses Gefühl ist es z. B. auch, das den Schwerkranken plötzlich aus dem Bett treibt oder, wenn er im Spital ist, plötzlich erklären läßt, daß er nach Hause will. — Das „Gefühl des unmittelbar bevorstehenden Todes“ hält in seiner das Seelenleben geradezu zersetzenden Einwirkung häufig lange an. „Ich liege einfach da, und warte auf den Tod“, sagte mir z. B. ein solcher Kranker, bei dem sich dann allmählich das Bild der Amentia entwickelt hat, einige Tage nach dem großen Anfall. Die Nachwirkung des Anginaanfalles kann — in selteneren Fällen — sogar den Lebenswillen vollkommen vernichten. — Es ist begreiflich, daß das psychische Bild durch die hypochondrische oder andersgeartete „nervöse“ Veranlagung des betreffenden Kranken schließlich sein besonderes Gepräge erhält.

Der Ausspruch Lears: „Mein Geist beginnt zu wandern“, scheint den intuitiv erfaßten psychischen Vorgang zu bezeichnen, der die oben erwähnte Spaltung der Persönlichkeit einleitet.

Oft ist die Angst nur angedeutet und vom Kranken nicht eingestanden, maskiert, ein andermal entsetzlich, überwältigend, niederdrückend, in jedem Fall auf die Persönlichkeit des Kranken abfärbend, ihre Zusammenhänge lösend, das ganze Wesen durchdringend, das „Ich“ verändernd.

Solche Fälle lassen das Symptom des Schmerzes auch ganz vermissen. Der Anfall von „Aortalgie“, der Schmerz, der nach körperlicher Arbeit kommt und den Kranken zum Stillstehen zwingt, wenn er gehen soll, gerade dann fesselt, wenn er es eilig hat, dieser Schmerzanfall kann verschwinden, dauernd wegbleiben, sozusagen unzähligemale wiederkommen und an Intensität wechseln, er ist aber niemals unmittelbar lebensgefährlich. Hingegen ist bei jedem echten, vollen Anginaanfall das Leben unmittelbar in Gefahr, und das besagt eben die Angst, denn der physiologische Vorgang des stenokardischen Anfalles, der das Leben vernichten kann, ist, wie nochmals gesagt werden mag, zugleich die physiologische Wurzel der Angst[1]).

„Der Stenokardiker erlebt mit überwachen Sinnen gewissermaßen seinen Tod.“ Sein erschöpftes Herz ist in einem Zustand, welcher dem Kammer-

[1]) Diese Differenzierung ist therapeutisch wichtig, weil die chirurgischen Heilbestrebungen die rein schmerzhaften Anfälle bevorzugen und den echten Anginaanfall nur sehr vorsichtig erfassen werden. — Nach Foly (Klinik Sauerbruch) ist die Ausschaltung der regulatorischen Nerven für ein geschädigtes Herz von schwerwiegender Bedeutung. — Es ist ferner jedenfalls zu bedenken (Vandeput), daß die Unterbrechung der sensiblen Bahnen auch die Mehrzahl der extrakardialen, exzitomotorischen Fasern unterbricht, samt den Vasomotoren der Kranzgefäße.

flimmern unmittelbar vorausgeht und dem Kranken gefühlsmäßig unmittelbar bewußt wird, auch wenn der motorische Effekt, das Kammerflimmern nämlich, zunächst nicht eintritt[1]).

Er erbleicht und „sein Geist beginnt zu wandern", weil das unheimliche, übermächtige Gefühl des bevorstehenden, sich entwickelnden Kammerflimmerns dem ahnungsvollen, erschütternden Empfinden des Vergehens gleicht.

Er erbleicht, denn von dem versagenden Herzen gehen intravegetative, depressorische und emotionelle Reflexe aus, welche auch das Splanchnikusgebiet erweitern. Dieser Zustand ist objektiv nur in dem Erblassen des Gesichtes erkennbar, insolange kein anderes Zeichen der Verminderung des zentralen Vagustonus (Pulsbeschleunigung, Tonusnachlaß des Herzens, Pulsinäqualität, kalter Schweiß[2]) oder der Erhöhung des Akzeleranstonus (Extrasystolie, extrasystolische Tachy-Arhythmie usw.) in den Vordergrund tritt. Das psychische Moment überwiegt sehr oft, und es wäre ein diagnostischer Fehler, diese Situation nicht richtig zu erfassen. Es ist begreiflich, daß die häufige Wiederkehr solcher Anfälle alsbald die ganze Persönlichkeit umwandelt, es ist anderseits ebenso begreiflich, daß mit dem Verschwinden der physischen Grundlage je nach der konstitutionellen Veranlagung völliges Wohlbefinden wieder eintreten kann.

Hierin ist zugleich ein wichtiger diagnostischer Anhaltspunkt gegenüber der „nervösen Angina" gegeben.

Hiezu rechnen wir natürlich nicht die Fälle, in denen sich die vermeintliche Angina pectoris als Interkostalneuralgie, als Omarthritis, als Myalgie der Interkostalmuskulatur, als Ulcus ventriculi, als Nierenkolik, aufklären läßt, sondern die wirkliche nervöse Angina, die Angina des Neurotikers, welche NEUSSER, ein Kenner dieser Krankheitsbilder, so trefflich gezeichnet hat.

Die neurotische Angina ist ein Teil der Neurose, die einmal ein gesundes, ein anderes Mal ein mehr oder weniger verändertes Herz in ihren Wirkungsbereich einbezieht und wohl meistens von diesem rückläufig neue Nahrung erhält. „Findet sich im Körper ein krankes Organ, so geht die Wirkung der Leidenschaften vorzugsweise nach diesem" (DESCURET). — Wenn das Herz anatomisch nicht „gesund" ist, spricht man bekanntlich von einer „überlagernden Neurose". — Es muß wohl nicht betont werden, daß auch ein Neurastheniker einen echten Anginaanfall erleiden kann. Dann ergibt sich aber nicht allzuselten das merkwürdige Verhältnis, daß der Neurastheniker tapferer ist als der „Nichtnervöse". Wir sehen es ja auch sonst im Leben, daß Neurastheniker in schwierigen Situationen ihren Mann stellen und geradezu Vorbilder an Energie und Entschlossenheit zu werden vermögen. Ebenso kann man bei Neurasthenikern im Falle einer somatischen Erkrankung die Zeichen der Neurose mehr und mehr verschwinden sehen.

Manche Autoren sehen in jedem Vasoneurotiker einen Anwärter auf eine spätere Arteriosklerose. Ich halte diese Annahme nicht für richtig, schon deshalb nicht, weil die „allgemeine Arteriosklerose" in allen Lebensepochen von renalen Veränderungen ihren Ausgang nimmt. Es mag ja vorkommen, daß ein Neurastheniker, der im Laufe des Lebens zum Hypertoniker wird, durch die

---

[1]) Der „Sekundenherztod" des Stenokardikers ist wohl in der Mehrzahl der Fälle ein Ventrikel — Flimmertod. — Die myokardiale Erschöpfungs-Hypothese von DANIELOPOLU, die allerdings Vorläufer besitzt, wird dem Herzzustande im Vor-Flimmer-Stadium gerecht.

[2]) Auch der kalte Schweiß ist auf parasympathische Tonusverminderung und sympathische Reize zurückzuführen (L. R. MÜLLER), ebenso das gelegentlich auftretende Erbrechen und die eventuell nachfolgende Polyurie. — Bei dem Erblassen muß u. U. auch eine Kontraktion der Gefäße in Betracht gezogen werden. —

chronische Blutdrucksteigerung eine zerebrale und kardiale Verstärkung seiner „nervösen" Beschwerden erfährt. Ebenso häufig kommt es aber auch vor, daß die vielen zentralen Hemmungseinflüsse, denen wir im Laufe unseres Lebens unterworfen sind[1]), im Vereine mit den Altersveränderungen am Nervensystem dämpfend und ausgleichend auf die Psyche wirken und die Zeichen der Neurose vermindern. Die Bedeutung seelischer Ereignisse für die Entstehung einer „allgemeinen Arteriosklerose" kann keinesfalls im Sinne von Ursache und direkter Wirkung anerkannt werden[2]).

Die Erkennung einer „nervösen" Angina pectoris ist in der Regel ebenso Sache der ärztlichen Menschenkenntnis wie der internistischen Diagnostik. Ein echtes Anginaherz weist immer das eine oder das andere charakteristische, krankhafte Merkmal auf, die Erschöpfbarkeit, den stark positiven Vagusdruckversuch, die größere Beweglichkeit des Herzens infolge Erweiterung des Anfangsteiles der Aorta, den Auskultationsbefund, die „Herzempfindung" nach Belastungsproben usw. Und auch die echte Anginapsyche ist im Grund genommen charakteristisch, denn sie unterliegt dem Gesetz eines ganz bestimmten psychischen Werdens.

Ehedem starke, aufrechte, mutvolle Männer werden ängstlich, weinerlich, ihr Krankheitsbericht wird wiederholt von Weinkrämpfen unterbrochen. „Ich schäme mich," heißt es da oft, „aber ich kann nicht anders, es kommt mir direkt aus dem Herzen." Das eigentümlich gedrückte — die Umgebung des Kranken sagt oft — melancholische, verängstigte, beinahe kindliche Wesen, das mächtige, „aus dem innerst tiefsten Grunde" kommende Krankheitsgefühl hat mit dem Pathos der Neurose nichts gemeinsam. Der Kranke schweigt oft lieber von der Angst, als daß er von ihr spricht; er fürchtet sich anscheinend, den Feind auch nur zu nennen. Die Schilderung des Leidens muß aus ihm manchesmal förmlich herausgeholt werden. Hingegen hat der Bericht des Neurotikers immer etwas beinahe Theatralisches, Dramatisches, Konstruktives an sich. Eine Mannigfaltigkeit von Symptomen tritt hervor, es wird viel Nebensächliches besprochen, „während die typische Koronarangina in der Mehrzahl der Fälle eine schlichte Einfachheit des Symptomenkomplexes und der Schilderung zeigt". Dort „ist mehr Lärm als Gefahr", hier — „sub specie aeternitatis" — zwingt das Grauen, die Größe und Majestät der Krankheit, zur Abstreifung aller Unwichtigkeiten des irdischen Lebens.

Es ist hier nicht der Ort, die differentielle Diagnostik der beiden Anginaformen noch weiter auszudehnen. Wir hatten nur die Aufgabe, ihre Psychogenese zu beleuchten und ihr psychisches Bild etwas mehr herauszuheben, als dies gewöhnlich zu geschehen pflegt. —

Wir haben gehört, daß gleichzeitige Vagus- und Akzelerans-Reizung (Ausschaltung der supraventrikulären Reizbildungsstellen durch Vagusreizung und gleichzeitige Akzeleransreizung) multilokuläre Reizentwicklung in der Kammer, d. h. Kammerflimmern, bewirken kann. Hält dieses auch nur kurze Zeit an, so geht der Organismus zugrunde, denn der flimmernde Ventrikel fördert kein Blut. —

---

[1]) „Schweigen lehrt uns erst das Leben" (Lotze). — Die Erziehung zielt darauf, daß wir die affektiven Vorgänge beherrschen lernen.

[2]) Die eigenartige Psyche des Hypertonikers ist eine Resultierende aus den stenokardischen Einflüssen, welche bei der „Arteriosklerose" zumeist unausbleiblich sind, und aus den Krankheitserscheinungen, welche das „Hirnbild der Arteriosklerose" zusammensetzen. Ihre weitere Beschreibung kann daher an dieser Stelle unterbleiben. Näheres darüber ist im V. Kapitel von L. Braun, „Herz und Psyche" (l. c.) zu finden.

Mächtige seelische Erschütterungen und Aufregungen, die höchsten Grade von Schreck- und Wutaffekt, sind allem Anscheine nach imstande, solche zentrifugale, u. U. vernichtende Impulse zu erzeugen und ins Herz zu senden.

„Bei kranken Herzen kann sogar eine einfache Vagusreizung, die jeden Schreck- oder Angstaffekt begleitet, zur Todesursache werden, indem dann vorhandene, etwa auf gewebliche Veränderungen zurückzuführende Reize überschwellig werden".

Thomas Lauder Brunton schildert folgende erschütternde Begebenheit: Ein Assistent war den Zöglingen seines Kollegs verhaßt. Sie beschlossen, ihn zu schrecken, und bereiteten in einem dunklen Zimmer einen Block und ein Beil vor. Dann ergriffen sie ihn und führten ihn vor einige schwarzgekleidete Studenten, die als Richter auftraten. Als er diesen ganzen Mummenschanz sah, dachte er an einen Scherz, aber die Studenten versicherten ihn, daß es ihnen Ernst sei, und empfahlen ihm, sich zum Tode vorzubereiten, da sie ihn sofort köpfen würden. Sie verbanden ihm die Augen, drückten ihn in die Knie und beugten ihm den Kopf gewaltsam auf den Block. Während nun einer das Geräusch des geschwungenen Beiles machte, wie um zum verhängnisvollen Streiche auszuholen, ließ ihm ein anderer ein nasses Tuch auf den Hals fallen... Als sie ihm die Binde von den Augen nahmen, war er tot.

Bei Myokardschädigungen mit oder ohne Koronargefäßerkrankung tritt leicht Ventrikelflimmern auf infolge Verminderung der Vaguskontrolle (J. A. Mc. William). — Literatur und Leben sind an Beispielen des psychogenen Todes reich. Mignon, Hero und Isolde, das Kind im „Erlkönig", „der Reiter auf dem Bodensee", zeigen ihn in dichterischer Verklärung, die Brutalität des Alltagslebens produziert ihn zumeist als den „Sekundentod" des Stenokardikers. Der physiologische Vorgang läßt die dichterische Erfindung begründet erscheinen. — Auch der Tod an gebrochenem Herzen, wie er z. B. von Schiller im „Ritter Toggenburg" dargestellt wird, ist kein dichterisches Phantasiegebilde, sondern Wirklichkeit, die uns in den ergreifendsten Formen begegnen kann [1]).

Das Herz als das gewissermaßen „typische Ausdrucksorgan" für alle nervösen und seelischen Zustände ist psychogenen Faktoren überhaupt im höchsten Maße unterworfen [2]), im akuten und im chronischen Affekte ein Spiegel der Seele, und zwar je nach der konstitutionellen Eigenart der betreffenden Persönlichkeit. Wie der Psychastheniker unausgeglichen und labil ist, durch Unzulänglichkeitsgefühle mannigfachster Art gekennzeichnet, selbst von der Witterung abhängig, ohne seelische Disziplin, oft mit sich uneinig und zerfallen, voll von inneren Kämpfen, Betriebsstörungen und Gefühlsdissonanzen, hypochondrisch, weil er im Widerspruche zwischen Wollen und Können so häufig unterliegt, so zeigt sich auch an seinem Herzen eine abnorme Erregbarkeit und sensible Überempfindlichkeit, das Mißverhältnis zwischen Reiz und Reaktion, der labile Rhythmus [3]), die Volumschwankung, das Versagen, gewöhnlich mehr vor geistigen als körperlichen, mehr vor inneren als äußeren Ansprüchen. — Alle Vorgänge am Herzen stehen unter dem Einflusse der assozi-

---

[1]) Siehe S. 202, 203f.

[2]) Corvisart, „Essai sur les maladies et les lésions organiques du cœur": „Je ne suis pas le seul médecin, qu'il ait pensé, que ces lésions organiques du cœur ont été plus fréquentes dans les horribles temps de la révolution, que dans la calme ordinaire de l'ordre social"....

[3]) Die respiratorische Arhythmie entsteht durch den verhältnismäßig leichteren Ablauf eines intravegetativen Reflexes, dessen Bogen gebildet wird aus dem Lungenvagus als afferenter Bahn, Atmungs- und Vaguszentrum als Überleitung und aus dem efferenten Herzvagus (F. Glaser).

ierenden Kraft der Affektivität. Neue Affekte können frühere ähnliche erwecken und den Restbestand verstärken. So kommt es dann dazu, daß die Wirkung weit über das Maß des auslösenden Momentes hinausreicht und nicht im Verhältnisse zur Ursache steht. — Diagnostisch ist vor allem der Mangel an Übereinstimmung zwischen den Klagen und dem objektiven Befunde am Herzen zu beachten. Die sensiblen Störungen, das Stechen und Bohren in der Herzgegend, das Gefühl, daß an Stelle des Herzens ein Loch, eine Höhle sei, die Sensationen, daß das Herz flattert und flimmert, haben keine (pathologisch-anatomische, strukturelle) Grundlage und verlaufen ohne wesentliche Beeinträchtigungen des allgemeinen Kreislaufs, ohne ein Zeichen von Insuffizienz des Herzens.

Die vasomotorischen (angioneurotischen) Störungen des Neurotikers, seine vasomotorische „Ataxie", seine „kalten Hände und Füße, die abgestorbenen Finger" sind lokale Zeichen und Ereignisse, die der hypochondrische Kranke unter Umständen auf das Herz bezieht und als Kriterien von Herzschwäche deutet, ebenso das (vestibuläre) Schwindelgefühl, bei dem man gegebenenfalls einen gastro-intestinalen (spastischen) Ursprung auszuschließen hat. — Die Richtung unseres Gemütszustandes ist ja in letzter Linie von den zahlreichen Muskel- und Organempfindungen abhängig, die sich im gegebenen Augenblicke vorfinden.

Es sind also vorwiegend rein psychogene Faktoren, welche das Krankheitsbild formen und beherrschen. Die krankhaften Erscheinungen sind auf dem Wege von Vorstellungen entstanden, durch die unzureichende Logik, mit welcher der Hypochonder etwa alles beurteilt, was seine Gesundheit betrifft. Ein Herz, das solchen Unannehmlichkeiten unterworfen ist und solche Beschwerden macht — sagt er sich — muß krankhaft verändert sein. Und man kann nicht einmal behaupten, daß dies gänzlich unbegründet ist. Aber die Zeichen werden infolge des „hypochondrischen Vorurteils" mißdeutet und die prognostischen Folgerungen sind falsch und übertrieben. Nach den derzeitigen Erfahrungen über die „Sensibilität" des Herzens ist es ja durchaus möglich, daß von solchen „hypersensiblen Herzen tatsächlich störende Empfindungen ausgehen, die dann in der neuropathischen Psyche einen überlauten (verstärkten) Widerhall finden und die Eurhythmie des Individuums stören. Wir dürfen annehmen, daß solche Erfolgsorgane selbst empfindlicher sind und auf exogene, sowie endogene Reize in erhöhtem Maße antworten, daß sie nach dem Wortlaute Freuds der Psyche entgegenkommen. In diesem Sinne spricht unter anderem das häufigere Auftreten von Extrasystolen an „nervösen" Tagen, ferner die hohe Empfindlichkeit solcher Herzen gegen die Atemschwankungen. — Es ist durchaus begreiflich, daß die mit einer Extrasystolie verbundene Kreislaufstörung, die Pause und der postkompensatorische Schlag, auf den Kreislauf und das Gehirn solcher Individuen geradezu revoltierend einwirken können.

Formal mag es nicht richtig erscheinen, die nervösen Herzstörungen für sich allein zu besprechen, weil sie bloß ein Teil der allgemeinen Neurose sind. Sie beherrschen aber das Krankheitsbild zumeist in so hohem Maße, daß die Therapie sich in erster und in letzter Linie fast nur mit ihnen zu beschäftigen hat. „Die Psychologie der Neurosen ist die Psychologie des menschlichen Herzens überhaupt". (Kretschmer.)

Da die Beschwerden zudem oftmals wirklich vom Herzen selbst ausgehen, ist diese Darstellungsweise vollauf berechtigt.

Die mangelnde Berücksichtigung des psychischen Momentes hat es anderseits, wie Vorkastner richtig bemerkt, verschuldet, daß man früher allzuhäufig isolierte, nervöse Herzstörungen angenommen und den allgemein psychischen Zustand zu wenig hervorgehoben hat. —

Die Formen der Herzneurose sind so mannigfaltig wie jene der Neurose selbst. Vom Herzhypochonder angefangen, der unablässig seinen Puls zählt, bis zum vermeintlichen Stenokardiker, der unablässig mit dem Todesgedanken „spielt“, sehen wir je nach Stimmung und Temperament alle Grade und Schattierungen.

Fr. Kraus hat darauf aufmerksam gemacht, daß fibrilläre Zuckungen in der Brustmuskulatur die Vorstellung eines Herzleidens hervorrufen können. Solche Beobachtungen sind Hinweise auf den psychogenen Mechanismus der Herzneurose. Ein anderes Mal wird eine Interkostalneuralgie oder eine Pektoralis-Myalgie als stenokardischer Schmerz gedeutet und psychisch als solcher verarbeitet.

Max Herz hat „Die sexuelle psychogene Herzneurose (Phrenokardie)“, als eine eigene Form von Herzneurose beschrieben und hebt zu ihrer Charakterisierung drei Kardinalsymptome hervor. Es sind: 1. Ein Gefühl von Stichen, Wundsein, Angst oder Krampfgefühl in der Herzgegend; 2. Die Atemstörung, das Gefühl der „Atemsperre“ und des „Seufzerzwanges“, d. h. von Zeit zu Zeit erfolgende tiefe, seufzende Atembewegungen, die der Kranke vollführt, weil er seine Brust beengt fühlt und sich frei atmen möchte; 3. Motorische Sensationen wie Herzklopfen, Herzstolpern, plötzliche Stöße in der Herzgegend usw.

Die plötzlichen Stöße sind wohl ausschließlich Extrasystolen. — Es ist von diagnostischer Wichtigkeit, daß der physikalische Herzbefund bei diesen zweifellos trefflich gezeichneten Krankheitszuständen immer normal ist.

Man kann Max Herz darin zustimmen, daß die „Phrenokardie“ als eine eigene, wohlcharakterisierte Form von Herzneurose zu bezeichnen ist. Ob man sie aber ausschließlich auf Anomalien des Sexuallebens zurückführen darf, muß dahingestellt bleiben. Herz nennt als auslösende Faktoren weniger die Masturbation und sexuelle Exzesse als den Präventivverkehr und das Unbefriedigtsein durch den ehelichen Verkehr, ferner psychosexuelle Traumen, Enttäuschungen in der Liebe usw.

Schon Wilhelm Erb hat diese Frage diskutiert und ist „trotz einiger Skepsis und verschiedener Vorbehalte geneigt, die Existenzberechtigung der Phrenokardie anzuerkennen“. Bloß der Zusatz der psychogenen „sexuellen“ Herzneurose ruft ihm gewisse Bedenken hervor.

Die große Bedeutung, welche die Sexualität besitzt, bringt es natürlich mit sich, daß sie auch in die Phänomenologie der Herzneurose, und in diese vor allem, hineinspielt.

Literarische Produkte, die angeblich aufklärend wirken sollen, deren Provenienz aber nicht immer ganz reinlich ist, erscheinen nur allzu häufig geeignet, Unklarheiten eher zu verbreiten als sie zu beseitigen. Das Publikum, zumal gewisse Kreise desselben, an diesen Fragen intensiv beteiligt und bis ins Innerste betroffen, greift gierig alles auf, was darüber gesagt und geschrieben wird. Die vielen populär gehaltenen Schriften und Schriftchen sorgen dafür, daß auch der Laie zu diesen tiefsten und so schwierigen Problemen des Lebens und der Seele eifrig Stellung nimmt.

Wenn man die Frage rein erfahrungsgemäß betrachtet, kann man der Sexualität bei Herzneurosen die Bedeutung einer pathogenetischen Alleinherrscherin nicht zuerkennen. In diesem Sinne spricht schon die Tatsache, daß die „Phrenokardie“ eine relativ seltene Form von Herzneurose ist, sodann die Erwägung, daß sie bei Frauen nicht häufiger, vielleicht sogar seltener vorkommt als bei Männern, während gerade die von Max Herz angeführten Kriterien, der „Sehnsucht nach Liebe“, der „unerfüllten Hoffnungen“ usw., das weibliche Geschlecht entschieden öfter betreffen als den Mann.

Manche Autoren sind der Meinung gewesen, daß im Gefolge von nervösen Erregungszuständen, die mit der Masturbation zusammenhängen, Vergrößerungen des Herzens eintreten können. Sie stellen sich vor, daß die Erhöhung der Herzarbeit, welche sich an jeden masturbatorischen Akt anschließt, dies bewirken sollte. Ihre Beweise sind aber durchaus unzulänglich. Vor allem stammen alle diese Befunde aus einer Zeit, der die Kontrolle der Herzmaße durch die Röntgenuntersuchung gefehlt hat, und wir wissen, welchen Täuschungen in bezug auf die Herzgröße man in jener unkorrigierten Zeit durch eine erregte Herzaktion ausgesetzt war.

Das „nervöse" Herz ist durch die Labilität seines Rhythmus gekennzeichnet; es neigt zur Beschleunigung und ändert seine Frequenz relativ leicht vom langsameren zum raschen und auch vom raschen wieder zurück zum langsameren Schlagen. (Auch der durch lange Krankheiten oder durch Überanstrengungen Erschöpfte zeigt diese nervöse Reaktion des Herzens, wofern sein Herz nicht durch eine spezielle Erkrankung z. B. eine Leitungsstörung — an einen bestimmten Rhythmus gebunden ist.) Im Beginne der Untersuchung stürmisch bewegt, kehrt es mit respiratorischen Rhythmusschwankungen innerhalb einiger (zwei bis drei) Minuten zu seinem Normaltempo zurück. Läßt man einen solchen Kranken tief atmen, so tritt sehr deutlich die verstärkte Atemreaktion, zu der eventuell auch der neurotische Vestibularisschwindel gehört, in Erscheinung. Mit der maximalen Inspiration beschleunigt sich der Puls, er überstürzt sich gleichsam; gegen das Ende des Inspiriums und im Beginne des Exspiriums tritt auffällige Verlangsamung ein, dann wieder Beschleunigung usw. Hat sich der Puls beruhigt, dann werden diese Unterschiede geringer. Der erste rascher kommende Puls kann — mit dem aus der langsameren Periode stammenden zusammengenommen — bei einfacher Palpation den Eindruck einer Extrasystole hervorrufen. Dieser Eindruck ist desto täuschender, je rascher der Puls vorher gewesen ist und je stärker sich der Atmungsreflex gestaltet. — Unter Verhältnissen, welche an anderer Stelle besprochen wurden, kann im verlangsamten Stadium auch eine wirkliche Extrasystole auftreten.

Ein stabilerer Rhythmus, z. B. das annähernde Festhalten einer Pulszahl bei stärkerer körperlicher Bewegung, läßt einen rein „nervösen" Herzzustand so ziemlich ausschließen. — Auch anhaltende, durch Tiefatmung und Vagusdruck absolut nicht beeinflußbare Tachykardien entsprechen nicht der Neurose; sie sind häufig eines der Kennzeichen des thyreotoxischen Herzzustandes. —

Die Diagnose der Neurose hat vor allem ihre mannigfachen Kriterien (Lidflattern, das lebhafte Pupillenphänomen, das Zungenzittern, die gesteigerten Sehnenreflexe, den Dermographismus usw.) zu berücksichtigen.

Sehr häufig läßt sich perkutorisch mehr oder weniger deutlich ein Schwanken der rechten Herzgrenze, welches auf Tonusschwankungen des rechten Vorhofes beruhen dürfte, feststellen, und zwar am besten in der Weise, daß man auf dem über dem rechten Herzrande (in der Höhe des vierten Interkostalraumes) festliegenden Plessimeterfinger rasch und gleichmäßig weiterperkutiert. Man hört dann in einem von der Atmung unabhängigen Rhythmus abwechselnd ein Heller- und Gedämpfterwerden des Perkussionsschalles an dieser Stelle.

Bei der Auskultation findet man (STOKES, ROMBERG) über Spitze und Pulmonalis zuweilen ein weiches, blasendes, seltener schärfer erscheinendes Geräusch von wechselnder Beständigkeit, das zumeist nicht neben dem Tone einhergeht, sondern mit ihm verbunden ist. Oft ist der zweite Pulmonalton verstärkt, in seiner Lautheit aber stark schwankend, der erste Ton über der Spitze akzentuiert, fast klingend, und — besonders in der Trikuspidalgegend — präsystolisch gespalten. Die Spaltung und das systolische Geräusch werden zeitweise, anscheinend im Rhythmus der Volumschwankung, weniger deutlich.

Eine gewisse diagnostische Bedeutung besitzt schließlich anscheinend auch das „Druckphänomen". (M. Heitler, L. Braun und A. Fuchs):

Ein leiser Druck mit den Fingerspitzen auf die Herzgegend, namentlich die Stelle des Spitzenstoßes, beeinflußt die Größe des Radialpulses. Besonders charakteristisch erscheint das Verhalten des Pulses nach dem Aussetzen des Druckes, indem dann der erste, seltener der zweite oder dritte Schlag höher ist als die folgenden Schläge. Bisweilen kehrt diese Veränderung auch ohne Wiederholung des Druckes auf die Herzgegend noch einmal verkürzt wieder. — Beim Nachweise des „Druckphänomens" muß eine vorherige Berührung der Herzgegend vermieden und die Aufmerksamkeit des Untersuchten von seiner Herzgegend abgelenkt werden.

Divinum est opus sedare dolorem.

V. Psychotherapie.

Die psychische Therapie der Herzkrankheiten kann und darf, wenn man das bisher Gesagte berücksichtigt und erwägt, in unserer therapeutischen Rüstkammer einen immerhin erheblichen Raum in Anspruch nehmen.

Es gibt heutzutage bekanntlich eine ganze Reihe von wissenschaftlichen und sich wissenschaftlich gebärdenden Schulen und Sekten der Psychotherapie. Es kann nicht unsere Aufgabe sein, diese verschiedenen Bestrebungen (teilweise wohl auch Unternehmungen) einer Kritik zu unterziehen. Die geltende Hauptlehre, mit Genialität, Kraft und konsequenter Durchführung ihres Hauptgedankens aufgebaut, hat das unleugbare Verdienst, manchen erstarrten Wissenskreis erweitert und die Probleme der normalen und der erkrankten Seele in Fluß und Bewegung gebracht zu haben. —

Psychotherapie auf dem Gebiete der Herzkrankheiten kann als Persuasions- und Suggestions- (belehrende und beherrschende) Therapie bezeichnet und verwendet werden.

Neuere klinische Erfahrungen sprechen dafür, daß auch der hypnotischen Therapie ein gewisses, allerdings nicht großes Arbeitsfeld einzuräumen ist.

Der Herzkranke braucht anscheinend noch mehr als andere Kranke eine psychische Behandlung, schon deshalb, weil die Vorstellung, ein krankes Herz zu haben, die Psyche unmittelbar beeinflußt. Es hieße Gesagtes wiederholen, wenn wir anführen wollten, daß Herzleiden und seelische Leiden nicht nur leicht beieinander wohnen, sondern in manchen Punkten identisch sind, und daß gerade Herzleiden das psychische Gleichgewicht im höchsten Maße beeinträchtigen können. Die psychische Reaktion ist natürlich im Einzelfalle verschieden. Aber auch der festeste Charakter gerät im Strome des Erlebens aus dem Gleichgewicht und ins Wanken, wenn die Axt an seine Wurzel gelegt wird.

Ihre größten Triumphe feiert die Psychotherapie auf dem Gebiete der „nervösen" Herzaffektionen, weil sie dort naturgemäß auch die größten Erfolge erzielen kann. Sehr richtig sagt Grassmann: „Darum haben geschickte Herztherapeuten die glänzendsten Erfolge bei Kranken, die keine Herzkrankheit haben." Hier ist, was der Arzt zu bieten hat, u. U. wirkliche Heilung oder zumindest der Weg zur Heilung, was oft ganz dasselbe ist.

Zwei Dinge sind die notwendige Voraussetzung jeder solchen Behandlung, die Sicherheit in bezug auf die Krankheit und die Sicherheit gegenüber dem Kranken.

Auf der richtigen Diagnose fußt die richtige Therapie. Die Zeichen der Neurose müssen erkannt, „Organisches" von „Funktionellem" unterschieden werden. Es ist oft ein schwieriges Problem und stellt unser diagnostisches Können auf eine harte Probe; zuweilen kommt man ihm auf psychischem Wege leichter nahe als auf dem somatischen.

Beim Neurastheniker ist manchmal schon die Anwendung der verschiedenen Untersuchungsmittel und -Apparate eine Quelle der Beruhigung, ein Stück Psychotherapie. Vom Arzte, der so komplizierte Instrumente handhaben kann, darf ich — sagt sich der Kranke — ein Verständnis meines Leidens und Hilfe erwarten. Fast immer beginnt der seelische Kontakt zwischen Arzt und Patienten mit Imponderabilien, welche man nicht aus Büchern lernt, die nur derjenige erfaßt, der mitten im Leben steht und einen offenen Blick hat für die Leiden und die Schwächen seiner Mitmenschen. Nicht Krankheiten haben wir zu heilen, sondern kranke Menschen. In der richtigen Einstellung zu dem Kranken, durch Einfühlung[1]) und psychologisches Verstehen, Sich-hineinversetzen in sein Seelenleben, seine psychische Architektur, seinen seelischen Mechanismus, können wir ihn beruhigen, Einfluß über ihn gewinnen, übertriebene Befürchtungen zerstreuen, das Krankheitsgefühl beseitigen, dafür das Gefühl in ihm erwecken, daß er kämpfen kann und nicht unterliegen muß.

Niemals kommt es auf die Methode allein an, sondern auf das richtige Wort, selbst den richtigen Tonfall, den passenden Einfall. Ob wir suggestiv vorgehen wollen oder belehrend, ist im Grunde nebensächlich, denn die Wirkung beruht schließlich immer auf den unterbewußten Beziehungen zwischen dem Arzte und seinem Klienten. Unsere Persönlichkeit ist es, von welcher die Erfolge abhängen, unser Auftreten und unser Temperament. Eine heitere Lebensauffassung und Menschenkenntnis sind vielleicht die wichtigsten Bedingungen des ärztlichen Wirkens, der ärztlichen Wirkung. „Es gibt Optimisten und Pessimisten unter den Ärzten. Die Optimisten bringen es immer weiter.“ (Leyden.)

Den Wert dieser Beruhigung, die einmal gleichsam Miniaturarbeit ist, ein anderes Mal eine der großen Fragen der menschlichen Seele, muß der wahre Arzt fühlen und in sich tragen, denn wer's nicht fühlt, der wird es nicht erjagen und niemals besitzen.

Es ist die Lichtseite der psychogenen, aus Gemütsbewegungen hervorgegangenen Herzaffektionen, daß man ihnen auf dem Wege am besten beikommt, den ihre Entwicklung gegangen ist, und sie an den Stellen entwurzeln kann, wo sie Boden gefaßt haben.

Die „Macht des Gemütes“ reicht aber noch weiter; sie kann auch körperliche Beschwerden überwinden. Kein geringerer Zeuge als Kant tritt für diesen Beweis in die Schranken.

„. . . Ich habe“ — heißt es bei ihm — „wegen meiner flachen und engen Brust, die für die Bewegung des Herzens und der Lunge wenig Spielraum läßt, eine natürliche Anlage zur Hypochondrie, welche in früheren Jahren bis an den Überdruß des Lebens grenzte. Aber die Überlegung, daß die Ursache dieser Herzbeklemmung vielleicht bloß mechanisch und nicht zu heben sei, brachte es bald dahin, daß ich mich an sie gar nicht kehrte, und während dessen, daß ich mich in der Brust beklommen fühlte, im Kopf doch Ruhe und Heiterkeit herrschte, die sich auch in der Gesellschaft nicht nach abwechselnden Launen (wie Hypochondrische pflegen), sondern absichtlich und natürlich mitzuteilen nicht ermangelte. Und da man des Lebens mehr froh wird durch das, was man im freien Gebrauch desselben tut, als was man genießt, so können Geistesarbeiten eine andere Art von befördertem Lebensgefühl den Hemmungen entgegensetzen, welche bloß den Körper angehen. Die Beklemmung ist mir geblieben, denn ihre Ursache liegt in meinem körperlichen Bau. Aber über ihren Einfluß auf meine Gedanken und Handlungen bin ich Meister geworden durch Abkehrung der Aufmerksamkeit von diesem Gefühle, als ob es mich gar nichts anginge. . . .“

[1]) Siehe Th. Lipps.

Den Wert der Beruhigung und der Ablenkung sehen wir alle Tage, z. B. bei den an Extrasystolen leidenden Kranken (darunter auch Ärzten), die immer wieder zu uns kommen, und immer wieder von neuem beruhigt sein wollen. Er hat es schon wiederholt gehört: ,,Es sind harmlose Vorkommnisse, das Herz ist gesund, der Blutdruck ist normal, . . . je mehr Bewegung Sie machen, desto besser . . . Einem wirklich Herzkranken würde man die körperliche Bewegung untersagen, soweit sie sich ihm nicht von selbst verbietet. Sie aber sehen es und fühlen es selbst, daß es ihnen besser geht, wenn Sie sich viel bewegen . . .“ Und dennoch . . . ,,Man muß eben sagen, der Kranke leide mehr an seinen Symptomen, als er leide an seiner Krankheit.“ (LATHAM.) ,,Der Kranke leidet an dem, was er fühlt, nicht an dem, woran seine Organe kranken.“ (GRASSMANN.)

Mit der Zeit aber erlernt es der Kranke zumeist doch, die anfangs so quälenden Störungen auf ihr richtiges Maß zurückzuführen, und erreicht so die Möglichkeit, sie weniger peinlich zu empfinden und schließlich sogar sie zu übersehen. Jede Funktionsstörung des Herzens wird auf dem Wege über das vegetative Nervensystem psychogen verstärkt. Diesen Teil wegzuschaffen, ist eben Aufgabe der Psychotherapie, und wahrhaft groß sind oft die Dienste, die man auch solchen Kranken noch tatsächlich erweisen kann. ,,Die psychische Einstellung ist nicht nur etwas, was zu einem körperlichen Leiden als Nebenfaktor von außen hinzukommt, sondern was im körperlichen Krankheitsbilde als Kraftkomponente, mit drin steckt.“ (KRETSCHMER.) Alle Gefühle können durch qualitativ von ihnen verschiedene Gefühle und Gefühlsmomente kompensiert und auch vollständig verdrängt werden.

Die Psychotherapie der Herzkrankheiten wird sich im geeigneten Moment mit den medikamentösen und physikalischen Heilbehelfen verbünden müssen. ,,Wir kommen“ — sagt SCHILDER richtig und schön — ,,immer wieder von einer anderen Seite an die Grenze zwischen Organischem und Funktionellem.“ Wie die Hypnose gelegentlich Narkotika, so spart eine kräftige, sokratische Persuasion u. U. Cardiaca. Wir haben dies z. B. bei der Behandlung der Flimmerarhythmie zu erwägen. Kein wirklicher Arzt wird aber einen solchen Kranken bloß suggestiv behandeln und des Schatzes entraten wollen, den wir für solche Fälle am Digitalis und Chinin besitzen. Wie man dies aber tut und zu welcher Zeit, auch darin liegt ein großes Stück Psychotherapie; es ist oftmals eine gleichsam larvierte Psychotherapie.

Es hat eine Zeit gegeben, und sie liegt noch gar nicht so weit hinter uns, in der man jeden Herzkranken, ja, jeden Menschen, der ein Herzgeräusch hatte, ins Zimmer, ans Bett fesselte, von jeder Bewegung, womöglich auch von Licht und Luft fernhalten zu müssen glaubte.

Die Ärzte — hier muß der Name ,,WILLIAM STOKES“ genannt werden — die diesen Bann durchbrachen und dem Herzkranken die Sonne, den Himmel wiedergaben, dürfen wohl den Ruhm für sich in Anspruch nehmen, Psychotherapeuten großen Stils genannt zu werden.

Ich meine, es wird in bezug auf die Herztherapie in der eben genannten Hinsicht auch heute noch viel gesündigt. Ein Stück blauer Himmel und ein wenig Sonnenschein sind zuweilen geradezu ideale Bundesgenossen einer psychischen Behandlung.

Wir haben ja die große vasomotorische Bedeutung der Stimmungen kennen gelernt und all der unzählbaren Beziehungen der psychischen Reflexe. Das Gefühl der Lust und der Unlust sind und bleiben positive und negative Momente für die Beherrschtheit des Individuums in allen Lebenslagen und für seine psychologische Behandlung; sie müssen daher in ihrem Einfluß nach jeder Richtung hin sorgsamst berücksichtigt werden. Hebung der Stimmung verstärkt alle Motive für eine größere geistige und körperliche Aktivität gegen die Unbilden des Lebens und läßt unsere Denkprozesse in hellerem Lichte erscheinen.

Jeder Herzkranke hat mannigfache direkte und indirekte seelische Beschwerden. Die charakteristische Herzpsyche des Stenokardikers ist von der teilweise reflektiv entstandenen Neurotikerpsyche natürlich recht verschieden.

Beim Schwerkranken und bei fortschreitenden Verschlimmerungen kommen zu den direkten Beschwerden als übermächtige Gefühle noch die Sorge um die Zukunft, um das Wohl der Angehörigen, die Sorge um den Verlust materieller und ideeller Güter, die man erworben hat oder noch erreichen möchte. Hier — in solchen Fällen — hört das Gebiet der eigentlichen Psychotherapie wohl zumeist auf und beginnt für den Arzt, der im Gegensatz zum „Wunderdoktor“ als verstehender Psychologe auch die Grenzen seines eigenen Könnens weiß und einhält, die rationale Methode im besten Sinne des Wortes, der vergebliche, aber immer wieder neu aufzunehmende Kampf gegen die Tragik des Lebens, gegen die Macht des Schicksals. Wie er diese schwere Aufgabe dem Kranken und der verzagenden Umgebung des Kranken gegenüber erfüllt, ist Sache seines Taktes, seiner Klugheit, Hingebung und Veranlagung, seines Empfindens für Menschenlos und Menschenleid, seines psychologischen Verständnisses und Zartgefühls, schließlich seiner Energie. Das ärztliche Trostwort, durch das Hoffnung hindurchschimmert, ist Balsam selbst für den Kranken, der sich eben erst verloren glaubte, und auch in solchen Seelenzuständen kann ein kräftiger Willensentschluß des Kranken für ihn noch eine Art von Befreiung bedeuten. Selbst dem Versinkenden kann aus der Idee noch Zuversicht und Kraft erwachsen.

Wenn dann trotz aller ärztlichen Kunst und der Willensstärke des Kranken seine geistige Kraft, „seines Geistes tapfere Gegenwehr“, zu erlahmen beginnt, und schließlich durch Leiden, Beschwerden und Schlaflosigkeit der moralische Zusammenbruch unabwendbar ist, dann tritt als Trostbringer und Befreier der letzte Verbündete der Psychotherapie, das Morphium, auf den Plan.

Die psychische Therapie bedient sich in individuell variierter Weise auf allen Krankheitsgebieten zuweilen der Hypnose. Es kann keinem Zweifel unterliegen, daß eine Herzneurose gelegentlich ein dankbares Objekt für diese Methode werden kann, wiewohl es nach den diesbezüglichen Erfahrungen nur selten nötig ist, auf dieselbe zurückzugreifen. In der Hand des mit ihr vertrauten Arztes ist sie eine Methode wie eine andere, die Nutzen bringen kann und deren Wirkungsgebiet sich abgrenzen läßt. Es ist nur gegen Verallgemeinerungen der Indikation und vor allem gegen die kritiklose Überschätzung der durch diese Therapie erzielten Erfolge energisch Stellung zu nehmen. Jedenfalls ist es bedeutungsvoll, daß selbst Bernheim und Hirschlaff die hypnotische Behandlung immer mehr durch die suggestive ersetzt haben.

Die Zahl der einschlägigen wissenschaftlichen Untersuchungen ist seit den Zeiten von James Braid eigentlich gering geblieben. Ch. Bäumler berichtet, daß der Nervenmuskel- und Gefäßtonus sich in der Hypnose ändere. Er beobachtete als Wirkung der Hypnose immer Pulsbeschleunigung und erwähnt, daß bereits Husson, der Berichterstatter einer im Jahre 1826 von der „Académie de Médecine“ in Paris gewählten Kommission zur Untersuchung des sog. tierischen Magnetismus, eine augenblickliche Atmungs- und Pulsbeschleunigung konstatiert habe.

Eichelberg erzeugte durch Hypnose Temperatursteigerung und beseitigte dieselbe wieder auf suggestivem Wege.

Eingehendere Untersuchungen über die psychische Beeinflussung des vegetativen Nervensystems in der Hypnose hat im psychologischen Institute von BECHER in München PAUL ASTRUCK vorgenommen.

Er fand, daß sich Herz- und Atemtätigkeit in der Hypnose durch Verbalsuggestion beeinflussen lassen. Bei dieser hypnotischen Beeinflußbarkeit verhält sich die Zwerchfelltätigkeit anders als im normalen Wachzustand. Im Gegensatz zur normalen Atmung tritt eine deutlich sichtbar verstärkte Mitwirkung des Zwerchfells auf.

Die Beeinflussung der Herztätigkeit und der Atmung durch hypnotisch-suggestive Einwirkung war nur in tiefer Schlafhypnose möglich.

Sowohl bei der hypnotischen Beeinflussung der Herztätigkeit, wie derjenigen der Atmung, fällt der Puls jäh ab, d. h. er wird klein und weich.

Auf Herzsuggestionen hin traten angeblich besondere Herzschlagformen auf, darunter auch Vorhofflattern und Vorhofflimmern; die diesbezüglichen elektrographischen Kurven ASTRUCKS sind aber nicht überzeugend und bedürfen der Nachprüfung.

Die Suggestion der Herzbeschleunigung bzw. -Verlangsamung zieht regelmäßig eine gleichsinnige Atemreaktion nach sich. Umgekehrt — und dies erscheint überaus bemerkenswert — sind auf die Suggestionen der Atembeschleunigung bzw. -Verlangsamung im allgemeinen entsprechende Veränderungen in der Herztätigkeit nicht nachzuweisen.

Über Asthma bronchiale und psychogene Atmungsstörungen.

Von

Prof. Dr. Ludwig Braun, Wien.

Als Asthma bronchiale (nervosum) bezeichnet man Anfälle von hochgradiger Atemnot, die akut, besonders in der Nacht, auftreten und stunden-, selbst tagelang anhalten können.

Die im Anfalle gezeichnete Kurve der Atmung hat einen winkeligen Verlauf; dem plötzlich aufsteigenden Beginne der Exspiration folgt ein fast gerade verlaufender Teil. An diesen schließt sich ein wieder steil zur Abszisse abfallendes Endstück an. Die Atempause fehlt; das Ende der Exspirationslinie geht jäh in die nächste, etwas verlängerte Inspiration über. Die Kurve zeigt also vorwiegend erschwerte, auxiliär geförderte Exspiration.

Die normale Atmung ist eine rhythmische, vegetative Bewegungsform.

Ihre Innervation besorgen für die Rippenatmung die Interkostalnerven, für das Zwerchfell die Phrenici, die unteren Interkostalnerven, wahrscheinlich auch der Sympathikus, für die Lunge die im reziproken (antagonistischen) Verhältnis stehenden Vagi und der Sympathikus. Bronchien und Bronchiolen sind parasympathisch vom Vagus, sympathisch aus dem Grenzstrang, Ganglion stellatum und cervicale medium innerviert. Jede sympathische Erregung wird von einer solchen im Parasympathikus gefolgt und umgekehrt; hiedurch wird erreicht, daß die Gleichgewichtslage immer wieder womöglich sofort hergestellt wird. — Unsere Kenntnisse über das Verhältnis von Vagus und Sympathikus zueinander und zur Innervation der Lunge beim Menschen sind aber noch keineswegs geklärt. Es scheint, als ob die Sympathikus- und Vaguschirurgie berufen wäre, die diesbezüglichen Erfahrungen zu erweitern. Jedenfalls haben wir es im Vagus und Sympathikus nicht mit zwei getrennten Systemen zu tun, sondern mit einem engen Geflechte, welches den Vagus, den Grenzstrang und seine Ganglien zu einem untrennbaren Ganzen verbindet.

Bei der normalen Atmung wird jede Inspiration reflektorisch durch Vagusvermittlung unterbrochen, und während jeder folgenden Exspiration wird, wieder durch Vermittlung der Vagi, reflektorisch eine Inspiration hervorgerufen. E. Hering und J. Breuer bezeichneten diesen Vorgang bekanntlich als „Selbststeuerung der Atembewegungen durch die Nn. vagi" und nahmen zwei gesonderte Arten von zentripetalen Vagusfasern an, deren eine durch die inspiratorische Lungendehnung gereizt wird und deren Erregung die inspiratorische Tätigkeit des Atemzentrums hemmt, während die andere umgekehrt durch die exspiratorische Lungenverengerung gereizt wird, so daß ihre Erregung das Atemzentrum zur Inspirations-Innervation anregt[1]).

Nach der Ansicht von Boruttau sind alle zerebralen und spinalen Bahnen der allgemeinen Sensibilität, insbesondere aber diejenigen der Atemwege und Atemmuskeln, in Verbindung mit dem von Lewandowsky, Asher und Lüscher in der Vierhügelgegend anzunehmenden Atemhemmungszentrum. Man nimmt an, daß von einem vegetativen Zentrum im Striatum Bahnen für die Atmung zum Zwischenhirn verlaufen (Dresel). —

Die Durchsicht der großen Asthmaliteratur, in der sich zahlreiche Namen von Rang und Ansehen finden, sowie praktische Erfahrungen machen es überaus wahrscheinlich, daß zumindest viele Asthmafälle auf rein psychogenem Wege zustandekommen und das psychogenetische Moment bei sämtlichen Fällen von bronchialem Asthma eine kleinere oder größere Rolle spielt. Schon Laennec hat das Asthma als einen rein nervösen Vorgang bezeichnet und so wie später Biermer auf einen Krampf der kleinen Bronchien zurückgeführt; ebenso finden wir bei Trousseau, Sänger, Brügelmann u. v. a. A. zahlreiche Angaben über die Psychogenese dieses Leidens.

Die Bedeutung des psychischen Faktors erweist z. B. sehr gut ein Fall, den Paul Morawitz beschreibt; eine Dame bekam stets Asthmaanfälle, wenn sie Rosen roch; einmal hatte sie aber auch einen Anfall, als man ihr eine Papierrose so schnell vorhielt, daß sie dieselbe nicht sofort als unecht erkennen konnte. —

Die Psychogenese des nervösen Asthmaanfalles läßt sich vielleicht am besten erfassen und verstehen, wenn man sie gewissermaßen entwicklungsgeschichtlich betrachtet und daher zunächst die Wirkung der Psyche, vor allem der Affekte, auf die Atmung studiert. Nach diesem Gedankengang würde man dann den „nervösen“ Asthmaanfall anscheinend als die höchste Stufe der auf psychischem Wege entstehenden Störungen der Atmung betrachten können.

Schon die normalen Atembewegungen stehen deutlich unter dem Einfluß der Psyche. E. Harless beschreibt z. B. kurze, etwas forcierte einmalige oder öftere Exspiration im Unwillen oder beim ironischen Lächeln, kurze forcierte Inspiration, schnell forcierte Exspiration (mit geschlossenen Zähnen) beim Schnauben der Wut[2]). Das Atembedürfnis hat seinen bestimmten Rhythmus. „Die Veränderung der psychischen Erregung kann also je nach ihrer Natur in Konflikt mit der organisch geforderten Ruhe oder Bewegung kommen.“

Der Gebrauch des homerischen Wortes „φρήν“ (Zwerchfell) für den Sitz des Affektlebens lehrt, daß man sich dieses Zusammenhanges schon im Altertum bewußt war.

Die normale unbeachtete Atmung zeigt immer einen gewissen Grad von Arhythmie. Im allgemeinen kann man sagen, daß niedrige Bewußtseinsgrade von stärkeren Atmungsarhythmien begleitet sind und daß eine gesteigerte Aufmerksamkeit diese Arhythmien zum Teil oder ganz aufhebt.

Der stark präokkupierte Melancholiker hat eine starke Verminderung der respiratorischen Arhythmie (Wiersma).

Eindrucks- und Ausdruckspsychologie bedienen sich des Studiums

[1]) Siehe die Anmerkung: „Reziproke Innervation“ im Kapitel „Herz“. — Diese Theorie ist durch die neueren und neuesten Untersuchungen immer wieder in ihren wesentlichen Momenten bestätigt worden. — Brüning nimmt an, daß Vagus und Sympathikus gemischte Nerven sind, und daß in beiden sowohl sympathische als parasympathische Fasern verlaufen.

[2]) Sehr interessant sind die hier angeführten Bemerkungen von Harless über die Physiologie der Metrik.

der Atemkurve zur Analyse der Gefühle (W. WUNDT). Man beobachtet z. B. als regelmäßiges Zeichen von Spannung eine Verflachung der Atemzüge, zuweilen, wenn die Spannung höhere Grade erreicht, während einer kurzen Zeit Stillstand derselben. Diese Veränderungen zeigen sich hauptsächlich an der thorakalen Atmung, während die abdominale weniger verändert, manchmal sogar verstärkt ist. Als Nachwirkung, dem Gefühl der Lösung entsprechend, bemerkt man (neben frequenteren und stärkeren Pulsen) eine deutliche Verstärkung und Beschleunigung der Atmungen. So kann man auch den Einfluß von Erregung und Beruhigung auf die Puls- und Atemkurve studieren. Als konstanter Symptomenkomplex der Erregung erscheint Verstärkung von Puls und Atmung, zuweilen auch Beschleunigung.

Solche Veränderungen lassen sich natürlich auch auf suggestivem Wege hervorrufen, ferner durch die mannigfachen Arten der Erzeugung von Lust- und Unlustgefühlen, z. B. durch Gerüche. Ablenkung der Aufmerksamkeit pflegt mäßigend zu wirken, was auch in der Gefühlsäußerung zum Ausdruck kommt und psychotherapeutisch wichtig ist[1]).

Alle Arten von Stimmungen und Affekten, das Erstaunen, der Schreck, die Erwartung, die Freude, die Trauer, der Zorn, haben einen Einfluß auf die Atemkurve, nur darf man nicht so weit gehen, für jede einzelne Affektform eine gerade nur ihr entsprechende Atemkurve finden und festsetzen zu wollen. Akute und chronische, bewußte und „verdrängte" Affekte kann man an den Veränderungen des Atmungstypus beteiligt sehen[2]).

Der plötzlich Erschreckte z. B. hält den Atem an; man wird vielleicht richtiger sagen, der Atem bleibt ihm stecken, „seine Kehle schluckt und zieht sich zusammen" (DARWIN), es preßt ihn, die Luft staut sich in ihm — er hat rasch und stark, schnappend, eingeatmet und kann die eingesperrte Luft nun nicht wieder hinausbringen. Eine Weile atmet er schnell und ganz oberflächlich, schließlich ringt sich ein Seufzer los, durch den die Ausatmung mit einem Gefühl von Erleichterung und Befreiung vollzogen wird. Hält der Schreckaffekt an, dann stellt sich dieser Atmungstypus, zu dem alsbald Hustenreiz hinzutritt, in vermindertem Maße immer wieder ein.

Oft genügt schon die Hinlenkung der Aufmerksamkeit auf die Atmung, um Empfindungen auszulösen, die als Atembeklemmung oder Atemnot gedeutet werden. FRIEDRICH MÜLLER beschreibt nervöse Atmungsstörungen bei Knaben und Mädchen, seltener bei Erwachsenen; dieselben stellen einen Zustand, richtiger gesagt „die Vorstellung" von rasch vorübergehendem Luftmangel dar, welcher zu einigen krampfhaften Inspirationen Veranlassung gibt.

Wie die schmerzhafte Reizung sensibler Nerven, so führt also auch jeder starke psychische Reiz reflektorisch einen Atmungszustand herbei, der in zutreffender und anschaulicher Weise als „Atemunruhe" bezeichnet worden ist. Es zeigt sich nämlich nach solchen Ereignissen jedesmal eine gewisse Krampfhaftigkeit der Inspiration, eine Neigung zu seufzerartigen Atemzügen und eine Erschwerung der Exspiration — ein Steckenbleiben des Atems — also gewissermaßen eine Vorstufe des Zustandes, welcher durch vagalen Einfluß Bronchialmuskelkrampf und die verschiedenen Grade von Atemstörung überhaupt bewirken kann.

„Nervöse Individuen" bekunden auch im Gebiete der Atmungsorgane eine abnorme Reaktionsweise gegenüber endogenen und exogenen Reizen.

---

[1]) Über den Einfluß von Taktrhythmen auf die Atemkurve siehe bei WUNDT III, S. 205.

[2]) Siehe darüber SALOW.

W. Vorkastner unterscheidet zwei Arten von nervöser Atemstörung. Die eine gleicht durch Raschheit, Lautheit und Rhythmus der Wärmetachypnoe der Hunde; sie ist oft mit Eigentümlichkeiten des Sprechens (Tierlauten) und der Nasenatmung (Schnüffeln) verbunden (Kehrer). Die zweite, das Schauspieleratmen, besteht darin, daß die Kranken mit lebhaft wogender Brust so atmen wie Schauspielerinnen, die einen Affekt zu markieren haben. Trotz der Atemstörung spannen sich aber in solchen Fällen die auxiliären Atemmuskeln nicht an. Die oberen Thoraxanteile werden ausgedehnt, während die unteren eingezogen bleiben; der physikalische Lungenbefund ist normal.

Strübing spricht bei diesen einfachen nervösen Atemstörungen (Störungen des Rhythmus) von Spanopnoe (σπῶνις, die Seltenheit) und Tachypnoe, je nach dem Vorherrschen eines langsamen oder raschen Rhythmus. — Über „nervöse" Tachypnoe berichteten auch Riegel und W. Erb; ihre Fälle waren aber ebenfalls bloß durch Frequenzzunahme und Abnahme der Atmungstiefe gekennzeichnet.

Auch die „hysterische Respirationsstörung" (Gilles de la Tourette, H. Curschmann) gehört in diese Gruppe von Fällen, denn sie stellt eine reine Tachypnoe dar, und zwar ohne objektive Zeichen von Lufthunger, ohne Zyanose, ohne Betätigung der auxiliären Atemmuskeln, zumeist selbst ohne Nasenflügelatmen.

Diese Beobachtungen haben mit dem Atmungstypus des bronchialen Asthma eigentlich nichts zu tun; es handelt sich hier um „elementare", hysterische Krankheitssymptome, während das Asthma und die bereits erwähnten Atmungstypen nach den gangbaren Vorstellungen aus stärkeren Affektreaktionen ihren Ursprung nehmen. —

Eine eigentümliche, an den Cheyne-Stokesschen Typus erinnernde Veränderung des Atemrhythmus mit Verlängerung der exspiratorischen Phasen und dem subjektiven Gefühle der Atemnot beobachtet man zuweilen im fieberhaften Stadium mancher Fälle von Post-Enzephalitis. Für unsere Betrachtung ist es besonders wichtig, daß diese Veränderung der Atmung nach der Abheilung der Affektion in mehr oder weniger abgeschwächter Form psychogen beibehalten wird und nach der Angabe von H. W. Maier zumeist nicht schwer auf suggestive Weise beseitigt werden kann.

Tachypnoe nach lethargischer Enzephalitis ist auch von Ketil Motzfeldt beschrieben worden. Die Atmungsstörung kam anfallsweise, die Atemzüge — 40 bis 50 pro Minute — waren ungleichmäßig vertieft. Man darf annehmen, daß diese Veränderungen der Atmung durch enzephalitische Herde bedingt waren, welche entweder das Atemzentrum selbst in der Formatio reticularis beeinflußten oder die Verbindungen desselben mit dem Großhirn. In diese Gruppe von Atmungsstörungen gehören sodann die Beobachtungen, welche Johannes Suckow beschreibt. Er fand bei chronischen Enzephalitisfällen zweimal einfache Mikropnoe mit kompensatorischem Seufzen durch Starre der Atemmuskulatur und wahrscheinlich auch des Zwerchfells, in einem Falle Brachypnoe, die er auf eine extrapyramidale Innervationsstörung zurückführt, in anderen Fällen Tachypnoe, eventuell mit Schnauftiks, während der Tachypnoe eigentümliche Haltungsanomalien (übertriebene Körperneigung). Den tachypnoischen Anfällen folgte ein Zustand von Apnoe. Allen diesen Fällen dürften Veränderungen in den atmungsregulierenden Zentren zugrunde gelegen sein; in allen Fällen zeigte sich vegetative Übererregbarkeit.

Einen wertvollen Beitrag zum Thema der psychogenen und neurotischen Atmungsstörungen stellen die in Übereinstimmung mit den Resultaten von Vernon, Collip und Backus, Grant und Goldman ausgeführten Untersuchungen von D. ADLERSBERG und O. PORGES über die neurotische Atmungstetanie dar. Die Autoren beschreiben drei Erscheinungsformen dieser anscheinend ziemlich häufigen Erkrankung.

Die erste betrifft nervöse Personen, die gelegentlich auf ein körperliches oder seelisches Trauma mit Anfällen von vermehrter und vertiefter Atmung reagieren, in deren Verlauf es (durch Kalkverarmung des Blutes bei der erhöhten Blutalkaleszenz) zum Auftreten von tetanischen Erscheinungen kommt. Die zweite Form betrifft zumeist weibliche Individuen mit psychischen Erscheinungen wie zuweilen nach epidemischer Enzephalitis oder auf hysterischer Grundlage.

Eine besondere Stellung räumen die Autoren schließlich einer Gruppe von Patienten ein, bei denen eine gleichzeitig bestehende Herzerkrankung unangenehme Sensationen sowie Beängstigung erzeugt und unter Mitwirkung der erregbaren Psyche Überventilation — und Tetanie auslöst.

Psychische Einflüsse können also unter Umständen nicht nur die Atemform ändern, sondern tatsächlich eine Hyperpnoe erzeugen. Unter dem Einfluß seelischer Emotionen wird die sonst konstante Co_2-Spannung der Alveolarluft regelmäßig vermindert (BECKMANN); dies beruht wahrscheinlich auf der Erregbarkeitserhöhung des Atemzentrums gegenüber dem physiologischen Reize.

Psychische Einflüsse durchbrechen somit häufig den Rhythmus der Atmung und stören die Regelmäßigkeit ihres Mechanismus; sie lassen sich daher meistens wieder auf psychischem Wege beseitigen[1]).

Es scheint nun, als ob jene Gruppe von „nervösen“ Individuen, die man nach dem Vorgange von EPPINGER und HESS als „Vagotoniker“ bezeichnen kann, bei denen also gewöhnlich der vagale Einfluß überwiegt, eine „Bereitschaft“ für stärkere nervöse Atemstörungen durch die (vagale) Krampfbereitschaft der Bronchialmuskulatur besitze. Außer den von EPPINGER und HESS beschriebenen Fällen lassen sich auch die Beobachtungen von ZÜLZER in der besprochenen Weise deuten. Manche dieser Atemstörungen äußern sich gleichfalls in Tachypnoe, zumeist aber auch mit dem Gefühle, nicht ausatmen zu können, in zeitweise vertieften Atemzügen und Störungen des Einzelrhythmus. In einem Falle, der vorher keine Atemstörungen hatte, konnten solche vorübergehend durch Pilokarpin hervorgerufen werden.

Als Grundlage dieser Störungen des Atemtypus besteht aller Wahrscheinlichkeit nach Tonuszunahme und Kontraktion der Muskulatur der kleinen und kleinsten Bronchien und Verengerung des Bronchiallumens. Dadurch tritt dann eine Absperrung der Alveolen ein.

Den erhöhten Tonus der Bronchialmuskulatur haben EPPINGER und HESS spirometrisch direkt nachzuweisen versucht.

Die Kontraktion der Bronchialmuskulatur ist nach experimentellen Erfahrungen — der erwähnte Pilokarpinversuch bestätigt diese Annahme — durch vagalen Einfluß bedingt, der auch eine vermehrte Sekretion der Bronchialschleimhaut zur Folge hat. Dieses vagale Übermaß läßt sich mit Atropin beseitigen; ebenso wirkt Adrenalin (Sympathikustönung) mit Erweiterung der Bronchien und Sekretionseinschränkung dem Vagus entgegen.

Damit ist die pharmakologische Grundlage für die Behandlung dieser Zustände gegeben.

---

[1]) Der Einfluß von toxischen und autotoxischen Stoffen auf die Atmungsform, z. B. bei der großen Diabetikeratmung im Koma, gehört natürlich nicht in den Rahmen dieser Besprechung, mag aber angeführt werden, weil er den Mechanismus der Atmungsänderung von einer anderen Seite her beleuchtet.

Zwischen den bisher besprochenen psychogenetischen Atmungsstörungen und der höchsten Stufe derselben, welche der Asthmaanfall darstellen dürfte, scheint, als Folge einer andauernden, an Intensität wechselnden Stimmungsänderung, die Atmungsstörung der Phrenokardie zu stehen. Vielleicht gehört auch ein Teil der von Gowers unter dem Namen „vaso-vagale Anfälle" zusammengefaßten Beobachtungen in diese Rubrik.

Es dürfte richtig sein, in diesem Zusammenhang an sie zu erinnern, weil ein rein psychischer Mechanismus, und zwar im Sinne des Breuer-Freudschen Gedankenganges, bei diesem Krankheitsbilde überaus wahrscheinlich ist. Es handelt sich ausnahmslos um impressible, emotionelle, psychasthenische Persönlichkeiten mit abnormer Gefühlsanlage, die auch die anderen Zeichen der Neurose aufweisen, bei denen das analytische Verfahren sehr oft die „Reminiszenz an ein psychisches Trauma", einen „verdrängten Affekt" aufdeckt oder zumindest höchst wahrscheinlich macht. (Schon Balzac sprach von Gedanken, denen wir gehorchen, ohne sie zu kennen.)

Allerdings liegt das Trauma durchaus nicht immer auf sexuellem Gebiete. Ich habe ganz eindeutige Fälle bei Kaufleuten gesehen, die große finanzielle Verluste erlitten hatten.

Es ist, insoweit die Atemstörung in Betracht kommt, ein periodisches, die Psyche unaufhörlich beschäftigendes Ringen nach Atem, ein „Seufzerzwang", wie Max Herz es treffend bezeichnet, das Gefühl, nicht durchatmen zu können. Die Inspiration geht nicht tief genug, sie wird immer wieder versuchsweise — „erprobende Atemvertiefung" (Jamin) — wiederholt, die Ausatmung ist erschwert. Der Kranke hat die Empfindung, als müsse er sich einen lästigen Druck von der Brust herunteratmen, und dies geschieht mit einer lauten, stoßenden, seufzenden, keuchenden, wie klagenden, befreienden Exspiration. Psychologisch betrachtet, ist dieser den Kranken beherrschende periodische Vorgang gleichsam ein „Abreaktionsversuch", das Bedürfnis, eine Last von sich abzuwälzen, einen Druck auf dem Gemüte zu vermindern.

Es mag gewagt erscheinen, aus einem (scheinbar) rein äußerlichen Vorgange auf inneres Erleben zu schließen, aber die mimischen Bewegungen sind uns als Begleiter von Affekten geläufig, und es ist unverkennbar, wie tief — die Unversehrtheit des mimischen Apparates vorausgesetzt — willkürliche und unwillkürliche Bewegungen, Mienen, Gesten, Körperhaltung, also die Ausdrucksbewegungen, ferner die vegetativen Bewegungserscheinungen und alle aus „latenten Assoziationen" hervorgegangenen Gewohnheiten psychophysisch bedingt, in der Seele verankert sind. „Die bebende Respiration ist eine symbolische Bewegung — sagt Lotze — die nichts unmittelbar realisiert als den Ausdruck des Innern." Sehr interessant ist, was Binswanger darüber sagt und der Hinweis auf Schleiermacher: „Der Mensch ist eine derartige Einheit von Seele und Leib, daß fast seine ganze Gestalt, seine Haltung, seine Hände, vor allem aber sein Antlitz „als kundgebende Funktionen" (K. Bühler) seine Seele widerspiegeln." Und nicht allein die Intensität einer Miene oder Geste verrät den Grad des Affektes, es steht auch die Extensität der Muskelbewegungen in einem direkten Verhältnisse zu dem inneren Vorgange. —

Wenn wir uns nun nach der Besprechung verschiedener Formen von psychischer Atmungsstörung zur Betrachtung der „Gebärde"[1]) des Asthmaanfalles und seines Mechanismus wenden, so sehen wir folgendes:

---

[1]) Münzer (zitiert nach Fankhauser, Lit. „Herz") hat z. B. darauf aufmerksam gemacht, daß eine Reihe von Basedow-Symptomen, die weiten Augen, das Zittern, die Diarrhoe, der Schweiß, die gleichen Erscheinungen sind, die wir als Begleiterscheinungen des Schrecks und der Angst („erstarrter Schreck") kennen.

Der große Asthmaanfall hat — allerdings auf ein hohes Maß gesteigert — eine ganze Reihe von Zügen mit der psychogenetischen „Atemunruhe", mit dem Atemtypus des Schreckaffektes und mit dem phrenokardischen Atemtypus gemeinsam; der physiologische Vorgang, der die Atemstörung bedingt, ist in allen diesen Fällen der gleiche, nur dem Grade nach verschieden.

Wir finden beim Asthmaanfalle die zuckende, gewaltsame Inspiration, das Unvermögen, oft nur die Empfindung, nicht tief genug einatmen zu können, die mangelnde Atemsättigung, ferner die angestrengte, keuchende, wie klagende Exspiration, denn die Luft fängt sich infolge des Bronchialmuskelkrampfes in den Alveolen und kann nicht wieder heraus. Zuweilen — selten — ist die Inspiration schwerer (angestrengter) als die Exspiration; manchesmal sind beide gleich mühsam.

Hier ist also gleichsam in Permanenz, dadurch auf die Psyche zurückwirkend und einen Circulus vitiosus erzeugend, was dort, z. B. bei dem Schreckaffekte, nur vorübergehend, als die Folge eines akuten psychischen Trauma, in die Erscheinung tritt. Der Symptomenkomplex bleibt in solchen chronischen Fällen psychisch dauernd mit dem ersten Erregungsvorgange verknüpft („Festnagelung des Symptoms", WOLLENBERG).

Da der Zustand, den wir als vagale Wirkung erkannt haben, und der vielleicht auch Überreizbarkeit im Sympathikussystem darstellt, anhält, die Residualluft zunimmt (STÄUBLI) und das Ventilationsbedürfnis gesteigert bleibt, werden die auxiliären Hilfsmuskeln der Atmung und schließlich auch die Bauchpresse der Reihe nach herangezogen. Der vagale Einfluß erzeugt im weiteren Verlaufe die Sekretion in den kleinen und kleinsten Bronchien, es entsteht Hustenreiz, der anfangs trocken ist, später aber ein zähschleimiges, immer reichlicher werdendes Sekret mit CURSCHMANNschen Spiralen, eosinophilen Zellen, CHARCOT-LEYDENschen Krystallen zutage fördert. Diese Ausscheidungsprodukte kommen aber nicht gerade nur beim Asthma vor, sondern auch bei akuter und chronischer Bronchitis ohne Asthma (A. FRÄNKEL, A. SCHMIDT, W. VORKASTNER, TEICHMÜLLER).

Die Sekretion und Ausfüllung der Bronchien steigert natürlich die Atemnot in qualvoller Weise.

Auch die Entstehung der Eosinophilie ist auf dem Boden unserer Kenntnisse von der Vagotonie verständlich (SCHULTZ); im Sinne dieser Auffassung spricht die Tatsache, daß man durch Adrenalin die physiologische Eosinophilie des Kaninchens vermindern kann (EPPINGER und HESS).

Das nächtliche Auftreten hat der Asthmaanfall mit anderen vegetativen Anfällen gemeinsam; die Nacht, der Schlaf, ist die Zeit der Vorherrschaft der „autonomen", glatten Muskulatur.

STRÜMPELL gibt an, daß es während eines asthmatischen Anfalles zu Glottisverengerung kommen kann; er führt dieselbe in zutreffender Weise auf die erhöhte Vaguserregbarkeit zurück.

Wir haben gesehen, daß auch beim Schreckaffekte Anzeichen von Glottisverengerung vorhanden sind.

Die psychische Genese solcher Störungen der Kehlkopf-Innervation, welche die psychogenetischen Atmungsstörungen begleiten und mitbedingen, hat namentlich durch viele Beobachtungen im Kriege eine wesentliche Aufklärung erfahren (KEHRER). Man sah da Störungen der Kehlkopf-Beweglichkeit, die man nach der Friedenserfahrung unbedingt als organische Lähmungsformen angesprochen hätte. Verhältnismäßig selten waren die laryngealen Atmungsstörungen, z. B. der psychogene Stridor (SCHLÄCHTER), früher als spastische Dyspnoe, Spasmus glottidis, inspiratorischer Stimmritzenkrampf bezeichnet, bei dem sich fast völlige Medianstellung der Stimmbänder findet, so daß der Luftstrom durch eine ganz enge Spalte hindurchgehen muß. Marinesco berichtet über einen einschlägigen Fall, bei dem durch das Reiten der Stimmbänder aufeinander ein dauernder Wechsel von Apnoe und Polypnoe zustande kam. — Asthmatiker sind oft heiser und zeigen dann Paresen der Mm. thyreoarytaenoidei, welche während des Anfalles deutlicher werden. — Inwieferne bei den psychogenen Atemstörungen und beim nervösen Asthma eine Innervationsstörung des Zwerchfells mehr oder weniger beteiligt ist, läßt sich mit Sicherheit nicht entscheiden, doch spricht manche klinische Erfahrung dafür, daß eine verminderte Exkursionsfähigkeit des Zwerchfells auf nervösem Wege entstehen kann. So fand Jagic neben dem erhöhten Bronchialmuskeltonus im asthmatischen Anfalle eine Verminderung der Zwerchfellbewegungen; das Zwerchfell erschien abgeflacht, der phreniko-kostale Winkel verbreitert.

Es ist denkbar, daß selbst ein isolierter Krampf des Zwerchfells auf psychogenem Wege zustande kommt (Kehrer). Der bekannte „Muskelmann“ kann willkürlich die isolierte Innervation einer Zwerchfellhälfte herbeiführen (W. Kohlrausch).

In Oppenheims Lehrbuch der Nervenkrankheiten wird ein solcher von Fox beschriebener Fall klonischer Zwerchfellkrämpfe erwähnt; einen zweiten Fall hat Barth beschrieben und den Zustand durch den Namen „Asthma phrenicum“ charakterisiert. R. Strasmann, der diese Bezeichnung beibehält, beschreibt die Zwerchfellbewegungen in einem weiteren Falle. Dieselben waren ganz unregelmäßig, traten im Exspirium, im Inspirium, in der Atempause auf, und es folgte ihnen eine sofortige Entspannung, so daß das Zwerchfell wie ein Segel nach einer starken Kontraktion plötzlich nach oben „knallte“, um sich im nächsten Augenblicke schon wieder in kleineren oder stärkeren Schlägen zusammenzuziehen. Der Kranke war durch diese Zwerchfellkontraktionen dauernd belästigt und konnte wegen seiner Atemnot nur geringe körperliche Bewegungen ausführen.

Die Beteiligung des mit sensiblen Nerven versehenen Zwerchfells an den körperlichen Empfindungen ist bisher vielleicht nicht genügend gewürdigt worden. „Da das Zwerchfell bei der inspiratorischen Senkung den Zug der Lungen und den Druck der Baucheingeweide überwinden muß, so werden dabei u. U. Druck- und -Zugempfindungen, die einer leichten Hemmung gleichkommen, ausgelöst, aber gewöhnlich vom Bewußtsein nicht beachtet.“ Bei Neurosen — Jamin spricht von „Zwerchfellneurosen“ — werden Störungen der Zwerchfellbewegung gelegentlich als Atmungsbehinderung, als das Unvermögen, nicht „durchatmen“ zu können, empfunden. Wir haben diesen „neurotischen“ Zustand bereits mehrfach kennen gelernt. Man muß sich aber fragen, ob die Statuierung des Krankheitsbegriffes „Zwerchfellneurose“ zulässig ist, denn die Eigentümlichkeiten der Zwerchfellbewegung in den beschriebenen Fällen sind ja nur ein Teil der objektiven Krankheitssymptome und ein ganz geringer Teil im Bilde der gesamten nervösen Konstitution.

„Was diese Bilder als psychogen charakterisiert, sagt Kehrer mit Recht, ist die Störung des ganzen (im Bewußtsein der Körperlichkeit gegebenen) Respirationsaktes. Zumeist sind sie ohne weiteres als seelische Reaktionen auf geringfügige Beschwerden der Atmungsorgane erklärlich.“ —

Den psychischen Ursprung des „nervösen“ Asthma darf man umso eher zugeben und in der geschilderten, anscheinend ununterbrochenen Stufenfolge von den einfachen Atemstörungen über die „Atemunruhe“ und Krampfbereitschaft des affektbeschwerten Neurasthenikers bis zum vollen Asthmaanfalle eine Bestätigung dieser Annahme erkennen, als auch der Asthmakranke in den

Zeiten zwischen seinen Anfällen häufig bloß Mahnungen in der Form von leichten Atemstörungen und „Atemunruhe" hat, die an die geschilderten Zwischenstufen erinnern.

Die Erfahrung lehrt, daß in sehr vielen Fällen von „nervösem" Asthma psychische Traumen, ein Seelenkonflikt, „verdrängte Affekte", eine Rolle spielen. Zuweilen, jedenfalls viel seltener als manche Autoren lehren, kommt dieses Trauma aus der sexuellen Sphäre.

Es sind aber ausnahmslos prädisponierte, „vagotonische" Individuen mit Übererregbarkeit des broncho-konstriktorischen Apparates, im Lebensalter der größten Emotivität und psychischen Empfänglichkeit, welche in dieser Weise auf den psychischen Reiz reagieren.

In jedem Falle von stärkerer Atmungsstörung hat man zu bedenken, wie sehr dieselbe auf rein mechanischem Wege die vasomotorischen Zentren beeinflußt, die Blutverteilung ändert und dadurch von neuem zur Quelle von zahlreichen Unlustgefühlen wird. —

Man würde die Bedeutung des psychischen Faktors in der Asthma-Pathogenese überschätzen, wenn man annehmen wollte, daß jedes bronchiale Asthma auf rein psychische Weise, als „Neurose" des vegetativen Nervensystems, zustande kommt.

Nasenpolypen, adenoide Wucherungen, Tonsillenhypertrophie, Verdickungen der Nasenschleimhaut lösen zuweilen reflektorisch Anfälle aus und sind eigentlich die Ursache derselben, denn nach der Beseitigung der beschriebenen Veränderung ist wie mit einem Schlage auch das Asthma verschwunden. So kann auch von einer Retroflexio uteri aus als pathologischer vegetativer Reflex ein Anfall von Asthma ausgelöst werden (F. Glaser). — Die Bedeutung eines konkurrierenden Momentes ist sodann klimatischen Faktoren zuzuerkennen. Manche Kranke werden bei einem Ortswechsel nur in der ersten oder zweiten Nacht vom Anfalle ergriffen, können dann lange Zeit freibleiben und haben wieder einen Anfall, wenn sie nach längerer Abwesenheit an diesen Ort zurückkehren.

Bei sehr vielen Asthmatikern besteht außer der nervösen Reizbarkeit eine exsudative Diathese, eine Neigung zur Exsudation, welche besonders dem Kindes- und jugendlichen Alter eigentümlich ist. Eine Teilerscheinung derselben ist die isolierte Organminderwertigkeit des Respirationsorgans, die „débilité bronchique". Namentlich Strümpell hat auf die vielfachen an der Haut, den Schleimhäuten, den Gelenken auftretenden Exsudationen bei Asthmatikern und deren Familienmitgliedern aufmerksam gemacht und erwähnt einen Fall von H. Curschmann, in dem Asthmaanfälle mit Attacken von Colica mucosa abgewechselt haben. Er spricht daher von einer asthmatischen körperlichen Diathese.

Als disponierendes Moment erwähnt ferner Januschke eine gewisse Insuffizienz der Epithelkörperchen. Diese Beobachtung ist deshalb von Interesse, weil ihr Autor auf den durch diese Insuffizienz bedingten Kalziummangel im Organismus hinweist.

Nach den Untersuchungen von Howell und Zondek ist die gesteigerte Vagustätigkeit an ein Überwiegen der Kalium- gegenüber den Kalziumionen im bronchialen Gewebe gebunden. Beide Gesichtspunkte, dieser sowohl als derjenige von Januschke, zeigen, warum die Kalziumtherapie als eine rationelle, physiologische Asthmabehandlung zu betrachten ist. Dresel meint, daß dem Kalziumion eine zentrale Wirkung auf den vegetativen Regulationsmechanismus zukommt.

Neben den reflektorischen, klimatischen, exsudativen, chemischen und hypo-parathyreotischen Komponenten (konkurrierenden Momenten) haben wir mit JULIUS BAUER noch auslösende Faktoren in Betracht zu ziehen, die sich zum Teile schon aus der anomalen individuellen Konstitution selbst ergeben. Es sind in erster Linie gewisse anaphylaktische (SCHITTENHELM und WEICHARDT), idiosynkrasische Zustände, die hier in Frage kommen, wobei die Antigene teils auf dem Atemwege — Riechstoffe, Pflanzenstoffe (Heufieber) — teils angeblich durch den Verdauungstrakt (Eiweißstoffe) aufgenommen werden und entweder nativ oder abgebaut zur Wirkung gelangen sollen. Hierbei ist aber zu betonen, was auch SCHULTZ hervorhebt, daß die Anaphylaxiehypothese für einen Teil der Asthmaanfälle anwendbar sein mag, daß aber die Identifizierung des menschlichen Bronchialasthma mit dem anaphylaktischen Bronchialkrampf des Meerschweinchens nicht ohne weiteres zulässig ist.

Schließlich sei an die Fälle erinnert, die zuerst BIERMER anführt, in denen das Bronchialasthma in geschwollenen trachealen und bronchialen Drüsen, durch Druck auf den Vagus und Reizung desselben, seinen Grund gehabt haben soll. —

Überblicken wir das bisher Gesagte, so dürfen wir annehmen, daß man mit der Einteilung des Asthma in zwei Gruppen, in die Gruppe des primären „rein nervösen" Asthma, und eine zweite Gruppe, die gleichfalls auf neurotischer Grundlage entsteht, aber auf ein konkurrierendes pathogenetisches Moment angewiesen ist, „sekundäres Asthma", vom klinischen Standpunkte das Auslangen findet. Eine Einteilung nach Organen, als Asthma dyspepticum, Asthma uterinum etc. erscheint nicht nötig, da auch diese Formen als sekundäre Erscheinungen, welche auf die „vagotonische Grundlage" aufgebaut sind, genügend charakterisiert werden. Das „Asthma uraemicum" und das „Asthma cardiale" wiederum sind scharf umschriebene Krankheitsbilder, deren Pathogenese von jener des Asthma bronchiale toto coelo verschieden ist.

Das rein nervöse Asthma ist auch schon deshalb als eigenes Krankheitsbild anzuerkennen, weil es nach der Angabe zahlreicher erfahrener Beobachter niemals zu jenen bleibenden Schädigungen der Lunge, namentlich dem chronischen substantiellen Vesikuläremphysem, führt, die anderseits unausbleiblich sind, wo der Anfall zum Teile als Folge einer organischen (mechanischen) Änderung zu betrachten ist. Dies ist z. B. bei Stenosen der oberen Luftwege, bei großen tuberkulösen Hilusdrüsen, breiten pleuralen Adhäsionen und Obliterationen, schließlich bei chronischen Bronchitiden der Fall.

Neuerdings betont ISSERLIN die große Häufigkeit des Asthma. Nach seiner Darstellung gibt es derzeit in Deutschland nicht weniger als eine halbe Million Asthmatiker. Der Nachweis der Erwerbstörung so vieler Menschen durch eine immerhin heilbare Affektion gibt dieser Feststellung eine volkswirtschaftliche Bedeutung und fordert zu Bekämpfungsmaßnahmen größeren Stiles auf.

In bezug auf die übliche Asthmatherapie muß an dieser Stelle auf die Lehr- und Handbücher der internen Medizin hingewiesen werden. Es sei nur kurz erwähnt, daß die Ärzte, welche Beziehungen zwischen Asthma und Anaphylaxie annehmen, die „biologische Behandlungsweise" vertreten. Man kann aber nicht behaupten, daß die bisherigen Resultate, insoweit sie nicht als suggestiv aufzufassen sind, besonders befriedigend erscheinen oder die Anaphylaxiehypothese generell zu stützen vermögen.

Die operative Behandlung des Asthma bronchiale mittels Nervendurchschneidung am Halse wird in der letzten Zeit von HERMANN KÜMMEL und anderen Chirurgen ausgeführt und empfohlen; mehrere Autoren, darunter z. B. BRÜNING und JUNGMANN, fanden aber nach Exstirpation des Halssympathikus keinerlei Erfolg[1]). Es erscheint nicht zeitgemäß, zu diesem therapeutischen Verfahren schon jetzt ausführlich Stellung zu nehmen. Das „nervöse“ Asthma wird wohl kaum ein Dominium der Chirurgie werden, doch wird man in Fällen, die schon alle internen Behandlungsarten durchgemacht haben und auf zahlreiche (nicht ungefährliche) Adrenalininjektionen angewiesen sind, schließlich zu der operativen Therapie greifen können. — Es ist immerhin bemerkenswert, daß H. Kümmel sen. in einigen erfolgreich operierten Fällen anatomische Veränderungen am exstirpierten Grenzstrang und Ganglion gefunden hat. — Die Möglichkeit, in manchen Fällen von Asthma bronchiale durch die paravertebrale Injektion Erfolg zu erzielen, ist gegeben (Pal). —

Die Psychotherapie ist in der Asthmabehandlung naturgemäß als ein mächtiger und einflußreicher Faktor anzuerkennen.

Das Asthma bronchiale ist keine ernste Krankheit, aber ein schweres Leiden (Trousseau). Es ist eine Frage der Auffassung, wie man es behandelt, und beinahe eine Sache der Lebensanschauung, ob man die psychoanalytische Methode, wie viele ihrer Vertreter dies tun, in dogmatischer Eingeengtheit als alleinige Methode der Wahl bezeichnen will. Sagt doch selbst S. Freud: „Man wird das reine Gold der Analyse reichlich mit dem Kupfer der direkten Suggestion zu legieren haben.“

Jede der seelischen Verfassung des Kranken entsprechende Asthmabehandlung ist zugleich eine psychische Therapie desselben, denn die Nervosität (und das nervöse Asthma) heilt nicht die Arznei, sondern der Arzt (C. Gerhardt).

Die ganze Behandlung ist im Grunde genommen nichts anderes als die Behandlung eines nervösen Menschen, dem man mit der Persuasionsmethode wie mit einer suggestiven Methode, einmal auch „kathartisch“, durch „erleichternde Entladung“, helfen kann.

Vor allem hat der Arzt die Aufgabe, das rein „nervöse“ Asthma vom reflektorischen, toxischen, urämischen, kardialen zu unterscheiden. Es ist ein Fehler, eine Gewissensfrage, wenn man ein schweres kardiales Asthma rein psychoanalytisch behandelt. Es wäre tadelnswert, wenn man einen Fall, in dem einige Faradisationen zum Ziele führen, einer langwierigen psychoanalytischen Behandlungsweise unterziehen wollte. Nicht weniger unrichtig ist es, zu übersehen, daß häufig die Aufklärung der Eltern eines asthmatischen Kindes und der Wechsel des Milieus wichtiger ist als zeit- und geldraubende psychoanalytische Séancen.

Und schließlich kann man es geradezu als sündhaft bezeichnen, daß manche Psychoanalytiker im guten und minder guten Glauben sexuelle Motive sozusagen um jeden Preis unterschieben und jugendlichen Gemütern, statt sie in Unbefangenheit zu erhalten, Verwirrung und Seelenkonflikte bereiten. Man sieht die Wirkung solcher „Therapie“-Versuche leider sehr oft dort, wo nicht ärztliches Verständnis, sondern Fanatismus oder Unzulänglichkeit am Werke waren. Auch von diesen Überschreitungen abgesehen, bringt die „Analyse“ nicht immer Ret-

---

[1]) Beim Asthma soll ebensowohl Vagus- wie auch Sympathikus-Durchschneidung helfen können. Ob dies zutrifft, werden weitere Beobachtungen zu entscheiden haben. Man kann annehmen (Kappis), daß die Durchschneidung des Sympathikus den zentripetalen, jene des Vagus den zentrifugalen Schenkel des Reflexbogens unterbricht, und so könnte sich eventuell die Wirkung beider Operationen erklären.

In manchen Fällen lösen die Bronchialmuskelspasmen bei den Kranken nicht nur Lufthunger aus, sondern erzeugen auch schmerzhafte Sensationen, die dem Gehirne auf einer zentripetalen Sympathikusbahn zugeführt werden. Die Sympathektomie — meint F. Glaser — wird besonders bei jenen Fällen nützen können, deren Bronchialmuskelzentrum durch diese zentripetal leitende Sympathikusbahn immer wieder erregt wird.

tung und Befreiung, denn man reißt oft alte Wunden auf, indem man an den Augenblick erinnert, der sie geschlagen hat. Die Versenkung in die eigenen Seelenzustände kann erfahrungsgemäß Affekte und schädliche Stimmungen erzeugen. Der gute Arzt rührt nicht um jeden Preis daran und will nicht Schicksal spielen. Er ist ein bescheidener Gehilfe der Natur, nicht ein eingeschworener Zunftgenosse, nicht der berufene oder unberufene Vertreter einer alleinseligmachenden Methode, sondern ein vorsichtiger Eklektiker, der von jeder Methode nur das nimmt, was seinem Schutzbefohlenen zum Heile gereicht.

(In bezug auf die hypnotische Therapie siehe das im Kapitel „Psychotherapie der Herzkrankheiten" Gesagte.)

Psychogene Funktionsstörungen des Verdauungstraktes.

Von

Dr. G. R. Heyer,

Facharzt für innere Krankheiten und Psychotherapie in München.

I. Allgemeines und Terminologisches.

Die niemals zu rechtfertigende Vernachlässigung der psychischen Faktoren bei den Abläufen im menschlichen Organismus hat das ganz einseitig pathologisch-anatomisch orientierte ärztliche Sehen innerhalb der letzten mehr als 50 Jahre fast blind gemacht für diejenigen Kräfte, die im lebendigen Menschen die wesentlichsten sind. Deshalb herrscht, trotz neuerdings wieder erwachender Einsichten[1]), über die Grundvorstellungen — bis in die Nomenklatur hinein sich auswirkend — eine Verworrenheit, welche es nötig macht, daß jeder, der von diesen Zusammenhängen etwas zu sagen unternimmt, gezwungen ist, zuvor ein „biologisches Bekenntnis" abzulegen. Damit man wenigstens wissen kann, was er mit seinen Worten meint, auf welchen Vorstellungen sie basieren. Ich kann mich hier kurz fassen; denn in diesbezüglich weiterer Ausführung habe ich dies gerade jetzt in einem Versuch, die Beziehungen zwischen Körper, Seele und Geist darzustellen, einigermaßen ausführlich getan und muß auf diese Arbeit[2]) verweisen. Hier ist kurz nur Wesentliches zu skizzieren.

Alle Vorgänge im menschlichen Organismus sind lebendiges Geschehen und als solche nicht *rein* chemisch-physikalisch, rational überhaupt nie *ganz* erfaßbar. Die dynamische Komponente des Lebendigen enthält diese von Physik und Chemie nicht erklärbaren Potenzen bereits in den niederen Lebensstufen. Schon durch dies in den Teilen des Organismus wirksame Lebendigsein — erst recht aber daraus, daß diese Teile einbeschlossen sind in ein Ganzes, neuerlich selbständig Irrationales, welches abermals dynamische, seelische Faktoren besitzt, resultiert, daß nur einer Betrachtungsweise, die den dynamischen Kräften gleichermaßen gerecht wird wie den körperlich-stofflichen, eine zureichende Erfassung der tatsächlichen Vorgänge, sowohl normaler wie pathologischer Art, entspringen kann.

In dieser „dynamischen" Seite des Lebensvorganges sind die seelischen Mächte in ihren verschiedenen Entfaltungsstufen mitbegriffen; das habe ich in der genannten Arbeit darzustellen versucht. Wir kümmern uns dabei nicht um Doktorfragen wie die, ob das Psychische in seinen dem Bewußtsein fern-

---

[1]) Siehe die tieferes Interesse zeigenden Reden v. BERGMANNS und KREHLS, auch die neueren Auflagen von KREHLS pathologischer Physiologie.

[2]) „Das körperlich-seelische Zusammenwirken in den Lebensvorgängen, an Hand klinischer und experimenteller Tatsachen dargestellt." Grenzfragen des Nerven- und Seelenlebens II, 121. J. F. Bergmann 1925.

liegenden Tiefen, ob es in den tiefuntersten überhaupt nicht mehr bewußtseinsfähigen Schichten nun noch „seelisch" genannt werden „darf". Es scheint uns unwesentlich, ob diese seelischen Mutterschichten noch seelisch genannt werden, oder ob man sie mit neuerfundenen Namen privater Nomenklatur etikettiert (Psychoid u. dgl. m.) — wesentlich ist, daß man Bewußtes nicht gleich Psychisches setzt. Das ist der gefährliche Irrtum moderner rationaler und zerebraler Überschätzung. Es ist auch gleichgültig, wenn man theoretisch ein Wissen und Sagen von diesem unbewußten Seelischen als unmöglich deduziert — vorhanden ist dies Dynamisch-Seelische; und ist in seinen Wirkungen (übrigens ganz analog den physikalischen Kräften!) erkennbar, studierbar, ja experimentierbar.

Für unsere Vorstellungen ist der Gegensatz Physisch-Psychisch nur eine Polarisierung des an sich Eines seienden Lebendigen in zwei polare Punkte. Weiter als bis zu diesen Polen, in denen unseren Augen alles sich bedingend-gespalten erscheint, reicht unser menschlicher Blick nicht. Einen dieser Pole dem anderen überordnen, wie es Materialismus und Idealismus versuchen, heißt, die lebendige Wage einseitig ausbalancieren wollen und ist ebenso falsch, wie in der körperlichen Reihe nur eine unabhängige — zufällig prästabilisiert-harmonische — Parallele der seelischen erblicken. Wie gesagt: Körperlich und Seelisch — oder mit Goethe: atomisch und dynamisch — nennt zwei Möglichkeiten, die das primitive Leben noch als ungeteilte Einheit bilden; in ihnen liegt aber bereits die Entelechie zu späterer Sonderentfaltung, durch die sie dann aus der potentia zum actus — in polar-gespaltener Form — werden. Überall im Organismus besteht die Ruhe, die Harmonia, die Balance nur in der Spannung als agonaler Ausgleich; nur so besteht auch zwischen Seele und Körper als sich zwar bedingenden aber entgegengesetzten Polen die Einheit des Ganzen. Der gleiche Gegensatz, wie er im Kosmos zwischen Tag und Nacht etwa lebt, wiederholt sich innerhalb des Individuums immer von neuem[1]).

Wir finden diese Polarisierung am deutlichsten und auch heute biologisch bekanntesten in denjenigen lebendigen Substraten des Organismus, die die funktional-dynamische Qualität am reinsten und speziellsten tragen; im einfachsten Lebenssubstrat als den Antagonismus der Ionen (K — Ca z. B.); dann in den Substraten, die sich mit der Entfaltung eines seelisch zu Nennenden bezeichnenderweise auch anatomisch parallel entwickeln: im autonomen Nervensystem und den inkretorischen Drüsen. In diesen beiden Systemen sehen wir wie gesagt bereits Differenzierung gewordene Möglichkeiten, die schon in der einfachen Urzelle potentia enthalten sind. Von dieser einfachsten Zelle wüßte man noch kaum zu sagen, wo hier mehr Bewirkendes (Kraft) wo mehr Bewirktes (Stoff) speziell lokalisiert sei — in der komplizierteren Entfaltung des Lebendigen aber scheidet sich immer deutlicher wie einzelne Tätigkeit so einzelnes körperliches Substrat in mannigfacher Spezialisierung; tritt Kraft und Stoff, Bewirkendes und Bewirktes, in den ewigen erotisch-agonalen Gegensatz, dessen höchste Formen wir im Menschen wissen.

Entsprechend dem hier Angedeuteten west für uns Seelisches letztlich im ganzen Organismus, speziell aber in den autonomen Nerven und den davon untrennbaren inkretorischen Drüsen[2]); immer komplizierter und immer bewußtseinsmöglicher und -näher werdend bildet sich — psychophysisch — Schicht auf Schicht.

---

[1]) Auch zwischen Bewußtem und Unbewußtem z. B.

[2]) Die dieses wissenden alten humoralen Anschauungen finden in allerjüngster Zeit ihre Neubelebung in den Untersuchungen Bocks. Eigene Nachprüfung überzeugte mich von dem Vorhandensein inkretorischer Störungen bei psychischen Dis-

Geistiges ist ein weiteres aus der lebendig-seelischen Reihe heraus Entfaltetes. Sein körperliches „Substrat“ ist das Neencephalon, insbesondere die Rinde. Deswegen sind Gefühle, Affekte usw. seelisch das, was physiologisch Umstellung im autonom-endokrinen Geschehen und in den autonom-endokrin gesteuerten Körperteilen (insbesondere den Organen) ist. Geistiges — Wille usw. — kann nur auf dem Umweg über Seelisch-Autonomes auf unbewußt verlaufende Organfunktion einwirken, direkt jedoch nur auf quergestreifte Muskulatur, und auch das nur auf dem Boden nicht konträrer Vorstellungen[1]).

Wenn also von den Beziehungen zwischen der Psyche und einzelnen Organsystemen gehandelt werden soll, so kann damit zunächst immer nur gemeint sein, daß sich bestimmte seelische Vorgänge — Stimmungen, gefühlsbetonte Vorstellungen, Affekte usw. — in Veränderungen am Organ äußern, bezw. auch, daß die Organzustände und -abläufe sich im seelischen Bild des Trägers — in seinen Stimmungen, in Allgemeingefühlen usw. — spiegeln.

Außerdem muß sich das, was wir die Konstitution eines Menschen nennen (welche Konstitution, richtig erfaßt, ja stets eine psychophysische Tatsache ist!) in verwandten Zügen seelischer wie körperlicher Art auch in bezug auf ein spezielles Organsystem ausdrücken (Aschner, Kretschmer, Stiller).

Nie und nimmer können Verstand oder Wille oder ähnliches (das kann nicht präzis genug betont werden) hier unmittelbar entscheidenden Einfluß ausüben oder erleiden.

II. Experimentelle Feststellungen und klinische Beobachtungen über psychophysische Beziehungen im Verdauungstrakt.

Wir werden, ehe wir uns mit der tieferen Sinnfindung des Vorhandenseins und der Arbeit eines besonderen Magendarmsystems abschließend beschäftigen, zeigen, welche experimentellen Beobachtungen vorliegen. So sehr auch das Meinen der Menschen — als bildhafte Redewendung geäußert — davon weiß, z. B. daß einem das Wasser im Munde zusammenfließt, oder daß einen etwas „zum Speien“ anwidert, so brauchen wir uns damit nicht zu begnügen. Der gesicherten Tatsachen gibt es genug.

Bereits für den allerersten Teil der Nahrungsaufnahme und -bearbeitung liegen solche vor: für die Speichelabsonderung. Es sei aus den Feststellungen Pawlows nur genannt die große Verschiedenheit der Speichelzusammensetzung je nach der Nahrung und die speicheltreibende Wirkung von Ekel. Es ist bekannt, daß diese Beziehungen so eng und streng sind, daß man sie experimentalpsychologisch benutzt und dieser Methode wertvollste Ergebnisse verdankt. Ein interessantes Kapitel ist die Zunge, die sich bei manchen im Anschluß an Erregungen (Cohn meint auch an solche freudiger Natur) unmittelbar belegen kann. Sichere Beobachtungen darüber sind mir aber nicht bekannt. Ebenso weiß die Physiologie des Ösophagus von nervösen Störungen noch nicht viel Sicheres. Monrad berichtet einige Fälle von psychogener Stenose bei Kindern.

---

krepanzen (vermittels des von Bock ausgearbeiteten Verfahrens, die „Hormone“ spektroskopisch nachzuweisen. Bocks theoretische Anschauungen stehen hierbei außer Diskussion).

[1]) Der Welterfolg einer so platten Lehre wie der Coués erklärt sich großenteils aus der bisherigen Nichtbeachtung dieser Zusammenhänge zwischen seelischen Vorgängen (Vorstellungen) und autonom-lebendigem Geschehen.

(S. auch MEYER, LUST.) Der „Globus“ dürfte einem Ösophagospasmus entsprechen (DENIAU)[1]; einen Fall von ösophagogenem Erbrechen beschreibt STILLER.

Am Magen ist die Salzsäuresekretion am genauesten und häufigsten Gegenstand der Forschung gewesen.

BEAUMONT hat bereits 1834 noch heute lesenswerte Beobachtungen an seinem kanadischen Diener mitgeteilt. Dieser besaß infolge einer Verletzung eine große Magenfistel, durch die sich das Innere des Organs beobachten ließ. BEAUMONT gibt an, daß die „Zottenhaut“ des Magens bei Furcht, Zorn, „oder was sonst das Nervensystem herabstimmt oder beunruhigt“, manchmal rot und trocken, manchmal blaß und feucht geworden sei, ihr glänzendes Aussehen verloren habe; die Absonderungen wurden gestört, sehr vermindert oder eingestellt.

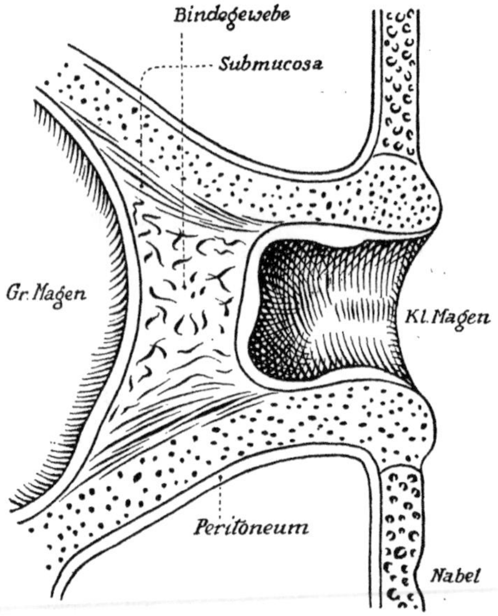

Abb. 1. Kleiner (Neben)magen; nach CADE und LATARJET.

Die Beobachtung des durch Magenfisteln ergossenen Sekrets führte auch weiterhin zu einer ganzen Reihe von Mitteilungen. So experimentierten CADE und LATARJET an einem 20jährigen Mädchen, bei der sich eine im ersten Lebensjahr entstandene Magenhernie entzündlich und verwachsend so verändert hatte, daß ein vollkommen getrennter „kleiner Magen“ entstanden war, der nach außen kommunizierte und sezernierte (siehe Abb. 1). Dieser kleine Magen sezernierte nüchtern Flüssigkeit ohne freie *HCl*, unter psychischem Einfluß (Nahrungsverlangen, Gespräch über ein festzusetzendes Menü usw.) die doppelte Nüchternmenge mit deutlichem Gehalt an freier *HCl* (0,15‰) und Pepsin; die Gesamtazidität stieg bei diesem Experiment von 0,17‰ auf 0,80‰ an.

Analoges stellte SCHROTTENBACH an zwei Kranken mit Magenfisteln wegen totaler Ösophagusstriktur fest vermittels Tropfenzählung. Er konstatierte auch — darauf kommen wir später zurück — eine Latenzzeit zwischen Reiz und Sekretion, er fand, daß diese Latenzzeit nach optischen und akustischen Reizen mit appetitbetonten Vorstellungen kleiner ist als nach einfachen Kaureizen und daß latente Unlustaffekte die Wirkung an und für sich die Sekretion steigernder Reize herabsetzen oder sie aufheben; schließlich daß Lust- und Unlustgefühle entgegengesetzt auf die Saftsekretion wirken.

Daß das vielgepriesene Kauen [2]) allein noch keine Magensekretion bewirkt, sondern daß erst lustbetonte Begehrungsvorstellungen hiezu führen (wobei freilich dann das Kauen nicht nur mechanisch die Magenarbeit erleichtert, sondern auch auf dem Weg des bedingten Reflexes — s. S. 235 — wirksam sein

[1]) Anmerkung bei der Korrektur: Diesen Ösophagospasmus bei dem Gefühl des Globus hat MASSINI inzwischen röntgenologisch nachgewiesen.

[2]) Beim „Fletschern“ wird — in echt amerikanischer Übertreibung — aus dem Essen nicht ein Genuß, sondern eine Schwerarbeit. Das ist grober Unfug.

kann), geht ebenso aus Mitteilungen Umbers hervor, der ebenfalls an Magenfistelpatienten experimentierte. Am eindrucksvollsten ist folgende seiner Versuchsreihen: Gummikauen ergab lediglich reichliche Speichel-, keine Magensekretion; ebenso Kauen von Kautabak. Als die durch diese Versuche ermüdete V. P. nun anschließend mit 100 *g* trockenem Weißbrot scheingefüttert wurde, begann die Magensaftabsonderung erst nach zwölf Minuten Kauarbeit und zögernd: die V. P. kaute appetitlos und abgespannt; dann aber sagte sie, jetzt rege sich ihr Appetit — und wenige Minuten darauf ergoß sich wirksamer Magensaft mit einem Höhepunkt längst nach Schluß des Kauens.

Diese Versuche sind deutlich genug; es sei aber noch Bogens Mitteilung wiedergegeben, weil sie auf ein wesentliches weiteres Moment eingeht. Bogen arbeitete an einem $3^1/_2$ jährigen Kind mit Ösophagusstenose (infolge Laugenverätzung) und Magenfistel. Fleisch- und Milchfütterung — bei der die Speisen selber im Divertikel stecken blieben — bewirkte auch hier stets psychische Sekretion. Es fiel dem Verfasser nun auf, daß vor Beginn des eigentlichen Versuches — zirka zehn Minuten nachdem das Kind zwecks Ausfließenlassens seines Nüchternmageninhaltes umgedreht war — in dieser Vorentleerung plötzlich HCl auftrat, die bisher gefehlt hatte; und zwar erfolgte dies jedesmal, wenn Bogen mit der Schwester über das dem Kind zu reichende Fleisch gesprochen hatte. Bogen gründete auf diese Beobachtung folgenden Versuch. 40 mal wurde das Kind mit Fleisch gefüttert und dabei g l e i c h z e i t i g auf einer kleinen Trompete ein bestimmter Ton geblasen. Das Kind lernte den Zusammenhang bald erkennen. Wenn nun — nach verschiedenen Zwischenversuchen — die Trompete allein geblasen wurde, erfolgte in sieben von zehn derartigen Versuchen Erguß von freie Salzsäure haltigem Magensaft. Auch Bogen fand, daß, als das sonst geduldige Kind infolge vergeblicher Hoffnung auf Fleisch in Zorn geriet, die darauf zur Beruhigung erfolgte Fleischdarreichung von keiner Absonderung von Magensaft gefolgt war.

Gegenüber diesen und anderen (Bickel, Katznelson) beweisenden Feststellungen muß der theoretische Widerspruch der Skeptiker verstummen; sei es nun, daß das Bestreiten psychischer Momente auf terminologischer Unklarheit beruht wie bei Virchow, oder auch daß, wie z. B. nach Schüles Anschauung, „die psychischen Momente beim gesitteten homo sapiens eine weit untergeordnetere Rolle spielen als beim Tiere, dessen Interesse sich in einer weit intensiveren Weise auf die Nahrung konzentriert". Oder daß ihre Experimente mißlangen (z. B. Hornborg); zu letzterem ist anzumerken, daß offenbar, wenn der natürliche Weg der Nahrungsaufnahme per os über allzu lange Zeit verlassen worden ist, auch die Geschmacksvorstellungen und -reize allmählich vergessen werden und damit auch die psychogene Sekretion mehr oder minder versiegt.

Der zweite Weg, den die Forschung nach dem psychogenen Appetitsaft beschritt, war die Ausheberung von V. P. Es ist klar, daß bei der wie bekannt großen Schwankungsbreite in der Zusammensetzung des ausgepumpten Mageninhalts hier Vergleiche schwer möglich sind. Der — wie offenbar immer wieder betont werden muß — beim selben Individuum aus uns noch unbekannten Gründen tageweis außerordentlich variable Nüchterninhalt des „leeren" Magens ist beispielsweise einer der unbekannten Faktoren. Zudem aber ist der Vorgang der Ausheberung derart unangenehm, ja widerlich, daß die damit verbundenen Ekelgefühle ihrerseits unübersehbare Fehlerquellen ergeben. So mußten Jürgensen und Jüstesen eine derartige Selbstversuchsreihe wegen unüberwindlichen Brechreizes aufgeben. Diesbezügliche Studien sind also nur mit Vorsicht zu verwenden. Aus der Mayschen Klinik berichtet Gregersen, der den Schwankungen in den Ausheberungsresultaten nachging, als Gründe für jene 1. reflektorische Reizwirkungen von anderen Organen (Geschlechtsorgane; Menses;

Gravidität; Fieber; Nephritis usw.), 2. Nervosität. Er stellte experimentell fest, daß Angst vor der Ausheberung die Azidität herabsetzt, indem er das Probefrühstück gab einmal ohne, das andere Mal, während die V. P. wußte, daß eine Ausheberung folgen würde. Gleiches fand H. Curschmann, wenn er eine „Appetitmahlzeit“ statt eines dem individuellen Geschmack nicht angepaßten üblichen Probefrühstücks gab. Ganz ähnlich berichtet Grandauer. Und Brugsch erwähnt einen in der Klinik jahrelang beobachteten Zuchthäusler, der stets völligen Mangel an *HCl* und Fermenten aufwies. Jede Therapie war ohne Erfolg. Die Diagnose Gastritis und Achylia gastr. mußte freilich revidiert werden: der Mann wurde freigelassen; die einige Monate danach erfolgende Magenuntersuchung ergab normale Sekretionsverhältnisse!

Einen originellen Weg schließlich schlugen zwei andere Autoren ein: sie kontrollierten die alimentäre Leukozytose als Indikator für die bei Magenarbeit erfolgende Tonusveränderung im vegetativen Nervensystem. Beide — Bath wie Glaser — fanden vollkommene Übereinstimmung zwischen den Blutverschiebungen nach autosuggerierter wie nach wirklich genossener Mahlzeit. Die mitgeteilten Tabellen sind eindrucksvoll; doch scheint mir nicht ganz geklärt, wie diese volle Parallelität zu verstehen ist — handelt es sich doch bei der nur vorgestellten Nahrungsaufnahme lediglich um den ersten Teil der Magensekretion, die Ergießung des Appetit-, des Zünd- oder, wie er auch genannt wird, kephalogenen Saftes, während bei der wirklichen Fütterung der durch die Einwirkung der resorbierten Verdauungsprodukte bewirkte zweite Teil der Magensekretion — den man gastrogen nennen könnte — dazu kommt. Sollte sich dieser im Leukozytenbild wirklich gar nicht ausdrücken?

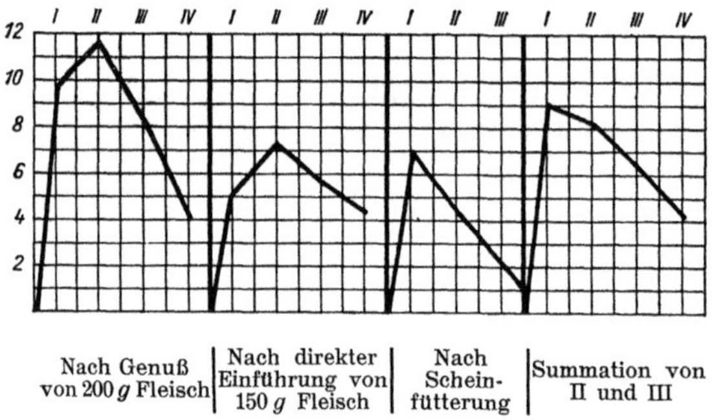

Abb. 2. Magensekretion beim Hund; nach Pawlow.

Schließlich ist ein vierter Weg oft beschritten worden: das Tierexperiment. Haidenhain und Pawlow haben hier ihre hochwichtigen Entdeckungen gemacht. Insbesondere an Pawlows wahrhaft geniale Arbeit knüpft sich die Gewinnung wesentlicher Erkenntnisse über die Bedeutung psychischer Faktoren für die Arbeit der Verdauungsdrüsen beim Hund (Speichel, Magen, Darm). Sein „kleiner Magen“ darf als allgemein bekannt vorausgesetzt werden; dieser ermöglicht als unabhängige aber gleichinnervierte und analog sezernierende Nebenstation eine ständige Kontrolle der Arbeit der Magendrüsen.

Außer vielen rein physiologisch wichtigen Daten ergab sich bei den Studien des Pawlowschen Labarotoriums an für unser Thema bedeutsamen Tatsachen: Durchschneidung der beiden Nn. vagi unterhalb des n. laryngeus inferior und der r. r. cardiaci hebt die Sekretion ebenso auf wie Durchtrennung unterhalb des Zwerchfelles; im Vagus verlaufen sekretorische und trophische, wahrscheinlich auch sekretionshemmende Fasern. Scheinfütterung und bloßes Necken mit der Speise führt experimentell zu den gleichen Resultaten — freilich bedarf es zum Gelingen der Versuche nicht phlegmatischer, sondern „gieriger, schwärmerisch erregbarer“ Hunde. Wenn die Hunde in den Magen via Sonde — unbemerkt! — gefüttert wurden, so blieb bei Brot und hartem Eiweiß der Magen völlig sekretfrei (Analoges für den Menschen fanden Jaschtschenko, Riegel und SCHEUER); lediglich Fleisch wirkt — durch seine vom Magen resorbierten Stoffe — gastrogen mäßig sekretionserregend („zweiter Teil" der Verdauung; s. o.) Vorstehende vier Kurven aus PAWLOWS Buch zeigen die einzelnen Komponenten deutlicher als alle Beschreibungen.

Die Dauer der Sekretion bei Scheinfütterung war größer als bei Hungerstillung.

Die verdauende Qualität des psychogen — bei Scheinfütterung — ergossenen Saftes ist stets gleich der bei wirklicher Fütterung. — Bekanntlich nimmt PAWLOW an, daß die Salzsäurekonzentration des Magensaftes stets die gleiche sei, er werde späterhin nur verschieden stark neutralisiert; das ist beim Menschen anders; wir kommen darauf noch zurück.

PAWLOWS Satz: „einem Menschen den Appetit wiedergeben, heißt, ihm eine große Portion Magensaft zu Beginn der Mahlzeit sichern", kann angesichts seiner Experimente nicht stark genug unterstrichen werden. — Garantiert doch der psychogene Appetitsaft seinerseits erst durch seine anverdauende Wirkung auf den Mageninhalt einen ausreichenden Erguß der zweiten Saftportion, des gastrogenen Saftes. Und hängt doch weiterhin von der Güte der Magenverdauung das Schicksal des weiteren Verdauungsverlaufs im Darm entscheidend ab.

PAWLOWS Untersuchungen sind von zahlreichen Untersuchern bestätigt worden; auf sie sind zahlreiche aufschlußreiche experimentalpsychologische Untersuchungen an Tieren aufgebaut worden; so fein reagiert der Hundemagen auf psychische Reize. Bei diesen Arbeiten hat uns hier zu interessieren, was PAWLOW als den „bedingten Reflex" bezeichnet, weil er in zahlreichen Psychoneurosen eine Rolle spielt. Die Hunde des russischen Forschers zeigten nämlich Sekretion mit der Zeit schon dann, wenn sie nur den das Futter bringenden Wärter sahen, ja, wenn sie seinen Schritt draußen hörten. In BOGENS Fall haben wir oben schon das gleiche kennen gelernt. Wenn nämlich irgend ein Sinnesreiz sich mit dem Fütterungsvorgang durch Gewohnheit eng verbindet, so genügt schließlich dieser Sinnesreiz allein, um Magensaftfluß assoziativ zu bewirken — aus dem direkten unbedingten wird damit der anderweitig bedingte Reflex. (Darüber s. Ausgezeichnetes z. B. bei NIKOLAI). Ob ein akustischer, ein optischer oder ein taktiler Reiz ausgeübt wird, ist dabei an und für sich gleichgültig. Betont muß werden, daß dieser bedingte Reflex von Zeit zu Zeit immer wieder aufgefrischt, gewissermaßen „geladen" werden muß; sonst erschöpft er sich; in schwächerem Maße ist dies auch bei der wiederholten bloßen Scheinfütterung der Fall.

Von den am Tier experimentierenden Forschern sei weiter genannt BICKEL, der gemeinsam mit SASAKI einem besonders leicht erregbaren Pawlowhund während im Gang befindlicher Magensekretion eine Katze vorhielt; woraufhin nur mehr einige Tropfen Saft flossen. Und während sonst Einführung von nicht zu konzentriertem kochsalzhaltigem Wasser in den Magen Steigerung der Konzentration bewirkte, sistierte diese gesteigerte Sekretion auch wieder sofort bei der Wut über die Katze. Die Sekretqualität blieb dabei, soweit noch tropfenweise etwas abfloß, abgesehen von reichlicherer Schleimbeimengung[1]) unbeeinflußt.

Trotz allen diesen Feststellungen galt die Tatsache der psychogenen Saftsekretion für den Menschen als nicht unbedingt erwiesen — Tierversuche konnten mit SCHÜLES (biologisch freilich sehr irrtümlichen!) Argumenten als unverbindlich

[1]) Die schleimsezernierende Funktion des Magens, welche als Wandschutz keineswegs ohne Bedeutung und für die Ulkusentstehung wichtig ist, harrt noch der Untersuchungen (BICKEL).

abgelehnt, Versuche an magenfistelnden Menschen als pathologisch bezweifelt werden. Ich habe deshalb in einer durch mehrere Jahre fortgesetzten Versuchsreihe den Beweis neuerlich mit einer besonderen Versuchsanordnung zu führen gesucht und glaube, daß nach deren Resultaten Zweifel füglich nicht mehr gehegt werden können. Ich hypnotisierte nach allen Regeln der Klinik intern genauestens durchuntersuchte und als magengesund befundene Individuen. Im tiefen Schlaf wurde diesen — die von dem ganzen Versuch nichts wußten — eine dünne Sonde, wie sie sonst zu Duodenaluntersuchungen benutzt wird, in den Magen eingeführt. Deren Ende befand sich dann im Fundus des Magens der links gelagerten V. P.

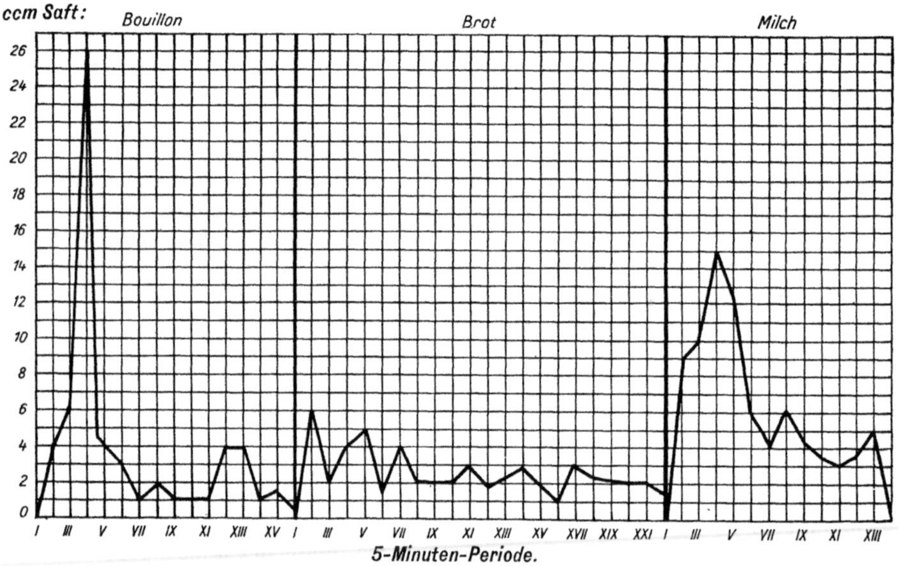

Abb. 3. Magensekretion beim Menschen nach Scheinfütterung.

Von der sehr variablen Inhaltsmenge des „leeren" Magens konnten wir uns stets überzeugen, da vor Beginn des eigentlichen Versuches dieser abgesaugt wurde. Wenn dann 10 Minuten lang keine Sekretion erfolgte, wurde der tiefschlafenden V. P. der Genuß entweder einer Tasse Bouillon, einer Scheibe Brot oder eines Glases Milch eindringlich suggeriert. Schluckbewegungen waren durch Befehl verhindert, der Speichel floß durch den Mund ab. Nach der von allen Autoren festgestellten Latenzzeit — 2 bis 10 Minuten — begann dann stets ein kräftiger Saftfluß durch die Sonde; der Saft wurde fünfminutenweise aufgefangen und genau Menge, Azidität sowie eiweißverdauende Kraft untersucht. Die absolute Menge schien abhängig von der Lebhaftigkeit, mit der die Suggestion aufgefaßt war, also eine Appetitwirkung zu sein. Der Ablauf war ganz verschieden, je nach dem, welche Speise ich suggeriert hatte, analog wie Pawlow das schon beim Hund fand. Die hier wiedergegebenen drei Kurven werden das am besten illustrieren. Ebenso war die eiweißverdauende Kraft spezifisch verschieden (s. Abb. 3 und 4).

Im Verfolg dieser Experimente unterwarf ich die V. P., wenn der Fluß von Appetitsaft kräftig im Gange war, lebhaften Vorstellungen von einerseits Furcht, Schrecken oder Besorgnissen, von andererseits freudigen Ereignissen, wie sich das in der Hypnose ja leicht und zwingend erreichen läßt. Die so erzeugten Affekte hatten regelmäßig eine störende Wirkung auf den Abfluß, wobei es im wesentlichen gleichgültig war, ob sie eu- oder dysphorischer Art waren. Freilich springen freudige Sensationen im Menschen langsamer an; die Vorstellung etwa einer Todesgefahr überfällt ihn plötzlich, unentrinnbar zwingender als die z. B. eines Lotteriegewinnes. Demgemäß versiegte die Saftsekretion auch bei den angenehmen Sensationen etwas langsamer; während der Eintritt dysphorischer Vorstellungen den Saftfluß schlagartig sistieren ließ. Wurde die betreffende Suggestion rechtzeitig wieder beseitigt, erholte sich die Sekretion meist wieder, der Saft floß von neuem. Ähnliche Resultate fanden gleichzeitig Benett und Venables.

Interessant war auch, daß den Saftfluß, wenn er einmal in Gang gekommen war, mit Eumydrin zu stoppen nicht gelang — die Vaguslähmung durch das Pharmakon war nur wirksam, wenn es spätestens vor Beginn der Sekretion eingespritzt worden war (Selbständigkeit der intramuralen Nervengeflechte!).

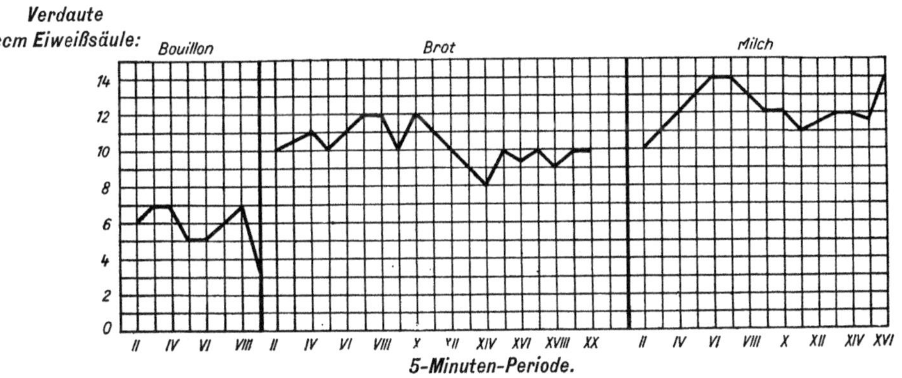

Abb. 4. Eiweißverdauende Kraft des menschlichen Magensaftes nach Scheinfütterung.

Schließlich ist noch zu berichten, daß die gewonnenen Resultate dafür sprechen, daß im menschlichen Magen die Salzsäure in recht verschiedener Konzentration ergossen werden kann — also anders als Pawlow es für den Hund fand —: Hypersekretion und Hyperchlorhydrie (Hyperazidität) ist nicht dasselbe. Das ist für nervöse Magenleiden nicht unwichtig zu wissen.

Ohne daß wir hier bereits auf die Konsequenzen aus dem für die Beziehungen zwischen Magensekretion und Psyche Mitgeteilten Schlüsse ziehen — das sei dem letzten zusammenfassenden Teil dieses Kapitels vorbehalten — wollen wir weiter erst feststellen, was für die Magenmotilität experimentell und klinisch nachgewiesen ist, um dann das gleiche für den Darm zu untersuchen. Die Kenntnis physiologischer Tatsachen kann für das Verständnis und die Therapie der Organneurosen gar nicht umfassend und gründlich genug sein.

Einige Untersuchungen an Geisteskranken ergaben anormale Verhältnisse (so z. B. Farr und Lueders, Jaschtschenko, v. Noorden, Wesberg). Haudek und Stigler stellten an Normalen röntgenologisch fest, daß die Austreibungszeit des Magens, wenn die Nahrung trotz Sättigungsgefühles eingenommen worden war, 6 bezw. $5^1/_2$ Stunden dauerte, gegen nur 4 bezw. $3^1/_2$ Stunden Entleerungszeit für ein bei Hungergefühl verzehrtes gleiches Frühstück. Wichtigeres berichtet Lommel aus der Klinik von Mathes. Er hat ,,wiederholt beobachtet, daß der Magen unruhiger, an Laboratoriumsverhältnisse nicht gewöhnter Tiere 2 bis 3 Stunden lang weder irgendwelche Bewegung noch Entleerung zeigte, während gleichzeitig angeordnete Kontrollversuche bei ruhigen Tieren nach 5 bis 10 Minuten Peristaltik, nach 40 bis 50 Minuten Entleerung zeigten. Losbinden des Tieres war in solchen Fällen nach 5 Minuten von geregelter Peristaltik, nach kurzer Zeit von Entleerung gefolgt. Durch absichtliches unbequemes oder schmerzhaftes Festbinden und durch verschiedene anderweitig psychisch deprimierende Eingriffe konnte bei sonst sehr brauchbaren, gut dressierten Tieren die Magenbewegung zum Stillstand gebracht bzw. aufgehoben werden; die Entleerung wurde dabei außerordentlich verzögert, so daß oft die zwei- bis dreifache Dauer der Magenverdauung beobachtet wurde". Nach KLEEs Beobachtung muß man dabei nicht nur an eine verminderte Peristaltik, sondern auch an eine pylorospastische Komponente denken („Pylorismus" der Franzosen). Sowohl Kardio- wie Pylorospasmen können psychisch verursacht oder mitbedingt sein; daran ist nicht zu zweifeln. Mir sind bisher Kardiospastiker aber nur mit bereits deutlicher sekundärer Ösophagusdilatation in die Hand gekommen. Hier erwies sich eine mehr als symptomatische Erleichterung als unmöglich trotz zweifellos psychisch komplizierter Ätiologie. Kardiospasmen waren öfter für dauernd beeinflußbar; recht häufig aber bestand ein ulcus ad pylorum, das psychische Behandlung natürlich nicht überflüssig machte, aber doch seine spezielle Behandlung verlangte. Bei Kindern scheinen reine Pylorospasmen häufig zu sein.

Die retroperistaltischen Vorgänge beim psychogenen Erbrechen werden später — nervöse Dyspepsie, S. 251 — berücksichtigt werden.

Zu den psychischen Beeinflussungen der Magenmuskulatur als eines peristaltischen Motors kommt weiter das, was man den Tonus, neuerlich auch den „Peritonus" des Organs nennt. Gerade für den Tonus sind ja psychische Momente besonders wesentlich, von der „Haltung" des ganzen Menschen an bis zu den Spannungszuständen des einzelnen Organes hin. Doch soll diese Frage bei der Besprechung der Ptosen, in die sie innerlich hineingehört, abgehandelt werden.

Aus der klinischen Pathologie müssen aber an dieser Stelle noch einige Beobachtungen angeführt werden; bereits LEUBE berichtet von einer Hysterika, bei der heftige Schmerzen in der Magengegend und Blutbrechen bestanden. Die Patientin starb nach kurzer Zeit an Pneumonie; „die Sektion ergab normale Magenschleimhaut ohne jeden Defekt der Wand". Eine schwer neurotische Patientin von BERNHARDT und KRONTHAL brach bald, nachdem sie einen Hufschlag gegen das Epigastrium bekommen hatte, Blut; solches war auch im Stuhl und im Urin. Drei Jahre nach dem Trauma Suicid. Die Sektion ergab lediglich einen Magendarmkatarrh, keinerlei Narben oder Geschwür. Ähnliches berichtet FÜRSTNER von einem dreijährigen Mädchen, dessen Hämatemesis noch von vorübergehenden Erweiterungen und Auftreibungen des Magens begleitet war. Ich würde diese Fälle als zu unsicher nicht zitiert haben und eher an organische Ursachen denken, z. B. auch Nephritis, wenn nicht das Vorkommen psychogener Blutungen an allen Körperteilen einwandfrei sichergestellt wäre. Auch hat ja SCHINDLER mit gastroskopischer Untersuchung neuerdings einwandfrei festgestellt, daß es vorübergehende parenchymatöse Schleimhautblutungen bei Neuropathen gibt: diffuse sickernde Blutungen, welche keineswegs ein ulcus rotundum sind — vielleicht allerdings zur Entstehung dieses disponieren (cf. ARMSTRONG, bei dessen angeblich durch Apendektomie geheilten Magenblutungen es sich großenteils um Suggestivtherapie Hysterischer handeln dürfte). An die Auffassung v. BERGMANNS und seiner Schule ist hier zu erinnern; sie nehmen an, daß bei nervösen Erregungen Spasmen der Muscularis mucosae auftreten können, welche die sie schräg durchziehenden kleinsten Gefäße komprimieren, woraus eine Ischämie des Mucosa des Magens resultieren müßte, welche dann der Selbstverdauung ausgesetzt wäre. Ebensogut kann man an Angiospasmen insbesondere kapillärer Art direkt denken, denn daß Blutgefäßvolumen und psychische Vorgänge eng zusammenhängen, ist bekannt (s. u. a. LANGE, LEHMANN, BERGER, MOSSO; insbes. WEBER).

Mit Störungen der Zirkulation und der Sekretion dürfte der auf nervöser Basis entstehende Magenkatarrh zusammenhängen. COHN berichtet von einer jungen, „durchaus nicht hysterischen“ Dame, welche einen akuten Magenkatarrh bekam, „im unmittelbaren Anschluß an die sie stark erregende Stunde ihrer Verlobung. Ebenso akut und unmittelbar entstand bei derselben Dame später ein Magenkatarrh, als ihr Vater ihr infolge eines Schlaganfalles plötzlich sterbend in die Arme sank“.

Schließlich sei als eine ebenso häufige wie oft übersehene oder verkannte[1]) Ursache von Magen- (und Herz-)„leiden“ das Luftschlucken genannt[2]). Wieviele Aerophagen der Kliniker zu sehen bekommt, ohne daß vorher diese Anomalie diagnostiziert worden wäre, ist erstaunlich. Viele Ärzte sind sich offenbar nicht klar genug, daß Gas im Magen — außer bei schwersten Veränderungen am Pylorus — nicht gebildet wird, sondern daß solche „Gase“ stets verschluckte Luft sind. Sei es nun, daß die Luft beim Schlucken von Flüssigkeit und Festem oder daß sie auch ohne das geschluckt wird. Der Patient selber weiß es nie, daß er Aerophage ist; es ist sogar oft außerordentlich schwer, ihn zu überführen. Schwer ist auch die Abgewöhnung; das darf nicht verwunderlich sein, wenn man erkannt hat, daß auch das Luftschlucken einen tieferen „Sinn“ hat (s. S. 249 ff). Diesen muß man in dem Urphänomen, das wie stets, so auch hier, Psychisches mit physischem Geschehen verbunden ist, finden. Der Luftschlucker ist der erregte, verärgerte, gespannte, oft auch ängstliche Mensch, der irgendwelche — vielfach natürlich gerade ungewußte oder ungewünschte — Gefühle usw. „herunterschluckt“, „herabwürgt“, statt sie zu äußern. Wozu offenbar eine neurotisch entgleiste Sucht nach Spannungslust kommt. Diese tieferen seelischen Wurzeln müssen erkannt werden, von reiner Abgewöhnung und Suggestion sah ich keine wirklichen Erfolge. Die Diagnose ist nicht schwer; das Aufstoßen von Luft bemerken Arzt und Patient, wenn nicht schon die Anamnese es aufweist, bald; der Erfahrene kann auch oft das Herunterquetschen von Luft als kleinste Schluckbewegung beobachten. Die Magenblase läßt sich perkutorisch und insbesondere röntgenologisch nachweisen. Eine links gestörte Zwerchfellatmung fehlt selten und kann, wie gesagt, das Bild schwerer Herzerkrankung (Myodegeneratio, Koronarsklerose usw.) vortäuschen.

Ich behandelte ein junges Landmädchen, das vermittels geschluckter Luft, die es durch den Pylorus ins Duodenum quetschte, durch einen großen Krankensaal deutlich hörbare, kollernde und quatschende Geräusche zu produzieren verstand. Der Patientin, die sich, ohne von der Entstehungsweise dieser Geräusche eine Vorstellung zu haben, damit unter ihren Dorfgenossen sehr interessant gemacht hatte, wäre ihr „Leiden“ fast sehr übel bekommen: Da es ihr bald nicht mehr möglich war, die Geräusche zu vermeiden, zog sich ihr Verlobter von ihr zurück; und in die Klinik wurde sie eingeliefert mit der Diagnose: Ulkus. Sie verließ nach Heilung innerhalb weniger Tage und fast 14 tägiger Beobachtung das Krankenhaus.

Auch für die in den Zwölffingerdarm ergossenen Sekrete — Galle und Pankreas; die in der Darmwand selbst gelegenen Drüsen sind nicht untersucht — hat PAWLOW Feststellungen gemacht, die den für den Magen berichteten ganz

---

[1]) So z. B. wenn ein so erfahrener Autor wie P. COHN schreibt: „Starke Erregungen, besonders Ärger und Wut, rufen bei manchen Personen auch ein eigentümliches (! d. Verf.) Aufstoßen vom Magen aus hervor.“

[2]) Die französische Literatur kennt diese Neurose viel besser.

entsprechen. Am Menschen hat auf meine Veranlassung LANGHEINRICH mit der oben berichteten Dauerausheberung von Hypnotisierten gearbeitet. Er stellte fest, daß bei Suggestion einer fettfreien Nahrung hellgelbe dünne Blasengalle floß; wenn er dagegen fette Speisen (Butter usw.) suggerierte, erhielt er durch die Sonde das von STEPP als Gallenblasengalle charakterisierte schwärzliche und zähflüssigere Sekret. Psychische Einflüsse auch auf die Gallensekretion sind damit bewiesen[1]). Ich habe selbst meine klinischen Patienten seit langem anamnestisch genau befragt, ob vor Ausbruch eines Ikterus Affekte — insbesonders Ärger — vorgelegen hatten; wir waren überrascht, wie oft eine positive Antwort erfolgte. Dem „Icterus psychicus" sollte künftig Beachtung geschenkt werden. Dabei ist nicht nur an die Gallenblase, sondern auch an die Rolle der Leber zu denken.

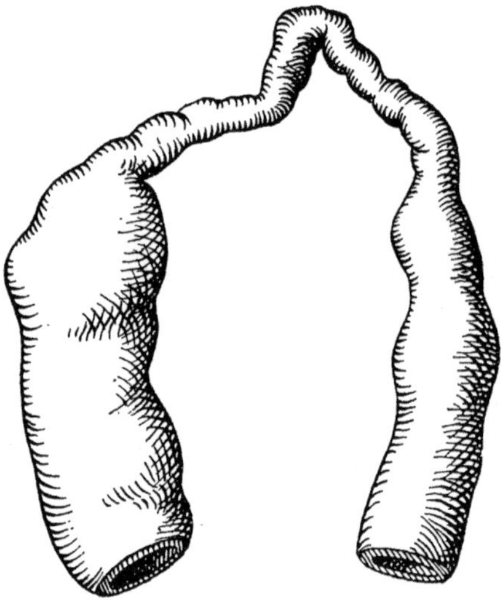

Abb. 5. Spastischer Dünndarmileus; nach SCHLOFFER.

Über psychogene Störungen der Dünndarmarbeit gibt es eine Reihe interessanter Berichte. BRÜNZEL operierte eine hysterische Krankenschwester unter der Diagnose Strangulationsileus; es fand sich nichts als Kontraktionsringe an verschiedenen Stellen des Darms, von zirka 1 *cm* Breite mit völliger Einengung des Lumens; sie bestanden eine halbe Minute, waren leicht wegmassierbar und entstanden bei Drücken von Dünn- wie Dickdarm neu. Nachdem der Bauch ohne weiteren Eingriff wieder zugenäht war, war Patientin beschwerdefrei. SCHLOFFER berichtet einen Fall von Treeves: Eine 25-jährige Hysterika war schon dreimal laparotomiert worden; auch für eine vierte Operation fand sich ein Chirurg, da Patientin angeblich Kot erbrach. Der Befund war völlig negativ. SCHLOFFER selbst operierte eine hysterische Krankenschwester wegen „Ileus"; es fand sich lediglich ein spastisches Dünndarmstück, das er abbildet (s. Abb. 5). Eine weitere schwer hysterische Patientin, die er wegen Ileus und Peritonitis (Koterbrechen) operierte, bot überhaupt in operatione keinen Befund — auch sie wurde unter suggestiver Ausnutzung der Operation — geheilt (worunter immer eine „Heilung" in dem üblichen oberflächlich symptomatischen Sinn gemeint ist!); ähnlich eine weitere Patientin desselben Autors. Derartige Innervationsstörungen des Dünndarms scheinen also nicht ganz selten zu sein — denn leider wird ja wohl nur der kleinste Teil solcher Fehldiagnosen und Operationsbefunde publiziert[2]).

Viel bekannter sind die psychogenen Einwirkungen auf die Tätigkeit des Dickdarms. Solche Fälle finden sich schon in der (für den Psychotherapeuten in vielerlei Hinsicht lesenswerten) Literatur, die der „Magnetismus" im Beginn des

[1]) Übrigens anerkannte schon LEYDEN psychische Einflüsse auf die Gallensekretion.

[2]) SCHULTZ berichtet von einer 23 mal laparotomierten Operationssüchtigen.

vorigen Jahrhunderts erzeugte, in den wundervollen Büchern HUFELANDS u. a. m. Wir beschränken uns hier wieder auf die Anführung mit modernen klinischen Mitteln exakt durchuntersuchter Verhältnisse.

Am bauchgefensterten Tier (Kaninchen) hat mit v. BERGMANN zusammen KATSCH sehr klare Beobachtungen gemacht; aus diesen sei hervorgehoben, daß bei Schreck (Herabfallenlassen eines Gegenstandes) der Kaninchendarm blaß wird, ähnlich wie bei Adrenalininjektionen; dasselbe tritt bei Schmerzen ein. Diese Erscheinung fehlt nach Splanchnikektomie, sie tritt auch ein bei Zerstörung des Dorsalmarks ab III. Lustaffekte — dem hungernden Tier wird Nahrung gezeigt — fördern die Darmarbeit.

Röntgenologische Beobachtungen am Menschen sind häufiger gemacht. Die wohl eindrucksvollste Wertung psychischer Faktoren verdanken wir FLEINER. Die mit ausgezeichneten Bildern (Photographien) versehene Beschreibung seiner Fälle muß im Original gelesen werden. FLEINER führt Erfolge, die ihm therapeutisch neuerlich beschieden waren, auf seine gewachsene psychotherapeutische Erfahrung zurück. Dabei darf bemerkt werden, daß es sich nach seiner Darstellung keineswegs um raffinierte Psychotherapie handelt, sondern um ein — sehr eindrucksvolles — psychologisches und klinisches Verständnis des Kranken, etwa im Stile DUBOIS'; es ist die Persönlichkeit doch eben mindestens so wichtig wie die Methode; das vergessen die sich streitenden Systematiker gar zu gern.

Genau so, wie die „exakten" Kliniker über ihren Differenzen die Gesamtpersönlichkeit und das Seelische zu oft vernachlässigen. So viele Seiten z. B. von NOORDEN der Polemik gegen die Lehre FLEINERS widmet, daß nämlich eine nervöse Obstipation nie rein spastisch, sondern beides — mal mehr dies, mal mehr jenes — sei, so wenig ausreichend und eingehend bespricht er die psychische Ätiologie der Verstopfung. Sachlich ist meines Erachtens von NOORDEN beizustimmen, daß die nervöse — id est also meist psychogene — Obstipation spastisch wie atonisch sein kann. Und zwar deshalb, weil Spasmus und Atonie überhaupt die sich ablösenden Komplementärvorgänge sind, zwischen denen die glatte Muskulatur pendelt. Außerdem gibt es konstitutionell verschieden reagierende Menschen. Der eine Typ verfällt bei Erschütterungen des autonomen Geschehens eher und ausschließlicher der schlaffen Passivität, der andere der Erregung, dem Krampf. KRETSCHMER hat für diese Verschiedenheit an die bei Tieren zu beobachtenden Mechanismen erinnert: den sich tot stellenden Käfer und das wie irrsinnig flatternde Huhn; man könnte hier wohl auch von hilflos-weiblicher und aggressiv-männlicher Reaktionsweise sprechen.

Die veränderten Verdauungsabläufe bei endogenen Psychosen wurden schon erwähnt. Ein neues Übersichtsreferat von WEXBERG bringt die Literatur bis in die letzte Zeit. Klarheit besteht da noch nicht, wie das bei der hauptsächlich symptomatischen, nicht kausalen und verstehenden psychiatrischen Diagnostik auch nicht verwundern kann.

Ich selbst habe an Verdauungsbeschwerden leidende Frauen — abermals mit Hilfe der Hypnose — untersucht. Wenn anamnestisch psychogene Komponenten jener Beschwerden zu vermuten waren, wurde die Passage des Kontrastbreies vor dem Schirm vorgenommen; zuerst unbeeinflußt bzw. mit suggestiver Verstärkung ihrer Beschwerden, dann — möglichst bald nachher — unter deren suggestiver Behebung bezw. nach tatsächlicher Lösung der seelischen Schwierigkeiten. Bei sorgfältiger Beobachtung auch aller röntgenologischen Kautelen erhielt ich zahlreiche eindrucksvolle Beobachtungen. Psychologisch war der häufige Zusammenhang sexueller mit Darmstörungen besonders deutlich — doch waren jene auch bei sorgfältiger Beachtung nicht stets nachweisbar. Als Beispiel mag die folgende Reihe dienen.

Abb. 6. Passage 1.
(Appetitlose Mahlzeit.)

Abb. 7. Passage 2.
(Mahlzeit mit suggeriertem Appetit.)

1. Tag.
Direkt post cenam.

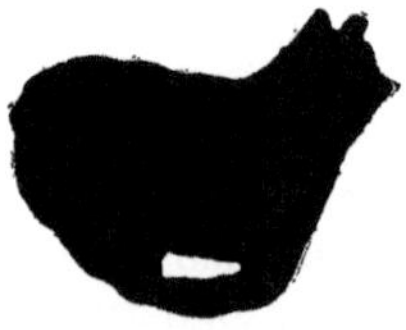

Schwer ptotischer, sackartig-formloser Magen, der sich rasch, aber ohne gute Antrumbildung entleert. Völlig fehlende Peristaltik.

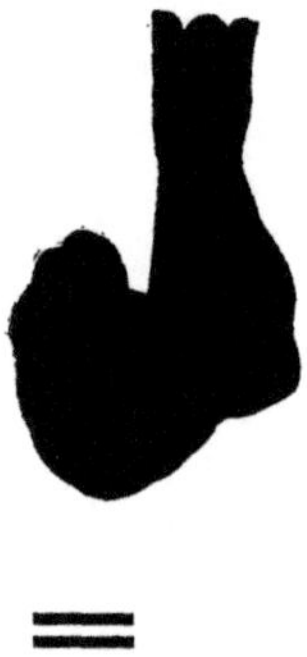

Gut konfigurierter Magen, nur wenig ptotisch; kräftige Peristaltik, gute Antrumbildung, langsame Entleerung.

2. Tag.
25 Stunden post cenam.

Passage 1	Passage 2
Queres und absteigendes Kolon gefüllt.	Queres und absteigendes Kolon gefüllt.

3. Tag.
48 Stunden post cenam.

Passage 1	Passage 2
Wie oben. Kleiner Schatten in der Ampulle.	Colon descendens und Sigma gefüllt.

4. Tag.
72 Stunden post cenam.

Passage 1	Passage 2
Im Querkolon spastische Reste, Deszendens und Ampulle gefüllt. (Stuhlgang auf Einlauf.)	Darm leer.

Patientin war an sich kräftig, aber durch das Bestehen einer beginnenden spezifischen Lungenaffektion geschwächt, ein sehr psycholabiles Großstadtkind, das in jeder Beziehung stark heruntergekommen in die Behandlung trat; besondere psychische Traumen lagen nicht vor, ihr Leichtsinn ließ sie auch wenig zur Einsicht ihrer immerhin schweren Erkrankung kommen. Sie war dauernd obstipiert. Appetit fehlte ganz, ständige Klagen über Schweregefühl im Leib. Wir ließen sie vor Passage 1 in Hypnose essen, wobei ihr der Brei in den Mund gestopft („Mund auf — schlucken!") und dann gesagt wurde, sie werde jetzt die gleichen Empfindungen im Leib haben, wie jedesmal nach appetitlosen Mahlzeiten. Passage 1 zeigt den Verlauf. Nach drei Tagen, die Obstipation war die gleiche wie vorher, wurde ihr der Kontrastbrei in tiefer Hypnose als „wohlschmeckender Milchbrei mit Zimt und Zucker darauf" gegeben; sie bekam die Suggestion, diesmal werde der Leib weich sein und auch die Därme gut funktionieren (s. Passage 2).

Besonders zu beachten scheint das Verschwinden der starken Gastroptose (1, Tag 1) zu sein (s. auch S. 244).

Wie dieser Fall, so zeigten fast alle Untersuchten spastisch-atonisch bedingte, zum Teil viele Tage dauernde Verzögerungen der Passage vor, fast oder ganz normale Entleerungsbilder und -zeiten nach den Suggestionen. (Daß das keine Therapie ist, ist klar; es sollen lediglich experimentell Möglichkeiten einer solchen gezeigt werden.) Am eindrucksvollsten waren die Passagestörungen bei solchen Patientinnen, die zu den psychogenen auch organische Komplikationen hatten (Verwachsungen, Stränge usw.). Obzwar sicher zahllose „Appendizitiden" nichts anderes sind als solche psychogene Spasmen des Colon ascendens (LIEK), so ist doch richtig, was v. BERGMANN für die Magenleiden betont — daß die Tatsache nervöser Belastung eine organische Diagnose nie ausschließen darf. Das können meine Beobachtungen für den Darm nur unterstützen; so habe ich eine Patientin, bei der auch mehrere Konsilien sehr erfahrener Internisten irgend etwas „Organisches" nicht festzustellen vermochten, hypnotisch schmerzfrei und zu regelmäßiger normaler Entleerung beeinflussen können. Das war 1920; sie war vorher auch mit starken Abführmitteln stets 5 bis 6 Tage lang (spastisch) verstopft und von kolikartigen Schmerzen verfolgt gewesen. 1923 wurde sie anderwärts operiert — es fanden sich eine mit massenhaften Steinen gefüllte altentzündliche Gallenblase, zwei kleinere wohl ziemlich junge ulcera ad pylorum und ein chronisch entzündeter Appendix. Es ist sicher, daß zumindest einige dieser organischen Erkrankungen schon 1920 vorgelegen hatten. Die stark psycholabile Natur der Patientin, die geradezu klassische psychische Anamnese und der prompte Erfolg der hypnotischen Suggestionen hatten damals eine Probelaparotomie verhindert — welche unbedingt das Bessere gewesen wäre. Die Anerkennung der unbegrenzten Möglichkeiten psychischer Faktoren darf uns eben internistisch niemals hemmen[1]).

In den genannten Beobachtungen hatte sich fast stets das Bild des Dyschezia nervosa entwickelt, wenn die Obstipation bereits länger bestand. Das will bedacht sein. Die bereits hart und trocken in den Enddarm gelangenden Kotmassen machen Mühe und Schmerzen bei der Ausstoßung; Hämorrhoiden und Fissuren am After kommen dazu; deswegen verzögern solche Patienten die Defäkation. Folge: der Kot wird noch mehr eingedickt usw., und abermals ist der Circulus vitiosus fertig. Auch auf Hämorrhoiden und Fissuren soll man deshalb stets untersuchen und diese behandeln[2]).

Erwähnt werden soll noch die Verstopfung aus übertriebener Prüderie (FLEINER) in Pensionaten; sie ist nicht ganz selten. Doch gehört ihre tiefere Erklärung zweifellos bereits ins Gebiet der Analyse, indem eben für die dem erotisch-sexuellen Geschehen eigene und spezifische Spannungslust und Entspannungswollust offenbar ganz besonders leicht bei Vermeidung der genitalen Sphäre der Darm (wie übrigens auch die Blase) in infantiler Weise ausgenutzt werden kann. Ich kenne zwei Fälle, in denen von Darmgasen ein entsprechender Gebrauch gemacht wurde.

Auch Darmblutungen psychogener Art werden beschrieben (z. B. KEGELSBERGER); sie sollen bei Frauen gelegentlich prämenstruell eingetreten sein. Denkbar sind sie genau wie die parenchymatösen Magenblutungen (s. o.).

Die Entleerung größerer und großer Schleim- und Schleimhautmengen bei Neuropathen ist bekannt. Sie dürfte wohl stets mit hartnäckigen Obstipationen gegattet sein.

---

[1]) Meines Erachtens sollte eine perfekte internistische Ausbildung von jedem Psychotherapeuten unbedingt gefordert werden. Daß gar Nichtärzte neuerlich Psychotherapie treiben, unterscheidet sich in nichts von Kurpfuscherei, ganz gleichgültig, wie gut oder schlecht die spezielle psychotherapeutische Leistung auch sei (cf. S. 251).

[2]) Häufiger als meist angenommen wird, bleiben bei einigermaßen normal gewordenem Stuhlgang trotzdem einzelne Stuhlpartikel viele Tage lang im Darm liegen, an denen sich der tägliche Brei, ohne sie mitzunehmen, vorüberschiebt. Diese geben, wenn sie nicht beachtet werden, dann immer wieder neuen Anlaß zur Verstopfung. (FLEINERsche Ölkur!)

Das Gegenbild der Verstopfung, der nervöse Durchfall, ist gleichfalls nur zu erwähnen. Daß der Angsterfüllte in seinen Darm „schwitzt“, erklärt den Vorgang wohl richtig als eine Überflutung mit wässerigem Darmsekret. Die Durchfälle bei Hyperthyreosen — und gerade diese sind ja unendlich oft Erregungsfolgen — gehören erklärend hieher.

Ein Kapitel für sich ergäbe eine alle Literatur und alle Anschauungen berichtende Darstellung der Enteroptose und ihrer psychischen Komponenten. Die Konstitutionsfrage spielt hier wesentlich hinein; und nur eine — im Sinne des im ersten Kapitel Gesagten — richtige Würdigung der psychisch-dynamischen Seite des Lebendigen kann hier Verständnis ergeben. Wir begnügen uns deshalb mit einer kurzen Skizze.

Im aufrechtgehenden Lebewesen würden die im Bauch gelegenen Organe der eigenen Schwere folgend ohne weiteres ins kleine Becken zusammensinken, wenn nicht hiegegen Kräfte wirkten, die mit der lebendigen Spannung aller Gewebe verbunden sind. Schon die Zwerchfellbewegung ergibt bei der Atmung Druckverminderung im Bauchraum. Die Bauchwände wirken ähnlich und komprimieren außerdem mechanisch — sofern sie nicht schlaff geworden sind. Der Tonus der Eingeweide selbst macht aus ihnen kissenähnliche Gebilde, vermittels deren Dünndarm und Magen sich aufeinander lagern, ohne zusammen- und herabzusinken. Schließlich gibt es die Aufhängebänder, die nach neuesten Forschungen (v. Dehn) z. T. glatte Muskulatur bergen; auch diese halten mit. Das alles sind ganz spezifisch dem Lebendigen eigene Äußerungen des Organismus im ganzen und seiner einzelnen Teile. Nach unseren Anschauungen wird man den in diesen Lebensäußerungen wirksamen Kräften nicht gerecht mit einer physikochemischen Analyse; sondern es webt in ihnen die uns letztlich wie im großen so im kleinen Protoplasmaklümpchen rational nicht erfaßbare Tatsache Leben. Was mechanistisch von diesem Leben gemessen, gewogen usw. werden kann, ist nur seine eine Manifestation: das sogenannte Körperliche. Genau so wirkt sich dies Leben aber auch aus als intensive Potenz, als das, was wir Seele nennen. Das innere Wissen, daß Außen und Innen, daß Kraft und Stoff, Erfühlbares und Tastbares, daß eben Seele und Körper letzten Grundes eines immer nur das Gegenbild des anderen sind, dies Wissen wird heute bereits wieder lebendiger; vor Virchows Ära war es die Gewißheit der Biologen und Ärzte (C. G. Carus!, C. E. v. Baer!). Es ist die Grundlage von Kretschmers ausgezeichnetem Buch. (Nur die Konstitutionslehre weiß noch wenig davon, sie, die es am nötigsten brauchte!) Wir müssen uns derart nun vorstellen, daß schon eingeboren dies Lebendige stark oder schwach, fest oder schlaff, hart bezw. weich sein kann: „seelisch“ genau so wie „körperlich“. Stillers Buch über den asthenischen Habitus schildert klassisch die restlose Parallelität des psychischen Wesens mit dem somatischen Habitus der Reizbar-Schlaffen. Nicht weil einer seelisch allzuleicht und zu sehr „sich hängen läßt“, hängt er sich und hängen alle seine Teile in seinem Skelett; und nicht umgekehrt; beides sind koordinierte Äußerungen des gleichen Ens. Und so haben — für unser Kapitel gesehen — auch sein Zwerchfell, haben Bauchwände und Eingeweide selbst nicht die nötige Spannung, sondern sind schlaff und überzart. Wohlgemerkt: Alles Anomalien der autonom geregelten Funktion (eine solche ist ja der Tonus auch der quergestreiften Muskulatur!). Wie oben gesagt, ist das physische Substrat dessen, was im anderen Pol seelisch genannt wird, im speziellen das sympathische System. Folge derartiger Lebenshypotonie: Eingeweidesenkung. Klar ist auch, daß im (für das Geschehen im Organismus so wesentlichen) Circulus vitiosus nun die Organgefühle der Schwere, des Herabziehens usw. ihrerseits abermals psychisch einwirken. Und so weiter ohne Ende. Verständlich auch, daß das „schwache Geschlecht“ leichter an Ptose leidet, ganz abgesehen von den Folgen der Generationsarbeit (cf. Liepmann).

Was so angeboren als Disposition konstitutioneller Art vorliegt, kann durch das Leben gemildert, kompensiert oder auch gesteigert, verschlimmert werden; und zwar wieder von der physischen Seite her (Geburt, Krankheiten, ein zu langes Krankenlager, schlaffe oder sitzende Lebensweise, Korsett usw.) wie von der psychischen aus (niederdrückende Lagen und Geschehnisse, Hoffnungslosigkeit, Kümmernisse usw.). Deswegen betonen letztere Faktoren auch die einsichtigen Internisten immer wieder (STILLER, SCHLESINGER, v. NOORDEN-SCHMID u. a. m.). Auch in der Chirurgie ist man nach den Zeiten der Raffungen und Fixierungen (!) neuerdings einsichtiger geworden. Hat sich doch bei Nachuntersuchungen chirurgisch behandelter Ptosen gezeigt, daß so gut wie alle Patienten bald nach der Operation röntgenologisch wieder das gleiche ptotische Bild ergaben — davon unabhängig waren die einen subjektiv beschwerdefrei geworden, die anderen unbeeinflußt geblieben. Man kann eben mit einer nicht allzu erheblichen Ptose ebensowohl „schwer leidend" wie recht leistungsfähig sein — je nachdem wieviel Beachtung man den auftretenden Störungen und Sensationen schenkt. Denn das ist ja Gefahr und Geschenk für den Menschen, daß er keine fixe Gegebenheit ist — sondern daß es sehr darauf ankommt, was er aus seinen ihm gegebenen Möglichkeiten macht!

Die Bedeutung des Psychischen für die Ptose konnte ich in meinen oben bereits angeführten Studien besonders deutlich erweisen. Es gelang nämlich in solchen Fällen, in denen Gastroptosen noch nicht zu lange Zeit bestanden hatten, auf dem angegebenen suggestiven Weg diese zu „heben". Der abgebildete Fall bietet dafür ein Beispiel. Verständlich wird solch eine „Hebung" des Magens aus der Symphysenhöhe in seine normale Lage — von einem Tag zum anderen! — wie uns scheint, wenn man den physiologischen Ausdruck der gelösten, befreiten, gefestigten oder belebten seelischen Lage in der Tonusveränderung aller der angeführten Körperteile sich äußernd erkennt. Wie sich eine derartige innere Umstellung (sic!) ja auch in der ganzen Haltung zeigt. Mit richtigem Instinkt hat schon vor dem experimentellen Nachweis 1912 COHN geschrieben: „Für den Nervösen besonders kommt alles darauf an, ob er mit Tonus ißt oder ohne Tonus; allein essen, heißt für den Nervösen tonuslos essen, in Gesellschaft dagegen mit animiertem Tonus, also mit straffem Magen. Da wird die Ptose viel weniger leicht eintreten; trotzdem er hier viel mehr ißt, wird er doch keine Senkungsbeschwerden bekommen." COHN hat recht behalten; und mit ihm altes Volksmeinen, wie es sich in der Sprache niederschlug.

III. Magen-Darm-Neurosen.

Wenn es schon in der inneren Klinik ein Mißgriff ist, die dort bekannten Krankheiten immer nur auf den einen exogenen Faktor zu beziehen (das Trauma, den Bazillus usw.) und zu vergessen, daß die Erkrankung selbst immer nur das Resultat eines Kampfes zwischen jenem und dem mindestens ebenso wichtigen Inneren des Organismus ist, so ist solche Sehweise bei der Betrachtung von Psychoneurosen noch irrtümlicher. Die Psychopathologie und -therapie hat sich von ihm nicht immer frei gehalten, während doch typischer noch als für die sogenannten körperlichen Krankheiten hier das Außen immer dadurch erst in das Innen des Menschen dringt, indem es von ihm seelisch aufgenommen (Erlebnis) und dann verarbeitet (Reaktion) wird. Weniger noch als der Tuberkelbazillus eine Tuberkulose „macht", „macht" irgend ein Geschehen an und für sich irgend eine Veränderung im Seelischen des Menschen. Gewiß sind manche Geschehnisse ihrer speziellen Art nach in einer dieser entsprechenden Richtung hin besonders wirksam; aber eine den einfachen Zusammenhängen in der unorganischen Materie entsprechende Kausalität gibt es hier nicht; ein mathematisches Wenn-Dann ist durch die, wie wir es oben nannten, irrationale Art des lebendigen Organismus ausgeschlossen. Es ist erst der Mensch in seiner jedesmal einmaligen Architektur, der entscheidet, was aus einem Geschehnis, das ihn trifft, in ihm wird[1]).

Am deutlichsten ist die individuelle Art von Bedeutung, wo wir es mit jenen Menschen zu tun haben, deren „schwache Stelle" ihr Magen bezw. ihr Darm ist. Diese schwache Stelle — zugleich der Locus minimae resistentiae wie der Locus majoris sensibilitatis als Charakteristikum jeder Asthenie — gibt es schon angeboren. Es sei nur wieder auf Stillers Arbeiten verwiesen; die Magendarmschwäche kann bei den ptotischen Individuen mit Stillers Asthenie direkt zusammenfallen, sie braucht es aber nicht. Ich kenne Patienten, die alles andere als asthenisch oder gar ptotisch sind, die von jung an magenschwach oder darmempfindlich sind, bei denen keine Erkrankungen in der Kindheit dafür haftbar zu machen sind, die aber auffallend oft darin eine familiäre Veranlagung selber erblicken. Versuche wie z. B. von Tscherning, die hier mit „Legierungen" von (Kretschmers) Konstitutionstypen operieren, wollen in das Prokrustesbett der Systematik zwängen, was uns offenbar noch nicht tiefer und umfassender verständlich ist (cf. Kutzinski). Eher noch könnte man geneigt sein, den sogenannten Vagotoniker für eine bestimmte Neurose disponiert zu sehen; dies drängt sich dem Kliniker immer wieder auf. Es ist das ein speziell in Bayern häufig zu findender Typ: äußerlich stramm, gereckt, Schnurrbart oft hochgedreht („es ist erreicht"), gern in Jäger- oder Sportkleidung, oder doch wenigstens mit jagdlichen Emblemen (Gamsbart, Hirschgrandeln usw.) und auffallend viel Vereinsabzeichen dekoriert. Er ist stets Extremist, war 1918 „rot", schwenkte dann um, und wendet sich nun bei jeder Gelegenheit — Trambahn, Restaurant usw. — an die Umstehenden, um im rechtsradikalsten Sinne zu agitieren; er ist stets geneigt, aufzubrausen und Streit zu haben. Manche dieser Personen kennen sich selbst so gut, daß sie Angst vor ihren cholerischen Anwandlungen haben und, ehe es zu spät ist, beiseite gehen; andere, weniger Verständige, kommen aus dem Affekt und den Raufereien nicht heraus. Dabei sind diese Menschen nicht eigentlich bösartig, ja, manche sind ungereizt sogar direkt weich zu nennen, neurasthenische Züge sind nicht selten. Diesen Typ erkennt man auch in der Klinik bald: es ist der Mann, der an Hyperazidität und Verstopfung leidet, nachts — vor allem ohne abendlichen Trunk — schlecht schläft und oft schon bei Blutentnahmen ohnmächtig wird. Magenulzera sind bei diesen auffallend häufig; scheinen aber intern — insbesonders auf Novoprotein — gut zu reagieren.

Solche Typen ließen sich wohl noch einige herausschälen; es würde das aber eine Skizze für sich verlangen. Es muß genügen, zu betonen, daß es magen-darmlabile Menschen angeborenermaßen gibt. Diese sprechen, um ein ausgezeichnetes Wort Adlers zu gebrauchen, bei jeder sie treffenden Belastung und Erschütterung in diesem ihnen eigenen „Organdialekt". Ganz unabhängig davon, worum es sich handelt, „schlägt" sich ihnen alles „auf den Magen" oder „auf den Darm".

Dieselbe Situation d. h. Reaktionsform kann geschaffen werden durch körperliche oder seelische Ereignisse, die den Menschen im postuterinen Leben

[1]) Hier ist z. B. auch die Psychoanalyse, wie sie vielfach gelehrt und getrieben wird, noch ganz ancienne régime; denn auch die das Innere wiedergebenden Bilder — im Traum, als Assoziation usw. — können richtig gedeutet, als Symbola erfaßt werden, wenn, um nur eines zu nennen, das Niveau der betreffenden Person eingestellt wird. Ein Traumsymbollexikon z. B. ist ein Unsinn, und eine an Durchschnittsmenschen orientierte Psychopathologie produktiver Heroen ist noch Schlimmeres.

treffen. Insbesondere aus psychanalytischen Berichten weiß man — oder sollte man wissen! —, daß bereits infantile[1]) (und spätere) Erlebnisse eine Disposition zu bleibenden neurotischen Reaktionsformen auch des Verdauungstrakts schaffen können. Ebenso vermag eine körperliche Schwächung der Darmfunktion hier einen Ort verminderter Leistungsfähigkeit und höherer Irritabilität zu erzeugen: Verwachsungen nach entzündlichen Vorgängen z. B. an Gallenblase, Bauchfell, Blinddarm oder Genitale, nach Operationen oder Unfällen u. dgl. m. Das ist verständlich, wird aber oft nicht richtig beurteilt, indem der körperliche Befund dann als Erklärung für alle subjektiven und objektiven Störungen verantwortlich gemacht wird — statt daß man, wie wir das bereits von den Ptosen sagten, erwöge, ob nicht die psychische Verarbeitung an und für sich unbedeutender Funktionsschwierigkeiten an den Beschwerden des Patienten schuld ist. Das ist in zahllosen Fällen so, die also nicht intern oder chirurgisch, sondern psychotherapeutisch und pädagogisch angefaßt werden sollen.

Auch kann die Gleichzeitigkeit einer körperlichen Störung mit seelischen Erschütterungen zu einer Bindung beider Reihen aneinander führen. Ein Hotelier, den ich behandelte, hatte im Feld gelegentlich einer Magendarmverstimmung eine Leidenschaft zu einem Mädchen des Ortes gefaßt, in dem sein Lazarett lag. Seine Liebe fand keine Erwiderung; er grämte sich umsonst in Sehnsucht und Wehmut. Seitdem leidet er periodisch an Magenschmerzen und Verdauungsstörungen, die ihn zeitweise berufsunfähig machten. Diese seine Schmerzen charakterisierte er als „sehnsüchtig“(!). Wiedergekehrt waren die Störungen namentlich, als er — als Betriebsleiter eines großen Hotels ohne Ruhe schlafend und essend — abermals eine erotische Enttäuschung erlebte, indem er sich bei seiner Braut infizierte (Ekelkomponente!). Ein neuerlicher schwerer Rückfall trat beim Tod des sehr geliebten und aufopfernd gepflegten Vaters ein usw. In charakteristischer Weise verbanden sich bei diesem Mann seit jener Kombination von Magendarmkatarrh mit enttäuschter Liebe immer von neuem seelische Erschütterung und intestinale Störung. Er wurde jahrelang auch von Autoritäten auf Ulcus ventriculi behandelt, ohne daß ein solches nachweisbar gewesen wäre. Der Patient war auf psychischem Wege alsbald geheilt.

Ebenfalls wurde bereits ausgesprochen, daß auch eine noch aktive körperliche Erkrankung die Außerachtlassung der psychischen Faktoren keineswegs gestattet, sondern daß sowohl in ätiologischer wie in therapeutischer Hinsicht eine geschickte Psychotherapie wichtig sein kann (Heyer). Es gibt „relative“ körperliche Komponenten bei vielen Krankheitszuständen und -bildern. Insbesondere eine Therapie, die medikamentös mit symptomatischen Mitteln arbeitet — z. B. Abführmitteln — sollte besonders eifrig bestrebt sein, in tiefere Schichten vorzudringen!

Wie individuelle Veranlagung des einzelnen und wie einmalige seelische oder körperliche Zufälle zu Magendarmneurosen führen können, so gibt es auch Lebenssituationen, die offenbar zu nervösen Alterationen der Verdauungsorgane besonders leicht führen. Insbesondere sind es die Wenden im Lebensablauf; von Darmstörungen während der Pubertät hört man anamnestisch nicht selten; besonders aber zeigt bei der Frau — und bei femininen Männern — das genitale

[1]) Herr Kollege Kühne an der Münchener II. med. Klinik konsultierte mich wegen eines Falles von nervöser Dyspepsie, der das eindrucksvoll illustriert. Seine Patientin hatte, als sie in die Klinik kam, seit 16 Jahren (!) immer wieder an Erbrechen gelitten. Analysierend stellte Kühne fest, daß sie als zirka zwölfjähriges Mädchen einen (mißglückten) Vergewaltigungsversuch erlitten hatte; seitdem bestand der bei leisesten Erregungen auftretende Vomitus. Herr Kühne konnte nach Aufdeckung dieses vergessen gewesenen, 16 Jahre zurückliegenden Insults rein psychotherapeutisch die Patientin vollkommen heilen.

Leben in seinem Beginn und in seinem Ende enge derartige Beziehungen immer wieder; als erster sexueller Verkehr und im Klimakterium. Wenn der Geschlechtstrieb seine normale Erfüllung nicht findet (Onanie ist kein vollwertiger Ersatz), sei es durch ausbleibende Gelegenheit oder durch Dissonanz zwischen den Partnern, kann die Darmalteration chronisch werden. Ich behandelte eine Patientin von 29 Jahren, bei der nach jedem sexuellen Verkehr, der nicht zur vollen Auslösung bei ihr führte, eine mehrtägige hartnäckige — intern unbeeinflußbare! — Verstopfung eintrat; nie, wenn Orgasmus erfolgt war; genau so bei einer 38 jährigen Ehefrau. Aus verwandten Gründen ist das „späte Mädchen" ja so oft verstopft. Die von Hirsch, Siegmund u. a. „infolge" Masturbation angegebenen Magenstörungen sind mir nicht bekannt — ich möchte hier an tieferliegende Anomalien denken, die zu beiden gleichgeordnet führten; es sei denn, daß die psychische Verarbeitung der „Selbstbefleckung" (Selbstvorwürfe, Angst usw.) tiefergehende Konflikte geschaffen hätte [1]). Ganz besonders aber finden sich Darmstörungen — meist Opstipation — bei Frauen und Männern nach dem Erlöschen des sexuellen Lebens. Diese Personen widmen ja auch der Verdauung meist eine übertriebene Beachtung, und zwar nicht nur, weil diese schon gestört oder weil sie für das Wohlbefinden am Tage von derart unerhörter Wichtigkeit wäre; vielmehr scheint das Interesse, scheint Spannungs- und Entspannungslust sich nunmehr in den Darmverrichtungen — ganz ähnlich wie im präsexuellen Alter — zu lokalisieren. So wird ja auch aus dem Sexual„witz" der sexuell belebten Jahre dann die fäkal orientierte Zote. Das Leben dieser Gealterten, nicht mehr zeugend-fortpflanzend, sondern rein auf Erhaltung der Existenz eingestellt, widmet nun den diesbezüglichen Verrichtungen das gebliebene Interesse [2]). Die Beachtung der autonom verlaufenden Vorgänge ist aber das sicherste Mittel, sie zu stören. Insbesondere das ängstlich-zweifelnde Erwarten oder gar das Wollen ist das sicherste Mittel, solche im Kellergeschoß des Lebensbaues erfolgende Automatismen zu verhindern; das ist eine Grundtatsache im Organgeschehen.

Schließlich ist klar, daß der direkte Bezug eines Traumas auf ein Organ zu neurotischen Störungen desselben führen kann. Dabei ist es unwesentlich, ob das Trauma — z. B. ein Schlag — das Organ wirklich treffen konnte: die Vorstellung des Menschen, daß „sein Magen" (usw.) geschädigt sei, entscheidet (auch wenn er etwa, wie der Laie oft, seinen Magen an topographisch ganz verkehrter Stelle annimmt) darüber, daß nun Störungen eintreten, welche er für das Symptom gestörter Organfunktion hält.

Ein solcher Bezug eines affektiv erlebten Geschehnisses kann auch indirekt erfolgen: durch einen Vorgang, den ich am ehesten noch ein „Sichhineinsehen" oder „Sichhineinfühlen" in einen anderen nennen möchte. Die Fachsprache nennt das wohl Imitation. Insbesondere wenn es sich um leidenschaftlich geliebte, zu tiefst mit uns verwachsene Menschen handelt, kann ein Unglück, das diese

---

[1]) Auch bei der Onanie ist es ein großer Unterschied, wie wer onaniert!

[2]) Wir geben mit dem Stuhlgang einen Teil unseres Innen von uns; wenn auch großenteils nicht mehr brauchbare Stoffe, so enthält er doch gewissermaßen Leichen unseres eigenen Organismus, unsere Wärme, unseren Geruch usw. Nicht umsonst symbolisiert der Traum den Stuhl so gern mit dem Geld — mit dem, was unser ist, ehe wir es ausgegeben haben, und das man ungern verliert. Man beobachte das Interesse von Tieren und Kindern an ihrem „Geschäft", ja den Blick, den die meisten Menschen, nicht allein aus hygienischen Gründen, auf das zu werfen pflegen, was nun erst ihnen fremd und tote Materie geworden ist. Hat so auch vielleicht der alte Mensch seinen physiologischen Geiz und scheut sich unbewußt, zu verlieren, was er, dem Absterben immer näher, noch alles halten möchte?

trifft, oder ein Leiden, mit dem sie sich herumquälen, in uns zu einem Mitmachen auch der körperlichen Funktionen verführen. Wie die Mutter, die sah, daß ein plötzlich herabfallendes Fallfenster auf die Ärmchen ihres Kindes niederstürzte, anderen Tags an ihren — der Mutter! — Armen Hautblutungen zeigte — Fall eines französischen Autors —, so kann auch jedes innere, organische Leiden psychisch „anstecken". Eine Patientin von mir pflegte ihr an Meningitis erkranktes Kind wochenlang aufopfernd; sie litt seine Leiden — insbesondere das Erbrechen, die Unfähigkeit zu essen und das Kopfweh — so mit, daß sie, als schließlich das Kind starb, selber unfähig war, irgendwelche Nahrung zu sich zu nehmen, daß sie unstillbar erbrach. Das Krankheitsbild der Mutter war dem des Kindes so ähnlich, daß man eine „Ansteckung" vermutete[1]).

Dieselbe — übrigens alles andere als hysterische — Patientin, das sei an dieser Stelle mit genannt, war mit einem Industriellen verheiratet, dessen überlastete Nerven ihr die Pflicht auferlegten, ihm gegenüber ihr Leid, ihre grenzenlose Erschöpfung zu verheimlichen; sie schluckte alles herunter, um ihm in seiner freien Zeit eine einigermaßen frohe Gefährtin zu sein; auch die sogenannte eheliche Pflicht erfüllte sie trotz immer größerer Widerstands- und Ekelgefühle zum Scheine wie sonst. Es würgte sie oft unerträglich. Sie magerte immer mehr ab. Ich sah sie zirka drei Jahre später. Die übrigen Symptome waren verschwunden. Aber es bestand ein schwerer Kardiospasmus (mit erheblicher Ösophaguserweiterung), dessen erste Symptome die genau erhobene Anamnese in jener Zeit konstatieren mußte, in welcher sie so viel nach innen weinen, so viel hinunterschlucken mußte; und in der ihr die Nahrung herabzuwürgen lange eine nur pflichtgemäß erfüllte Arbeit gewesen war.

Eingangs dieses Kapitels wurde bereits erwähnt, daß es nun aber einzelne — nicht äußere Ereignisse, aber solchen mehr oder minder typisch folgende — Erlebnisse gibt, die sich in spezifischer Weise als Magen- oder Darmstörung auswirken. Wir müssen hier daran denken, daß jede organische (also in unser Leben einbezogene) Funktion nicht nur etwas Physiko-Chemisches verrichtet, sondern in den — von uns auch noch psychisch genannten — seelischen Tiefenschichten des Menschen ihre Bedeutung hat; eine Bedeutung, deren Wesen und Sinn wir uns am ehesten verdeutlichen, wenn wir die Sprache befragen, welche dies innige Einssein in zahllosen Redewendungen ausspricht. Wir sind dabei der Ansicht, daß das sprachschöpferische Vermögen, wenn es etwa von flammender Wut, von blassem Schrecken, atemloser Angst oder krankhaftem Ehrgeiz spricht, nicht erst physiognomische oder physiologische Beobachtungen „bildlich" verwendet, sondern daß hier die letztliche Einheit und Verbundenheit der psychophysischen Geschehnisse zum Ausdruck kommt. Das hat neuerdings KLAGES treffend und ausführlich gezeigt. Vor 75 Jahren aber schon hat ein zu Unrecht von der fortschrittlichen Generation vergessener Arzt[2]), C. G. CARUS, davon vieles gesagt. Nichts Besseres wäre zu sagen möglich als ihn sprechen zu lassen: „auch die übrigen Systeme mit ihren Gebilden . . . entstehen durch jenes unbewußte Walten der Idee[3]) und ihr Sich-Einleben in organischen Stoff,

[1]) Ganz verwandt ist der Fall WEIR MITCHELLS, den STILLER berichtet: ein nervöser Ehemann erbrach bei jeder Schwangerschaft seiner Frau mit. Vorstellung ist Wirklichkeit.

[2]) Gegen die Zeit der „Spekulation und Mystik in der Medizin" polemisierte man, ohne sie wirklich zu kennen, indem man an ein paar armen Nachfahren sein Exempel statuiert. Oder man schmäht Männer wie HEGEL und SCHELLING auf Grund einiger irgendwo aufgelesener Zitate.

[3]) = (an anderen Stellen): eine Entelechie mit Aristoteles, eine Idee nach Plato, eine Psyche, eine Seele, mit einem Wort ein Göttliches, nenne man es, wie man wolle . .

und auch sie[1]) sind insofern seelisch, haben ein besonderes, nur zuerst unbewußtes Seelenleben, und können mittels des bewußten Lebens im Nervensystem späterhin ebenfalls, wenigstens zum Teil, mit zum Bewußtsein gebracht werden." Es können „hiedurch gewisse, ich möchte sagen, besondere Seelen oder Seelenkreise in der Seele begründet werden, was man gewöhnlich ... mit Unrecht die Lehre von Wechselwirkung zwischen Leib und Seele genannt hat" ... „So gewiß nun jede dieser Provinzen, jedes dieser Systeme entsteht durch ein besonderes unbewußtes Walten der Seele, so gewiß muß für jede derselben ein besonderes Dominium in den eigentümlich innerlichen Regungen der Seele vorhanden sein und bleiben, und wird dadurch dem Bewußtsein, wenn dieses sich entwickelt hat, von hier aus eine eigentümliche Färbung mitteilen können". CARUS sieht hier das Wesen der psychophysisch ja so eng zusammenhängenden Stimmungen. „So liegt zum Beispiel, was die Sphäre der Ernährung betrifft, in ihrer psychischen Seite vornehmlich jenes Gefühl, das sich in der Plus-Seite auf lebensfrische Behauptung der Existenz, oder in der Minus-Seite auf Verkümmerung und Elend derselben gründet ..." Nachdem CARUS dann weitere innere Systeme derart sinnfindend besprochen hat, fährt er fort: „das Leben im Verdauungssysteme, durch welches eine neue Fülle von Elementarsubstanz in den Organismus gebracht wird, ist im Psychischen ausgedrückt durch die Behaglichkeit oder die Qual des eigentlichen Gefühls von einem irgendwie wirklich gewordenen Dasein: Zustände, welche sich als Angenehmes ... oder als Unangenehmes, durch Gefühl des Darbens, des Hungerns .., und im widrigen Eindruck derjenigen Elemente, welche der Ernährung nicht vollkommen gemäß sind, offenbaren, und so auch in die höchste bewußte Sphäre sich fortpflanzen." Das wären, um eine von CARUS' glänzenden Bezeichnungen zu gebrauchen, „Erfühlungen" aus der Physis heraus ins entfaltetere, bewußte Seelenleben.

Genau so umgekehrt, können sich Ereignisse und Zustände — Gefühle, Affekte, Vorstellungen — der differenzierten Seelenschichten in die dumpfen und unbewußten Regionen des Lebendigen hineinbilden; sich dort als Änderung der von uns heute autonom genannten Funktionen äußernd: im Tonus (s. o. S. 244), in der Zirkulation, der glatten Motilität, den Sekretionen usw. usw. Und abermals genau entsprechend werden sich Regungen und Erregungen nicht nur die physische Nahrungsaufnahme betreffender Art (Appetit usw., wie das im Kapitel II dargestellt worden ist), sondern ganz allgemein solche und auch rein seelische, die mit der Einbeziehung fremder Welt, neuen Wesens und Bewirkens in die eigene Existenz und Atmosphäre zusammenhängen, als Veränderungen im Gebiet der Stoffaufnahme, -verarbeitung, -zersetzung und -ausstoßung manifestieren. Um mit den sprachlichen Fassungen zu verdeutlichen: es kann einem etwas glatt eingehen oder man kann daran lange zu kauen haben; das eine ist ein schwerer Happen, das andere schluckt sich leicht. Dies würgt uns und er liegt uns schwer im Magen. Was uns zu sehr widerlich ist, widersteht, kann zum Speien sein, anderes ist ein Festbraten oder Wonnebrocken; zum Fressen lieb gar kann man Menschen haben, nach denen alles lechzt. Von sich geben kann man manches Ekelhafte, anderes trägt man lang in sich herum, ohne es los zu werden, ohne es hinter sich bringen, es ausstoßen zu können. Und derlei mehr. Es kann nicht genug geraten werden, sich in den Schilderungen von Patienten die Bilder, die sie gebrauchen, auch im psychologischen Wortsinn vorzustellen — und man wird erstaunt sein,

[1]) Gesperrt wie bei CARUS (Psyche, S. 47 ff).

wie oft man dadurch schnell auf richtige und wichtige Zusammenhänge kommt[1]).

Im einzelnen ist es vor allem das Gefühl des Widerlichen, des Ekels, das sich als Erbrechen äußert. Dieser psychogene Vomitus ist unendlich häufig: was ein Mensch nicht in sich aufnehmen kann bezw. will, wird so beantwortet (insbesondere wenn die Möglichkeit eines ruhigen Nein, einfachen Sich-Wegwendens nicht besteht, wenn also der Zwang des Geschehnisses stärker ist, als der betroffene Mensch). Gustav IV. von Schweden erbrach sich, als er gewaltsam entthront wurde. Napoleon ebenso, als er abdanken mußte. In seiner glänzenden, diese Frage von Grund auf richtig orientierenden Monographie über „die nervöse Dyspepsie“ bringt DREYFUS zahlreiche solche Fälle. Mit dieser war der alte Streit[2]) — LEUBE, EWALD, LEYDEN, GLENARD, CHARCOT, STILLER, ROSENBACH, BOAS u. a. m. — im Sinne von STRÜMPELLS 1902 publizierter Auffassung entschieden und DUBOIS Recht gegeben, daß 90% der Dyspeptiker Psychoneurotiker seien. CURSCHMANN bringt hiezu gute Beobachtungen. Seine Therapie beweist, wie wenig stichhaltig der Einwand ist, daß diese für den Nichtspezialisten zu kompliziert sei.

Wie etwas Ekel und damit Erbrechen erzeugen kann, so anderes völlige Lebensunlust[3]). Ich habe eine ganze Reihe Patientinnen gehabt, die aus dem — oft nicht ganz unberechtigten — Gefühl der Sinn- und Zwecklosigkeit ihres Lebens nichts bei sich behielten und von dem, was sie schließlich nicht erbrachen, keinen Gebrauch machen, es nicht resorbieren konnten. Und wo mitunter schlagartig alles anders war, wenn sich ein Konflikt lösen, ein Lebenssinn finden, eine Qual lindern ließ.

Es ist unmöglich, all diese Möglichkeiten psychogener Veranlassung einer nervösen Dyspepsie zu nennen. Wer das Wesentliche dieses letzten Teiles versteht, wird aus dem Gleichsinn der „aufnehmenden und aneignenden Funktion“ alle Fäden finden.

Entsprechend seiner Tiefenbedeutung für unser Sein ist das erotisch-sexuelle Geschehen die zahlenmäßig sicherlich allerhäufigste und wirksamste Veranlassung derartiger Affektreaktionen; die Gewohnheit des Verklemmens, des sexuelle Dinge nicht einmal sich selbst gegenüber Wahrhabenwollens kommt komplizierend hinzu und ergibt vielfach gerade erst den neurotischen Ablauf[4]). Typisches Erlebnis: der Exhibitionist und das junge Mädchen; die Entdeckung oder Vermutung, infiziert oder gravida zu sein; die Découvrierung eines bis dahin ideal gesehenen Geliebten; und ähnliches. Nicht sexuelle Situation: die nachträgliche Entdeckung, daß Gegessenes irgendwie ekelhaften Tieren entstammte, daß es gar vergiftet gewesen sein könnte. Oder die Feststellung, daß man sich im Dunkeln auf eine besudelte Bank gesetzt hatte (eigene Fälle). Usw. —

Anderseits sei auch hier abermals und dringend darauf hingewiesen, wie selbst die anscheinend eindeutigste psychische Anamnese eines Erbrechens niemals die vorherige genaue klinische Untersuchung überflüssig machen darf; erst nach Ausschluß sämtlicher körperlicher Ursachen dürfen wir eine reine Psychoneurose diagnostizieren (cf. S. 243, Anm. 1). Einen diesbezüglichen Fall verdanke ich dem Kollegen HILLER von der 2. med. Univ.-Klinik München:

---

[1]) Solch einen Fall findet man ausführlicher geschildert in meiner Broschüre „Nervöse Magen- und Darmleiden“. (Anthroposverlag, 1924.)

[2]) HUFELAND (1796!): „Alle Leidenschaften müssen vorzüglich den Magen affizieren, von ihm gleichsam empfunden und angenommen werden, wenn sie in unser Psychisches eingehen und schaden sollen . . .“

[3]) Vomissement par inhibition vitale des Franzosen (DENIAU).

[4]) Deswegen sagte von BERGMANN witzig und richtig: seit die Frauen bedenkenloser die Ehe brechen, erbrechen sie weniger.

Ein 19jähriges Mädchen erkrankte Mai 1924. Nach Tragen eines schweren Paketes erbrach sie Blut (1 Tassenkopf voll). Seitdem muß sie jeden Morgen kurz nach dem Erwachen etwa einen Suppenteller voll brechen. Sie wurde immer elender und litt unter heftigem Kopfweh. Die klinische Untersuchung am 27. Dez. 1924 ergab keinerlei organischen Befund, insbesondere auch neurologisch vollkommen normale Verhältnisse. Herr Kollege Hiller dachte anfangs sehr wohl an Tumor cerebri, ohne jedoch diesen Verdacht bestätigen zu können. Die genauer aufgenommene Vorgeschichte führte dann zu der Feststellung, daß das erstmalige „Blutbrechen" (?) der Pat. von ihrer Arbeitgeberin nicht geglaubt worden war, daß sie sich über diesen Argwohn und überhaupt über die ihr allgemein zuteil gewordene Behandlung sehr gekränkt fühlte und ihre Stelle verlassen wollte. Da dieser Vorgang im Krankheitsbeginn verbunden mit dem völlig negativen organischen Befund eine psychogene Erkrankung durchaus wahrscheinlich machte, behandelte Herr H. die Patientin aufklärend und suggestiv, etwa nach Dubois. Die Kranke ging darauf sehr verständig ein. In den dieser Sitzung folgenden Tagen besserte sich der Gesamtzustand sichtlich; sie lachte wieder, stand auf, nahm an Gewicht zu, aß mit Appetit; das Erbrechen blieb aus. Auch die Kopfschmerzen verschwanden nach einigen weiteren suggestiven Worten. Die Patientin wollte das Krankenhaus daraufhin verlassen; kurz vorher, am 12. Jän. 1925 — als sich eine geringe Aufregung im Saal ereignete — trat dann unter den typischen Zeichen der Lähmung des Atemzentrums der Tod ein! Die Sektion ergab ein Gliom des Kleinhirnwurms, das bis in den Bereich der Medulla obl. reichte, die Hirnnerven der Nachbarschaft umscheidete und schon in den IV. Ventr. durchbrach. Das Gliom war zentral stark erweicht. — Dieser meines Erachtens außerordentlich lehrreiche Fall, der in jeder Hinsicht hervorragend untersucht und behandelt wurde, zeigt zwar auf der einen Seite sehr deutlich, in welch erstaunlich hohem Grad auch körperlich bedingte Krankheitsbilder psychisch ausgebaut und beeinflußbar sein können; er beweist aber auch, wie falsch es ist, wenn in Praxis und Literatur die psychotherapeutische Besserung oder „Heilung" immer wieder als Beweis für die Psychogenese einer Erkrankung angesehen und angeführt wird. Er belegt die Forderung nach exaktester internistischer Ausbildung und Untersuchungstechnik auch des Psychotherapeuten stringent, selbst wenn, wie in diesem Fall, diese Untersuchung ergebnislos bleibt und das psychotherapeutische Vorgehen „wissenschaftlich" irrte (praktisch aber immerhin der Patientin die letzten Lebenswochen außerordentlich erleichterte).

Um den Vomitus gravidarum geht noch heute erbitterter Streit: hie psychische Ätiologie — hie toxische. Die Streitfrage ist falsch gestellt; beide Parteien haben Recht, verschieden jede in einzelnen Fällen. Für die Gravida ist auf der psychischen Seite die Existenz eines teilweise aus artfremdem Eiweiß bestehenden Wesens in ihr ein gewaltiges physiologisches Problem, eine Vergiftungsgefahr, die sich anaphylaktiform sehr wohl auch als Brechreiz und Brechen äußern kann. Genau so schwere Aufgabe ist aber die Tatsache, jemand anderes in sich eingelassen zu haben, und ist es noch mehr die tiefe Forderung, die mit der erfühlten Existenz neuen Lebens anbricht: das Knospend-Unerschlossene, das Flatternd-Genießende, das unverbindlich Wartende der jungfräulichen Vorform ist plötzlich dahin; die große entscheidende Wende ist da — oft ohne daß die subjektive Bereitschaft, die objektive Reife schon vorläge — nun erst ist die große Aufgabe des Weibes da: Mutter zu sein. Und dies auch in der psychischen Seite große biologische Problem kann zum Vomitus führen — wiederum desto eher, desto mehr und desto unstillbarer, je „verklemmter" zwischen konventionellem die Pflicht selbstverständlich und gar „froh" Erfüllen einerseits und triebhafter Abwehr andererseits die innere Auseinandersetzung erledigt wird; je unschöner die Empfängnis erlebt wurde, je weniger geliebt der Vater der Frucht ist[1]), je schwerere Aufgaben die — z. B. zu früh wieder erfolgte oder zu häufige — Schwängerung birgt.

[1]) Wie weit mag parallel die „Eiweißfremdheit" des Mannes eine Rolle spielen?

Der Streit, ob physo- oder psychogener Vomitus, kann nur von Fall zu Fall und nur im Sinn eines Mehr oder Minder entschieden werden. Selten wird psychotherapeutische Hilfe ganz versagen, oft das allein und sofort Wirksame sein.

Aus der mehr beispielsweisen als vollzähligen Schilderung der Wege zur Magen-Darm-Neurose möchte erhellen, wie unmöglich es ist, hier Wenn's und Dann's zu bringen, so wie die Naturwissenschaft dies gewohnt ist; man muß sich hier meines Erachtens methodologisch mehr an den Disziplinen orientieren, welche sich nicht mit dem immer Wiederkehrenden beschäftigen, sondern mit dem jeweilig Einmaligen — also an den Geisteswissenschaften. Die Psychopathologie stellt sich noch zu sehr und zu ängstlich auf die möglichst exakte Naturwissenschaftlichkeit ein, kann dabei aber ihrem Thema nicht gerecht werden. Es heißt vielmehr typische Menschen — im Sinn einer psychophysisch gefaßten Konstitution —, typische Schicksale und typische Probleme herausstellen; Gefahrpunkte unserer Entwicklung zeigen; kurz: biologisch [1]) sehen. Nur so wird man zu einem Verständnis der Neurosen gelangen — lehren und lernen lassen sich diese Entgleisungen und Betriebsstörungen rein deskriptiv und formal u. E. nie. [2])

IV. Therapie der Magen-Darm-Neurosen.

Die Behandlung eines Magen-Darm-Neurotikers ist in erster Linie die eines Neurotikers überhaupt. In besonderen Kapiteln dieses Werkes und in den vorzüglichen Lehrbüchern dieser Kunst — insbesondere Kronfelds Psychotherapie und Kretschmers Psychologie — ist darüber so viel und Gutes verständlich gesagt, daß hier auf jene Darstellungen nur Bezug genommen werden kann.

Der Psychotherapeut sollte sich eines gar nicht überschätzbaren Gewinnes unserer Sehweise immer bewußt sein: daß er nie Symptome zu behandeln, sondern, diese als Folgen erkennend, den Menschen anzugehen hat; aus der Architektur des ganzen Gebäudes entwickeln sich ihm die Fehler einzelner Teile [3]) — im historischen Längsschnitt aus der Entwicklung, in dem (den einzelnen auch als Teil eines größeren Ganzen erfassenden) Querschnitt durch die aktuelle Situation formt sich ihm das Ganze der Gestalt. Und diese ist stets Ausgang und Endziel des verstehenden wie des heilenden Bemühens.

Deswegen ist auch die Behandlung eines einzelnen Organs (oder Organsystems) nur im Rahmen des Ganzen möglich. Ob es sich nun um angeborene Winderwertigkeit, um erworbene Überempfindlichkeit, um ein psychisch wirksam gewordenes und fixiertes Trauma oder um irgend eine andere der genannten Neurosen handelt: stets wird man zu suchen haben, wo in dem erkrankten Menschen selbst die Ursache sitzt, die auf den pathologischen Weg drängte.

Und weiterhin wendet sich — das ist abermals eine der von der Psychotherapie wiedergewonnenen Einsichten — der Psychotherapeut an die Heilkraft

---

Untersuchungen, die L. Bennewitz auf meine Veranlassung mit Blutagglutination anstellt, sind noch nicht abgeschlossen.

[1]) Einen solchen Versuch erblicke ich in der Arbeit Kohnstamms, die ein Biogramm der Neurose zu skizzieren versucht.

[2]) Deshalb ist Psychotherapie niemals eine „exakte" Wissenschaft (das ist aber auch keine Geisteswissenschaft!) und der Erfolg von Lehrer und Therapeut wird immer von seinem angeborenen Geschick und seiner intuitiven Fähigkeit ebenso stark bestimmt sein wie von seinem Tatsachenwissen.

[3]) C. G. Carus: „Wo . . . in uns nur immer eine scheinbar noch so lokale Krankheit sich entwickelt, nie ist allein dies oder jenes Gebilde krank, sondern der ganze Mensch ist krank und nur an diesem oder jenem Teil besonders leidend."

der Natur, der es ja doch letztlich stets überlassen bleibt, ob, wann und wie sie mit der Kränkung eines Organismus fertig wird. Daß wir Ärzte fast immer nur Hilfstellung leisten können für diese Heilkraft — daß sie sich tüchtig rege, daß sie zweckvolle Wege gehe, daß sie nicht übers Ziel hinausschieße usw. — hatte die Medizin vielfach zu stark übersehen. Im einseitig orientierten Kampf gegen den eingedrungenen Feind — Therapia sterilisans —, im Bemühen, fehlende Funktion von außen zu ersetzen — Prototyp: Insulintherapie, — im Streben, schädliche Wesenheiten fernzuhalten — Asepsis, Hygiene — u. dgl. m. hat man immer mehr vergessen gehabt, daß man im Kampf zwischen zwei Feinden helfen kann nicht nur, indem man den einen der Gegner direkt zu schwächen sucht, sondern auch dadurch, daß man den anderen stärkt. Ja, der Ausbruch eines Kampfes und gar die Niederlage eines Organismus in diesem (Erkrankung) bedeutet allermeist für den biologisch gewissenhafteren Blick ein warnendes Zeichen dafür, daß „etwas faul war“ und reif zum Erkranken; bedeutet also meist die Aufforderung, jetzt nicht einfach dem Organismus die Arbeit lediglich zu erleichtern, Symptome dieses Kampfes zu verdecken und, als einziges Ziel der Hilfe, die subjektive Beschwerdefreiheit zu erstreben. Wer die Beseitigung einer Migräne mit Aspirin, die Lösung eines Spasmus mit Papaverin oder Belladonna für eine „Heilung“ hält, treibt, biologisch tiefer gesehen, etwas, das man Inflationstherapie nennen könnte, treibt Vogelstrauß-Politik. Gewiß ist es uns als Internisten — leider — vielfach noch nicht möglich, wirklich an die Wurzel anfassende Behandlungen zu treiben, weil wir die Zusammenhänge oft noch nicht klar wissen oder die entsprechende Pharmaka nicht kennen. Das ist eine Einsicht, die anspornen muß. Wo da pharmako- und physiologisch neue Wege möglich scheinen, kann hier nicht breit diskutiert werden[1]. Die sogenannte Protoplasmaaktivierung durch Gaben artfremden Eiweißes oder kolloidal wirkender Mittel ist jedenfalls eine solche neuere sich an die Eigenkräfte des Organismus wendende Therapie. Das ist kein neues Modemittel, sondern eine prinzipiell andere Arbeit des Heilens. Sie ist, um es prononziert zu sagen, eine insofern ethischere Therapie, als alles Helfen wertvoller und ethischer ist, das nicht nur Lasten abnimmt, sondern Lasten zu tragen trainiert[2].

Gerade die parenterale Eiweißtherapie zeigt vielfach geradezu schlagende Parallelen zur Psychotherapie: sie bedeutet einen Appell an den ganzen Organismus, sich aufzuraffen aus dem faulen Scheinfrieden des labilen Gleichgewichtes und den Entscheidungskampf neu aufzunehmen. Solch ein fauler Frieden ist ja auch die Neurose allemal. Im Verlauf dieses neu entfesselten Kampfes wird es jedesmal erst einmal schlimmer, schmerzhafter, dramatischer: die Krise; in ihm springen bekanntlich sehr häufig die verschiedensten, bisher gar nicht beachteten Stellen, auch solche früher nicht ganz zur restitutio gelangter Erkrankungen, beschwerdereich an — genau so in der psychischen Behandlung; und in all dem wendet der Organismus nun all seine entfesselten Kräfte mit neuem Schwung der Heilung zu: so daß die Symptome vergehen. Man könnte die Analogie noch weiter treiben; man könnte an das — letztlich gefühls- und erfahrungsgemäß bedingte — richtige Dosieren erinnern, ohne welches nicht genützt, sondern geschadet wird (wieviel man den Patienten nach und nach

[1]) Ich würde es aber für unehrlich halten, zu verschweigen, daß ich es nach (skeptisch begonnenen!) eigenen Erfahrungen nur begrüßen kann, wenn führende Gelehrte wie Bier z. B. eine objektive Prüfung der von der Homöopathie angebotenen Heilmittel neuerlich empfehlen. Schade nur, daß es von Hahnemanns Organon ab nur undisziplinierte verworrene Darstellungen der homöopathischen Lehren gibt.

[2]) Deswegen ist es konsequent, wenn auch wieder Bier der verdienstvolle Vorkämpfer für Leibes- und Seelenertüchtigung ist.

zumuten darf: genau wie dies psychisch so wichtig ist!). Das Gesagte aber mag genügen, um zu zeigen, daß eine richtig verstandene Psychotherapie sich in entscheidenden Tiefen der biologischen Anschauungs- und Arbeitsweise [1]) der üblichen medikamentösen Hilfen keineswegs schematisch bedienen kann und darf. Das gilt wie für alle psychophysischen Erkrankungen so auch für die vom Magen und Darm. Psychische Therapie führt den Menschen durch das Erkennen und Verstehen in die unerledigt-ungelöste Problematik seines Werdens und seines Seins; und stellt, Licht in das verworrene Dunkel schwächlicher, feiger oder inkongruenter Fehlverhaltungen werfend, die Aufgabe der Umorientierung, Neuverarbeitung und endgültigen Bewältigung. Hiezu und hiebei hilft der Arzt dem Kranken; aber er schont, er betäubt, er lindert zunächst nicht; im Gegenteil. Ist es da richtig, währenddem medikamentöse Therapie — Prototyp Morphium — zu treiben? Das ist unlogische Dissonanz des Verhaltens.

Dies scheint nötig, erst einmal in aller Schärfe zu präzisieren. Dann freilich wird man, prinzipiell klar, aber nicht prinzipienblind, im einzelnen Fall zu erwägen haben, was dieser nötig macht. Einen psychogenen Vomitus mit Diät oder Chloroformtropfen o. dgl. „erstmal zu lindern", halte ich stets für falsch — die Ermöglichung einer sofortigen Wiederaufnahme von Nahrung schafft die einfache suggestive Macht des Arztes stets genau so gut, auch ohne solchen Betrug, wenn er überhaupt eine Persönlichkeit ist. Nervös bedingte Hyperaziditäten mit Natrium bicarbonium zu neutralisieren, ist nicht nur überflüssig, sondern schädlich, ja auch schon vom rein internistischen Standpunkt aus. Zweckmäßige Kost und Lebensweise sind nützlicher; bei Minderung der Salzsäure und des Pepsins gilt das gleiche; der meist begleitende Magenkatarrh muß beachtet werden.

Bei bereits ulzerös gewordenen Mägen ist intern meines Erachtens Novoprotein das Mittel der Wahl.

Verstopfungen können, bis ein Erfolg psychischer Behandlung eintritt, gelegentlich verlangen, daß eine Entleerung erst einmal erzwungen wird. Recht oft geht das durch hypnotischen Auftrag; dann sollte man diese Mühe nicht scheuen, denn der Darm der chronisch Verstopften ist meist mit Abführmitteln schon überreich versorgt, d. h. verdorben worden — je eher dieser Unfug abzustellen ist, desto besser. Der suggestive Einfluß des Arztes auf den Stuhlgang ist enorm groß. Ich erinnere an einen Fall Fleiners: eine alte Patientin, die ihre Entleerung regelmäßig nach der allmorgendlichen Visite des Arztes hatte, ist völlig obstipiert, als dieser verreiste. Der Arzt schickte ihr daraufhin seine Photographie, und wenn Patientin diese nun zur gewohnten Zeit ansieht, ist auch ihr Stuhl wieder da. Hack Tuke erzählt, wie als Abführmittel gereichte Brotkügelchen ganz allgemein, ja mehrfach sogar Stopfmittel bei den Insassen eines englischen Hospitals prompt abführend wirkten (s. auch Sealy). Das soll man beachten; das morgendliche Glas Wasser oder die Zigarrette sind mnemotechnische Hilfen, die man seinen Patienten oft mit Erfolg empfiehlt (Mechanismus: bedingter Reflex!) — Geht es aber ohne mechanische Hilfe gar nicht, so scheint mir die Fleinersche Ölkur — stets mehrfach zu wiederholen! — das unseren oben bezeichneten Anschauungen nach physiologischste Mittel. Eventuell kann man (besonders bei Hyperaziden) noch Öl per os dazu geben. Die sich nach sechs bis acht Stunden im ganzen Kolon entwickelnden freien Fett-

[1]) Diese prinzipiellen Unterschiede erklären auch vieles von der Abneigung der „offiziellen" Medizin gegen die neue Heilweise. Manche Psychotherapeuten scheinen über jene Unterschiede auch selbst noch nicht zu prinzipieller Klarheit durchgedrungen zu sein.

säuren wirken anregend auf die Peristaltik eben gerade dann, wenn die Erregungsschwelle des Darms erreicht wird; man kann hier also nicht überdosieren, wie es so leicht bei allen anderen Abführmitteln erfolgt und schadet. Die anderen wohltätigen Wirkungen des Öles kommen dazu. Gibt man das Öl vorm Schlafengehen, wirkt es in der Regel andern Morgen früh: was eine weitere Forderung erfüllen hilft, den Obstipierten zu einer durch Gewohnheit automatisch eintretenden Entleerung zu regelmäßiger Zeit zu erziehen; als solche eignet sich die Stunde des Aufstehens, vorm Beginn der Tagesarbeit, besonders gut.

Durch von Noorden ist die diätische Behandlung der Darmstörungen geklärt und nunmehr Pflicht des gewissenhaften Arztes geworden. Von den Belladonnapräparaten ist wieder nur momentane Hilfe zu erwarten; man bedenke aber, daß in eine Funktion des autonomen Systems symptomatisch eingreifen stets heißt, nach Abklingen der ersten — vom Therapeuten gewünschten — Wirkungsphase eine gerade nicht erwünschte Reaktion im umgekehrten Sinne provozieren. Gerade hier scheinen mir unsere heutigen klinischen Mittel noch ungeheuer grob zu sein (s. S. 254, Anm. 1).

Daß man die eventuell eingetretene Dyschezie berücksichtigen muß, daß Fissuren und Hämorrhoiden zu behandeln sind, ist bereits erwähnt worden. Daß man eine — oft jahrelang unerkannte — Appendizitis rücksichtslos chirurgisch anzugreifen hat, ist selbstverständlich; deshalb ist wie vom Internisten so vom Psychotherapeuten stets eine absolut exakte Untersuchung zu verlangen. Hier wird viel gesündigt . . .

Wenn ich auch aus den angegebenen Gründen eine medikamentöse Behandlung psychisch-nervöser Magendarmleiden nur in einzelnen Fällen für nützlich und nötig halte und rate, diesbezüglich stets äußerst zurückhaltend zu sein, so muß schließlich aber auf eine wertvolle Hilfe insbesondere bei den Obstipationen hingewiesen werden: das ist Kräftigung des Menschen, seines Bauches insbesondere, durch Bewegung und Übung. Nicht nur die rein mechanische Verstärkung der Bauchdeckenarbeit ist hier wesentlich. Sondern eine Verbesserung der Atmung (Zwerchfell!), eine erhöhte Frische des inneren Menschen (Tonus, Blutleben, Sekretionen usw.) wirkt dabei mit. Besser noch als gewissenhaftes aber langweiliges „Müllern“ ist deshalb lebendiger Sport, insbesondere wenn er in Form von (nicht rekordsüchtigen) Wettkämpfen ausgeführt wird; und besonders gut, wenn das nackt erfolgt (Bier). Auch das ist „ethische“ Arbeit, wie wir es oben nannten, einen Stuben- oder Berufssklaven so auf ein anderes biologisches Niveau zu bringen! Für Mädchen und Frauen habe ich sehr schöne Erfolge von rhythmisch-gymnastischer Betätigung gesehen: die Heilkraft gemeinschaftlicher Übungen im Rhythmus (vgl. Laubi), ist erstaunlich groß; und daß die Betreffenden hier unter künstlerischer Leitung [1]) manches unerfüllte Treiben und Sehnen, manche verklemmte Wallung sublimieren und loswerden können, wirkt lösend auf den ganzen Menschen. Verkrampften und Gehemmten — einem Hauptkontingent der chronisch Verstopften — kann man vielfach gar nicht besser helfen!

Bei verkrampften Menschen hat sich mir die nach Cornelius benannte Massage oft gut bewährt — stets als Ganzkörper-, nicht als nur Bauchmassage [2]). Die übliche Massiererei auf dem Bauch herum ist ein sinnloses Bemühen.

---

[1]) Von den mir bekannten Systemen halte ich die von Laban und M. Wigman für die besten. Ich warne vor unbeseelten Methoden, die im Stil der schauderhaften Freiübungen der Schulen veröden; auch die Methode Mensendieck entstammt zu sehr der gehirnlichen Ratio der Amerikanerin. Der theosophische Einschlag Labans gibt auch ihm leider einen etwas rationalen Charakter.

[2]) Von der Möglichkeit und Wirksamkeit der Corneliusmassage überzeuge man sich nicht durch gedankliche Theorien, sondern mit dem fühlenden Finger!

Auch für diese therapeutischen Hinweise gilt, was im vorigen Kapitel die Diagnostik der Magendarm-Neurosen betreffend gesagt wurde: daß dem erfühlenden Ermessen des Arztes stets Vieles, oft Entscheidendes überlassen bleibt. Das ist in der inneren Klinik nicht anders — nur daß man dort nicht wissen will, wie stark persönlich schon die Deutung eines Symptom- und Krankheitsbildes sowie eines Heilplanes ist —. In der Psychoneurosenlehre kommt man meines Erachtens um diese Einsicht nicht herum. Deshalb konnte auch dieser therapeutische Teil nur Grundakkorde anschlagen, aus denen die besondere Melodie des einzelnen Falles jedesmal neu und individualisierend gefunden werden muß.

Psyche und Hautkrankheiten.

Von

Dr. James Strandberg,

Dozent für Dermatologie und Syphilidologie am Karolinischen Institut in Stockholm.

I. Einleitung.

Obwohl die meisten Symptome einer Hautkrankheit der direkten Untersuchung zugänglich sind und sich unter unseren Augen entwickeln, ist die Ursache vieler Dermatosen noch unbekannt. Das beruht zum Teil darauf, daß die Ätiologie der Hautkrankheiten, wenn man von den infektiösen und traumatischen absieht, fast nie in einer einzelnen und in einer von außen kommenden Noxe zu suchen ist. Mehrere, und zwar meist tiefliegende Veränderungen greifen im allgemeinen ineinander. Diese können nun zum Teil in Organveränderungen, z. B. des Verdauungstraktes, bestehen, aber oft sind diese Ursachen schwerer aufzudecken oder zu definieren, obgleich sie sich deutlich vorfinden. Disposition, Diathese, Konstitutionsanomalien, Allergie u. a. m. sind Erklärungen, zu denen gerne gegriffen wird. Die Zeit ist nämlich endgültig vorbei, da die Haut als Organ sui generis angesehen wurde, deren Krankheiten keinen Einfluß auf andere Körperteile oder vice versa hätten.

Unter den Patienten, die dermatologische Abteilungen aufsuchen, findet sich ein großer Prozentsatz mit krankhaften Veränderungen in anderen Organen. Für den Dermatologen gilt es, in jedem Falle abzuschätzen, ob das eine Zufälligkeit ist oder ob sich irgend ein Zusammenhang zwischen dieser Krankheit und den Hautsymptomen findet. Man kann es als gesichert hinstellen, daß je erfahrener ein Praktiker ist, desto öfter wird er einen gewissen Kausalzusammenhang nachweisen können.

Oft begegnen wir bei Patienten mit Hautkrankheiten psychischen Veränderungen von verschiedener Art, von leichten nervösen Störungen bis zu ausgesprochenen Psychosen. Man kann sich nun fragen, ist das Zufall oder finden sich einige Voraussetzungen zur Annahme, daß ein Zusammenhang zwischen der Hautkrankheit und der Psyche bestehen kann. Wir wollen nun in Kürze die Möglichkeiten hiefür überblicken.

Die Epidermis und das Zentralnervensystem entwickeln sich beide vom selben Keimblatt (Ektoderm). Schädigungen dieses oder Hemmungen in der embryonalen Entwicklung können nun Veränderungen hervorrufen, sowohl in der Haut als auch im Gehirn und Nervensystem.

Die Haut ist weiter ein Sinnesorgan, das in ständigem Kontakt mit dem Großhirn via Nervensystem steht. Daß sich dessen pathologische Zustände in der Haut widerspiegeln, ist ebenso denkbar, als daß zerebrale Läsionen Augenhintergrundsveränderungen bedingen.

Bei funktionellen Störungen im Nervensystem, wie bei Hysterie und Neurasthenie, vermögen natürlich die Patienten Symptome eines jeden Organsystems zu simulieren oder sich zu suggerieren, darunter auch solche von seiten der Haut. Bei der Hysterie zeigen sich Sensibilitätsstörungen schon als gewöhnliches Zeichen. Daß die Haut, die einer Untersuchung so leicht zugänglich ist, und bei der geringe Veränderungen so häufig sind, in vielen Fällen einen Lieblingsplatz für Beschwerden der Neurastheniker darstellt, ist klar. Rein sekundär finden sich auch Möglichkeiten für Hautsymptome bei bestehenden Neurosen: Es können nämlich Veränderungen z. B. der Magen- und Darmfunktion, auftreten und diese Unregelmäßigkeiten bei der Verdauung und Ernährung vermögen rein physiologisch eine Disposition für Hautkrankheiten zu schaffen.

Das sympathische Nervensystem hat äußerst wichtige Aufgaben sowohl betreffs der Psyche als auch der Haut zu erfüllen. Der Gefäßtonus, der die Zirkulation in der Haut regelt, steht unter dem Einfluß des Sympathikus. Dasselbe gilt von den vegetativen Veränderungen der Haut. Die innere Sekretion, deren Einfluß oft durch den Sympathikus übermittelt wird, kann sowohl in der Haut als auch in der Psyche Veränderungen hervorrufen, weshalb Erkrankungen dieser Art oft gemeinsam auftreten als Symptome ein und derselben Ursache. Schließlich soll noch erwähnt werden, wie psychische Erkrankungen oft die Sorge für eigene Hygiene verändern. Eine Folge davon können natürlich verschiedene parasitäre und impetiginöse Hauterkrankungen sein. Weiters können Heilmittel der verschiedensten Art, die bei abnormen Sinneszuständen verordnet werden, Heilmittelexantheme hervorrufen.

Dieser kurze Überblick zeigt, daß ein Zusammentreffen von Hautaffektionen und psychischen Störungen sehr leicht möglich ist. In gewissen Fällen erfolgt dies rein zufällig, in anderen Fällen kann eine gemeinsame Ursache bestehen und die eine Erkrankung, z. B. die psychischen Störungen, die Veränderungen in der Haut hervorrufen oder umgekehrt. Im folgenden soll nun die Frage der psychogenen Dermatosen oder besser der Einfluß der psychischen Momente bei Entstehung von krankhaften Veränderungen in der Haut Erörterung finden.

II. Kongenitale Mißbildungen.

Was zunächst das gemeinsame Vorkommen von angeborenen Mißbildungen in der Haut und psychischer Minderwertigkeit betreffen, ist ein solches oft beobachtet worden. Sicher gilt dies für einen Teil von familiären Hautveränderungen verschiedener Art. Am meisten bekannt dürfte diese Kombination bei der multiplen Fibromatose Recklinghausens oder besser gesagt Neurinome sein, da diese Tumoren, wie Verocay zeigte, ihren Ausgang nicht von dem gewöhnlichen Bindegewebe, sondern von solchem mit neurogenem Stützgewebe nehmen. Auch bei Adenoma sebaceum (Pringle), ausgebreitetem oder systematisiertem Naevi, hochgradiger Ichthyosis, Epidermolysis bullosa hereditaria und vielen anderen Dyskeratosen kann man denselben Zusammenhang erkennen. Ferner finden sich familiäre Fälle von Haaranomalien, z. B. Alopecia congenita, Nagelveränderungen, wie angeborene Pachonychie und Onychogryphosis mit gleichzeitigen psychischen Defekten erwähnt. Das Gleiche gilt von einem Teil von ausgebreiteten Pigmentanomalien, wie beim Albinismus (cf. Bettmann). Hier kann auch die von Unna als Cutis verticis gyrata beschriebene eigentümliche Furchung, Erweiterung und Verdickung der Haut am Hinterkopf eingereiht werden. Diese ziemlich seltene Anomalie — nach Fischer waren 1922 in der Literatur nur 128 Fälle bekannt — findet man meist bei psychisch

Abnormen, besonders mikrozephalen Idioten. Eine Aufzählung aller Fälle, die sich in der Literatur über ähnliche Zusammenhänge finden, dürfte zu weit führen und im Rahmen dieser Arbeit von geringem Interesse sein. Was die Arten der psychischen Veränderungen betrifft, so beobachtet man alle Übergänge von leichten Geistesstörungen mit Defekten und Schwächezuständen bis zu Epilepsie, Idiotie, Hydrocephalus u. a. m.

Die Ursachen der gleichzeitigen Hautmißbildungen und der psychischen Abnormitäten liegen wohl in vorausgegangenen Schädigungen des Ektoderms im Fötalleben, aber eine bestimmte Angabe des auslösenden Momentes ist nur sehr schwer möglich. Blutsverwandtschaft oder degenerative Faktoren in der Aszendenz auf Grund von Alkoholabusus, Syphilis u. a. m. spielen in einem Teil der Fälle eine Rolle. Fournier war ein eifriger Verfechter der Auffassung, daß der Syphilis in dieser Hinsicht eine große Bedeutung zukommt, obgleich er fast jeden unbedeutenden Naevus oder Mißbildung als ein Zeichen syphilitischer Erkrankung bei einem Vorfahren erklären wollte und so wohl zu weit gegangen ist. Mißbildungen können entweder direkt ererbt sein oder auch durch Störungen im fötalen Stoffwechsel hervorgerufen werden.

Roger und Mattei haben in jüngster Zeit das Zusammentreffen von Epilepsie und angeborenen Hautentwicklungsstörungen, wie das Adenoma sebaceum, Naevi vasculosi oder verrucosi, symmetrische Lipome und Recklinghausens Krankheit zur Grundlage ihrer Erörterungen gemacht. Sie erklären, daß in diesen Fällen Veränderungen im Gehirn z. B. eine tuberöse Sklerose die psychischen Symptome hervorrufen, und machen den Vorschlag, derartige Krankheitskomplexe unter dem Namen „Neuroektodermom" zusammenzufassen.

Mitteilungen über derartige Beobachtungen finden sich schon in früherer Literatur: Pelagatti hat einen Fall von Adenoma sebaceum beschrieben, bei dessen Obduktion eine tuberöse Hirnsklerose, Rhabdomyome in Herz und Nieren nachgewiesen wurden. In gewissen Fällen von ausgebreiteten Naevi hat man bei der Obduktion neben den Naevis analoge Bildungen im Gehirn gefunden (Grahl, Obendorfer). Lier, Galewsky, Kreibich u. a. m. sahen gleiche Veränderungen bei Recklinghausens Krankheit.

III. Psychogene Erscheinungen an der Haut.

1. Pathophysiologische Vorbemerkungen.

Der Einfluß psychogener Momente auf die Entstehung von Hautkrankheiten ist sehr schwer abzuschätzen. Vermutungen und Annahmen finden sich in reichlicher Menge, aber wirkliche Beweise fehlen. Daraus folgt, daß man dieser Frage mit großer Skepsis entgegentreten muß, weil sonst die Phantasie allzu freien Spielraum hat. Vor Beginn der bakteriologischen Ära, also vor 1880, spielte das Nervensystem eine bedeutende Rolle bei der Erklärung von verschiedenen Erscheinungen in der allgemeinen Pathologie; besonders in Frankreich übte Charcot einen mächtigen Einfluß in dieser Richtung aus. Man nahm ohneweiters an, daß Entzündungen, Anomalien u. a. m. auf funktionellen Störungen im Nervensystem beruhen könnten. Noch im letzten Jahrzehnt des vorigen Jahrhunderts galt hauptsächlich Cuviers bekannter Ausspruch: „Das Nervensystem ist im Grund genommen das ganze Lebewesen. Die anderen Systeme sind nur zu seiner Unterstützung vorhanden." Auch in der Dermatologie wurden diese Erklärungen oftmals zu Hilfe genommen (cf. Leredde). Die meisten, in ihrer Ätiologie unbekannten Dermatosen wurden ohneweiters unter den Begriff trophische Störungen eingereiht. Leloir, der ausführlich die trophischen Hautneurosen beschrieb, rechnet die größte Anzahl von Hautkrankheiten dazu, sogar pustulöse Affektionen und die Lepra. Später hat man eine nach der anderen Erkrankung von der Gruppe der nervösen Leiden abgetrennt. Daß aber psychische Zustände dennoch viele Hautveränderungen bewirken können, ist doch deutlich, und daß diese Frage ständig ins Kalkül gezogen werden muß, liegt außer allem Zweifel. Wir brauchen bloß an die alltäglichen Vorkommnisse, so z. B. an die Zirkulationsstörungen in der Haut zu denken. Daß die Schamröte, Erythema pudoris, durch einen Affekt ausgelöst wird, ist wohl unzweifelhaft und geht schon aus dem Namen hervor. Zuweilen trifft man eine Urtikaria, entstanden durch psychischen Einfluß, Urticaria psychica (Merklen, Jesionek und andere mehr). Gleichzeitig wissen wir, wie Schreck Erbleichen, gesteigerte Schweißsekretion, Gefühl von Kühle u. dergl. bedingen kann.

Um das vasomotorische Phänomen richtig zu verstehen, muß man sich an den Mechanismus erinnern, der den Gefäßtonus regelt. Darauf näher einzugehen, würde zu weit führen, es soll nur auf die ausgezeichneten Darstellungen hingewiesen werden, die sich darüber in Müllers Arbeit „Die Lebensnerven" finden.

Es ist ja zur Genüge bekannt, daß bei der Regelung des Gefäßtonus eine Menge ungleicher Faktoren eine Rolle spielen: Psyche, Vagus und Sympathikus. Die Wirksamkeit der inneren Sekretion beeinflußt all das. Daraus dürfte ohneweiters hervorgehen, daß man in der Praxis nicht so leicht die Affektionen trennen kann wie in der Theorie, bei denen die eine oder die andere der angeführten Komponenten mehr in den Vordergrund tritt. Die Erfahrung hat weiter gelehrt, daß die Dermatosen, die sich als vasomotorische oder trophische Störungen äußern, keinen klinisch einheitlichen Begriff darstellen, sondern im allgemeinen zufällige Symptome bei verschiedenen nervösen oder psychischen Leiden sind. Hautveränderungen, die für gewisse Sinneskrankheiten typisch sind, sind noch nicht bekannt. Kombinationen von Hautveränderungen mit psychischen Defekten sind doch mehr oder minder gewöhnlich, und ihr Verhalten wollen wir hier näher untersuchen.

2. Funktionelle Neurosen.

Die funktionellen Neurosen disponieren für verschiedene Hautaffektionen, ein großer Teil von eigentümlichen Formen von künstlich erzeugten Hautveränderungen und Dermatophobien können hieher gerechnet werden. Hysterische Personen zeigen zuweilen Dermatosen, die auf künstlichem Weg hervorgerufen worden sind. Erytheme, bullöse und gangränöse Ausschläge von mehr oder minder eigentümlichem Aussehen sind so manchmal als „simulierte" Affektionen zu bezeichnen. In einzelnen Fällen kann die Diagnose leicht sein, in anderen glückt es den Patienten für kürzere oder längere Zeit den Arzt zu täuschen. Ich will hier einige typische Beispiele aus meiner Praxis anführen.

Eine junge Frau suchte mich wegen eines auf Armen und Beinen lokalisierten Ausschlages auf. Die Veränderungen bestanden aus parallelen, geradlinigen Streifen, die sich überkreuzten. Die Streifen waren lebhaft gerötet und zeigten in der Mitte Geschwürbildung. Das Aussehen dieses „Ausschlages", der ihre Angehörigen so erschreckt hatte, war derartig, daß der Verdacht auf Simulation sofort auftauchte. Schließlich gab die Patientin die Richtigkeit meiner Vermutung zu. Die Streifen waren durch eine in Fäzes getauchte Nähnadel hervorgerufen worden.

Eine andere Frau zeigte eigentümliche kontusiforme Flecken an der linken Körperseite. Linksseitige Anästhesie. Die Flecken waren durch Kneifen mit den Fingern erzeugt worden.

Eine demente Frau wurde mit einem Hautausschlag in das Krankenhaus St. Göran eingeliefert. Die Affektion konnte von den Ärzten der Irrenanstalt, wo sie längere Zeit war, nicht erkannt werden. Es bestanden breite Keloide und mehrere eigentümliche gangränöse Läsionen. Die letzteren traten periodisch auf und hinterließen die oben erwähnten Keloide. Die Wunden wurden tatsächlich durch Säuren und andere Ätzmittel hervorgerufen, die sie in unbewachten Augenblicken zu verwenden wußte.

Eine Menge gleicher Beobachtungen sind veröffentlicht worden. Rasch hat einen sehr instruktiven Fall mit eindeutigen Bildern mitgeteilt. Thibièrge, der die Frage der simulierten Eruptionen in „La pratique" dermat. erörtert, erwähnt unter anderem einen Mann, der in Paris in den Krankenhäusern zu verschiedenen Malen mit den differentesten Diagnosen auftauchte. Schließlich wurde er als Simulant erkannt und zeigte sich als Meister in seinem Fach. Mit allen möglichen Instrumenten, so einem Uhrschlüssel, einer Gabel und einer Bürste, brachte er sich Ausschläge von jedem gewünschten Typus bei, wie Scharlach und Variola.

Einen bemerkenswerten Fall, der zeigt, wie weit ein Patient seine Umgebung täuschen kann und welche furchtbaren Folgen dies mit sich bringen kann, hat Dieulafoy publiziert.

Es handelt sich um einen 30jährigen Beamten, der seit einem halben Jahre wegen einer immer wieder rezidivierenden Affektion behandelt wurde, die sich in brandigen Wunden auf Arm und Füße äußerte. Die Wunden heilten mit Hinterlassung von Keloiden. Da diese Erkrankung keine Tendenz zur Abheilung zeigte, wurde versuchsweise eine Elongation der Nerven am linken Arm vorgenommen. Darauf verschlechterte sich der Zustand, es stellten sich starke Schmerzen und neue gangränöse Herde ein. Ein zu Rate gezogener Chirurg schlug die Amputation des Armes vor, welche Operation mit Zustimmung des Patienten vorgenommen wurde. Die Amputationswunde heilte per primam, kurz nachher traten aber neue gangränöse Herde auf, zum Teil im Amputationsstumpf, teils am rechten Arm. Dieser wäre sicher ebenfalls amputiert worden, wenn nicht die Ursache durch Zurateziehung Dieulafoys erkannt worden wäre. Dieser fand als Ursprung der Erkrankung artifizielle Hautveränderungen. Mit vieler Mühe gestand der Patient, daß er sich selbst diese Läsionen durch Kalilauge beigebracht hatte. Patient gab an, daß die Selbstschädigung nicht darauf ausging, von einer Krankenkasse eine Begünstigung oder eine Arbeitsbefreiung zu erlangen, sondern direkt durch einen unbezwinglichen Drang verursacht wurde. Der Mann, der im übrigen scheinbar vollkommen normal war, war von dem Wunsche beseelt, seine Umgebung, besonders jedoch die ihn behandelnden Ärzte zu täuschen. Es bestand direkt eine Zwangsidee. Nicht weniger als 15 Ärzte hatte er auf diese Weise getäuscht. Nachdem der Patient als Betrüger entlarvt worden war, schwand diese Zwangsidee und er fühlte sich befreit, „wie ein ganz anderer Mensch".

Oberarzt Dr. Nils Holmin am Stockholmer Krankenheim hatte die Liebenswürdigkeit, folgenden Fall mir mitzuteilen, der große Ähnlichkeit mit dem von Dieulafoy beschriebenen hat, obzwar dieser für den Patienten viel tragischer ausging.

Eine im Jahre 1882 geborene Frau war in den Jahren 1905 bis 1907 in einem der städtischen Krankenhäuser wegen Geschwüren an den Beinen in Behandlung. 1912 wurde das rechte Bein ober dem Knie amputiert, da das Geschwür immer größer wurde und keinerlei Tendenz zur Heilung zeigte. Später wurde sie zweimal im Spital wegen sogenannter trophoneurotischer Wunden am linken Bein behandelt, welches schließlich ebenfalls amputiert wurde. Nun zeigten sich Geschwüre an den Armen und die Patientin suchte deshalb das Stockholmer Krankenheim auf. Hier wurde sie als Simulantin erkannt. Die Wunden waren künstlich auf mechanischem Wege und durch Chemikalien hervorgerufen. Sensibilitätsstörungen bestanden nicht. Am 28. April 1923 bekam die Patientin plötzlich einen Tobsuchtsanfall, zerschlug Möbel und Fenster, schrie und tobte. Sie war früher schon unruhig und halluzinierte. Die Patientin wurde ins Spital gebracht und längere Zeit beobachtet. Nach den letzten Mitteilungen wohnt sie jetzt zu Hause und ist vollkommen ruhig. Die Patientin lebte in geordneten finanziellen Verhältnissen und litt keine Not, sondern freute sich bloß, ihre Umgebung irrezuführen.

Dieulafoy will diese eigentümlichen Zwangshandlungen in der Absicht sich selbst zu schaden (Desiderium nosocomiale), von der Hysterie trennen und glaubt, daß diese auf einer besonderen Form von Geisteskrankheit beruhen, die er als Pathomimie bezeichnet. Dieser Name findet sich bereits verschiedenenorts in der Literatur bei Erwähnung von selbsterzeugten Hautaffektionen zu Simulationszwecken.

Die Pathomimie erinnert teils an das merkwürdige Gehaben der sog. „Schlucker", meist psychisch minderwertiger Individuen, welche Münzen, Nägel und ähnliche Gegenstände in ganz fabelhaften Mengen schlucken, teils an die Fakire Indiens, welche durch Verstümmelungen und Selbstquälerei ihre Umgebung verblüffen.

Die artifiziellen Hautaffektionen können wie in den hier berichteten Fällen ohne erkennbaren praktischen Zweck hervorgerufen werden, in anderen Fällen steckt dahinter deutlich der Wunsch z. B. nach Arbeitsbefreiung. Als Beispiel für diese Fälle kann man künstlich erzeugte Hautaffektionen bei Soldaten zwecks Befreiung vom Kriegsdienst anführen. Gougerot, Carpentiro u. v. a. haben die verschiedenen Formen derartiger Hautaffektionen recht ausführlich behandelt. Gouin weist auf die Notwendigkeit hin, daß Ärzte und Militärärzte die Mittel, welche zu Simulationen, und zwar zur Erzeugung von Wunden und Ausschlägen dienen, kennen. In diesem Zusammenhang erwähnt er einen Mann, der durch vier Jahre wegen Bestehen eines Ausschlages, der durch die Rinde von „Daphne gnidium" hervorgerufen wurde, dienstuntauglich war. Die Diagnose derartiger artifizieller Hautaffektionen beruht im allgemeinen auf deren bizarrem Aussehen, welches sie von den gewöhnlichen Dermatosen unterscheidet. Weiters sind sie so lokalisiert, daß das Trauma ohne größere Schwierigkeit durch den Patienten selbst erzeugt werden kann. So ist, wie Latte gezeigt hat, meist die linke Körperhälfte betroffen.

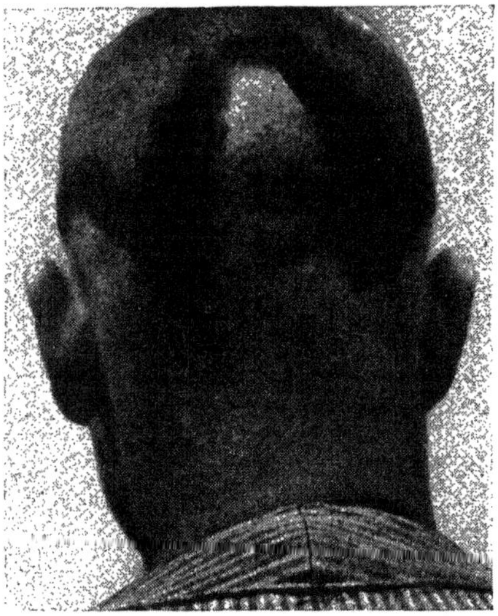

Abb. 8. Trichomanie mit eigenartiger Alopecie bei einem Manne mit Dementia praecox.

Den Ausdruck einer eigentümlichen Zwangshandlung stellt die Affektion, die als Trichomanie oder Trichotillomanie bekannt ist, dar. Sie äußert sich im Haarausziehen gewöhnlich am Kopf, in anderen Fällen auch der Augenbrauen, Barthaare und Lanugohaare. Dadurch kommen atypische, oft fleckweise auftretende Alopezien zustande, die bei der ersten Untersuchung manchmal schwer zu diagnostizieren sind. Zuweilen werden die Haare verschluckt und können sich dann zu großen Haarballen, Trichobezoaren, ansammeln, die auch schon zu Operationen wegen Darmverschluß Anlaß gegeben haben. Nach Dawis fanden sich bis zum Jahre 1921 108 derartige Fälle publiziert. Zuweilen geben die Patienten an, daß das Haarausziehen durch ein Jucken des Haarbodens bedingt sei, in anderen Fällen fehlt aber eine wirkliche Ursache. Der Kranke entfernt sich die Haare, ohne daran zu denken, ähnlich wie beim Nagelbeißen. Die Trichotillomanie wird meist bei hysterischen Individuen beobachtet und kann schon in jungen Jahren auftreten. So habe ich dies außer bei Erwachsenen bei einem zwei- und achtjährigen Kind beobachtet. Im letzterwähnten Fall lag eine ausgesprochene neuropathische Belastung vor. Viele Personen mit psychischer Minderwertigkeit, Psychosen, Struma u. a. m. fanden sich in der Familie.

Im Zusammenhang mit diesen artifiziellen Dermatosen sollen auch die besonders bei Seeleuten und Arbeitern häufigen Tätowierungen erwähnt werden. LOMBROSO sah dies als ein Zeichen von Degeneration, als ein Stigma eines „l'uomo deliquente" an. Diese Auffassung ist sicherlich falsch, zumindest soweit dies die Tätowierungen bei Männern betrifft. Anders verhält es sich natürlich in den Fällen, wo die Bilder und Inschriften obszön und pornographisch sind. Doch sind Inskriptionen dieser Art in größeren Zusammenstellungen über Beobachtungen von Tätowierungen relativ selten (cf. GRÖN). Bei Frauen sind die meisten Beobachter darin einig, daß man Tätowierungen bloß bei tiefstehenden Bevölkerungsschichten, Prostituierten oder sonstigen sozial minderwertigen Individuen antrifft. RUDOLF BERG gibt an, daß unter 804 Puellae publicae 10% Tätowierte sind, während unter 1502 Geheimprostituierten bloß 2% gefunden wurden. Die Untersuchungen über Tätowierungen haben bis jetzt noch nicht an Interesse verloren und viele Autoren beschäftigten sich damit von verschiedenen Gesichtspunkten aus.

Von französischer, aber auch von deutscher Seite, so z. B. SCHELENZ-AHLGREEN, wird behauptet, daß die Mensurnarben der deutschen Korpsstudenten den Tätowierungen ähnlich seien. Pathomimie, Tätowierungen und in einzelnen Fällen möglicherweise auch die Mensurnarben haben alle einen gemeinsamen Zweck, nämlich der Haut ein Aussehen zu geben, das das Interesse der Umgebung weckt, eventuell Bewunderung hervorruft.

Juckgefühl ist die gewöhnlichste subjektive Beschwerde bei Dermatosen; es kann die verschiedensten Ursachen haben, sowohl innere wie äußere, selbstverständlich auch durch nervöse und psychische Momente hervorgerufen werden. Ein Großteil der Nervenerkrankungen, wie Tabes, Paresen, Paralyse usw. können Juckgefühl hervorrufen (cf. FÉRÉ), ebenso wird es bei Morbus Basedowi und bei depressiven psychischen Zuständen beobachtet. Aus der alltäglichen Erfahrung wissen wir, welch schmerzhafte Sensationen Juckgefühl bei empfindlichen Personen auslösen kann. Ebenso bekannt ist es, daß das Juckgefühl durch Suggestion vermindert oder zum Verschwinden gebracht werden kann. Diese Gefühle können zuweilen in stark betonte Zwangsvorstellungen ausarten. Jeder Dermatologe wurde sicher oftmals schon von Patienten konsultiert, die selbst nach durchgemachter Krätzekur von ihrem Juckgefühl nicht befreit wurden, obwohl die Therapie lege artis ausgeführt wurde. So ist nun eine Skabiophobie aufgekommen, die zweifellos sehr schwer sein kann. Bei Neuropathen kann die Furcht vor Krankheiten so ausgesprochen sein, daß sich daraus ein schwerer abnormer Sinneszustand entwickeln kann. Diese Personen sehen und fühlen Insekten auf ihrer Haut.

Ein kürzlich beobachteter Fall sei zur Illustration hier angeführt. Eine 55jährige Dame, körperlich gesund, befragte mich wegen eines intensiven Juckgefühles, das sie seit mehreren Wochen verspürte. Sie führte dieses auf kleine Tiere zurück, die auf und in ihrer Haut kriechen. Trotz mehrfacher Untersuchungen konnte nichts Derartiges gefunden werden. Die Frau war dennoch überzeugt, daß das Juckgefühl auf kleine Tiere beruhe. Beim nächsten Besuch brachte sie eine Menge kleiner Papierpakete mit verschiedener Aufschrift mit: „von der Haut, vom Bett, vom Dienstmädchen usw." Die Pakete enthielten Baumwollfasern, auf denen kleine schwarze Partikeln zu sehen waren; in diesen sah sie die oben angeführten Tiere, die sie an den angegebenen Plätzen eingefangen hatte. Diese Tiere krochen überall, wo sie hinsah. Die makro- und mikroskopische Untersuchung ergab, wie zu erwarten, ein negatives Resultat. Die schwarzen Punkte bestanden aus Erde, Pflanzenteilen usw. Die Patientin hatte sich mehrere Male Wäsche und Kleider desinfizieren lassen und konnte trotzdem nicht davon überzeugt werden, daß all das eine Wahnvorstellung ihrerseits sei. Da sich eine dermatologische Therapie als effektlos erwies, wurde sie an einen Psychiater gewiesen.

Gleiche Fälle scheinen, wie von THIBIÈRGE und PERRIN hervorgehoben ist, nicht sehr selten zu sein. Auch Intoxikationen, besonders von Kokain und Narcoticis disponieren laut französischen Angaben zu Parasitophobien. So hat BECHET neuerlich über einen Morphinisten berichtet, der sich von roten Maikäfern gebissen glaubte, die niemand anderer sehen konnte. Dermatophobien können auch kontagiös werden, indem durch Suggestion die Umgebung des Ersterkrankten von Pruritus und Wahnvorstellungen ergriffen wird. DUBRUILH und MAILLARD sprechen sogar von einer Dermatophobie familiale. Auf dem nordischen Dermatologenkongreß in Helsingfors im Herbst 1924 berichtete GRÖN über diese Form von Dermatophobie und teilte mehrere selbstbeobachtete Fälle mit. In diesem Zusammenhang mögen auch einige andere Formen von Dermatophobien genannt werden. Folgender vor kurzer Zeit beobachteter Fall kann möglicherweise hieher gerechnet werden.

Es handelt sich um einen 22jährigen Studenten, der einen tiefsinnigen Eindruck macht, im übrigen aber normal und körperlich gesund ist. Er konsultierte mich wegen eines vermeintlichen üblen Geruches nicht aus Mund und Nase, aber von der Haut. Diese Erscheinung beobachtete er schon seit 4 bis 5 Jahren. Er ist äußerlich wohlgepflegt und wechselt oft die Kleider, da sie sehr schnell widrig riechen. Er sieht, daß die Umgebung ihn wegen des Geruches meidet, der sich rings um ihn verbreitet. Niemand habe ihm dies zwar gesagt, aber er sieht doch, wie die Personen, die mit ihm in Berührung kommen, sich die Nase zuhalten oder es ihm auf andere Weise zeigen, daß er übelrieche. Er versuchte schon durch gründliches Baden, Salben und Pudern und mit verschiedenen desodorierenden Mitteln dagegen aufzukommen, doch hat bisher nichts genützt. Bei der Untersuchung der Haut zeigt sich diese normal und wohlgepflegt. Irgend einen fremden Geruch konnten weder ich noch ein befragter Neurologe konstatieren. Es handelt sich hier zweifellos um eine paranoide Wahnvorstellung.

Als Dermatolog wird man recht oft von Frauen mit Hypertrichosis konsultiert, bei denen depressive Symptome sehr hervorragend sind. Oft ist es ein Gefühl von Minderwertigkeit, ein Gefühl, nicht „ein richtiges Weib" zu sein, welches die Patienten am meisten plagt. Dieses ist nicht nur in schweren Fällen von Hypertrichosis der Fall, sondern auch da, wo man kaum von abnormem Haarwuchs sprechen kann.

Unter Erythrophobie hat DONATH einen Zustand beschrieben, bei dem der Patient, der vasomotorisch labil ist, mit Leichtigkeit errötet und Angst hat, um zu erröten. Zuweilen kann die Röte mit Schmerzen oder psychischer Erregung vereinigt sein und so schwere psychische Reaktionen hervorrufen, so daß durch diese tiefgehenden Störungen sogar Selbstmordgedanken auftreten können. DONATH hat diesen Zustand bei einem jungen Neuropathen beschrieben, dessen Schwester dasselbe Symptom darbot. Er bezeichnet dies als eine „vasomotorische Psychoneurose", die an der Grenze wirklicher Psychosen steht.

Alle die hier genannten Erkrankungen, wie Pathomimie, Trichomanie und die verschiedenen Formen von Dermatophobie sind rein psychogener Natur und dürften wohl ein und dieselbe Erklärungsmöglichkeit zulassen. Anders verhält es sich bei dem gewöhnlichen Jucken, beim Pruritus. Dieser kann bekanntlich generell oder lokalisiert sein, so z. B. Pruritis genitalis, analis oder lingualis. Äußere Reizmittel, aber vor allem Intoxikationen können ihn verursachen, zuweilen aber fehlt jedes auslösende Moment. Manchmal macht das

Jucken den Eindruck eines rein nervösen Symptoms. Bei einzelnen Individuen entwickeln sich im Zusammenhang damit tiefgehende depressive Zustände, welche sogar bis zum Suicid führen können.

Einige Verfasser, so Besnier und Leredde, verneinen, daß ein Pruritus auf rein zerebrospinaler nervöser Basis entstehen kann. Ehrmann meint, daß bei Tabes, Zoster und anderen anatomischen Nervenschäden bloß Parästhesien, jedoch kein Pruritus resultieren könne. Letzterer wird in der Regel durch Intoxikationen bedingt. Die Neurasthenie ist für das Auftreten einer Neurodermitis und dem vorhergehenden Juckgefühl nicht das direkt auslösende Moment, sondern kommt immer erst sekundär durch Einwirkung auf Darm- und Digestionsapparat zustande.

Es mag sein, daß die Negierung der Möglichkeit eines psychogenen Juckgefühles zu weit führen würde, aber ganz sicher ist eine Reaktion nötig gegen die oft mißbrauchte und allzu leichtfertige Art, fast alle Formen von Pruritus auf rein nervöse Weise zu erklären. Trotzdem aber muß man daran festhalten, daß psychogene Momente sowohl bei der Entstehung als auch beim Verlauf verschiedener Dermatose einen Einfluß haben können. Der „Jucken auslösende Koeffizient" ist bei verschiedenen Individuen verschieden und im allgemeinen sehr groß bei nervösen Leuten.

Ein Problem, das eifrig diskutiert und über welches die Meinungen heute noch geteilt sind, ist die Frage des spontanen angioneurotischen Gangräns und dessen Entstehung. Schon in früher Zeit findet sie sich unter dem Namen Stigmatisationen, besonders im Verlaufe der mittelalterlichen psychischen Epidemien. In einer jüngst erschienenen Arbeit hat Jakobi darüber berichtet. In der dermatologischen Literatur sind bullöse, ulzeröse oder gangränöse Ausschläge beschrieben, welche als rein neurogene Symptome aufgefaßt werden. Pemphigus chloroticus oder Pemphigus histericus. Herpes Zoster atypicus sive gangraenosus (Kaposi), akutes multiples Hautgangrän (Doutrelepont) sind die gewöhnlichsten Benennungen dieser Erkrankungsform. Viele Forscher haben eindeutig erklärt, daß sämtliche Fälle artifizielle Ausschläge vom oben geschilderten Typus oder aber Folgen von Infektionen oder Intoxikationen seien. Unter den Autoren kann man auch Babinsky anführen, der den Satz aussprach, daß die Hysterie nicht imstande sei, trophische Störungen hervorzurufen. Darier, Gougerot, Török und mehrere andere bekannte Dermatologen stehen auf demselben Standpunkt. Towle glaubt ebenfalls nicht an eine spontane, sogenannte hysterische Gangrän und führt unter anderem an, daß man klinisch artifizielle von spontanen Schäden der oben angegebenen Art nicht unterscheiden kann, und diese Gleichheit berechtigt zu der Annahme, daß sämtliche derartige Fälle artifizieller Natur seien. Diese letzteren Veränderungen seien nämlich keineswegs ungewöhnlich und könnten so oft Anlaß zu Fehldiagnosen geben. Róna kommt auf Grund seiner Erfahrung zu dem Resultat, daß jeder Fall von hysterischem spontanen Gangrän sich bei gründlicher Untersuchung als eine Simulation herausstellt. Cavagnis ist derselben Ansicht. Unter den neueren Forschern tritt Kreibich nachdrücklichst für eine andere Auffassung ein. Auf Grund von Beobachtungen und Experimenten hat er die Lehre von den Angioneurosen wieder aufgenommen und weiter entwickelt, die zuerst von Eulenburg aufgestellt wurde, später aber wieder verschwand. Zuweilen kann ein auf psychogenem Wege entstandenes Erythem für kürzere oder längere Zeit als ein pathologischer Zustand bestehen. Dieses Phänomen, das Eulenburg *Rubor essentialis sive neuroticus* genannt hat, findet man nicht selten öfters in einer Familie. So kann ein fast physiologisch auftretendes Erythem, eine vasomotorische Reaktion, zufolge einer besonderen Disposition länger bestehen bleiben und wegen seiner langen

Dauer pathologisch werden. Der Schritt von da zu den anderen sogenannten Angioneurosen ist nur mehr graduell. Zu dieser Gruppe rechnet KREIBICH außer dem Pemphigus hystericus auch die Urticaria perstans papulosa, Herpes Zoster und simplex, Quinckes Ödem, die Urticaria, lichenoide Erkrankungen, Erythromelalgie, die Raynaudsche Krankheit, Sklerodermie, Erythema exsudativum multiforme und gewisse Formen von Ekzem. Für die Erklärung des angioneurotischen Phänomens hat er den Begriff des „Spätreflexes" gesetzt, im Gegensatz zu dem schnell verlaufenden Gefäßreflex. Was die neurotische Gangrän anlangt, so hält KREIBICH diese für eine typische Angioneurose, bedingt durch einen urtikariellen anämischen Infarkt, der seinerseits auf einer sympathischen Reflexneurose beruht, die entstanden ist durch gesteigerte Reizbarkeit im vasodilatatorischen Zentrum. Er führt Krankengeschichten von Fällen hysterischer Gangrän an und meint weiter, daß er sich experimentell von der psychogenen Natur überzeugt hätte. Bei Versuchspersonen konnte er nämlich Hautblasen hervorrufen. Diese Auffassung KREIBICHS wird von mehreren anderen Forschern geteilt, die die gleiche Beobachtung gemacht haben. Es wären hier zu nennen COHNSTAMM, BUNNEMANN, HELLER-SCHULTZ, PERNET, PINNER, POLLAND, SOBOTKA, SZÖLÖSY, WERTHER u. m. a. CRONQUIST und BJERRE haben einen Fall beschrieben, bei dem eine spontan hysterische Gangrän vorlag und deren Symptome, die jeder anderen Therapie trotzten, bei hypnotischer Behandlung zurückgingen.

Gegen KREIBICH erhob sich mehrfach eine kräftige Opposition, vor allem von TÖRÖK, welcher kategorisch die Beweiskraft der angeführten Argumente verneint. Die durch Suggestion hervorgerufenen Blasen und Hautläsionen hält er für künstliche Produkte und glaubt, daß der Beobachter wegen mangelnder Kontrolle und kritikloser Leichtgläubigkeit getäuscht wurde. STERN, der sonst auch KREIBICHS Ansichten teilt, hat im Laufe dieser Polemik auf seine Arbeit in dieser Frage hingewiesen. Von anderen bekannten Dermatologen, die hier einen abweisenden oder zumindest einen abwartenden Standpunkt einnehmen, sind JADASSOHN, EHRMANN und RASCH zu nennen. Ersterer setzt sich dafür ein, daß eine spontane hysterische Gangrän überhaupt nicht existiere, wenn er von seinem eigenen Beobachtungsmaterial ausgeht. Was ein derartiger Ausspruch eines so erfahrenen Dermatologen zu bedeuten hat, muß wohl nicht erst ausgeführt werden. Im weiteren Verlaufe seiner Ausführungen fügt er vorsichtigerweise noch hinzu: „Aber die verschiedenen Beobachtungen von KREIBICH, COHNSTAMM, PINNER legen uns doch eine gewisse Reserve auf und halten wenigstens mich persönlich von einem so absolut negierenden Standpunkt zurück, wie er oben wiedergegeben ist" (zitiert aus DARIERS Lehrbuch). Diese Auffassung JADASSOHNS scheint unter den Hautspezialisten sehr allgemein verbreitet zu sein. Im Krankenhaus St. Göran in Stockholm konnten wir nie einen Fall von spontaner hysterischer Gangrän beobachten im Gegensatz zu mehreren Fällen von Pathomimie. Es scheint festzustehen, daß vasomotorische Phänomene mit Veränderungen in der Blutzirkulation u. dergl. die Widerstandskraft der Haut gegen äußere Reize herabsetzen können, und diese Folgen vermögen dann dazu beizutragen, daß Reaktionen bei Traumen und bakteriellen Infektionen andere Formen annehmen als in der normalen Haut. Diese Überlegung scheint fast mit den Erklärungen sowohl EHRMANNS als auch RASCHS über das Auftreten von Pemphigus hystericus überein zu sein. SELIGMANN, welcher in einer kürzlich erschienenen Arbeit aus HOFFMANNS Klinik in Bonn die Frage der hysterischen Gangrän behandelte, kommt zu einem gleichen Resultat. Die Entstehung einer Spontangangrän findet nach ihm eine Erklärung in einer Reaktion einer überempfindlichen Haut bei einem unbedeutenden, kaum merkbaren und daher leicht zu übersehenden äußeren Reiz. Diese Erscheinung ist stets die Folge äußerer Einflüsse.

Im Jahre 1912 beschrieben MATZENAUER und POLLAND unter dem Namen *Dermatitis* (später *Dermatosis*) *dysmenorrhoica symmetrica* eine Hautaffektion, die bei jungen Frauen im Zusammenhang mit den Menses auftritt. Sie meinen, daß diese Erkrankung auf einer Dysfunktion der Ovarien beruhe. Die Patientinnen sind meist kleine und nervöse Individuen. Die Frage dieser Erkrankung hat eine lebhafte Diskussion hervorgerufen, an der sich auch KREIBICH und TÖRÖK beteiligten und verschiedener Meinung waren. Der erstere ist der Ansicht, daß diese Erkrankung unter die neurotischen Gangräne eingereiht werden könne, der letztere glaubt, daß diese Veränderungen durch Toxine entstünden, welche via Blutbahn der Haut zugeführt werden. Diese Erscheinungen, die nach den Mitteilungen von BAER, BRAUER, FRIEDEBERG, MATHES, WISE und PANKHURST selten sind, scheinen im übrigen leicht mit künstlich hervorgerufenen Hautschäden oder Heilmittelexanthemen (cf. WIENER) verwechselt zu werden. Ich selbst sah zufällig eine Patientin, deren Krankengeschichte ich hier kurz anführen möchte.

Es handelt sich um eine junge nervöse, körperlich gesunde Frau. Seit zwei Jahren tritt bei ihr bei jeder Menstruation ein bullöser symmetrischer Ausschlag, hauptsächlich an den Genitalien, am Mund und an den Extremitäten auf. Dieses Symptom stellt sich einige Tage vor Beginn der Menstruation ein und verschwindet nach wenigen Wochen. Sie hat schon mehrere Gynäkologen und Internisten befragt und wurde verschiedentlich behandelt, darunter auch mit Abrasio und Ovarialtabletten. Sowohl sie selbst als auch die befragten Ärzte hatten angenommen, daß dieses Symptom mit der Dysmenorrhoe zusammenhänge. Bei näherem Befragen gab die Patientin an, daß sie in den letzten Jahren zur Linderung der Menstruationsbeschwerden Tabletten benütze, die ihr von einer Freundin empfohlen worden seien. Diese enthielten unter anderem Antipyrin. Nachdem sie auf unseren Rat mit diesem Medikament aufgehört hatte, verschwand der Ausschlag, der also sicherlich ein Heilmittelexanthem war.

Dieser Fall zeigt deutlich die Wichtigkeit einer genauen und strengen Kritik bei Stellung der Diagnose derartiger Affektionen.

Nicht nur bei der Frage des Pemphigus hystericus, sondern auch im übrigen fand die Angioneurosenlehre KREIBICHS Widerspruch. Daß neurogene und psychogene Momente in einem großen Teil der Dermatosen eine bedeutende Rolle spielen, ist nicht zu bezweifeln, aber bei vielen Hautaffektionen, die sich durch vasomotorische Störungen kennzeichnen, kann man für deren Entstehung leichter eine Erklärung in Intoxikationen und Infektionen finden. Herpes simplex, Herpes Zoster und Erythema multiforme sind hiefür Beispiele. Das akute Erythem und vereinzelte Fälle von Urtikaria können, wie oben erwähnt, durch einen psychischen Affekt ausgelöst werden, öfters jedoch werden diese Veränderungen durch Intoxikationen hervorgerufen. Während man früher viele Hautveränderungen und beinahe jede Organrelation für rein nervöser Natur hielt, meint man nun, wie BIEDL gezeigt hat, daß die nervösen Beziehungen auf chemischem Wege vermittelt würden. GADELIUS hat sich folgendermaßen geäußert: „Bei gewissen vitalen Funktionen, bei denen man früher mit Nervenbahnen und Reflexverlauf rechnete, findet man jetzt einen durch das Blut übermittelten Zusammenhang (BAYLISS und STARLING) und selbst die Nervenverbindungen werden als ein biochemischer Prozeß betrachtet (VERWORN).“ Die innere Sekretion und ihr Einfluß auf Psyche und auf den Gesamtorganismus hat ungeahnte Erklärungsmöglichkeiten für einen Großteil der pathologischen Veränderungen und auch der Hauterkrankungen eröffnet. Viele vasomotorische Störungen scheinen so bloß ein Ausdruck für eine Reizung der Gefäßinnervation durch hormonale

Einflüsse zu sein. Bei ausgesprochenen Affektveränderungen kann man z. B. Vergrößerungen der Schilddrüse und der Hypophyse, verstärkte Adrenalinabsonderung u. dergl. antreffen (PEL, KATSCH u. v. a., zit. nach GADELIUS).

Die psychischen Veränderungen könnten vielleicht durch einen direkten Einfluß der gesteigerten inneren Sekretion auf das Gehirn entstehen und die vasomotorischen Symptome durch einen via Sympathikus vermittelten Reiz auf den Gefäßtonus.

Die Veränderungen an den innersekretorischen Organen treten oft familiär auf und es zeigt sich nicht selten dasselbe Verhalten bei vasomotorischen Symptomen, so wie oben angeführt, beim Rubor essentialis. In diesem Zusammenhang mag eine Mitteilung von VAN VALKENBURG Erwähnung finden. Dieser erwähnt eine Familie, in der bei 25 Frauen folgender Symptomenkomplex nachweisbar war: Schmerzhafte Akrozyanose, sklerodermieähnliche Veränderungen der Fingerspitzen, dünne Nägel, Anhidrose des Gesichtes, Ichthyose, spärliche Menstruation und niederer Blutdruck. Daneben fanden sich Infantilismus, hysterische, psychasthenische, zum Teil in einzelnen Fällen depressive Symptome, auch Epilepsie. Der Autor sieht die Ursache dieser Degeneration in einer angeborenen Störung des autonomen Sympathikussystems.

Gleichzeitig mit vasomotorischen Veränderungen tritt oft eine abnorme Schweißsekretion auf. Bei einem Großteil nervöser Leiden, wie Syringomyelie, Hysterie, Morbus Basedowi u. a. m. findet sich oft eine reichliche Schweißsekretion. Halbseitige, gleichsam lokalisierte Hyperidrose von verschiedenem Typus sieht man auch hie und da bei nervösen Leiden. Eine alltägliche Beobachtung ist die Schweißsekretion durch psychischen Einfluß. Zur Auslösung der vermehrten Schweißsekretion bedarf es nicht immer eines kräftigen psychischen Schocks; einzelne Individuen klagen über leicht auszulösende Schweißsekretion. Es resultiert dabei ein Zustand ähnlich dem, den DONATH unter dem Namen vasomotorische Psychoneurose beschrieben hat. Oftmals tritt diese Schweißsekretion in Achselhöhlen und an den Händen junger Frauen auf. Ein wie häufiger Befund dies ist, zeigt, daß bei jungen Mädchen oftmals die Freude an einem Tanzvergnügen dadurch verdorben wird. Die Angst vor einer gesteigerten Sekretion allein kann oft schon genügen, ein gesteigertes Schwitzen hervorzurufen.

KRAFFT-EBING hat einen bezüglichen Fall angeführt. Es handelt sich um einen Kellner, dessen Stirne sofort mit Schweißperlen bedeckt war, wenn ihn ein Gast rief; sonst schwitzte er nicht. Diese Störung der Schweißsekretion war so ausgesprochen, daß sie von den Gästen unliebsam bemerkt wurde und bei dem Mann Selbstmordabsichten auslöste. In diesem Falle half eine hypnotische Behandlung.

Trophische Störungen der Haut von verschiedener Art und ebenso Pigmentveränderungen sind bekanntlich gewöhnlich Folgen endokriner Erkrankungen. Da psychische Affekte einen Einfluß auf die innersekretorischen Organe ausüben können, ist es leicht erklärlich, daß man zuweilen einen Zusammenhang dieser psychischen Veränderungen, resp. Veränderungen im Nervensystem und Hauterkrankung von oben angeführter Art finden kann.

Daß die Haare durch Sorgen und Kummer vorzeitig ergrauen können, ist wohl zweifellos, zuweilen hört man, daß die Haare sehr schnell, so z. B. innerhalb einer Nacht, durch einen heftigen Schrecken gebleicht worden seien. Doch wurde dies von mehreren Seiten bezweifelt, da es nur sehr schwer zu verstehen wäre, wie eine derartige Veränderung bei der Struktur der Haare in so kurzer Zeit zustande kommen könnte. Unter denen, die diesen Vorgang in Frage stellen, sind HEBRA und KAPOSI (cf. SACK) zu nennen. Das plötzliche Bleichen der Haare hat oft Anlaß zu historischen Sagen gegeben. Allgemein bekannt ist ja die Angabe, wie die Haare Marie Antoinettes in wenigen Stunden vor ihrer Hinrichtung weiß wurden. BODIN hat in La Pratique Dermatologique (Maladie de poils) diese Frage näher erörtert und auch mehrere glaubwürdige Mitteilungen über schnelles Weißwerden der Haare durch Schreck angeführt. Ein oft zitierter Fall stammt von Parry. Dieser Autor gibt an, daß er selbst gesehen habe, wie das schwarze Kopfhaar eines Sepoy in der bengalischen Armee innerhalb einer halben Stunde weiß wurde, als man ihn gefangen nahm und vor die Mündung einer Kanone band.

Auch Nervenerkrankungen und Psychosen, Epilepsien und Neuralgien können zuweilen von mehr oder minder plötzlichem Weißwerden der Haare gefolgt sein (cf. Bodin, Sack u. a.). Andere Formen von Wechsel in der Haarfarbe werden auch erwähnt (Räuber). Reinhard sah bei einem Idioten mit manisch-depressiven Zuständen eine regelmäßig auftretende Veränderung der Haarfarbe. Während der stuporösen Periode war das Haar lichtgelb, während des Exzitationsstadiums nahm es einen dünkleren, goldroten Ton an. Diese Veränderung begann an den Spitzen der Haare im Verlauf eines Tages.

Was hier von dem Weißwerden der Haare erwähnt wurde, gilt auch für gewisse Formen von vorzeitigem Haarausfall. Sorgen und Kummer, ebenso wie gewisse Nerven- und Sinneskrankheiten können sicherlich eine prämature Alopezie erzeugen. Totaler Haarausfall nach Traumen und im Anschluß an eine Gehirnerschütterung findet sich in der Literatur erwähnt, desgleichen ein plötzlicher Haarausfall als Folge eines psychischen Schocks. Bei verschiedenen Fällen von Alopecia areata spielen zweifellos psychische Faktoren eine Rolle. Hier kann auf die Arbeiten von Rock, Pöhlmann, Strandberg u. a. hingewiesen werden. Der letztgenannte führt einen Fall von totaler Alopezie bei einem Patienten mit Dementia praecox an. Im Zusammenhang mit gelegentlichen Remissionen der Geisteskrankheiten begann das Haar wieder zu wachsen.

Auch die Nägel können sich unter dem Einfluß oder zumindest im Zusammenhang mit nervösen Störungen verändern. Heller hat so in einer Monographie über Nagelerkrankungen eine große Anzahl von Beobachtungen über trophische Störungen der Nagelplatten bei Geisteskranken angeführt. Meist handelt es sich um Bildung von Querfalten auf den Nägeln. Pappillon hat Nagelveränderungen bei nicht weniger als 250 von 1650 untersuchten Geisteskranken gefunden. Er meint, daß diese gewöhnlich bei Deliranten, Epileptikern und Paralytikern zu finden seien.

Eine sehr häufige Hauterkrankung ist die Vitiligo. Sie ist eine erworbene und fortschreitende Pigmentveränderung und befällt sowohl behaarte als auch unbehaarte Partien der Haut. Die Ursache des Leidens ist ja bekanntlich noch nicht geklärt, obwohl man in vielen Fällen Grund zur Vermutung hat, daß die Krankheit durch die Nebennieren oder das chromaffine System beeinflußt wird, da die Pigmentbildung in der Haut zweifellos von diesen Stellen aus reguliert wird. Zuweilen kommt es zur Entstehung eines Vitiligo direkt im Anschluß an einen Schreck, z. B. nach einem Unglücksfall. Dies scheint mir besonders interessant für die Auffassung des Wesens dieser Krankheit, und ich habe in einer früheren Arbeit diese Frage erörtert und bin zu dem Schluß gekommen, daß Störungen der inneren Sekretion für die Auslösung dieses Symptomes zumindest in diesem Falle maßgebend waren.

Vasomotorische und trophische Symptome der Haut finden sich bei vielen geisteskranken Personen. Akrozyanose, abnormer Haarwuchs, Anomalien der Schweiß- und Talgsekretion und ähnliche Veränderungen wurden beschrieben. Besonders bei Dementia praecox, die nach Ansicht vieler im Zusammenhang mit der inneren Sekretion steht, werden derartige Hautaffektionen beobachtet.

Ich glaube hier die wichtigsten Punkte in der Frage der psychogenen Dermatosen berührt zu haben. Eine ausführlichere Erörterung aller dieser

Hautaffektionen, wie Sklerodermie, Dermatitis herpetiformis, Lichen ruber planus u. a. m., die nach verschiedenen Angaben im Zusammenhang mit psychischen und neurogenen Einflüssen stehen, würde zu weit führen und des Interesses entbehren, da unsere Kenntnisse in diesem Punkte zum größten Teil hypothetischer Natur sind. Diese kurze Zusammenfassung verleiht dem in der Einleitung Erwähnten besonderen Nachdruck. Ein Zusammentreffen von Hauterkrankung mit nervösen Symptomen ist gar nicht so selten. Einzelne, für gewisse psychische Störungen charakteristische Hauterkrankungen finden sich dagegen nicht.

Die Hauterkrankungen, die am häufigsten mit psychischen Leiden kombiniert sind, sind folgende:

1. *Kongenitale Mißbildungen.*
2. *Künstlich hervorgerufene oder simulierte Affektionen.*
3. *Dermatophobien.*
4. *Pemphigus hystericus.*
5. *Pruritus.*
6. *Vasomotorische Veränderungen (Erythem, Urtikaria u. a. m.).*
7. *Veränderungen der Schweißsekretion.*
8. *Trophische Störungen, hauptsächlich der Haare und Nägel.*
9. *Pigmentanomalien, besonders Vitiligo.*

Unter diesen Erkrankungen kann man mit Bestimmtheit sagen, daß die Dermatophobien und viele der künstlich hervorgerufenen Hautschäden (z. B. Pathomimie) rein psychogene Leiden sind. Die kongenitalen Mißbildungen „Neuroektodermome" bilden eine Gruppe für sich und rufen in der Mehrzahl der Fälle gleichzeitig Veränderungen in Haut und Psyche hervor, die aber meistens voneinander unabhängig sind. Bei den übrigen hier angegebenen Dermatosen kann das psychische Moment mehr oder minder als unterstützender Faktor bei der Entstehung und Entwicklung der Hauterkrankungen in Frage kommen. Bei näherer Untersuchung findet man leicht, daß es sich um Ernährungsstörungen und Veränderungen in Hautabschnitten handelt, für die der Sympathikus von größter Bedeutung ist (Blutgefäße, Schweißdrüsen, Pigmentzellen). Stern hat sicher recht, wenn er sagt, daß der Sympathikus der Transformator ist, der psychische Eindrücke zur Haut überleitet, und die Meinung ausspricht: „Die psychogenen Dermatosen sind somit in den Wirkungsbereich der sympathogenen Hauterkrankungen beschlossen."

Verbesserte Methoden zum Studium der Innervation des Sympathikus und seiner Pathologie und gleichzeitig der damit zusammenhängenden Fragen wie die der inneren Sekretion werden zu einem besseren Verstehen des Zusammenhanges zwischen Psyche und Hauterkrankung beitragen. Bei der Lösung dieses Problems muß man aber zweifellos kritisch vorgehen und nicht allzuviel Gewicht auf die eine oder andere selbstbeobachtete Erkrankungsform legen. Die Kritik über die Angioneuroselehre und über die neuritischen Erklärungen der Ätiologie der Hauterkrankungen wird von vielen Seiten als übertrieben angesehen. Doch glaube ich, daß diese Opposition zweifellos berechtigt war und mehr als manches, was über dieses Thema geschrieben wurde dazu beigetragen hat, diese Frage zu klären.

IV. Bemerkungen zur Therapie.

Schließlich wäre zu erörtern, ob man irgend einen Erfolg durch psychische Therapie bei Hauterkrankungen erreicht hat oder ob man sich einen solchen erwarten darf. Die Dermatophobien und die psychogenen Dermatosen im engeren Sinne des Wortes fallen zunächst kaum in den Bereich des Dermatologen. Wenn dieser durch seine Diagnose und deren Bekanntgabe an den Kranken nicht die Zwangsvorstellung resp. Zwangshandlung zu beheben vermag, sollte der Nervenarzt die weitere Behandlung übernehmen. Suggestion, Hypnose und andere Formen der psychischen Therapie kommen hier in Betracht. Bei den übrigen sogenannten psychogenen Dermatosen kann natürlich auch eine Psychotherapie angewendet werden, besonders wenn die psychischen Symptome im Vordergrund stehen. Doch dürfte diese Behandlungsart nur in Kombination mit dermatologischen Maßnahmen zur Heilung führen. Interne Medikation beruhigender Mittel, wie Brom, Chloral, Luminal u. a. m., ferner Atropin, endokrine Organpräparate und andere das Nervensystem beeinflussende Substanzen können sich in einzelnen Fällen als unumgänglich notwendig erweisen.

Vereinzelte Angaben über Heilung von Hauterkrankungen durch Hypnose und Suggestion finden sich in der Literatur. Bonjour erwähnt, daß er durch Suggestion sogar Warzen geheilt habe. Jelliffe und Evans haben einen Fall von Psoriasis angeführt, der nach ihrer Auffassung das Resultat einer hysterischen Konversion war, und neuerdings hat Stokes eine Anzahl von Dermatosen publiziert, die durch Psychoanalyse aufgeklärt wurden (cf. Scholtz).

In mehreren Arbeiten mit reichen Literaturangaben hat Bunnemann die Frage der psychogenen Dermatosen behandelt. Er meint, daß in vielen Fällen psychische Momente verschiedene Hauterkrankungen, wie Ekzem, Psoriasis und Furunkeln, auslösen können und daß man hier durch psychische Behandlung die Symptome beseitigen kann. Er erwähnt z. B., daß es ihm gelungen ist, ein $2\frac{1}{2}$ Jahre dauerndes Ekzem durch Hypnose zu heilen und nach $1^1/_4$ Jahren in der Hypnose wieder hervorzurufen. Über einen Fall von Psoriasis berichtet er: „Die Schuppenflechte ist in diesem Falle als Ergebnis der Projektion eines seelisch erschauten Bildes in die Peripherie des Körpers.“ Die Hypnose hatte hier den Erfolg, daß die Psoriasis sehr bald verschwand. Durch Hypnose konnte man wieder neue Effloreszenzen erzeugen. Ein zweiter Fall von Psoriasis bei einem 24 Jahre alten Mann war durch das peinliche Erlebnis hervorgerufen, daß er als 14jähriger Junge in einem Teich gebadet hatte, in den aus den Straßen Jauche hineinfloß, und, wie er gewußt hatte, tote Katzen hineingeworfen waren. Bunnemann fügt hinzu: „Viele Menschen fahren in einer Straßenbahn und nur einer erleidet bei einem Zusammenstoß eine traumatische Neurose, viele Knaben baden in schmutzigem Wasser und nur einer bekommt eine Hautkrankheit, aber in beiden Fällen derjenige, der in der Entwicklung seiner Organpsyche, seines Instinktlebens dazu vorbereitet, in bestimmter ideeller Richtung subjektiv überwertig geworden war.“

Diese Fälle betrachten natürlich die Dermatologen mit Argwohn und Zweifel. Warzen sind ja, um ein Beispiel zu nennen, nach Jadassohns gründlichen Untersuchungen kontagiöse Neubildungen und die Psoriasis als eine psychogene Dermatose zu erklären, widerstrebt noch den meisten Hautspezialisten.

Übertriebene, kritiklose Mitteilungen und falsche Schlußfolgerungen bezüglich des psychischen Einflusses und der Resultate der Psychotherapie bei Hauterkrankungen haben dazu beigetragen, daß die Dermatologen eine reservierte Haltung in der Frage des Einflusses psychogener Faktoren bei Entstehung und Entwicklung von gewissen Dermatosen einnehmen und daß, wie Bunnemann klagt, „die Mentalität vieler Ärzte einseitig auf Simulation und Artefakte eingestellt zu sein scheint, wenn über psychogene Hautsymptome berichtet wird“. Eine innige Zusammenarbeit zwischen Haut- und Nervenärzten dürfte wohl das beste Mittel sein, um Klarheit in diese schwer zu deutenden, aber interessanten Abschnitte zu bringen.

Psychogene Miktionsstörungen.

Von

Dr. Oswald Schwarz,

Privatdozent für Urologie an der Universität Wien.

I. Physiologie und Psychologie der Willkürmiktion.

Die Blase nimmt unter den inneren Organen darin eine Ausnahmsstellung ein, daß sie als glatter Hohlmuskel dem Willen unterworfen ist. Damit wird die Willkürmiktion zum Paradigma einer psychogenen Blasentätigkeit. Auch sonst ist die Bindung der Blasenfunktion an psychische Vorgänge eine recht innige; eine Tatsache, die im Volksbewußtsein lebendig und von der Wissenschaft anerkannt ist: Mosso und Pellacani nennen die Blase das feinste, auch die Blutdruckreaktion übertreffende Ästhesiometer, Born spricht von ihr sogar als einem Spiegel der Seele, und erfahrene Kinderfrauen setzen ein Kind, das erschrickt, sogleich auf den Topf.

Neueste Untersuchungen haben uns wenigstens ganz im groben einige Kenntnisse vermittelt, wie die Blase auf psychogene Einflüsse reagiert. So zeigte O. Schwarz in einer Reihe von Untersuchungen, daß die Aufforderung zu urinieren eine zunächst langsam, dann rascher ansteigende Tonuszunahme des Detrusors auslöst, die unter unmerklichem Übergang in isometrische Kontraktion die Spannung des Detrusors der des Sphinkters angleicht. Diese prämiktionelle Tonuszunahme ist eine conditio sine qua non der Miktion. Bleibt sie aus oder ungenügend, so kommt es zu keiner Entleerung, wie z. B. bei Personen, die aus Scham, infolge der ungewohnten Situation o. dgl. nicht urinieren können; widerruft man sogleich wieder den Miktionsauftrag, so kann man in geeigneten Fällen den schon ansteigenden Tonus wieder zurücksinken sehen. Die willensmäßige Beherrschung der Blase geht also über die Beeinflussung des Tonus. Dasselbe gilt auch für die Affekte. Die psychogene Retention z. B. basiert auf einer Detonisierung des Detrusors.

Die Blasenentleerung steht hinsichtlich ihrer Nervenversorgung unter dem Prinzip der mehrfachen Sicherung. In der Blasenwand und in der nächsten Umgebung der Blase liegen Ganglienplexus mit fakultativ weitgehender Selbständigkeit begabt; im untersten Rückenmark sind zwei Zentren bekannt; weitere finden sich im Hirnstamm und ein letztes in den Parazentralwindungen; ob die Blasenfunktion auch im Stirnhirn eine Vertretung hat, ist noch strittig.

Neben den auf diesen nervösen Wegen geleiteten Einflüssen unterliegt die Blase aber noch der sehr wichtigen Einwirkung der Blutverteilung. Nach Mosso und Pellacani beeinflußt alles die Blase, was den Blutdruck beeinflußt. Klinische Erfahrungen lassen es allerdings einigermaßen bezweifeln, ob es sich, wie diese Forscher meinen, um reine Koordination zweier Effekte eines gemeinsamen Reizes, und nicht vielmehr um eine kausale Beziehung handelt, da die Blase erfahrungsgemäß gegen Füllungsschwankungen ihrer Blutgefäße sehr empfindlich ist[1]).

Bei dem Versuch, noch tiefer in das Problem der Willkürmiktion einzudringen, können wir uns zunächst noch auf einige weitere physiologische Erkenntnisse stützen. So hat schon Le Gross-Clark gemeint, daß es eigentlich unrichtig sei, nur auf Grund eines anatomischen Unterschiedes der Querstreifung einen physiologischen Unterschied in bezug auf willkürliche, resp. unwillkürliche Kontraktibilität zu machen. Tatsächlich haben ältere und neuere Beobachtungen gezeigt, daß die Blasenmuskeln (quergestreifte und glatte) in verschiedenen Belangen, ganz besonders hinsichtlich ihrer pharmakologischen Reaktionen, eine Art Mittelstellung zwischen diesen beiden Muskeltypen einnehmen. Ja es gelang dem Amerikaner Carrey der verblüffende Nachweis, daß nur durch veränderte Beanspruchung der glatte Detrusor zu einem typisch quergestreiften Muskel werden kann! Schließlich steht ja auch die Blase als Ganzes schon durch ihre Lage an der Körperperipherie sowie Art und Aufgabe ihrer Funktion gewissermaßen in der Mitte zwischen den willkürlich bewegbaren Extremitäten und den dem Willen entzogenen inneren Organen. Haben doch Hamburger sowie Waltz darauf hingewiesen, daß die Kontrollierbarkeit des Funktionserfolges auf den Mechanismus der Leistung zurückwirken muß.

Andererseits zeigt aber schon eine nur etwas gründlichere Überlegung, daß zwischen Willkürmiktion und Willkürhandlung doch wesentliche Unterschiede bestehen, die sich, wie ich glaube, nicht einfach nur als Grade der Freiheit hinstellen lassen. Das physiologische Substrat der Miktion ist die sogenannte automatische, d. h. ein Ablauf von mehreren Reflexen, der von der Tonisierung des Detrusors durch den sich in der Blase ansammelnden Harn ausgelöst wird. Dieser Tonus kann von der Psyche beeinflußt werden, doch muß er schon, und zwar in einem bestimmten Grade vorhanden sein; bekanntlich ist das auch physiologischerweise oft nicht der Fall, so daß die Psyche ihren Angriffspunkt verliert. Zum Unterschied von der Skelettmuskulatur muß also die Blase in einer ganz bestimmten Aufnahmsbereitschaft sein, um auf psychogene Reize reagieren zu können.

Zu dieser physiologischen gesellt sich nun auch noch eine psychologische Bedingtheit. Während man einen einzelnen Armmuskel, z. B. den Bizeps, innervieren kann, ohne eine Armbewegung zu wollen, oder den Arm heben kann, ohne damit irgendetwas zu meinen, können wir nicht einen Blasenmuskel innervieren, sondern wir können nur die Blasenfunktion als Ganze, d. h. urinieren wollen. Mit dem Entschluß zu urinieren wird irgendwo im Zentralorgan irgendetwas so arrangiert, daß die Serie der Reflexe an der Peripherie geordnet abläuft. Nun können wir auch in der unpassendsten Situation irgend eine Armbewegung machen, die Möglichkeit zu urinieren wird aber trotz genügender physiologischer Vorbereitung ausgiebig von der allgemeinen Situation mitbestimmt. In Gegenwart anderer oder an ungeeignetem Ort oder ungewohnten Verhältnissen ist es unter Umständen auch dem Gesunden unmöglich zu urinieren. Es ist die „Wider-

---

[1]) Ich habe gemeinsam mit P. Loewi einmal folgenden Versuch ausgeführt: Ein junges Mädchen mit exzessiver Vasolabilität wurde hypnotisiert und der Blasendruck fortlaufend kontrolliert. Es wurden ihr nun Situationen suggeriert, die erfahrungsgemäß von Änderungen der Blutverteilung und Harndrang begleitet sind, z. B.: es ist sehr heiß und Sie springen plötzlich in ein kaltes Bad; Sie stürzen in größter Sommerhitze ein Glas kaltes Bier hinunter; Sie gehen im Winter mit zerrissenen Schuhen im Schnee usw.; jedesmal stieg der Blasendruck um 10 bis 20 *cm* an; die Suggestion „Sie werden in der Blase operiert“ blieb wirkungslos.

sprochenheit" der Absicht, die ihn hindert, man kann offenbar nur aus „ganzer Seele" urinieren, wie die gute Miene, die man zu bösem Spiel machen soll, meist doch eine schlechte ist. So zeigt auch schon die normale Willkürmiktion manche Züge, die sie in die Nähe der Ausdrucksbewegungen rücken.

II. Klinik der Miktionsstörungen.

1. Somatogene Blasenstörungen.

Eine Störung der Blasenfunktion kann darin bestehen, daß die Entleerung abnorm häufig und dringlich erfolgt (Pollakisurie) oder daß sie unmöglich wird (Retention) oder der Harn nicht zurückgehalten werden kann (Inkontinenz). Die Ursachen dieser Störungen können in anatomischen Erkrankungen der Blase selbst oder ihres Nervenapparates liegen und sind dann mit den üblichen diagnostischen Hilfsmitteln festzustellen. Nun ist es geradezu als eine Grundtatsache der Blasenpathologie zu betrachten, daß in einer sehr ins Gewicht fallenden Anzahl von Fällen die Schwere der Funktionsstörung in keinem rechten Verhältnis zu den nachweisbaren anatomischen Veränderungen steht — es gilt das sogar für eine so grobschlächtige Erkrankung wie die Prostatahypertrophie — so daß man genötigt war, sich nach einem diese Diskrepanz vermittelnden Faktor umzusehen.

Er ergab sich in Erregbarkeitsänderungen der Blasenmuskulatur und ihres Nervenapparates inklusive der Psyche. Ihre Ursachen sind sehr verschiedene: Allgemeine und lokale Vagotonie; endokrine Störungen wie bei Tetanie oder Hyperthyreoidismus; allgemeine (speziell Nahrungsmittel-) Allergie; nicht zu vergessen ist die große Gruppe der vasomotorischen Übererregbarkeit; endlich muß man nicht gar so selten auf die Annahme einer konstitutionellen Disposition zurückgreifen, zumal sich ein familiär-hereditäres Auftreten solcher Blasenstörungen überraschend häufig nachweisen läßt. Dabei sei schon jetzt ausdrücklich darauf hingewiesen, daß die spezielle Form der Blasenstörung, Pollakisurie oder Retention oder Inkontinenz, für das genetische Verständnis eines Falles ohne Bedeutung ist: einmal nämlich sind alle diese Formen nur quantitative Modifikationen einer intravesikalen Ataxie, zum andern sieht man die verschiedenen Formen teils regellos, teils gesetzmäßig ineinander übergehen.

Nun wäre zu fragen, warum sich eine der angeführten Arten allgemeiner Übererregbarkeit auch, nicht selten vorwiegend, ja sogar unter Umständen ausschließlich an der Blase lokalisiert, resp. wieso es zu einer lokalen Erregbarkeitssteigerung kommt? Die Antwort kann nach unseren heutigen Anschauungen nicht mehr zweifelhaft sein, daß in diesen Fällen die Blase offenbar ein disponiertes Organ darstellt: sei es konstitutionell durch kongenitale Minderwertigkeit, sei es konditionell[1]) durch überstandene Erkrankungen. Der Gang einer solchen Überlegung wird durch folgenden Fall gut illustriert:

Fall I. A. L., 24 Jahre alt. Im 18. Lebensjahr akquirierte er eine Gonorrhöe, die, auf die vordere Harnröhre beschränkt, in fünf Wochen unter sachkundiger Behandlung ausheilte. Seither leidet der Patient an einer hochgradigen Pollakisurie, die ihn tagsüber oft 20 mal, nachts regelmäßig 3 bis 4 mal zu urinieren zwingt.

[1]) Es muß gerade in dem hier interessierenden Zusammenhang schon darauf hingewiesen werden, daß eine derartige Disposition auch durch psychische Einflüsse erworben werden kann. Es bedarf nur eines genügend langen Erregungszuflusses zu dem betreffenden zur Symptombildung ausersehenen Organ unter eventueller Unterstützung einer unter anderen Umständen rasch vorübergehenden exogenen Störung (vgl. Deutsch l. c.).

Ein Kausalzusammenhang zwischen den beiden Erkrankungen, wie ihn der Pat. für selbstverständlich hielt, war natürlich ganz ausgeschlossen. Die Anamnese ergab nur das allerdings wichtige Faktum, daß der Bruder des Pat. nur einmal in 24, resp. 36 Stunden zu urinieren braucht. Eine genauere Beschäftigung mit dem Fall hob seine Psychogenie über jeden Zweifel.

Es liegt also eine familiäre Disposition der Blase vor — beim Pat. äußerte sie sich als Hypertonie, bei dessen Bruder als Hypotonie — die durch die gonorrhoische Erkrankung eines anderen Teiles des (natürlich als Einheit reagierenden) Harntraktes aktualisiert wurde und so der psychogen determinierten Neurose zum Haftpunkte dienen konnte.

Einem solchen Haften an einem entgegenkommenden Organ begegnen wir übrigens auch bei organischen Nervenkrankheiten. So ist es gewiß kein Zufall, daß in nicht so seltenen Fällen von Tabes Blasenstörungen die erste und oft für lange Zeit auch die einzige Krankheitsmanifestation darstellen; in einer ganzen Reihe solcher Fälle konnte ich die konstitutionelle oder konditionelle Prädisposition der Blase nachweisen.

Damit ist die oben erwähnte Diskrepanz zwischen der Geringfügigkeit der Lokalerkrankung und der Schwere der Funktionsstörung eigentlich erklärt, indem die Funktionsstörung gewissermaßen nicht dem Lokalbefund, sondern einer ganz andersartigen Erkrankung zugehört; der Lokalerkrankung fällt nur die Rolle eines Agent provocateur zu, der abtritt, wenn das Unheil angerichtet ist. Ja man kann wohl schon heute sagen, daß nur dann, wenn eine Blase schon irgendwie geschädigt ist, sich Allgemeinerkrankungen an ihr lokalisieren können, ein Verhältnis übrigens, das ja von den Infektionskrankheiten her geläufig ist. Vielleicht wird einmal eine noch umfassendere Betrachtung Berechtigung gewinnen, daß Lokal- und Allgemeinerkrankungen nur einander koordinierte Ausdrücke einer generellen Anfälligkeit der Blase darstellen.

2. Psychogene Blasenstörungen.

Schon aus diesen wenigen Andeutungen dürfte zur Genüge hervorgehen, wie schwierig — leider nicht gar so selten — sich die richtige Analyse einer sich ganz harmlos präsentierenden Blasenstörung gestalten kann, und wie weit sie die Blickrichtung des Erfahrenen von dem manifesten Lokalbefund ablenkt. Es bleiben nun noch Fälle genug, für die auch die angeführten ätiologischen Erwägungen nicht ausreichen und bei denen diagnostische Gewissenhaftigkeit verlangt, auch noch andere Möglichkeiten in den Kreis der Erwägungen zu ziehen: das ist in erster und letzter Linie der Einfluß der Psyche.

Lehrt uns doch schon die tägliche Erfahrung den Einfluß psychischer Faktoren auch auf die Miktion des Gesunden schätzen. Die Pollakisurie bei Erwartung oder Erregung und die Miktionsschwierigkeiten, wenn man zu einem bestimmten Zeitpunkt oder an ungewohntem Ort urinieren soll, können füglich als die Prototypen aller psychogenen Miktionsstörungen betrachtet werden. Sie befallen die gleichen Persönlichkeitstypen, die den passageren und den dauernden neurotischen Miktionsstörungen erliegen, sowie es die gleichen Motive sind, die diese auslösen. Auch hier bestimmen in gleitendem Übergang vom Abartigen zum Pathologischen nur quantitative Unterschiede der Reaktionsfähigkeit der Individuen den Wirkungswert und Effekt der seelischen Momente.

Diese Berücksichtung psychischer Momente darf nun beileibe nicht so verstanden werden, daß in bestimmten Fällen das psychische Moment so herausgeklaubt werden soll, wie etwa Gonokokken aus einem Urethralsekret; sondern jeder dieser Fälle ist mehrdimensional gebaut und eine Strukturanalyse hat die „Bedeutung“ der somatischen und psychischen Komponenten im konkreten

Fall gegeneinander abzuwägen. Es ist das nun nicht immer leicht und vor allem heute noch nicht in allgemeine Regeln faßbar. Im großen Ganzen wird eine Kontrolle der Umstände, unter denen die Erkrankung erstmalig aufgetreten ist oder im weiteren Verlauf immer wieder auftritt, resp. verschwindet, bedeutungsvolle Hinweise liefern. So z. B. wird es stutzig machen, wenn eine schwere Pollakisurie gerade auf Skiausflügen spurlos verschwindet, oder in anderen Fällen nur in Gesellschaft oder wieder nur während des häuslichen Studiums auftritt. Andererseits darf man sich aber auch nicht durch Erfolge einer rein somatischen Therapie irremachen lassen. Ich kenne eine ganze Reihe von Fällen einwandfrei psychogener Pollakisurien, deren Anfälle durch eine Kalziuminjektion oder heiße Blasenfüllung für mehr weniger lange Zeit zu kupieren sind. Es kann durch solche Eingriffe auf das Erfolgsorgan der Wirkungswert der psychischen Einflüsse herabgesetzt und unter Umständen sogar völlig aufgehoben werden. Allerdings darf man sich nicht schmeicheln, durch derartige Maßnahmen die Natur gleichsam mit Heugabeln ausgetrieben zu haben. Ich glaube zwar nicht vollkommen in Abrede stellen zu dürfen, daß man das eine oder andere Mal eine wirkliche Heilung auf diese Weise erzielt; weitaus öfter aber wird die Neurose sozusagen nur verscheucht und sucht sich andere Mittel des Ausdruckes; so wird weiter unten z. B. ein Patient erwähnt, der seine Pollakisurie mit einer Agoraphobie vertauschte. Endlich sei noch an die weitere Irrtumsmöglichkeit erinnert, daß ein anscheinend noch so durchsichtiger Sinnzusammenhang nicht immer das pathogene Moment abgeben muß; dies gilt vielleicht auch für einen vor kurzem von UNGER publizierten Fall: Ein Typhuskranker bekommt eine komplette Retention; auf Befragen ergibt sich, daß er vor seiner Einlieferung in die Klinik von einer Krankenschwester beim Urinieren überrascht worden war; er wird belehrt, daß dieses „verdrängte" Erlebnis die Ursache seiner jetzigen Retention sei, die tatsächlich tagsdarauf gelöst war. So einleuchtend diese Erklärung auch sein mag, man möge nicht vergessen, daß gerade bei Typhuskranken komplette Retentionen vorkommen (toxische Detrusorparese), die nach einigen Tagen immer spontan wieder verschwinden!

Mit dem Zugeständnis, daß bei einem gegebenen Falle irgendetwas Psychisches schon im Spiele sein werde, ist nun noch nicht viel geholfen; die Aufgabe besteht darin, den jeweiligen Zusammenhang zwischen psychischer Situation und Organsymptom tunlichst eindeutig darzustellen. Sie ist umso schwerer, als die verschiedenen Blasensymptome die verschiedensten psychischen Zustände begleiten und uns gerade jene Fälle wichtig sind, bei denen die Zusammenhänge weder alltäglich noch ohneweiters durchsichtig sind. Wir stehen bei jedem derartigen Versuch vor der Entscheidung „Begleiterscheinung" oder „Ausdruck"? Das Urinieren wie übrigens auch die Defäkation sind so regelmäßige Begleiterscheinungen von Angst und Schreck, daß sie vom Volkswitz direkt als Ausdruck einer bestimmten Charaktertype aufgefaßt werden, und man könnte meinen, daß man diese Zusammenhänge in derselben Art behandelt, wie etwa Weinen und Trauer. Da ist es nun sehr bemerkenswert, daß es auch eine Verbindung zwischen Urinieren und der gerade entgegengesetzten Affektlage, nämlich der Heiterkeit, gibt. Wenigstens berichtet BECHTEREW, zwei derartige Fälle bei Frauen gesehen zu haben: Jedes Lachen, wann und wo auch immer, führte bei ihnen zu Harnabgang. Sonst war die Blasenfunktion ganz normal, nie bestand Enuresis nocturna, auch schwere körperliche Arbeit bewirkte nie Harnverlust. BECHTEREW zweifelt nicht an der psychogenen Natur des Phänomens und erklärt es aus der anatomischen Nachbarschaft der Zentren für Miktion und die Ausdrucksbewegungen im Hirnstamm und der Rinde.

Es fragt sich nun, ob man sich in diesen und anderen Fällen mit dieser so einfachen Erklärung einer Art intrazerebralen Kurzschlusses zufriedengeben kann, resp. muß, oder ob nicht, vielleicht schon im Hinblick auf die ganz außerordentliche Seltenheit dieser Vorkommnisse, ein komplizierterer intrapsychischer Mechanismus wahrscheinlicher wäre. Wie schon in dem einleitenden Kapitel ausgeführt wurde, hängt die Antwort auf diese Fragen von der Möglichkeit ab, solche Zusammenhänge aufzudecken, also derartige Organfunktionen als „Symptome" zu „deuten".

Wie weit man mit derartigen Deutungsversuchen vordringt, ist ausschließlich eine Frage der Technik, resp. der ihr zugrunde liegenden Theorie. In der älteren, besonders französischen Literatur finden sich eine große Zahl der absonderlichsten Fälle von Miktionsstörungen; in Deutschland haben Frankl-Hochwart und Zuckerkandl reiche eigene Erfahrungen in ihrer bekannten Monographie niedergelegt. Alle diese Kranken gehen unter der Diagnose Neurasthenie und Hysterie, und ein Vergleich dieser älteren mit modernen Krankengeschichten zeigt eindringlich den Wandel der Einstellung. Versuche, zu Einsicht der Motivation zu gelangen, finden wir auch dort: so wenn Janet z. B. von einem jungen Mädchen berichtet, daß sie aus einer gewissen Originalitätssucht so wenig als möglich den natürlichen Bedürfnissen nachgehen wollte und die Miktionen so lange hinausschob, bis sie es zu einer kompletten Retention brachte. Als häufigstes Motiv wird Angst vor dem Urinieren angegeben, doch liegt aus dem ganzen geschilderten Gehaben der Kranken die Vermutung oft zum Greifen nahe, daß es sich um eine viel tiefer fundierte Angst gehandelt hat.

Natürlich hatten auch diese erfahrenen Urologen therapeutische Erfolge, wobei die angewandten Mittel der oberflächlichen ätiologischen Einsicht entsprachen. Teils handelte es sich um primitive Psychotherapie, teils um grobe Suggestion, so wenn Zuckerkandl eine $1^1/_2$ Jahre dauernde Retention durch Androhung einer Operation akut, oder Reinister eine nahezu 2jährige Retention durch Faradisation allmählich heilte. Der Unterschied gegenüber den modernen Bestrebungen liegt aber darin, daß wir, wie ja auch sonst in der Medizin, unspezifisch empirische durch rationelle Therapie ersetzen wollen. Dies setzt aber rationelle Einsicht in den Aufbau der Erkrankung voraus, und eben diese Forderung wollen die modernen psychologischen Systeme erfüllen. In dieser Zielsetzung vor allem muß ihre große prinzipielle Bedeutung gesucht werden, viel mehr noch als in ihren Ergebnissen, die ja notgedrungen bis zu einem gewissen Grade vorläufige und anfechtbare sein müssen.

Wie das gemeint ist, soll zunächst an einem einfachen Beispiel gezeigt werden.

Nehmen wir als solches Beispiel einmal den ganz banalen Fall, daß ein Kind von 4 oder 5 Jahren sich tagsüber wiederholt naß macht. Die Erklärung der Eltern, das Kind sei so verspielt, daß es den richtigen Moment einfach verpasse, hält sich an das Nächstliegende, und gewiß wird man durch straffere Erziehungsmaßnahmen so manches dieser Kinder in Ordnung bringen. Wenn das aber nicht der Fall ist, wird man zu der Einsicht geführt, daß die wahre Ursache des Übels tiefer gelegen sein müsse. Wie ist dieses Symptom nun zu deuten? Für die psychoanalytische Theorie ist — wie gleich ausführlich darzulegen sein wird — die Miktion ein Äquivalent des Sexualaktes: aus dem Zurückhalten des Urins wie auch aus dem Urinieren selbst zieht das Kind einen erotisch zu wertenden Lustgewinn, den es sich solange als möglich aufspart und möglichst intensiv zu gestalten sucht. Die Miktionspathologie wird so zu einer Erscheinungsform der Sexualpathologie, also wiederum nur eine Art Lokalleiden, wenn auch höherer Ordnung. Wir sind also mit dieser Auflösung auch noch nicht zu den letzten

Möglichkeiten vorgedrungen, und es rechtfertigt sich der Versuch, auch die Blasensymptome in die Gesamtpersönlichkeit dieses Kindes einzuordnen: Ein Mensch, der irgend einer Sache wegen seine wichtigsten anderweitigen Verpflichtungen vernachlässigt, ist kein normaler mehr; er ist nicht mehr allseitig verwurzelt und verwoben in dem mannigfachen Getriebe des Lebens, sondern hat sich einen mehr weniger großen Teil der Wirklichkeit entfremdet. Unser Kind nun vernachlässigt sogar eine der wichtigsten biologischen Pflichten, scheinbar um des Spielens willen; in Wirklichkeit ist diese Verspieltheit nicht Ursache, sondern nur Vorwand, Ausdruck einer ganz bestimmten Lebenshaltung — Symptom. Das Einnässen ist nicht Folge der Verspieltheit, sondern ihr koordinierter Ausdruck der Bagatellisierung der Wirklichkeit, ein Alarmzeichen für schwerhörige Erzieher; bessere Beobachter werden an solchen Kindern noch eine ganze Reihe gleichbedeutender Eigenheiten sehen, wie übereifriges Lesen, Verträumtsein, Vorliebe für abgelegene Spielplätze, wie Keller und Dachkammer, den schweren Schlaf der Enuretiker u. dgl. So die Auffassung von Adler.

Nach dieser knappen Gegenüberstellung der naiven Deutung und der beiden wichtigsten Deutungstheorien wollen wir uns mit diesen letzteren etwas eingehender befassen.

a) Die psychoanalytische Deutung der Miktionsstörungen[1]).

Schon früh sah sich Freud genötigt, die Erinnerungen seiner Patienten in der Analyse bis in die früheste Kindheit zurück zu verfolgen. Das Ergebnis waren die berühmten „Drei Abhandlungen zur Sexualtheorie". Es ergab sich, daß wir schon beim Säugling Eigenheiten bei gewissen Betätigungen, wie Lutschen, Zurückhalten und Absetzen der Exkremente beobachten, die gedeutet werden könnten, als ob er nach Organlust strebt. Aus bestimmten Gründen betrachtete Freud schon diese Organlust als sexuelle. Als besondere erogene Zonen entpuppen sich die Leibesöffnungen, deren Bedeutung jedoch in verschiedenen Altersstufen eine verschiedene ist. So ist die Säuglingszeit durch Vorherrschen der oralen Erotik charakterisiert, auf sie folgt eine analerotische Phase, als letzte in der Pubertät die genitale Organisation. Bei normaler Entwicklung gehen die Partialtriebe ein in die Formung der normalen Sexualität; ist diese normale Entwicklung jedoch aus irgend einem Grunde gehemmt, so behalten einzelne Partialtriebe ihre Sonderexistenz bis ins spätere Leben, resp. sie können durch Regression neue Impulse erhalten, wenn die freie Betätigung der Sexualität im Leben auf Hindernisse stößt.

Unter Analerotik versteht die Psychoanalyse die Tatsache, daß die Funktionen des Enddarms mehr weniger stark lustbetont sind. Sie ist, wie erwähnt, zu einer gewissen Zeit physiologisch, ihre Persistenz über die Pubertät hinaus ist jedoch eine Entwicklungshemmung, ein Infantilismus. Diese Analerotik kann nun ganz grob oder mehr weniger glücklich verhüllt in den sexuellen Eigenheiten des Betreffenden sich ausleben, sie kann zu ganz unverdächtigen Charaktereigenschaften sublimiert zu der Persönlichkeitsgestaltung beitragen — Freud nennt als solche: Ordentlichkeit bis zur Pedanterie, Sparsamkeit bis zum Geiz und Eigensinn — endlich kann sie die Disposition zur Zwangsneurose abgeben.

[1]) Obzwar alles Wesentliche in der Psychoanalyse von Freud selbst entdeckt wurde, werden im folgenden hauptsächlich Schülerarbeiten zitiert. Einmal soll dadurch das Einlesen in die Literatur erleichtert, andererseits der neueren Entwicklung möglichst Rechnung getragen werden; allerdings ist es für den auch nur etwas abseits Stehenden kaum möglich, dem, wie es scheint gerade jetzt besonders bedeutungsvollen Ausbau des Systems immer verläßlich zu folgen.

All das gilt mutatis mutandis auch für die Urethralerotik, wie SADGER die libidinöse Besetzung des Harntraktes und seiner Funktionen nennt. Auch den Harnerotiker verraten gewisse Charakterzüge, wie Ehrgeiz und Schamhaftigkeit. Die Vorliebe für gewisse Spiele am und mit Wasser sowie Feuer wird von Harnerotik genährt — den Glauben an eine Beziehung von Urinieren und mit dem Feuer spielen bestätigt FREUD: HUSS sei der anerkannte Held der Enuretiker — die Wahl bestimmter Berufe wird von ihr mitbestimmt. Ja auch die Art, sich im allgemeinen zu betätigen, ist erotisch fundiert: dadurch, daß die Defäkation und Miktion als „produktive" Tätigkeit empfunden werden, färbt der Anal-, resp. Urethralcharakter auch die sonstige Stellung des Betreffenden zur Arbeit. Entschlußunfähigkeit, resp. die Neigung, den Beginn einer Arbeit immer wieder hinauszuschieben, entspricht der „Retentionslust", das Zu-Ende-Hasten einer begonnenen Arbeit der „Entleerungslust" (ABRAHAM). Zahlreiche, besonders sexuelle Eigenheiten sind verkappte Urethralerotik (SADGER). Endlich disponiert auch sie zur Zwangsneurose (HITSCHMANN, JOKL).

Seine Libidobesetzung bezieht der Harntrakt aus zwei Quellen. Zunächst einer physischen: Die enge topische Beziehung und funktionelle Wechselwirkung des Harn- und Sexualtraktes bietet eine bedeutungsvolle Grundlage[1]). Auch das lustvolle Gefühl, das die Exkretionsvorgänge begleitet — man bedenke, wie so viele Menschen den Defäkationsakt kultivieren — dürfte eine Handhabe bieten.

Bedeutungsvoller ist natürlich die psychologische. Hier ist zunächst daran zu erinnern, daß die Exkretionen für relativ lange Zeit die einzigen Formen darstellen, in denen sich der Säugling und das Kleinkind gleichsam produktiv zu ihrer Umgebung stellen können. Dazu kommt, daß Mythos, Sage, Sitten — genau wie die Psychoanalyse des einzelnen — lehren, daß es anscheinend eine Urvorstellung der Menschheit ist, den Exkrementen Kot und Harn (später auch dem Sperma und dem Neugeborenen selbst) den Charakterzug eines „Geschenkes" zuzusprechen. Durch Verweigerung oder Hergeben dokumentiert das Kind seine freundliche oder abweisende Einstellung zu seiner Umgebung.

---

[1]) Im Laufe meiner Untersuchungen zur Blasenpathologie erlebte ich auch den nachfolgenden Versuch: Bei einem 10jährigen Knaben wurde durch Wassertrinken eine starke Diurese angeregt und mittels eines Manometers der Blasendruck fortlaufend kontrolliert. Es ergab sich, daß im Zusammenhang mit den Druckschwankungen in der Blase Erektionen auftraten und verschwanden. Der Versuch lehrt also, daß Veränderungen des Blasentonus zu erotischen Ausdruckserscheinungen führen können. Dadurch könnten aber auch, ähnlich wie bei der Masturbation, sekundär erotische Vorstellungen erzeugt werden, so daß es möglich wäre, daß die sexuellen Träume, die zur Enuresis führen sollen, auch nur sekundäre Körperreizträume darstellen, wie das für die Miktionsträume zugegeben ist.

Der Versuch nahm folgenden Verlauf:

Zeit	Blasendruck in *cm*
10 Uhr 10 Min.	9, 12, 9, 11.
10 „ 15 „	11, 10·5, 17, 11, 19·5 (beginnende Erektion), 21, 12, 37 (starke Erektion), 25, 64, 38, 78 (Harn fließt oben aus dem Manometerrohr aus).
10 „ 20 „	15, 14·5 (Erektion verschwunden), 16, 23, 14·5, 19, 21 (beginnende Erektion).
10 „ 25 „	31, 24, 59 (starke Erektion), 25, 17, 24, 51, 24, 46.
10 „ 30 „	19, 21 (Erektion vorüber), 22, 17, 36, 40 (starke Erektion).

Der Knabe litt an heftiger Pollakisurie und nächtlicher Enuresis. Es sei übrigens betont, daß trotz großer Erfahrung auch bei diesen Kranken Beobachtungen, wie die oben mitgeteilten, sehr selten sind.

Eine Weiterbildung dieser Vorstellung ist die sogenannte „narzistische Überwertung“ der Exkrete. Sie werden als etwas besonders Kostbares behandelt, als Symbole besonderer Gewaltleistungen benützt oder mit magischen Kräften in Beziehung gebracht („Allmacht der Gedanken“). Als Illustration diene ein Traum, den ABRAHAM mitteilt: Eine Frau träumte, daß sie in einem Stuhl an einem See sitzt; vor ihr ein Boot, in dem zwei Männer sitzen (Vater und Bruder); ein Windstoß hebt hinter dem Boot eine große Welle auf, die das Boot samt Insassen begräbt. Deutung: Durch ihren Flatus und Urin vernichtet die Patientin ihre Familie; es wird die Macht, resp. die Machtsehnsucht der Träumerin durch die Verheerung, die ihre Exkremente anrichten, dargestellt. — Kleine Kinder urinieren mit Vorliebe in große Pfützen oder Wasserläufe und stellen dann das Ganze als ihre Leistung hin. Ein kleiner Knabe meiner Bekanntschaft urinierte in einen See und freute sich, daß dieser „übergehen“ werde. Es soll der Aberglaube bestehen, daß, wenn zwei Knaben über Kreuz urinieren, der, an den sie dabei denken, sterben müsse, u. dgl. m.

Schon FREUD hat in der Traumdeutung Beispiele für den Glauben der Menschen angeführt, daß die Urinflut gewaltige Wirkungen ausüben könne. Derartige Vorstellungen fänden sich besonders bei Frauen mit stark betontem „Männlichkeitskomplex“. Dies führt nun zu dem weiteren Moment, daß sich an die männliche Art zu urinieren besonders gut Machtphantasien anknüpfen lassen; man denke nur an die bekannten Wettbewerbe unter Knaben, wer in größerem Bogen urinieren könne. Mädchen können da nicht mit, und dieses Gefühl der Zurücksetzung kann sich zum „Penisneid“, resp. zum weiblichen „Kastrationskomplex“[1]) verdichten (HORNEG). Nach demselben Autor soll auch der Umstand, daß die Männer beim Urinieren ungestraft ihren Penis berühren dürfen, von den Frauen als Onanieerlaubnis gewertet werden.

All das tritt aber weit zurück gegenüber der Rolle, die die Miktion in den kindlichen Sexualtheorien spielt: Von dem Moment an, wo das Kind durch Belehrung und öfter noch durch Anschauung mit der Rolle des Mannes beim Geschlechtsakt bekannt wird, bildet es die Vorstellung aus, die ihm ja auch die einzig mögliche ist, daß der Mann in die Frau hineinuriniert. Ein Beispiel von elementarer Eindringlichkeit steht im Mittelpunkte der großen Analyse, die FREUD über eine infantile Neurose mitgeteilt hat: Ein Knabe hatte im zartesten Alter die Eltern bei einem Koitus a tergo belauscht; als er Jahre später ein Dienstmädchen sah, wie sie auf den Knien liegend den Fußboden aufrieb, stellte er sich hinter sie und — urinierte.

Die Methoden, mit denen all das gefunden wurde, sind die der Psychoanalyse eigenen: Die innige Beziehung von Miktion und Sexualität in verschiedenen Bewußtseinsschichten der Menschen ist für einen — in jeder Hinsicht — vorurteilsfreien Beobachter gar nicht zu bezweifeln. Das Beweismaterial aus der Kinderstube ist erdrückend. Die operative Entfernung von Fremdkörpern aus Harnröhre und Blase — auch die Absurdität ihrer Wahl ist bezeichnend — ist nur ein dramatisches Intermezzo langer, stiller Leidensgeschichten. Jeder erfahrene Sexologe bekommt phantastische Details zu hören; das gegenseitige Anurinieren als unverhülltes Koitussurrogat oder wenigstens -äquivalent, sowie das Zuschauen und Zuschauenlassen, Petrefakte infantiler Sexualität, gehören zu den alltäglichen Berichten. Zahlreich sind die Fälle mit mehr weniger durchsichtiger neurotischer Verkleidung. Einen sehr instruktiven derartigen Fall bekam ich im Kriege zu sehen:

[1]) Eine Mutter erzählte mir, daß ihr kleiner Junge, als er ein jüngeres Schwesterchen zum erstenmal urinieren sah, in komischer Mischung von Schreck, Verwunderung und Geringschätzung ausgerufen habe: „Mutti, Mutti schau, Mädi macht Lulu mit nix!“

Fall II. O. K., ein 40jähriger Mann, wurde mit kompletter Retention eingeliefert, die seit vielen Jahren bestand und für die sich keinerlei organische Ursache finden ließ. Endlich erzählte er: In seiner Jugend hatte er maßlos onaniert. Mit 28 Jahren heiratete er und sah sich zu seinem Schrecken komplett impotent. Da er dieses Malheur auf die Onanie zurückführte, faßte er den Beschluß, dieses Laster aufzugeben. Von dieser Zeit an konnte er nicht mehr urinieren; d. h. unter ganz bestimmten Umständen, allerdings nur unter diesen, konnte er es: In geschlossenem Zimmer, bei verhängten Fenstern, lautloser Stille und geschlossenen Augen ging es ganz leicht; bei dem leisesten Geräusch oder der geringsten Störung brach der Strahl ab.

Auf den ersten Anblick wird die Analogie des Nicht-urinieren- mit dem Nicht-koitieren-können auffallen, so wie die Ähnlichkeit seines Miktions- mit dem Onaniezeremoniell in die Augen springt, und man wird die Miktion als Onanieersatz auffassen können. Auf eine andere Deutungsmöglichkeit kommen wir später zurück.

Analoge Züge zeigt ein Fall von Raymond (zit. nach Frankl-Hochwart und Zuckerkandl):

Der Patient litt mit neun Jahren an Enuresis. Bald darauf begann er zu onanieren. Im zwölften Jahr konnte er nur urinieren, wenn er ganz allein war, so daß er während der Schulzeit oft stundenlang Urin zurückhalten mußte. Im 22. Jahr bekam er im Anschluß an eine ätiologisch unklare Zystitis eine komplette Retention, die trotz völliger Ausheilung der Entzündung bis zur Zeit der Beobachtung, d. i. zwei Jahre anhielt. Nach einer Morphiuminjektion[1]) oder nach einem gelungenen Koitus konnte er jedoch immer normal urinieren!

Einen vielfach ähnlichen Fall hat Stekel mitgeteilt:

Ein Mann litt unter der Zwangsvorstellung, nicht urinieren zu können, obzwar er es jederzeit ohne Schwierigkeiten konnte. Auf kurzes Befragen stellte es sich heraus, daß er in unglücklicher Ehe lebte, was ihm so recht zum Bewußtsein kam, als er vor vier Wochen den ersten Ehebruch beging. Da trat auch sein Symptom auf. Stekel deutete es als symbolischen Ausdruck seiner neugewonnenen Erkenntnis, „ich kann nicht koitieren", nämlich mit seiner ungeliebten Frau.

Einen sehr interessanten Fall hat Galant publiziert. Die sexuelle Ätiologie ist zwar nicht unmittelbar erwiesen, da der Patient nicht in dieser Hinsicht untersucht wurde, sie ließe sich aber zweifellos leicht darstellen, da nach psychoanalytischer Lehre Zwangshandlungen, wie sie der Patient zeigt, Sühnemaßnahmen für sexuelles Verschulden repräsentieren. Der Fall zeigt auch besonders schön die gleich noch zu erwähnende „narzistische Überwertung":

Ein „Psychoneurotiker" mit schweren Dämmerzuständen und Anfällen von halluzinatorischer Verwirrtheit bekam nach Abklingen dieser Phase eine komplette Harnverhaltung. Er glaubte durch ein handgreifliches Zeichen sein bisheriges Leben und Wirken bewahrheiten zu müssen, und zwar durch Urinieren. Er konnte dementsprechend nur urinieren, wenn er intensiv Vorstellungen produzierte, die seiner Meinung nach dem wahren Verhalten der Dinge entsprachen; wenn sich ihm Ideen aufdrängten, die der Wahrheit, Moral usw. widersprachen, bekam er Retention; Vorstellungen, die nur zum Teil widersprechende waren, machten peinliche Ischuria paradoxa. Er mußte beim Urinieren beweisen, daß er an Gott glaube, ebenso seine Treue zum „Kaiser aller Reußen", er mußte beweisen, daß er Katholik von Gottes Gnaden sei, ebenso wie der Papst, auch die Geltung der katholischen Dogmen mußte bewiesen werden.

Durch eine „geschickte Psychotherapie", über die leider nichts mitgeteilt wird, besserte sich die Retention allmählich und ist jetzt ganz geschwunden.

Von diesen relativ einfachen Fällen führt eine Reihe bis zu den hochkomplizierten, bei denen die Harnsymptome innig in das Netz der Neurose verwoben sind. Die ersten derartigen Fälle hat Sadger, eine große Zahl ähnlicher

---

[1]) Die Wirkung der Injektion kann nur rein psychisch beruhigend sein, da das Morphium durch Sphinktererregung auch bei Normalen zu Retention führen kann.

Stekel mitgeteilt. Zu ihrer Aufklärung bedarf es der gesamten analytischen Technik, unter der die Traumdeutung bekanntlich einen bevorzugten Platz einnimmt.

Über eine besondere Art dieser „vesikalen" Träume hat Rank eine bemerkenswerte Studie publiziert: Die Kenntnis der durchsichtigen und stereotypen Symbolik von Blase und Harn im Traum ist sehr alt. Schon Hippokrates meinte, daß es eine Störung der Blase bedeutet, wenn man von Fontänen und Brunnen träumt. In neuerer Zeit haben sich Scherner und H. Ellis eingehend mit dieser Frage befaßt; in der Freudschen Traumdeutung nimmt sie eine hervorragende Stellung ein. Nach Freud ist der Traum der Hüter des Schlafes. Er verarbeitet daher rezente Reize, z. B. auch die vom eigenen Körper ausgehenden, eventuell in entsprechender Entstellung, in den Traum hinein, indem er das störende Bedürfnis als befriedigt darstellt; wenn z. B. der Schläfer Harnreiz empfindet, so träumt er, daß er oder eine andere Person uriniert, daß Brunnen plätschern, daß er auf einem Schiff fährt u. dgl. m. Man sieht oft, wie ein solcher Harnreiztraum den eben laufenden Traum des Schläfers durchkreuzt.

Eine zweite Art von vesikalen Träumen sind nun Träume, in denen Blase, Miktion, Harn benützt werden, um symbolisch in verhältnismäßig harmloser Gestalt verbotenes Material darzustellen: in erster Linie den Geschlechtsakt und seine Folge, die Geburt. Durch zahlreiche Analysen gelang es, direkt „symbolische Gleichungen" aufzustellen: Wasser = Urin = Sperma = Geburtswasser; Schiff = „schiffen" (urinieren) = Fruchtbehälter (Kasten); naßwerden = Enuresis = Koitus = Gravidität; Regen = urinieren = Befruchtungssymbol; urinieren = sexuelle Entleerung (Pollution).

Als Beispiel diene ein kürzlich publizierter Fall von Westermann-Holstijn:

Eine Dame litt seit 8 Jahren an Retentio urinae mit Ischuria paradoxa, gleichzeitig auch an Obstipation. Die Analyse ergab folgenden Inhalt der Neurose: Die Patientin konnte in ihrer Ehe ihre Libido nicht ganz auf ihren Mann übertragen; es kamen daher wieder infantile Wünsche hervor in Gestalt des Wunsches, von ihrem Vater geschwängert zu sein. Wie Analyse und Traumdeutung zeigten, stellt die Retention die Schwangerschaft dar. Patientin versicherte zudem, daß das befreiende Gefühl beim Ablaufe des Harnes dem Geburtsgefühl (sie hatte ein Töchterchen) gleichwertig sei.

Es sind das dieselben symbolischen Darstellungen, wie wir sie schon aus der Kinderzeit her kennen, und es wäre diese ganze Urinsymbolik gar nicht gut denkbar, ohne daß sie irgendeinmal zumindest in der Kindheit lebendig empfunden worden wäre. Wie lebendig irgendwo in der menschlichen Seele diese sit venia verbo Harnpsychologie ist, zeigt eine Tatsache, die ihrer Originalität halber aus der Arbeit von Rank hier wiedergegeben sei: In einem ungarischen Witzblatt entdeckte der bekannte Psychoanalytiker Ferenczi eine Zeichnung unter dem Titel „Traum einer französischen Bonne". In einer Serie von Bildern ist dargestellt, wie eine Bonne ein kleines Bübchen auf der Straße an einen Laternenpfahl stellt, um es urinieren zu lassen. Es uriniert zunächst eine kleine Lache, dann schon ein Rinnsal voll; seine Harnflut wächst weiter, füllt die Straßenbreite, so daß schon ein Ruderboot darauf fahren kann, dann langt es schon für ein Segelschiff; die Bonne wird immer verzweifelter, der Bub aber steht und freut sich und uriniert, bis sich ein breiter Strom ergießt, auf dem ein großer Dampfer daherrauscht. Dies der Traum. Das letzte Bild bringt die Auflösung: man sieht ein Schlafzimmer, im Kinderbett schreit und strampelt ein kleines Kind, die Bonne aber springt aus ihrem Bett heraus, um das Kind zu beruhigen.

Rank deutet diesen konstruierten Traum als Bequemlichkeitstraum: „Denn die Bonne hört in ihren Schlaf hinein das Geschrei des vom Harndrang geweckten Kindes und die Bequemlichkeitstendenz täuscht ihr vor, daß sie das Kind bereits urinieren lasse. Je näher nun die Gefahr rückt, daß sie durch das entsprechend der Zunahme des Harndranges immer stärker werdende Gebrüll des Kindes geweckt werde, desto mehr und mehr läßt sie das Kind urinieren, damit es doch endlich befriedigt werde und ihr Schlaf ungestört bleibe. Der Traum besagt demnach eigentlich: „Du ekelhafter Fratz, so schiff doch, so viel du willst, nur laß mich schlafen."

Diese ganz außerordentliche Leistung des Zeichners — Ferenczi weist darauf hin, daß die Bezeichnung „schiffen" für urinieren im Ungarischen kein Analogon hat, die Symbolik also nicht vom Ausdruck stammen kann — ist daher nur möglich, wenn sie von Einsichten allgemein menschlichen Charakters eingegeben gedacht wird. Und tatsächlich zeigt Rank an einer großen Zahl von Beispielen heterogensten Inhaltes und verschiedenster Provenienz, daß in Mythos, Sage, Volksglauben und Kunstprodukten sich diese Harnsymbolik aufzeigen läßt. Das ehrwürdigste Beispiel ist wohl der Mythos von der Sündflut. Wie alt die Kenntnis der Harnsymbolik im Traum ist, zeige noch folgendes Zitat aus der Rankschen Arbeit: Astyages, der später von Kyrus seiner Königswürde beraubt wurde, träumte von seiner Tochter Mandane, wie Herodot berichtet: „Einst sah er sie im Traume, wie so viel Wasser von ihr ging, daß seine ganze Stadt davon erfüllt und ganz Asien überschwemmt wurde."

b) Die individualpsychologische Deutung.

Eine Stellungnahme zu allen diesen Beobachtungen, Konstruktionen, Deutungen usw. ist natürlich nur im Rahmen der Stellung zu Freuds Lehre im allgemeinen möglich; akzeptiert man die Voraussetzungen, so wird man sich einzelnen Konsequenzen nicht verschließen können, so absurd und grotesk sie dem Fernerstehenden auch erscheinen mögen.

Gesetzt nun, all das sei wirklich und richtig, und für die Grundpositionen ist das nicht zweifelhaft, so wird man sich immer noch vor der Frage finden, ob es auch das Einzigmögliche oder auch nur das Wesentliche ist. Die Sexualität ist eine hochbedeutsame, aber doch gewiß nicht die einzige Art der Beziehungen von Mensch zu Mensch; neben ihr steht noch der Komplex der „Ichtriebe", wie Freud sagt. Vielleicht aber stehen sie, resp. eine ganz allgemeine Art von Gemeinschafts-, Selbstbehauptungs- oder Geltungsstreben noch hinter der Sexualität, die sich dann nur als ein Spezialfall derselben darstellen würde. Dies ist die weltanschauliche Erweiterung, die die Lehre Freuds durch A. Adler erfuhr.

Dazu kommt noch eine ebenso tiefgreifende methodische Modifikation: Nach Freud ist ein Symptom die Wirkung einer verursachenden Konstitution, daher entspricht auch einer bestimmten Konstitution eine bestimmte Erkrankung. Das Symptom (Symbol) erlaubt daher eine objektivgültige „Übersetzung" in die Krankheitsursache (Darzustellende) — symbolische Gleichungen! —, so daß man direkt zu einem Lexikon gelangen konnte, wie es z. B. Stekel für die Sprache des Traumes aufzustellen versuchte. Für Adler dagegen ist die Körperlichkeit nur ein „Anlaß", neben anderen, auf den die Psyche reagiert; es liegt im Wesen der Reaktion, daß sie eine recht verschiedenartige sein kann, weshalb man das Symptom „deuten" muß. Dieser Deutung kommt natürlich keine überindividuelle Gültigkeit mehr zu, sie ist von Fall zu Fall verschieden, und das konkrete Symptom ist nur aus der Gesamtpersönlichkeit des Kranken zu „verstehen". Nicht woher der Kranke sein Symptom nimmt, ist von Bedeutung, sondern wozu es ihm dient.

Die Körperbeschaffenheit, auf die reagiert wird, ist allerdings eine typische, nämlich eine Organminderwertigkeit, resp. ihr psychisches Korrelat, ein Minderwertigkeitsgefühl. Die Rolle dieser Organminderwertigkeit werden wir noch an einem konkreten Beispiel näher erörtern, hier sei nur erwähnt, daß sie ganz allgemein als der Ausdruck der Tatsache vorzustellen ist, daß die einzelnen Organe nicht alle das gleiche Entwicklungstempo und die gleiche Entwicklungsintensität besitzen. Daraus resultiert zunächst eine rein physische Unausgeglichenheit und Unsicherheit. Die Psyche, das kardinale Organ der Anpassung, gleicht diese Differenzen wieder aus, kompensiert die Minderwertigkeit und mit ihr das Minderwertigkeitsgefühl. „Der organisch erschwerten Einfügung in das Leben entsprechen seelische Schwierigkeiten. Im Kampfe mit diesen und zu ihrer Überwindung entstehen seelische Haltungen, auffallende Charakterzüge besonderer Art, ebenso Ausdrucksformen, die allesamt bald Vorzüge, bald Nachteile bedeuten können. An diesem Punkte ist der Übergang von körperlichen zu seelischen Erscheinungen einzig zu fassen" (ADLER). Jedes neurotische Symptom, auch das organische, steht im Dienste dieser Kompensation und ist nur aus dieser Aufgabe zu deuten und zu verstehen. Es ist zugleich „Ausdruck" der Kompensationsbedürftigkeit und „Mittel" der Kompensation; „Legitimation" und „Sicherung", wie es ADLER gerne nennt.

Aber, und darauf ist immer wieder der größte Wert zu legen, an dieser Aktion beteiligt sich immer, wie das ja eigentlich selbstverständlich ist, die ganze psychophysische Person, sie drückt sie in ihrer Gesamthaltung aus. Und wie wir diese Leitlinie aus tausend Einzelheiten erraten, verstehen wir wiederum nur aus ihr heraus den „Sinn" eines einzelnen Symptomes. Ja, nur durch diese Sinnhaftigkeit, Ganzheitsbezogenheit, Bedeutsamkeit wird eine an sich vielleicht ganz unverdächtige Erscheinung zum „Symptom". Diese ganze Lehre ist eine grandiose Exemplifikation des Satzes: „Wenn zwei dasselbe tun, ist es nicht dasselbe"; dieselbe Äußerung — in der Vokal- oder „Organsprache" — ist bei dem einen Menschen sozusagen prägnant, bei einem zweiten metaphorisch zu verstehen. Bei FREUD wird wortwörtlich übersetzt, bei ADLER Synonymie und Äquivokation sorgfältig abgewogen. Alles, speziell alles Körperliche, wird zum Ausdrucksmittel der Leitlinie, der Grundtendenz des Individuums; die ganze Schar der psychogenen körperlichen Erkrankungen stellt nur ein Vokabular der Organsprache dar, einer Chiffernsprache, zu der die Individualpsychologie den Schlüssel liefert. Damit verliert allerdings die Mannigfaltigkeit der Symptome ihre Bedeutung, denn sie alle sagen eigentlich dasselbe, wie ja auch ADLER nur eine einheitliche Psychoneurose anerkennt.

Wenn also der Verdacht auf Psychogenie eines Organsymptoms erhärtet werden soll, so muß zunächst der neurotische Charakter des Kranken festgestellt, resp. der Konflikt aufgedeckt werden, dessen Lösungsversuch eben diese Neurose dient. Die Psychogenie des fraglichen Symptomes geht dann daraus hervor, daß es sich der aufgezeigten allgemeinen Grundlinie einfügt, indem „jeder einzelne Anfall sich anstatt eines psychischen Geschehens einstellt" (ADLER). Das Symptom ist gedeutet oder verstanden, wenn seine Aufgabe in diesem planvollen Ganzen des Charakters erkannt ist. Die Wahl des Organes nun, an dem sich die Neurose manifestiert, ist doppelt determiniert: einmal rein psychologisch, daß jenes Symptom gewählt wird, das dieser Aufgabe am besten gerecht wird, zweitens physiologisch durch die Disposition eines Organes. Ein jedes Organsymptom besitzt daher eine doppelte Ausdrucksqualität: eine allgemeine, vorwiegend psychologisch bestimmte, und eine spezielle, vorwiegend durch die Art der Organfunktion gegebene.

Auf die Blasenstörungen angewandt, wäre zu sagen: Sie leisten dem Kranken zunächst den Dienst einer jeden Erkrankung, daß sie ihn als nicht vollwertig, mitleidswert und hilfsbedürftig erscheinen lassen; die spezielle Note der Blasenkrankheiten ist aber, daß sie ihren Träger besonders unsozial und berufsunfähig machen, und zwar gilt das sowohl für Retention wie Inkontinenz. Neben diesem generellen kommt der einzelnen Form der Blasenstörung noch ein spezieller Ausdruck zu: so „sagt" gleichsam eine Retention „ich kann nicht" oder „ich gebe nichts her"; aus der Pollakisurie kann man Verschwendung herauslesen, Hast u. dgl. m.

Ein Organsymptom ist also charakterisiert, wenn von ihm gezeigt ist,

1. daß es Ausdruck einer Minderwertigkeitssituation ist, resp.
2. dessen Kompensation, oder eine Sicherung gegen ihre Folgen darstellt;
3. warum gerade dieses Organ und
4. gerade diese Art seiner Funktionsstörung gewählt ist.

Es soll das nun an einigen Beispielen erläutert werden.

Es ist kein Zufall, daß drei der mitgeteilten Fälle von Retention Impotente betreffen; die Blasenstörung ist nur ein verstärkter und vervollkommneter Ausdruck der Haltung, die schon aus der Impotenz spricht: sie schließt nicht nur von den Frauen ab, sondern von den Menschen überhaupt. Der spezielle Ausdruck beider Symptome ist der gleiche des Nichtkönnens. Dieses Sich-von-der-Welt-abschließen wird in dem oben erwähnten Fall II besonders nachdrücklich betont in den äußeren Umständen, unter denen er urinieren kann: „nur wenn ich ganz allein und ungestört bin, fühle und benehme ich mich als normaler Mensch." Masturbation, Impotenz und Retention sind keineswegs kausal, sondern gleichwertig zugeordnet; die Masturbation ist Ausdruck seiner Ablehnung der Frauen überhaupt (sie ist die Sexualbetätigung des Einsamen), seine Impotenz kehrt sich gegen seine eigene Frau und die Retention gegen die Gemeinschaft; so hat sie ihn unter anderem auch vom Militärdienst befreit, was der Sexualstörung allein nicht gelungen wäre. Für die anderen zwei Fälle liegen die Verhältnisse ganz ähnlich. Auch aus dem Wenigen, das Galant über seinen Fall mitgeteilt hat, spricht die ungeheure Unsicherheit dieser Menschen: er muß alles „beweisen".

Nun einige Fälle von Pollakisurie:

Fall III. A. Z., 34 Jahre alt. Der Patient erzählt: „Seit einiger Zeit leide ich an sehr häufigem und heftigem Harndrang, der mich plötzlich überfällt. Das Unglück will noch, daß ich auf öffentlichen Klosetts und in Kaffeehäusern nur urinieren kann, wenn ich ganz allein bin. Wenn ich zu Hause bin, und also eigentlich jeden Moment urinieren könnte, geht es mir noch relativ gut. Mein Aktionsradius (!) ist daher örtlich durch die Verteilung der Wohnungen meiner Freunde und zeitlich auf die Stunden geringer Frequenz der öffentlichen Klosetts beschränkt." Mit diesen klaren Worten schilderte dieser Kranke die Wirkung seiner Erkrankung; ihren Sinn jedoch verstand er nicht; ich allerdings damals auch noch nicht. Ich behandelte seine Blase, wodurch wunderbarerweise auch seine Pollakisurie gebessert wurde. Bald darauf aber erkrankte der Patient an Agoraphobie! Offenbar war die Sprache seiner Blasenerkrankung: „Ich will nicht ausgehen können", für mich und die anderen Dickhäuter nicht verständlich genug, ich trieb sie ihm sogar noch aus. Da mußte er eben deutlicher werden.

Ganz anders ist der folgende Fall zu verstehen:

Fall IV. E. J., 28 Jahre alt. Sucht mich wegen präzipitierter Ejakulation auf. Derartige Kranke sind gewöhnlich Menschen, die alles rasch abtun, teils weil die Verrichtungen ihnen lästig sind, teils aus innerer Hast. Zu dem letzteren Typus gehörte dieser Mann: Auch in seinem Beruf, er ist Damenschneider, überhastet er alles, aus Angst, zu spät fertig zu werden, was tatsächlich noch nie der Fall war. Eine Abreise mit der Eisenbahn bereitet ihm Stunden vorher Qualen, trotzdem er noch nie einen Zug versäumt hatte. Sein typischer Traum ist, daß er den Zug versäume, weil noch viele Menschen vor ihm an der Kasse angestellt sind. Der Patient war als jüngstes von acht Geschwistern auf die Welt gekommen, und kann es heute noch nicht verwinden, daß der älteste Bruder der Liebling der Eltern war („es geht mir nicht aus dem Kopf"): hier war er also wirklich zu spät gekommen, übrigens das einzige Mal in seinem Leben, dafür irreparabel. Als ich ihn nun nach etwaigen Miktionsstörungen fragte, meinte er, daß Zeit seines Lebens der Harndrang häufig und so plötzlich ihn überfällt, daß sich Patient „beeilen müsse, um nicht zu spät zu kommen". Dieses Sich-beeilen-müssen erscheint also als der Grundzug seines Wesens, Sexual- wie Miktionsstörung, seine Träume und sein Wachleben sind nur „Ausdruck" dieses Leitmotivs und „Sicherungen" vor Wiederholung jenes ersten großen Versäumnisses.

Fall V. L. L., 30jähriges Mädchen. Seit ihrem 8. Lebensjahre muß sie tagsüber jede Viertelstunde urinieren, während die Nacht völlig ungestört ist; Patientin litt auch nie an Enuresis nocturna.

Sie ist die jüngste von sieben Geschwistern und war schon in frühester Kindheit ein unbändig schlimmes Kind, d. h. sie litt eigentlich an Tobsuchtsanfällen, in denen sie sich auf die Erde warf, mit dem Kopf gegen die Wand rannte, sich die Haare raufte und in jeder Art gegen sich wütete; nie gegen andere. In der Zwischenzeit war sie ein ruhiges, etwas gedrücktes Kind, das fleißig und auch erfolgreich lernte. Im Anfall war sie nicht zu beruhigen, trotzdem die ganze Familie und die Nachbarsleute mit Zureden und Geschenken sich um sie bemühten; wie sie meinte, nicht ihretwegen, sondern aus Mitleid mit ihrer Mutter. Die Mutter allerdings dachte anders über die Sache und ihr Jüngstes: Als die Patientin 2 Jahre alt war, übersiedelte die Familie von Galizien nach Wien; während der Eisenbahnfahrt bot sich ein Herr der kinderbelasteten Mutter zu irgendeiner Dienstleistung an, diese wehrte jedoch ab und meinte: „Dieses Kind da" (auf ihr Jüngstes zeigend) „nehmen Sie mir ab, dann wäre mir geholfen." „Wärst du doch nie geboren" war auch späterhin eine ständige Rede.

Zwischen ihrem 6. und 8. Lebensjahr befiel sie eine unerklärliche und qualvolle Unruhe: Sie habe den heftigen Drang gefühlt, mit einem Manne verkehren zu müssen, obzwar sie noch ganz unaufgeklärt gewesen sei und sich gar nichts Konkretes darunter hätte vorstellen können. Sie begann nun zu onanieren, leidenschaftlich, ganze Nächte hindurch, und onaniert, wenn auch viel seltener, bis heute. Gleichzeitig bekam sie die Pollakisurie, die sie als Folge der Onanie betrachtet. Die eben erwähnten Anfälle aber waren von Stund ab völlig verschwunden.

Seither steht ihr Leben in einem ständigen Kampf gegen Onanie und Pollakisurie. Schon seit der ersten Zeit des Auftretens dieses schrecklichen Übels ist sie sehr gedrückt, sie müsse anders als alle anderen Menschen sein, der Herrgott habe sie irgendwie bestraft; dabei sei sie ja eigentlich gar nicht schlimm, nur schrecklich nervös gewesen. Immer wieder kehrt in ihrer Erzählung der Vorwurf wieder, daß die Mutter mit ihr nicht gleich zu Ärzten gegangen sei. Als Patientin 12 Jahre alt war, begann die Mutter zu kränkeln (sie hatte einen Diabetes) und starb vor dem Kriege; die Patientin wird den Gedanken nicht los, daß sie die Mutter ins Grab gebracht habe. Jetzt sind alle Geschwister aus dem Hause, sie führt dem Vater die Wirtschaft und hilft ihm im Geschäft; Gedanken ans Heiraten hat sie aufgegeben.

In den letzten Jahren wurde sie wegen der Pollakisurie von verschiedensten Ärzten auf verschiedenste Weise lokal behandelt, auch ich versuchte es zunächst, ohne den leisesten Erfolg. Ein angesehener Arzt meinte, sie brauche normalen Geschlechtsverkehr — sie ging ein Verhältnis ein; ein zweiter meinte, nach einer Schwangerschaft würde es besser sein — sie ließ sich schwängern. Alles umsonst.

Zu einer völligen Aufklärung oder gar Behandlung dieses Falles kam es nicht, da die Patientin auch mich so wie alle meine Vorgänger nach wenigen

Sitzungen verließ. Die Grundstruktur der Erkrankung dürfte aber recht klar zutage liegen: Das jüngste Kind war der Mutter offensichtlich unwillkommen, und das spüren diese Kinder schon im zartesten Alter. In ihren Anfällen zog sie nun die Konsequenz aus ihrem Schicksal: sie wütete gegen sich und zielte damit gleichzeitig auf die Mutter; das geht auch aus ihren angeblichen Schuldgefühlen hervor. Die Onanie ist ein zeitgemäßeres Äquivalent dieser Selbstbeschädigung. Sie empfand beim Onanieren gar keine besondere Lust, es trieb sie nur ganz einfach dazu; wie sehr sie die Sexualität entwertete, zeigt auch der Umstand, daß sie sie nur therapeutisch benutzte. Jetzt lebt sie eigentlich ruhig und nahezu zufrieden neben ihrem alternden Vater; auch mit der Onanie, die sie übrigens gar nicht häufig ausführt, hat sie sich abgefunden, seit sie gehört hat, „daß eigentlich alle Menschen onanieren". Wäre nur nicht der schreckliche Harndrang! Das allerdings wäre zu viel verlangt, denn irgend einen Haken muß ein auf so grundfalschen Voraussetzungen aufgebauter Lebensplan haben. Warum gerade ein Blasensymptom gewählt wurde, läßt sich nach der kurzen Analyse nicht sagen; vielleicht liegt ein rein vegetatives Junktim zwischen Blase und Genitale vor, vielleicht handelt es sich um eine Art Ersatzsymptom, wie es Kläsi in seinen Fällen annahm. Die psychogene Natur des Leidens steht jedoch außer jedem Zweifel.

In einer großen Zahl von Fällen dient die Pollakisurie einfach als Pressionsmittel, wie jedes andere Kranksein auch: Ein junges Mädchen von virilem Habitus und stark männlich betontem Gehaben, in jeder Hinsicht mit ihrer Frauenrolle unzufrieden, bekam jedesmal, wenn sie in Gesellschaft gehen sollte, eine mächtige Pollakisurie. Damit durchkreuzte sie wirkungsvoll die ehrgeizigen Heiratspläne ihrer Mutter, indem sie ihnen sozusagen die Operationsbasis entzog. In einem anderen Fall beklagte sich die Patientin über ihre schreckliche Krankheit, die sie immer befiel, wenn sie mit Männern beisammen war, die sich dabei weiß Gott was denken müßten; die scheinbare Befürchtung verhüllte nur schlecht die geheime Absicht.

Diese wenigen Fälle dürften genügen, um eine Vorstellung von dem „Sinn" der Blasensymptome zu geben. Sie zeigen aber auch, daß die Blasenerkrankung im Grunde nur sekundäre Bedeutung hat: Wenn sie auch noch so aufdringlich erscheint, immer steht sie nur als eine unter vielen Ausdrucksformen im Ganzen des neurotischen Systems. Eine monosymptomatische Neurose gibt es weder in der Theorie noch Praxis.

Diese Einsicht eröffnet nun auch bedeutungsvolle Ausblicke auf die Chancen der Therapie: eine „kausale" Therapie des Organsymptomes kann natürlich nur in einer Behandlung der Neurose als solcher bestehen; gelingt es, die Gesamthaltung des Kranken zu ändern, so verschwinden die einzelnen Symptome mit ihrer Aufgabe. Dies ist ein meist recht mühsames und speziell bei Blasensymptomen nicht immer dankbares Beginnen.[1]) Es ergibt sich daher schon aus der ganz äußerlichen Technik der täglichen Praxis, daß man immer wieder der Versuchung anheimfällt, das doch so prägnante Lokalsymptom organisch zu bekämpfen. Hier gilt nun dasselbe, was eingangs über das Verhältnis von Lokal- zu einer auf ihr aufgebauten Allgemeinerkrankung gesagt wurde: In einer Reihe von Fällen wird dieser Versuch auch gelingen, ich habe mehrere sicher psychisch bedingte oder zumindest psychisch determinierte Blasenerkrankungen auf diese Weise beseitigt. Der Patient wird sogar den Eindruck einer wirklichen Heilung haben, wenn die übrigen Zeichen der Neurose im Psychischen verbleiben und so wenig aufdringlich sind, daß er sie als Charaktereigenheiten mit in den Kauf nehmen kann. In anderen Fällen dagegen wird

[1]) Die Psychoanalytiker sehen die Ursache dieser relativ ungünstigen therapeutischen Beeinflußbarkeit in der ontogenetisch frühen prägenitalen Verankerung der Symptombildung.

man auf diese Weise, wie im mitgeteilten Fall III, nur den Teufel mit Beelzebub austreiben.

Nun gibt es eine „nervöse“ Blasenerkrankung, die dieses Ineinandergreifen seelischer und körperlicher Elemente in besonders lehrreicher Weise zeigt und die darum noch etwas ausführlicher besprochen werden soll. Es ist das die

3. Enuresis nocturna.

Die Geschichte dieser Krankheit ist zugleich Geschichte des ärztlichen Denkens, denn jede Phase medizinischen Theoretisierens ist in ihr repräsentiert. Bezüglich alles Tatsächlichen sei auf die vorzügliche und erschöpfende Monographie ZAPPERTs verwiesen, so daß wir uns hier nur auf das unsere Fragestellung direkt Berührende beschränken können.

Die Enuresis nocturna ist eine Kinderkrankheit, sie verschwindet spontan spätestens in der Pubertät und überdauert nur in seltenen Fällen diesen Zeitpunkt.

Sie tritt in zwei Formen auf: einmal im Verein mit einer Pollakisurie (bei Tag und Nacht) und zweitens als einfaches Bettnässen bei sonst ganz normalem Verhalten der Miktion. Es ist nun ein großer Irrtum, bei der ersten Form das Einnässen einfach als Folge der Pollakisurie zu betrachten, etwa in der Art, daß das Kind tagsüber dem häufigen Harndrang nachgibt und nachts ihn verschläft. Gegen diese Auffassung sprechen zwei Erfahrungen: erstens wachen diese Kinder auch in der Nacht einigemal auf, um zu urinieren, und machen sich trotzdem ein- oder das anderemal naß; und zweitens gelingt es oft genug, die Pollakisurie durch eine entsprechende somatische Behandlung zu beheben, ohne daß die Enuresis verschwindet, es wird nur der erste in den zweiten Typus übergeführt. In Wahrheit sind beide Symptome voneinander unabhängige, koordinierte Zeichen einer Minderwertigkeit des Harntraktes.

Weiters ist die Vorstellung endgültig aufzugeben, daß der Enuresis eine Lokalerkrankung der Blase zugrunde liegt: Es gibt keine andere Blasenerkrankung mit einem Miktionstypus, der dem der Enuresis an die Seite zu stellen wäre, und es ist auch mit keinem der heutigen Mittel gelungen, an der Blase dieser Kranken irgendein abnormales Verhalten bei der experimentellen Funktionsprüfung nachzuweisen[1]). Auch der Ausdruck „Sphinkterschwäche“ hätte endlich zu verschwinden, denn er ist nichts anderes als eine unbefugte Subsumtion des klinischen Bildes unter einen morphologisch-funktionellen Begriff.

Dagegen zeigen enuretische Kinder eine ganze Reihe anderweitiger Anomalien morphologischer oder funktioneller Natur. Von ihrer ätiologischen Bedeutung ist es heute still geworden, bis auf die Spina bifida, resp. Myelodysplasie, auf die FUCHS in neuerer Zeit wieder die Aufmerksamkeit gelenkt hatte. Dazu wäre folgendes zu sagen: Selbst wenn wir von der rein anatomischen und klinisch-statistischen Bewertung der Spina bifida occulta (HINTZE) absehen, kommt sie vom urologischen Standpunkt als Ursache der Enuresis nicht in Betracht. Es ist ganz unwahrscheinlich, daß einem so launenhaften Krankheitsbild eine

[1]) WEITZ und GÖTZ beobachteten an Enuretikern (Soldaten), daß nach Einlauf mittlerer Flüssigkeitsmengen in die Blase zwar typische Blasenkontraktionen auftreten, die aber im Gegensatz zu Gesunden von diesen Kranken nicht als Harndrang empfunden werden. Ich selbst konnte niemals derartige Beobachtungen machen. In allerjüngster Zeit prüfte AMBERG diese Verhältnisse an Kindern nach, mit dem Ergebnis, daß ein derartiges Fehlen von Harndrang zwar vorkomme, aber zu den Ausnahmen gehöre; unter diesen wenigen Fällen befand sich zudem ein Kind, das nie an schwerer Enuresis gelitten hatte und schon seit drei Monaten trocken war.

anatomische Veränderung zugrunde liegt, und keine bekannte Rückenmarkserkrankung hat Symptome, die der Enuresis entsprechen würden; dafür erzeugt die Spina bifida occulta ein ganz anderes, wohl charakterisiertes Krankheitsbild, das der Enuresis geradezu entgegengesetzt verläuft (Sieben, v. Lichtenberg).

Trotzdem liegt dem behaupteten Zusammenhang zwischen der Enuresis und den verschiedenen anatomischen Befunden inklusive der Spina bifida eine wirkliche Beziehung zugrunde, allerdings anderer Art, als sie die mechanistische Medizin behauptet. In einer sehr lesenswerten Arbeit hat Pfister, ganz besonders aber Adler darauf hingewiesen, daß sich alle Schwierigkeiten von selbst auflösen, wenn man die morphologischen Anomalien, ergänzt noch durch funktionelle, mit der Enuresis zusammen als koordinierte Ausdrücke einer konstitutionellen Minderwertigkeit betrachtet. Diese Minderwertigkeit kann eine lokale, nur oder wenigstens vorwiegend die Blase betreffende sein, oder eine systematische, d. h. sich auf das ganze uropoëtische System erstrecken; sie kann als segmentale auftreten und betrifft dann den untersten Rückenmarksabschnitt samt den von ihm versorgten inneren Organen, der Haut und den unteren Extremitäten; endlich kann sie den Organismus als Ganzen betreffen. Bezüglich der näheren Ausführungen sei auf die zitierten Arbeiten Adlers verwiesen. Es handelt sich also beim Enuretiker um einen Status degenerativus mit besonderer Akzentuierung der Blase.

Was setzt nun diesen Akzent?

Merkwürdig wenig wurde eigentlich das zentrale Problem der Enuresis beachtet: warum die Kranken in der Nacht überhaupt das Bedürfnis zu urinieren empfinden, da doch ein normaler Mensch ungemahnt vom Füllungszustand seiner Blase die Nacht durchschläft. Harndrang heißt Tonusvermehrung im Detrusor; was vermehrt also im Schlafe, sonst der Zeit der größten Entspannung, bei diesen Kranken den Blasentonus[1])? Da die Harnmengen normale oder wenigstens nie wesentlich vermehrte sind, und auch alle im Wachzustand wirksamen Tonusreflexe im Schlafe wegfallen oder doch stark vermindert sind, ergibt sich der Rekurs auf die Psyche nahezu von selbst.

Die Bedeutung des psychischen Faktors für das Zustandekommen des Bettnässens wird heute wohl allenthalben zugegeben; über die näheren Modalitäten seines Einflusses gehen die Meinungen allerdings weit auseinander, wenn auch viele von ihnen keineswegs überzeugend oder oft auch nur halbwegs begründet sind. Über die besonders früher viel beschuldigten Miktionsträume wurde schon gesprochen; sie sind Folge und nicht Ursache des Harndranges. Der Streit, ob die Enuresis eine monosymptomatische Form der Hysterie sei oder nicht, ist heute gegenstandslos geworden; und man wird Zappert zustimmen müssen zu seiner Ansicht, daß alles, was für diese Auffassung angeführt wird, nur beweist, daß auch die Enuresis von der Hysterie imitiert werden kann. Selbstverständlich findet sich Enuresis bei verschiedenen klinisch charakterisierten Psychosen, sie kommen für uns voraussetzungsgemäß nur insoweit in Betracht, als sich verstehbare Zusammenhänge nachweisen lassen, hauptsächlich also bei der Schizophrenie. Dieses Postulat der Einsehbarkeit durchkreuzt natürlich die rein klinische Systematik, und auch die Typisierungsversuche an Bettnässern verlieren an praktischer Bedeutung (Pototzky: Neuropathen, Psychopathen, Intelligenzgestörte; Behm: Entartete, Dickfellige, Aufgeregte).

Es soll nun im folgenden die Deutungsart der verschiedenen Systeme kurz vorgeführt werden.

[1]) Die als Ursache der Enuresis immer wieder angeführte abnorme Schlaftiefe ließe das Problem also eher noch komplizierter erscheinen als sie es klärt. Im übrigen wird ihre Existenz mit guten Gründen bestritten (z. B. von Courtin).

Nach den Anschauungen der psychoanalytischen Lehre kann die Enuresis die Vertretung der verschiedensten Partialkomponenten der Sexualität übernehmen und als unverdächtiger Lösungsversuch der verschiedensten Sexualprobleme auftreten: Den einfachsten Mechanismus der Psychogenie stellen Fälle dar, bei denen das Bettnässen die Folge von Angstträumen ist; hier ist das Nässen der uns ja geläufige Ausdruck (oder nur Begleiterscheinung?) der Angst (vgl. auch PFISTER). Auch hier schon könnte man auf eine mögliche sexuelle Komponente hinweisen, da nach FREUD Angst und Sexualität in inniger Beziehung stehen, die in den Angstpollutionen am Tage (HATTINBERG), als Analoga des Angsturinierens, eine gleichsam handgreifliche wird.

In gewissem Sinne auch noch in der Sphäre des Ausdrucks, und zwar eines für die Enuresis schon wesentlichen, bliebe eine Interpretation von STEKEL, daß die Enuresis eine wunschmäßige Regression in frühere Kindheitsstadien des Patienten zum Ausdruck bringt. Leicht zu bestätigende Erfahrungen können dafür angeführt werden. Daß sich die Kinder in der warmen Feuchtigkeit besonders wohl fühlen und das Trockenlegen nur widerwillig gestatten. Weiters das so häufige erstmalige oder rezidivierende Auftreten der Enuresis nach Geburt eines Geschwisters: dieses Ereignis bedeutet ja nur allzuoft einen starken Verlust an Liebe und Zärtlichkeit für das ältere Kind, resp. wird als solcher empfunden, und das Kind dokumentiert auch seine Anspruchsberechtigung dadurch, daß es sich auch noch wie ein kleines Kind benimmt. Es liegt im Sinne der Lehre, daß das Liebebedürfnis des Kindes als sexuelles betrachtet wird und durch Identifizierung mit dem Vater (vgl. das über Urinieren und Ejakulieren früher Gesagte) die Enuresis noch eine zweite Bedeutung erhält.

Reine Deutung dagegen ist es schon, wenn FREUD das Bettnässen als Pollution auffaßt, und zwar als essentielle im Kindesalter und als Surrogathandlung bei Erwachsenen.

Mitten in die Therorie führt uns schon die Auffassung ABRAHAMS, daß die Enuresis, besonders bei Frauen, ein neurotisches Symptom sei, das dem Kastrationskomplex eine seiner wichtigsten Determinierungen dankt: es baut oftmals auf der Wunschphantasie auf, nach Männerart zu urinieren. Die Träume stellen den Besitz der männlichen Sexualität dar, wodurch es zum Nässen kommt. Derartige enuretische Frauen sind immer mit starken Widerständen gegen die weibliche Sexualität behaftet. Die infantile Verwechslung von Urin und Sperma bietet die Handhabe zur Symptombildung.

Ebenfalls auf eine kindliche Sexualtheorie (die sogenannte Kloakentheorie) führt HERBERT das Zustandekommen einer schweren Enuresie zurück: Ein 18jähriger Mann, der seit seinem 7. Lebensjahr jede Nacht einnäßte, war, wie die Analyse ergab, der Ansicht, daß die Frau nur eine Leibesöffnung für Sexualverkehr und Harnpassage besitze. Die Korrektur dieses anatomischen Irrtums ließ die ehemals starke Lustbetonung der Miktion sofort abflauen und Erektionen an ihre Stelle treten. Heilung in 14 Sitzungen.

Die Beziehung zwischen Onanie und Enuresis ist eine sehr komplizierte. Die Enuresis kann wie jede andere Miktionsform an Stelle der Onanie auftreten, wie sie auch jede andere Sexualform ersetzen kann. Genauer ausgearbeitet sind meines Wissens diese Beziehungen in der Psychoanalyse nicht; ihr Grundschema dürfte jedoch das ganz allgemein gültige von der Verdrängung (der Onanie) und Affektübertragung (auf die Enuresis) sein. In anderer Art, nach Methode und Interpretation den Ansichten der Züricher Schule angepaßt, löste KLÄSI zwei schwere Fälle erfolgreich auf: Er faßt die Enuresis dieser Kranken als „Schuldersatzhandlung" auf. Das Schuldgefühl über die Onanie erzeugt eine tiefe, nicht mehr zu verbergende Depression, als deren Rechtfertigung die Enuresis, also das harmlosere, weniger anstößige Vergehen vorgeschoben wird. Daß hiezu gerade die Enuresis gewählt wurde, erklärt sich wahrscheinlich neben anderen Gründen in diesen zwei Fällen aus der, übrigens vielfach geteilten Meinung dieser Kranken, von ihren Onaniepartnern, ebenfalls Enuretikern, mit der Enuresis infiziert worden zu sein.

Versuchen wir uns nun einmal Rechenschaft darüber zu geben, wie weit der Rekurs auf das psychische Element uns in der Auflösung des Enuresisproblems gefördert hat. Die Frage lautet zunächst: warum bekommt der Enuretiker gerade in der Nacht ein- oder sogar mehrmals Harndrang (d. i. Detrusorhypertonie) zum Unterschied vom Gesunden, aber auch vom Pollakisuriker, der nur am Tag oder tags und nachts eine erhöhte Miktionsfrequenz aufweist? Die Frage kann die Physiologie nicht beantworten, denn es läßt sich keinerlei Übererregbarkeit bei der Funktionsprüfung an der reinen Enuretikerblase nachweisen, und es ist nicht einzusehen, was gerade im Schlaf diese Hypertonie aktivieren oder auch nur auslösen könnte. Vermerkt sei nur, daß die physiologische Grundlage der Enuresis eine Hypertonie des Detrusors und nicht, wie man allgemein glaubt, eine Hypotonie des Sphinkters abgibt. Die Einführung einer psychogenen Einwirkung auf die Blase, z. B. in Gestalt des Traumes, könnte nun diese Schwierigkeit beseitigen. Es erheben sich jetzt aber neue Fragen: wieso kommt es zu dieser typischen motorischen Abreaktion des psychischen Konflikts? Der Hinweis auf die Pollutionen nimmt allerdings dem Ereignis viel von seiner Fremdartigkeit. Wichtiger aber ist die Tatsache, daß die Erklärung der Enuresis als verständliche Erledigung einer Konfliktssituation im Traum, z. B. der Angst, nur für einen Teil der Fälle gilt. Bei anderen ist aus der aufgezeigten psychischen Wurzel durchaus nicht einzusehen, warum es gerade zu dieser Wahl des Ersatzsymptoms kommt; man vergleiche z. B. die Tatsache, daß in den Fällen von Kläsi Onanie zu Enuresis und in meinem Fall V zu diurner Pollakisurie geführt hatte.

In der Medizin, die eine eminent praktische Angelegenheit ist und vielfach keine Zeit hat, auf das Ausreifen der Theorie zu warten, erleben wir es hundertfältig, daß wir einen sicherlich hochkomplizierten Vorgang als einfach gegeben betrachten und handeln, als wäre er geklärt: Man denke z. B. nur, daß wir mit der „Permeabilität" der Gefäßwände einfach rechnen, als ob man darüber etwas halbwegs Verläßliches wüßte, und studieren, was sie, wenn sie vorhanden wäre, oder so wäre, wie wir sie uns vorstellen, für die Erhaltung der konstanten Blutzusammensetzung, der Entstehung der Ödeme usw. leistet. Eine in den Grundlinien ganz analoge Stellung nimmt die Adlersche Lehre zum Enuresisproblem ein: sie überläßt die Aufklärung der physischen Ursachen und psychischen Gründe für das Zustandekommen der Erkrankung kommender Forschung, und fragt nur: was leistet die Enuresis, welche Bedeutung hat sie im Leben des Kranken? Die Antwort ist aus dem Adlerschen System leicht gegeben: Die Enuresis tritt, wie auch jede andere Erkrankung, dann auf, wenn ein Zweck, der erreicht werden soll, gerade durch sie am besten erreicht werden kann. Sie ist ein Mittel unter vielen anderen, Beziehungen zu Menschen im gewünschten Sinn gestalten zu helfen. Ihr Auftreten ist daher in jedem Einzelfall anders determiniert, aber in allen Fällen gleichartig zu verstehen. Man versteht nämlich die Enuresis, wenn man die Situation versteht, in der sie auftritt. So kann ein Kind mit der Enuresis die liebevolle Fürsorge der Eltern auch noch in der Nacht beschäftigen wollen; es kann die Aufmerksamkeit der Umgebung von unerwünschten Nebenbuhlern ablenken; es kann sich durch diese Krankheitslegitimation unerwünschten oder sogar gefürchteten Verpflichtungen entziehen; es kann seinen Start verbessern und seine Widersacher ins Unrecht setzen. Auf der gleichen Linie sehen wir aber auch erwachsene Enuretiker manövrieren: Mädchen, die nicht in Dienstposten, Knaben, die nicht in die Lehre wollen, können begreiflicherweise ihre Entfernung vom Elternhaus durch Bettnässen verhindern, resp. sie erreichen baldige Rückkehr; andere können wiederum ihre Trennung von den Eltern erzwingen. Es ist leicht einzusehen, welche wirkungsvolle Waffe die Enuresis darstellt zur Abwehr von Liebe und Ehe. Sie ist ganz allgemein Ausdruck der Unsicherheit des Kranken in seiner Lebensposition durch die betonte oder markierte Kindlichkeit seines Gebarens und zugleich Mittel, diese Position so gut als möglich zu halten oder zu verbessern. Die Wahl dieses wie jedes anderen Symptoms erfolgt nach seiner Tauglichkeit, ihre Voraussetzung ist die Minderwertigkeit und daher neurotische Anfälligkeit eines Organsystems. Auf die kürzeste Formel gebracht, müßte eine Charakteristik der Enuresis lauten: Die Enuresis ist ein psychophysisches Abartungszeichen, wobei die somatische Organminderwertigkeit als Determinations-, die anomale psychische Reaktionsart als Realisationsfaktor wirkt.

Diese innige Verflechtung somatischer und psychischer Faktoren im Aufbau der Erkrankung muß natürlich auch das therapeutische Vorgehen bestimmen. Nun ist es gewiß nicht leicht, bei einer so stark psychisch determinierten Erkrankung psychisch labiler Individuen den meritorischen Effekt einer Therapie richtig einzuschätzen; ich glaube aber nichtsdestoweniger, daß sich aus dem Wirrwarr der Angaben Spreu vom Hafer wird sondern lassen.

Vor allem ist es zweifellos ganz unberechtigt, jede somatische Therapie als suggestive zu bezeichnen; die somatische Vorbereitung der Enuresis berechtigt zu Versuchen, gegen sie anzukämpfen. Dazu ermutigt doch vor allen Dingen die Erfahrung, daß schließlich und endlich doch die weit überwiegende Mehrzahl der Fälle spontan ausheilt, wenn die retardierte Entwicklung des Harntraktes allmählich einer normalen weicht. Dieser Vorgang kann sicherlich künstlich beschleunigt werden. Durch allgemeine Maßnahmen, die die Entwicklung des Kindes fördern — die zweifellose, oft bestrittene Wirkung der Tonsilektomie fasse ich in diesem Sinne auf — und durch lokale: heiße Füllungen der Blase z. B. als Übungstherapie, epidurale Injektion, Kalziuminjektion u. dgl. gegen die supponierte Übererregbarkeit. Ich beginne jeden Fall auf diese Weise zu behandeln.

Die Psychotherapie wird natürlich je nach Einstellung, Kennen und Können des einzelnen Arztes verschieden aussehen und wirken. Primitivste Psychotherapie sind ja die verschiedenen Suggestionsmaßnahmen der geläufigen Therapie.[1]) Auch die Hypnose ist vielfach nichts anderes, auch wenn sie zur Unterstützung einer nicht genügend tief eindringenden und nicht genügend verwerteten Psychoanalyse verwendet wird (vgl. die jüngst mitgeteilten Fälle von KLEEMANN). Je mehr die psychologische Deutung des Falles seinem wirklichen Aufbau gerecht wird, umso „kausaler“ und daher wirkungsvoller wird die Psychotherapie. Sie entspricht natürlich dem System, dem man sich anschließt. Die Psychoanalyse bereinigt die sexuellen Konflikte, die Individualpsychologie die sozialen. Ihre primitivste, wenn auch wirkungsvollste Maßnahme ist der Milieuwechsel,

[1]) Daß man die Rolle psychischer Faktoren nie überschätzen kann, lehrte mich wieder folgende Erfahrung: Bei einem 13jährigen schwer degenerativen Knaben, schwerer Enuretiker seit Geburt, ersuchte ich einen Röntgenologen um den Versuch einer Hypophysenbestrahlung. Schon auf die erste Scheinbestrahlung (Bleiplatte zwischen Röhre und Patient) blieb das Kind 3 Wochen trocken und konnte durch mehrere derartige Prozeduren dauernd nahezu trocken erhalten werden.

denn mit dem Wegfall der Konfliktsituation verschwindet auch die Nötigung zu kämpferischen Maßnahmen; ihr ideales Ziel ist die Korrektur der psychischen Einstellung, womit die Heilung der Enuresis als Nebenerfolg sich ergibt, wenn auch als hoch erwünschter. Die Bedeutung eines Verständnisses der Enuresis liegt darin, daß es hier im Status nascendi der Systembildung noch relativ leicht gelingt, dem Kinde, das, sich selbst überlassen, sich immer mehr in sein selbstgeschaffenes Wahngebilde verstrickt, durch erzieherische Einflußnahme das Irrtümliche und Unzweckmäßige seines ganzen Benehmens begreiflich zu machen; den Weg ins Freie findet es dann schon allein. So wird in vielen Fällen die Therapie der Enuresis zur Prophylaxe einer in diesem unscheinbaren Zeichen sich ankündigenden, weil aus den gleichen Motiven entspringenden künftigen Neurose.

Psychogene Störungen der weiblichen Sexualfunktion.

Von

Prof. Dr. A. Mayer,

Vorstand der Universitätsfrauenklinik Tübingen.

I. Einleitung.

Die Gynäkologie, die ursprünglich ein Anhängsel der Chirurgie war, stellt heute ein weitverzweigtes, angesehenes Sonderfach dar. Das ist sie in erster Linie geworden durch die Loslösung aus ihrem früheren Verbande und durch die sich daran anschließende weitgehende Spezialisierung. In dieser Spezialisierung hatte die operative Richtung lange Zeit die unbestrittene Führung. Es bleibt darum das Verdienst unserer toten und noch lebenden operativen Meister, wenn die Gynäkologie es heute „herrlich weit gebracht" hat. Aufgabe der Gegenwart ist es, das wertvolle Erbe aus einer großen Zeit gewissenhaft zu hüten und zu fördern. Die operativen Fortschritte müssen daher auch künftighin ein sicherer Besitz der modernen Gynäkologie bleiben und eine gute Operationstechnik muß ein selbstverständliches Rüstzeug eines modernen Gynäkologen sein.

Aber die operative Seite stellt seit langem nicht mehr die ganze Gynäkologie dar, sondern nur noch einen wichtigen Teil derselben. Die Röntgenära hat dem Messer wichtige Gebiete streitig gemacht oder ganz abgenommen. Damit schien zunächst nur eine Änderung der therapeutischen Mittel und Methoden verbunden. Aber genauer gesehen war es viel mehr; es war in mancher Richtung eine prinzipielle Änderung unserer Anschauungen über das Wesen der Krankheiten und der Heilungsvorgänge. Der Chirurg geht davon aus, daß ein örtlich in Erscheinung tretendes Leiden örtlich beschränkt sei und durch einen örtlichen Eingriff beseitigt werden kann. Er greift also in erster Linie „eine Krankheit" an und heilt „den Kranken" durch Rückwirkung einer örtlichen Maßnahme auf den allgemeinen Körper. Der Strahlentherapeut will wenigstens zum Teil die Schutzkräfte des allgemeinen Körpers gegen ein örtliches Leiden mobilisieren. Er nimmt somit nicht die Krankheit, sondern den Kranken in Behandlung. Während also die chirurgische Richtung — in mancher Hinsicht freilich zum Vorteil der operativen Gynäkologie — die Bindung an die allgemeine Medizin lockerte, bedeutet die Röntgenära eher wieder eine festere Knüpfung jener Beziehungen zu den Grenzgebieten. Dieser von den Röntgentherapeuten nicht von Anfang an beabsichtigte Schritt entspricht ganz dem Geiste unserer gegenwärtigen Zeit. Überall tönt der Ruf: „Los vom einseitigen Organspezialistentum, zurück zum allgemeinen Körper und zur umfassenden Medizin."

Gehen wir auf dieser Bahn einen Schritt weiter, dann genügt aber auch das Zurück zum allgemeinen Körper nicht mehr; dann müssen wir hinter dem Körper die Seele suchen. „Mehr Seele in der Gynäkologie" habe ich schon vor einigen Jahren verlangt. „Körper und Seele" lautet heute die allgemeine Losung. Dieser

Unterschied gegen früher kommt in unseren modernen Lehr- und Handbüchern sehr zum Ausdruck. Noch zu Anfang dieses Jahrhunderts begnügten sich unsere besten und weltberühmten Bücher mit der Abhandlung der einzelnen gynäkologischen Organkrankheiten. Heute finden wir eingehende Kapitel über Konstitution, Psychologie, Genitalneurosen, Psychopathia sexualis und Psychotherapie. Auch gehört vieles hieher, was wir schon früher als Hysterie bezeichneten, wenn wir uns auch über das Wesen der Hysterie eine ganz andere Vorstellung machten, als wir es heute tun.

Der Entwicklungsprozeß vollzog sich zunächst außerhalb der Gynäkologie in den anderen Fächern der Medizin und ging nur langsam vor sich, wie Walthard, der verdiente Vorkämpfer, dem wir hier weitgehend folgen, zeigte. Trotz der Arbeiten von Charcot, Bernheim, Möbius, Jolly u. a. über die Bedeutung des psychischen Faktors in der Pathogenese der Hysterie, galt bis zur Jahrhundertwende allgemein das Dogma von der rein somatischen Bedingtheit hysterischer Symptome. Die psychische Genese blieb lange Zeit verkannt. Es ist das Verdienst von Paul Dubois, Breuer und Freud, die psychogene Entstehung vieler Störungen körperlicher Funktionen seit langem scharf vertreten zu haben. Die Referate von Nonne und Gaupp auf der 8. Jahresversammlung deutscher Nervenärzte 1916 verhalfen dann schließlich dieser Auffassung zum Siege.

Die physiologischen Grundlagen hiezu schufen Pawlow und seine Schüler mit dem bekannten „Pawlowschen Hund", der beim Anblick eines Fleischstückes Magensaftsekretion zeigt. Auf diese Grundlage gehen unsere heutigen Anschauungen über „bedingte psychische Reflexe" zurück. Wie der Anblick eines Stückes Fleisch, können auch sonst mit einem Affekt verbundene Eindrücke oder Erinnerungen durch einen psychischen Reflex zu einer körperlichen Reaktion führen. Während aber der physiologische Reflex bei erhaltenem Reflexbogen auf einen entsprechenden Reiz unbedingt eintritt, bewirkt ein seelischer Reiz nur unter bestimmten Bedingungen eine erkennbare körperliche Reaktion. Man hat darum diese psychischen Reflexe auch „bedingte Reflexe" genannt. Walthard hat genau ausgeführt, daß manche gynäkologischen Symptome auf selbständig gewordene bedingte Reflexe zurückgehen, so daß ich nicht näher darauf einzugehen brauche.

Was wir psychologisch über das Wesen seelischer Vorgänge, die zu körperlichen Symptomen führen können, wissen, verdanken wir Bleuler, Freud, Breuer, Stekel, Jung, Janet u. a. Sie haben uns mit dem „Unbewußten" dem Triebleben, dem „seelischen Konflikt", mit der „Verdrängung und Einklemmung von Komplexen" vertraut gemacht.

In der Gynäkologie fand die neue Lehre sehr langsam Anklang. Die Vorstellungen von Hippokrates und Galen, wonach Genitalerkrankungen als Ursache zahlreicher hysterischer Störungen verschiedener Körperfunktionen angesehen wurden, blieb lange Zeit gültig, obwohl Kraepelin, Möbius, Binswanger u. a. betonten, daß die Hysterie überhaupt gerne die Larve einer Organerkrankung annimmt. Noch zu Anfang dieses Jahrhunderts konnte W. A. Freund, einer der hervorragendsten Führer unseres Faches, der Ansicht huldigen, daß die Hysterie ihre Ursache in der Parametritis posterior habe. Und der Psychiater Bossi vertrat mit allem Ernst den Standpunkt, daß zahlreiche Psychosen aus einer gynäkologischen Erkrankung entstehen und daß darum die Direktoren der Irrenanstalten Gynäkologen sein sollten. Diese Irrlehre wurde alsbald von Psychiatern und Gynäkologen (Siemerling, Wagner v. Jauregg, Peretti, A. Mayer) energisch bekämpft, aber den wirksamsten Stoß bekam sie erst in den letzten Jahren durch Kretschmer mit seinem ausgezeichneten

Buch „Körperbau und Charakter". Die Auffassung, daß gynäkologische Erkrankungen zu psychischen Störungen führen können, wird heute allgemein abgelehnt. Statt dessen geht die heutige Auffassung dahin, daß gynäkologischen Symptomen seelische Einflüsse zugrunde liegen können.

Die Umkehr bereitete sich schon gegen die Jahrhundertwende langsam vor. Da wurden vereinzelt Stimmen laut, welche diese oder jene Mißempfindung im Genitale psychogen erklärten (LOMER, MENGE, VEIT). Am klarsten hat KRÖNIG z. B. schon für manche Formen des Pruritus, der „Spinalirritation" oder der „Lendenmarksymptome" auf eine psychogene Entstehung hingewiesen. Ihm gebührt unzweifelhaft ein großes Verdienst auf diesem Gebiet. Wenn dieses sich auch lange nicht auswirkte, so zeigte sich die neue Denkweise alsbald daran, daß verschiedene gynäkologische Gesellschaften die Frage des psychischen Einflusses auf das Genitale diskutierten und dazu Neurologen zuzogen, wie WINDSCHEID, SITTMANN, EULENBURG. Einen großen Schritt vorwärts bedeutete es, daß der Königsberger Neurologe E. MEYER im Jahre 1914 viele Störungen der Genitalfunktionen bei anatomisch normalen Organen als Affektwirkungen deutete.

Was im weiteren Verlauf zunächst Anerkennung fand, war die psychogene Entstehung verschiedener Einzelsymptome. Zunächst setzte sich die Psychogenese mancher Formen der Dysmenorrhoe durch. Auf Störungen der Menstruationsblutung wurde schon lange vor KRÖNIG durch KOHTS aus der Zeit des Bombardements von Straßburg im Jahre 1870 hingewiesen. Nähere Beachtung fanden die Dinge aber doch erst nachdem FÜTH und ich mehrere Einzelfälle mitgeteilt hatten. WALTHARD, MOSBACHER und SELLHEIM lenkten dann die Aufmerksamkeit auf den psychogenen Fluor.

Auf das allgemeine psychische Verhalten von gynäkologisch Kranken wiesen gelegentlich schon HEGAR, SELLHEIM und Verfasser hin, denen bei Hypoplasie des Genitalapparates diese oder jene psychische Abnormität aufgefallen war. Alsbald wurde auch von psychiatrischer Seite der Begriff des „Infantilismus psychicus" aufgestellt. Daran schloß sich dann die immer höhere Bewertung der Psychasthenie bei der Deutung gynäkologischer Symptome (A. MAYER, MATHES, v. JASCHKE, ALBRECHT, HEBERER, HIRSCH). Mit der Bedeutung der Sexualpsyche für die Gynäkologie befaßten sich hauptsächlich die Fachpsychologen STEKEL und O. ADLER. Unter den Gynäkologen gebührt das Hauptverdienst entschieden WALTHARD. Er hat seit vielen Jahren systematisch und zielklar sich damit beschäftigt und der Gynäkologie einen neuen Zweig hinzugefügt. Die erste Abhandlung über Psychotherapie in einem deutschen Lehrbuch der Gynäkologie stammt darum auch von ihm. Von LIEPMANN rührt der Ausspruch, daß zu viel kleine Gynäkologie und zu wenig ätiologisches Denken getrieben wird. Daneben muß vor allem auch auf SELLHEIM und KEHRER hingewiesen werden, nach deren Meinung wir im allgemeinen viel zu viel die Frauenorgane behandeln. KEHRER geht sogar so weit, die Dyspareunie mit ihren psychosexuellen Konflikten für die Myomentwicklung anzuschuldigen.

Wie sehr heute die Psychologie in der Gynäkologie Geltung gefunden hat, zeigen die auch bei den Gynäkologen beliebten Lehrbücher über medizinische Psychologie von KRETSCHMER, SCHILDER, JASPERS, KRONFELD u. a., sowie die soeben erschienene „Gynäkologische Psychotherapie" von LIEPMANN, die bereits vor der zweiten Auflage steht.

So viel kann man heute schon sagen: Viele unserer Kranken bieten gynäkologische Symptome, ohne gynäkologisch krank zu sein. Das Wesen ihres Leidens liegt in einem seelischen Konflikt, der unter gynäkologischer Flagge segelt. Den Kurpfuschern mit ihrem Verständnis für Individualpsychologie ist das nicht entgangen. Darum ist die Psychologie für die moderne Gynäkologie ein sehr wichtiges Hilfsfach; an die chirurgische Richtung und an die Strahlentherapie muß sie sich als Dritte im Bunde anreihen. Wir brauchen die Psychologie zur Erforschung der Genese gynäkologischer Symptome, also zur wissenschaftlichen Weiterbildung unseres Faches. Wir können aber auch praktisch bei der Indikationsstellung zu gynäkologischen Operationen auf sie nicht länger verzichten. Das Messer allein, das einst in der Hand unserer großen Operateure unserem Fache wissenschaftlich einen so überreichen Gewinn und unseren Kranken die Gesundheit brachte, fängt an, unseren Frauen zu schaden, wenn es von zahlreichen messerbereiten Händen so kritiklos geführt wird. Auch aus den Kreisen der Chirurgen werden ähnliche Stimmen über „Irrwege" laut (Liek). Die Ergebnisse der psychologischen Richtung dürften darum nicht auf einen engeren Kreis von Gynäkologen beschränkt bleiben, sondern müssen in die Reihen der Allgemeinheit eindringen.

Es sei aber gleich zu Beginn gesagt, die Psychotherapie ist eine Kunst ähnlich wie das Operieren, gleich schwer und gleich verantwortungsvoll. Meine Absicht ist darum keineswegs, kritiklos zur Betätigung dieser Richtung aufzufordern. Was ich will, ist vielmehr zunächst nur Interesse zu erwecken. Leider ist die heutige Ärztegeneration noch wenig vertraut mit der allgemeinen theoretischen Psychologie. Darum verzichte ich darauf, im Nachstehenden allgemeinpsychologische Ausführungen zu machen und dem Leser dann die Anwendung derselben auf den gynäkologischen Spezialfall zu überlassen; zu einer allgemeinpsychologischen Abhandlung halte ich mich auch nicht für berufen. Ich glaube, viel eher meiner Aufgabe gerecht zu werden, wenn ich an der Hand einer reichen Kasuistik über die einzelnen Symptomgruppen dem Leser die Psychoanamnese gynäkologischer Beschwerden vorführe und ihm die Einreihung des Einzelfalles in die allgemeine Psychologie überlasse.

II. Psychogene Störungen der Menstruationsblutungen.

1. Unter den seelischen Faktoren, die eine Störung der Menstruationsblutungen auslösen können, haben wir zunächst einmal akut einwirkende Momente, also eine Art psychische Traumen, vor allem unlustbetonte Affekte.

a) Die Art dieser Einwirkungen kann sehr verschieden sein. Aus den abwechslungsreichen Angaben unserer Patienten sei einiges herausgegriffen: Plötzliche Todesnachrichten, wie der Krieg sie oft brachte; ferner Eisenbahnunglücke, Autounfälle, Erdbeben, körperliche Bedrohung, Zusammenbruch von Lebensschicksalen, zerstörte Zukunftshoffnungen, Entlobung; Entsetzen beim Anblick, wie das eigene Kind von einem hohen Baum herunterfällt; ekelerregende Eindrücke usw.

Ein bekanntes Beispiel ist auch das Auftreten der Menstruation auf dem Wege zum Gynäkologen oder erst in seinem Sprechzimmer. Gewöhnlich handelt es sich um Frauen, denen es besonders peinlich ist, sich im menstruierenden Zustand untersuchen lassen zu müssen. Daher begleitet sie auf dem Wege zum Arzt die Angst vor einer peinlichen Situation.

Ähnlich wirkt zuweilen auch das Bevorstehen einer Operation; sei es die Angst vor der Operation an sich; sei es die Sorge, ein unzeitiges Auftreten der Menstruation könnte das Verschieben der Operation nötig machen.

b) Die Art der durch akute Affekte bewirkten Blutungsstörung kann sehr verschieden sein. Bald kommt die Menstruation vorzeitig, bald dauert sie viel länger und ist stärker; bald tritt sie ganz unzeitig ein.

1. Bis dahin gesunde Frau menstruierte alle vier Wochen, drei bis vier Tage lang; ungefähr 17 Tage nach der letzten Periode kam sie gerade dazu, wie ein kostspieliges Pferd, ihr „Liebling", wegen Erkrankung gestochen werden mußte. Nach ihren eigenen Worten ging ihr das so nahe, wie der Tod eines eigenen Kindes. Mit innerer Ergriffenheit sah sie das Blut fließen und wurde dieses Bild mehrere Tage nicht mehr los. Gleich nachher bekam sie eine Unterleibsblutung, die vier Wochen lang anhielt.

2. Eine 31jährige Frau, die bisher regelmäßig alle vier Wochen unwohl war, erlitt am ersten Tage der rechtzeitigen Periode einen heftigen Schreck über den unerwarteten Tod ihres Mannes. Die Periode hörte nun nicht rechtzeitig auf, sondern dauerte drei Wochen lang, kam von da an nicht mehr, wie früher, alle vier Wochen, sondern alle 14 Tage.

Nach einer Abrasio traten wieder normale Verhältnisse für drei Jahre ein.

Am 28. September 1916 erneut psychisches Trauma: Ein Bub fiel vom Kastanienbaum und starb; die Frau, die den Unfall mitansah, erschrak darüber sehr heftig. Die Periode, die am 23. September rechtzeitig eingesetzt und am 28. September rechtzeitig gerade aufgehört hatte, kam am anderen Tag wieder und es folgte eine 14tägige Blutung.

In anderen Fällen hörte die Menstruationsblutung wie mit einem Schlag auf. Der weitere Verlauf kann dann sehr wechselnd sein: Manchmal kommt die Periode nach einigen Tagen wieder und bleibt von nun an unregelmäßig; manchmal tritt eine langdauernde Amenorrhoe ein. Nach unseren Erfahrungen ist manche Kriegsamenorrhoe so zu erklären.

1. Eine Frau, die sonst alle vier Wochen drei Tage lang unwohl war, erschrak am zweiten Tage der rechtzeitigen Periode heftig über eine schwere Verletzung ihres Kindes. Das Unwohlsein hörte ganz plötzlich einen Tag lang vollständig auf, kam dann wieder und dauerte anstatt nur noch einen Tag, wie es der bisherigen Norm entsprochen hätte, noch drei Tage lang und wurde später unregelmäßig.

2. 28jährige Telegraphengehilfin, erblich nicht belastet, nie ernstlich krank, etwas blutarm und nervös, normal menstruiert, erhält beim Telephonieren einen heftigen Schlag infolge atmosphärischer Entladung während eines Gewitters. Sie ist einige Minuten wie betäubt und empfindet heftigen Schmerz an der linken Kopfseite und im linken Arm. Die gerade bestehende Menstruation soll infolge der Aufregung mit einem ungewöhnlich starken Blutverlust einhergegangen sein und blieb dann acht Wochen lang überhaupt aus (WILLIGE).

3. 28jährige Nullipara, ledig, bisher normal menstruiert; wird kurz vor der Periode von einer Kuh getreten; heftiger Schreck; die in Aussicht stehende Periode kam nicht und blieb fast ein ganzes Jahr lang aus. Seither sehr nervös.

Von Interesse ist auch, daß ein gleicher psychischer Insult bei derselben Kranken zu verschiedenen Zeiten verschieden wirken, einmal Amenorrhoe und das andere Mal Blutung erzeugen kann.

54jährige Frau, bisher immer noch alle vier Wochen mehrere Tage unwohl. Letzte Periode begann am 9. Juni 1916; am 10. Juni großer Schreck über die Nachricht, daß der Sohn gefallen sei. Die Periode hörte daraufhin mit einem Schlage sofort auf; Amenorrhoe bis Mitte Dezember 1916. Von da an fast anhaltende Blutung bis zu einer Abrasio am 16. Februar 1917, dann wieder Amenorrhoe bis zum 14. April. An diesem Tag Nachricht, daß der Schwiegersohn gefallen sei; am selben Abend trat die Periode wieder ein, dauerte ziemlich stark bis 20. April; dann folgte eine schwächere unregelmäßige Blutung mehrere Wochen lang.

c) In der Regel waren die befallenen Frauen bis dahin klinisch gesund; manchmal liegt aber wohl auch eine gewisse Disposition zu dieser Wirkung eines seelischen Traumas vor. Sie kann darin bestehen, daß der seelische Insult mit der Menstruation zusammentrifft oder in Menstruationsnähe fällt. Anscheinend stellt aber auch die Zeit des Follikelsprungs eine besonders empfindliche Phase dar. Nicht wenige der Kranken sind Vagotonicae; ob es 80% sind, wie MOSBACHER meinte, scheint mir fraglich. Bereits vorhandene Störungen der inneren Sekretion, das Bestehen von Krankheiten, die an sich zu Menstruationsanomalien neigen, wie Basedow, Asthenie, affektive Konstitution u. a. sind natürlich auch von Bedeutung.

Anscheinend spielt auch das präklimakterische Alter eine besondere Rolle. Ziemlich oft haben wir dabei erlebt, daß die bis dahin ganz normale Periode im Anschluß an ein schweres Ereignis plötzlich sistierte und von nun an definitiv ausblieb, so daß wir hier einen eigenen Typ des Eintrittes der Menopause vor uns haben.

2. Neben den akut einwirkenden seelischen Momenten haben auch längerdauernde Seelenverfassungen eine Bedeutung.

a) Ein längst bekanntes Beispiel solcher seelischer Einflüsse auf die Menstruation haben wir an der Frühmenstruation so mancher Stadtkinder im Gegensatz zu der Spätmenstruation auf dem Lande. Schon SCHOPENHAUER hat die Ursache darin erblickt, daß die ersteren früher aufgeklärt und mehr angeregt sind als die letzteren.

Ebenso bekannt ist die Amenorrhoe bei depressiven Psychosen. Man hat sie früher freilich hauptsächlich durch die mit der Depression verbundene körperliche Abmagerung erklärt; aber die moderne Richtung denkt doch auch sehr daran, daß die seelische Verstimmung oder andere, vom Arzt oft gar nicht kontrollierbare seelische Vorgänge direkt eine Amenorrhoe auslösen.

Unter Umständen führen seelische Einflüsse neben der Amenorrhoe auch zu anderen endokrinen Störungen z. B. der Hypophyse. Man kann hier auf eine Beobachtung von LÜTZENKIRCHEN hinweisen, wo es außer einer dreijährigen Amenorrhoe zur Dystrophia adiposo-genitalis mit Diabetes insipidus und Genitalatrophie kam:

Die vom Vater sehr verwöhnte Patientin heiratete gegen seinen Willen einen Berufsmusiker. Vom Vater verstoßen, geriet sie bald in schwere finanzielle Not.

Die erste Geburt normal; sechs Monate gestillt.

In der zweiten Gravidität stark abgemagert, angeblich aus Kummer über den Vater. Alsbald kamen tiefgehende Zerwürfnisse mit dem Ehemann hinzu, sogar körperliche Mißhandlung durch ihn; schwere Depression, in der die Kranke viel weinte. Seit dieser Zeit die ersten Zeichen einer endokrinen Störung: Kopfschmerzen, Durst, Polyurie, gänzliches Aufhören der Libido, dauernde Gewichtszunahme; im folgenden Wochenbett konnte die Kranke nur drei Tage stillen anstatt, wie früher, sechs Monate. Sechs Wochen nach der Geburt wieder unwohl, dann mehrjährige Amenorrhoe mit starker Atrophie des Uterus und Gewichtszunahme auf 218 Pfund.

Nach 2½ Jahren Ehescheidung; vier Monate nach Aufnahme des Sexualverkehrs mit dem zweiten Manne stellte sich die Periode wieder ein und kam alle vier Wochen. Drei Monate nachher Konzeption; während der Gravidität Gewichtsabnahme von 58 Pfund.

Sella turcica ausweislich des Röntgenbildes normal, Hypophysen- und Thyreoideapräparate erfolglos. LÜTZENKIRCHEN erblickt daher die Ursache der schweren körperlichen Veränderungen in den genannten seelischen Vorgängen.

b) Das bekannteste Beispiel einer psychogen entstandenen Amenorrhoe ist die eingebildete Schwangerschaft, die sogenannte Grossesse nerveuse. Von Psychosen abgesehen, können wir hier die Dinge nicht anders erklären als durch eine gesteigerte Schwangerschaftshoffnung oder Schwangerschaftsfurcht.

Nachstehende Beispiele sollen das erläutern.

1. Eine sonst gesunde Frau kommt mit 46 Jahren gegen alles Erwarten noch zur Heirat; voller Seligkeit über die ihr so spät noch zuteil gewordene Aussicht auf ein Kind geht sie in die Ehe. Die Periode, die sonst immer noch normal war, und zuletzt kurz vor der Heirat einsetzte, bleibt aus; die Brüste werden stärker; Kindsbewegungen werden gefühlt. Aber von der so heiß ersehnten Schwangerschaft war gar keine Rede, denn ich fand den Uterus kaum vergrößert, obwohl die Patientin schon im 7. Monate zu sein wähnte.

2. 30jährige Nullipara vermutet selbst Schwangerschaft. Periode sonst immer regelmäßig, alle vier Wochen; Mitte Juli 1924 Periode erst nach fünf Wochen, schwächer als sonst; 26. Juli schon wieder schwache Blutung, Schmerzen rechts im Unterleib.

Befund: (29. 7. 1924) Hymen nicht durchgängig, Uteruskörper kaum vergrößert, etwas nach links.

Psychanamnese: Die Kranke führt die Menstruationsstörung selbst auf eine „starke Erregung" zurück. Diese bestand darin, daß bald nach der letzten regelmäßigen Periode am 12. Juni 1924 eine Art Kohabitation in vollständig angekleidetem Zustande der beiden Beteiligten ausgeführt wurde mit starker sexueller Erregung. Seither Selbstvorwürfe und Graviditätsfurcht trotz der objektiven Unmöglichkeit wegen der völligen Bekleidung. Nach Belehrung beruhigt sich die Kranke. Wiederkehr normaler Verhältnisse.

3. 43jährige verheiratete Frau mit mehreren, zum Teil schon erwachsenen Kindern; eine neue Schwangerschaft ist sehr unerwünscht. Mit Kriegsbeginn bekommt sie eine zunehmende Abneigung gegen den Sexualverkehr, den sie „in einer so ernsten Zeit, in der so viele draußen fallen, für unmoralisch" hält. In dieser seelischen Verfassung trat die Periode, die bisher alle vier Wochen drei bis vier Tage lang mittelstark sich eingestellt hatte, nach einer Kohabitation Mitte September 1914 „nur spurweise" ein und blieb auch die nächsten zwei Male eben so schwach. In ihrer Angst, schwanger zu sein, kam die Patientin im November zu uns; aber eine Schwangerschaft ließ sich beim Fehlen jeglicher Vergrößerung des Uterus mit absoluter Sicherheit ausschließen. Die stark verängstigte Patientin selbst war freilich erst zu überzeugen durch Abrasio mucosae, die, wie erwartet, ganz negativ ausfiel. Aber dann fiel ihr ein Stein vom Herzen und die Periode wurde wieder normal. Etwa zwei Jahre später erlebte ich mit derselben Patientin ganz denselben Vorgang noch einmal.

Es ist leicht möglich, daß bei der Schwangerschaftsscheu der illegitime Sexualverkehr eine besondere Rolle spielt.

3. Die Erklärung der psychogenen Blutungsanomalien läßt sich nicht in Kürze abtun. Es scheint darum zweckmäßig, über die Teilfrage hinaus zunächst einmal die Hauptfrage aufzuwerfen, gibt es körperliche Erkrankungen durch Gemütsbewegungen? So weit es sich dabei um Folgen einer Reizung des vegetativen Nervensystems — der Lebensnerven — handelt, gibt uns schon der tägliche Sprachgebrauch interessante Hinweise darauf, daß Blutgefäße, Muskulatur und Drüsensekretion durch Affekte beeinflußt werden können. Ausdrücke wie „blasse Furcht", „Schamröte", „gramgebeugt", der „Kummer nagt am Herzen", „die Sorge ißt mit" sind in der Tat mehr als nur Redensarten.

Wie sehr Stimmungen das Muskelspiel des Gesichts beherrschen, sehen wir deutlich an dem bekannten Gesichtsausdruck der Trauer, der Freude, des Zornes usw. Die Herrschaft einer Stimmung über das Mienenspiel kann so konstant sein, daß z. B. ein von tiefer Trauer Befallener oft gar nicht in der Lage ist, das Gesicht zum Lachen zu verziehen; er findet einfach den Muskelansatz dazu nicht, als ob er diesen Vorgang verlernt hätte.

All die wissenschaftlich noch nicht genügend durchforschten Probleme: Gesichtsausdruck als Spiegelbild der Seele (DARWIN, KRUKENBERG, KIRCHHOFF), Hand und Handschrift als Zeichen des Charakters (KLAGES) gehören hieher.

Die oft katastrophale Wirkung akuter Gemütsbewegungen auf Blutdruck, Herz- und Gefäßsystem ergibt sich aus den Beobachtungen von plötzlichem Tod nach Eintreffen überraschender freudiger oder trauriger Botschaften. Die Geschichte weiß darüber manches zu erzählen. Mit seinem „Der Reiter und der Bodensee" bringt GUSTAV SCHWAB ein dichterisch verarbeitetes Beispiel.

Der Eintritt des Todes in Erwartung des Henkerbeils (HACK TUKE) oder vor Beginn einer Narkose (SIMPSON, DESAULT u. a.) gehört hieher. HERING beobachtet an Hunden und Katzen, daß sie um so eher zu Beginn einer Narkose an Herzflimmern zugrunde gingen, je aufgeregter sie waren. Die klinische Erfahrung, daß Narkosen um so leichter verlaufen, je ruhiger der Kranke war, stimmt auch damit gut überein.

Wir haben also auf verschiedenen Gebieten weitgehende körperliche Begleiterscheinungen seelischer Vorgänge. In mancher Richtung kann man daher von einer „pathologischen Anatomie der Affekte" sprechen. Auf diesem Standpunkt stehen auch die verschiedenen Abhandlungen über „Geist und Körper", „Gesichtsausdruck des Menschen", Gemütsbewegungen als Krankheitsursachen" von Hack Tuke, Darwin, Cohn, Giese u. a. Sie mögen in vielen Dingen ungenau oder übertrieben sein, aber sie enthalten sehr viel recht Beherzigenswertes.

Wenden wir uns nun speziell der Erklärung der abnormen Uterusblutungen zu, so bringen uns die modernen klinischen und experimentellen Untersuchungen mit Plethysmograph, Onkometer, Menschenwage von Mosso, Lehmann, Otfried Müller, Berger, Weber, Bickel u. a. sehr brauchbare Unterlagen.

Durch die klassischen Untersuchungen der Ludwigschen Schule war für das Tier längst bekannt, daß zwischen den Gefäßen der Körperperipherie und des Splanchnicusgebietes ein Widerspiel besteht, d. h. daß letztere sich füllen, wenn die ersteren sich entleeren (Otfried Müller). Für den Menschen aber war dieser später als Dastre-Moratsches Gesetz bezeichnete Antagonismus noch nicht bewiesen. Den ersten Beweis brachte Otfried Müller für somatische Reize und später hat E. Weber diesen Antagonismus auch für psychische Reize gefunden. In sehr interessanten Versuchen hat er nachgewiesen, daß, wie bei allen unlustbetonten Affekten, auch im Schreck mit der Verengerung der Blutgefäße an der Peripherie eine Erweiterung derselben in den Bauchorganen einhergeht, so daß das Blut in die Bauchhöhle wandert. In Übereinstimmung damit konnte er bei der Katze nach elektrischer Reizung einer bestimmten Rindenzone des Gehirns eine Vermehrung der Blutfülle in den Bauchorganen feststellen. Dazu wissen wir durch Gellhorn u. a., daß mit diesen Vorgängen eine Blutdrucksteigerung sich verbindet.

Nach all dem kann man heute sagen, daß sich die Kreislaufsreaktion auf unlustbetonte Affekte nach gewissen Gesetzen vollzieht.

Die für die Blutverschiebung in Betracht kommenden Nerven sind die Nervi splanchnici mit ihren vasokonstriktorischen und vasodilatorischen Fasern. Durch Erregung der Dilatatoren kann eine überraschend große Menge des Gesamtblutes des Körpers von den Bauchorganen aufgenommen werden. Durch Erregung der Konstriktoren läßt sich ein Drittel der Gesamtblutmenge aus der Bauchhöhle verdrängen (Weber).

Diese Feststellung gilt aber hauptsächlich für den Darm. Indes darf man annehmen, daß der Uterus an der Blutfülle der Bauchhöhle teilnimmt. Das anatomische Substrat dafür ist vorhanden. Einerseits stehen die Nervi spermatici und der Plexus hypogastricus durch das Ganglion coeliacum mit dem Splanchnicus in Verbindung und anderseits hat der Uterus durch die Nervi pelvici Anschluß an das Zentralnervensystem und bekommt auf diesem Wege vasodilatatorische Fasern. Man darf demnach wohl Weber recht geben und annehmen, daß die Organe der Bauchhöhle in vasomotorischer Hinsicht ein einheitliches Ganzes darstellen.

Darnach ist gut verständlich, daß unlustbetonte Affekte zu Uterusblutungen führen.

4. Was sich weniger gut erklären läßt, ist der Eintritt einer Amenorrhoe, sowie der Übergang einer kurzdauernden Amenorrhoe in eine Blutung nach

Einwirkung eines unlustbetonten Affektes. Aber schon CHARCOT hatte darauf hingewiesen, daß seelische Traumen auf dem Wege des Unbewußten Amenorrhoe bewirken können. Zum näheren Verständnis läßt sich noch manches anführen. Experimentelle Untersuchungen ergaben, daß ein schwächerer körperlicher Reiz zur Erregung der Dilatatoren führt mit Erweiterung der Kapillaren; während ein stärkerer Reiz eine Erregung der Konstriktoren und eine Verengerung der Kapillaren zur Folge hat (RICKER). Neben der Reizstärke ist auch darauf hinzuweisen, daß die Vasodilatatoren länger erregbar bleiben sollen als die Konstriktoren. Demnach kann ein fortwirkender adäquater Reiz nach Erlöschen der Erregbarkeit der Konstriktoren die länger erregbar bleibenden Dilatatoren ansprechen und wieder zur Erweiterung der Strombahn führen. So kann nach vorübergehendem Verschwinden der Blutung eine neue Blutung einsetzen.

Ob ein unlustbetonter Affekt eine Blutung hervorruft oder eine solche zum Stehen bringt, hängt sicher auch mit seinem Einfluß auf das Zusammenwirken der endokrinen Drüsen zusammen. Vielleicht erfährt die Nebenniere eine besondere Beeinflussung, so daß es zu einer Ausschüttung von Adrenalin ins Blut kommt mit einer nachfolgenden Erschöpfung des Adrenalinsystems (SCHUR, WIESEL, HEDINGER, SCHLATTER, v. BERGMANN).

Schließlich mag es auch darauf ankommen, wie sich der Tonus des Sympathikus zu dem des Parasympathikus verhält. Zum besseren Verständnis ein kurzer Hinweis darauf, daß auch die glatte Muskulatur der Hohlorgane auf einen gleichartigen körperlichen Reiz verschieden, d. h. mit Kontraktion oder Erschlaffung reagieren kann. Diese paradoxe Erscheinung wird dadurch erklärt, daß ein Bewegungsimpuls in der Richtung des verminderten Tonus läuft (UEXKÜLL).

Was an paradoxen Reaktionen im Gebiet des vegetativen Nervensystems vorkommen kann, zeigt eine Beobachtung von CITRON. Es handelte sich um eine Dame, die immer nur auf der rechten Gesichtshälfte errötete, während die linke unverändert blieb. Darauf aufmerksam gemacht, erblaßte nun die bisher unbeteiligte linke Hälfte. Als Ursache dieser paradoxen Reaktion schuldigt CITRON eine bestehende Migräne an.

Wenn seelische Vorgänge auf die Gefäßinnervation am Genitalapparat Einfluß haben (ROBIN), dann dürfen wir auch annehmen, daß der wachsende Follikel und das wachsende Ei diesem Einfluß unterworfen sind. Damit fällt weiteres Licht auf die Art der psychogen entstandenen Blutungsanomalien. Zum normalen Ablauf der Menstruation sind nötig: normale Eireifung, normale Follikelreifung und normaler Wechsel in der Herrschaft zwischen Follikel und Corpus-luteum, die sozusagen dauernd miteinander um das Übergewicht ringen. Darnach wird die Art der eintretenden Blutungsanomalie weitgehend davon abhängen, an welchem Glied der genannten Kette die Störung der Gefäßinnervation einsetzt und nach welcher Richtung die Innervationsstörung abläuft. Denkbar wäre, daß ein pathologischer Bluterguß in den reifenden Follikel eine Zertrümmerung des Eies oder ein Ausbleiben der Eireifung mit Ausbleiben der Menstruation nach sich zieht. In anderen Fällen mag die Innervationsstörung der Blutgefäße zu überstürzter Ei- und Follikelreifung mit nachfolgender abnormer Menstruationsblutung führen.

Ob eine Amenorrhoe zustandekommen kann als Äußerung des „Männlichkeitskomplexes", d. h. als Folge des Wunsches, ein Mann zu sein oder wenigstens keine Menstruation zu haben, wie es manche Psychanalytiker wollen (ABRAHAM, OPHUIJSEN, EISLER, KOGERER), wage ich nicht zu entscheiden, scheint mir aber nicht wahrscheinlich.

5. Damit sind wir zu der Frage gelangt, ob Vorstellungen, Wünsche, Suggestionen und Autosuggestionen auf die Menstruationsblutung Einfluß haben können.

Zur Beantwortung sei zunächst darauf hingewiesen, daß lebhafte Vorstellungen auf anderem Gebiet unter Umständen zu Funktionsäußerungen führen, z. B. zu Gesichtswahrnehmungen. So können manche Menschen bei geschlossenen Augen einen nicht anwesenden Bekannten, mit dem sie sich innerlich lebhaft beschäftigen, mehr oder weniger deutlich vor sich sehen. Auch von Goethe wird z. B. berichtet, daß er sich willkürlich Gesichtshalluzinationen habe verschaffen können. Newton soll die Fähigkeit gehabt haben, sich das Sonnenspektrum zu Gesicht zu bringen, wenn er länger darüber nachgedacht hatte.

Besonders wichtig für unsere Frage ist aber die Einwirkung von Vorstellungen auf die Blutverteilung. Wie Weber an tief hypnotisierten Menschen zeigen konnte, ändert sich die Blutfülle der Extremitäten mit der Vorstellung einer Bewegung. Auch ohne Hypnose läßt sich bei vielen Individuen durch Wachsuggestion der entsprechenden Bewegungsvorstellung die dazu gehörige Blutverteilung herbeiführen (Citron).

Daß Suggestion im hypnotischen Zustand oder auch Autosuggestion zu Blutungen an der Haut oder anderen Stellen führen soll, wird in der älteren Literatur öfter berichtet (Bernheim). Ein so kritischer Forscher wie Marchand bemerkt dazu: „So große Skepsis auch gegenüber derartigen, besonders nicht genau kontrollierten und unkontrollierbaren Behauptungen geboten ist, so kann man doch nicht umhin, solche psychische Einwirkungen auf die Gefäßinnervation für möglich zu halten, da sie bei der einfachen Hyperämie so alltäglich sind.“ In dieses Kapitel rechnet er auch hinein die Stigmatisierung mancher Heiligen.

Darnach scheint mir immerhin beachtenswert, daß manche Frauen behaupten, die Menstruation verschieben zu können. Eine sehr zuverlässige Mutter versicherte mir, daß namentlich junge Mädchen die auf den unpassenden Tag fallende Periode hinausschieben können durch einen intensiven Willensakt und die dauernde lebhafte Vorstellung: Die Periode darf auf diesen Termin nicht kommen, sie muß später eintreten. Ein gewisses Licht fällt auf die Bedeutung des Willens auch durch die allgemein bekannte Tatsache, daß viele Menschen durch einen entsprechenden Willensakt beim Schlafengehen den Zeitpunkt ihres Erwachens bestimmen können. Vielleicht darf man auch daran erinnern, daß der indische Fakir durch eine Art Autosuggestion angeblich den Zeitpunkt bestimmt, zu dem er aus dem todähnlichen Schlaf wieder erwacht.

Trotz alledem steht man in der Regel der Verschiebung der Menstruation durch Autosuggestion skeptisch gegenüber.

Die ärztlichen Angaben über Beeinflussung der Menstruation durch Suggestion sind sehr dürftig. Aus der früheren Zeit bringt Hack Tuke in seinem Buch „Geist und Körper“ mehrere Beispiele, die aber nicht kontrollierbar sind. Außerdem wird gewöhnlich auf eine Beobachtung von Forel hingewiesen. Er glaubte, bei Hysterischen die Periode sowohl an- als auch wegsuggerieren zu können und wollte dies seinerzeit am Gynäkologenkongreß zu Freiburg im Jahre 1889 demonstrieren. Das Experiment gelang aber nicht, indem die Periode schon vor dem geplanten Termin auftrat, wie Hegar feststellen konnte[1]). Dagegen habe ich von Hegar während meiner Assistentenzeit gesprächsweise öfters gehört, daß er die Periode ansuggeriert habe.

---

[1]) Ich verdanke die Angaben einer freundlichen Mitteilung von Herrn Professor Sonntag, Freiburg i. Breisgau.

Unsere eigenen Erfahrungen sind gering. Mein früherer Assistent STEMMER erlebte öfters, daß eine durch seelische Erregung vorzeitig eingetretene Periode durch Suggestion in Hypnose oder durch Wachsuggestion aufhörte. Dagegen war es ihm zunächst nicht gelungen, die zur rechten Zeit eingetretene Periode zu verschieben. Neuerdings teilte er mir mit, daß er auch in dieser Richtung mehrfach Erfolg gehabt habe.

Ich selbst stand diesen Dingen immer skeptisch gegenüber, aber vor kurzem gelang es BRANDESS in unserer Klinik, die bis dahin alle vier Wochen auf die Stunde eintretende Menstruation durch Hypnose dem Wunsche der Kranken entsprechend auf einen späteren Termin zu verlegen.

Ob mit der Blutung auch das mikroskopische Aussehen der Mucosa uteri sich ändert, sei später erörtert.

Eine suggestive Beeinflussung der Menstruation ist wohl am ehesten möglich wenn einerseits der Inhalt der Suggestion mit der Wunschrichtung der Kranken zusammenfällt, während anderseits die zur Suggestion angewendeten Mittel auch in der öffentlichen Laienmeinung in dem Ansehen stehen, die Periode vertreiben zu können, wie z. B. die Röntgenstrahlen. Darum ist es vielleicht kein Zufall, wenn wir nach einer „blinden" Röntgenbestrahlung eine acht Monate lang dauernde Amenorrhoe erzielten (1924, Nr. 167).

Von besonderem Interesse sind jene abnormen Uterusblutungen, die bewußt oder unbewußt irgend ein „Tendenzsymptom" (FREUD, ADLER) darstellen und darum der Trägerin willkommen sind. Mir war z. B. aufgefallen, daß eine Kranke nur blutete, wenn sie bei ihrem Mann war, aber nicht wenn sie von ihm getrennt in der Schweiz lebte. Auf den ersten Eindruck konnte das nach einem Zusammenhang mit dem Klimawechsel aussehen. Aber die Psychoanamnese gewährte uns Einblicke in ernste Ehezerwürfnisse. Die Frau erklärte alsbald: Mir ist es ganz lieb, wenn ich blute, dann läßt mich mein Mann in Ruhe. Daß sich solche Blutungen mit Kohabitationsschmerzen verbinden können und mit ihnen zusammen, ähnlich wie sonst der Vaginismus, eine Ablehnung des Sexualverkehrs zum Ausdruck bringen, braucht nicht zu verwundern.

In wieder anderen Fällen dient die Blutung dem Schutz des eigenen „Ich" und der eigenen moralischen Persönlichkeit vor dem natürlichen Trieb. Freilich ist es oft nicht leicht, hinter diese Dinge zu kommen, besonders wenn schon lange körperliche Beschwerden bestehen und schon lange eine körperliche Behandlung vorausging. Unter dem Eindruck derselben breitet sich manchmal eine schier undurchdringliche Hülle über die seelischen Wurzeln der Beschwerden aus.

Daß solche Tendenzblutungen durch Hypnose oder andere suggestive Methoden schwer zu beeinflussen sind, ist leicht verständlich.

1. Frau S. 22jährige II. Gebärende. 1922. Nr. 122.

Hauptklagen: Unregelmäßige Blutungen seit einem künstlichen Abort im Februar 1921. Schmerzen in der linken Unterbauchgegend und im Kreuz bis in die Schulter ausstrahlend seit Tubensterilisierung im November 1920. Ausfluß.

Somatische Anamnese: 1916 uneheliches Kind, Kaiserschnitt wegen engen Beckens; Kind tot geboren. — 1917 Leistenbruchoperation. — 1918 2. Geburt in der Ehe. Zange; Kind lebt. — 1920 November Leibschmerzen, unregelmäßige Blutungen. Praktischer Arzt vermutet Gravidität. Spezialarzt lehnt diese ab und machte Tubensterilisation wegen engen Beckens. Tatsächlich bestand aber doch Gravidität. Darum Februar 1921 künstlicher Abort Mens. V. Im Wochenbett stärkere Blutungen. — 1921 März: Abrasio wegen Blutungen. — 1921 April: Alexander Adams wegen Leibschmerzen. Darnach 14 Tage lang beschwerdenfrei. Der linke Operationsschnitt eiterte angeblich vier Monate lang, darum 1921 August: Sekundärnaht.

Nach diesem außerhalb der Klinik erledigten reichen Programm kommt die Kranke im Januar 1922 zu uns mit obigen Klagen. Da ihr früherer Operateur ihr von der Exstirpation des Uterus völlige Gesundheit in Aussicht gestellt hatte, wünscht sie dringend Uterusexstirpation.

Gynäkologischer Befund: Abgesehen von einer geringen Perioophoritis rechts fast normal, besonders links kein den heftigen Schmerzen entsprechender Befund.

Psychanamnese: Vater Gefängniswärter, sehr jähzornig, habe der Mutter oft den Schlüsselbund auf den Kopf geschlagen. Voreheliches Kind stammt vom damals gefallenen Bräutigam. Damals in der Gravidität kein Erbrechen; in der zweiten Gravidität, vom Ehemann stammend, fast anhaltendes Erbrechen. Schon vor der Heirat auf Charakterfehler des jetzigen Mannes aufmerksam gemacht. 14 Tage nach der Hochzeit während der sehr starken Periode Wortwechsel mit dem Ehemann, der drohte, sie hinauszuwerfen. Im Anschluß daran „Anfall", in dem die Kranke die Photographie der Eltern zerschlug; sieht heute ein, daß die Schläge dem Ehemann galten, der „gleich wie der Vater" sei. Sie habe das erst nach der Hochzeit gemerkt. Im ersten Vierteljahr der Ehe verweigerte der Ehemann den Verkehr, weil er keine Kinder wünschte. Verkehr erst aufgenommen auf dringenden Wunsch der Frau nach einem Kind. Ehemann macht der Frau Vorwürfe über den vorehelichen Verkehr. Sein eigenes Kind mag er angeblich nicht und wirft der Frau auch vor, daß sie Spülungen zur Konzeptionsverhütung unterließ.

Ein immer stärker werdender Ausfluß ekle den Mann beim Verkehr so, daß er nur selten verkehrt und öfters sagt: „Ich hätte das Heiraten sein lassen können."

Außerdem gibt die Kranke an, daß ein früherer behandelnder Arzt sie in der Sprechstunde geküßt und mit ihren Genitalien gespielt habe. Seither steigende Abneigung gegen den Sexualverkehr mit dem Ehemann und heftige Schmerzen dabei, die heute sogar die Hauptklage darstellen. Gleich post cohabitationem Blutungen. Die Blutungen sind der Kranken nach eigener Angabe nicht unerwünscht, da ihr Mann dann nichts von ihr wolle und sich so vor dem Ausfluß nicht zu ekeln brauche. Die Ablehnung durch den Mann wegen Blutungen ist der Kranken lieber als die wegen des „ekelerregenden" Ausflusses. Die Kranke hat schon öfters daran gedacht, dem Mann davon zu laufen. Die Mutter sei auch mal vier Tage im Walde umhergeirrt. Seit längerer Zeit kann die Kranke nicht allein aus dem Hause gehen, weil sie gleich schwindelig wird. Sie braucht darum immer die Begleitung einer Frau aus dem Hause. Die Einsicht, daß darin ein Selbstschutz gegen das heimliche Durchgehen liegt, fehlt der Kranken.

Auch über den Schmerz in der linken Unterbauchgegend kommen wichtige Angaben heraus. Im Anschluß an die Alexander-Adams-Operation trat seinerzeit eine linksseitige postoperative Eiterung auf, darum fast ½ Jahr lang Bettruhe. In dieser Zeit verlor der Ehemann als Straßenbahnschaffner seine Stellung und war etwa vier Monate arbeitslos. Die Kranke darüber in großer Sorge und lebensunlustig. Sie goß sich daher Salpetersäure in die eiternde Wunde. Später wurde der Ehemann mit Rücksicht auf die kranke Frau wieder angestellt für die Dauer der Krankheit. Auch nach Heilung der Wunde hörten die Schmerzen nicht auf. Die Kranke weiß nicht, was werden soll, wenn sie gesund wird, denn dann droht die Wiederentlassung des Ehemannes. Darnach erscheint auch der Schmerz als Tendenzsymptom.

2. Fräulein R. 25jährige Nullipara. 1924, Nr. 167.

Periode alle 14 Tage, 8 Tage lang, darum seit Jahren immer wieder in der Klinik erfolglos behandelt.

Gynäkologischer Befund: Zeitweilig Retroflexio mobilis, sonst normal.

Psychanamnese: Bräutigam fiel 1917. Das Jahr 1919 brachte eine Änderung der ganzen „Lebensauffassung" durch Eintritt in eine religiöse Sekte. Als den Hauptunterschied gegen früher bezeichnet die Kranke das von der Sekte vertretene Keuschheitsprinzip. Das weitere Prinzip der Ehelosigkeit machte die Kranke zwar nicht mit, aber entgegen ihrer früheren Auffassung hält sie den vorehelichen Verkehr jetzt für Sünde; sie nahm es daher in dieser Richtung viel strenger als früher. Nach vielem Widerstreben machte die Kranke interessante Angaben über ihre Mutter. Diese hat es während der ganzen Ehe skrupellos mit anderen Männern gehalten, kommt oft erst nachts nach Hause, so daß sie vom Vater gesucht werden muß. Ihr Verhalten ist ein „öffentlicher Skandal" in der ganzen Stadt, so daß der Kranken der Aufenthalt zu Hause peinlich ist. Ihre ganze Angst geht dahin, sie könnte werden wie die Mutter, deren Lebenswandel sie über alles verabscheut. Das Streben, diesem Schicksal zu entgehen war mit ein Hauptgrund, in die Sekte einzutreten. Vor dem Eintritt sei der Geschlechtstrieb so stark gewesen, daß es ihr oft sehr schwer war, die Herrschaft zu behalten; jetzt sei der Kampf leichter. Darnach ist klar, daß die Kranke mit dem Eintritt in die Sekte Schutz gegen ihren eigenen Sexualtrieb suchte. Wir vermuteten, daß die Blutungen demselben Zweck dienten und ein Tendenzsymptom darstellen. Der Patientin leuchtet dieser Gedankengang sehr ein. Es wurde ihr auseinandergesetzt, daß sie künftig die Blutungen zum Schutz vor den Männern nicht brauche und daß ihr guter Wille vollkommen ausreiche. In Hypnose wurden diese Eindrücke verstärkt. Dabei werden auf den Uterus Kälteempfindungen gesetzt und gesagt, daß jetzt alles Blut aus der Gebärmutter heraus sei und die Blutungen künftig aufhören werden, was in der Tat auch der Fall war.

III. Psychogene Dysmenorrhoe.

Genaue Beachtung verdienen die psychogenen Ursachen der Dysmenorrhoe. In Betracht kommen natürlich nur Fälle mit einem negativen Genitalbefund, also hauptsächlich die Dysmenorrhoe der jungen Mädchen, der Unverheirateten oder der steril Verheirateten.

1. Manchmal gehen die ersten Wurzeln bis auf die Kindheit zurück und hängen mit Analerotik zusammen. Die Aufdeckung derselben ist aber gewöhnlich nicht leicht. In einem unserer Fälle ergab die von Brandess vorgenommene Traumanalyse, daß die Patientin als Kind mit 9 Jahren im Anschluß an einen Einlauf eine Lustempfindung bekam, obwohl der Einlauf zuerst schmerzhaft war. Zur Lustgewinnung machte sie sich später selbst öfter die schmerzhaften Einläufe. Der Eintritt der ersten Menstruation war nun mit einer ähnlichen Lustempfindung verbunden; die Kranke nahm daher ohneweiters an, daß sie immer schmerzhaft sein müsse, was dann auch in der Tat so war.

2. Bedeutungsvoller ist das Bild, das sich die heranwachsenden Mädchen über die Schmerzhaftigkeit des Vorganges nach den Erfahrungen aus ihrer Umgebung gemacht haben. Wenn sie bei älteren Schwestern immer sehen und hören, daß die Menstruation schmerzhaft ist, dann gehen sie mit der sicheren Erwartung desselben Schicksals ihrer Zukunft entgegen und können sich den Vorgang nicht anders als schmerzhaft vorstellen, worauf schon Lomer hingewiesen hatte.

Außerdem aber entwickelt sich eine besondere Aufmerksamkeit auf die Vorgänge. Die Bedeutung einer solchen ist allgemein bekannt. Hunter stand auf dem Standpunkt: „Ich bin sicher, daß sich meine Aufmerksamkeit auf irgend einen Teil fixieren kann, bis ich eine Sensation in demselben habe." Jeder kennt z. B. auch die Abhängigkeit des Urindrangs von der Aufmerksamkeit. Er stellt sich z. B. bei militärischen Märschen plötzlich ohne Vorboten ein, wenn man sieht, daß der Begleiter Wasser läßt. Im Gegensatz dazu kann der allerstärkste Drang verschwinden, wenn man ihm nicht Folge leisten kann und weiterhin nach irgend einer Richtung abgelenkt war. Wie sehr die seelische Ablenkung eine körperliche Empfindung übertönen kann, werden wir im Kapitel „Schmerzen" (S. 324) noch sehen.

So bedeutet dann der Eintritt der Menstruation eine Art Änderung des „Ichgefühls", sowie der Einstellung gegenüber jeglichen körperlichen Vorgängen und das mit einer gewissen Selbstverständlichkeit, wie wenn man mit dem schwarzen Rock einen anderen Menschen anzieht (Hauptmann).

Ist die Menstruation einmal schmerzhaft gewesen, dann liegt für viele junge Mädchen darin die Bestätigung dessen, was sie nach dem Hörensagen mehr oder weniger als selbstverständlich erwartet hatten und so fixiert sich leicht die Vorstellung, daß es auch künftighin so sein muß. Was eine solche vorgefaßte Meinung über die Selbstverständlichkeit des schmerzhaften Ablaufes eines Vorganges bedeutet, sagt das Beispiel von jenem Fleischer, der ausgleitet, im Fallen mit dem Arm an einem Fleischhaken hängen bleibt und unsägliche Schmerzen empfindet, obschon der Haken nur den Rockärmel gefaßt hatte (HACK TUKE).

3. Auf den weiteren Verlauf kann die Art der Erziehung durch die Mutter oder die Schule Einfluß gewinnen. Die Mütter machen bald durch zu große Nachsicht, bald durch zu große Strenge Fehler. Was eine verständige Lehrerin erreichen kann, zeigt die Beobachtung einer Mädchenschule: 80% der Schülerinnen mußten jedesmal beim Unwohlsein zu Hause bleiben, bis eine entsprechende Beeinflussung durch die Lehrerin Wandel schuf.

Vermutlich spielt auch die Art, wie die erste Menstruation erlebt und wie der erste seelische Eindruck verarbeitet wird, eine nicht unwichtige Rolle. Für den Ausfall der persönlichen Einstellung können verschiedene Dinge von Bedeutung sein, wie Form der Aufklärung, religiöse Stellungnahme, Schamgefühl, Sitte und Erziehung usw. Erfährt das Mädchen z. B., daß ihre körperliche Funktion etwas sei, worüber man nicht spricht, was besonders den Buben gegenüber zu verheimlichen sei, so liegt darin eine besondere Aufgabe, die nicht jedes ohneweiters glatt löst. Zwingt z. B. eine stärkere Blutung die Kinder, aus der Schule wegzubleiben, so müssen sie zur Verheimlichung eine Ausrede gebrauchen. Manche Wahrheitsfanatikerin kommt in einen ethischen Konflikt. Zur Rechtfertigung vor sich selbst stellt sich der körperliche Schmerz ein.

In mancher Richtung besteht auch ein Unterschied zwischen den verschiedenen Arten von Schulen. In den ländlichen Volksschulen, wo die Mädchen ihrer Jugendlichkeit wegen gewöhnlich noch nicht menstruieren und die Buben oft noch recht ahnungslos sind, geht das Verheimlichen ziemlich leicht. Anders in den höheren Schulen. Hier sind sehr viel ältere Mädchen, die Mehrzahl menstruiert, die Buben sind aufgeklärt. Hier ist also die Situation für die Mädchen etwas schwieriger. Dagegen hat die Tatsache, mehr exponiert zu sein, unter Umständen den Vorteil, daß sie Selbstdisziplin und Härte gegen sich besser lernen.

4. Was mir weiter sehr aufgefallen ist, ist der Umstand, daß gerade frühmenstruierte Kinder jahrelang keinerlei dysmenorrhoische Beschwerden haben, bis diese nach einigen Jahren sich dann plötzlich einstellen, so daß man von einer Art „Spätdysmenorrhoe" reden kann. Sieht man näher zu, so findet man, daß sich inzwischen manches geändert hat. Das eine Mädchen übermüdet sich durch strengen Schulbesuch, das andere wird im Haushalt von der harten Mutter oder in einer Dienststelle zu sehr angestrengt und ein drittes fühlt sich seelisch durch irgend etwas verletzt. In der schmerzhaften Menstruation äußert sich dann der Protest gegen unerwünschte oder zu schwere Aufgaben oder gegen die Umgebung, die zu wenig Notiz nimmt; oder die Spätdysmenorrhoe dient als Tendenzsymptom irgend einem besonderen Zweck.

1. 17jährige Nullipara. 1925. Nr. 53 P. P.

Menarche mit 14 Jahren. Periode zuerst ein Jahr lang ganz schmerzlos. Seither heftige Schmerzen und Erbrechen; mehrfach erfolglos behandelt, auch mit Abrasio, und darum Aufnahme in die Klinik.

Befund: Retroflexio mobilis.

Bei Beobachtung eines Schmerzanfalles fällt enorm auf, daß die Schmerzen ganz plötzlich kommen, mitten aus dem Wohlbefinden heraus und während der Unterhaltung mit dem Arzt. Deswegen dringender Verdacht auf psychogene Herkunft. Die Aufdeckung derselben aber zunächst sehr schwer, da die Kranke nach dieser Richtung sehr wenig zugänglich ist. Erst allmählich kommt Licht in die Dinge: Die aus einer einfachen Familie stammende Kranke wird Dienstmädchen in einem sehr vornehmen Haus, in dem angeblich zwischen Herrschaft und Personal eine große Distanz besteht. Das Mädchen ist hier sehr überbürdet und muß mit zwei anderen Mädchen zusammen täglich eine ungewöhnlich große Zahl von Zimmern in Ordnung bringen. Dadurch ist sie nicht nur angestrengt, sondern auch sehr ungehalten. Dazu kommt ein akuter Schreck über die Explosion eines Spirituskochers, wobei sie sich ihre schönen Haare verbrannte. Seither heftige Dysmenorrhoe. Die Mutter der Kranken, die davon längere Zeit nichts erfuhr, ist über die Dienstherrschaft sehr aufgebracht. Sie nahm ihr Kind weg und legte es ins Krankenhaus. Seit fast zwei Jahren immer wieder Krankenhausbehandlung und fast völlige Entwöhnung von Arbeit, so daß das Mädchen selbst sagt, sie könne sich gar nicht denken, wie es sei, wenn sie wieder arbeiten müsse. Aber sie tröstet sich, von der Mutter beeinflußt, damit, daß die frühere Dienstherrin alles bezahle, und wenn sie einmal Schwierigkeiten machen wolle, dann brauche es nur einen kleinen Hinweis auf das nicht intakte Privatleben und die Gefahr, dadurch bloßgestellt werden zu können.

2. 24jährige ledige Nullipara.

Periode alle vier Wochen, früher ganz schmerzlos, seit längerer Zeit mit Schmerzen verbunden.

Gynäkologischer Befund: Retroflexio mobilis.

Psychanamnese: Patientin hat zwei Schwestern und einen Bruder. Bruder gefallen. Bei Eintreffen der Todesnachricht sagt die Mutter: „Jetzt habe ich kein Kind mehr.“ Das hat der Patientin, die eine sehr gehorsame Tochter ist und sich mit ihren Schwestern zusammen die größte Mühe um die Erhaltung der Heimat gab, „in die Seele hinein weh getan“. Schon die nächste Periode war schmerzhaft, die folgenden wurden es immer mehr. Daß die Mutter sich aber so wenig darum kümmerte, tat jedesmal mehr weh. Es sah so aus, als ob die „Töchter in der Tat nicht auch Kinder ihrer Mutter seien“.

3. 20jährige Nullipara, Dysmenorrhoe, Ausfluß seit dem zehnten Jahr. Genitalbefund (13. Februar 1925): Virgo, Utk. anteflektiert, hühnereigroß, der sonstige Befund o. B.

Psychanamnese: Menarche mit 14 Jahren; seit dem 17. Jahr heftige Dysmenorrhoe. Das Mädchen sollte um diese Zeit auf Wunsch der Mutter mehr am Haushalt teilnehmen, woran sie im Gegensatz zur Schwester gar keine Freude hatte. Geistige Beschäftigung oder Musik lagen ihr viel mehr. Darum von der Mutter öfters getadelt unter Vorhalten des guten Beispiels der Schwester. Bei der körperlichen Zartheit strengte das Mädchen die Hausarbeit auch sehr an, was die besonders gesunde Mutter nicht verstehen konnte. Schmerzen oder Schonungsbedürftigkeit beim Unwohlsein kannte die Mutter nicht, sie deutete das als übertriebene Nachgiebigkeit gegen sich selbst. So fühlte sich das Mädchen von der Mutter gar nicht verstanden und entfernte sich von ihr innerlich immer mehr. Sie hatte aber „das Bedürfnis, sich irgendwo anzulehnen und auszusprechen“. In dieser Stimmung schloß sie sich innerlich immer mehr an einen ziemlich gleichaltrigen jungen Mann an, bei dem sie immer „eine Zuflucht fand, da er sie verstand“. Irgendwelche körperliche Beziehungen kamen nicht vor. Die beabsichtigte Verlobung gaben die Eltern wegen der Jugendlichkeit nicht zu. Seither die Dysmenorrhoe noch heftiger, ebenso verschlimmerte sich der weiße Ausfluß, der seit dem zehnten Jahre etwa bestand.

Von Einfluß ist auch das Verhalten des Sexualtriebes. Manche der frühmenstruierten Kinder waren bei Eintritt der ersten Periode noch geschlechtslose Wesen und reine Toren, die der Menstruation als einem noch ganz bedeutungslosen Vorgang ganz unpersönlich gegenüberstanden. Inzwischen sind sie zu geschlechtsbetonten Mädchen gereift, die vielleicht ein bewußtes oder unbewußtes sexuelles Erlebnis (z. B. Fixierung an einen Lehrer oder eine Lehrerin) hinter sich haben. Jetzt tragen sie in das körperliche Geschehen einen eigenen seelischen Inhalt hinein und nehmen persönlich Stellung.

Der Sexualtrieb kann besonders in seinen Extremen als abnorm schwacher oder als abnorm starker Trieb Bedeutung gewinnen.

Bei ungewöhnlich schwachem oder verkehrtem Triebe stehen die Mädchen der Menstruation öfters mit Abscheu und Ekel gegenüber. Alles, was daran erinnert, ist ihnen unsympathisch, fällt ihnen auf die Seele und äußert sich in körperlichem Schmerz oder Mißbehagen, unter Umständen auch Asthma (cf. S. 319). Infolgedessen wird ihnen die ganze sexuelle Laufbahn, die Defloration, die Kohabitation, Schwangerschaft und Geburt, alles, was sonst eine Frau auf die Höhe ihrer Mission bringen kann, zum Martyrium. Ob dieses sexuelle Verhalten an einen bestimmten Körpertyp (Asthenie, Typ intersexe) gebunden ist, wie es Hirsch und Mathes wollen, mag dahingestellt bleiben.

Bei starkem Trieb greift manches Mädchen zur Onanie oder zur Kohabitation. Nicht alle sind aber stark genug, dafür die Verantwortung zu tragen und den Seelenfrieden zu behalten. Manchen fehlt der „Mut zur Sünde". Die Folgen sind dann Selbstvorwürfe, Versündigungsideen, die den Schmerz als Strafe und Sühne für ein begangenes Unrecht hinnehmen; ja, ihn sogar vielleicht wünschen, um durch sein Ertragen Buße zu tun.

1. 23jährige ledige Nullipara, klagt über Schmerzen beim Unwohlsein. Druck auf dem Herzen, Ausfluß. Darum anderweitig behandelt.

Befund 19. Mai 1924: Retroflexio mobilis.

Psychanamnese: Früher Menstruation schmerzlos. Vor zirka einem halben Jahr erste Kohabitation unter innerem Widerstreben auf starkes Zureden des Mannes. Dabei Angst vor Konzeption. Kohabitation ließ sich gar nicht recht durchführen. Patientin fürchtet darum nicht heiratsfähig zu sein und den Mann wieder zu verlieren. Darüber große Aufregung. Außerdem schwere Selbstvorwürfe über die „Sünde und die Entwürdigung" durch den vorehelichen Verkehr; nimmt darum die Schmerzen als Strafe des Himmels an.

2. Fräulein H. 1925. Nr. 58. P. P. 35jährige Nullipara. Dysmenorrhoe.

Befund: Retroflexio mobilis.

Psychanamnese: Menarche mit 13 Jahren, seit dem 17. Jahr heftige Dysmenorrhoe. Damals sollte das Mädchen als Schülerin an einer Turnprüfung teilnehmen. Sie war gerade unwohl und hatte Scheu, sich durch das Turnen Schaden zuzuziehen. Da sie den wahren Grund nicht angeben wollte, bat sie den Lehrer um Dispens wegen „Kopfschmerzen". Die Dispens wurde verweigert; beim Klettern bekam das Mädchen heftige Leibschmerzen und wurde ohnmächtig. Seitdem Dysmenorrhoe. Hinzu kam noch, daß alsbald nachher ein junger Mann, mit dem die Verlobung in Aussicht stand, infolge eines Unglücksfalles plötzlich starb. Seit jener Zeit Patientin „geschlechtlich sehr erregt"; Onanie im Gedenken an den Verstorbenen, obwohl sie vorher nicht in der geringsten körperlichen Beziehung mit ihm stand. Über die Onanie jedesmal schwere Selbstvorwürfe; erblickt in der Dysmenorrhoe die verdiente Strafe für ihre „Schuld". Dysmenorrhoe meistens geringer, wenn Onanie mit Orgasmus vorausgegangen ist.

Wie weit der Sexualtrieb die Art, auf die Menstruation zu reagieren, bestimmt, und wie weit er die Mädchen in moralische Konflikte bringt, hängt natürlich von den speziellen Verhältnissen ab. In mancher Richtung lassen sich die Mädchen aber in drei Gruppen einteilen:

In der 1. Gruppe ist die Sexualpsyche bei Eintritt der ersten Menstruation noch nicht erwacht; eine Sexualempfindung fehlt; der Körper eilt der Seele voraus. Hierher gehören die oben genannten frühmenstruierten Kinder und die Mädchen vom Lande, die öfters gar nicht aufgeklärt und seelisch häufiger unberührt sind. Sie sind gewöhnlich schmerzfrei.

In die 2. Gruppe gehören die Mädchen, die zwar auch ein körperliches Sexualempfinden noch nicht kennen, aber vom Hörensagen doch von der Menstruation und ihrer Bedeutung eine Ahnung oder eine mehr oder weniger unklare Vorstellung haben. Hier eilt die Sexualpsyche der Körperfunktion voraus. Auf diesem Boden wachsen schon allerhand körperliche Schmerzen und Mißempfindungen.

Die 3. Gruppe wird von jenen gebildet, bei denen bereits die körperliche Sexualempfindung vorhanden ist und mit der sexuellen Phantasie Schritt hält. In diesem Gebiet entwickeln sich am leichtesten allerhand Störungen.

Wie dem aber auch sei, gar manche Dysmenorrhoe der jungen Mädchen stellt eine Angstneurose dar im Sinne von Stekel.

5. Auch die *Dysmenorrhoe der Braut* hat nicht selten eine psychische Ursache. Hier wird der normale Ablauf der Menstruation in besonderem Maße zum Zeichen körperlicher Gesundheit, normaler Weiblichkeit und oft auch ethischer Intaktheit. Menstruationsstörungen führen daher leicht zu Krankheitsfurcht, Minderwertigkeitsgefühl, Scheu vor Eheunfähigkeit und Verfehlen der eigentlichen Karriere; alles Dinge, durch die sich leicht körperlicher Schmerz einschleichen kann. So kommt zu der gesteigerten Geschlechtsempfindung die spezifische Angstneurose der Brautzeit hinzu, wie sie Frank schildert. Halb gehörte Schauererzählungen von Gefahren der Geburt und des Wochenbetts, von Schrecknissen der Brautnacht und der Hingabe, Sorge, dem Manne am Ende nicht zu genügen, diese oder jene kleine Sünde aus der Brautzeit und manches andere, was oft längst ins Unterbewußtsein getreten ist und als unterbewußter Angstaffekt fortlebt, kann hinter der Dysmenorrhoe der Brautzeit stecken.

Zu all dem kommt manchmal noch ein geheimes Weh über das Verlassen von Eltern und Heimat, wo man sich so wohl und sicher fühlte.

31jährige ledige Nullipara. Menarche mit 14 Jahren. Seit zehn Jahren Schmerzen beim Unwohlsein. Ausfluß.

Gynäkologischer Befund (18. November 1924): Virgo intacta. Per anum: Uterus anteflektiert, hühnereigroß.

Psychanamnese sehr schwer zu erheben. Nach einigem Zögern gibt die Kranke an, daß sie sehr viel Schweres durchgemacht habe und nennt zunächst nur die schwere Erkrankung der alten Eltern mit der Furcht, die Eltern, an denen sie sehr hängt, zu verlieren. Erst allmählich rückt sie heraus, daß sie etwa vor zehn Jahren sich verlobte und dabei große Widerstände der Eltern, an denen sie so sehr hängt, zu überwinden hatte. Öfters tauchte die bange Frage auf, ob das den Eltern gegenüber recht sei und ob das so hart erkämpfte eigene Heim das Elternhaus ersetzen könne. Schon seit jener Zeit Dysmenorrhoe. 1915 ist der Bräutigam gefallen. Patientin dadurch innerlich erneut sehr zerrissen, muß nach dem Zusammenbruch der eigenen Zukunftshoffnungen innerlich zurück zu den Eltern, die sie so ungern ziehen lassen wollten, und von denen sie sich mit so viel Energie freigemacht hatte. Die Dysmenorrhoe seither wieder viel schlimmer. Erst nach Wiederkehr der inneren Ruhe tritt Besserung ein.

Seit Sommer 1924 beschäftigt sich die Kranke erneut wieder mit dem Verlust ihres Bräutigams; muß viel an die Vergangenheit zurückdenken und fürchtet von der Zukunft, wenn die Eltern tot sind, das Alleinsein. Seither vermehrte Dysmenorrhoe und vermehrter Ausfluß, besonders bei jeder Erregung.

Weiterer Konflikt: Soll jetz zu einem geistlichen Bruder als Haushälterin gehen. Möchte sehr gerne für ihren Bruder sorgen, weiß aber nicht, ob sie das befriedigt. Hat noch nicht so definitiv auf eine eventuelle Heirat verzichtet, daß sie jetzt durch den Eintritt ins Pfarrhaus sich jeden Weg zur Ehe verbauen will. Kann in diesem Konflikt sich gar nicht zurecht finden.

6. Ebenso ist manche Dysmenorrhoe der jungen Frau psychogen bedingt. Hierher gehören jene Frauen, die ohne örtlichen Befund erst seit der Ehe über Dysmenorrhoe klagen. Da sonst so manche Dysmenorrhoe der Mädchenzeit mit dem Eintritt in eine harmonische Ehe resp. mit Aufnahme des Sexualverkehrs schwindet, so darf man hier vermuten, daß einer der drei Kardinalpunkte einer jungen Ehe: Mann, Kind, Schwiegermutter nicht stimmt. Bald wurde die junge Frau durch den Mann nicht in der richtigen Art in den Geschlechtsgenuß eingeführt, worauf ich beim Vaginismus zurückkomme. Bald bleibt das ersehnte Kind aus, was STEKEL sehr anschaulich illustriert; bald hapert's mit der Schwiegermutter, besonders wenn sie im gleichen Hause wohnt.

1. Fall STEKEL. Eine 35jährige, kinderlos verheiratete Frau bekommt jedesmal beim Unwohlsein heftige, wehenartige Schmerzen mit dem Gefühl, als ob sich etwas aus der Scheide herauspresse; jedesmal acht Tage zu Bett. Zu Beginn der Ehe Spontanabort. Seither Angst, dauernd kinderlos zu bleiben. Vor der Ehe ein krimineller Abort. STEKEL glaubt, daß die Frau mit jeder Menstruation „die Geburt eines Kindes spielt", daher das Gefühl des Herauspressens und darum acht Tage zu Bett. Die Dysmenorrhoe wird so die zur Wunscherfüllung umgedrehte Anullierung der Menstruation und zugleich zur Strafe für den kriminellen Abort.

2. Frau Sch. (1925. Nr. 74. P. P.) 27jährige Nullipara.

Genitalbefund: normal.

Anamnese: Erste Periode mit 13 Jahren, von Anfang an mit mäßigen Schmerzen verbunden; seit der Heirat vor fünf Jahren die Schmerzen viel schlimmer. Die Periodenzeit stellt jedesmal einige Tage schwerer Krankheit dar; heftiges Erbrechen, allgemeines Krankheitsgefühl.

Psychanamnese: Die damals 22jährige Patientin schlug mehrere Heiratsanträge jüngerer Männer ab und entschied sich für einen schon 47jährigen Mann, den sie nach eigener Angabe hauptsächlich aus Hochachtung vor seiner Leistung im Leben und aus Mitleid mit seiner persönlichen Hilflosigkeit heiratete. Der Mann, der Rektor einer Schule ist, geht vollständig in seinem Berufe auf. Dazu hat er eine Reihe öffentlicher Ämter und verzehrt sich völlig im Dienst der Allgemeinheit. Dem jungen Mädchen hatte das große Hochachtung abgerungen. Als Lehrerin an seiner Schule war sie immer bemüht, ihm möglichst viel Arbeit abzunehmen und glaubte, als er um ihre Hand warb, den Antrag aus Mitleid nicht ablehnen zu dürfen, da sonst dem überbürdeten Manne ihre weitere Mithilfe fehlen würde.

Schon in der jungen Ehe kamen aber für die weibliche Psyche schwere Enttäuschungen. Ihr größtes Sehnen ging auf das Kind, während der Mann von Anfang an erklärte, für ein Kind sei er zu alt. Gleich beim ersten Verkehr äußerte er Sorge über eine etwaige Empfängnis. Die junge Frau darüber innerlich sehr verletzt und trotz des sehnlichen Kinderwunsches wenig zum Verkehr aufgelegt. Der Mann erklärte alsbald, der Verkehr strenge ihn an, mache ihn für sein schweres Amt wenig leistungsfähig und hindere ihn so an seinem Drange, seine Kräfte der Allgemeinheit zur Verfügung zu stellen. Die Frau bekam alsbald den Eindruck, als ob der Mann ihr mit dem Verkehr „ein besonderes Geschenk zuteil werden lasse", wofür sie besonders dankbar sein müßte. Sie fühlte sich dadurch in ihrer Frauenwürde verletzt und um ihre natürlichen Hoffnungen betrogen. Sie wurde immer kühler und zog sich immer mehr auf sich selbst zurück. Der Verkehr, der von Anfang sehr selten war, hörte alsbald ganz auf. Seither die geschilderte Dysmenorrhoe. Bei den Schmerzen denkt sie daran, daß die Geburtswehen nicht schlimmer sein könnten, daß sie aber von diesen ein Kind erhoffen dürfte. Die Periode ist ihr jedesmal eine bittere Mahnung daran, daß ihr ein Kind vorenthalten ist. Sie denkt deswegen manchmal an die ausgeschlagenen Partien und fragt sich, ob es dann vielleicht anders wäre. Dem Mann gegenüber ist sie zuweilen direkt feindlich eingestellt, weil sie in seinem Verhalten die Ursache dafür erblickt, daß sie nicht auf die Höhe des Weibseins emporsteigen darf. In seiner Anwesenheit ist daher auch die Dysmenorrhoe gelegentlich viel heftiger, als wenn er nicht da ist. Nach eigener Angabe denkt sie oft selbst, daß der Mann angesichts ihrer Schmerzen „ein Gefühl von Schuldbewußtsein bekommen müßte".

3. Frau L. (1924. Nr. 304. P. P.) 27jährige Nullipara.

Periode alle vier Wochen, schmerzhaft; Ausfluß, Gewichtsabnahme.

Gynäkologischer Befund: o. B.

Psychanamnese: Seit einem Jahre steril verheiratet. Muß sehr schwer arbeiten, auch auf dem Feld. Oft sehr müde und besonders zur Zeit der Periode kaum arbeitsfähig. Großes Ruhebedürfnis, dem aber nicht nachgegeben werden kann, da die im gleichen Hause wohnende sehr gesunde, robuste Schwiegermutter keine Schonung kennt. Sie macht der jungen Frau immer wieder Vorwürfe über ihre „Faulheit“, verlangte z. B. am Tage nach der Heimkehr von einer kurzdauernden klinischen Behandlung, daß sie zum Kleemähen mitgehen soll. Die Kranke darüber innerlich meist sehr erregt, beherrscht sich aber in der Regel, aber manchmal kommt es doch zu offenen Auftritten. Dann Dysmenorrhoe und Ausfluß immer stärker. Der Ehemann „hilft oft zu seiner Mutter“; die Frau darüber erregt und meint, er hätte dann eigentlich nicht heiraten brauchen.

4. 27jährige Nullipara.

Genitalbefund normal.

Seit einem Jahr verheiratet. Coitus interruptus. Schon früher nervös; als Mädchen bei der Periode Ohnmachtsanfälle. Seit der Heirat statt dessen heftige Schmerzen und Bangigkeit in der Herzgegend. Schwiegermutter nimmt von dem Befinden der jungen Frau gar keine Notiz. Patientin darüber sehr ungehalten und verletzt; Dysmenorhoe immer schlimmer geworden.

Schließlich kommt die Neurose des Klimakteriums. Wohl ist vieles der allgemeinen und örtlichen Beschwerden dieser Zeit die Folge einer Änderung der innersekretorischen Vorgänge, aber manches läßt sich doch auch rein psychisch auffassen. Während die Ehe für den Mann ein Erlebnis ist, bedeutet sie für die Frau Schicksal. Weibsein und Muttersein ist der Inhalt ihres Lebens. Das Verschwinden der Menstruationsvorgänge mahnt sie daran, daß ihre Rolle in mancher Richtung ausgespielt ist. Insbesondere da, wo die Frau nicht durch andere Aufgaben oder andere Interessen ausgefüllt ist, entsteht eine große Leere.

Manches kommt auch auf das Verhalten des Mannes an. Stellt er durch Aufgehen in einem angestrengten Beruf oder durch sein Alter wenig sexuelle Ansprüche, so taucht für die alternde Frau die bange Frage auf, ob sie für ihren Mann noch Reize besitzt und begehrenswert ist. Wenn auch sicher nicht für alle, so mag doch für einzelne Frauen der Standpunkt von Rousseau gelten, der es als ein unverzeihliches Verbrechen gegen eine Frau bezeichnet, ihren Besitz erlangen zu können, ohne davon Gebrauch zu machen.

Aus dem Gefühl, als Sexualwesen an Bedeutung zu verlieren, kann der Wunsch entstehen, das Interesse des Mannes durch Ersatzmittel, wie Krankheit, durch Erregung von Mitleid zu erhalten. Manche klimakterische Erscheinung ist darum der letzte Kampf um eine vermeintlich oder wirklich zusammengebrochene Herrlichkeit, und das Zeichen dafür, daß es schwer ist, in Schönheit zu sterben.

Die heutigen Franzosen scheinen anders zu denken als Rousseau. In meiner Behandlung steht eine Pariserin mit zahlreichen klimakterischen Beschwerden. Sie sagte mir selbst, daß es ihr schwer fällt, für ihren Mann keine Reize mehr zu besitzen. Aber in Paris wurde sie den verschiedensten Operationen unterworfen: Abrasio, Alexander-Adams, Portioamputation.

7. Bezüglich der Art, wie die Frauen ins Klimakterium hinübertreten, zerfallen sie nach Kugler in die drei von Laura Marholm aufgestellten Gruppen: die zerebrale, die sentimentale und die grande amoureuse. Die zerebrale grübelt über die vasomotorischen Störungen; die sentimentale ruft noch einmal nach liebendem Mitleid für ihr schweres Leiden. Die grande amoureuse, die wahre Frau und gute Mutter geht auch ins Klimakterium mit Würde; doch wird gerade ihr der Schmerz des Erlöschens des mächtigen heiligen Triebes zur Quelle depressiver Verstimmung bis schwerster Melancholie.

IV. Vaginismus und Dyspareunie. — Asthma nervosum.

Während der Vaginismus früher fast ausschließlich auf organische Störungen zurückgeführt wurde, haben ihn Walthard und Stekel als Ausdruck seelischer Vorgänge — Furcht und Abneigung gegen den Sexualverkehr — aufgefaßt. Diese seelische Einstellung der Frauen führt als Angstneurose auf dem Wege eines selbständig gewordenen „bedingten Reflexes" zu Tonussteigerung und krampfartiger Kontraktion der Beckenbodenmuskulatur, sowie der Adduktoren der Oberschenkel.

In der Tat bleibt da, wo eine organische Ursache fehlt, nur noch die psychogene Herkunft übrig. Ja, sie ist um so häufiger, je mehr wir nach ihr fahnden und je mehr es uns gelingt, einen Einblick in das Sexualleben unserer Kranken zu gewinnen, wie nachstehende Beispiele zeigen sollen.

1. Frau St., 24jährige Nullipara. 1924. Nr. 38. P. P. Vaginismus.

Schon als Braut trotz starker ethischer und gesellschaftlicher Gegeneinstellung vom Bräutigam zum Sexualverkehr verführt. Gleich post actum erhob sich der Mann, rauchte eine Zigarette und ließ die Braut unbekümmert in einer völlig anderen Welt allein zurück. Mit diesem brutalen Absturz zur trivialen Welt versetzte er ihr nach eigener Aussage zum Dank für ihre Hingabe einen „Schlag ins Gesicht", über den sie nie ganz hinweg kam. Dazu zog sich das bis dahin blühend gesunde Mädchen eine Lues zu. Die Verheimlichung derselben war sehr schwierig und zwang das von Haus aus offene und wahrheitsliebende Mädchen zu allerlei Unwahrheiten, die ihr „unsauber" vorkamen. Schließlich kamen noch Mischehe und schwere Kränkung durch die Schwiegermutter hinzu. Die Schwiegermutter — selbst Jüdin — war sehr dagegen, daß ihr Sohn eine Christin heirate. Nach der luetischen Infektion erklärte sie der jungen Frau, sie sei nun infolge der Infektion mit ihrer Konfession ausgesöhnt, weil ihr Sohn wenigstens „nur eine Christin" und nicht eine Jüdin angesteckt habe.

2. Frau St., 33 Jahre, 1 Abort.

Klagen: Rückenschmerzen, Schmerzen in der linken Unterbauchgegend, Druck nach unten, sehr gereizt, müde, leistungsunfähig, Ausfluß, Dyspareunie.

Befund: Links fragliche Perimetritis, sonst o. B.

Psychanamnese: Außer einem Abort im dritten Monat keine Schwangerschaft. Ehemann wünscht Kinder; Frau wünscht keine, weil Ehemann sehr nervös; mehrere Verwandte von ihm in Irrenanstalten, drei durch Suicid geendet. Antikonzeptionelle Scheidenspülungen post actum. Ehe früher glücklich, jetzt sehr unharmonisch. Der Ehemann nach Angabe der Frau „zu wenig männlich, pedantisch, kleinlich, hat kein Auftreten", während die Frau selbst „am Manne die Männlichkeit sucht". Darum die Achtung vor ihm gesunken, nur Mitleid mit seiner Unfertigkeit und seiner Hilflosigkeit.

Sexualverkehr früher harmonisch, seit langer Zeit nicht mehr. Ehemann zeitweise impotent. Seine erfolglosen Versuche sind der Frau sehr unangenehm, stoßen sie ab, so daß ihr jeder Sexualverkehr zuwider ist. Mit dem verheirateten Freund des Mannes ist die Frau sehr befreundet, achtet ihn mehr als ihren eigenen Mann, hat aber keinerlei unerlaubte Beziehungen zu ihm. Die Störungen im ehelichen Verkehr sind aber angeblich schon älter als diese Freundschaft.

3. Frau H., 31 Jahre.

Klagen: prämenstruelle Kreuzschmerzen und Vaginismus.

Befund: Retroflexio mobilis.

Psychanamnese: Seit zwei Jahren in zweiter Ehe steril verheiratet, Kinderwunsch. Aus erster Ehe ein Kind, damals sehr glücklich verheiratet, Ehemann gefallen. In erster Ehe normale Voluptas, in zweiter Ehe frigida; war dem ersten Mann innerlich viel mehr zugetan; der zweite Ehemann viel auf Reisen, kommt oft nur alle vier Wochen für zwei Tage nach Hause, dann in einem Tag vier Kohabitationen, was der Frau zu viel wird.

4. Fräulein F., 30jährige Nullipara.

Klagen: Schmerzen beim Verkehr, Frage ob heiratsfähig.

Befund: Etwas hypoplastisches Genitale.

Psychanamnese: Bei einem früheren Mann, dem die Kranke innerlich sehr angehörte, keine Kohabitationsschmerzen, diese erst beim jetzigen Bräutigam aufgetreten; mit diesem ist die Kranke innerlich weniger verbunden; wenn sie mit ihm verkehrt, dann ist sie seelisch bei dem andern, also eine Art geistiger Ehebruch.

5. Frau Th., 33jährige I Para.

Klagen: Druck nach unten, als ob unten alles herauskomme. Schmerzen beim Verkehr.

Befund: Ganz normale Gravidität Mens. 5—6; kein Descensus.

Aus Gesichtsausdruck und Stimmung schöpft man Verdacht auf ein seelisches Anliegen.

Psychanamnese ergibt zunächst ausgesprochene Kinderscheu. Als Grund wird zuerst Angst vor schwerer Geburt angegeben, weil die erste Entbindung sehr schwer war. Dann kommt heraus, daß die Frau überhaupt kein Kind will; sie meint selbst, es fehle ihr an der natürlichen Mutteranlage.

Erst zum Schluß teilt sie mit, daß sie zwar in guter Ehe lebt, aber beim Verkehr starke Schmerzen hat und ihrem Mann schwere Vorwürfe darüber macht, daß er sich weigert, der durch den Krieg in Not geratenen alten Mutter der Frau zu helfen. Unter Tränen bezeichnet sie zum Schluß selber diesen Zwiespalt in ihrer Seele zwischen Kindespflichten und Gattenpflichten als die eigentliche Ursache ihrer Krankheit.

6. Frau K., 29jährige Nullipara (1925, Nr. 86, P. P.).

Anamnese: Seit etwa einem Jahre verheiratet; sehr starke Kohabitationsschmerzen, deswegen nur wenige Kohabitationsversuche; seit 2—3 Jahren öfters Urindrang. Periode in Ordnung.

Gynäkologischer Befund: Hypoplasia levis; bei der Untersuchung deutliche Erscheinungen von Vaginismus.

Psychanamnese: Schon als Kind etwas Sonderling, separierte sich gerne von den andern, ging auf den Speicher, mußte viel weinen aus unbekannter Sehnsucht ohne bestimmtes Ziel. Sehr fromme Pietistin, Anhängerin von Hahn.

War mit einem jungen Mann befreundet; große seelische Harmonie, niemals körperliche Berührung; niemals Aussprache über die gegenseitigen Beziehungen oder über die Zukunft. „Jeder wußte aber unausgesprochen, daß sie für einander bestimmt seien."

Der „über alles geliebte Mann" gefallen im Jahre 1915. Patientin hat schon öfters ihrem Schöpfer gedankt, daß der Mann fiel, weil sie in ihrer Frömmigkeit fürchtete, „daß er sich zwischen Gott und sie gestellt hätte" und daß sie ihm „in unwiderstehlichem Trieb verfallen" gewesen wäre, während sie den Sexualakt, so weit er der Befriedigung dient, für Sünde hält.

Wollte später nicht mehr heiraten. Dann erschien auf Rat eines älteren „Stundenfreundes" ihr heutiger Mann im Elternhaus und hielt um ihre Hand an. Sie war im höchsten Maße überrascht, empfand keine Liebe zu ihm; „glaubte aber die Stimme Gottes darin zu vernehmen" und hielt es für ihre Pflicht, dieser Stimme zu folgen und den Mann zu heiraten. Sie achtet ihren Mann über alles, gibt aber selbst zu, „wir haben nicht aus Liebe geheiratet".

Erster Verkehr erst 14 Tage nach der Hochzeit. Sie wunderte sich selbst, daß der Mann so lange wartete, kam sich aber doch nicht als wertlos für den Mann vor. Beim ersten Verkehr dachte sie gleich, daß die Hingabe an den Trieb Sünde sein kann und daß sie sich gegen jeden Orgasmus wehren muß. Sie fürchtete auch, daß „der Mann zwischen sie und Gott treten" könnte. Bei dieser Einstellung zu Beginn der Ehe nur wenige Versuche des Verkehrs, die erfolglos blieben. Dann Verkehr aufgegeben.

Nach eigener Aussage glaubt die Kranke, daß sie dem gefallenen Freunde gegenüber, den sie aufrichtig liebte, die genannten religiösen Hemmungen wohl nicht auf gebracht hätte. Sie hält für wahrscheinlich, daß sie dort dem Trieb zum Opfer gefallen wäre.

7. Frau O., 22jährige Nullipara.

Angaben: Seit einem Vierteljahr verheiratet, Kreuz- und Kohabitationsschmerzen. Vor einem Jahr als Braut angeblich Blinddarmentzündung mit Unterleibsentzündung.

Befund: Sehr starke Obstipation, deutliche Verdickung des rechten Ligamentum sacro-uterinum.

Psychanamnese: Stammt aus sehr guter Familie mit sehr strengen sittlichen Begriffen, in der vorehelicher Verkehr für die Frau vom ethischen und gesellschaftlichen Standpunkt aus ganz verpönt ist. Trotzdem den Lockungen des Bräutigams zum Opfer gefallen. Bald nachher jene Unterleibsentzündung; zuerst Verdacht auf Gonorrhoe. Die Kranke darüber entsetzt, da sie weiß, daß damit die Aussicht auf ein Kind in Frage gestellt ist; kann darum schwer über diese Dinge hinwegkommen.

Jetzt erneut in Sorge, da in der jungen Ehe Konzeption noch nicht erfolgt ist. Dabei große Kindersehnsucht und große Angst, durch jenen vorehelichen Verkehr sich um das Mutterglück betrogen zu haben; glaubt auch, vom Standpunkt ihrer Familie aus und nach ihrer eigenen früheren Einstellung, an Frauenwürde eingebüßt zu haben, möchte daher den vorehelichen Verkehr ungeschehen machen. Erblickt im Ausbleiben der Konzeption eine Art Strafe für den früheren „Fall". Schmerzen beim Verkehr.

Die Frage, ob die Kranke ihrem Manne, der sie zum vorehelichen Sexualverkehr brachte, Vorwürfe mache und ob sie besonders sub aktu gegen ihn eingestellt sei, habe ich absichtlich nicht angeschnitten, aus Scheu, etwas Ruhendes zu entfachen und die glückliche Ehe zu trüben.

8. Frau N. (1924. Nr. 110. P. P.) Vaginismus, 28jährige Nullipara. Seit einiger Zeit verheiratet, beide Ehegatten aus sehr feinsinniger Familie, auf beiden Seiten Psychopathen in der Aszendens.

Psychiater erteilte Konsens zur Ehe, aber nicht zur Fortpflanzung und riet zur Kohabitatio condomata. Von Anfang an heftiger Vaginismus, mit starkem Adduktorenspasmus.

Befund: Retroflexio mobilis.

Schon in der ersten Sprechstunde gelingt es, nach entsprechendem Zuspruch vorsichtig per vaginam zu untersuchen.

Psychanamnese: Starker Mutterschaftstrieb; Verkehr ohne Möglichkeit Mutter zu werden findet die Frau unästhetisch, vielleicht auch unethisch. Die „Braut" hatte sich seinerzeit getäuscht, sie glaubte als Theoretikerin leicht auf etwas verzichten zu können, was das gesunde „Weib", so bald die praktische Möglichkeit da war, lebhaft suchte, nämlich das Kind.

Rücksprache mit dem Psychiater, der jetzt natürliche Kohabitation erlaubte. Dabei kein Vaginismus, alsbald Konzeption und seither zwei gesunde Kinder. Die Ehe, die anfangs ein Martyrium war, jetzt völlig harmonisch. Wir müssen annehmen, daß die Cohabitatio condomata für die ganz natürliche weibliche Sexualpsyche ein schweres Trauma war, gegen das sie sich mit Hilfe des Vaginismus auflehnte; der Körper hielt sozusagen vor die verletzte Psyche den Schild des körperlichen Schmerzes.

9. Frau Sch. (1924. Nr. 501. P. P.), 38jährige Nullipara; Vaginismus. Seit vier Jahren steril verheiratet.

Anamnese: Mit 22 Jahren wegen Dysmenorrhoe beim Frauenarzt; ohne jede Vorbereitung gewaltsame Untersuchung per vaginam, dabei fürchterliche Schmerzen. Arzt sehr aufgebracht, beschimpfte die Patientin heftig und behauptete, er müsse eine Gebärmutterknickung beseitigen. Da die Patientin nicht still halten will, wird sie auf den Tisch festgeschnallt. Die Kranke konnte dieses Erlebnis nie vergessen.

Heirat vor vier Jahren, gänzlich asexuell; wußte zwar, was ihr in der Ehe bevorsteht, heiratete aber nicht aus innerem Trieb, sondern um dem Mann die Bitte nicht abzuschlagen.

Über den ersten Versuch des ehelichen Verkehrs maßlos erschrocken; Kohabitation nie gelungen; jedesmal Adduktorenspasmus und heftige Schmerzen. Die Erinnerung an die gynäkologische Untersuchung bei jeder Annäherung des Mannes sehr lebendig. Patientin kommt jetzt wegen Vaginismus. Sie erklärt zunächst, eine gynäkologische Untersuchung sei rein unmöglich. Nach entsprechender Belehrung ist die Patientin bereits suggestiv so beeinflußt, daß man zunächst das Abdomen betasten, dann per Rektum untersuchen kann. Dann gelingt es auch, vorsichtig den kleinen Finger und dann den Zeigefinger in die Vagina ohne Schmerzen einzuführen; kein Adduktorenspasmus, aber mehrere fühlbare Ansätze zum Vaginismus.

Die Kranke darüber so erfreut, daß sie am nächsten Tag untersucht werden kann.

10. Frau X. 22jährige Nullipara; seit einigen Jahren kinderlos verheiratet. Kinderwunsch.

Frühjahr 1923 wegen Ausfluß auswärts Abrasio. Patientin mußte in der Klinik lange über die zum Eingriff bestimmte Zeit hinaus warten und war deswegen angesichts der drohenden Narkose schon sehr erregt. Dann plötzlich überstürzte Narkose in wenigen Minuten. Man ließ ihr gar keine Zeit, um langsames Vorgehen zu bitten. Narkotikum lief durch die Maske hindurch aufs Gesicht, schweres Angstgefühl; Gefühl als ob um Hals und Beine ein Ring sei. Wollte immer fortlaufen, konnte aber nicht; hörte auch immer noch Instrumente klappern und wurde dadurch noch mehr erregt.

Schon während des Aufwachens äußerte die Patientin ihr Entsetzen über die Narkose, indem sie immer wieder rief „Nie wieder, nie wieder".

Bei der Entlassungsuntersuchung durch den Operateur heftige Schmerzen. Da bis jetzt keine gynäkologischen Schmerzen bestanden, war die Patientin darüber erregt; schon jetzt leise Zweifel am Behandlungserfolg und eine gewisse Unzufriedenheit. Tatsächlich blieb der Ausfluß, der die Veranlassung zum Eingriff war, noch ein halbes Jahr lang bestehen, darum eine gewisse feindliche Einstellung gegen die ganze Kur. Das Entsetzen über die Narkose blieb lange in schwerer Erinnerung. Alsbald Kohabitationsschmerzen, ähnlich wie der Schmerz bei der Entlassungsuntersuchung. Lange Zeit tauchte bei jedem Kohabitationsversuch das schwere Narkosenerlebnis und der Schmerz bei der Entlassungsuntersuchung auf.

Der Kohabitationsschmerz ist vielleicht die gegen den Arzt gerichtete Reaktion des Körpers auf jene seelische Belastung. Vielleicht ist die Einstellung gegen den Arzt auf den Ehemann übertragen, da er zu jenem Eingriff riet; vielleicht stellt er auch eine reine Angstneurose dar.

Die psychischen Ursachen des Vaginismus sind also unendlich vielgestaltig. Ungeschicklichkeit oder Brutalität des Mannes, zu geringe Männlichkeit, unfreundliche Stellung desselben gegen die Mutter der Frau, seelische Bindung der Frau an einen anderen Mann, religiöser Fanatismus, mangelnde Aufklärung vor der Ehe, Selbstvorwürfe über vorehelichen Verkehr, Ablehnung von Präventivmaßnahmen oder eines nach Art oder Zahl unsympathischen Verkehrs, leider auch Fehler bei ärztlicher Untersuchung mit daran sich knüpfenden Vergewaltigungsphantasien u. a. m., können im Vaginismus zum Ausdruck kommen.

Besonders erwähnen will ich, daß es manchen Frauen schwer fällt, in der Sprechstunde gleich mit ihrem eigentlichen Anliegen herauszurücken. Sie geben darum zunächst alle möglichen gynäkologischen Beschwerden an. Fühlt aber der Arzt den wahren Sachverhalt heraus und versucht er den Dingen auf die Spur zu kommen, so sind manche Kranke direkt dankbar für die Möglichkeit, sich über das, was sie eigentlich drückt, aussprechen zu können.

Die Schuld des Mannes am Vaginismus sei nicht einzeln erörtert. Aber wer seine Frau zur Kohabitation herbeipfeift oder seinen Dank für die Hingabe im Rauche einer Zigarette ausdrückt und so die Frau vom Himmel zur Erde reißt, der braucht sich nicht zu wundern, daß die entrüstete Frauenseele gegen diese Beleidigung sich mit körperlichen Schmerzen wehrt. Mancher macht sich dadurch schuldig, daß er einst seine Braut entgegen ihren eigenen Grundsätzen und Anschauungen über Sitte und Moral zur verbotenen Frucht des vorehelichen Verkehrs verleitete. Die Frage, ob in solchen Fällen die Frau ihrem Manne Vorwürfe macht und ob sie besonders sub actu gegen ihn eingestellt sei, habe ich absichtlich nie angeschnitten, aus Scheu, etwas Ruhendes zu entfachen und eine glückliche Ehe zu trüben.

Bedenkt man das alles, so wird das sogenannte jus primae noctis zu einer verantwortungsvollen Aufgabe, von deren Lösung der sexuelle Hochgenuß oder das Martyrium für die Ehe abhängen können. So mancher junge Ehemann vergißt, daß auf vielen jungen Frauen noch der Blütenstaub des jungen Mädchens liegt. Diesen kann man nicht kurzerhand wegwischen, wenn nicht in der Frau etwas zerbrechen soll, was dann nie wieder klingt. Mit Recht weist daher Stekel auf die für den jungen Ehemann so wichtigen Entdeckungsreisen nach den erogenen Zonen seiner Frau hin.

Daß Präventivverkehr einen echten Vaginismus auslöst, ist vielleicht nicht gerade häufig, aber daß er die Voluptas hemmt und zur Dyspareunie führt, kommt nicht selten vor. So befand sich in meiner Klientel eine Mutter von vier Kindern, die zur Konzeptionsverhütung auf Wunsch des Mannes eine Portiokappe trug. Das Bewußtsein ihrer Anwesenheit hinderte sie aber am völligen Orgasmus; dazu kam es nur, wenn die Kappe vorher entfernt wurde.

Man könnte daran denken, daß in solchen Fällen die Dyspareunie somatisch bedingt ist, entweder durch die mit der Portiokappe unter Umständen verbundene Änderung der Berührungsempfindung oder durch die mangelhafte Anfeuchtung des Genitales infolge Retention des Zervixsekretes. Indes spielen sicher seelische Dinge eine wichtige Rolle: Ich kenne Frauen, die eine Tubensterilisation ablehnten aus Furcht, daß das Bewußtsein, unter keinen Umständen mehr konzipieren zu können, das Aufkommen des Orgasmus hemmt und so zu der Gefahr führt, den Ehemann nicht dauernd an sich binden zu können. Es gibt also sicher Frauen mit reinem heiligen Trieb — Muttertiere in des Wortes schönster Bedeutung — die zu ihrer vollen Befriedigung das Bewußtsein brauchen, ich kann sub aktu einen Schöpferakt vollziehen, wenn ich will. Die Gaben der Natur können sie nur voll genießen, wenn sie ihnen unverfälscht gereicht werden. Darum genügt ihnen die Rolle eines Receptaculum seminis nicht.

Der auf der einen oder anderen dieser Grundlage entstandene psychische Vaginismus sagt also: „ich will nicht, ich mag nicht, ich darf nicht" (Stekel). Die durch die eine oder andere Situation verletzte Sexualpsyche verschanzt sich hinter dem Schutzschild des körperlichen Schmerzes.

Die frühere Meinung, daß die Teile für die Kohabitation zu eng seien infolge einer primären anatomischen Bildung ist darum falsch. Sie können auch bei normaler Anatomie vorübergehend eng werden durch eine abnorme Muskelkontraktion. Ebensowenig hat gewöhnlich eine etwaige Retroflexio mit den Kohabitationsschmerzen etwas zu tun, so oft sie auch dafür schon angeschuldigt worden sein mag.

Daß im Hinblick auf die psychische Genese des Vaginismus die Therapie uns eine sehr vielgestaltige Aufgabe bringen kann, ist klar. Die früher rein somatische Therapie reicht natürlich nicht aus. Vor allem sind die rein mechanischen Dehnungsversuche des Introitus zu einem Mißerfolg verurteilt, wenn sie an sich noch Schmerzen machen. Benutzung der Narkose schaltet den Dehnungsschmerz aus, aber zur Überwindung des bei der Kohabitation auftretenden Angstreflexes genügt die Dehnung in Narkose oft schon deswegen nicht, weil die Kranke an die Schmerzlosigkeit nur glauben kann, wenn bei der Dehnung das Bewußtsein erhalten war. Die Untersuchung außerhalb Narkose ist darum zur Verstärkung der Suggestion sehr wichtig. Läßt man die Kranke beim Einführen des Fingers nach dem Vorschlag von Walthard pressen, so gelingt die Exploration gewöhnlich beim ersten Versuch, wenn auch in verschieden hohem Grade. Aber sie erfordert ein sehr geschicktes Vorgehen seitens des Arztes, da sie im Falle der Schmerzhaftigkeit oft mehr schadet als nützt.

In anderen Fällen ist an Stelle der Frau der Mann zu behandeln.

Anhangsweise sei des nervösen Asthma gedacht. Wenn das nervöse Asthma durch ein psychisches Trauma oder überhaupt durch seelische Einflüsse entstehen kann (M. SÄNGER, STEGMANN), so liegt es im Hinblick auf die Beziehungen zwischen Genitale und Nasenschleimhaut (FLIESS) nahe, im Asthma auch den Ausdruck psychosexueller Vorgänge zu erblicken. Auf einen solchen Zusammenhang weist bis zu gewissem Grade das Auftreten des Asthmas bei der Periode oder in Verbindung mit dem Sexualverkehr hin. STEKEL beschreibt Asthmaanfälle, die er als Ersatz für eine Kohabitation deutet. Das Aushusten soll dabei das Surrogat einer sexuellen Entladung sein.

Für den Gynäkologen fällt damit ein besonderes Licht auf das Auftreten des Asthmas nach der Kohabitation bei frigiden Frauen. Scheinbar kann hier das Asthma eine Form der abnormen Befriedigung des Sexualtriebes sein oder in der Hand der kalten Frau eine Auflehnung gegen den ihr lästigen Sexualverkehr bedeuten. Es scheint mir jedenfalls nicht unwichtig, daß die Trennung vom Mann oder das Bestehen einer Schwangerschaft mit ihrem Schutz vor lästigen Kohabitationen auf das Asthma sehr günstig wirken kann, wie ich beobachtete. Wenn dem so ist, dann müssen wir mit der Graviditätsunterbrechung wegen Asthma sehr vorsichtig sein und brauchen uns über einen etwaigen Mißerfolg der Unterbrechung nicht zu wundern.

Frau H. (26. I. 1925). 37 jährige III. Gebärende, drei normale Geburten mit gesunden Kindern, 1922 künstlicher Abort wegen Asthma, jetzt im vierten Monat gravid.

Menarche mit 14 Jahren; das Unwohlsein war der Kranken von Anfang an sehr unsympathisch, möchte am liebsten nichts damit zu tun haben. Etwa seit dem 16. Jahre leichtere Asthmaanfälle, besonders in Zusammenhang mit dem Unwohlsein.

Seit der Heirat mit 22 sind die Asthmaanfälle stärker. Die Kranke führt das auf die Übersiedelung nach S. zurück, wo ihr das Klima schlecht bekommt. Sie gibt aber zu, daß die Anfälle jedesmal nach der Kohabitation besonders stark sind.

Die Frau trat als Virgo aber sexuell einigermaßen aufgeklärt in die Ehe. Die Einführung in das Geschlechtsleben durch den Ehemann erfolgte sehr taktvoll. Der erste eheliche Verkehr daher kein seelischer Insult, aber „unästhetisch und körperlich im höchsten Maße unsympathisch.“ Die Frau von Anfang an frigid, läßt sich aber weiteren Verkehr gefallen dem Mann zulieb und aus dem Wunsch nach Kindern.

Außerhalb des Wohnsitzes Asthma viel besser. Die Kranke führt das zunächst auf das andere Klima und die Entlastung vom Haushalt zurück. Die Vermutung, daß die Trennung vom Ehemann mit dem Schutz vor dem unsympathischen ehelichen Verkehr eine Rolle spiele, leuchtet ihr im höchsten Maße ein, so daß sie diese sogar alsbald als sehr wesentlich betrachtet. Vor der Rückkehr nach S. hatte die Kranke Angst. Sie fürchtete das Klima und die Wiederkehr von Asthma. Es wird ihr gesagt, daß weniger das Klima als die Angst vor dem Klima und die Angst vor dem ehelichen Verkehr von Bedeutung sei. Man weist sie weiter darauf hin, daß sie durch die Schwangerschaft vor dem Verkehr geschützt sei und daß darum das Asthma auch in S. von selbst besser sein würde. Die zu Beginn der Unterredung überaus depressive Kranke mit einem ganz bewegungslosen Gesichtsausdruck ist am Schluß ganz umgewandelt, zeigt eine heitere Miene, lacht sogar und geht voll Hoffnung weg.

Die Ehe angeblich glücklich. Die Frau hatte einst die erste Werbung des Mannes abgeschlagen, dann aber doch zugesagt. „An dem Mann ist allenfalls auszusetzen, daß er ein anderer Charakter ist als die Frau, starknervig, ursprünglich und ohne Komplikationen. Auch in religiösen Dingen unterscheidet er sich von der sehr pietistischen Frau einigermaßen. Da er aber Architekt ist, paßt er gut in die Familie der Frau, in der lauter Baumeister sind.“

Viele schreckhafte Träume, so z. B. geht die Kranke auf einem Weg spazieren; daneben läuft ein Fluß; ein ihr unbekannter Mann will sie immer ins Wasser stoßen. Sie eilt davon und kommt ins Elternhaus, sagt sie hätte furchtbare Leibschmerzen und verlangt ein Zimmer, wo sie sich hinlegen kann. Wacht dann auf und hat heftige Leibschmerzen, über die sie auch jetzt klagt.

V. Psychisch entstandene Schmerzen und Mißempfindungen im Genitalapparat.

Die hier in Betracht kommenden subjektiven Klagen bestehen in Rückenschmerzen, Kreuzschmerzen, Ileo-inguinalschmerzen, Coccygodynie, Gefühl von Anschwellen des äußeren Genitales, Prolapsgefühl, Pruritus, Mastodynie, Urindrang, Blasenkrämpfen, Enuresis usw.

An psychischen Ursachen fanden wir: Angst vor Sterilität, Vorwürfe des Mannes wegen Kinderlosigkeit, Angst vor Gravidität; Angst, sich durch Kohabitation sub menstruatione geschadet zu haben; Lösung einer Verlobung, Vorwürfe über vorehelichen Verkehr, Beschuldigung des Ehebruches usw. Manche unserer Kranken geben auch an, daß sie ihre Beschwerden seit der Verlobung haben; es scheint, daß ihnen der Ausblick ins gelobte Land nicht immer gut bekam.

1. Frau E. 1924. Nr. 499, 33jährige I Para. heftiges Brennen im Unterleib.

Genitalbefund: o. B.

Psychanamnese: Vor einiger Zeit Periode ohne Grund ausgeblieben. In völliger Mißdeutung der Dinge deswegen Karzinomangst.

Wichtiger scheint aber die weitere Angabe: Nur ein Kind, Bub mit fünf Jahren; lebhafter Mädchenwunsch, möchte die kleinen Mädchen auf der Straße am liebsten mitnehmen. Dem eigenen Buben wird fast „übel genommen", daß er kein Mädchen ist. Als Periode ausblieb große Angst, jetzt sicher kein Mädchen mehr bekommen zu können, zumal da Ehemann wenig potent. Seither jenes Brennen im Genitale. Durch die Mitteilung, daß Zeugungsfähigkeit vorhanden, fällt der Kranken ein Stein vom Herzen, fühlt sich seither wieder wohl.

2. Fräulein B., 27jährige Nullipara, Lehrerin.

Klagen: Brennen am Genitale, besonders nach Stuhlgang; unregelmäßige Periode, Pausen von mehreren Monaten.

Befund: Virgo, Retroflexio mobilis.

Psychanamnese: Vor zwei Jahren bezichtigt, daß sie unerlaubte Beziehungen zum Hauptlehrer habe. Darüber große Aufregung, zunehmende Schlaflosigkeit, Gewichtsabnahme; deswegen längere Zeit in der Nervenklinik. Dort allmählich Beruhigung, aber seit jenem psychischen Trauma starker Sexualtrieb, namentlich abends beim Zubettegehen, deswegen jeden Tag im schweren Kampf mit sich selbst. Seit jener Zeit nach dem Stuhlgang das Brennen am Genitale. Früher sexuell ganz unbedürftig. Offenbar durch das psychische Trauma der Sexualtrieb geweckt. Die Form des Weckens verkehrt. Jene Beschuldigung bedeutete für das virginelle Empfinden eine Kränkung.

3. Fräulein Sch., 21jährige Nullipara.

Klagen: Stechen in beiden Schultern und im Unterbauch, seit einigen Wochen sechs Pfund an Gewicht abgenommen.

Befund: Retroflexio mobilis.

Psychanamnese: Vor kurzem hat die Kranke bei einer Hochzeit das Interesse eines jungen Mannes erweckt, den ihr ihre Freundinnen neideten und abspenstig machen wollten. Daher Angst, den Mann zu verlieren; Kohabitation, um ihn an sich zu ketten. Jetzt Furcht vor Schwangerschaft mit Unterleibsbeschwerden.

Nach Aussprache mit dem Arzt und nach Feststellung, daß keine Schwangerschaft besteht, verläßt die Kranke beschwerdenfrei und munter das Sprechzimmer.

4. Frau H., 26jährige Nullipara, Schmerz über der Symphyse.

Befund: o. B. Depressiver Gesichtsausdruck.

Psychanamnese: Jung verheiratet, Kohabitation während der Periode trotz Angst, sich körperlich zu schaden. Aber das Fleisch war stärker als der Geist. Hinterher gleich Schmerzen über der Symphyse, die seither bestehen; große Angst, Schaden genommen und die Kinderaussicht verdorben zu haben. Seither fortwährend Selbstbeobachtung.

Belehrung über Grundlosigkeit der Sorgen; darüber große Freude, gänzlich umgeänderter Gesichtsausdruck und seither beschwerdenfrei.

5. Fräulein H., 26jährige Nullipara.

Klagen: Seit vier Wochen Schmerzen in der linken Unterbauchgegend, seit acht Tagen Schmerzen schlimmer. Gefühl von Anschwellung am Genitale, Ausfluß. Periode alle vier Wochen; die letzte vor kurzem, wollte nicht recht aufhören.

Gynäkologischer Befund: Retroflexio mobilis, beide Lig. s. u. etwas verdickt, stark gespannt, sehr empfindlich.

Psychanamnese: Wollte ursprünglich einen Kriegsverwundeten heiraten, aber Eltern gaben die Zustimmung nicht. Sie beabsichtigten die Heirat mit einem anderen Mann, dem die Patientin bald sexuell zum Opfer fiel, aber immer mit starkem inneren Widerstreben; später Verbindung mit ihm gelöst.

Jetzt im Begriff, einen dritten Mann zu heiraten. Mit diesem auch Sexualverkehr. Letzte Kohabitation vor drei Wochen; Patientin gibt selbst an, in letzter Zeit sehr stark sexuell erregt zu sein. Gefühl von Anschwellung des Genitales und Ausfluß seit dieser Zeit besonders stark.

Angesichts der bevorstehenden Heirat schwerer seelischer Konflikt über den Sexualverkehr mit dem zweiten Manne. Patientin war bis dahin Virgo und wollte nur mit einem Mann in Verkehr treten, den sie heiratet. Sie macht den Eltern den Vorwurf, sie seien an ihrem „Fall" schuld, dadurch, daß sie die Heirat mit dem Kriegsverwundeten nicht duldeten.

Nach gründlicher Aussprache und Belehrung wird die Kranke viel ruhiger und sieht alles viel leichter an.

6. Fräulein H., 30 Jahre. Nullipara.

Klagen: Seit letzter Zeit Kreuzschmerzen und Gefühl, als ob die Periode bevorstünde.

Gynäkologischer Befund: Normal.

Psychanamnese: Die Kreuzschmerzen werden von der Kranken anfänglich auf strenge Bureauarbeit zurückgeführt. Bei näherem Befragen stellt sich heraus, daß sie im Begriffe stand, sich zu verloben. Sehr ungünstige Nachrichten über den Bräutigam führten plötzlich zur Lösung des Verhältnisses; seither die genannten Beschwerden.

7. Fräulein J., 26 Jahre. Nullipara.

Klagen: Kreuzschmerzen seit etwa drei bis vier Monaten.

Gynäkologischer Befund: Retroflexio mobilis.

Psychanamnese: Verlobt mit Heiratsversprechen. Plötzlich blieb der Bräutigam aus. Es hieß, er wolle eine reiche Witwe heiraten. Die Kranke war bei dieser Mitteilung gerade unwohl und erschrak bis in die innerste Seele hinein. Seither heftiger Kreuzschmerz, die Menstruationsblutung wurde plötzlich sehr stark. Im Verlauf der nächsten vier Wochen große Appetitlosigkeit, Abmagerung um 15 bis 20 Pfund, schlechter Schlaf; träumt viel, sieht oft Pferde, dann wieder eine Beerdigung, bei der sie sich fragt, ob wohl jemand weinen würde, „ob der Tote Tränen verdiene". Den Toten selbst sieht sie nicht. Aber der einstige Bräutigam hatte viel mit Pferden zu tun, und vermutlich ist die Frage, ob der Tote Tränen verdiene, ein Werturteil über den Bräutigam und die Beerdigung ist vielleicht der Ausdruck eines stillen Wunsches. Die Kranke sagt zwar, daß sie sich nicht rächen wolle, obwohl sie infolge des Sexualverkehrs durch den einstigen Bräutigam „entwertet sei".

8. Fräulein E., 21jährige Nullipara.

Klagen: Kreuzschmerzen, Ausfluß, heftige Schmerzen in den Brüsten, nachts bei Berührung der Brust mit dem Arm am Schmerz aufgewacht. Ein anderer Arzt stellte angeblich eine Senkung fest, und erklärte, daß einmal eine Konzeption sehr erschwert sei.

Befund: Hymen nicht durchgängig, nur Analuntersuchung möglich, Genitale o. B. Mamma sehr gut entwickelt, o. B.

Psychanamnese: Im Stillen verlobt mit einem Schauspieler, Heiratsmöglichkeit erst in Jahren. Starke Libido. In Gegenwart des Bräutigams besonders starker Ausfluß und Ziehen in den Brüsten. Starker Mutterschaftstrieb, interessiert sich riesig für Schwangerschaft und Kind. Träumt viel von einer Freundin der Mutter, die jetzt ein Kind erwartet.

Alles in allem sind Körper und Seele reif für Ehe und Fortpflanzung. Die wirtschaftlichen Verhältnisse erlauben aber die Ehe nicht. Seelischer Konflikt. Die Kranke hat die Ehe vor sich als das gelobte Land, das sie sehen darf, aber ohne hineinzukommen.

Ganz zum Schluß gesteht sie zögernd, daß vor einiger Zeit ein Versuch des Sexualverkehrs gemacht wurde, der völlig mißlang, weil der Hymen sehr eng sei. Die Kranke deswegen in großer Sorge, ob sie ehefähig und zeugungsfähig ist.

Wegen des Ausflusses wurden von einem Arzt längere Zeit Tabletten in die Scheide gelegt; daß sie erfolglos blieben, ist nicht verwunderlich.

9. 36jährige, III Para.

Klagen: Kreuzschmerzen, Druck im Darm, als ob dieser nie leer sei, Ausfluß.

Befund 18. Juni 1924: Obstipation, sonst gynäkologischer Befund o. B.

Psychanamnese: Ehemann Potator, kommt nachts oft sehr spät nach Hause, hat ein robustes Wesen. Die sehr feinsinnige Frau hat viel geistige Interessen, fühlt sich zu ihrem Hausarzt innerlich viel mehr hingezogen als zu ihrem Mann, da jener sehr fein gebildet und ein guter Gesellschafter ist, während der Ehemann am geistigen Leben der Frau gar nicht teilnimmt und nur ganz wenig mit ihr spricht.

Ehelicher Verkehr wird von der Frau meist abgelehnt oder ist mit Dyspareunie verbunden.

Gynäkologische Beschwerden sind nach erneuten Auftritten mit dem Mann immer schlimmer und in Zeiten der ehelichen Harmonie besser.

Nach gründlicher Aussprache ging es ein Jahr lang gut. Dann kam der Mann einmal wieder betrunken nach Hause und am anderen Morgen waren beide Dienstmädchen verschwunden; das Haus war voller Besuche, darum große seelische Aufregung; seither wieder mehr Kreuzschmerzen und mehr Ausfluß.

10. 27jährige I P. (1924. Nr. 104). Heftige Kreuzschmerzen seit vielen Jahren; darum vielfach erfolglos behandelt: Künstliche Höhensonne, Entfernung von „Knoten" im Kreuz (davon her zwei Längsnarben), Alexander-Adams. Durch die Kreuzschmerzen die Stimmung sehr gedrückt.

Genitalbefund o. B.

Psychanamnese: In der Kindheit längere Zeit Bettnässerin; Eltern faßten dies als Gleichgültigkeit auf, darum schwere Rügen und Strafen. Patientin litt darunter seelisch sehr stark und fühlte sich von ihren Angehörigen nicht verstanden. „Heute noch denkt sie in diesem Punkt oft mit Bitterkeit an die verstorbenen Eltern zurück." Allmählich entwickelte sich heftiger Kreuzschmerz. Dieser ist vielleicht die körperliche Reaktion auf den seelischen Insult und sollte der Patientin vor sich selbst das Recht geben, ihre Enuresis als Krankheit anzusehen.

11. Frau V.

Klagen: Kriegswitwe mit zwei Kindern, klagt über Hitzegefühl, Frieren, Schweißausbrüche, Urindrang.

Gynäkologischer Befund: o. B.

Psychanamnese: Kurz vor Beginn der Beschwerden stand die Kranke vor der zweiten Heirat. Lebte seit längerer Zeit im Geschlechtsverkehr mit dem Bräutigam und in großer Angst vor einer etwaigen Schwangerschaft. Aufklärung darüber, daß keine Schwangerschaft besteht wirkt sehr beruhigend auf die Kranke und mit der bald erfolgten Heirat verschwinden alle Beschwerden.

12. Frau B.

Klagen: Kreuzschmerzen, Blasenbeschwerden.

Befund: Normaler Genitalapparat.

Psychanamnese: Während der Verlobungszeit ein Besuch mit dem Bräutigam in einer auswärtigen Stadt. Auf der Reise war sich die Kranke bewußt, daß es vielleicht zu einem Sexualverkehr kommen könnte, dieser aber unterblieb. Kurz vor der beabsichtigten Heimfahrt plötzlich Krämpfe in der Blasengegend und Unfähigkeit, das Wasser zu lassen. Ein zu Rate gezogener Frauenarzt fand eine Retroflexio und machte Alexander-Adams. Seither Kreuzschmerzen. Die merkwürdigen Blasenbeschwerden stellen vielleicht eine abnorme Form der sexuellen Entladung dar; vielleicht handelt es sich auch um eine körperliche Protesterscheinung gegen die unbewußt ersehnte, aber unterbliebene Kohabitation.

13. Fräulein Sch. 1922. Nr. 420.

Klagen: Ausfluß, schon öfters „Blasenentzündung und Blasenkrämpfe", kann öfters Urin nicht lassen. Wegen des Ausflusses verschiedentlich auch von einer Frauenärztin mit Tampons behandelt. Wegen der Blasenbeschwerden jetzt vom Arzt geschickt mit Verdacht auf Genital-tbc. oder auf Go.

Gynäkologischer Befund: Nichts besonderes.

Beim Katheterisieren Rudimente von Orgasmus und die überraschende Äußerung „das tut gut". Daraufhin genaue Psychanamnese:

Konflikt mit der Stiefmutter. Alsbald entpuppt sich eine sehr große Sinnlichkeit, die zunächst abgelehnt wird. Auch die Stiefmutter glaubt zunächst nicht daran, da die Tochter den Männern gegenüber auffallende Zurückhaltung zeige und sich öfters über die Sittenverderbnis der heutigen Zeit mißfällig äußere. Man gewinnt aber immer mehr den Eindruck, daß die Kranke über ihr wahres Innere sehr sorgfältig einen Schleier zu ziehen versucht. Zunächst fällt eine sehr merkwürdige Bettgemeinschaft mit einer Freundin auf. Dann stellt sich heraus, daß sich das Mädchen in Gegenwart der Männer vor geschlechtlicher Erregung oft nicht mehr halten kann. Nach ihrer Erziehung und ethischen Einstellung lehnt sie den außerehelichen Geschlechtsverkehr ab. Deswegen jeden Tag im schwersten Kampf mit sich selbst. Zuflucht zur Onanie.

Ganz zum Schluß gibt die Kranke zu, daß ihr das Einlegen der Tampons eine gewisse Befriedigung gebracht habe und daß ihr darum diese Behandlung nicht unangenehm war.

Zur Begründung der psychogenen Entstehung der angeführten Beschwerden sei zunächst darauf hingewiesen, daß der Genitalbefund normal war. Wo sich Abnormitäten fanden, konnten diese die Beschwerden nicht erklären. Das gilt besonders von der Retroflexio uteri mobilis, deren Bedeutung ja ganz verschieden und von uns selbst sehr gering gewertet wird. Aber auch, wer sie hoch einschätzt, kann nicht glauben, daß sie z. B. aus bestem Wohlbefinden heraus ganz plötzlich einsetzende Blasenkrämpfe verursachen soll.

Wie aus den Psychanamnesen zu ersehen ist, folgte das körperliche Symptom oft so unmittelbar der seelischen Einwirkung, daß an einem inneren Zusammenhang nicht gezweifelt werden kann. Manche der Kranken sind außerdem gesund geworden ohne somatische Therapie, lediglich nachdem sie selbst Einblick in die Ursache ihres Leidens getan hatten; andere trugen von der Operation nur Nachteile davon, so daß man auch ex juvantibus eine Stütze für die Richtigkeit der Diagnose eines psychogenen Leidens bekam.

Die Erklärung, wie hier ein seelischer Vorgang zu körperlichen Symptomen führte, ist nicht immer leicht. Einige Möglichkeiten seien angedeutet. Freud würde in den Schmerzen den Ausdruck einer „Konversion" der unterdrückten Libido, also die Verwandlung eines psychischen Phänomens in ein somatisches erblicken.

Nach Stekel gehören Erscheinungen, wie Perinealkrämpfe, Urindrang zu den selteneren und sehr schwer zu erkennenden Rudimenten der „Angstparapathie", die das Vorhandensein eines unterdrückten Triebes manifestiert und das Produkt der sogenannten „Verdrängung" ist.

Manchmal mag der Schmerz ein Mittel zur Lustgewinnung darstellen, also ein „Tendenzsymptom" im Dienst des Lusttriebes bedeuten, wobei dann die Lust mit dem Preis des Schmerzes bezahlt wird.

Für andere Fälle kommen andere Erklärungen in Betracht. Da, wo eine Kranke fürchtet, sich einen Schaden an ihren Genitalorganen zugezogen zu haben, kann natürlich eine ängstliche Selbstbeobachtung dazu führen, daß sonst unbewußte Organempfindungen ins Bewußtsein treten oder daß sonst schmerzlos verlaufende Vorgänge schmerzhaft werden. Ein andermal verursacht eine Versündigungsidee einen körperlichen Schmerz, der die Quittung für das schlechte Gewissen ist. Ja, mancher bedrängten Seele mag der Schmerz eine willkommene Gelegenheit sein, Buße zu tun, nach dem Grundsatz: „In quo quis peccaverit in eo punietur".

Das Prolapsgefühl müssen wir zurückführen auf Hyperämie der Organe mit konsekutivem Druck nach unten; oder es handelt sich um eine Tonusverminderung der glatten Muskulatur, also eine Art Bereitschaftsstellung der Vagina zum Zweck, etwas aufzunehmen, oder auszuscheiden (WALTHARD), was als Offenstehen des Introitus empfunden wird. Eine solche Tonusverminderung braucht nicht aufzufallen, da wir beim Vaginismus schon das Gegenteil, eine Tonusvermehrung als Ausdrucksbewegung einer starken seelischen Erregung kennen gelernt hatten.

Daß Blasenerscheinungen — häufiger Urindrang, Blasenkrämpfe, Enuresis — eine Entladung sexueller Spannungen darstellen können, ist an sich nicht verwunderlich. Es sei daran erinnert, daß rossige Stuten bei Berührung in kurzen Stößen urinieren. Der allgemeinen Volkssprache sind die nahen Beziehungen zwischen Genital- und Harnapparat bekannt. Zur Bezeichnung eines hochgradig sexuell erregten Weibes wählt sie daher einen dem Harnapparat entlehnten Ausdruck. Dieser Zusammenhang geht auch daraus hervor, daß eine unserer Patientinnen, die an Blasenkrämpfen mit Urinretention litt, beim Katheterisieren unter den deutlichen Zeichen eines Orgasmus ausrief: „ach, das tut gut". STEKEL spricht direkt von „urinerothischem Orgasmus" und berichtet in diesem Zusammenhang über die Kombination von Enuresis und Asthma.

Wie weit zur Auslösung einer körperlichen Reaktion auf einen seelischen Vorgang eine Disposition vorhanden sein muß, kann ich vorerst nicht genau beurteilen. Aber daß die augenblickliche seelische Einstellung — Aufmerksamkeit oder Ablenkung — auf eine Organempfindung Einfluß hat, haben wir schon früher gehört. Ein eklatantes Beispiel berichtet OPITZ. Bei einer plötzlich eintretenden Überschwemmung wurde einem Arbeiter in einer Brettschneide durch ein Rad ein Arm abgerissen, während er das Werk stillzulegen versuchte. Er bemerkte den Verlust des Armes erst, als er die Schleuse, welche das Wasser absperrte, schließen wollte. Bis zu einem gewissen Grade kann man also sagen: Nicht jeder mit einem lädierten Organ leidet; mancher leidet vielmehr durch die an die Läsion sich knüpfenden Vorstellungen (BAUER).

Neben der augenblicklichen seelischen Verfassung ist auch der seelische Grundcharakter von Bedeutung. Wie mir scheint, weist STEKEL mit Recht auf zwei Eigenschaften hin. Auf der einen Seite haben die entsprechenden Kranken ein stark betontes Triebleben und sind daher den Forderungen der Kultur und Moral gegenüber die psychischen Anarchisten. Auf der anderen Seite sind sie im Innern fromme Menschen, die den Mut nicht haben, sich entgegen den Gesetzen der Moral ihren Trieben bedenkenlos hinzugeben. So kommen sie als richtige schwachmütige Psychastheniker leicht in einen Konflikt hinein, aus dem sie wegen ihrer Schwachmütigkeit nur schwer einen Ausweg finden.

Daß man öfter einen psychischen Infantilismus antrifft, ist auch noch von einem anderen Gesichtspunkt aus verständlich. Wenn die körperlichen Beschwerden der Ausdruck einer seelischen Erlebnisreaktion sind, dann ist diese Reaktion am ehesten zu erwarten bei der Impressibilität der kindlichen Seele.

Neben dem seelischen Infantilismus ist mir manchmal auch ein körperlicher Infantilismus aufgefallen. Vermutlich hat die damit verbundene Organminderwertigkeit eine besondere Bedeutung. Sie kann eine psychische Reaktion im Sinne des „männlichen Protestes“ (ADLER) gegen diese Organe auslösen. Die unterentwickelten Genitalorgane können aber auch als minderwertige Organe das „körperliche Entgegenkommen“ zur Äußerung eines seelischen Konfliktes darstellen. Sie sind also geeignet, der „Symptomenwahl“ auf anatomischer Grundlage eine bestimmte Richtung zu geben und sprechen mit bei der Entscheidung, an welcher Stelle die „Organsprache“ der Seele zum Ausdruck kommt.

Ob aber tatsächlich nur ein „stigmatisiertes Organ“ nervöse Symptome produzieren kann, wie SCHWARZ meint, sei dahingestellt. Seine Auffassung, daß es z. B. keine nervöse Harnblase gibt ohne anatomische Veränderungen, stimmt mit unserer Erfahrung nicht überein.

Sicher aber scheint so viel: Körperlich und seelisch schließen sich nicht aus, sondern greifen vielfach ineinander (PORGES). Wir sehen das deutlich an den Hormonen (DEUTSCH), besonders an den Sexualhormonen. Ob es sich bei diesem Ineinandergreifen darum handelt, daß anatomisch kranke Nerven normale Reize leiten, oder darum, daß die Reize abnorm und die Nerven normal sind, ist eine schwer zu entscheidende Frage, wie überhaupt das ganze Schmerzproblem im allgemeinen noch in viel Dunkel gehüllt ist. Trotz der auf seine Klärung verwendeten vielen Mühe (LOMER, KRÖNIG, WINDSCHEID, OPITZ, HAENDLY, ALBRECHT, BURCKHARDT-SOCIN), gibt es uns bis heute noch viele Rätsel auf. Und mit Recht könnte ROSTHORN auch heute seine resignierte Bemerkung auf dem Gynäkologenkongreß in Straßburg im Jahre 1909 wiederholen: „Der Schmerz in der Gynäkologie war Zeit meines Lebens mein Schmerz.“

Ob auch Art und Richtung der sexuellen Veranlagung mit entscheiden helfen, welche Körperteile zur Äußerung eines seelischen Vorganges benutzt werden, muß ich ganz offen lassen. Wahrscheinlich aber spielt der Sitz der erogenen Zonen eine Rolle. STEKEL berichtet von einem Kranken mit so heftigem Kribbeln und Ameisenlaufen im Gesicht, daß der Nachtschlaf erheblich gestört war. Die Psychanamnese ergab, daß die Beschwerden von einer Partie der Stirne ausgingen, auf die den Kranken seine Mutter in der Kindheit oft geküßt hatte. Diese Stelle wurde zur erogenen Zone. Daher löste der Kuß eines Weibes den Ausbruch eines mächtigen Sexualtriebes aus mit nachfolgenden zahlreichen Kohabitationen und sich anschließender völliger Heilung der Beschwerden.

Da die Vulva eine der häufigsten erogenen Zonen ist, ist nicht zu verwundern, daß sexuelle Spannungen sich im Pruritus vulvae äußern. Da, wo das Kratzen zur Lösung der sexuellen Spannung führt, kann man den Pruritus als Tendenzsymptom zum Zweck der Lustgewinnung ansprechen.

STEKEL berichtet weiter über Perinealkrämpfe bei einem Mann, die oft mit ziemlich starken Lustgefühlen endeten. Er meint, daß diese Perinealkrämpfe mit einer unbewußten homosexuellen Phantasie vor sich gehen und betont, daß bei all diesen Kranken Anus, Nates und Perineum bevorzugte erogene Zonen sind.

Fassen wir zusammen, so sind die psychogen entstandenen Genitalerscheinungen also bald der Ausdruck einer Angstneurose, bald ein Akt des Selbstschutzes, bald ein Mittel, sich Geltung zu verschaffen. Bald verbirgt sich hinter dem körperlichen Schmerz ein seelischer Schmerz, bald klingt aus ihm die Stimme des eigenen Gewissens, bald dient er der Lustgewinnung und anderem mehr.

VI. Psychogener Fluor albus. — Galaktorrhoe.

Auf die psychogene Abstammung des Fluor albus haben außer WALTHARD besonders SELLHEIM und LÖWENSTEIN hingewiesen. NASSAUER nannte den weißen Ausfluß das „Kopfweh" des Unterleibes und wollte damit sagen, daß er auftreten kann ohne Unterleibserkrankung. Für die Psychogenese kommt vor allem der Fluor der Virgines in Betracht, wo unserer Erfahrung nach die örtliche Erkrankung als ätiologischer Faktor entgegen der Anschauung von BRÖSE erheblich zurücktritt. Die seelische Herkunft des Leidens geht schon aus einigen der obigen Beispiele hervor. Einige weitere Beobachtungen sollen das noch näher illustrieren.

1. Fräulein N., 19jährige Nullipara, Ausfluß.

Seit mehreren Monaten bei Dermatologen erfolglos in Behandlung. Go. negativ.

Gynäkologischer Befund: o. B.

Psychanamnese: Als heranwachsendes Mädchen von einem Arzt, einem Freund des Vaters geschlechtlich gebraucht. Seither mit ihm ziemlich regelmäßiger Sexualverkehr. Später Aufdeckung der Sache; darnach großer Skandal, schwere Depression, Suicidversuch.

Seit der Abstinenz starkes Verlangen nach Sexualverkehr, heftiger Ausfluß. Angeblich keine Onanie. Ausfluß besonders stark bei Erinnerung an die Vergangenheit, fast ganz weg bei der Arbeit. Oft schwere Selbstvorwürfe über den Sexualverkehr.

Über die Aussprache mit dem Arzt sehr beruhigt, suchte schon immer nach einem Menschen, dem sie alles sagen konnte. Fühlt sich durch die Selbstanklage einigermaßen entsühnt. Zur Unterstützung wird der Kranken gesagt, sie solle durch tüchtige Berufsarbeit der Menschheit sich nützlich machen, damit den eigenen inneren Wert erhöhen und so das Unrecht entsühnen, das sie den Eltern antat. Durch diese Einstellung auf die Zukunft versinkt die Vergangenheit immer mehr. Der Ausfluß hört monatelang ganz auf.

Vor kurzem nach einer Abendgesellschaft auf dem Heimweg Aussprache mit dem sie begleitenden jungen Mann. Die beiden von „Weltschmerz befallenen", sehnsuchtsvollen Menschen klagten sich ihr Leid. Zum Schlusse Abschiedskuß, kein Verkehr; seither die ganze Vergangenheit wieder geweckt und wieder starker Ausfluß.

2. 29jährige ledige Nullipara, Ausfluß (1925, Nr. 118).

1. Periode mit 14 Jahren, zu Beginn schmerzfrei, schon im Jahre 1920 wegen Ausfluß in der Sprechstunde. Damaliger Befund: Kolpitis, Uteruskörper kastaniengroß, Inanition, Anämie, Asthenie.

Psychanamnese: Ging wegen Kopfschmerzen zu einem Arzt, der erklärte, gynäkologisch untersuchen zu müssen. Patientin damals noch Virgo. Untersuchung tat sehr weh; im Anschluß daran Blutung. Da auch leichte Schmerzen beim Unwohlsein bestanden, einige Zeit intragenitale Massage. Seither will die Patientin den starken Ausfluß haben und ist seither oft sexuell sehr erregt; öfter Onanie.

4. Februar 1925. Patientin kommt jetzt wieder, weil der Ausfluß wieder stärker geworden sei. Nach Überwindung innerer Widerstände gibt sie zu, mit einem Mann in Beziehung zu stehen. Der öfters verlangte Sexualverkehr wurde bisher immer abgelehnt, dennoch aber häufige sexuelle Erregung und Libido. Da Verkehr verweigert wurde, hat der Mann gewaltsam seinen Finger in die Scheide geführt. Über den Ausfluß ist die Kranke sehr aufgeregt; sie fürchtet, nicht heiratsfähig zu sein und schläft sehr schlecht „wacht fast jede Stunde auf".

3. Fräulein H., 21jährige Nullipara.

Ausfluß, Brennen am Genitale.

Gynäkologischer Befund: o. B.

Anamnese: Vom Dienstherrn beim Kahnfahren überfallen; Immissio nicht möglich wegen geschlossener Unterkleider; seither sehr erregt, Ausfluß.

4. Frau W., 19jährige Nullipara, Ausfluß.

Gynäkologischer Befund: o. B.

Anamnese: Jung verheiratet, lebhafter Kinderwunsch; vor drei Wochen erklärte ein Arzt, die Gebärmutter sei zu klein. Die Frau mit lebhaftem Kinderwunsch darüber sehr beunruhigt, dadurch psychisches Trauma.

Ehemann vier Wochen verreist, seit acht Tagen zurück; seither starke sexuelle Inanspruchnahme, seither Ausfluß. Anscheinend wirken dabei psychisches Trauma und sexuelle Überreizung zusammen. An sich hat die Kranke wenig Voluptas.

5. Fräulein A., Ausfluß.

Gynäkologischer Befund: Retroflexio mobilis.

Psychanamnese: Vor einem Jahr gegen starkes inneres Widerstreben vom Bräutigam zur Kohabitation getrieben. Verhältnis alsbald vom Manne gelöst. Seither große Selbstvorwürfe. Darnach Ausfluß und jetzt Angst vor Ansteckung. Ausfluß „erinnert immer an die Vergangenheit", mit der die Kranke nicht fertig werden kann. Beim Gedanken an die Vergangenheit Ausfluß stärker, bei Ablenkung geringer. Patientin kommt in Behandlung, um den Ausfluß — das körperliche Zeichen der Vergangenheit — los zu werden. Sie hofft, dann auch mit der unglücklichen Brautzeit und mit den Selbstvorwürfen über den Verkehr seelisch besser fertig zu werden.

Sie wird belehrt, daß der Zusammenhang wahrscheinlich anders sei. Es wird ihr gesagt, wenn sie seelisch über der Vergangenheit steht, hört wahrscheinlich der Ausfluß auf. Tatsächlich schrieb sie, daß es ihr viel besser gehe.

6. 36jährige III Para, 18. Juni 1924.

Klagen: Ausfluß, Kreuzschmerzen, Druck im Darm, als ob dieser nie leer sei.

Befund: Obstipation, sonst gynäkologisch o. B.

Psychanamnese: Ehemann Potator, kommt nachts oft sehr spät nach Hause, hat ein robustes Wesen. Die sehr feinsinnige Frau hat viel geistige Interessen, fühlt sich zu ihrem behandelnden Hausarzt innerlich viel mehr hingezogen als zu ihrem Manne, da er fein gebildet und ein guter Gesellschafter ist, während der Ehemann am geistigen Leben der Frau gar nicht teilnimmt und nur wenig mit ihr spricht.

Ehelicher Verkehr wird von der Frau meist abgelehnt oder ist mit Dyspareunie verbunden.

Gynäkologische Beschwerden sind nach erneuten Auftritten mit dem Mann immer schlimmer.

Nach gründlicher Aussprache, auch mit dem Manne, ging es ein Jahr lang gut; jetzt kam der Mann einmal wieder betrunken nach Hause und morgens waren beide Dienstmädchen verschwunden, obwohl das Haus voller Besuche war; darüber große seelische Aufregung, seither wieder stärkere Beschwerden (starke Kreuzschmerzen und Ausfluß).

7. Frau O., I Para, Ausfluß, sehr nervös.

Befund: o. B.

Anamnese: Geburt vor 3½ Jahren, Kind starb alsbald; Ehemann vor drei Jahren an Blutvergiftung infolge Kriegsverwundung gestorben. Patientin seither innerlich völlig zerrissen; glaubt immer, daß durch frühzeitige Operation Rettung ihres Mannes möglich gewesen wäre. Ausfluß, der schon vorher bestand, seit dem Tode des Mannes viel schlimmer. Starke Sehnsucht nach einem Kinde; kein Verlangen nach Verkehr. Heimweh nach dem Manne. Allmählich Angst, daß der Ausfluß krebsartig sei oder mit der Blutvergiftung ihres Mannes zusammenhängen könnte. Belehrung über die Harmlosigkeit des Ausflusses, Zuspruch, Liegekur, suggestive Maßnahmen. Darnach besserte sich der Ausfluß sehr und schwand bald ganz. Einige Zeit später schreckhafte Träume mit Angst, daß die Mutter gestorben sei, an der die Kranke sehr hängt, seither der Ausfluß wieder stärker, besonders morgens.

8. Frau Fl., 36jährige IV Para, Ausfluß.

Befund: Retroflexio mobilis, etwas Hängeleib.

Anamnese: Die 18jährige Tochter mußte ganz plötzlich wegen stielgedrehtem Ovarialtumor operiert werden. Der Patientin wird die Botschaft nach auswärts gebracht. Sie ist gerade am ersten Tage nach der Periode, erschrickt sehr heftig, zittert am ganzen Leib, sofort bekam sie starken weißlichen Ausfluß, der seither besteht.

9. Frau D., 33jährige II Para, Ausfluß.

Gynäkologischer Befund: o. B.

Anamnese: Auslanddeutsche, bei Kriegsausbruch im Ausland, dadurch viel Schikanen, große seelische Erregung, sofort Ausfluß. Nach dem Übertritt in ruhigere Verhältnisse hörte Ausfluß auf.

Nach einigen Jahren Enteignung des Auslandbesitzes. Darüber wieder seelische Erregungen; seither erneut Ausfluß.

10. Frau L., 27jährige Nullipara, Ausfluß.

Gynäkologischer Befund: o. B.

Anamnese: Seit einem Jahr steril verheiratet, lebhafter Kinderwunsch; darum Abrasio. Darnach Gewichtszunahme und Verschwinden des Ausflusses.

Später fortgesetzt Konflikte mit der im gleichen Haus wohnenden Schwiegermutter. Dieser kann die Kranke nicht genug arbeiten; fortgesetzte seelische Spannung und Aufregung, seither wieder Ausfluß.

Die zu Fluor führenden seelischen Momente können ebenfalls sehr verschiedenartig sein. Vorstellungen mit sexuellem Inhalt, Erinnerung an sexuelle Erlebnisse, Verlangen oder Ablehnung, Lust oder Trauer über Vergangenes, Kindersehnsucht, Heimweh nach dem gestorbenen Mann, Schreck, Bestürzung über dieses oder jenes Ereignis, Aufregung über Mitmenschen oder Schicksale, Kummer und Sorge können dabei eine Rolle spielen. Im Backfischalter sind vielleicht auch jene bekannten Schwärmereien für eine ältere Freundin oder eine Lehrerin nicht bedeutungslos.

Zur Erklärung sei zunächst darauf hingewiesen, daß unbewußte Sexualvorstellungen ebenso zu Hyperämie und Hypersekretion im Genitalgebiet führen können, wie das von bewußten bekannt ist. Kommt die oben schon erwähnte Tonusverminderung der glatten Muskulatur hinzu, so bewirkt das ein Offenstehen der Vulva und vermehrten Abfluß des an sich vermehrten Sekrets.

Der Weg, auf dem seelische Impulse an den Genitalapparat gelangen, kann verschieden sein. Man kann annehmen, daß Vorstellungen vom Zwischenhirn aus unter Benützung des vegetativen Nervensystems direkt an den Zervixdrüsen oder Bartholinischen Drüsen angreifen. Ein physiologisches Substrat dafür haben wir darin, daß Berger bei der Katze nach Reizung gewisser Rindenzonen eine Hyperämie im Splanchnicusgebiet nachweisen konnte. Ein anderer Modus der psychogenen Entstehung von Ausfluß mag über die Eierstöcke führen. Es sind vor allem die Franzosen, die den Eierstöcken einen weitgehenden Einfluß auf Turgor der äußeren Genitalhaut, Sekretion der Genitaldrüsen, sowie Ernährung und Desquamation des Epithels in Scheide und Uterus zuerkennen. Aber gerade die Eierstocktätigkeit und insbesondere der für den Blut- und Sekretreichtum des Genitalapparates so wichtige Wechsel zwischen Follikel und Corpusluteumherrschaft kann durch seelische Vorgänge via Blutbahn beeinflußt werden (s. S. 330).

Schließlich ist auch denkbar, daß psychische Einwirkungen zunächst eine Störung im Zusammenarbeiten der innersekretorischen Drüsen hervorrufen und daß dann erst diese Störung einen Ausfluß bewirkt. Die Abhängigkeit des Fluors von endokrinen Vorgängen an sich geht daraus hervor, daß Schwangerschaft, Klimakterium und Senium auf sein Verhalten oft auffallenden Einfluß haben.

Auf die psychogene Entstehung weist öfters der Umstand hin, daß der Ausfluß bei Aufregungen stärker ist, bei seelischer Ablenkung und in der Arbeit schwindet, und wieder kommt, wenn die Kranke sich selbst überlassen ist. Wo er morgens vermehrt auftritt, geht manchmal ein entsprechender Traum voraus, wie uns zuweilen angegeben wurde. Wechselt der Fluor in großen Pausen und kehrt er nach längerer Zeit anscheinend grundlos wieder, so ist oft die Erinnerung und die Unruhe über ein altes Erlebnis wieder wach geworden; oder es ist ein neues Erlebnis hinzugekommen oder die Sorge aufgetaucht, zu einer winkenden Heirat nicht fähig zu sein u. a. m.

Daß hinter einer Galaktorrhoe seelische Momente stecken können, unterliegt keinem Zweifel (v. HERFF, KEHRER). Nicht nur stillende Mütter, sondern auch nichtstillende Wöchnerinnen bemerken ein Fließen der Brust, wenn sie an ihr Kind denken oder es aus der Ferne schreien hören. Die Behauptung, Stillfähigkeit sei gleichbedeutend mit Stillwille hat manches für sich. In den Fällen, wo nach dem Abstillen die Brust nicht versiegen will, liegt öfter eine innersekretorische Störung vor in Form einer Amenorrhoe, weil es der Eierstock, der Antagonist der Mamma, an sich fehlen läßt. Aber wenn die Menstruation normal ist, wie wir das mehrfach erlebten, dann können anscheinend auch hier seelische Momente, wie die Sehnsucht nach dem verlorenen Kind, an sich eine Rolle spielen. Wir haben Galaktorrhoe gesehen bei Einkindsterilität nach Verlust des einzigen Kindes oder nach Aborten, wo die junge Mutter längere Zeit „Tag und Nacht über die Enttäuschung ihrer Hoffnungen nicht zur Ruhe kam". Daß hier Röntgenbestrahlung der Mamma versagen können, ist verständlich, weil damit die eigentliche Ursache der Galaktorrhoe, der Kinderwunsch und der Stilltrieb, nicht beseitigt werden.

VII. Anatomische Veränderungen durch seelische Einflüsse.

Wenn seelische Einflüsse Blutungen, Schmerzen und Ausfluß hervorrufen können, dann muß man sich auch fragen, können seelische Vorgänge auch anatomische Veränderungen am Körper auslösen.

Man denkt nach den bisherigen Ausführungen zuerst an die Uterusmucosa. Ob mit der zeitlichen Verschiebung der Blutung auch das histologische Bild der Uterusmucosa sich ändert, ist eine von mir schon vor längerer Zeit angeschnittene, aber noch gänzlich offene Frage. Bis jetzt verfüge ich nur über eine Beobachtung, die ich aber nicht deuten will. Einer sehr erregbaren Patientin wurde eine Operation vorgeschlagen. Der Eingriff mußte aus äußeren Gründen etwas verschoben werden. Die Kranke lebte deswegen in beständiger Angst, daß inzwischen die Periode vorzeitig kommen möchte und einen neuen Aufschub der Operation bringen würde. Tatsächlich trat dann auch die bisher ganz pünktliche Periode um vier Tage zu früh ein. Die Uterusmucosa zeigte mikroskopisch trotzdem das Aussehen des reifen Menstruationszustandes.

Wenn das kein Zufall ist, dann hätte also eine seelische Einwirkung nicht nur zu Funktionsänderung, sondern auch zu einer Änderung im anatomischen Aussehen geführt. Darin läge eine Art Materialisierung seelischer Vorgänge. Dem ist aber entgegenzuhalten, daß wir in den wenigen Fällen von Abrasio mucosae bei eingebildeter Schwangerschaft eine deziduale Reaktion vermißten.

Ein anderes hierher gehöriges Kapitel ist die eingebildete Schwangerschaft. HOFSTÄTTER berichtet über Pigmentierung der Linea alba und Auftreten eines typischen Chloasma uterinum bei eingebildeter Schwangerschaft. Zur Erklärung der Pigmentanomalie kann man darauf hinweisen, daß bei Wegfall der Ovarialtätigkeit an sich eine abnorme Pigmentierung vorkommt. Vielleicht löst auch die Unterfunktion des Ovariums eine Hyperfunktion des Antagonisten, der Nebenniere, aus (BIEDL), die ja mit der Pigmentverteilung in engem Zusammenhang steht.

Das bei Grossesse nerveuse zuweilen auftretende Anschwellen der Mamma kann man sich verschieden vorstellen. Wo eine allgemeine Gewichtszunahme stattfindet, hat man es wohl mit einem örtlichen Fettansatz zu tun. Wo das nicht der Fall ist, wird man annehmen dürfen, daß die Sehnsucht nach einem Kind und die in das winkende Stillgeschäft hineinragende Vorstellung wenigstens zur Hyperämie der Brustdrüsen führen kann. Ja, wenn man die oben

(S. 329) erwähnten seelischen Einflüsse auf die Laktation im Wochenbett bedenkt, dann ist nicht ausgeschlossen, daß die Grossesse nerveuse auch zu einer Hypertrophie des Drüsenkörpers der Mamma führt.

Ob es auch zu der mit der normalen Gravidität physiologischerweise verbundenen Hypertrophie der Thyreoidea (ENGELHORN) kommt, wird im einzelnen Fall sehr schwer zu entscheiden sein; unmöglich scheint es nicht. Dem Volksbewußtsein sind die Beziehungen der Thyreoidea zu Sexualvorgängen bekannt. Von alters her glaubte man daher, aus dem Zuengwerden eines Halsbandes nach der Brautnacht bestimmte Schlüsse ziehen zu dürfen. Vielleicht hat darum GRODDECK nicht unrecht, wenn er in seinem eigenartigen „Buch vom Es" glaubt, daß auch eine Schwangerschaftsphantasie zu einem Kropf führen könne.

Daß aber tatsächlich Herztöne auftraten, wie es SCHLEICH in seinem Schaltwerk der Gedanken schildert, muß natürlich als ganz indiskutabel in das Reich der Fabel verwiesen werden. Ähnlich verhält es sich wohl mit der anderen Annahme von SCHLEICH, daß die Einbildung der Schwangerschaft tatsächlich eine fortschreitende Uterusvergrößerung verursacht habe, wenn auch eine geringe Vergrößerung infolge der oben erwähnten psychophysischen Blutverschiebung als möglich zugegeben werden soll.

SCHLEICH vertritt überhaupt den Standpunkt, daß „die Phantasie die Zugangskammern zu den Geweben eröffnet, die Überbildung der Teile anregt und Geschwülste schafft". Hiezu stimmt etwas die Anschauung von KEHRER, daß die Dyspareunie Uterusmyome verursachen könne. Aber man muß mit all diesen Dingen sehr vorsichtig sein.

Freilich spricht auch SELLHEIM die Vermutung aus, daß mit einem lebhaften, aber unbefriedigten Kinderwunsch verbundene seelische Einflüsse die Eierstöcke reizen und zur pathologischen Wucherung anregen können. Wenn dabei auch kaum eine Geschwulst entsteht, so könnte man sich denken, daß es zur überstürzten Follikelreifung kommt und zum Austritt noch nicht befruchtungsreifer Eier mit anschließender Sterilität. Vielleicht sind jene merkwürdigen Fälle der ersten Konzeption nach 10 bis 15jähriger Ehe so zu erklären, daß die Frau sich allmählich gelassen in ihr Schicksal ergibt und so jene, dem Follikelapparat schädliche seelische Einstellung wegfällt.

Der psychische Einfluß auf das Verhalten des Eierstocks zeigt sich nach SELLHEIM auch darin, daß ein nur einmal im Jahre legender Vogel auch ohne erneute Befruchtung imstande ist, zwei- oder dreimal diesen Vorgang zu wiederholen, sobald die Beweise seiner Betätigung in Gestalt der Eier entfernt werden. Bei einem derartigen Versuch legte z. B. eine Schwalbe 19 Eier, also 13 mehr, als das unbeeinflußte, in Freiheit lebende Kontrolltierchen (FABER).

Wie weit ein Spasmus der Ligamenta sacro-uterina durch Schreck oder Angst entstehen kann (OPITZ), sei hier nicht weiter erörtert.

Die den Geburtshelfer am meisten interessierenden Fälle von Entstehung einer körperlichen Veränderung durch seelische Einflüsse sind Muttermale infolge Versehens der Schwangeren (ROHLEDER, POSNER).

Die meisten Forscher lehnen die Entstehung von Muttermalen durch Versehen der Gravida ab (MEIROWSKY, LIEVEN) und erblicken in ihnen Reste einer phylogenetisch uralten Färbung, die sich infolge der Kontinuität des Keimplasmas erhalten haben und gelegentlich wieder zum Durchbruch kommen. Darnach stellen die Muttermale Teilausschnitte aus der behaarten und pigmentierten Haut unserer Vorfahren dar und sind vererbbar. Deswegen kommen sie auch öfter in einer Familie gehäuft vor.

Indes Andere wie HACK TUKE und BAUDOUIN glauben fest an das Versehen, und Forscher wie ROHLEDER geben wenigstens die Möglichkeit zu. SIEMENS meint, daß die Form der Muttermale mit der geschilderten Vererbung zusammenhängt, daß aber die Entstehung oder der Anreiz zur Entstehung mit Einflüssen der Umwelt im Zusammenhang steht.

Die Anschauung, daß Eltern ihre Nachkommen auf seelischem Wege beeinflussen können, hat ihre äußerste Konsequenz gefunden in der sog. vorgeburtlichen Erziehung oder Puerikultur. Diese fußt bekanntlich in der Annahme, daß man durch die seelische Einstellung im Moment der Zeugung Aussehen und Begabung seiner Kinder beeinflussen könne. So soll das musikalische Genie eines Richard Wagner auf diese Weise entstanden sein. Ein Beispiel körperlicher Beeinflussung bringt Goethe in seinen Wahlverwandtschaften (II. Teil, 13. Kapitel): „Mag das Kind gegen mich zeugen, mögen diese herrlichen Augen den Deinigen sagen, daß ich in den Armen einer andern Dir gehörte." Diese Auffassung des Dichters hält indes der Kritik des Naturwissenschaftlers nicht stand.

Ob es richtig ist, daß aus künstlicher Zeugung entstandene Rennpferde das Temperament des Vaters nicht mitbekommen, im Gegensatz zu den natürlich gezeugten, soll dahingestellt bleiben.

In das Kapitel der Beeinflussung des Körpers durch seelische Vorgänge gehören auch die in vielen Gegenden beim Volk in hohem Ansehen stehenden Sympathiekuren, bei denen vor allem der Glaube an die Wirksamkeit des Mittels notwendige Voraussetzung des Erfolges ist. Im Volk sehr bekannt ist die Vertreibung von Warzen durch Sympathie. Von ärztlichen Autoren sind Hack Tuke, Baudouin überzeugte Anhänger dieser Dinge, denen wir aber sehr skeptisch gegenüberstehen müssen.

VIII. Seelische Vorgänge, Schwangerschaft, Geburt und Wochenbett.

Das Kapitel seelische Vorgänge und Schwangerschaft haben wir schon mit der eingebildeten Schwangerschaft berührt und mit dem Versehen der Schwangeren. Einiges sei hier noch im Zusammenhang angefügt.

Ich beginne zunächst mit dem Eintritt eines Abortes durch seelische Insulte (Grulich, Kalichmann, Schäffer, A. Mayer). Als solche kommen plötzlicher Schreck, Angst, katastrophale Ereignisse, Explosionen, Eisenbahnunglücke, Erdbeben usw. in Betracht. Schon vom Bombardement von Straßburg im Jahre 1870 wird Häufung von Aborten und Frühgeburten infolge von Schreckwirkung berichtet (Kohts). Baudelocque bekam nach Explosion eines Pulverturmes gleichzeitig 92 Aborte in Behandlung. Beim Erdbeben im Jahre 1911 fiel sowohl den praktischen Ärzten als uns selbst die Häufigkeit der Aborte auf.

Sucht man nach einer Erklärung der Schreckwirkung auf den schwangeren Uterus, so darf man zunächst an die schon abgehandelte Hyperämie denken. Die vermehrte Blutzufuhr zum Uterus kann leicht zu Blutungen in die Dezidua oder hinter die Plazenta mit Ablösung derselben führen. Retroplazentare Blutergüsse sind um so leichter verständlich, als mit den unlustbetonten Affekten ja auch eine Blutdrucksteigerung einhergeht (Gellhorn). Ein klinischer Ausdruck einer solchen Blutdrucksteigerung liegt darin, daß Wyder eine Häufung von Lungenembolien eintreten sah an Kranken, die über den plötzlichen Tod einer anderen Kranken heftig erschrocken waren.

Daneben mag aber auch die Anregung von Wehen eine Rolle spielen. Diese können dabei entweder durch die erwähnte Hyperämie ausgelöst werden, oder vielleicht auch direkt zustande kommen. Die muskulokonstriktorische Wirkung von unlustbetonten Affekten ist bekannt und wird auch im Sprachgebrauch zum Ausdruck gebracht. Man spricht z. B. davon, daß die Haare sich vor Entsetzen sträuben und bezeichnet damit eine Kontraktion der feinen Hautmuskelfasern. Ich erinnere auch an die bekannte Wirkung der Angst, z. B. der Examensangst auf Darm und Blase, die ja auch in manchen drastischen Bezeichnungen ihren sprachlichen Ausdruck findet. Auch die Kunst kennt Beispiele für diese Anschauung: REMBRANDT bringt die Angst des zwischen Himmel und Erde schwebenden GANYMED in realistischer Weise mit einem abgehenden Urinstrahl zum Ausdruck. Durch die Röntgenaufnahmen von HEYER ist die Abhängigkeit der Motilität des Magen-Darmkanales von seelischen Einflüssen direkt sichtbar gemacht.

Nun sind die Beziehungen zwischen Muskulatur des Uterus und des Darmes ganz besonders eng, was sich schon daran zeigt, daß nicht wenige Abführmittel auch Wehen erregen können. Darum darf man die an Blase und Darm gemachten Beobachtungen wohl auf den Uterus übertragen, zumal da nach klinischer Erfahrung und pharmakologischen Experimenten (MEYER-GOTTLIEB) die Uterusmuskulatur während der Schwangerschaft besonders leicht erregbar ist. Manche Frauen, deren Mütter mehrfach in einem bestimmten Monat der Gravidität abortiert haben, erwarten für sich dasselbe Schicksal mit einer Selbstverständlichkeit, daß sie oft nur schwer zu beruhigen sind.

Auch die Emesis oder Hyperemesis gravidarum kann eine psychische Wurzel haben, wie das auch die Neurologen E. H. MÜLLER und STEKEL betonen. Ohne die körperlichen Ursachen leugnen zu wollen, sei hier den seelischen etwas nachgegangen. Nach der allgemeinen Laienmeinung gehören Übelkeit und Erbrechen zu den ersten selbstverständlichen Zeichen einer Gravidität. Darum erwartet die jung verheiratete Frau nach Ausbleiben der Periode mit Spannung auf das Erbrechen als weiteres Zeichen ihrer Wunscherfüllung. Man kann da fast von einer Massensuggestion reden, die im Einzelfalle zur Autosuggestion führt. Was die Vorstellung alles vermag, zeigt folgendes Beispiel:

Ein Arzt läßt den Kranken eines Saales Zuckerwasser als Arznei geben. Bald nachher eilt er mit ängstlicher Miene herein und erklärt, aus Versehen sei ein falsches, schädliches Medikament verabreicht worden. Am besten wäre es, wenn es sofort erbrochen werden könnte. Wer nicht erbrechen kann, muß sich eine schmerzhafte Magenausheberung gefallen lassen. Der Erfolg war, daß fast jeder Kranke sofort erbrach.

Oft liegt dem Erbrechen ein unlustbetonter Affekt zugrunde. In mancher Richtung mag dieser sogar physiologisch sein. So manche Frau bekommt auch in harmonischer Ehe post cohabitationem Erbrechen. Vielleicht ist dieses nur eine besondere Form der einer Kohabitation normalerweise folgenden negativen Phase: post coitum omne animal triste. Die eingetretene Schwangerschaft bedeutet nun die tägliche Erinnerung an diese Situation. Sie macht daher die sonst rasch vorübergehende negative Phase zum Dauerzustand und kann unter Umständen so zu Erbrechen führen, auch bei an sich nicht unerwünschten Graviditäten.

Nur der Vollständigkeit halber sei auch an die Auffassung von SWOBODA erinnert. Nach ihm ist jeder Geschlechtsakt ein partieller Tod des Organismus. Der Ekel darüber und das Erbrechen wären dann das Zeichen des sich meldenden Selbsterhaltungstriebes, der uns sagt: „Halte ein, du tötest dich“ (STEKEL).

Ist die Gravidität unerwünscht, so trifft vielleicht der Erklärungsversuch von STEKEL zu. Er meint, daß die weibliche Begierde beim Entstehen von zwei wichtigen Unlustgefühlen: Ekel und Angst begleitet ist. Soll es zur Begattung kommen, so müssen beide durch die Macht des Triebes überwunden werden. Tritt nun eine unerwünschte Gravidität ein, so taucht der Wunsch auf, daß Angst und Ekel besser hätten wachen und sich nicht so rasch überrumpeln lassen sollen. Das Erbrechen stellt dann den psychologischen Ersatz für den ausgefallenen Ekel vor der Begattung dar.

Eine große Rolle spielt Unzufriedenheit mit dem Ehemann, der die Leistung einer Schwangerschaft nicht genügend wertet.

Beispiel: Widerwärtiger Ehemann, sieht nicht ein, daß die gravide Frau Schonung braucht. Starke Emesis. Morgens beginnt der Mann den Tag mit der mißmutigen Frage: „Hört die Kotzerei noch nicht auf?" Als ihm der Arzt erwiderte, mich wundert nicht, daß Ihre Frau über einen solchen Mann Ekel bekommt, ändert er sein Verhalten von Grund auf und das Erbrechen sistierte alsbald.

Zum Ekel kann der Mann auch dann werden, wenn die Frau sich zum ehelichen Verkehr zwingen muß. Schwab berichtet über eine interessante Beobachtung. Eine Gravide hatte sich ganz in der Vorstellung festgefahren, während der Gravidität keinen Sexualverkehr zu haben. Als es gegen ihr Gefühl dazu kam, ekelte sie sich so darüber, daß sie seither alles erbrach. Von diesem Gesichtspunkte aus empfehle ich immer bei Emesis gravidarum Abstinentia sexualis.

Daß das Erbrechen der Ausdruck irgend einer Gegeneinstellung gegen den Mann sein kann, geht auch daraus hervor, daß es oft blitzartig mit dem Eintritt ins Krankenhaus aufhört. Hier, wo der Mann es nicht mehr sieht, hat es keinen Zweck mehr, in Form des Erbrechens gegen ihn zu demonstrieren.

In anderen Fällen besteht der zum Erbrechen führende unlustbetonte Affekt in Unlust zum Kind, Furcht vor Krankheit des Kindes, wirtschaftlicher Not, Erinnerung an eine überstandene, beschwerdenreiche Schwangerschaft, an ausgestandene Geburtsqualen, im angstvollen Rückblick auf ein Kindbettfieber, in Scheu vor Wiederholung des Überstandenen usw. Im Erbrechen bekommt hier die Gravide einen Bundesgenossen für die Erreichung ihres Zieles, das Kind los zu werden. Ich erkundige mich darum immer nach all diesen Punkten. Bei Unlust zum Kind frage ich immer nach Geschlecht der vorhandenen Kinder. Ist ein Geschlecht ausschließlich oder wenigstens vorwiegend vertreten, z. B. lauter Buben, dann sage ich der Mutter, daß sie sich mit der Schwangerschaftsunterbrechung unter Umständen um das ersehnte Mädchen bringt. Oft wirkt dieser Ausblick auf die Emesis ganz ausgezeichnet und ich kenne manche Mutter, die hinterher außerordentlich dankbar ist, daß man die Schwangerschaft nicht unterbrochen hat.

Sobald es gelingt, den Mutterinstinkt zu wecken, hat man einen sehr wirksamen Bundesgenossen im Kampf gegen die Emesis. Die Untersuchungen von Siegel und Moll über den Zeitpunkt, zu dem der Mutterinstinkt erwacht, sind darum auch von diesem Gesichtspunkt aus sehr interessant.

Im Gegensatz zu der genannten Gruppe von Schwangeren mit Emesis fällt auf, daß diejenigen Schwangeren, die ihre Gravidität verheimlichen müssen oder diejenigen, die zur Abtreibung fest entschlossen sind, am Ende gar schon wissen, daß unterbrochen wird, in der Regel kein Erbrechen haben, wie ich Schwab bestätigen kann. Von Interesse ist auch, daß unter den unehelichen Graviden, die sozial Niederstehenden mit wenig Intelligenz und wenig Verantwortungsgefühl seltener erbrechen, weil sie das uneheliche Kind nicht so schwer nehmen.

Eine wichtige Rolle spielt die seelische Einstellung zur Schwangerschaft bei der Frage, wie eine Gravida auf die Komplikation mit einer Erkrankung, insbesondere Tuberkulose oder Herzfehler reagiert. Wenn sie das Kind nicht will, dann wird sie bei einer noch so geringen Komplikation immer elender, insbesondere, wenn sie erfährt, daß eine Schwangerschaftsunterbrechung in Betracht gezogen wird.

Im Gegensatz dazu steht das Verhalten bei lebhaftem Kinderwunsch. Dieser macht die Frauen oft zu bewunderungswürdigen Heldinnen. Ich habe mehrfach erlebt, daß sehr erfahrene Internisten wegen einer Komplikation einen künstlichen Abort dringend anrieten, aber in der Sehnsucht nach dem Kind lehnte die Frau den Eingriff ab im Vertrauen auf ihren Instinkt. Keine einzige von ihnen hat einen nachweisbaren Schaden genommen.

Schließlich können seelische Momente auch im Verhalten der Geburtswehen zur Auswirkung kommen. In der alten Literatur finden sich mehrere Hinweise darauf, daß unlustbetonte Affekte bisher gute Wehen verschlechtern. So wird berichtet, daß eine einschlagende Granate (Kohts), der Eintritt von Studenten in den Kreissaal oder der Anblick der Großmutter (Pajot) die Wehen nachteilig beeinflußten. Indes sind diese Angaben nicht näher zu kontrollieren.

Bekannt ist aber, daß die Unlust zum Kind die Geburtsarbeit in vieler Richtung erschwert; sei es daß diese Unlust in wirtschaftlicher Sorge, in Ehekonflikt oder im Fehlen des Mutterschaftstriebes wurzelt. Ein Beispiel extremster Gegeneinstellung ist mir unvergeßlich geblieben durch den Ausspruch der Gebärenden: „Du verdammtes Gör, wenn ich dich erst habe, werfe ich dich gegen die Wand.“ Stellt man dem das andere Extrem gegenüber, die Frau in ihrer Muttervollendung, als Muttertier im schönsten Sinne des Wortes, so stehen wir in Ehrfurcht vor jenen stummen Heldinnen, die in Erfüllung ihrer hohen Mission auf den dornenvollen Pfaden zum Throne der Mutterwürde Qual und Schmerzen in bewunderungsvoller Seelenstärke überwinden.

Daß Erziehung zur Selbstbeherrschung, persönlicher Stolz und Scheu, sich schwach zu zeigen die Verarbeitung und die Wirksamkeit der Wehen befördern, bedarf keiner Erörterung.

Eine besondere Gruppe von Gebärenden stellen jene Frauen dar, die bisher immer schon zu Beginn der Geburt ohne viel Wehen zu haben, operativ in Narkose entbunden wurden. Die vorausgegangenen Operationen lassen von vornherein ein Vertrauen zu den Naturkräften gar nicht aufkommen und machen es den Frauen zur Gewißheit, daß auch diesmal operiert werden muß. Sie erklären darum dem Arzt aufs bestimmteste: „Sie können sich auf mich verlassen, ich weiß es doch, daß ichs nicht kann; ich habe es nie gekonnt und werde es auch diesmal nicht können.“ Dazu lehnen sie, durch die frühere Entbindung in Narkose verwöhnt, den Wehenschmerz glatt ab. Diese seelische Verfassung kann in der Tat bei der Indikationsstellung zu einer operativen Entbindung mitsprechen; ein Glück, daß die Zahl dieser Frauen nicht groß ist.

Eine ähnliche Einstellung der Gebärenden kann die Vornahme früherer Entbindungen im Dämmerschlaf nach sich ziehen. Seine Vorteile seien anerkannt, aber in Gegenden, wo er prinzipiell in größerem Umfange durchgeführt wird, kann er am Ende durch eine Art Massensuggestion das Vertrauen zu den Naturkräften abschwächen und nach Generationen zum Verlust von einem Teil Frauenmut und weiblicher Seelenstärke führen.

Die Beeinflussung der Laktation durch seelische Vorgänge wurde oben (Seite 329) schon erwähnt.

IX. Diagnose.

Für die Praxis ist es natürlich sehr wichtig, zu wissen, welche Fälle lassen sich psychotherapeutisch angreifen? Damit stehen wir vor der schwierigen Frage nach der Erkennung einer psychogenen Entstehung gynäkologischer Symptome.

Ganz wenige *Kranke* schuldigen selbst ein psychisches Moment an; man hat dann nur die Aufgabe, dieser Spur nachzugehen und festzustellen, daß das körperliche Symptom dem seelischen Insult auf dem Fuße folgte, während eine somatische Erklärung fehlt.

Meistens aber muß der *Arzt von sich aus* den rechten Weg finden. Da ist dann zunächst zu sagen: Wo ein entsprechender körperlicher Befund vorliegt, muß dieser in erster Linie für die Symptome angeschuldigt werden; die psychogene Ursache fällt hier weg, oder spielt höchstens eine sekundäre Rolle.

Natürlich sind aber lange nicht alle Fälle mit negativem somatischem Befund psychogen zu erklären. Oft ist auch hier eine körperliche Ursache da; diese läßt sich nur nicht immer mit den uns zur Verfügung stehenden Untersuchungsmitteln auffinden. Je geübter der Untersucher, desto seltener der negative Genitalbefund; *darum ist eine sehr genaue körperliche Untersuchung nötig, unter Umständen in Narkose.*

Das Übersehen körperlicher Veränderungen ist natürlich in jeder Richtung ein schwerer Fehler. Darum *stellt die Psychodiagnostik an die Schärfe der körperlichen Diagnostik die größten Anforderungen.* Keinesfalls darf die Annahme einer psychogenen Herkunft der Beschwerden lediglich den Ausweg aus einer diagnostischen Verlegenheit bei negativem Organbefund darstellen; vielmehr müssen noch *positive Zeichen einer Psychogenese* vorhanden sein. In dieser Richtung ist verschiedenes von Bedeutung.

Ich nenne zunächst *Sitz und Art der Beschwerden.* Klagen über Vaginismus, Dyspareunie, Coccygodynie, Mastodynie, Pruritus vulvae, Prolapsgefühl und anderes mehr sind bei negativem Körperbefund im höchsten Maße auf psychogene Abstammung verdächtig.

Das gleiche gilt von manchen — man möchte sagen — jener großartigen *Dysmenorrhöen* besonders der jungen Mädchen, deren imposanten Ablauf uns die Kranken oder ihre Mütter oft so eindrucksvoll und farbenkräftig schildern. So vielgestaltig das Bild im einzelnen auch sein mag, manche Züge kehren immer wieder: Der Schmerz tritt ganz plötzlich auf, aus gutem Wohlbefinden, ja mitten aus der Unterhaltung heraus, wie ich mehrfach sah; die Schmerzen wandern auffallend schnell in wenigen Minuten von links nach rechts, von unten nach oben zum Magen hinauf oft unter Übelkeit und Erbrechen. Hinzu kommt der sogenannte „Schüttelfrost", das heißt, allgemeines feines Zittern des Körpers, Zähneklappern, subjektives Kältegefühl; schließlich lautes Schluchzen und Jammern, unruhiges Hin- und Herwerfen im Bett mit mehr oder weniger angedeutetem Opistotonus.

Verdächtig auf seelische Herkunft ist das *Nachlassen der Beschwerden,* z. B. eines Fluors bei *Beschäftigung und das Auftreten in der Ruhe,* wenn eine Ablenkung fehlt und die Psyche sozusagen Zeit hat, zu sich selbst zu kommen. Ebenso darf man an eine seelische Entstehung denken, wenn die Beschwerden nach dem Erwachen oder in den ersten Stunden nach der Nachtruhe stärker sind. Der Verschlimmerung am Morgen ging dann wahrscheinlich ein entsprechendes Traumerlebnis voraus, in dem der Kranken dies oder jenes vor die Seele trat. Wo die Traumerinnerung fehlt, ist die Möglichkeit eines Traumerlebnisses natürlich nicht ausgeschlossen. Auch das Unbewußte kann seinen Zugang zum Körper finden. Wir sehen das daran, daß viele Menschen die Fähigkeit haben, zu einer bestimmten Zeit von selbst aufzuwachen.

Auch die *Nebenklagen* können für die Diagnose wichtig sein, so z. B. grundloses *Abmagern*; ein unübersehbares, oft auf den ersten Blick zusammenhangloses *Klagengewirr* mit tausendfachem Ach und Weh; hauptsächlich nach dem Erwachen auftretende Kopfschmerzen, schlechter Schlaf, aufgeregte Träume usw.

Außer den Nebenklagen gibt manchmal auch ein Nebenbefund gewisse Fingerzeige, vor allem Hypoplasie und Infantilismus des Genitales mit den übrigen von mir zusammengestellten Zeichen des körperlichen Zurückgebliebenseins. Die Hypoplasie kann dabei in verschiedener Richtung von Bedeutung sein. Wie oben (S. 324) dargetan, können die hypoplastischen Organe ein „körperliches Entgegenkommen" enthalten. Die infantile Psyche ist leichter beeinflußbar und darum zu seelischen Konflikten besonders disponiert.

Darnach kann z. B. manche Dysmenorrhoe als „asthenischer Anfall" nach Mathes aufgefaßt werden. An sich wäre es nicht zu verwundern, wenn die Asthenischen, wie Hirsch, Mathes u. a. meinen, ein besonders großes Kontingent zu der Psychogenese organischer Symptome stellten, da sie mit ihrem schizoiden Temperament und dem damit verbundenen Insichhineinleben, dem „Autismus" Bleulers, am meisten Veranlassung zu inneren Konflikten haben. Aber wir haben unter unseren Kranken neben dem asthenischen doch auch den athletischen und pyknischen Körpertyp gefunden. Nach unseren bisherigen Erfahrungen waren wir also nicht in der Lage, die Diagnose einer psychogenen Entstehung der Beschwerden aus dem körperlichen Aussehen zu stellen im Sinne Kretschmers, so viel wir auch aus seinem ausgezeichneten Buch „Körperbau und Charakter" gelernt haben.

Dennoch aber verraten öfters dem aufmerksamen Arzt Stimmung und Gesichtsausdruck, z. B. das bewegungslose Gesicht ohne Mienenspiel, daß seelisch etwas nicht in Ordnung ist. Bis zu gewissem Grade ist die Art, wie die Beschwerden vorgebracht werden, von Bedeutung. Es seien nur zwei Extreme genannt: Die einen Kranken tragen ihre Klagen auffallend affektlos vor, als ob es sie gar nichts anginge. Aber gerade von diesen gilt manchmal „Stille Wasser gründen tief". Die anderen stehen ihren Beschwerden sehr gereizt, wie einem persönlichen Gegner, gegenüber und verraten dadurch ihre innere Unruhe.

Das Verhalten des vegetativen Nervensystems — Vagotonie oder Sympathikotonie — Blutbild, Beschaffenheit der Thyreoidea, Lebensalter u. a. geben auch keine zuverlässigen Anhaltspunkte.

Nur selten können wir auch aus dem Verhalten bei der gynäkologischen Untersuchung gewisse diagnostische Schlüsse ziehen. Ich nenne heftige Abwehrreaktionen, wie Adduktorenspasmus schon bei der Annäherung der untersuchenden Hand. Von Bedeutung sind ferner in Gesten oder gar Worten erfolgende Äußerungen der sexuellen Erregung.

Auch die Reaktion auf die Art der Behandlung läßt sich diagnostisch auswerten. Wo Suggestion in irgend einer Form oder Hypnose therapeutische Erfolge bringen, ist die seelische Wurzel des Leidens wahrscheinlich. Ob der Erfolg einer nasalen Behandlung von Genitalbeschwerden nach Fliess die Psychogenese beweist, soll offenbleiben, ist aber bei den bekannten Beziehungen zwischen Riechorganen und Genitalsphären mindestens denkbar.

Dagegen liegt ein dringender Verdacht auf psychischen Konflikt vor, wenn nach wiederholtem Ärztewechsel und nach Mißerfolgen verschiedener Behandlungsmethoden schließlich eine intragenitale Massage, die wir ablehnen, von Nutzen ist. Dabei braucht natürlich die sexuelle Grundlage dieser Dinge, weder dem Patienten noch dem Arzt bewußt zu sein. Nach richtiger Erkenntnis der Zusammenhänge ist aber die alsbaldige Änderung des Behandlungsverfahrens zu empfehlen. Wer es dennoch fortsetzt, muß sich darüber klar sein, daß er eine sehr differente und sehr verantwortungsvolle Aufgabe auf sich nimmt.

Wie der Erfolg, kann auch einmal der Mißerfolg einer Behandlung diagnostische Anhaltspunkte bringen. Gewöhnlich sind unter jenen viel verkannten Patienten, die von Arzt zu Arzt reisen, manche mit psychogener Entstehung ihrer Beschwerden. Ich kenne verschiedene mit zahlreichen Dokumenten erfolgloser Operationen, sogar mit vier bis fünf Laparotomien. Nach fortgesetzter Enttäuschung durch die körperliche Behandlung landeten sie schließlich beim Psychiater. Dieser einzig richtige Weg hätte bei genügender Würdigung der seelischen Momente zum Heile der Kranken früher gefunden werden können.

Endlich kommt natürlich sehr viel auf den ärztlichen Instinkt, die Kunst und die Übung im geschickten und taktvollen Fragen, sowie auf das nötige Maß von Zeit an. Wer nicht in der Lage ist, Zeit und Geduld zu opfern, darf gewöhnlich auf keine großen Ergebnisse rechnen. Indes gelingt es bei einiger Übung in der überwiegenden Mehrzahl der Fälle, in der ersten Sitzung zum Ziele zu kommen und zu den psychischen Wurzeln vorzudringen. So soll es für die praktische Verwendbarkeit der Sache auch schon im Interesse der Kranken selbst sein.

Was uns praktisch oft zu Gute kommt und den diagnostischen Weg abkürzt, ist der Umstand, daß der seelische Konflikt sehr oft psychosexueller Natur ist. Man kann darum mit seinen Fragen nicht selten von Anfang an sich nach dieser Richtung einstellen. Daß das taktvoll und geschickt geschehen muß, ist selbstverständlich. Ich frage die Kranken gewöhnlich zunächst, ob sie sich selbst eine Ursache ihres Leidens denken können, ob ihnen irgend etwas zugestoßen sei, ob sie innerlich etwas umtreibe, ob sie irgend einen Kummer hätten. Manches junge Mädchen rückt dann mit einer Verlobungsangelegenheit oder einer Kohabitation heraus; manche Frau läßt uns Einblicke in eine Disharmonie der Ehe tun. Nach der ersten Andeutung wird den Kranken gesagt, daß sie ihre Offenheit ziert und daß sie sich damit selbst den wichtigsten Dienst leisten, da der Arzt ihnen nur helfen kann, wenn man ihn in die Tiefe der Seele blicken läßt. Fügt man noch hinzu, daß zur Heilung einer Krankheit Arzt und Patient wie Bundesgenossen offen und ehrlich zusammenarbeiten müssen, dann sind die Brücken des Vertrauens geschlagen und die Zugänge zur Psyche offen. Man kommt dann meistens in kurzer Zeit an die seelischen Quellen des körperlichen Leidens.

So ist also die Diagnose keineswegs leicht, sie setzt sich, um es noch einmal zu betonen, zusammen aus einem negativen und positiven Moment, d. h. aus dem Fehlen eines ausreichenden Organbefundes und dem Auffinden seelischer Zusammenhänge. Die Diagnose muß also einen Persönlichkeitstyp herausarbeiten mit seinen somatischen, endokrinen und charakterlichen Komponenten.

Wie dem auch sein mag, sicher ist so viel, nicht hinter jedem gynäkologischen Symptom steckt eine genitale Erkrankung; vielmehr tritt manch ein seelischer Konflikt in gynäkologischem Kleide auf. Es mag unendlich schwer sein, den Weg in die verborgenen Zusammenhänge zu finden; die Kranken mögen einem mit ihrem tausendfachen Ach und Weh zunächst auf die Nerven fallen, aber wer sich mit der Diagnose ,,Nihil" begnügt, zeigt damit mehr oder weniger sein ärztliches Unvermögen. Er ist an der Oberfläche haften geblieben und die Pforten der Seele seiner Kranken blieben ihm verschlossen. Wer sie zu öffnen versteht, hat in der Regel reichen Gewinn und große Befriedigung für sich selbst.

Die anzuwendenden psychodiagnostischen Methoden sind in den Lehrbüchern der allgemeinen Psychologie, sowie in dem LIEPMANNschen Buch ,,Gynäkologische Psychotherapie" und in der Psychotherapie von WALTHARD abgehandelt; sie bleiben daher hier unerörtert. Betont sei aber, daß sie sehr wechseln, je nach Verhalten des Kranken, sowie nach den speziellen ärztlichen Fähigkeiten. Besonders hervorheben will ich auch, daß zur Anwendung der

Hypnose oder gar der Psychanalyse nach Freud besondere Vorbildung gehört. Da diese dem Gynäkologen in der Regel nicht zur Verfügung steht, soll er seine Grenzen lieber zu eng als zu weit stecken und bei der großen Verantwortung ein strittiges Gebiet dem Fachpsychologen einräumen.

Der Praktiker kommt gewöhnlich mit der „Psychanamnese" aus, d. h. der Sammlung von offensichtlichem seelischen Material. Daneben aber haben wir auch durch „Psychanalyse" verdrängtes Material aufgedeckt und auch von der Assoziationsmethode, sowie der Traumdeutung öfter mit Gewinn und zum großen Vorteil der Kranken Gebrauch gemacht (Stemmer, Brandess).

Grad und Tiefe der Diagnose wechseln je nach Umständen. Oft müssen wir uns mit der Feststellung „psychischer Konflikte" begnügen, ohne die feineren Zusammenhänge mit den körperlichen Erscheinungen klar aufzudecken. Manchmal gewinnt zwar der Arzt den nötigen Einblick in diese Dinge, aber die Kranke nicht. Die vollkommenste Diagnose liegt vor, wenn auch dem Kranken das nötige Licht aufgeht. Zum mindesten muß man aber so weit kommen, daß der Kranke wenigstens die Möglichkeit einer seelischen Entstehung seines körperlichen Leidens für gegeben hält, denn erst dann ist die Grundlage zur Korrektion seiner falschen Auffassung oder zur suggestiven Behandlung geschaffen.

Über die „Symptomanalyse" wird der Gynäkologe auch in günstigen Fällen gewöhnlich nicht hinauskommen. Die „Persönlichkeitsanalyse" muß er in der Regel dem Fachmann überlassen.

X. Prognose und Häufigkeit.

Die Prognose der Psychotherapie kann natürlich sehr unsicher sein, wie es bei der Operation auch ist. In mancher Richtung mag die Prognose von der Art des Heilungsvorganges abhängen. Bei Kranken, die ein inneres Schuldbewußtsein mit sich herumtragen und ihr Leiden als Folge ihrer Schuld ansehen, wirkt manchmal die Selbstanklage vor dem Arzt als sittlich positive Tat seelisch entsühnend und körperlich heilend. Der Kranke konnte sich „von der Seele reden", was ihn drückte und die Prognose ist darum oft recht gut.

Ähnlich ist es da, wo die Kranken selbst klare Einsicht in die psychogene Ursache ihrer Beschwerden gewinnen, auf diesem Boden eine falsche Auffassung durch eine richtige ersetzen und sich so quasi selbst heilen.

Wo wir aber nur mit Suggestionen arbeiten, ist vor allem nötig der Glaube an den Arzt und das Vertrauen auf seine Kunst. Wie weit das erzielt wird, hängt oft von der Persönlichkeit des Arztes ab. Darum wird der eine einen Erfolg haben, wo dem anderen ein Mißerfolg beschieden war. Wichtig ist jedenfalls, daß der Kranke gleich bei der ersten Begegnung mit dem Arzt Vertrauen faßt und den Eindruck gewinnt, hier werde ich finden, was ich suche, hier kann ich mich aussprechen. Darum wird schon das Anhören des Kranken zu einem wichtigen Faktor und das Aufnehmen der Anamnese wird zu einer Kunst, die manchmal schon den größten Teil der Therapie darstellt, soweit dabei Suggestion eine Rolle spielt.

Wie weit man im übrigen bei seinen suggestiven Aufgaben mit einfacher Persuasion (Dubois, Walthard) oder Hypnose auskommt, oder noch andere Mittel anwenden muß, hängt vom einzelnen Falle ab. Manche Patientinnen können an Genesung und Dauererfolg nur glauben, wenn sie ein sichtbares Zeichen haben, daß „genug geschieht". Außerdem greifen körperliche und seelische Vorgänge zuweilen ineinander. Darum verwenden wir wie WALTHARD, v. JASCHKE, GRAEFE zuweilen auch bei sicherer Psychogenese noch körperliche Mittel, zum Beispiel Abrasio, Medikamente usw. Eine etwaige Störung der inneren Sekretion suchen wir mit Organpräparaten auszugleichen. Kurz, der Praktiker kann sich jedenfalls nicht immer an ein bestimmtes Schema halten.

Eine Gefahr liegt auch darin, daß die zahlreichen Gegensuggestionen des täglichen Lebens einen erzielten Erfolg wieder vereiteln. Um ein Beispiel herauszugreifen, so droht das besonders bei der Retroflexio uteri, die von verschiedenen Ärzten so sehr verschieden gewertet wird. Da hat man z. B. gerade eine Patientin von der Bedeutungslosigkeit dieser Sache überzeugt, dann spricht ein anderer Arzt der Kranken gegenüber mit bedeutungsvoller Miene von der „Knickung" und der ganze Erfolg ist verflogen. Jeder kennt solche Beispiele. Einen besonders eklatanten Mißerfolg berichtet RÄFLER: Trotz Retroflexio mobilis gelang es ihm, eine Dysmenorrhoe durch suggestive Therapie in Hypnose zu heilen. Aber nachher kam die Patientin unter den Einfluß der Persönlichkeit eines anderen Arztes. Dieser machte sie in Unkenntniss ihrer Vorgeschichte auf die „Knickung" und ihre Folgen aufmerksam; sofort kam die Dysmenorrhoe wieder. Aber RÄFLER konnte sie wieder durch suggestive Maßnahmen heilen. Vorkommnisse dieser Art waren der Grund, warum KRÖNIG die sonst von ihm für bedeutungslos gehaltene Retroflexio operierte.

Wie weit wir zur Sicherung eines suggestiven Erfolges von systematischen Autosuggestionen etwa nach dem System von COUÉ uns Erfolg versprechen dürfen, vermag ich vorerst nicht zu sagen.

Daß wir aber mit der Psychotherapie Erfolge haben, ist mir sicher. Mancher dankerfüllte Brief unserer Patientinnen sagt uns das. Wir hören dort Äußerungen, wie „Ich fühle den Frieden dessen, der überwunden hat" und ähnliches.

Unsicher oder schlecht ist die Prognose hauptsächlich bei zwei Gruppen von Patientinnen. Zur ersten Gruppe gehören jene Menschen, die den Auseinandersetzungen in Worten wenig zugänglich sind. Sie hören die Botschaft wohl, aber ihnen fehlt der Glaube. Für den Glauben wollen sie anstatt der Worte Taten sehen. In der zweiten Gruppe sind jene, die ihr Leiden gar nicht los werden wollen, da es ein Tendenzsymptom ist, das sie im Kampf gegen das Leben brauchen, z. B. Blutungen zur Ablehnung einer unerwünschten Kohabitation. Hier würde der wirklichen Heilung eine vollkommene Änderung des Charakters vorausgehen müssen. Diese sehr schwere erzieherische Aufgabe gehört nicht ins Gebiet des Gynäkologen, sondern bleibt am besten dem Seelenarzt von Fach überlassen, wie STEMMER richtig betont hat.

Über die Häufigkeit der psychogenen Entstehung gynäkologischer Beschwerden lassen sich wegen der Schwierigkeit der Feststellung nur schwer zahlenmäßige Angaben machen. Die Häufigkeit hängt sehr davon ab, wie viel Zeit der Arzt auf die Kranke verwendet, wie er selbst auf sie eingestellt und disponiert ist. Darum entgeht ihm unter Umständen heute etwas, was ihm morgen nicht entgehen würde. Aber bei genügender Aufmerksamkeit findet sich unter dem Material einer großen Sprechstunde doch fast immer der eine oder andere Fall. Im ganzen aber glaube ich doch, daß die psychogenen Fälle an Zahl hinter den somatischen weit zurückbleiben. Die Annahme TRAUGOTTS, daß im Bereich der kleinen Gynäkologie die Beschwerden in 80% seelisch und in 20% körperlich bedingt seien, entspricht meinem bisherigen Erfahrungen nicht. Selbst das umgekehrte Verhältnis scheint mir vorerst wenigstens zu hoch.

XI. Rückwirkung der Psychogenese organischer Leiden auf das ärztliche Verhalten.

Die Tatsache, daß seelische Vorgänge zu körperlichen Symptomen führen können, bringt dem Arzt für sein Verhalten den Kranken gegenüber gewisse besondere Aufgaben.

Zunächst muß er sich bewußt sein, daß er mit jeder Äußerung, Handlung und Behandlung auf den Kranken suggestiv wirkt und manchmal nur allzuschnell schaden kann (Bumke).

Eine leicht hingesagte Äußerung über „schwache Lungenspitzen" kann lange nachwirken als Furcht vor einer Empfängnis und auf diese Weise eine hochgradige Dyspareunie mit schweren Störungen der sexuellen Harmonie in der Ehe nach sich ziehen. Daß der ärztliche Rat zum Präventivverkehr auf dem Umweg über die Sexualpsyche zum schwersten Vaginismus und zu einem Martyrium für die Frau führen kann, habe ich an obigen Beispielen gezeigt.

Das Bewußtsein einer Frauenkrankheit bedeutet für manche Frauen den Vorwurf geschlechtlicher Untüchtigkeit mit allen Konsequenzen (Sellheim). Besonders gefährlich sind die Worte „Eierstocksentzündung" oder „Gebärmutterknickung". Die „Knickung" ist für so viele Frauen der Inbegriff zahlloser Leiden, die Gewißheit einer ernsten Erkrankung oder einer hochgradigen Arbeitsunfähigkeit. Man täte daher gut daran, sie so wenig wie möglich den Kranken gegenüber zu erwähnen oder, wenn man es tut, die Kranken entsprechend zu belehren. Ich kenne genug Frauen, die wegen allgemeiner Beschwerden, z. B. Kopfschmerzen, den Arzt aufsuchten. Obschon sie keinerlei gynäkologische Klagen hatten, wurde ihnen anscheinend in völliger Ratlosigkeit eröffnet, sie müßten innerlich untersucht werden. Dann bekamen sie den bedeutungsvollen Bescheid: „Sie haben eine Knickung". Dieses Bewußtsein wurde so zur überwertigen Idee, daß der nächste Weg zum Gynäkologen ging. Auf seine Frage nach den Beschwerden kommt dann gewöhnlich immer nur die eine Antwort: „Ich habe eine Knickung". Oft ist diese gar nicht da. Aber auch wenn sie da ist und wenn gynäkologische Beschwerden bestehen, haben diese oft eine seelische Ursache, wie mehrere der früheren Beispiele zeigen und einige weitere Beobachtungen dartun sollen.

1. 26jährige ledige Nullipara, klagt über Kreuzschmerzen.

Gynäkologischer Befund: Retroflexio mobilis, Hymen erhalten. Da die Kranke durch ihren Gesichtsausdruck auffällt, wird die Psychanamnese aufgenommen. Diese ergibt folgendes: Die Mutter vor mehreren Jahren vier Wochen lang in der Nervenklinik. Die Patientin selbst vor etwa zehn Jahren depressiv, arbeitsunlustig, hat damals viel in der Bibel gelesen. Vor etwa einem halben Jahr hat sie eine von den Eltern gewünschte Heirat abgelehnt, weil ihr der über 40 Jahre alte Mann zu alt war. Sie gibt an, die Ablehnung heute nicht zu bereuen, aber seither lebt sie in der Angst, vieles falsch zu machen, nicht in den Himmel zu kommen. Sie versäumt deswegen öfters die Arbeit und liest statt dessen in der Bibel. Vielleicht versteckt sich hinter den Versündigungsideen doch die Reue über die ausgeschlagene Partie. Ein dem Vater befreundeter Apotheker glaubte, daß die Patientin unterleibsleidend sei und wies sie an die Klinik. Über die Mitteilung, daß der Unterleib in Ordnung sei, ist die Kranke sichtlich sehr beruhigt und verläßt das Sprechzimmer als ganz anderer Mensch.

2. 21jährige, ledige Nullipara, Rückenschmerzen. Periode alle acht bis 14 Tage. Intravaginale Massage durch einen Arzt, Schmerzen dadurch etwas gebessert.

Gynäkologischer Befund: Retroflexio mobilis.

Psychanamnese: War verlobt, Verlobung wegen Zerwürfnis mit den Schwiegereltern gelöst. Innerlich damit nur schwer fertig geworden. Um sich zu vergessen,

Eintritt in eine sehr anstrengende Stelle in einem Hotel. Dort alsbald Störung im Allgemeinbefinden mit den angegebenen gynäkologischen Beschwerden. Deswegen Aufgabe der Stelle; statt dessen Ruhe und Schonung im Elternhause in der sorgsamen Pflege der Mutter. Darnach bald Besserung.

3. 24jährige, ledige Nullipara, Schmerzen im Kreuz und in der linken Unterbauchgegend.

Befund: Asthenie, Retroflexio mobilis, Hypoplasia levis.

Psychanamnese: Das jüngste Kind der Eltern, von ihnen und von den Geschwistern schon immer sehr verhätschelt. Vor längerer Zeit große Erregung darüber, daß der Schwager die Mutter und Schwester der Patientin verprügelte und den Vater bedrohte. Seither die genannten Schmerzen und rascher Zusammenbruch. Seit mehreren Wochen zu Hause im Bett mit zunehmender Leistungsunfähigkeit. Der Arzt riet zur Retroflexionsoperation, die wir natürlich ablehnten. Statt dessen ruhige Aussprache, Allgemeinbehandlung und Diathermie mit sehr gutem Erfolge in kurzer Zeit.

Damit erwachsen uns auch besondere Aufgaben bei der Indikationsstellung zur gynäkologischen Behandlung. Es gibt leider zu viel Frauen, die zahlreiche Siegel organspezialistischer Behandlung an ihrem Körper tragen und immer wieder den Bescheid bekamen, daß anatomisch alles normal sei, aber trotzdem ihre Beschwerden behielten. Ganze Serien von Operationen: Abrasio, Alexander-Adams, Muttermundsdiszision, Portioamputation, Plastik, Adnexabtragung, Appendektomie, Nephropexie, Gastroenterostomose und schließlich Uterusexstirpation, alles war vergeblich. Für den Kundigen konnte das gar nicht anders sein, da eine Operation das Schicksal der Kranken, die eigentliche Quelle der Beschwerden, nicht beseitigen konnte.

Es ist schon ein Unglück, wenn man mit einer Operation einer wirklich Kranken nichts nützt. Aber wenn bis dahin gynäkologisch gesunde Frauen infolge einer Retroflexionsoperation langdauernde Eiterungen, monatelangen Krankenhausaufenthalt und Arbeitsunfähigkeit zurückbehalten oder gar sterben, dann sind das die denkbar traurigsten Irrungen einer einseitigen organspezialistischen Einstellung und tiefernste Folgen der Verkennung einer psychogenen Krankheitsursache.

Außerdem muß der Arzt wissen, daß es an sich nicht unbedenkliche gynäkologische Behandlungsmethoden gibt. Dahin gehören vor allem langdauernde und oft wiederholte örtliche Manipulationen, wie Tamponlegen, intragenitale Massage, Sitzbäder, Spülungen. Unter Umständen führen sie dem Krankheitsbewußtsein täglich neue Nahrung zu und können anstatt die Beschwerden zu beseitigen, die Heilung verzögern. Ich habe erlebt, daß selbst alte Frauen, die mit dem körperlichen und seelischen Sexualleben längst abgeschlossen hatten, durch ärztlich verordnete, viele Monate fortgesetzte Sitzbäder Jucken und Brennen am Genitale mit Prolapsgefühl bekamen. Man muß daher SELLHEIM recht geben, daß unter Umständen der kurze Weg einer Abrasio schonender ist als jene Wiederholungen.

Schließlich sehen wir z. B. am Vaginismus, daß die Ätiologie gynäkologischer Beschwerden oft über die Frau hinaus ragt und in die Geheimnisse der Ehe, in Schicksal und Leben hineingreift. Anstatt der Frau gehören daher oft diese Dinge oder der Mann behandelt. All die verschiedenen Betriebsfehler der Sexualität, diese hervorragenden Quellen der Angstneurosen, muß der Arzt kennen, denn er schadet seinen Kranken ebenso, wenn er der Angstneurose nicht zu raten weiß, wie wenn er einer eingeklemmten Hernie nicht den richtigen Weg weist (STEKEL).

XII. Nachteile und Gefahren der Psychotherapie.

Zum Schluß sei eigens betont, daß die psychischen Methoden auch Nachteile und Gefahren haben.

Der erste Nachteil ist der, daß man viel Zeit und Geduld braucht, die nicht immer zur Verfügung stehen.

Es ist auch nicht leicht, über die intimsten Dinge mit seinen Patienten sprechen zu müssen. Auch hier gilt in mancher Richtung, „man darf das nicht vor keuschen Ohren nennen, was keusche Herzen nicht entbehren können“. Indes man kann da nur sagen, wer bei der Besprechung selber ein peinliches inneres Gefühl hat, soll sich entweder mit diesen Dingen überhaupt nicht beschäftigen oder nicht dieser bestimmten Patientin gegenüber oder nicht zu diesem bestimmten Zeitpunkt. Stekel hat Recht, der Psychotherapeut muß eine keusche und ernste Natur sein. Es liegt in der Natur der Dinge, daß gewöhnlich der ältere Arzt diesen hohen und schweren Aufgaben gegenüber sich innerlich stärker fühlt und besser in der Lage ist, über heikle Dinge mit natürlicher Harmlosigkeit, quasi unpersönlich zu sprechen. Der ältere Arzt ist auch an sich mehr vor der Gefahr der Mißdeutung geschützt.

Ein anderer Nachteil besteht darin, daß man in die Kranke etwas hineinfragen und hineindeuten kann, was nicht stimmt. Aber wer sich bewußt bleibt, daß zur Diagnose einer psychogenen Entstehung das Fehlen eines körperlichen Befundes entfernt nicht genügt, daß vielmehr positive seelische Momente hinzukommen müssen, wird vor jener Gefahr im allgemeinen geschützt bleiben.

Obendrein droht sie bei der Psychanamnese viel weniger als bei der Psychanalyse, da wir dort gewöhnlich die ersten Fingerzeige einer psychogenen Entstehung vom Kranken selbst bekommen, sobald wir ihm so viel Vertrauen eingeflößt haben, daß er, zum Erzählen aufgefordert, von sich aus seine ihm mehr oder weniger bekannten seelischen Konflikte berührt.

Anders wenn wir Unbewußtes wieder bewußt machen müssen. Hier kann unter Umständen schwerer Schaden angerichtet werden. Wir müssen daher bei der Konfliktsanalyse uns hüten, eine die Kranke „fördernde Lebenslüge“ zu zerstören. Ein Beispiel soll das erläutern:

Eine 48jährige Patientin kommt wegen zahlreicher allgemeiner Beschwerden und genitaler Mißempfindungen. Der Ehemann seit zehn Jahren krank und impotent. Die Kranke leidet angeblich unter der Abstinentia sexualis gar nicht und hat sich mit der an sich sehr schweren Ehe, die lediglich ein opferreicher Krankendienst ist, abgefunden. Wir hatten aber Grund anzunehmen, daß das ein frommer Selbstbetrug war.

Es wäre aber falsch gewesen, die Frau darauf aufmerksam zu machen. Der Analyse hätte dann eine bessere Synthese folgen müssen (Stemmer). Diese hätte in Ehebruch oder Ehescheidung bestanden.

Wer angesichts solcher Konsequenzen mit der Psychanalyse nicht halt macht, treibt zwar seine Analyse in die Tiefe der Seele, aber zerstört Menschenschicksal und Familienglück. Man darf darum nicht vergessen, die psychischen Methoden sind ein Einschnitt in die Seele, wie eine Operation ein Einschnitt in den Körper bedeutet. Ihre Mißerfolge können trauriger sein als die operativen. Hier befreit der Mißerfolg den Kranken unter Umständen von einem Leben voll Qual, dort wird er am Ende durch den Mißerfolg erst einem qualvollen Dasein überantwortet. Es ist daher mit der Psychanalyse ähnlich wie mit dem Operieren. In den Händen der Erfahrenen und Berufenen sind sie ein Segen, in den Händen der anderen — und leider gibt es deren so manche — können sie zum Unglück werden.

Die Tatsache, daß es oft nicht möglich ist, den aufgedeckten seelischen Konflikt aus der Welt zu schaffen, worauf v. JASCHKE hinwies, bedeutet entschieden einen schwachen Punkt der Methode. Aber damit, daß man eine Frau in Verkennung der psychogenen Ursache ihrer Beschwerden erfolglos operiert hat, ist ja doch auch nichts gewonnen.

Das Übersehen eines organischen Leidens kann natürlich zum Schaden der Kranken ausfallen und ist darum ein schwerer Fehler. Aber dieser Mangel liegt nicht an der Psychotherapie, sondern am Psychotherapeuten. Dieser hat gegen die oben scharf betonte Forderung, daß der Psychotherapie eine genaue körperliche Untersuchung vorausgehen muß, in tadelnswerter Weise verstoßen. Aber es ist nach den obigen Darlegungen nicht schwer, dieser fehlerhaften Einseitigkeit eines blinden Psychotherapeuten auf körperlichem Gebiet Ähnliches gegenüberzustellen.

Mit Rücksicht auf all die erwähnten Klippen wurden von H. W. FREUND Bedenken dagegen geäußert, die Psychotherapie in den akademischen Unterricht aufzunehmen. Kritik ist natürlich angebracht, aber bei der nötigen Kritik halte ich die Aufnahme in den studentischen Unterricht aus verschiedenen Gründen für nötig. Die Hochschullehrer müssen den modernen Strömungen vorurteilslos Rechnung tragen und sich vor dem Vorwurf hüten, als seien sie im Staube der alten Anschauungen steckengeblieben, wie v. JASCHKE betonte.

Außerdem ist zu bedenken, wenn die berufenen Lehrer diesen Unterricht nicht erteilen, dann erteilen ihn Unberufene. Ganz mit Recht hat ebenfalls v. JASCHKE auf die moderne Belletristik hingewiesen. Diese ist zum Teil so kritiklos, daß gerade sie das Bedürfnis nach einem kritischen Unterricht durch die berufenen akademischen Lehrer zeigt.

Ein Verzicht auf diesen Unterricht würde nach meiner Meinung auch ein Unrecht an der kommenden Ärztegeneration und an der Gesundheit der deutschen Frauenwelt bedeuten. Wenn auch die kommende Ärztegeneration jedes gynäkologische Symptom als Zeichen einer örtlichen Erkrankung und als Grund zu einer lokalen Behandlung ansieht, dann bleiben die Ärzte blinde Organspezialisten, die wie mit einem Vergrößerungsglas auf den Uterus starren, aber mit Scheuklappen an dem übrigen Kranken vorbeigehen und darum oft genug zum Nachteil der Kranken viel weniger sehen als einer, der sich den klaren Blick aufs Ganze bewahrt hat. Dann wird es auch künftighin Ärzte geben, die in Verkennung der Situation den Versuch machen, Schicksale durch Einlegen von Tampons und dergleichen zu ändern.

XIII. Schlußbemerkungen.

Fasse ich zusammen, so darf die Psychotherapie nicht überschätzt werden. Man darf sich nicht so weit in ihre höheren Regionen versteigen, daß man den realen Boden unter den Füßen verliert, sonst wird die Medizin zur Philosophie oder Phantasie. Aber ich glaube doch, daß der moderne Gynäkologe an der Psychotherapie nicht mehr achtlos vorübergehen kann. Wir brauchen diese Richtung hauptsächlich aus zwei Gründen: Einmal zur wissenschaftlichen Weiterentwicklung unseres Faches, vor allem zum Studium der Genese gynäkologischer Beschwerden. Der Psychotherapeut wird oft in richtiger Erkenntnis der wahren Herkunft der Beschwerden zum Vorteil seiner Kranken bewahrt bleiben vor dem kritiklosen und nicht selten gefährlichen Schematismus einer örtlichen Behandlung.

Vor allem aber brauchen wir die psychotherapeutische Richtung bei der Indikationsstellung zum Operieren. Daß es so viele messerbereite Hände gibt, ist nicht immer und nicht nur ein Vorteil für unsere Kranken. Keinesfalls darf man vom Messer verlangen, daß es seelische Konflikte beseitigt. Darum wäre manchmal „weniger mehr gewesen“.

Natürlich aber muß die Hochachtung vor der „großen Gynäkologie“, der wir so unendlich viel verdanken, ungeschmälert bestehen bleiben. Ein Verzicht auf sie wäre ein bedauerlicher Rückschritt. Jedoch wird ihr die „kleine Gynäkologie“, das hauptsächlichste Anwendungsgebiet der Psychotherapie, künftig etwas anders gegenüberstehen. Die früher manchmal etwas stiefmütterliche Behandlung verdient sie nicht mehr; vielmehr liegen auch hier lockende und große diagnostische Aufgaben, aussichtsreiche und befriedigende therapeutische Möglichkeiten und schwere Verantwortungen. Eine kleine Gynäkologie in dem Sinne, daß hier nicht auch die besten ärztlichen Qualitäten sich voll auswirken könnten, gibt es darum nicht. Im Gegenteil, hier wie dort ist ein ganzer Mensch mit dem nötigen Einfühlungsvermögen und mit der Kunst eines ganzen Arztes nötig, von dem das Homersche Wort gilt: „*ἰητρὸς γὰρ ἀνὴρ πολλῶν ἀντάξιος ἄλλων.*“

Psychogene Störungen der männlichen Sexualfunktion.
(Psychogene Impotenz.)

Von

Dr. Oswald Schwarz,

Privatdozent für Urologie an der Universität in Wien.

Die psychophysische Neutralität aller Lebenserscheinungen war seit jeher dem naiven Naturgefühl eine Selbstverständlichkeit, die für die Naturwissenschaft erst allmählich erobert werden mußte. Der Sexualität kam in dieser Entwicklung bald eine führende Stellung zu. Die Geltung einer psychischen Komponente, der Liebe, war unbestreitbar, doch trat sie zurück unter dem Eindruck der Entdeckung spezifischer Aufnahmeorgane für sexuelle Reize, spezifischer Exekutionsmechanismen sexueller Triebe und von Organen, die die sexuelle Entwicklung in anscheinend spezifischer Weise verursachten. So wurde die Sexualität in vollem Ausmaße zunächst Prototyp der Leib-Seele-Beziehung im Vorstellungskreis der kausal-mechanischen Biologie. Aber auch in der modernen kollektivistisch-personalistischen Betrachtungsart ist das Schicksal der Sexualität sozusagen vorbildlich geworden, indem sie ihre Ausnahmestellung wieder aufgab und nur als Glied in den Kreis des Gesamtgeschehens im Organismus zurücktrat: die Keimdrüse in das inkretorische System, die Psychosexualität in den Rahmen der Persönlichkeit.

Schon aus diesen wenigen Andeutungen geht hervor, daß in das Problem der Sexualität nahezu alle großen Probleme der modernen Medizin einstrahlen. Im besonderen sind es folgende:

1. Das biologische: Welche Rolle kommt der Keimdrüse in der Gesamtstruktur der Körperlichkeit zu?

2. Das biopsychologische: Sind Veränderungen der Körperlichkeit solche der Psyche eindeutig zugeordnet?

3. Das psychologische: Wieweit lassen sich die körperlichen Erscheinungen der Sexualsphäre als Ausdruck von Psychischem verstehen?

I. Sexualbiologie.

Am Anfang war der Glaube, daß die Keimdrüse die Entwicklung eines Individuums zu männlicher oder weiblicher Geschlechtlichkeit bestimmt, indem sie aus einer indifferenten Anlage die primären und sekundären Geschlechtscharaktere herausdifferenziert (Virchow, Herbst u. a.). Selbst wenn keine einzige Tatsache dieser Auffassung widersprechen würde, wäre sie mit unserem ganzen biologischen Denken heutzutage unverträglich, denn die Vorstellung, daß die Keimdrüse selbstherrlich aus einem plastischen Material Menschen nach ihrem Ebenbilde formt, verrät allzu unverhüllt den mythologischen Charakter des mechanistischen Kausalbegriffes.

Inzwischen wurden aber solche unvereinbare Tatsachen bekannt, von denen nur zwei erwähnt seien: die endokrinen Drüsen sind ein relativ später Erwerb der Phylogenese: so entwickeln z. B. Schmetterlinge ihre sexuelle Differenzierung ohne Keimdrüsen (MEISENHEIMER, GOLDSCHMID). Aber auch beim Säugetier lernten wir eine solche autochthone Differenzierung kennen, als KEIBL und MALL darauf hinwiesen, daß die Ausstülpung der Excavatio rectouterina, also ein exquisiter Sexualcharakter, sich beim weiblichen Fötus schon zu einer Zeit ausbildet, zu der noch nichts von einer Keimdrüsenanlage zu sehen ist.

Im Jahre 1903 hat J. HALBAN in ingeniöser Intuition die Hypothese aufgestellt, daß die Keimdrüse, die geschlechtliche Differenzierung nicht direkt kausal bewirkt, sondern eine ab ovo gegebene sexuelle Differenzierung des Somas nur in ihrer Entwicklung fördert, „protektiv" beeinflußt. Die Keimdrüse hat eine sexuell undifferenzierte stimulierende Wirkung; Ovarien und Hoden produzieren identische oder wenigstens sehr ähnliche Hormone.

Seither ging dieser Gedanke einer primären Somadifferenzierung nicht mehr verloren und wurde in allerjüngster Zeit von J. BAUER zur Grundlage einer neuen Auffassung der Rolle der inneren Sekretion im morphologischen und funktionellen Aufbau des Organismus ausgebaut.

BAUER nimmt an, daß im Moment der Befruchtung jede Zelle des sich entwickelnden Eies alle konstitutionellen Eigenschaften des zukünftigen Individuums besitze (Genotypus). Die Differenzierung der Zellen zu eigenartigen Zellverbänden, den Organen, besteht nun darin, daß einzelne Eigenschaften latent werden oder sogar verkümmern und nur die für das betreffende Organ jeweils spezifischen Eigenschaften sich ausbilden. Für unser Problem würde das besagen, daß jede Somazelle von Anfang an sexuell differenziert ist und sich die Eigenschaft „Mit-der-Sexualität-irgendwie-besonders-in-Beziehung-stehen" in eigenen Organen, den Keimdrüsen, ebenso als spezifische Leistung zentralisiert, wie etwa die Salzsäureproduktion in den Magenzellen. Ihre Tätigkeit, protegierend auf die Somazellen wirken zu können („hormonale" Korrelation), besitzen die Keimdrüsen überhaupt nur dadurch, daß eben schon von vornherein eine „chromosomale" Korrelation zwischen ihnen und den übrigen Körperzellen bestand. Die äußerlichen Geschlechtsstigmen z. B. sind also nicht reine Produkte der Keimdrüsentätigkeit, sondern Resultanten aus der chromosomalen Fundierung und hormonalen Modifikation.

Dafür gibt es natürlich eine große Menge von Beweisen. Der einfachste liegt schon in der Tatsache, daß sich von der ersten Anlage bis zum Abschluß der Pubertät die Geschlechtsdifferenzierung an den verschiedensten Organen zu so ganz verschiedenen Zeitpunkten vollzieht. Wenn wir auch über den Beginn der Keimdrüsenwirkung und ihren Ausbau bis zur Pubertät gar nichts wissen, daher theoretisch zugegeben werden muß, daß sich diese Wirkung schon in frühembryonalen Stadien geltend machen kann, so sprechen diese zeitlichen Unterschiede in der Entwicklung doch sehr für eine große Selbständigkeit des Somas. Nach einer ausführlichen Zusammenstellung der Materie durch GROSSER besteht z. B. vor der Pubertät kein Unterschied im Haarwuchs von Mädchen und Knaben, soferne die Haare unbeschnitten bleiben; der männliche Kehlkopf beginnt sich jedoch schon im dritten Jahr vom weiblichen zu unterscheiden; das weibliche Becken ist schon im vierten Fötalmonat als solches kenntlich; die Widerstandskraft männlicher Embryonen ist kleiner als die weiblicher, während sich die charakteristischen Körperproportionen der beiden Geschlechter erst extrauterin langsam ausbilden. Es gibt daher auch hinsichtlich der Körperlichkeit weder ein neutrales, noch ein bisexuelles Kindesalter (STRATZ), vielmehr entwickeln sich, wie FRIEDENTHAL es formuliert, Mann und Weib wie zwei verschiedene Menschenrassen.

Gegen eine besondere Rolle des Keimdrüsenhormons im Kindesalter spricht in gewissem Sinne die Beobachtung, daß Frühkastraten sich von normalen gleichgeschlechtlichen Kindern kaum unterscheiden sollen, und daß der typische Hochwuchs bei den Skopzen nach TANDLER und GROSS erst um die Pubertätszeit einsetzt. Wichtiger schon ist es, daß das verschiedene Ergebnis der Kastration hinsichtlich Habitus nachweisbare Beziehungen zu Habituseigenheiten der Familienangehörigen aufweist, also erbmäßig vorgebildet sein muß. Zu erinnern ist daran, daß Anklänge an Eunuchoidismus in einzelnen Rassencharakteren sich finden. Das wichtigste Testobjekt aber ist der Hermaphroditismus. BAUER glaubt ihn nur so verstehen zu können, daß eine gewisse Entwicklungsstörung im Soma vorliegt, die unter dem Anreiz der Keimdrüsenhormone aktiviert wird. Unbestreitbar ist das zunächst für den partiellen Hermaphroditismus, so wenn ein typisch männlicher Knabe *eine* weibliche Brust hat, oder ein anderer nur auf *einer* Seite männliche Brustbehaarung. Und schließlich und endlich muß man doch den Begriff des partiellen Hermaphroditismus konsequenterweise auch ausdehnen auf jene zahllosen feinsten Nuancierungen und Oszillationen der psychophysischen Geschlechtlichkeit, wie sie das Gros aller Männer und Frauen darbietet, und die den geschlechtlichen Volltypus nahezu als fiktive Abstraktion erscheinen lassen. Auch hier persistente Reste andersgeschlechtlicher Keimdrüsen postulieren zu wollen, wird zur Absurdität. Im übrigen scheint mir diese Annahme auch mit den neuesten Vorstellungen über die quantitativen Wirkungsverhältnisse der Keimdrüsenhormone zu kontrastieren: PEZARD und mit ihm übereinstimmend LIPSCHÜTZ vermuten auch hier das Gesetz des „Alles-oder-Nichts" in Geltung, da schon unvorstellbar kleine Hormonmengen zur Entfaltung der *völligen* adäquaten Sexualisierung zu genügen scheinen.

Aus der etwas vage bestimmten Gesamtheit des Somas ließ sich in neuerer Zeit eine Organgruppe als Funktionseinheit herausschälen, die andererseits auch wieder die Keimdrüsen mitumfaßt: *Das endokrine System.* Über seine Mittlerstellung zwischen Außenwelt und dem übrigen Körper hat H. FISCHER eine sehr ansprechende Vorstellung geäußert, indem er es als Filter und Transformator für exo- und endogene Reize betrachtet. Wir wissen heute bereits einiges darüber, wie sich verschiedene innersekretorische Drüsen an dem Aufbau des Sexualhabitus beteiligen. So hat FISCHER ausführlich gezeigt, daß die Ausbildung der Behaarung neben Hypophyse und Schilddrüse ganz besonders von der Nebennierenrinde beeinflußt wird; das Peniswachstum dürfte besonders unter der Protektion des Hypophysenvorderlappens stehen. Für die Bedeutung der Nebenniere sprechen auch eine Reihe anderer Beobachtungen, wie das Auftreten von Frühreife und Pseudohermaphroditismus bei Trägern von Nebennierentumoren oder Struma aberrans suprarenalis; MIHALKOWICZ nennt die Nebenniere geradezu einen abgetrennten Teil der geschlechtlich undifferenzierten, noch auf niederer Stufe der Entwicklung stehenden Geschlechtsdrüse. Alle diese Wirkungen stehen aber unter der Patronanz der Keimdrüse und erhalten erst infolge ihrer Sexualisierung durch deren Hormon ihre spezifische geschlechtsbildende Qualifikation. Die Verschiedenheit der Kastrationsfolgen erklärt sich daher zum Teil damit, daß mit der Keimdrüse nicht *der*, sondern nur *ein*, allerdings besonders wichtiger Geschlechtsbildner entfernt ist, und der Grad der bereits erfolgten Sexualisierung der anderen Drüsen ein verschiedener sein kann. Wichtig ist ferner der von FISCHER eingeführte Begriff der „*Phasenspezifität*" der Keimdrüsenwirkung. Ihm liegt die Annahme zugrunde, daß es nicht gleichgültig ist, wann in der Entwicklung die sexualisierende Einwirkung auf die endokrinen Drüsen erfolgt, da sie nur in einer bestimmten Entwicklungsphase ihre typische Wirkung entfaltet. So gehen manche Entwicklungsstörungen nicht auf einen einfachen Keimdrüsenausfall, sondern auf eine Störung dieser Zeitkorrelation zurück.

Eine viel diskutierte Frage ist, ob durch Keimdrüseninsuffizienz ein Hinüberpendeln zum somatischen und auch psychischen Charakter des anderen Geschlechtes bewirkt wird. Man neigt heute immer mehr der Ansicht zu, daß dem nicht so ist; derartige Männer nähern sich nicht dem weiblichen, sondern einem Indifferenztypus, dem das Weib allerdings schon von vornherein nähersteht als der Mann [1]. Daher sind auch die Insuffizienzerscheinungen beim Weib weniger markante als beim Mann. Es zeigt sich dies an allen Details der Kastrationsfolgen, am auffälligsten aber an der Verfettung (Bauer): Der „weibliche“ Typus ist durch eine bestimmte Fettverteilung charakterisiert; kastrierte Männer verfetten nach dem weiblichen Typus, kastrierte Frauen bekommen einen stärkeren Fettansatz, behalten aber die typische Verteilung.

Auf derartigen Beobachtungen ist die dritte sexualbiologische Theorie aufgebaut, die von Tandler und Gross. Nach diesen Autoren stellen die sekundären Geschlechtsmerkmale ursprünglich nur Speziescharaktere dar, die erst später durch die Keimdrüsen sexualisiert wurden. Diese Lehre nimmt also gewissermaßen eine Mittelstellung zwischen den beiden ersterwähnten ein: Nach der klassischen Theorie wird ein indifferentes Soma durch geschlechtsspezifische Keimdrüsenwirkung sexuell differenziert; nach Tandler und Gross wirkt die sekundäre Sexualisierung auf eigenartig vorgebildete, aber sexuell indifferente Eigenschaften des Somas; Halban endlich postuliert eine koexistente Differenzierung von Soma und Keimdrüsen und eine nur protektive Wirkung der letzteren.

Bekanntlich haben die Steinachschen Versuche der Diskussion dieser Fragen neuerliche Impulse verliehen. Alle die zahlreichen Transplantationsversuche, die Steinach einer so bewunderungswürdigen Vollendung zuführte, schienen endgültig zugunsten der klassischen Theorie zu entscheiden. Dadurch, daß es gelang, durch Implantation männlicher und weiblicher Keimdrüsen auf heterologe Kastraten, deren Physis und Psyche im Sinne der verpflanzten Keimdrüsen umzuwandeln und durch kombinierte Transplantationen künstliche Hermaphroditen zu erzeugen, scheint die spezifische und plastische Potenz dieser Hormone über jeden Zweifel sichergestellt. Zum Überfluß werden diese künstlichen noch durch Naturexperimente ergänzt, wie z. B. durch die Befunde Steinachs an einer homosexuellen Ziege mit normalem Körperbau und konstanter Triebinversion: in ihren Ovarien war männliches Keimdrüsengewebe eingelagert.

Andererseits darf nicht unterschätzt werden, daß — abgesehen von den allseits abgelehnten Befunden Steinachs der sogenannten F.-Zellen — alle Untersuchungen der Keimdrüsen menschlicher Zwitter hinsichtlich heterologer Anteile bisher ein negatives Resultat gezeitigt haben. Einigemale sogar bei besonders markanten Fällen: So fand z. B., um nur einzelne zu erwähnen, Amann bei einem Fall von Hermaphr. mascul. ext. mit weiblichem Gesamthabitus und homosexueller Triebrichtung den typischen Bau kryptorcher Hoden. Wagner berichtet von einem Pseudohermaphroditen, dem gelegentlich einer Leistenbruchoperation sein einziger Hoden mitentfernt wurde. Es fand sich nur reichliche Vermehrung des Zwischengewebes und trotz sorgfältigen Suchens kein Ovarialgewebe; dafür aber traten typisch weibliche Ausfallerscheinungen ein mit Schweißausbrüchen, Wallungen u. dgl.

Eine weitere höchstwichtige Aufhellung erfuhr aber der Begriff der Somasexualität von der Vererbungswissenschaft. Bastardierungsversuche aller Art

---

[1] Von dieser Regel gibt es allerdings Ausnahmen: So entwickelt sich nach Bucura bei weiblichen Eunuchoiden ein männlicher Behaarungstypus. Auch geht die (suprarenale) Frühreife bei Frauen mit der Entwicklung männlicher Sexualcharaktere einher.

haben die Möglichkeit gezeigt, auch die Geschlechtlichkeit als mendelnde Eigenschaft zu betrachten. R. GOLDSCHMIDT hat diesen Gedanken an der Hand einer großen Reihe genialer Experimente zu einer Theorie der Geschlechtsentstehung ausgebaut. Ein Geschlecht ist heterozygot in bezug auf einen Geschlechtsfaktor, bildet also zweierlei Keimzellen, ist heterogametisch; das andere Geschlecht ist homozygot, monogametisch. Die Säuger gehören in die Gruppe mit männlicher Heterogamie. Aus seinen Kreuzungsversuchen an Schmetterlingen und an Meerschweinchen hat GOLDSCHMIDT ferner die Überzeugung gewonnen, daß es zwei Faktoren sind, die die definitive Sexualität bestimmen und daß es demnach auch zwei Arten von Intersexualität gibt: Eine rein zygotische (entspricht der BAUERschen Bezeichnung „chromosomal") und eine hormonale. Erstere stellt die bei Schmetterlingen z. B. einzig vorkommende dar, letztere findet sich bei jenen Tierklassen, bei denen die volle Ausbildung der sekundären Geschlechtsmerkmale von der Wirkung der Geschlechtshormone abhängt. Den menschlichen Pseudohermaphroditismus hält GOLDSCHMIDT für eine zygotische Intersexualität. Intersexualität tritt ein, wenn die gegenseitige quantitative Abstimmung der beiden Geschlechtsanlagen und die normale Differenz ihres Entwicklungstempos gestört ist; es erfolgt unter diesen Umständen die Entwicklung im Sinne des einen Geschlechts nicht mit der nötigen Ausschließlichkeit. Die Bestimmung dieser Reaktionsgeschwindigkeit ist nun die spezifische Leistung der Geschlechtshormone. Substanzen von derartiger Wirkungsweise kennen wir aus der Chemie, man nennt sie Katalysatoren oder Fermente. Sie besitzen eine mehr weniger große Spezifität, gehen selbst nicht in die Reaktion ein und beschleunigen Prozesse, die auch ohne ihr Eingreifen, allerdings wesentlich langsamer abgelaufen wären. Diesem Mechanismus kommt im tierischen Organismus eine große Rolle zu, ein Großteil aller Vorgänge bei der Verdauung z. B. sind derartige fermentierte.

Durch diesen Nachweis der Doppelgeschlechtlichkeit der Anlage und durch die Einführung der Annahme eines bestimmten Entwicklungstempos ist es nun möglich, die verschiedenen Theorien der Geschlechtsentstehung zu einer einheitlichen zusammenzuschließen; die Bisexualität der Anlage führt auch nach der Differenzierung in Soma und Geschlechtsorgane zu einer Bisexualität jeder Zelle der beiden Zellgruppen, wie ja auch alle Zellen potentiell Träger aller Eigenschaften des Individuums sind = chromosomale Sexualdifferenz. Durch ein richtiges Mischungsverhältnis beider Anlagen in den Soma- und Geschlechtszellen kommt es dann zu einer Prävalenz des einen Geschlechtes, dessen definitive Ausgestaltung durch die in gleichem Sinne differenzierten Keimdrüsen katalytisch beschleunigt (protektiv beeinflußt) wird = hormonale Sexualdifferenzierung. Hiebei spielen die übrigen inkretorischen Drüsen eine wichtige Mittlerrolle.

Für diese Auffassung fällt das Problem des indifferenten Somas und der Spezifität der Sexualhormone aus. Die Pubertät ist weder Anfangs- noch Werdepunkt einer Entwicklung, sondern nur ein ausgezeichneter Punkt einer Geschwindigkeitskurve. Der natürliche Hermaphroditismus erscheint als Entwicklungshemmung im Sinne eines ungenügenden Zurücktretens der einen Anlagehälfte und die experimentelle Geschlechtsumwandlung ein Wiedererwecken dieser schlummernden Potenz.

Dieser kursorische Überblick ergibt nun für unsere eigentliche Problemstellung folgende Grundlage: die Sexualisierung ist wie jeder Vorgang im Organismus ein Ganzheitsphänomen. Nicht die Existenz und nicht die Wirkungsart der Keimdrüsen ist für die Geschlechtsbildung ausschlaggebend, sondern nur deren form- intensitäts- und zeitgerechte Eingliederung in das System des Organismus. Jede Zelle des Organismus ist anlagemäßig sexuell differenziert; Frühkastration respektive primäre Keimdrüsenschädigung erzeugen daher keine asexuellen Individuen, sondern nur auf ihre chromosomale Sexualität restringierte. Aus alledem ergibt sich der für uns wichtigste Schluß, daß zwischen der Ausbildung eines einzelnen körperlichen Geschlechtsmerkmales und der Intensität und Qualität der Geschlechtsdrüsenwirkung keine eindeutige Beziehung besteht.

II. Sexualbiopsychologie.

1.

Das psychophysische Problem tritt uns in einfachster Gestalt zunächst schon in der Tatsache entgegen, daß es ja scheinbar zwei Sexualitäten gibt, eine männliche und eine weibliche, die offensichtlich an zwei verschiedene Körperlichkeiten gebunden sind; hieraus ergibt sich für viele der Schluß, daß die Körperlichkeit irgendwie bestimmend für die Gestaltung der Psychosexualität sei.

Es ist natürlich ganz unmöglich, das bedeutsame, schwierige und verworrene Problem der psychischen Geschlechtsunterschiede hier zu erörtern, es sei nur der eigene Standpunkt in Kürze angedeutet: Er knüpft an die Tatsache an, daß die Aufteilung einer Funktion, hier der Zeugung, auf zwei Träger entsprechend ihren verschiedenen Rollen einen verschiedenen Körperbau verlangt und eine verschiedene geistige Haltung in bezug auf alles, was mit dieser Funktion zusammenhängt: also etwa größere Aggression beim Mann, mehr Passivität bei der Frau. Enger wird man die Beziehung vorläufig nicht knüpfen dürfen, und mit Recht sagt ALLERS, daß alle biologischen Betrachtungen (etwa über Vulnerabilität der Frau, das Eindringen des Spermas in das Ei u. dgl. m.) nur lehren, daß zwischen dem somatischen Schicksal und der seelischen Entfaltung irgendwelche, manchmal recht grob und äußerlich anmutende Parallelen oder Zuordnungen obwalten; sie erlauben aber nur dann genetische Erklärungen, wenn wir uns auf eine bestimmte Form der Abhängigkeit schon vorher festgelegt haben.

Wir können daher nur sagen, daß die verschiedene Psychosexualität als einsehbarer Ausdruck ebenso einer bestimmten physiologischen Funktion zugeordnet ist wie die körperliche Organisation; wir sind aber nicht berechtigt, einen direkten Kausalzusammenhang zu statuieren. Daß neben diesen elementaren Unterschieden alles andere, was man gewöhnlich als spezifische Charaktere der Geschlechter bezeichnet, nur Reaktionsbildungen auf die kulturelle und soziale Situation darstellt, kann heute als sichergestellt betrachtet werden (vgl. A. ADLER, G. SIMMEL, M. VAERTING, E. VOIGTLÄNDER).

Einen weiteren Anlaß zur Annahme der Organgebundenheit der Sexualität ergibt die Existenz von eigenen Geschlechtsorganen. Ihre Aufgabe ist eine doppelte, einmal sind sie spezifische Sinnesorgane für Sexualreize; sie teilen diese Eigenschaft mit den übrigen sogenannten erogenen Zonen und unterscheiden sich durch diese spezifische Sinnesenergie von den übrigen Sinnesorganen, deren Empfindungen erst nach einer sekundären Überarbeitung erotische Wirkung erhalten. Daß die Psychosexualität von der intakten Funktion, ja selbst der Existenz der Geschlechtsorgane unabhängig ist, zeigen Tierexperimente, klinische Beobachtungen und nicht zum wenigsten die Mißerfolge jener grauenhaften Verstümmelungen, die gelegentlich auch heute noch als Therapie sexueller Anomalien vorgenommen werden.

Andererseits sind die Geschlechtsorgane Ausdrucksmittel sexueller Erregung und Mittel ihrer Befriedigung. Diese Verknüpfung von Affekt und Ausdruck ist eine begreiflich lockere: So klagen gerade die Impotenten über einen Zwiespalt zwischen seelischem Verlangen und körperlichem Unvermögen, andererseits kennen wir Erektionen ohne jeden affektiven Hintergrund (Priapismus, medikamentöse Erektionen u. dgl.). Schließlich liegt die Möglichkeit eines solchen Auseinanderfallens von Gefühl und Ausdruck schon im Begriff der „Geste", als welche übrigens von höherer Warte betrachtet die Sexualbetätigung der Mehrzahl aller Männer zu werten ist. Die JAMES-LANGEsche Theorie, die nicht nur den Anlaß, sondern auch das Wesen des betreffenden affektiven Ablaufes in den peripheren somatischen Prozessen sieht, hat auch für die Sexualsphäre keine Geltung.

Das Sexualerleben ist natürlich ein sehr komplizierter Vorgang; eine seiner Komponenten schließt sich unmittelbar an die Genitalerregung an und erlangt auch durch die Genitalfunktion ihre Abfuhr: Der Geschlechtstrieb. Eine Untersuchung der Triebnatur des Geschlechtsstrebens führt tief in das Wesentliche seiner psychophysischen Struktur. FREUD hat die eigenartige Zwischenstellung der Triebe betont, derzufolge sie eine Art Lötstelle zwischen Körper und Seele darstellen: Aus Organbedürfnissen geboren, wirken sie sich im Seelischen aus. Nach KRONFELD stellt sich die dreifache Weise, wie Triebe an Körperliches gebunden sind, folgendermaßen dar: 1. Bestimmte Organ- und Leibeszustände bilden eine Bedingung für das Auftreten des Triebes. 2. Der Ablauf des Triebes ist von mannigfachen physischen Veränderungen begleitet. 3. Er gipfelt in reaktiv-motorischen Erscheinungen, die zugleich sein Ziel, Entspannung und Ausdruck darstellen. „Trieb ist der Inbegriff der psychischen Abläufe, welche biologisch auf eine Bedürfnisbefriedigung durch organische Funktionen abgestellt sind, psychologisch also zur Entstehung von Lust tendieren." (KRONFELD.)

Vom Geschlechtstrieb ist der Sexualaffekt zu trennen. Er ist der Ausdruck einer Bereitschaft von Seele und Körper zum Auftreten des Geschlechtstriebes. Das Anklingen dieser Disposition ohne deutliche Geschlechtsempfindung, insbesondere ohne unmittelbare Richtung auf Geschlechtsbefriedigung kann man als Erotik bezeichnen (ALLERS). Sie manifestiert sich in jenem unbegreiflich hohen Wunder, das einen Menschen zum Geliebten, ein Stück beschriebenen Papiers zu einem Liebesbrief macht, und aus einer physiologischen Funktion den Inbegriff der Seeligkeit werden läßt.

Es wäre ein arges Verkennen der Liebe, sie als irgendwie vergeistigte Sinnlichkeit zu betrachten; sie ist vielmehr eine ganz bestimmte, eigenartige Grundhaltung, die nur ihre besondere Tönung durch ihre Beziehung zur Geschlechtlichkeit erhält. Die Liebe ist die vollendetste Beziehung von Mensch zu Mensch mit dem Ziel der Verschmelzung der zwei Wesen zu einer neuen Einheit (SCHELER), die in der körperlichen Vereinigung im Sexualakt ihr Abbild findet. Die Einzigartigkeit dieses Verhältnisses von seelischem Erleben zu seiner materiellen Gestaltung erhellt am besten aus einem Vergleich mit anderen „Abreaktionen" oder „Befriedigungen" körperlich-seelischer Spannungen: Der Zornausbruch läßt den Zorn verrauchen, Essen stillt den Hunger, Schlaf beseitigt die Müdigkeit — körperliche Geschlechtsvereinigung befreit wohl unmittelbar von der Sexualerregung, sättigt jedoch nie das Liebesverlangen, erhöht es eher noch. Die Sexualität ist eben nur „Ausdruck" der Liebe und nicht ihre „Auswirkung". Es ist aber eben so übertrieben, die Liebe für das Urphänomen jeder Art von Gemeinschaftsbeziehung zu halten, als es ein groteskes Mißverständnis eines Impotenten war, wenn SCHOPENHAUER in ihr nur einen Trick der Natur zur Erhaltung der Art zu sehen vermochte.

2.

Liebe und Geschlechtstrieb im engeren Sinne bilden die Psychosexualität, deren Abhängigkeit von der Körperlichkeit nun näher zu untersuchen wäre. Wir wollen diesem Problem zunächst auf induktivem Wege näherzutreten versuchen und feststellen, ob markanten Stadien oder Defekten der physischen Sexualentwicklung eine charakteristische Formung der Psychosexualität entspricht? Im speziellen, ob und inwieweit man die Psychosexualität als direkte Keimdrüsenwirkung auffassen kann?

Kindliche Sexualität. Ein Erwachen der Geschlechtsempfindung im Sinne eines Manifestwerdens nach vorhergehender vollständiger Ruhe gibt es nicht. Aus den ersten Reaktionen des Säuglings, die man, wenn man will, noch als Tropismen bezeichnen kann, entwickelt sich unglaublich bald über ein kurzes Stadium einfacher Sympathie- und Antipathieäußerungen ein Gebaren reichhaltig differenzierter Stellungnahmen zu Menschen, das unmerklich in typische Sexualeinstellung übergeht. Gerade diese fließenden Übergänge und die Unmöglichkeit zu entscheiden, was noch nicht und was schon Sexuelles sei, veranlaßten FREUD, die gesamte Beziehung des Kindes zu seiner Umgebung als sexuell zu bezeichnen.

Was man tatsächlich beobachtet, ohne Theorie und Deutung, sind zwei Erscheinungsreihen. Zunächst Handlungen, die man bei Erwachsenen eindeutig als sexuelle bezeichnen müßte, wie Onanie, Exhibitionismus, Voyeurtum, regelrechter Koitus. Es ist natürlich nicht ohneweiters zu entscheiden, ob diese Handlungen auch aus denselben Motiven entspringen und der gleichen Triebbefriedigung dienen wie beim Erwachsenen; Reminiszenzen und Analysenresultate würden dafür sprechen. Daneben sieht man aber auch psychische Äußerungen einer Triebhaftigkeit, die in ihren Qualitäten (Schamhaftigkeit, Ritterlichkeit, Opferbereitschaft) sowie hinsichtlich ihrer Intensität auf ein Haar der psychosexuellen Kundgabe der Erwachsenen gleichen. Darüber hat KLÄSI eine der entzückendsten Beobachtungen veröffentlicht.

Um die Zeit der Pubertät erfolgt nun ein schubweises Vorschnellen der körperlichen Entwicklung zur definitiven Gestaltung. Die Pubertätspsyche nun kann man nicht besser charakterisieren, denn als den psychischen Ausdruck dieses Vorganges: Bewußtwerden der eigenen, eben entstehenden Persönlichkeit und Gegenüber- resp. Inbeziehungsetzen zur Umgebung (vgl. dazu SPRANGER). Dasselbe finden wir auch für die Sexualität in Geltung: Hervortreten der Genitalorganisation (als Ausdruck der sexuellen Individualität) und Findung des sexuellen Objektes (FREUD). Man muß sich diese durchaus identische Sinnhaftigkeit dieser drei künstlich isolierten Komponenten eines durchaus einheitlichen Vorganges nur klar vor Augen halten, um die Willkür einzusehen, gerade die Entwicklung der Psychosexualität als direkte Wirkung der Keimdrüsenreifung anzusprechen; man müßte mit gleichem Recht (oder Pflicht) das gleiche z. B. für die Flegelhaftigkeit oder den Hang zum Mystizismus in diesen Jahren fordern. Die Rolle, die die Sexualität im Aufbau des Persönlichkeitsgefühls des Mannes spielt, erklärt zur Genüge in der Pubertätspsyche das Hervorstechen der Sexualität, berechtigt aber nicht, sie aus dem Ganzen der seelischen Entwicklung herauszureißen und diese etwa nur als Auswirkung oder gar Maskierung der Sexualität hinzustellen.

Infantilismus. Da sich in der Literatur über kaum einen zweiten Begriff so verschiedene Meinungen finden, als gerade über den Infantilismus, so sei gesagt, daß er hier als „Anachronismus“ (TANDLER) aufgefaßt wird, resp. mit MATHES, FALTA, J. BAUER u. a. als Entwicklungshemmung allgemeiner Natur des Gesamtorganismus, wobei die Hypoevolution des Blutdrüsensystems derjenigen der anderen Organe (inklusive der Geschlechtsorgane) koordiniert ist. Er stellt also eine chromosomale Störung dar. Der Erfolg dieser Hemmung ist, daß der rassencharakteristische Entwicklungsgipfel überhaupt nicht, oder nicht in der normalen Zeit erreicht wird.

In der hohen Bewertung des Infantilismus als Grundlage oder zumindest disponierendes Moment für Sexualstörungen trifft sich die ältere klinische Betrachtungsweise (Kraepelin) mit der rein psychologischen (Freud, Adler) und der modernen bio-psychopathologischen: Nach Kronfeld z. B. vereinen sich in der überwiegenden Mehrzahl der Fälle infantilistische Körperbaumerkmale mit analogen Befunden auf psychischem Gebiet: Derartige Menschen sind unselbständig, leicht erregbar, stark ablenkbar, ohne Ausdauer; ihre Initiative ist unzweckmäßig gerichtet, ohne Beharrlichkeit; sie besitzen keine Auswertung der Tragweite ihres Handelns, gedankenloser Optimismus verbindet sich mit mangelndem Ernst. Ganz allgemein fehlt diesen Menschen die Zentrierung ihrer Persönlichkeit und demgemäß die Sicherheit gegenüber der Realität.

Das entsprechende Bild zeigt auch ihre Psychosexualität: Unvollständige Zusammenfassung der Partialtriebe, abnormes Überdauern einzelner von ihnen, mangelhafte gegenständliche Bindung des Geschlechtstriebes und ungenügende Fixierung der Sexualstrebungen an das Genitale, starke Überwertung von Ersatzhandlungen u. dgl. m. Mit einem Wort also das Negativ dessen, was die normale Sexualpsyche jenseits der Pubertät charakterisiert.

Auch hier begegnen wir also einer durchaus einheitlichen Gestaltung von Körperbau, allgemeiner Mentalität und Psychosexualität.

Eunuchoidismus. Der Infantilismus muß nun nicht immer ein universeller, sondern er kann nur in einem oder mehreren Organen ausgesprochen sein. Für uns von besonderem Interesse ist der partielle Infantilismus des Sexualapparates, der zu einem Zustand führt, den man als Eunuchoidismus bezeichnet. Hier vollzieht sich also die Entwicklung des Organismus ohne den sonst wirksamen Einfluß der Keimdrüse. Der resultierende Defektzustand ist demnach ein hormonal bedingter. Allerdings lehrt schon die Tatsache, daß wir zwei sehr verschiedene Habitustypen von Eunuchoiden kennen, eindringlich, daß auch die konstitutionelle Beschaffenheit der Erfolgsorgane und die verschiedene Reaktionsfähigkeit des gesamten endokrinen Systems das Ergebnis des Keimdrüsenausfalles in mannigfachster Weise mitbestimmen und variieren muß.

Schon diese anatomischen Tatsachen schmälern die Hoffnung, eindeutig auf den Keimdrüsenausfall beziehbare psychische Bilder zu erhalten. Tatsächlich findet man auch bei reinen ausgesprochenen Eunuchoiden alle Übergänge vom ganz Normalen (Fr. Fränkel) bis zu schweren Charakterveränderungen (Krisch, Sterling). In letzter Zeit hat besonders H. Fischer sorgfältig interpretierte Beobachtungen über eine für den Eunuchoidismus angeblich typische Geistesverfassung mitgeteilt: In Übereinstimmung mit den übrigen Beobachtern findet auch er eine intakte Intelligenz; scheinbare Defekte erklären sich daher, daß die Kranken aus Interesselosigkeit sich einfach nicht die Mühe nehmen, ihre Gaben auch anzuwenden. Diese Apathie zeichnet überhaupt den Eunuchoidencharakter aus: Diese Menschen sind passive Naturen, still zurückgezogen, verschlossen, schwer zugänglich, mißtrauisch, resistent, wenig anhänglich, teilnahmslos, ohne Verantwortlichkeitsgefühl, unselbständig, ohne Arbeitswillen; dafür sind sie reizbar, empfindlich, explosiv, mit einem Wort durchaus asoziale Individuen.

Die Vita sexualis ist, wenn vorhanden, nur schwach ausgebildet, häufiger fehlt sie völlig; sie kann aber auch sehr lebendig sein. So berichtet J. Bauer (Beihefte zur Mediz. Klinik 1925, H. 1) über einen 38jährigen typisch hochwüchsigen Eunuchoiden, einen akademischen Maler, der mit einem etwa für einen 12jährigen Knaben entsprechenden Genitale ausgestattet, ohne sekundäre Geschlechtsmerkmale, von heftiger heterosexueller Libido gequält und von erotischen Träumen geplagt wird. Angeblich nur in drei Fällen (ein von FALTA und zwei von FRÄNKEL beobachtet) fand sich Homosexualität.

Daß bei dem Ausfall der Keimdrüsentätigkeit auch die Sexualität leidet, scheint zunächst selbstverständlich; es fragt sich aber, ob auch die anderen Charaktereigenheiten auf diese organische Grundlage zurückgeführt werden dürfen, ganz abgesehen davon, daß sie sich nicht in allen Fällen finden und sich Beziehungen zum Infantilismus und der Schizophrenie zeigen. Ich glaube nicht, daß dies ohneweiters berechtigt ist, denn es ist ja nur das Bild eines weltabgewandten Menschen, wie wir es in hundertfältiger Abstufung und Variation täglich zu sehen bekommen: Die ganze hoffnungslose Stimmungslage der Eunuchoiden erscheint als psychisches Korrelat, als Ausdruck der universellen körperlichen Insuffizienz, nur daß wir in diesen Fällen die Ursache der körperlichen Insuffizienz kennen, und nur in diesem stark modifizierten Sinne kann man die Ansicht FISCHERS akzeptieren, „daß die asozialen negativistischen Züge des eunuchoiden Charakters voll und ganz dem Keimdrüsenausfall und dessen sekundären Folgen zuzuschreiben sind". Der körperliche Defekt ist hier also nicht Ursache, sondern Anlaß der Charakterbildung. Von diesem Standpunkt erscheint aber auch die Sexualstörung in etwas anderer Beleuchtung, sie fügt sich ausgezeichnet in das ganze Charakterbild: In der Asozialität geht auch die Liebesbeziehung unter, wie sollte auch ein derart in sich gekehrter Mensch gerade mit den Frauen noch Kontakt finden können. Denken wir an das bezüglich der Intellektualität oben kurz Angeführte, so wird man gar nicht so sicher behaupten können, daß den Eunuchoiden die Liebesfähigkeit fehle: Wenn sie sie auch besäßen, sie könnten mit ihr ebensowenig anfangen wie mit ihrer Intelligenz!

Mit einigen Worten sei noch der **Schizophrenie** gedacht, denn auch in der Ätiologie dieser Zustände wurde seit langem auf Störungen der Keimdrüsentätigkeit ein gewisses Gewicht gelegt; anatomische Befunde an Hoden und Ovarien Schizophrener sollten die klinischen Beobachtungen ergänzen. KRETSCHMER kommt in seiner bekannten Arbeit zu folgender Ansicht: Klinische Beobachtungen über den Verlauf der Krankheit sowie die verhältnismäßige Häufigkeit von Körperbauvarianten nach der dysgenitalen Seite hin (eunuchoid, infantil) liefern ein Material, das „hinsichtlich der Keimdrüse mindestens für einen Teil der Fälle ein von vielen Seiten her belastendes ist". Allerdings kann es sich nicht um „massive monosymptomatische Keimdrüsenstörungen handeln, sondern um komplizierte Dysfunktionen in Korrelation mit dem Gehirn und dem endokrinen Gesamtapparat. KRETSCHMER findet alle möglichen Formen eines inkoordinierten und infantil gehemmten Sexualtriebes, sexuelle Triebschwäche und teilweise Überreizung, vor allem geringe Triebsicherheit des Sexualtriebes.

Nichts charakterisiert den Eunuchoidismus besser als eine Gegenüberstellung mit den Folgen der **Kastration.** Bei Frühkastraten finden wir begreiflicherweise in gewisser Annäherung analoge Bilder wie bei den Eunuchoiden. Die Spätkastraten bieten jedoch einen völlig anderen Aspekt: Hier wird aus einem harmonisch entwickelten Organismus ein Organ entfernt, das seinen protektiven Einfluß auf die Entwicklung des Organismus schon mehr weniger vollendet hat. Die Charakterentwicklung weist hier mehr weniger vorwiegend einen neuen Zug auf, nämlich die Reaktion, und zwar nicht auf den Keimdrüsenausfall, sondern auf die Verstümmelung. Liest man die Schilderungen über die Lebensschicksale von Kastraten genauer durch, so kann man recht gut zwei Reaktionstypen auseinanderhalten: Die einen gehen resignierend in die Linie des „eunuchoiden" Charakters, die anderen entwickeln alle Züge reaktiver

Aggression, wie Hinterlist, Lügenhaftigkeit, Ehrgeiz, Empfindlichkeit, Habgier, Schlauheit u. dgl. m.[1]). Die Sexualität verhält sich daher ganz verschieden, sie kann langsam abnehmen und verschwinden, kann aber auch, was sogar nicht selten ist, nahezu unbeeinflußt fortbestehen; mit ihr oder auch ohne sie bleibt die Erektionsfähigkeit des Gliedes erhalten; ja unter Umständen ist die Kastration von einer unerträglichen Steigerung der vorher ganz normalen Libido gefolgt, was wohl die relative Unabhängigkeit des entwickelten Geschlechtstriebes von den Keimdrüsen beweist.

Eine Übersicht über diese Gruppe von Erkrankungen ergibt also: 1. Bei allen Zustandsbildern, die mit Hypogenitalismus einhergehen, von der Präpubertätsphase bis zum Eunuchoidismus, findet sich die Genitalstörung vereint mit einer allgemeinen Konstitutionsstörung, die beim Infantilismus als koordiniert, beim Eunuchoidismus als subordiniert zu betrachten ist. 2. Auch in den psychischen Bildern, so verwirrend mannigfaltig sie in den Einzelsymptomen sein mögen, läßt sich ein gemeinsamer Grundzug aufzeigen: Noch mangelnde Konsolidierung der Persönlichkeit nach innen und demzufolge ziel- und richtungslose Reaktion nach außen beim physiologischen und pathologischen Infantilismus; je mehr an Stelle der bloß insuffizienten eine krankhafte Konstitution tritt, um so mehr wird das Selbstgefühl gedrückt und die Umweltbeziehung gedrosselt. 3. Völlig analog hiezu sehen wir die Schicksale der Psychosexualität. Es ist dies ja auch gar nicht anders zu erwarten, denn „die Sexualität (ist) keine selbständige psychophysische Größe, sondern ein unlösbar hineingewebter Hauptbestandteil des gesamten Temperamentes. Wir dürfen die gesamte Affektivität weder vom Sexualtrieb trennen, noch sie ... in lauter Sexualität auflösen. Wir müssen uns klar sein, daß uns die Betrachtung des Sexualtriebes bereits tief in die Temperamenteigentümlichkeiten eines Menschen hineinführt" (KRETSCHMER). Wie ist es nun? Darf man annehmen, daß der Rückzug von der Gemeinschaft, den diese Menschen antreten, nur die „Wirkung" des Verlustes der Sexualität ist? Oder liegen die Dinge gerade umgekehrt? Ist die Sexualität „vorbildlich" oder „abbildlich" für die Wirklichkeitseinstellung eines Menschen (ALLERS)? Ich glaube, diese Entscheidung ist nur auf einem weiteren Plane zu suchen.

Betrachten wir noch kurz einige Formen von Hypergenitalismus, zunächst die **Frühreife**, Pubertas praecox. Sie ist charakterisiert durch eine oft unfaßbar früh einsetzende überstürzte Reifung des Individuums: Entwicklung der primären und sekundären Geschlechtscharaktere, forciertes Längenwachstum, verfrühter Epiphysenschluß. Hinsichtlich der Physis sei bemerkenswert, daß sich gelegentlich heterologe Geschlechtszeichen entwickeln, daß das Genitale, besonders bei Knaben, gewöhnlich, keineswegs jedoch immer, die Entwicklung des übrigen Körpers übertrifft, daß die Genitalentwicklung unharmonisch sein kann, z. B. großer Penis, kleine Hoden. Bemerkenswert ist dieses Krankheitsbild deshalb, weil der Anteil verschiedener inkretorischer Drüsen an seinem Zustandekommen einigermaßen bekannt ist. Man unterscheidet demnach eine genitale, pineale, suprarenale und hypophysäre Frühreife. Die funktionelle Differentialdiagnose ist allerdings nur unter besonders günstigen Umständen möglich. Für uns besonders interessant ist natürlich das Verhalten der Psyche. Darüber ist nun zu sagen, daß gerade die auffallende Inkongruenz zwischen körperlicher und geistiger Entwicklung diese Zustände charakterisiert und den

[1]) Es sei an dieser Stelle daran erinnert, daß nicht nur die effektive Kastration, sondern schon die bloße Kastrationsangst, oder der Glaube, irgendwie kastrationsähnlich verstümmelt worden zu sein (der sogenannte Kastrationskomplex) in ganz ähnlicher Weise den Charakter und mit ihm die seelische und körperliche Sexualität verändern kann. Darüber wird noch gesprochen werden.

unheimlich-grotesken Eindruck dieser somatischen Wunderkinder verstärkt. Von manchen Autoren wird das eventuell gleichzeitige Einsetzen geistiger Frühreife zugunsten einer pinealen Genese verwertet. Die literarischen Angaben über das sexuelle Verhalten dieser Kinder sind nicht gut verwertbar, da die meisten Beobachter von der Sexualität der normalen Kinder keine rechten Vorstellungen hatten; die Schwängerungen derartiger Mädchen finden in deren körperlichen Entwicklung ihre naheliegende Erklärung und gestatten keinen Rückschluß.

Chondrodystrophie. Unter den nicht direkt als sexuell zu bezeichnenden Vorgängen der normalen Entwicklung zeigt der Epiphysenschluß den bemerkenswertesten zeitlichen Parallelismus mit der Keimdrüsenfunktion. Aber auch mit der abnormen Frühreife ist oft, allerdings nicht immer, eine vorzeitige Verknöcherung der Epiphysenfugen verbunden, so daß eine Art sekundärer Zwergwuchs zustande kommt. Anderseits gibt es einen primären Zwergwuchs auf Grund von konstitutionell bedingtem prämaturen Epiphysenschluß. Theoretisch wäre hier eine hypergenitale Körperverfassung vorauszusetzen, wofür allerdings noch keine Beobachtungen vorzuliegen scheinen. Dafür finden sich bei einer anderen Art von Zwergen, den chondrodystrophischen, sehr häufig, nach Ansicht mancher Autoren sogar regelmäßig, Zeichen von Hypergenitalismus an den eigentlichen Genitalien wie den sekundären Geschlechtsmerkmalen. Nun hat sich aber ergeben, daß gerade wiederum bei der Chondrodystrophie nur gelegentlich die Epiphysenfugen sich vorzeitig schließen, während das Wesen der Erkrankung in einer fötalen Hemmungsbildung des Knorpels besteht. Ein direkter Zusammenhang zwischen dem Hypergenitalismus und der Wachstumsstörung kann also gar nicht in Frage kommen.

Wahrscheinlich auf Grund der ursprünglichen Vorstellung einer einheitlichen endokrinen Ätiologie dieser Erkrankung wurde ähnlich wie bei den Eunuchoiden auch bei den chondrodystrophischen Zwergen nach einem einheitlichen, der somatischen Konstitution entsprechenden Charakter gefahndet. Vielfach wurde auch ein Typus aufzustellen versucht, doch haben neuere Untersuchungen, z. B. von O. Maas, gezeigt, daß „geistige Eigentümlichkeiten, die bei allen oder auch nur den meisten zu finden wären, bis jetzt nicht nachweisbar sind". Es finden sich bei diesen Zwergen alle möglichen Charakterzüge und gerade die auffallendsten sind unschwer als reaktive zu verstehen. Als besonders hervorstechend ist seit jeher die verstärkte Erotik dieser Kranken aufgefallen und wurde als Folge ihres Hypergenitalismus hingestellt. Doch ist festzuhalten, daß sich auch diese Eigenschaft nicht bei allen Chondrodystrophikern findet, und daß sich sogar zwischen der abnormen Ausbildung der körperlichen und geistigen Sexualität im Einzelfall kein Parallelismus aufzeigen läßt. Soweit die allerdings meist recht mangelhaften psychologischen Analysen, wie sie in der Literatur niedergelegt sind, überhaupt ein Urteil gestatten, fügt sich die gesteigerte Erotik dieser Kranken in ihr hypomanisches Wesen sehr wohl ein. Es spricht also zunächst noch nichts dafür, „daß die Anschauung, es bestünden zwischen Konstitution und psychischen Eigenschaften korrelative Beziehungen, für die chondrodystrophischen Zwerge zutrifft".

Diesen Formen quantitativer abartiger Sexualität sei nun noch eine abartiger Natur gegenübergestellt, u. zw. die

Homosexualität, deren konstitutionelle Bedingtheit heute im Mittelpunkt sexualwissenschaftlicher Diskussion steht.

Die erste Anregung zu dieser Auffassung kann in der mutmaßlich mehr bildlich gemeinten Bezeichnung Krafft-Ebings als eines „psychischen Hermaphroditismus" erblickt werden. Der Vergleich wurde weiterhin für reale Identität genommen, so, um nur ein Beispiel für sehr viele anzuführen, von V. Klein, der in einer jüngst erschienenen interessanten Arbeit über diese Frage zum Ausgangspunkt seiner Überlegungen den Satz macht: „Wenn nun dem somatischen Pseudohermaphroditismus psychisch die Homosexualität entspricht . . .“ Das eben wäre ja erst zu erweisen, und dieser Erweis dürfte kaum leicht sein, da in zahllosen Fällen auch somatische Volltypen homosexuelle Triebrichtung zeigen. Erweitert man konsequenterweise die Begriffe der Homosexualität und des Pseudohermaphroditismus auf all die unzähligen Fälle, in denen einzelne somatische und psychische Abweichungen vom Volltypus sich finden — es bleibe vorläufig dahingestellt, ob es bei genauerer Analyse solche monosymptomatische Abweichungen zumindest auf psychischem Gebiet überhaupt gibt — so ist der Irrungen und Wirrungen kein Ende.

Es bleibt das große Verdienst MAGNUS HIRSCHFELDS, mit unbeirrbarer Konsequenz die konstitutionelle Genese der Homosexualität betont zu haben; er hat seine Anschauung allen Wandlungen biologischer Erkenntnisse anzupassen und in seiner „Zwischenstufentheorie“ allen Erscheinungen der Praxis einzugliedern versucht. Die verschiedenen Bastardierungsversuche sowie die Implantationen STEINACHS scheinen ganz in seinem Sinne zu sprechen. STEINACH faßt ganz brutal mit der Unbekümmertheit des Thierexperimentators die Psychosexualität den sekundären Geschlechtszeichen gleichwertig auf und meint, daß durch passagere oder dauernde Funktionsabweichungen der Keimdrüse nicht nur einzelne heterologe körperliche Sexuszeichen auftreten, sondern auch einzelne psychische Züge aus dem Rahmen der Gesamtpersönlichkeit herausgedrängt werden können.

Bei aller Anerkennung dieser glänzenden Experimente muß man sich aber doch den gewiß bis zum Überdruß wiederholten, darum aber nicht weniger begründeten Einwand vor Augen halten, daß, was für Schmetterlinge und Ratten gilt, nicht vollinhaltlich für den Menschen gelten müsse. Vielmehr muß man als Wesen der Höherentwicklung den Gewinn immer höherer Grade der Freiheit betrachten, d. h. im Biologischen Lockerung früher fester Beziehungen und relative Verselbständlichung der Glieder eines Systems[1]). Die Psyche nun ist das Reaktions- und Anpassungsorgan par excellence und es liegt durchaus im Rahmen dieser Überlegung, daß unmittelbare Beeinflussung der Psyche durch einen Teil des tierischen Körpers beim Menschen nicht mehr erweisbar sein muß.

Tatsächlich sind auch die Angaben über konstitutionelle Stigmen bei Homosexuellen spärlich und nicht unbestritten. Sie beschränken sich im wesentlichen auf die Messungen WEILS bezüglich der Längenproportionen der Homosexuellen — er vertraut ihnen so sehr, daß er ein Verhältnis von 100 : 105 als pathognomonisch für männliche Sexualität betrachtet — und die Angaben von DOLEKOWSKY über die Gebißabweichungen bei diesen Menschen. In den durchwegs negativen mikroskopischen Hodenbefunden möchte ich dagegen kein nennenswertes Argument für oder gegen eine Theorie erblicken, ebensowenig in kasuistischen Mitteilungen; es kommen da gar zu sonderbare Dinge vor: So beobachtete z. B. GROSSMANN einen Homosexuellen, dem nach Entfernung eines von HANSEMANN als normal befundenen Hodens ein anderer Hoden implantiert wurde, worauf die Homosexualität schwand. Einzigartig und in seiner theoretischen Auswertung noch unübersehbar dürfte ein Fall von H. FISCHER sein: Einem Eunuchoiden wurde der Hoden eines normal empfindenden Mannes eingepflanzt, worauf er homosexuell wurde! Man könnte sich vorstellen, daß das Implantat die unreifen Eigendrüsen des Patienten stimulierte und dadurch die in ihnen schlummernden Triebe aktualisierte. Den kühnen Gegenversuch machte KREUTER: Er pflanzte

[1]) Vgl. dazu das im ersten Kapitel über kollektiven und distributiven Aufbau des Organismus Gesagte.

einem ehemals heterosexuellen Kastraten, der übrigens auch nach der Kastration seinen Geschlechtstrieb unvermindert behalten hatte, den Hoden eines schwer Homosexuellen ein. Acht Monate p. op. erklärte sich der Mann mit dem Resultat zufrieden: Er habe ab und zu Erektionen, nur werde der Penis immer kleiner; sein Triebleben war nach Intensität und Richtung unverändert. Der Homosexuelle hatte gleichzeitig einen normalen Hoden transplantiert erhalten, doch ohne Erfolg.

Es ist nun sehr bemerkenswert, daß die Psychiatrie dieser ganzen biologischen Forschungsrichtung mit äußerster Zurückhaltung gegenübersteht. Wie in den achtziger Jahren BINET, KRAFFT-EBING u. a. von einer allgemeinen psychopathischen Konstitution im Verein mit aktuellen Noxen gesprochen haben, tun es mit zeitgemäßer Modifikation, u. a. KRAEPELIN, GAUPP[1]), BECHTEREW noch heute. KRONFELD, Psychiater von Fach und langjähriger Mitarbeiter HIRSCHFELDS, also in diesen Fragen besonders kompetent, bekennt, daß bezüglich der Homosexualität „jede Einheitlichkeit in Ätiologie, Zustandsbild und allgemeinem Habitus“ fehlt. „Ebensowenig bindet sich ihr Auftreten an einen bestimmten Körperbau oder bestimmte Körperbaumerkmale.“ Nur FREUD macht für die Homosexualität eine ganz bestimmte Konstitutionsanomalie verantwortlich und verhält, oder verhielt sich wenigstens lange Zeit den Versuchen einzelner seiner Schüler (FERENCZI, SADGER, STEKEL), auch die Homosexualität als Neurose aufzufassen, gegenüber skeptisch. Das besagt ja auch seine berühmte Bezeichnung der Neurose als „Negativ der Perversion“[2]).

Das führt endlich zu der abschließenden Frage, ob es überhaupt eine Sexualkonstitution gibt, wie sie HIRSCHFELD, LÖWENFELD u. a. annehmen. Die Fundierung der Sexualität in besonderen biologischen Anlagen ist ja unbezweifelbar; bis in welche Details des klinischen Geschehens aber können wir die Auswirkung dieser Anlage verfolgen? Gibt es weiters eine spezifische Disposition für Sexuelles, die sich von allgemeinen psychopathischen Dispositionen unterscheidet? Sind es weiter die gleichen spezifischen Dispositionen, die die somatische und die psychische Sexualität bestimmen? U. dgl. m. Die Antwort, die KRONFELD auf diesen Fragenkomplex gibt, geht dahin, daß die konstitutionelle Disposition zu abartiger Psychosexualität und zu allgemeiner psychopathologischer Reaktionsweise vielfach außerordentlich enge verwandt sind, ja, teilweise zusammenfallen. Das bedeutet wohl dem Sinne nach eine strikte Leugnung einer speziellen Sexualkonstitution als klinisch faßbarer Einheit.

---

[1]) „Die Tatsache weibischer Männer und männischer Frauen aus biologischer Ursache ... ist nicht zu leugnen. Triebunsicherheit eignet allen Degenerativen.“ Angeboren ist die sexuelle Unbestimmtheit des Fühlens, die abnorm leichte Beeinflußbarkeit des biochemisch uneinheitlich gespeisten Triebes durch zufällige Außenreize (GAUPP). Nach der Auffassung BECHTEREWS ist die Homosexualität wie ja alle Perversionen und Inversionen niemals angeboren, sondern sie entwickeln sich nach dem Typus der Assoziationsreflexe unter dem Einfluß äußerer Verhältnisse.

[2]) Manche Autoren nehmen eine vermittelnde Stellung ein, z. B. KLÄSI, der neuerdings neben einer angeborenen eine hysteriforme Homosexualität anerkennt. Auch in letzteren Fällen müsse man aber auf die Annahme einer bisexuellen Anlage zurückgreifen, um gerade diese Art der Symptombildung zu verstehen.

Es ist in diesem Zusammenhang von Interesse, daß nach neuesten Beobachtungen auch der Kokainabusus homosexuelle Regungen auftreten läßt. N. MARX meint, daß es unter der Giftwirkung durch Lockerung von Hemmungen zu einem Freiwerden primitiver homosexueller Komponenten der Geschlechtlichkeit gekommen sei; ASCHAFFENBURG dagegen hält die Erscheinung durch mehr akzidentelle äußere Körperreize für genügend erklärt. Auf die in den letzten Tagen erschienene sehr interessante Arbeit von H. HARTMANN kann nur noch kurz verwiesen werden.

3.

Dieser ganz summarische Überblick, der ja nur an einzelnen Typen die Gesamtlage illustrieren und damit den Standpunkt der späteren Ausführungen begründen soll, zeigt als für uns wichtigstes Resultat, daß die wissenschaftliche Sexualpathologie der praktischen Sexualtherapie eigentlich nur offene Fragen übergibt. Wir haben gesehen, daß sogar hinsichtlich der noch relativ geschlossenen und gut abgrenzbaren Zustandsbilder, wie des Eunuchoidismus oder der Homosexualität, die neueren Erkenntnisse eher komplizierend als aufklärend gewirkt haben. Sie lassen den strukturellen Aufbau dieser Zustände in gröbsten Umrissen kaum ahnen und damit den vom Standpunkt der Therapie so berechtigten Wunsch nach einer faßbaren und damit auch beeinflußbaren Ätiologie als wissenschaftlich nicht mehr zu rechtfertigendes Überbleibsel veralteter pathogenetischer Anschauungen immer mehr verblassen.

Nun sehen wir ja in der täglichen Praxis nur in verschwindender Zahl Eunuchoiden, Kastraten, Homosexuelle, sondern das Gros der Kranken verlangt Abhilfe von nach Art und Intensität verschiedentlichsten Potenzstörungen, Masturbation, sexuellen Eigenheiten u. dgl. m. Entsprechen nun diesen Abartungen der Sexualität ebenfalls irgendwelche biologische Anomalien? Möglicherweise; denn was ist nicht alles unter den wohltätig weiten Begriff der partiellen Funktionsstörung unterzubringen. Irgendwie konkret fassen läßt sich dergleichen bislang allerdings nicht. Man muß offen eingestehen, daß das perverse Verhalten (im weitesten Sinne) völlig unabhängig von den Besonderheiten der allgemeinen konstitutionellen Abart auftritt und daß sich in der Psychogenese der Perversionen wie in ihrer Beziehung auf konstitutionelle Dispositionen keine systematisierbare Einheitlichkeit aufzeigen läßt. „Am ehesten ließe sich ein Versuch durchführen, sie aus ihrer konstitutionellen oder klinischen Zugehörigkeit einzuteilen; man käme dann etwa zur Perversion auf infantiler, intersexueller degenerativer (mit Einschluß der schizoiden) und organisch-dementiver Grundlage. Eine derartige Einteilung aber trüge der Tatsache keine Rechnung, daß aus jeder dieser verschiedenen Konstitutionsfundamente ein deskriptiv völlig gleichartiges perverses Sexualverhalten hervorzugehen vermag; und sie ginge über das Vorkommen perverser Neigungen ohne derartige Abartigkeit der allgemeinen Konstitution hinweg" (KRONFELD). Wie wenig befriedigend ein Versuch, ein System der Sexualpathologie auf rein organisch-endokriner Basis zu errichten, ausfallen muß, lehrt das bekannte Werk von HIRSCHFELD.

Dazu kommt noch folgende Überlegung: „Stigmen" einer abartigen Konstitution haben alle Sexualkranken, es ist aber nicht unsere Aufgabe, einen naturwissenschaftlichen Status zu erheben, sondern die Bedeutung des somatischen Faktors in dem vorliegenden Krankheitsbild ärztlich abzuwägen. Und das ist vollkommen unmöglich. Zumal die Prüfung etwa der Hoden auf Größe, Konsistenz u. dgl. wird jeder halbwegs Erfahrene als müßige Spielerei beiseite lassen. Nicht nur das oben erwähnte „Alles-oder-Nichts"-Gesetz der Hormonwirkung, sondern auch die konkrete Erfahrung entlarven immer wieder diese Art von Pseudoexaktheit. Als besonders eindrucksvoll mahnendes Beispiel diene folgender von mir beobachtete Kranke:

Fall 1. L. A. 32jähriger Mann. Schmächtiger, mittelgroßer Wuchs; auffallend dichte Kopfbehaarung, das glattrasierte Gesicht zeigt Spuren kräftigen Bartwuchses. Große Augen mit unruhig flackerndem Blick, Konjunktival- und Rachenreflexe fehlen. Körper durchaus knabenhaft, ganz haarlos, Schambehaarung horizontal begrenzt, nur ein dünner Flaum zieht zum Nabel. Penis normal entwickelt, Hodensack auffallend groß, von beiderseitiger Varikozele ausgefüllt. In dem Konvolut sind die Hoden kaum herauszutasten als höchstens bohnengroße Gebilde.

Patient wurde in seinem 16. Jahr von einer Prostituierten verführt und hat seither normalen Geschlechtsverkehr gepflogen, teils okkasionell, teils in Form von Verhältnissen. Seit drei Jahren nimmt seine Libido und physische Potenz rapid ab. Im Jahre 1924 hatte er nach seinen genauen Aufzeichnungen nur 13 Pollutionen gehabt und viermal den Koitus ausgeführt. Zum Schluß war er völlig impotent.

Über das weitere Schicksal dieses in vieler Hinsicht interessanten Falles werden wir noch zu sprechen haben, hier sei nur folgendes hervorgehoben: Der Patient hatte einen Grad von Hodenatrophie, wie man ihn nur ganz selten zu sehen bekommt; über ihre Ursache war nichts zu erfahren, da der Patient erst vor ganz kurzer Zeit durch einen Arzt zum erstenmal auf seinen Defekt aufmerksam gemacht worden war; eine Erkrankung, insbesondere Gonorrhöe, stellte er in Abrede. Diese Hoden waren nicht nur morphologisch, sondern auch funktionell defekt, wie ja aus dem Habitus des Patienten hervorgeht — und trotzdem war er 13 Jahre voll potent![1])

Einen ähnlichen Fall hat E. v. Bermann in einer Wiener ärztlichen Gesellschaft vor einigen Jahren vorgestellt.

Ganz ähnlich liegen die Verhältnisse bezüglich einer zweiten Drüse, deren Bedeutung für die Sexualität außer Frage steht, der Hypophyse. Auffallend ist, daß in den ausgesprochenen Zuständen sowohl von Hyper- als von Hypopituitarismus Sexualstörungen vorkommen und daß Veränderungen der Libido und der Sexualorgane ganz unabhängig voneinander auftreten. Von besonderem Interesse für unsere spezielle Fragestellung sind aber die sogenannten Formes frustes, bei denen nur mehr weniger vereinzelte Anhaltspunkte für das Bestehen einer hypophysären Erkrankung sprechen; als solche kommen in Betracht: Verfettung, röntgenologisch feststellbare Veränderungen der Sella, die Verminderung der spezifisch-dynamischen Eiweißwirkung u. a. m. Darf man in solchen Fällen die eventuell vorhandene Sexualstörung als Wirkung der hormonalen Alteration ansprechen? A. Schüller hat unter anderem auch in diesen Fällen von einer hypophysären Impotenz gesprochen; zwei seiner Fälle seien hier wiedergegeben.

Ein 43jähriger Kaufmann gibt an, daß er in den letzten Jahren an allgemeiner Mattigkeit und Impotenz leidet. In früheren Jahren konnte er den Beischlaf ausüben; die Libido ist auch gegenwärtig vorhanden, kann aber bloß durch Fellatio befriedigt werden. Die Untersuchung ergibt Adipositas höheren Grades mit endokrinem Verteilungstypus, myxödematös gedunsene, völlig unbehaarte Haut, infantiles Genitale (Hoden bohnengroß). Photographien des Patienten aus früheren Jahren zeigen, daß der jetzt bestehende Habitus schon in den Jünglingsjahren ausgeprägt war. Das Röntgenbild des Kopfes läßt außer Verkürzung einer Hälfte des Dorsum sellae keine Veränderungen erkennen.

Der Patient hat also trotz Bestehens seiner Dyshormonie, die sogar in der hochgradigen Hodenatrophie zum Ausdruck kam, normal koitiert; er hat auch jetzt noch seine Libido; kann man wirklich den Übergang seiner Sexualbetätigung vom Koitus zur Fellatio als Folge einer (progredienten?) polyglandulären Erkrankung hinstellen? — Noch deutlicher ist der nächste Fall.

Ein 48jähriger Patient klagt, daß er seit jeher trotz normaler Libido und reichlicher Befriedigung derselben durch Masturbation außerstande ist, jemals den Beischlaf auszuüben trotz reichlicher Gelegenheit. Patient zeigte Kleinwuchs mit beträchtlichem Fettansatz, äußeres Genitale und Behaarung sind normal, spezifisch-dynamische Eiweißwirkung liegt bei normalem Grundumsatz an der untersten Grenze

---

[1]) Die Abnahme der Libido und die endliche Impotenz waren psychogen bedingt (vgl. S. 378).

der Norm; röntgenologisch starke Erweiterung der Sella mit Vertiefung des Bodens. „Es handelt sich in diesem Falle offenbar um einen seit Dezennien vorhandenen endosellaren Hypophysentumor, dessen Existenz sich ausschließlich durch Beeinflussung des Habitus sowie durch Impotenz verriet.“

Darf man nun, nur weil auch einmal ein Hypophysärer onaniert, diese Onanie auf die endokrine Erkrankung zurückführen? Gewiß nicht. Und so halte ich die Bezeichnung „hypophysärer Typus der Impotenz“ für unzweckmäßig, weil unberechtigt.

Die Not der Praxis verlangt aber jenseits aller theoretischen Bedenken aktive Entscheidungen. Die Überzeugung von der überwiegend somatischen Determinierung der Sexualstörungen verurteilt zur Ergebung in das „somatische Fatum“ (Tandler) oder zu begreiflicherweise schwächlichen Versuchen der Korrektur. Sie wurden und werden noch fleißig geübt, über ihre Ergebnisse soll später gesprochen werden. Darüber hinaus belebt aber der ärztliche Instinkt zur Freiheit des Handelns und der Möglichkeit zu helfen den Antrieb der Forschung, neue oder zumindest andere Wege zu suchen. Sie führen zu der Fragestellung, wieweit auch psychische Faktoren am Zustandekommen von Anomalien der Sexualität beteiligt sind; oder noch genauer, wieweit im Einzelfall durch psychotherapeutische Maßnahmen die konkrete Sexualstörung zu beeinflussen ist?

Es scheint hier der Ort, einige einschränkende Bemerkungen einzuschalten. Da es ja nicht im Sinne dieses Buches liegt, eine Darstellung der ganzen Sexualpathologie zu geben, sondern nur der psychogenen Störungen der Sexualfunktion, so kommen für die folgenden Ausführungen nur die Störungen des Geschlechtsaktes in Betracht, d. i. also in allererster Linie die mangelhafte Erektion und die Störungen der Ejakulation. Glücklicherweise ist diese Beschränkung keine so formale, als es auf den ersten Blick scheinen mag; denn wie der Koitus der konzentrierte Ausdruck des gesamten gesunden Liebeserlebens ist, so ist die Potenzstörung zwar die peripherste, jedoch wesensverwandte Begleiterscheinung von Störungen der zentralen Geschlechtsbeziehung. In der Anerkennung der Tatsache, daß der Begriff „Impotenz“ alle Anomalien der psychophysischen Sexualität, von der individuellen Liebesbedingung bis zur schwersten Perversion, in sich schließt, sind sich alle psychologischen Sexualtheorien einig. Auch bezüglich der Art dieser Beziehung besteht Übereinstimmung: Die physische Impotenz ist Ausdruck der psychischen. Gegensätzlich, und zwar grundlegend, sind nur Annahmen über die Art der Beziehung der engeren psychischen Impotenz zu den übrigen Komponenten der anomalen Psychosexualität: Für die Psychoanalyse ist zumindest ein Großteil der Perversionen das Primäre und damit Ursache der Potenzstörung, während umgekehrt die Individualpsychologie die Ablehnung des Koitus als das Primäre ansieht und die Perversionen nur als sekundäre Arrangements zur Durchführung dieser Absicht.

III. Sexualpsychologie.

Sogar nachdem Krafft-Ebing sein berühmtes Buch geschrieben hatte, wurde die Sexualpsychopathologie von seiten der Psychiatrie nur mit geringem Interesse bedacht, soferne nicht von seiten der Justiz an deren Sachverständigkeit appelliert wurde. Die Folge davon war, daß sich die Sexualwissenschaft verhältnismäßig früh zur Selbständigkeit gedrängt sah, diese Emanzipation jedoch mit einer vielleicht nicht ganz ausreichenden und tiefschürfenden psychologischen Fundierung bezahlte. Denn mit der Abfindungssumme der allgemeinen psychopathischen Degeneration konnte die Sexologie nur kärglich ihr Dasein fristen, wie ein Blick in ein beliebiges ihrer umfangreichen Lehrbücher zeigt. Anderseits war es gerade dem — allerdings wiederum von psychiatrischen Außenseitern betriebenen — Studium der Sexualität beschieden, nicht nur diesem Gebiete überraschende Einsichten in systematischer Geschlossenheit abzuringen, sondern von hier aus auch ganz neuartige Perspektiven der allgemeinen Seelenkunde zu eröffnen.

Unter Psychogenese einer Potenzstörung versteht man die Tatsache, daß bei intakten Organen irgend eine seelische Einwirkung den normalen Ablauf des Geschlechtsaktes verhindert oder modifiziert. Daß das der Fall sein kann, lehrt die tägliche Erfahrung. Besorgnis vor Überraschung, plötzliche Bedenken bezüglich der Gesundheit des Partners, Befürchtungen bezüglich der verschiedenen Konsequenzen des Schrittes und hunderterlei Ähnliches können das Zustandekommen der sexuellen Erregung und damit ihren körperlichen Ausdruck verhindern oder unterbrechen. Diese okkasionellen Impotenzen sind so bekannt und in ihrer Ätiologie so leicht zu durchschauen, daß sie wohl nur bei ganz Unerfahrenen zur Quelle von ernsteren Besorgnissen werden können.

Nun kann es sich ereignen, daß ein derartiges Ereignis für längere Zeit die Sexualität „verleidet“, z. B. eine Gonorrhöe oder sonst eine Enttäuschung an der Frau. Während eine passagere Impotenz jedem gesunden Mann einmal widerfahren kann, ist es zumindest fraglich, ob dies auch für solche länger dauernden Formen möglich ist, oder ob da nicht bereits irgend eine seelische Disposition vorhanden sein muß. Die zustimmende Antwort auf letztere Möglichkeit wird oft durch das zu auffallende Mißverhältnis zwischen der angegebenen Ursache und der ihr zugeschriebenen Wirkung nahegelegt; man wird aber gut daran tun, sich die Möglichkeit eines solchen tieferen Zusammenhanges auch in den auf den ersten Blick plausiblen Fällen vor Augen zu halten. Das gilt, um nur zwei imposantere Beispiele anzuführen, besonders von der Kriegsgefangenschaft und der Onanie: Von den vielen Tausenden ehemals Gefangener und den vielen Hunderttausenden ehemaliger Onanisten wird nur ein kleiner Bruchteil impotent; die waren disponiert. Ganz allgemein und vorläufig kann man sagen, daß je hartnäckiger die seelische Abwendung von der Sexualität ist, um so mehr tritt das als traumatisch angeschuldigte Ereignis zugunsten des endogenen[1]) Faktors, der Krankheitsbereitschaft zurück und ändert seinen Charakter von der Ursache zum bloßen Anlaß. Solche Individuen halten in ihrem Ringen mit den Problemen der Sexualität, ja des Lebens überhaupt ihr inneres Gleichgewicht mit Mühe oder überhaupt nur scheinbar aufrecht und verlieren es — bereitwillig? — bei einem günstigen Anlaß. Man nennt eine solche Disposition „neurotisch“.

Wir stehen auch bei jedem Fall von Impotenz vor der Schicksalsfrage der modernen Medizin: Wieviel Aktuelles und wieviel Dispositionelles in die vorliegende Erkrankung eingegangen ist. Die Antwort ist hier in der Praxis oft sehr schwer, prinzipiell aber viel leichter als bei somatischen Erkrankungen, weil wir bereits Theorien über die Struktur der seelischen Persönlichkeit besitzen. Die Analyse einer derartigen Erkrankung hat also gleichsam die Wirkungstiefe des aktuellen Ereignisses zu ermitteln. Je nach der Innigkeit, mit der das Symptom in das ganze Gefüge der Persönlichkeit verwoben ist, bestimmt sich die Schwere der Erkrankung.

Es ist daher ein prinzipielles Erfordernis einer rationellen Sexualwissenschaft, auf diesen Theorien der Person aufzubauen. Es soll nun versucht werden, den derzeitigen Stand unserer diesbezüglichen Kenntnisse kurz darzulegen.

---

[1]) Das heißt natürlich nicht etwa aus dem somatischen, sondern dem seelischen Inneren stammend.

1. Psychoanalyse.

Obzwar die Pathologie der Sexualität das Grundproblem der Psychoanalyse abgibt, finden sich in der psychoanalytischen Literatur sehr wenige Arbeiten, die sich speziell mit der Impotenz befassen; die einzige zusammenfassende Darstellung in der Monographie von M. STEINER liegt nun auch schon allzulange zurück. Dieser Umstand sowie die Eigenart des Ausbaues der psychoanalytischen Lehre im ganzen beschränken unsere Darstellung auf Grundsätzliches.

Die Frage, mit der wir das vorige Kapitel beschlossen: Ob den einzelnen Anomalien der Psychosexualität konstitutionelle Grundlagen entsprächen, beantwortet FREUD unumwunden mit Ja; es folgt dies notwendig aus seinen Anschauungen über die Entwicklung der Sexualität. Diese durchläuft drei Organisationsstufen bis zur definitiven Gestaltung in der Pubertät: Die erste ist beherrscht von der sexuellen Bedeutung aller Leibesöffnungen, Mund, Harnröhre, After, und die Libido ist autoerotisch gerichtet; die zweite ist die sogenannte „phallische": Die Sexualität hat sich auf das Genitale, und zwar das männliche konzentriert und die Libido betätigt sich „narzistisch", d. h. am Individuum selbst als Objekt; in der Pubertät schließen sich diese „Partialtriebe" zum „Primat des Genitales" zusammen und die Libido wird auf ihr definitives Objekt gelenkt.

Diese Entwicklung kann nun jederzeit aufgehalten werden, der Zusammenschluß der Partialtriebe bleibt aus und der eine oder andere von ihnen kommt nun in relativer Selbständigkeit in der Sexualität dieser Menschen zur Geltung, d. h. er bestimmt das Sexualziel, die Art der Betätigung und in letzter Linie sogar den ganzen Charakter. Über die Bedeutung der Anal-, resp. Urethralerotik z. B. wurde bei der Besprechung der psychogenen Blasenstörungen schon einiges ausgeführt. Derartige Menschen sind also *konstitutionell pervers*.

Man kann es aber noch auf andere Weise werden: Wird die Betätigung, sagen wir der Einfachheit halber nur der normalen Sexualität aus äußeren Gründen versagt, gerät das Individuum also in einen seelischen Konflikt, so geht es diesen normalen Weg der Sexualentwicklung wieder rückwärts, splittert sozusagen seine Sexualität wieder auf und erwählt sich einen der Partialtriebe als nun unverdächtigeres Mittel zur Befriedigung seiner sexuellen Bedürfnisse. Diese Methode der „Regression" führt also zur *neurotischen Perversion*.

Da nun der normale Koitus mit einer Frau, d. i. also die normale Geschlechtsbetätigung des normalen Mannes eine normale Reifung seiner Sexualität verlangt, also Objektfindung und Aufrichtung des Genitalprimates, so müssen alle Perversen, die das normale Entwicklungsziel nicht erreichten und die, die es wieder aufgeben mußten, im engeren Wortsinn impotent sein. *Wir hätten also eine konstitutionelle und eine neurotische Impotentia coeundi zu unterscheiden.*

Aber nicht nur völlige Impotenz, auch harmlosere Störungen können auf diese Weise entstehen. Im unbewußten Vorstellungsleben dieser Kranken können z. B. die Vorgänge beim Koitus mit urethralen und analen Vorgängen gleichgesetzt werden, woraus sich natürlich wieder Störungen des normalen Ablaufes ergeben müssen. So erklärt ABRAHAM die Ejaculatio praecox damit, daß diese Kranken ihren Samen als wertloses Ausscheidungsprodukt, etwa wie Harn behandeln und demgemäß sorglos mit ihm umgehen. FERENCZI führt dementsprechend die Ejaculatio retardata oder deficiens auf Identifizierung von Stuhl und Sperma zurück: Diese Kranken wiederum geizen mit ihrem Samen. „Nicht selten übertragen sie den Eigensinn und Trotz, mit dem sie sich als Kinder dem Zwange bestimmter, von der Kultur erforderter Entleerungsregeln zur Wehr setzten, auf den Begattungsakt: Sie sind impotent, wenn die Frau den Verkehr verlangt . . .

Man muß annehmen, daß es eine besondere anale Technik der männlichen Impotenz gibt.“ FERENCZI hält es weiters für wahrscheinlich, daß auch andere Eigenheiten der männlichen Psychosexualität gewisser Männer durch deren Analcharakter bedingt seien: So z. B. der Geiz mancher sonst freigebiger Männer gerade bei Ausgaben für ihre eigenen Frauen u. dgl. m.

Nun hat es allerdings den Anschein — wenigstens findet sich ein solcher Hinweis bei FERENCZI, daß eine derartige prominente Anal- oder Urethrallibido kaum als die wesentliche Ursache der Impotenz anzusprechen sei; ihre Rolle beim Zustandekommen einer Impotenz besteht vielmehr darin, daß sie der neurotischen Regression einen Ziel- und Haftpunkt bieten, wenn diese aus irgend einer Ursache erzwungen wird.

Welches sind nun diese Ursachen? Als Beispiel eines solchen Konfliktes wurde bereits die Liebesversagung im späteren Leben erwähnt; ungleich bedeutungsvoller aber ist eine Konfliktsituation, in die sich jeder Mensch in seiner Kindheit versetzt sieht, und die FREUD mit dem Namen „Ödipuskomplex“ meisterhaft charakterisiert hat. Der Konflikt besteht kurz gesagt darin, daß jeder Knabe die Mutter begehrt und den Vater haßt. Seine Bewältigung ist die wichtigste Aufgabe der reifenden Sexualität: Die infantile Objektwahl ist nur ein schwächliches, aber richtunggebendes Vorspiel der Objektwahl in und nach der Pubertät; es werden nämlich zur Zeit der Exazerbation des Geschlechtstriebes die alten familiären und inzestuösen Objekte wieder aufgenommen und von neuem libidinös besetzt. In der endgültigen Überwindung dieser alten Libidobindungen und der ja schließlich auch in der sonstigen Charakterbildung zum Ausdruck gelangenden Emanzipation von den Eltern beruht das psychologische Problem der Pubertät.

Eine Persistenz der Ödipuseinstellung über die Pubertät hinaus — sie geht, wie FREUD erst vor kurzem gezeigt hat, physiologischerweise um diese Zeit unter —, also eine Art psychosexueller Infantilismus zwingt ganz allgemein zur Ausflucht in die Neurose und verursacht gleichzeitig ebenso notwendig eine psychische Impotenz, gleichsam als Kernsymptom jeder Psychoneurose. Denn ein solcher unmännlicher Mann benimmt sich genau wie ein glücklicher Ehemann: Wie dieser seine ganze Liebesfähigkeit auf seine Frau konzentriert, so fühlt sich der Neurotiker an seine Mutter gebunden und beide sind für alle anderen Frauen blind. Dies ist sozusagen die primitive Grundformel; ihre Verwirklichung wird hauptsächlich durch zwei Umstände allerdings erheblich kompliziert.

Der eine besteht im Hinzutreten des Kastrationskomplexes. Er ist innig an den Ödipuskomplex gebunden und tritt in der phallischen Organisationsphase auf. Demgemäß primär ein Vorrecht der Knaben, beinhaltet er die Angst vor dem Verlust des Penis. Seine Quellen sind mannigfache: Wirkliche Kastrationsandrohung von unklugen Pflegern als Abschreckungsmaßnahme vor der Onanie, oder Drohungen, resp. wirkliche Handlungen, die als Symbole der Kastration von den Kindern gewertet werden, wovon Träume, Analysen Gesunder und Kranker, Riten, Mythen und Märchen aller Völker beredtes Zeugnis ablegen. Dahin gehören die Drohung, einzelne Finger oder die ganze Hand abzuschneiden (Struwelpetererzählung!), Zirkumzision oder Phimosenoperation, das erste Abschneiden der Locken, Zahnausfall usw. Von der möglichen Realisierung solcher Drohungen überzeugt endlich auch den ungläubigen Knaben der erste Anblick des weiblichen Genitales, das als Kastrationseffekt schreckhaft gedeutet wird.

Die zweite Komplikation stammt aus der Möglichkeit der Identifizierung. Es kann sich nämlich ein Kind mit Hilfe seiner Gefühlsambivalenz mit jedem der beiden Eltern identifizieren und jetzt seine begehrenden und aggressiven Regungen in beliebiger Kombination betätigen. Von außerordentlicher Bedeutung für das Verständnis der Impotenten ist ferner die Tatsache, daß diese Menschen ihre infantilen Sexualbeziehungen gemäß der Ödipussituation auch im späteren Leben als „Klischees" (FREUD) benutzen, nach denen sie ihre ganzen Beziehungen zu Menschen auffassen und arrangieren.

Zur Illustration dieses mannigfachen Wechselspieles der Kräfte sei ein Stückchen aus einer Analyse von RANK wiedergegeben:

Der Patient, der gegen den Willen seiner Eltern geheiratet hatte, erfuhr, daß ihn seine Frau mit einem seiner Freunde betrogen hatte, und ließ sich sofort von ihr scheiden. Allerdings war er an dem fatalen Ereignis nicht ganz unschuldig, da er selbst den Freund in seine Ehe hineingezogen und das Verhältnis begünstigt hatte, um so ein Stück seiner Libido „homosexuell" zu befriedigen. In einer tieferen Schicht der Identifizierung mit dem Freunde und Verführer befriedigte er aber eigentlich die seiner neurotischen Einstellung zugrunde liegende verdrängte Ödipusphantasie, indem er im Freunde die infantile Wunschsituation des Eindringens in eine Ehe miterlebt, wobei der Umstand, daß es seine eigene Ehe war, ihm endlich noch ermöglichte, in seiner Person auch die Vaterrolle des „geschädigten Dritten" (FREUD) zu verkörpern. Er weiß das infantile Betrogensein vom Weibe (Mutterenttäuschung) in der Ehe zu wiederholen, fand aber zunächst noch den normalen Ausgang, seine (feminine) Libido vom Manne abzuziehen und in Nachahmung der ungetreuen Frau (Mutter) nun seinerseits sein Liebesleben nach dem Don Juan-Typus einzustellen, indem er in den Jahren nach der Scheidung die Frauen nur noch zu reinen Sexualobjekten erniedrigte.

Er heiratete ein zweites Mal, welche Ehe aber nur der neurotischen Rache am Weibe dienen sollte, die er in seiner ersten Ehe nicht genügend befriedigen konnte. Demgemäß behandelte er seine Frau in jeder Hinsicht schlecht, auch in sexueller natürlich, indem er unter anderem durch Coitus interruptus ihr die Möglichkeit ein Kind zu bekommen nahm. Seine unbewußten Motive waren: Das Weib ist böse, will ihn psychisch (Junggesellenwunsch) und physisch binden, d. h. es versucht, seinen Penis festzuhalten, ihn zu kastrieren (Vagina dentata). Daher seine Angst vor dem vollen Sexualakt, Coitus interruptus und Ablehnung des Kindes, das im Unterbewußtsein mit dem in der Frau zurückgehaltenen Penis identifiziert wird. Diese Angst vor dem Weibe kompensiert er nun durch seine feminine Einstellung zum Manne (Mutteridentifizierung), andererseits befriedigt er in der sexuellen Enttäuschung der Frau seine Rachegelüste, straft sich aber endlich in dem unvermeidlichen Ausgang dieses immer mehr gesteigerten Konfliktes, in der Impotenz, mit dem Verlust der eigenen sexuellen Genußfähigkeit (Penis).

Aber auch die normale Sexualbeziehung ist nach dem Schema der Ödipussituation analytisch zu durchdringen. FREUD selbst hat z. B. die Verliebtheit als gegenseitige Identifikation bezeichnet (Massenpsychologie und Ichanalyse) und RANK meint, daß die Frau im Koitus ihren infantilen Wunsch nach einem Penis befriedigt, wie der Mann seinen Wunsch nach dem Kinde. Die Neurose stellt nur eine Vergröberung und Übertreibung dieser normalen Dinge dar, so daß auch jeder neurotischen Symptombildung ein guter Sinn zugrunde liegt. So z. B. empfand der eben erwähnte Patient durch seine zu weit getriebene Identifikation mit der Mutter intuitiv die im Koitus symbolisierten Penisgelüste der Frau ganz richtig; er hätte also mit seiner Angst vor dem Koitus — wenigstens psychologisch, resp. in der Sphäre, wo diese Dinge Geltung besitzen — recht! Alle Sonderbarkeiten der Liebe mit ihren körperlichen Ausdrucksformen sucht also die Psychoanalyse als Niederschlag der vorzeitlichen Elternbindung mit allen ihren seelischen Verdrängungen zu verstehen[1]).

---

[1]) Übrigens, wie kurz hinzugefügt sei, nicht nur der Liebe allein. Als Illustration für die Tragfähigkeit dieses Gedankens vgl. z. B. S. FREUD, Totem und Tabu, Wien, Hugo Heller Verlag 1913, und PAUL FEDERN, Die vaterlose Gesellschaft, Wien, Anzengruberverlag 1919.

Dies ist in groben Strichen die Stellung der Psychoanalyse zum Impotenzproblem. Es sei der Vollständigkeit halber noch kurz erwähnt, daß sie in zweifacher Richtung einen Ausbau erfuhr. W. STEKEL, ein ehemaliger Schüler FREUDS, suchte dieses etwas schwerfällige Gefüge für die praktische Verwendung etwas beweglicher zu machen: Er vertritt auf Grund einer scheinbar außerordentlich großen Erfahrung die Ansicht, daß es für die Heilung einer Impotenz nicht nötig sei, immer bis zu den Fundamenten der Ödipusdeterminierung herabzusteigen, es sei meist schon durch eine flachere Analyse oberflächlicher Schichten eine genügende Korrektur der Einstellung zu erzielen.

Ungleich bedeutungsvoller sind die in entgegengesetzter Richtung zielenden Versuche FERENCZIS, schließlich auch die letzte Phase der Sexualbeziehung, den Koitus selbst, psychologisch zu durchdringen. Er geht von der Annahme aus, daß der von FREUD angenommenen Entwicklung der Sexualität auch ein tieferer allgemein biologischer Sinn zugrunde liegen müsse: In der ersten Phase der diffus über den Körper verteilten Sexualität lebt sich jedes Körperorgan gleichsam anarchisch ohne Rücksicht auf das Wohl und Wehe des ganzen Organismus sexuell aus. Dann werden im Sinne einer ungestörteren Nützlichkeitsfunktion der Organe ihre Sexualerregungen von ihnen abgezogen und in ein bestimmtes Sexualorgan konzentriert; es ist also jedes Organ mit seinem Libidobeitrag in der Genitalorganisation vertreten[1]). Das männliche Glied kann also als Miniatur des ganzen Ichs betrachtet werden und in letzter Linie kann sich diese Identifizierung sogar auch noch auf das Sperma beschränken.

Unter dieser Annahme kann der Koitus den Charakter einer Erfüllung des Wunsches nach Regression in den Mutterleib gewinnen, welche Rückkehr für den ganzen Organismus nur halluzinatorisch, für den Penis symbolisch und nur für das Sperma real erreicht wird. Im Grunde stehen wir hier einer neuen Ausdrucksform des Ödipuskomplexes gegenüber „der Ödipuswunsch ist eben der seelische Ausdruck einer viel allgemeineren biologischen Tendenz, die die Lebewesen zur Rückkehr in die vor der Geburt genossene Ruhelage lockt". Während der gesundsinnige Mensch sein Genitale, also sein Symbol-Ich, unbesorgt der weiblichen Vagina anvertrauen kann, schreckt der Neurotiker vor dieser Mutterleibssituation zurück.

Tierbeobachtungen haben gelehrt, daß sich bei manchen Tieren die sonderbare Tatsache der Autotomie findet, d. h. ein gereiztes, gefährdetes oder sonstwie Unlust bereitendes Organ wird abgeschnürt, ausgestoßen, ja sogar abgebissen. FERENCZI steht nicht an, in dieser Reaktionsart eine Grundeigenschaft alles Lebenden zu suchen und anzunehmen, daß in ihr auch die biologische Vorstufe der „Verdrängung", d. h. der Zurückziehung der psychischen Besetzung von Unlust vorliegt. Man kann nun vielleicht auch als Sinn des Koitus diese Tendenz vermuten, Unlustspannungen zu beseitigen, resp. das Genitale loszulösen, also eine Art Selbstkastration; in der Wirklichkeit beschränkt sie sich auf die Ausstoßung des Spermas. Bemerkt sei, daß sich im Tierreich auch zahlreiche Beispiele wirklicher Selbstkastration während des Geschlechtsaktes finden. — Die Angst vor dieser Kastration kann also zur Scheu vor dem Koitus, d. h. Impotenz führen.

Wir finden also die Urmotive der Psychoanalyse, Ödipus- und Kastrationskomplex, hier als Sinn biologischen Geschehens dargestellt. Es bedeutet dies nun nicht nur einen Ausbau der Psychoanalyse, sondern einen Vorstoß in die

---

[1]) Es sei nur kurz hingewiesen auf die weitgehende Analogie dieser psychologischen Theorie über die Beziehung von Soma- und Genitalsexualität mit der von JUL. BAUER vertretenen Ansicht bezüglich der somatischen Relationen.

Problematik der Biologie selbst. Ferenczi ist sich dessen vollkommen bewußt und sagt: „In letzter Linie wird also ein unerschrocken animistischer Geist die psychologischen wie die Krankheitsvorgänge sozusagen als Psychologie und Psychiatrie des Lebendigen darstellen müssen. — Eine nicht minder bedeutsame, zunächst aber gewiß sehr befremdende methodologische Neuheit, die wir uns in dieser Arbeit gestatteten, war die Verwertung der Symbolik als naturwissenschaftliche Erkenntnisquelle. Indem wir die in gewissen Seeleninhalten analytisch als solche erkannten „Symbole" nicht als wahllos-spielerische Äußerungen der Phantasietätigkeit, sondern als historisch bedeutsame Spuren „verdrängter" biologischer Tatbestände auffaßten, gelangten wir zu wesentlich neuen und vielleicht nicht ganz unrichtigen Annahmen über den Sinn der Genitalität im allgemeinen und vieler ihrer Einzelerscheinungen.

In ähnlicher Richtung bewegen sich die Gedankengänge Ranks in seinem jüngsten Buch: „Das Trauma der Geburt". Es sei hiemit darauf verwiesen.

2. Individualpsychologie.

Die Grundvorstellung, von der die Individualpsychologie ausgeht, ist — um es nochmals kurz zu wiederholen — die, daß jeder Mensch ein Persönlichkeitsgefühl hat, dem irgendeine Wertung seiner Leistungsfähigkeit zugrunde liegt und nach dem er seine Chancen im Daseinskampf beurteilt. Diese Wertung gewinnt er schon als kleines Kind auf Grund der ersten Erfahrungen, die er im Kontakt mit seiner Umgebung, Eltern, Geschwistern, Pflegepersonen macht. Da nun das Kind schon durch seine Kleinheit und Hilflosigkeit sich in fast allen Situationen im Nachteil und übermächtigt fühlen muß, ist ein gewisses Maß von „Minderwertigkeitsgefühl" als geradezu physiologisch zu betrachten. Durch ungeeignete Erziehungsmaßnahmen, körperliche Defekte des Kindes oder als solche irrtümlich empfundene Körpereigenheiten kann dieses Minderwertigkeitsgefühl abnorm vertieft werden und bildet dann eine Dominante für die Weltanschauung und damit der Charakterbildung des heranwachsenden Menschen.

Eine zweite Voraussetzung ist die Tatsache, daß jedem Menschen das Streben nach einer gewissen Geltung in seiner Umgebung mitgeboren ist, gleichsam als dynamischer Ausdruck seiner individuellen Besonderheit. Dies setzt aber wiederum ein positives, aktiv gerichtetes Persönlichkeitsgefühl voraus. Aus diesen zwei antagonistischen Tendenzen, dem Minderwertigkeitsgefühl und dem Geltungsstreben, setzt sich eine Art Primitivform des Charakters zusammen, indem ihre Resultante eine „Leitlinie" ergibt, nach der sich der Charakter entwickelt, eine Achse, um die sich die gesamte Persönlichkeitsentfaltung zentriert.

Beim normalen Menschen mit gesundem Lebensgefühl findet ein Ausgleich dieser beiden Tendenzen statt im Sinne einer aktiven Lebenshaltung. Je unsicherer, mutloser, verängstigter jedoch ein Mensch heranwächst, je mehr ihn sein Minderwertigkeitsgefühl niederdrückt, um so mehr ist er zur Erhaltung seines seelischen Gleichgewichtes genötigt, gewisse Vorsorgen und sichernde Maßnahmen zu treffen, um doch noch eine wenigstens für sein Gefühl aktiv scheinende Schlußbilanz zu erzielen.

Dieser „Lebensplan" — in frühester Kindheit entworfen und mit bewundernswerter und beängstigender Zähigkeit zeitlebens festgehalten — ist ein Produkt sekundären Geistes und in letzter Linie erzwungen von oppositioneller Reaktion gegen die Umweltseinflüsse. Sind diese aber günstiger, leichter mit dem natürlichen Selbstgefühl verträglich, so kommt nun ungehemmt die primäre Einstellung von Mensch zu Mensch zur Geltung: Ein Zugehörigkeits-, ein „Gemeinschaftsgefühl". Es ist der Ausdruck der elementaren Tatsache, daß der Mensch auf seinesgleichen angewiesen, nur in der Gemeinschaft mit anderen Menschen vollwertig existenzfähig, organisationsgemäß und sinnvoll nur aus der Gemeinschaftsbindung zu verstehen ist[1]).

Hiedurch gewinnt die Einzelpersönlichkeit erst ihre Fundierung, das Koordinatensystem ihrer Struktur seine Abszisse. Durch einen neuerlichen Ausgleich der vorhin erwähnten, auf die Ausbildung der Einzigartigkeit des Individuums gerichteten Tendenz und dieser Gemeinschaftsbeziehung formt sich dann der definitive Charakter. Durch die Verflechtung dieser drei Elemente: Gemeinschaftsgefühl, Minderwertigkeitsgefühl und Geltungsstreben entsteht der Charakter eines jeden Menschen; die quantitative Prävalenz des einen oder anderen verleiht dem Einzelfall sein individuelles Gepräge. Jeder einzelne Charakterzug aber — und das ist die für die folgenden Ausführungen wichtigste Feststellung — ist eindeutig bestimmt, erklärt und verstehbar durch seine Projektion auf diese drei Koordinaten.

Die Methoden zur Durchführung dieses Lebensplanes sind im Prinzip dieselben wie für die Verwirklichung einer jeden anderen Absicht. So wie ein chronisches körperliches Leiden das ganze Leben seines Trägers in bestimmte Wege lenkt, ihm dieses erlaubt und jenes verbietet, so wird auch das Denken, Fühlen und Handeln dieser seelisch Kranken so „arrangiert", daß es zu dem gewünschten Ziele führt. Die Einheitlichkeit der Person zwingt die gesamte Geistigkeit und in gewissem Ausmaß auch die Körperlichkeit in den Dienst des Zieles, so daß jede noch so unscheinbare seelische und gar manche körperliche Regung dieser Menschen nur aus dieser Dienstleistung zu verstehen ist.

Dieses Arrangement der Gefühle — eine der meistwidersprochenen Behauptungen Adlers — ist nun folgendermaßen gemeint: Aus der Fülle der Anregungen und Möglichkeiten, die die Umwelt uns ununterbrochen bietet, finden nur jene gefühlsmäßige Resonanz und nur insoweit und insoferne, als sie sich dem Lebensplan des Betreffenden einfügen; alles andere wird abgeblendet. So absonderlich das vielleicht für den Alltag klingen mag, im großen sozusagen gehört es zu den wohlbekannten Erscheinungen: Man bedenke nur, wie sehr bei Völkern mit starkem Staatsgefühl, etwa den Römern, alle dem Patriotismus zuwiderlaufenden Gefühlsregungen, wie Liebe zur Familie, zum Besitz, ja zum Leben selbst, bis zum Verschwinden unterdrückt wurden; wie Unerwünschtheit ein Gefühl auslöschen kann, lehren Beispiele aus der Geschichte des katholischen Klerus zur Genüge. Daß sich umgekehrt auch Gefühle im rechten Moment einstellen können, zeigt unser aller Erinnerung an die Begeisterungsstürme der Augusttage 1914!

Diese „Beherrschung" der Gefühle ist nun nicht nur das wichtigste Mittel zum Aufbau des Charakters im Sinne der Zielstrebigkeit, sie stellt auch die Brücke dar zur Einflußnahme auf die vegetativen Organe. Es ist das ja im Grunde nichts anderes als eine intensivere Ausnützung eines schon in der Norm vorgebildeten Mechanismus, so daß sich von diesem Gesichtspunkt aus der Unterschied zwischen gesund und krank nur in dem Ausmaß darstellt, in dem Organe zum Zweck des Ausdruckes zur Verfügung stehen. Der Dienst dieser psychogenen Produktion anomaler Organfunktionen ist ein doppelter: Sie sind erstens glaubwürdige Begründungen der minderen Leistungsfähigkeit dieser „Kranken", zweitens entheben sie sie jeder Verantwortung vor sich und den anderen durch den Hinweis auf das scheinbare Unabänderliche eines körperlichen Defektes.

---

[1]) Vgl. hiezu R. Allers: Gemeinschaft als Idee und Erlebnis. Internat. Zeitschr. f. Individualpsychol. Bd. II, S. 7. 1923.

Die individualpsychologische Würdigung eines psychogenen Organsymptomes erfordert also die Beantwortung zweier Fragen: Wie fügt sich das Symptom in den Rahmen der ganzen Persönlichkeit des Kranken ein? Und welchen Dienst leistet es ihm für die Verwirklichung seiner Ziele? Oder anders gefaßt: Welche Lebenshaltung drückt es aus? Und was hilft es als Mittel durchzusetzen? —

Was ist also Sinn und Bedeutung der gestörten Sexualfunktion? Betrachten wir zunächst die mangelnde Erektionsfähigkeit. Das Symptom an sich besagt zunächst ganz einfach „ich kann nicht", und zwar zunächst ein Mann sein, den Pflichten des Mannes nachkommen, die Attitüde der Männlichkeit der Frau gegenüber einnehmen. Ein solcher Kranker bringt dazu anscheinend nicht die nötige körperliche Leistungsfähigkeit auf, er ist ein Schwächling.

Im selben Sinne präsentiert sich das erotische Verhalten dieser Menschen. Man vermißt durchwegs die natürliche Selbstverständlichkeit des Gesunden, die Liebesbeziehung wird zum Problem. Das spricht aus dem ganzen Raffinement, den Eigenheiten der individuellen Liebesbedingungen hinauf bis zu Perversitäten, all den moralischen, hygienischen und ästhetischen Bedenken; alles das sagt nur, daß die Trauben, die als sauer verachtet werden, zu hoch hängen. Dieselbe Verschleierungs- und Vertuschungstendenz einfachen Unvermögens steht hinter der oft stürmisch zur Schau gestellten Erotik; sie ist Strohfeuer, ein Ablenkungsmanöver, soll zeigen, was für ein verfluchter Kerl der Mann im Grunde ist, resp. wäre, wenn ihn nicht das „organische" Leiden abhalten würde, diese Versprechungen einzulösen — glücklicherweise allerdings tut es dies.

Betrachtet man endlich die allgemeine Lebenshaltung dieser Kranken, so muß man sagen, sie haben die Sexualität, die sie verdienen: Ihnen allen ist unverkennbar als Grundzug ihres Wesens Ängstlichkeit an die Stirne geschrieben. Von tiefen Zweifeln an ihrem Wert erfüllt, trauen sie sich nicht an das Leben heran, an seine Entscheidungen und Verantwortungen, sehen mißtrauisch in jedem Menschen einen Arglistigen, der sie durchschaut und den sie täuschen, einen Stärkeren, mit dem sie sich messen müssen, oder einen Schwächeren, den sie mißbrauchen dürfen. Wie die überhitzte Erotik im Liebesleben, darf die überspannte und gehetzte Betriebsamkeit dieser Menschen nicht irremachen, daß es Schwache sind, die durch Überleistungen — meist auf Nebenfronten, wie ADLER sagt — sich und andere darüber täuschen wollen, daß sie auf dem Hauptkriegsschauplatz des Lebens in vollem Rückzug sind. Ich kannte, um ein konkretes Beispiel für viele zu geben, einen erfolgreichen Erfinder, der mit seiner ganzen Wissenschaft im Grunde nur Mißbrauch trieb, indem er sich hinter sie verschanzte, um sich den wirklichen Pflichten des Lebens zu entziehen, und mit allen seinen Erfolgen nur Beweis auf Beweis türmte, daß es mit ihm doch nicht so schlecht bestellt sein könne, als er im tiefsten Herzen seit jeher befürchten zu müssen glaubte. Alle diese Menschen, die vorzeitig am Wege liegen blieben und die Gehetzten, nehmen nicht Mensch und nicht Ding um deren selbst willen, sondern benutzen alle und alles unehrfürchtig zu Zwecken, vor allem dem der Selbstbespiegelung. An Stelle der Wahrheit des Seins setzen sie die Logik ihrer Wünsche, statt der Hingabe an Freud und Leid kennen sie nur die Faszination ihres Geltungsstrebens.

Liebe aber verlangt die Fähigkeit zur Hingabe. Lieben können, heißt aufgehen können in einem Zweiten zu einer neuen höheren Einheit. Gewiß verlangt die Liebesbeziehung vom Manne auch eine gewisse Aktivität und Initiative, aber sie verleiht ihr eine ganz spezifische Tönung: Der Mann erobert die Frau, doch er überwältigt sie nicht; er nimmt sie an sich, gleichgültig, ob er sie zu sich erhebt oder herunterzieht: In der Wertfindung der Liebe verliert die Rangordnung empirischer Werte ihren Sinn.

Die körperliche Vereinigung der Liebenden im Liebesakt ist nur Ausdruck dieser Beziehung der Geister. Ihr Sinn liegt in dieser symbolischen Funktion, ohne diese Beseelung erstarrt sie zur sinnlosen Geste.

Dementsprechend ist die physische Impotenz nur adäquater Ausdruck im Körperlichen einer defekten Psychosexualität, die ihrerseits wiederum nur auf dem Ausschnitt des Sexuellen die allgemein abwegige Geisteshaltung dieser Kranken wiederspiegelt.

Inwieweit ist sie nun auch Mittel, diese Haltung zu stützen? Drei Aufgaben erwarten den Mann im Leben: Soziale Einordnung, Beruf und Liebe. Diese dritte Aufgabe wird durch die Impotenz ausgeschaltet. Die sozialen Auswirkungen der Liebe, Ehe und Familie, bedeuten diesen Menschen unerträgliche Lasten, deren sie sich durch die Impotenz erwehren. Diese Ablehnung gilt entweder der Weiblichkeit als Ganzes oder sie trifft nur die Institution der Ehe in der Ehefrau als ihrer Repräsentantin oder sie kehrt sich nur gegen eine bestimmte Frau; demgemäß ist die Impotenz eine permanente oder passagere. Sie behütet ihren Träger vor Verlockungen und tritt als letzte Sicherung ein, wenn er in Gefahr ist abzuweichen vom Pfade auf sein unerbittliches Ziel. Es ist ein untrügliches Zeichen für die Psychogenese einer Impotenz — allerdings weder das einzige noch ein notwendiges — wenn ein Mann reichliche Erektionen hat, aber immer versagt im Momente, wo er sie brauchen würde. Genau das gleiche, wenn auch in weniger brutaler Form, leisten alle die erwähnten Liebesbedingungen und Zeremonien: Sie verhindern durch ihre schwere Erfüllbarkeit die Annäherung an die Frau, d. h. sie legen eine Distanz zwischen den Mann und seine unliebsame Aufgabe. In diesem Problem der Distanz sieht Adler ganz allgemein das tiefste Wesen der Neurose.

Es ist endlich nach dem Gesagten leicht einzusehen, daß man unter den eben entwickelten Voraussetzungen jede Sexualstörung, so simpel oder so absonderlich sie sich präsentieren mag, als larvierte Impotenz auffassen kann. Sie verdecken die Unfähigkeit unter dem Scheine der bevorzugten Eigenart und helfen mit zur Abwehr des Koitus. Denn gerade der Koitus als Symbol der wahrhaften Vereinigung ist diesen Kranken verdächtig und wird als Ursache aller weiteren Bindungen und Verpflichtungen von ihnen gefürchtet.

Wie bereits bei Besprechung der psychogenen Blasenstörungen erwähnt wurde, kommt jedem Organsymptom neben seiner allgemeinen Ausdrucksfunktion noch eine besondere Ausdrucksform, seinem physiologischen Charakter entsprechend, zu. Wenn wir die uns hier besonders interessierenden Störungen des Geschlechtsaktes daraufhin prüfen, so ist dies am deutlichsten an dem geläufigen Symptom der mangelnden Wollust während des Koitus zu demonstrieren. Hier haben wir das ganze Zustandsbild der Impotenz noch in primitiver Verhüllung geringer organischer Auswirkung. Die Ausübung des Koitus ist in seinem physischen Anteil noch möglich, aus dem mangelnden Genuß geht aber die innere Ablehnung der Kranken unmißverständlich hervor; bekanntlich ist die sogenannte Frigidität die typische Gestalt der weiblichen Impotenz. Sie ist aber auch bei Männern nicht so selten; man begegnet ihr als selbständigem Symptom, häufiger als erste Mahnung einer sich entwickelnden oder als letzter Trumpf einer weichenden Impotenz. Ihr Sicherungsdienst liegt in der Entwertung der ganzen Situation: „Wenn das alles ist? . . .“

Die vielbeklagte präzipitierte Ejakulation verhindert den Koitus noch im letzten Augenblick, noch rasch, ehe es zu spät ist. Charakterologisch ist diese Störung sehr beziehungsreich: Auch aus ihr spricht eine Geringschätzung und Entwertung. Diese Kranken sind Menschen, die keinen inneren Kontakt zu Dingen und Menschen finden; die alles rasch abtun, nur um es getan, lästige Pflichten hinter sich gebracht zu haben. Oder Menschen, die von der Angst getrieben sind, zu spät zu kommen, etwas versäumt zu haben. Der Fall IV im Kap. „Miktionsstörungen" gibt hiefür ein gutes Beispiel.

In vielen Belangen gerade entgegengesetzt ist der Sinn des Priapismus. Wie bekannt, kann dieser oft auf das äußerste quälende Zustand der Effekt verschiedener lokaler oder organisch nervöser Affektionen sein; doch sind diese ebenso selten, als im gegebenen Falle meist leicht auszuschließen. In der weitaus größeren Zahl der Fälle ist aber auch der Priapismus psychogen. Das Krankhafte dieses Zustandes wird von den Betroffenen deutlich von einer langdauernden Erektion unterschieden, ja man hört immer, daß es sich um gar keine erotisch erregte Erektion handle. Es ist das auch wirklich nicht der Fall, denn der Priapismus ist eine Demonstration. Er soll im sexuellen „Jargon" (Adler) den Gegenbeweis erbringen gegen die Berechtigung des allgemeinen Insuffizienzgefühles, das diese Kranken niederdrückt.

Dies wäre in großen Umrissen wenigstens dem Sinne nach die individualpsychologische Auffassung der Psychogenese der Potenzstörungen. Es soll nun an einigen Beispielen ihre Anwendbarkeit, resp. ihr Ausbau im Detail gezeigt werden[1]).

Fall 1. Dr. S. Okkasionelle Impotenz. 32jähriger Mann, den ich einer Gonorrhoe wegen behandelt hatte. Als er sich einige Zeit später zur Kontrolle wieder vorstellte, erzählte er folgenden Vorfall: Vor einigen Tagen war er mit einem jungen Mädchen in eine Situation geraten, die seiner Meinung nach eine sexuelle Annäherung erforderte. Zunächst sträubte sich das Mädchen heftigst und als er sie endlich soweit gebracht hatte, war er zum erstenmal in seinem reich bewegten Leben komplett impotent.

Ich versuchte die Geschichte zu überhören und war nur mit der Überprüfung seiner Gonorrhoeheilung beschäftigt. Schon halb zum Weggehen gewandt, kam er wieder auf den Vorfall zu sprechen: Eigentlich habe ihn seine Impotenz vor einer bösen Sache bewahrt: Gestern erst habe er gehört, daß das Mädchen infiziert sei; übrigens sei ihm ihre Gegenwehr gleich verdächtig vorgekommen.

Der Fall liegt ja so einfach, daß der Patient selbst sofort die richtige Deutung gefunden hatte: Die Impotenz war der Ausdruck seiner inneren Unlust und der Dienst, den sie ihm leistete, war diesmal ein höchst realer. Ich möchte aber gleich hier auf ein Faktum hinweisen, das in außerordentlichem Maße das psychosexuelle Verhalten der Männer bestimmt, nämlich das Gefühl, zu etwas „verpflichtet" zu sein. Stendhal hat in seinem Roman: „Le Rouge et le Noir" gezeigt, wie dieser „devoir de la situation", d. h. die Verpflichtung zu einem Gefühl respektive zu dessen Kundgabe, die eine Situation auch wider Willen auferlegt, zur Triebfeder eines ganzen Lebensschicksals werden kann. Wie oft nun glauben ihrer selbst und ihrer Gefühle unsichere Männer sich zu sexueller Aggression „verpflichtet", ja glauben sich diesen ständigen Beweis ihrer Männlichkeit schuldig zu sein. Dadurch wird ihnen die Gegenwart einer Frau, ja in letzter Linie die Existenz der Weiblichkeit überhaupt zum ständig mahnenden Vorwurf. Zahlreiche Impotenzen gehen auf dieses tragikomische Mißverständnis zurück.

Fall 2. O. K. 28jähriger, sehr sensitiver Künstler. Seine ganzen Beschwerden bestehen nur darin, daß er mit einem Präservativ völlig impotent ist.

---

[1]) Ich weiß natürlich sehr gut, daß derartige winzige Extrakte aus oft monatelangem Zusammenleben in ihrer Dürftigkeit weder überzeugen noch etwas beweisen. Das sollen sie auch gar nicht, sondern nur zeigen, wie man diese Dinge ansehen kann.

Seit vielen Jahren verkehrte er intensiv und erfolgreich mit Prostituierten; als er ein einziges Mal ein Präservativ anziehen wollte, war er impotent, bekam aber sofort eine kräftige Erektion, als er wiederum unbehütet sich zum Koitus anschickte. Vor drei Jahren unterhielt er durch $1^1/_2$ Jahre sehr intime Beziehungen zu einer verheirateten Frau. Ihre bedeutende Persönlichkeit hatte einen tiefgreifenden und nachhaltigen Einfluß auf seine ganze geistige Entwicklung. Vorher hatte er die Sexualität als unrein und unwürdig betrachtet, jetzt empfindet er sie als hohe Gnade. Ein einziges Mal versuchte er mit ihr den Koitus, der aber mißlang, angeblich weil ihre Kinder im Nebenzimmer schliefen. Jetzt trägt er sich mit dem Gedanken, ein junges Mädchen zu heiraten. Obzwar sie von einem vorehelichen Geschlechtsverkehr nichts wissen will, wußte er sie doch einmal gefügig zu machen, er zog ein Präservativ an und verlor sofort seine Erektion.

Als ich ihn nun, nur um mit irgend etwas zu beginnen, fragte, wie sich sein fleißiger Prostituiertenbesuch mit seinen Ansichten über das Entwürdigende der Sexualität vertrage, meinte er, daß der Prostituiertenverkehr etwas ganz Unpersönliches sei, in gewissem Sinne gar keine Sexualität. Unter dem Sprechen kam ihm plötzlich ein Gedanke: Das Anziehen eines Präservativs empfand er jedesmal als „Affäre“ und Affären seien ihm seit jeher in der Seele zuwider. Jetzt überstürzten sich die Einfälle: Bei Prostituierten braucht man kein Präservativ, wohl aber bei „anständigen“ Frauen, er sei also gar nicht des Präservativs wegen impotent, sondern nur wenn er mit anständigen Frauen verkehren wollte. Es war nun leicht, ihm begreiflich zu machen, daß er diese „persönliche“ Art der Liebesbindung scheute, während der Verkehr mit Prostituierten unpersönlich und unriskant ist; daß er sich weiters den Prostituierten überlegen fühlt, im Gegensatz zu den „Damen der Gesellschaft“, die er fürchtet.

In diesem ganz durchsichtigen Fall war also die Ursache der Impotenz Angst vor persönlicher Hingabe und Bindung, in letzter Linie der Ehe. Im Symptom war nur der Akzent vom Wesentlichen auf dessen Symbol verschoben worden[1]). Beiläufig sei bemerkt, daß die Psychologie des Prostituiertenverkehrs eine sehr verwickelte ist. Unser Patient stellt den einen Typus dar, der bei der Prostituierten aus den angeführten Motiven potent ist und sonst versagt. Ebenso oft begegnet man dem umgekehrten Verhalten. Es hat seine Ursache gewöhnlich darin, daß diese Männer den „Zwang der Situation“ peinlich empfinden, denn schließlich ist der Besuch einer Prostituierten ohne Geschlechtsverkehr doch sinnlos. Man findet immer, daß diese Menschen auch sonst jeden Zwang scheuen: Er verletzt ihre Eitelkeit und berührt ihre Angst vor akuten Entscheidungen.

Fall 3. Pollutionen und Impotenz. A. Br. 36jähriger Arzt. Die Mutter des Patienten soll eine sehr bedeutende Frau gewesen sein. Sie war das einzige Kind ihrer Eltern und war durch ein ganz eigentümlich innig-verständnisvolles Verhältnis mit ihrem Vater verbunden. Ihre Familie war angeblich auch vornehmer als die des Vaters (Patient läßt es bezeichnenderweise offen, ob das wirklich so war, oder ob es ihm jetzt nur so erscheine). Der Vater bereiste in Geschäften die ganze Welt und war nur wenig zu Hause. Patient hat eine ältere und eine jüngere Schwester. Das Verhältnis der Mutter zu den Schwestern war ganz vorzüglich, zu dem Patienten „natürlich“. Patient ist in England geboren und aufgewachsen. Während seiner Studentenzeit in London hatte er ein Verhältnis mit einem Mädchen seiner Gesellschaftskreise, wobei er sich guter Potenz rühmen konnte. Plötzlich bekam er allnächtlich Pollutionen, hielt sie für ein Zeichen beginnender Schwächung durch den Geschlechtsverkehr und brach das Verhältnis ab. Inzwischen war die Mutter gestorben, die Schwestern verheiratet und er übersiedelte mit seinem Vater in die Kolonien.

---

[1]) Vergleichsweise hiezu die Bedeutung des Präservativs in der Psychoanalyse: „Das Präservativ wird in der unbewußten Phantasie zu dem zweiten geopferten (Ersatz-) Penis, der zwar in die Mutter eindringt, aber die Befruchtung und damit eine Geburt verhindert.“ (Rank l. c.)

Dort erwirbt er rasch eine gute Praxis und erfreut sich solchen Ansehens, daß er in die Volksvertretung seines Landes gewählt wird; politisch ist er streng konservativ und widersetzt sich z. B. allen Separationsbestrebungen von England. In seinen Mußestunden dichtet er; sein bedeutendstes Werk ist ein Sauldrama, dessen Grundgedanke lautet: Das Schicksal (der „Gott der Rache“) ergreift uns, führt uns rätselhafte Wege und wir müssen anscheinend, ohne es zu wissen, für Dinge büßen, die wir gar nicht kennen, geschweige verschuldet haben. Sein Liebesleben verkümmert unter mangelndem Gefühlsantrieb und er weiß nur eine, allerdings höchst bezeichnende Erfahrung zu berichten: Vor Jahren bewarb er sich um ein bekannt schönes Mädchen und kam dabei in scharfe Konkurrenz mit einem jungen Mann: Vollendeter Typus des kraftvollen Sportsmannes. Trotzdem wandte sich die Gunst der Dame unverkennbar ihm zu, und darüber war er so ungläubig erstaunt, daß er ihr ins Gesicht sagte, sie müsse sich wohl irren!

Seit frühester Jugend ist er von namenloser Unrast gejagt. Allmählich reifte in ihm die Erkenntnis, daß das Kolonialleben nicht für ihn passe und er nur in der hohen Geistigkeit Europas ein seiner würdiges Dasein führen könne. Dazu kam, daß er sich mit Heiratsgedanken trug und daß die Pollutionen, an denen er immer wieder gelegentlich litt, jetzt sich beängstigend häuften. Um aus all den Wirren herauszufinden, beschloß er eine Reise durch Europa. Zu seiner tiefen Enttäuschung sah er aber, daß es gar kein „Europa“ gebe, sondern nur einzelne europäische Staaten und Städte, untereinander denkbar verschieden, keiner zum Bleiben verlockend. Und gar etwas wie ein „Europäischer Geist“ war nirgends zu finden. Urplötzlich überfiel ihn die Erkenntnis, daß er einem Phantom nachjage und daß er auch körperlich völlig impotent sei.

Es war natürlich leicht, dem hochintelligenten Manne klarzumachen, daß sein Gefühl sexueller Impotenz zunächst nur der Ausdruck seines aktuellen moralischen Katzenjammers sei, in letzter Linie jedoch auf sein allgemeines Insuffizienzgefühl zurückginge. Die beiden angeführten Beispiele, das geschriebene Drama und die erlebte Posse, waren ja nicht mißzuverstehen. Die Pollutionen erschienen als Produkte seiner hypochondrisch gefärbten Ablehnung des Koitus; sie hatten ihn ja seinerzeit von seinem Verhältnis befreit und schienen ihn neuerdings vor seinen Heiratsplänen zu behüten. Seine betonte und überhebliche Geistigkeit stellt eine typische Flucht- und Kompensationsbestrebung dar, denen er in seiner Europareise eine allerdings ungewöhnlich großzügige Verwirklichung zuteil werden ließ. Über die Quelle dieses Minderwertigkeitsgefühles gaben die wenigen Angaben über seine Kindheit nur insofern einigen Aufschluß, als die Mutter eine dominierende Rolle in der engeren und weiteren Familie gespielt zu haben schien. Über das weitere Verhältnis des Patienten zu ihr war jedoch die längste Zeit nichts zu erfahren, bis endlich ein Traum völlige Aufklärung brachte: Der Patient sieht sich auf dem Bahnhof seiner Heimatstadt mit der Absicht, seine Mutter abzuholen. Durch einen langen engen Tunnel erreicht er den Bahnsteig im selben Moment, als der Zug einfuhr. Dieser Zug bestand nur aus lauter Gepäckwagen, die voll von Särgen waren. Ehe sich der Patient noch von seinem Erstaunen erholte, sieht er im Gedränge der Ankommenden die hohe imposante Gestalt seiner Mutter daherkommen. Sie schreitet jedoch an ihm vorüber, scheinbar ihn geflissentlich übersehend. Er stürzt ihr nach, will ihre Hand zum Gruß erhaschen, sie aber wendet nur hochmütig den Kopf und sagt: „Dont begin again with your old tricks.“

Damit war das Problem dieses Mannes enthüllt: Er hatte offensichtlich vergeblich oder zumindest nach seinem Gefühl vergeblich um die Liebe[1]) seiner Mutter geworben, die seine tiefsten kindlichen Gefühle verächtlich als „tricks“

---

[1]) Um Mißverständnissen vorzubeugen, sei betont, daß hier nur die selbstverständliche Liebe des Kindes zur Mutter gemeint ist.

zurückwies. Dieser erste große Mißerfolg hatte sein Selbstgefühl geknickt, indem er auch als Erwachsener nach dem Vorbild der Mutter das ganze weibliche Geschlecht überwertete. Eine kurze Behandlung von 14 Besprechungen führte übrigens zu einem vollen Erfolg.

Fall 4. Eheimpotenz. O. Spa. 32jähriger Mann, seit drei Wochen verheiratet und völlig impotent. Die Eltern des Patienten lebten in schlechter Ehe; der Vater war Säufer und verließ endlich nach schweren Konflikten seine Familie. Patient ist der älteste von sieben Geschwistern; drei von ihnen sind dem Vater nachgeraten, „dunkelhaarig, zänkisch und unlogisch", die drei anderen sind gut geartet und blond wie der Patient selbst. Seit dem Bruch mit dem Vater sorgt der Patient für die Mutter und die beiden Jüngsten. Er ist der Stolz der Mutter, die ihn nur schweren Herzens ziehen ließ.

Patient hat in jüngeren Jahren viel mit Prostituierten verkehrt; dann hatte er durch zwei Jahre ein Verhältnis mit einem Mädchen, bei der er außerordentlich potent war. Vor drei Jahren verlobte er sich mit seiner jetzigen Frau. Diese war das einzige Kind ihrer Eltern, stand zu ihrer Mutter in denkbar schlechtem Verhältnis und brachte in die Ehe nur einen Wunsch mit, noch einmal im Leben so geliebt zu werden, wie von ihrem Vater. Sie war mit ihrem Bräutigam gleichaltrig, in sexuellen Dingen vollkommen naiv, unwissend und ablehnend, und gerade das hatte dem Patienten an ihr besonders gefallen. Obgleich er in ihrer Gegenwart heftige Erektionen hatte und Küssen für beide äußerst beglückend war, fügte er sich ihrer Ablehnung jedes vorehelichen Verkehres. In der letzten Zeit ihres Brautstandes zeigte sich nun eine Eigenheit an dem Mädchen, die den Patienten tief verdroß: Sie krittelte fortwährend an ihm herum, er sei nicht gut genug gekleidet, benehme sich schlecht, mache den Eindruck eines Stümpers u. dgl. m.

So kam endlich die Hochzeit und nach ihr die völlige Impotenz des Mannes; was ihn aber fast noch mehr bedrückte, war eine merkliche Abnahme seines erotischen Fühlens. Umgekehrt schien die Frau jetzt auf den Geschmack gekommen und war über ihren offensichtlichen Mißerfolg doppelt ungehalten. Es war das vielleicht wohl mit die Ursache, daß sich ihr kritisches Verhalten dem Manne gegenüber verschärfte. Es war einmal schon während der Brautzeit vorgekommen, wiederholte sich aber jetzt in der Ehe öfter, daß sie nach einer solchen Szene einen „Herzkrampf" bekam; sie lag dann stundenlang in einer Art Halbschlaf, in dem sie laut vor sich hinsprach, was sie bedrückte und besonders immer wieder wiederholte, daß ihr Mann Züge erkennen lasse, die an seinen Vater gemahnten, möge er sich auch noch so gut verstellen.

Betrachtet man die familiären Ausgangssituationen der beiden Gatten, so müssen sie mit Hinblick auf die Aussichten einer Ehe als ungünstige bezeichnet werden: Der Mann war durch die trüben Eindrücke der Ehe seiner Eltern belastet und die Frau wiederum durch ihr Verhältnis zum Vater präokkupiert. Sie sah in diesem die Verwirklichung eines Männlichkeitsideals, das kaum für irgend einen zweiten Mann zu überbieten war, geschweige für einen so lieben, harmlosen Jungen wie ihr Gatte einer war. Das ließ sie ihn auch sofort mit aller Eindringlichkeit fühlen und unterstützte diese Haltung noch durch das stärkste Mittel der Schwachen: ihre Anfälle. Sie zog aus ihnen noch den Vorteil, in unverantwortlicher Situation ihrem Herzen Luft machen zu können. Dabei faßte sie als gute Kämpferin ihren Gegner bei der verwundbarsten Stelle: Seiner von ihm selbst wohl schon immer im tiefsten befürchteten Belastung vom Vater her. Es ist wohl lebhaft nachzufühlen, daß dem Manne — der Arme hatte geheiratet, um ein Weib „sein eigen" nennen zu dürfen — die Liebessehnsucht verging. Anderseits war dies für ihn auch die einzige Möglichkeit sich zu rächen. Es gelang auch hier, durch Aufklärung der Mißverständnisse einen baldigen vollen Erfolg zu erzielen.

Fall 5. Pseudomasochismus. E. Fl. 28jähriger Mann. Als kleiner Junge hielt er sich immer lieber zu Mädchen als zu Knaben, weil er den Mädchen gegenüber geschickter erschien; mit den Knaben kam es so leicht zu Schlägereien, dann lachten sie ihn aus, die Mädchen dagegen waren über die Bevorzugung geschmeichelt. Mit fünf Jahren bekam er einen Bruder; vorher hatte er sich sehr auf ihn gefreut, als er da war, mochte er ihn nicht leiden. Der Vater war ein frommer gütiger Mensch, die Mutter viel strenger, von Vater und Sohn etwas gefürchtet. Der Patient war ein sehr mäßiger Schüler; vor Prüfungen war er nur mit Mühe in die Schule zu bringen. In der siebenten Gymnasialklasse bekam er einen Lungenspitzenkatarrh, der eine entscheidende Wendung in sein Leben brachte: Die Mutter war jetzt überströmend zärtlich zu ihm, er lernte zu Hause, bekam alle erdenklichen Freiheiten usw. Er war mit seinem Schicksal höchlichst zufrieden und baute darauf, daß auch weiterhin sich alles ohne sein Eingreifen zum Besten wenden werde.

Seine Sexualität entwickelte sich von früher Zeit in etwas eigentümlicher Weise: Zwischen sieben und acht Jahren phantasierte er abends im Bett allerhand peinliche Situationen. Seine Lieblingsphantasie war die Köpfungsszene der Maria Stuart, die er sich in allen Details ausmalte; er identifizierte sich mit der verurteilten Königin und bekam im Moment der Köpfung eine Pollution. Später ging er zu freien Erfindungen über, zog sich nackt aus, weil er glaubte, daß sich das für einen „Helden" so gehöre, fesselte sich selbst u. dgl. m. Seit seinem 15. Jahr ging er zu literarischen Reminiszenzen über: Der Schutzengel (er selbst) betrügt seinen Schützling mit dessen Frau (aus einer Novelle aus Anatole France); der Sohn (er selbst) betrügt den Vater mit der Stiefmutter (aus einem Roman von Zola), dabei onanierte er. Wenn er sich der Onanie enthielt, hatte er erotische Träume: Daß er eine ganze Anzahl Mädchen gleichzeitig befriedige, daß er im Zimmer seines Klassenvorstandes eine Frau koitiere, zwei Najaden gleichzeitig im offenen Meer vergewaltige u. dgl. m., dabei tat ihm der Akt selbst immer weh.

Um ihn von diesen Absonderlichkeiten, der Onanie und Pollutionen zu befreien, wollten ihm seine Freunde, denen er sich zum Teil anvertraut hatte, zu einem regelrechten Geschlechtsverkehr verhelfen. Viermal führten sie ihn fünf Mann hoch zu Prostituierten. Der Erfolg war ein merkwürdiger: Der Patient bekam den Eindruck, daß sein Penis viel zu groß sei; er hatte sich unter der Vagina ein Gebilde vorgestellt, in dem er sich 15 bis 20 *cm* weit werde frei bewegen können und war von der Wirklichkeit sehr enttäuscht. Die Einführung gelang nur „einige Zentimeter", er bekam entweder eine präzipitierte oder stark verzögerte Ejakulation. Daraufhin gab er die Versuche auf.

Das Verhalten des Patienten in der Kindheit ist das eines Ängstlichen, der billige Erfolge sucht (Spiele mit Mädchen). Den Prüfungen des Knabenalters sucht er sich zu entziehen (Schule). Als dann eine Erkrankung seiner Lebenshaltung eine unerwartete objektive Stütze bietet, bekennt er sich unverhohlen zum Genusse der Passivität. In seinen sexuellen Phantasien hatte er das im geheimen schon viel früher getan und den asketischen Genuß erlittenen Unrechts (Maria Stuart, gefesselter Held) in der Pollution ausgekostet. In den Pubertätsjahren dokumentiert sich eine Art innerer Reifung im Wechsel seiner Phantasien: Er wird jetzt sexuell aktiv, allerdings vorläufig noch unter dem Schutze günstiger Konstellationen (als Schutzengel, als Sohn). Bald aber brechen seine Machtphantasien durch: Er feiert Orgien im Lehrerzimmer, dem Sanktuarium des Schülers; das Weltmeer ist gerade groß genug, um ihm als Brautbett zu dienen. Es ist überaus bezeichnend, wie seine Phantasien immer kühner werden, je mehr er sich tatsächlich von der Wirklichkeit zurückzieht. Als er ihr aber einmal doch gegenübergestellt wurde, findet er einen großartigen Ausweg: Sein Penis ist zu groß [1]) und die Mädchen, die er schon als Kind geringschätzte,

[1]) Es braucht wohl kaum erwähnt zu werden, daß das in Wirklichkeit nicht der Fall war. — Oberndorfer beschrieb einen Fall, daß ein Mann auf seinen effektiv abnorm großen Penis seine Impotenz zurückführte und sieht darin einen Beweis, daß es nicht immer eine Organ„minder"wertigkeit sein müsse, die zur Neurose führe. Es ist das natürlich ein ganz elementares Mißverständnis, denn Adler

haben jetzt eine zu kleine Vagina. Zu einer Behandlung ist es nicht gekommen, da der Patient nach der zweiten Besprechung ausblieb.

Fall 6. Priapismus. A. So. 38jähriger Mann. Er ist Volksschullehrer, mit sich und seinem Berufe tief unzufrieden, er hat jede Hoffnung auf ein Avancement aufgegeben, ja sogar auf eine Verbesserung seiner recht ungünstigen Lehrbedingungen in einem der äußersten Bezirke Wiens; besonders schlecht war er auf die Schulreform zu sprechen: sie untergrabe jede Disziplin und erniedrige den Unterricht auf ein Kindergartenniveau. Aus seinem ganzen Wesen spricht Müdigkeit und Verzicht. Seit vielen Jahren hat er eine Herzneurose, die ihn vom Kriegsdienste befreite, was er übrigens gar nicht gewünscht hatte.

Vor sechs Jahren hatte er geheiratet. Bis dahin lebte er mit seiner alten Mutter, er hätte eigentlich gar keine Veränderung gewünscht und geradezu nur auf ihr Drängen geheiratet. Seine Frau liebt er innig, sie sei ein braves Geschöpf. Durch den Koitus mit ihr ist er befriedigt und verfügt über eine gute Potenz.

Voriges Jahr im Sommer begannen, angeblich im Anschluß an eine kalte Waschung, Pollutionen aufzutreten, die ihn durch vier Wochen arg belästigten, jedoch nach einem warmen Bad so plötzlich schwanden, als sie gekommen waren. Ein Jahr später, d. i. jetzt vor drei Monaten, kamen sie gehäuft wieder. Erst auf Befragen stellte es sich heraus, daß diese Pollutionen nur den Abschluß eines viel bedeutsameren Symptomes darstellten, nämlich einer schmerzhaften Erektion. Drei bis vier Stunden nach dem Einschlafen wird er regelmäßig durch sie geweckt, sie dauern gewöhnlich bis sechs Uhr früh und werden oft, aber nicht immer mit einer Pollution beendet. In linker Seitenlage kann er ihr Auftreten noch halbwegs verhindern, bei Rücken- oder Rechtslage sind sie unvermeidlich und besonders heftig; das geht so weit, daß er sich abends mit Stricken in Linkslage anbindet. Seine Frau liegt rechts von ihm. Erotische Träume sind nicht die Regel. Tagsüber dagegen sei er immer von sinnlichen Gedanken erfüllt, die durch äußere Reize angeregt werden. Beiläufig bemerkt er, daß sein „Geschlechtstrieb" nicht befriedigt sei. Dann kam ein Satz, der bei der im ganzen sehr einfachen Ausdrucksweise des Patienten ein vielleicht bedeutsames Versprechen enthielt: Sein Krankheits„motiv" beschäftige seine Tagesphantasien jetzt ununterbrochen; auf meinen Vorhalt verbesserte er in Krankheits„zustand". In der zweiten Stunde berichtete er über folgenden Traum: „Es ist in einem Stall; in einem Verschlag ist ein mächtiger, wild stampfender Stier angebunden; Patient sitzt oberhalb in der Futterkrippe, von den Hörnern des Stieres bedroht. Deshalb klettert er in die Dachsparren, aber auch dort fühlt er sich nicht sicher und denkt, wenn er jetzt einschläft und herunterfällt, zertrampelt ihn das Tier rettungslos." Er gibt folgende Deutung: „Der Stier symbolisiert die Erektionen, vor denen er sich in der letzten Zeit zu retten versuchte, indem er das Einschlafen zunächst auf zehn Uhr, dann auf zwölf Uhr nachts hinausschob. (Höher kletterte!)

Gibt dieser Traum nur eine bildliche Darstellung seiner manifesten Krankheit, so läßt das folgende Traumstück die Vermutung sich festigen, daß er doch gewisse Besorgnisse über die Aufgaben der Sexualität hege und Zweifel, ob er ihnen gewachsen sei: „Er sieht eine ‚riesige' Vagina vor sich, so groß, daß man mit der Faust hineinfahren könnte, und darin etwas Weißes, das er im Traum für ‚weiblichen Samen' hielt."

Etwas aufklärender war der nächste Traum: „Er geht während der Unterrichtszeit mit besonders laut stapfenden Schritten über den Schulgang. Vor einem Klassenzimmer, in dem gesungen wurde, bleibt er stehen, überlegend, ob er hineingehen solle; er geht jedoch weiter, betritt ein anderes Klassenzimmer und verlangt von dem Lehrer einige Schüler für irgendeine Dienstleistung; auf den Einwand des Lehrers meint er, er habe recht, es stünde ohnedies nicht mehr dafür." Es fällt ihm sofort auf, daß er im Traum sich ganz wie der Schulleiter benommen habe, und als ich ihn darauf aufmerksam machte, wie schnell er am Schluß der Szene seine Autorität wieder aufgegeben habe, meinte er: „Ja, sehen Sie, das ist ja mein ganzes Unglück."

---

betont immer, daß es vom psychologischen Standpunkt keine wahren Plusvarianten gibt: Einmal erzeugt jede Abartung das Gefühl des Andersseins und zweitens sind gerade die besonders „Begabten" im Lebenskampf oft genug gerade durch ihren scheinbaren Vorzug viel ungünstiger gestellt als der Durchschnitt.

Die Behandlung machte rasche Fortschritte, bald blieben die Pollutionen ganz aus, die Erektionen wurden immer seltener und schwächer, so daß er sie zum Koitus mit seiner Frau ausnützen konnte. Einige Wochen später stellte er sich als geheilt wieder vor und erzählte als „Schlußstein" seiner Gesundung folgenden Traum: „Wieder sah er sich in einem Stall, er sieht eine große Zahl von Stieren an sich vorüberziehen; alle aber sind schwach und „schlapp", was er an ihren Hoden zu erkennen glaubte, manche Tiere sind angeschirrt; er wunderte sich im Traum, daß er gar keine Angst mehr verspürte."

Der Fall zeigt in vergrößerter Form dieselbe Psychologie wie der vorhergehende: Ein gedrückter Mann, vielleicht auch leise irgendwie an seiner Geschlechtlichkeit zweifelnd, demonstriert in der Stille der Nacht gegen sein Schicksal; der Protest zielt auch irgendwie gegen seine Frau, wie die eigenartige Bindung des Symptoms an die Lage im Bett zu verraten scheint. Der Patient gehört in die große Gruppe der sogenannten Haustyrannen, Männer, die alles, was ihnen das Leben an Geltungsmöglichkeit versagt, in ihrem Heim sich ersetzen.

Im Anschlusse daran sei noch kurz ein Fall angeführt, der in seiner Symptombildung merkwürdig dem eben Mitgeteilten gleicht; der Patient konsultierte mich nur auf der Durchreise, übrigens nicht einmal wegen seiner Sexualstörung, so daß eine genauere Durcharbeitung nicht möglich war.

Fall 7. A. S. 32jähriger Mann. Seit seinem zirka 15. Lebensjahr leidet der Patient an heftigen Koliken in der linken Nierengegend, die ihn jedesmal aus dem Schlaf wecken, wenn er einige Stunden geschlafen hat. Allerdings nur, wenn er auf der linken Seite oder am Rücken liegt; gelingt es ihm, auf der rechten Seite zu schlafen, so bleibt er nahezu schmerzfrei. Gleichzeitig bekommt er eine starke, schmerzhafte Erektion. Kolik und Erektion schwinden im Moment, wenn er sich im Bett aufsetzt.

Ein berühmter Internist erklärte nach eingehenden Untersuchungen die Niere für gesund, zumal auch alle urologischen Untersuchungen ein negatives Resultat ergeben hatten. Trotzdem legte ein Urologe die Niere frei; es fand sich nichts als ein kleines Arterienstämmchen, das isoliert zum unteren Nierenpol zog, ohne den Ureter zu beengen. Es wurde mit einem Fettläppchen unterpolstert und als das nichts half, in einer zweiten Operation durchtrennt; die Schmerzen bestehen jedoch unvermindert weiter. Für mich war es sofort klar, daß die Nierenschmerzen durch Kapselspannung entstanden, infolge akuter Hyperämie der linken Hälfte des ganzen Urogenitaltraktes. Da verschiedene Versuche pharmakologischer Beeinflussung erfolglos blieben und der Patient den Vorschlag einer Dekapsulation ablehnte, begann ich den übrigens durch die lange Dauer und Konstanz des Symptoms ohnehin nahegelegten Verdacht einer Psychogenese näher zu prüfen.

Der Patient entstammt einer sehr kinderreichen Familie in einer kleinen Stadt des östlichen Balkans. Infolge ungünstiger Wohnungsverhältnisse schlief die Familie in wenige Räume zusammengedrängt, der Patient speziell von seinem 11. bis 18. Lebensjahr mit einer drei Jahre älteren Schwester im selben Bett. Zu irgend welchen erregenden Situationen sei es nie gekommen, denn er sei immer zuerst zu Bett gegangen, habe sich gegen die Wand (auf die rechte Seite!) gekehrt und dann habe sich erst die Schwester hingelegt: sie lag also zu seiner Linken.

Auf den ersten Blick macht es den Eindruck, als ob das Symptom eine Art Sicherungsfunktion hätte gegen sexuelle Annäherung an seine Schlafgenossin. Ein näheres Eingehen war, wie gesagt, nicht möglich. Erwähnt sei nur, daß der Mann noch nie mit einer Frau verkehrt hatte und sich als frigid bezeichnete.

Endlich seien noch zwei Fälle mitgeteilt, mit deutlichen organischen Veränderungen, mit denen natürlich die Sexualstörungen in Zusammenhang gebracht werden mußten. Trotzdem ließ sich leicht aufzeigen, wie auch hier das Schicksal dieser Menschen ihren Charakter formte und wie sich die Sexualstörung in den Gesamtcharakter einordnete.

Fall 8. J. Ko. 20jähriger Mann. Die Diagnose einer Schizophrenie war leicht zu stellen und wurde von einem Fachmann bestätigt. Dem jungen Manne waren wegen seines gleich zu schildernden Leidens beide Samenstränge unterbunden worden und jetzt sollte er kastriert werden; vorher wurde er mir noch zur Begutachtung überwiesen.

Der Patient war der älteste Sohn, nach ihm kamen noch zwei Schwestern. Seit er sich erinnern kann, wurde er von seiner Mutter geneckt, gereizt, verspottet und geprügelt. So oft der Vater das bemerkte, schlug er seine Frau jämmerlich, tröstete das Kind mit Süßigkeiten, nahm es zu sich ins Bett. In seinem 5. oder 6. Lebensjahr fing der Patient an, abends im Bett sich vorzustellen, daß eine schöne hohe Frauengestalt sich über ihn beuge, ihn mit Nadeln steche und auf verschiedene Art quäle, dabei onanierte er mit tiefem Genuß. Tagsüber sehnte er den Abend herbei, betrachtete die Roheiten der Mutter nur als schwächliche Surrogate seiner Träume. Von seinen Kameraden zog er sich zurück, er fürchtete, daß man ihm seine geheimen Freuden ansehen könnte, zumal sie ihn gelegentlich „Ziegenmelker“ (angeblich soviel wie „Onanist“) riefen. Mit zehn Jahren kam er in ein bekannt strenges katholisches Konvikt, wo er sich anfangs ganz wohl fühlte. Dann ereilte ihn wiederum das Schicksal in genug seltsamer Gestalt: In der zweiten Gymnasialklasse machte ihn angeblich sein Deutschprofessor darauf aufmerksam, daß es nur zwei Männer in der neuen deutschen Literatur gebe, die wert seien, gelesen zu werden: Nietzsche und Karl Kraus. Der Knabe verschaffte sich nun alle ihm erreichbaren Hefte der „Fackel“ (eine von Kraus herausgegebene satirisch-politische Zeitschrift), las sie abends im Bett und — onanierte. Auf die Frage, was ihn an dieser Lektüre so gefesselt habe, meinte er, Kraus sei der erste Mensch, den er kenne, der für Verstoßene aller Art Verständnis habe. Als man sein Treiben entdeckte, begann ein Kesseltreiben von Schülern und Lehrern gegen den „Sozi“ und „Judenstämmling“ (er war ein echtes Kind der urwüchsigen österreichischen Landbevölkerung!) und er mußte die Schule verlassen. Seither treibt er sich zu Hause herum, liest was ihm unter die Hände kommt. Der Vater will ihn nun nach Wien bringen, damit er — Buchhändler werde! Der Sohn will davon nichts wissen, das Ziel seines Ehrgeizes ist Chauffeur oder Lokomotivführer zu werden. Über seine Sexualität befragt, bezeichnet er sich mit einem eigentümlichen Gemisch von Verständnislosigkeit und albernem Stolz in der Stimme als „exzessiven Onanisten und angeborenen Masochisten“. Er glaubt, daß er gesund werden könnte, wenn ein Mädchen zunächst aus reiner Liebe zu ihm, ihm seine perversen Wünsche erfüllen würde (von der Armen-Heinrich-Sage will er nie etwas gehört haben) und ihm dann mit „mütterlicher Zärtlichkeit“ seine Laster allmählich abgewöhnt.

Mag man die endogen-konstitutionelle Komponente in der Persönlichkeitsbildung dieses Patienten so hoch wie immer einschätzen, es bleibt für ein Verständnis der reaktiven Komponente noch genug zu tun: Die Erfahrungen im Elternhaus haben vielleicht zu früh und zu intensiv das Kind gelehrt, daß man sich mit Schmerzen Freuden verdient; diese Erfahrung nützt es nun auf sexuellem Gebiet aus, als dem einzigen auf dem es selbst dieser doppelten Forderung gerecht werden kann. In der Schule sehen wir ihn schon sich unter die Verstoßenen rechnen. Sein männlicher Protest gipfelt und erschöpft sich in dem Wunsch, Lokomotivführer zu werden, und seine Anklage gegen das Schicksal in der Sehnsucht nach mütterlicher Liebe.

Von großer theoretischer Bedeutung ist endlich der letzte Fall.

Er betrifft den Patienten mit der hochgradigen Hodenatrophie, über dessen Konstitution schon weiter oben berichtet wurde (vgl. S. 360). Das Verwunderliche an dem Fall ist zunächst, daß der Mann überhaupt potent war, obwohl die Insuffizienz seiner minimalen Hoden schon zu körperlichen Defekten geführt hatte. Seine Potenz war, wie gesagt, hinreichend, um ihm einen durchaus befriedigenden Verkehr mit Prostituierten zu ermöglichen, sowie ein zwei Jahre bestehendes Verhältnis, bei dem er sogar Coitus interruptus übte. Seine Psychosexualität allerdings war nicht frei von Abwegigkeiten. Erwähnt sei nur seine infantile Liebesbedingung, die weibliche Brust zu streicheln, wobei er eine „reine Freude am Besitz“, ohne erotischen Beigeschmack empfand. Belastend ist auch das Faktum, daß er seit Jahren alle seine Sexualerscheinungen genau mit allen Details registrierte.

Seit drei Jahren nun nimmt seine Libido und Potenz allmählich ab und ist jetzt seit zirka einem Jahr völlig erloschen. Zeitlich fällt diese Abnahme mit dem Umstand zusammen, daß er begann, die Donaustrandbäder zu besuchen. Vergleiche mit anderen nackten Männern fielen sehr zu seinen Ungunsten aus. Er hält sich für ein „schwaches Manderl", glaubt, daß seine „Keimdrüsen durch ausschweifenden Verkehr zerfallen" seien, beschuldigt an seinem Verfall einen alten Spitzenkatarrh; in seinem Beruf (Polizeidienst) höre er täglich von dem Unglück, das die Liebe über die Menschen bringt usw. Es ging aus allem überzeugend hervor, daß hypochondrische Befürchtungen aller Art die Sexualität des Mannes drosselten. Als eine ihrer Quellen ist wohl der Umstand anzusprechen, daß der Vater des Patienten, ein Säufer, vor wenigen Jahren im Delirium tremens gestorben war und die Mutter seit jeher angsterfüllt darüber wachte, ob sich nicht Zeichen dieses Lasters und seiner Folgen an den Kindern — Patient hat noch eine jüngere Schwester — zeigen würden; sie könne es sich nie verzeihen, unter solchen Bedingungen Kinder in die Welt gesetzt zu haben.

Ich habe ihm in drei Sitzungen das Irrige seiner Ansichten über Vererbung, Konstitution, Hygiene usw. auseinandergesetzt, und zur nächsten Sitzung kam er mit der Mitteilung, daß er mit einer früheren Freundin an einem Nachmittag zweimal hintereinander koitiert habe; nachher sei er von seiner „Kühnheit" selbst überrascht gewesen.

Das außergewöhnlich Instruktive dieses Falles liegt darin, daß er ein Zusammenwirken aller Faktoren zeigt, die für das Zustandekommen von Sexualdefekten verantwortlich gemacht wurden: Als Kind eines Säufers entstammt der Patient einem degenerativen Milieu, wenn man sich nicht sogar der Annahme einer direkten Keimschädigung durch den Alkohol anschließen will. Die Folge davon ist eine konstitutionelle Minderwertigkeit, besonders markant im endokrinen System (speziell den Keimdrüsen), die im Habitus zum Ausdruck kommt. All das hat seine Potenz noch nicht alteriert, wenn auch zweifellos die somatische Minderwertigkeit zum Anlaß wurde für die Ausbildung einer degenerativen Persönlichkeit, beherrscht vom Gefühl der Insuffizienz und einer labilen Libido. Erst als die äußeren Insulte sich so verdichteten, daß sie dem Manne den letzten Rest von Sicherheit rauben mußten, entstand eine psychogene Impotenz, die auch wieder auf psychische Einflußnahme verschwand[1]).

Nicht immer, ja sogar nur selten lassen sich die drei Komponenten, die das Ganze der Sexualität aufbauen: die chromosomale Fundierung, die hormonale Vermittlung und der psychische Überbau, so klar auseinanderhalten, wie in dem letzterwähnten Fall; ihnen nachzuspüren, bleibt jedoch die Grundforderung jeder wissenschaftlichen Analyse einer Sexualstörung. Nicht zum wenigsten schon deshalb, weil eine rationelle Therapie, das Endziel jeder ärztlichen Inangriffnahme, nur auf der Kenntnis der Struktur des Einzelfalles aufgebaut werden kann.

Überlegen wir noch einmal die verschiedenen Möglichkeiten: 1. Die Bedeutung des physischen Fundamentes der Organisation ist nicht zu bezweifeln. Es ist jedoch nicht in der Funktion eines Organes, etwa der Keimdrüse, zu suchen, sondern kommt zum Ausdruck in dem eigenartigen Mischungsverhältnis von Somaverfassung, innerer Sekretion aller Drüsen, Konstitution des Nervensystems, welche die Ganzheit der individuellen Körperverfassung ausmacht. Sie muß

[1]) Es braucht wohl kaum erwähnt zu werden, daß es sich hier um keine Dauerheilung handelte: Durch diesen Erfolg kühn geworden, nahm der Patient ein altes Heiratsprojekt wieder auf, das natürlich baldigst wieder seine Potenz über den Haufen warf. Für mich selbst hatte die Behandlung nur den Charakter eines Experimentes, da es ja gar nicht wünschenswert war, ein solches Individuum geschlechtsfähig zu machen.

natürlich durch den Ausfall oder Abartung eines Ingredienz, z. B. der Keimdrüsen, in toto geändert sein und wahrscheinlich je nach Art des Ausfallenden in gewissem Maße spezifisch.

2. Über die Art, wie die Körperlichkeit das Seelische beeinflußt, finden wir in der neuesten Psychiatrie zwei Anschauungen miteinander in einem gewissen Wettstreit: Daß der Körperbau doch in bestimmter Richtung die Entwicklung des Charakters notwendig beeinflußt; anderseits, daß das Körperliche nur ein Erlebnis am Individuum darstellt, zu dem das Seelische nun reaktiv Stellung nimmt. Man erkennt unschwer hierin die Repräsentation der zwei Tatsachen, deren Unvereinbarkeit den tragischen Zwiespalt aller Forschung über den Menschen beinhaltet: Daß der Geist hinsichtlich seiner Existenz an den Körper gebunden ist und hinsichtlich seiner Modalitäten sich aber von ihm loslöst und sich über ihn erhebt.

Es ist nun a priori zu vermuten, daß sich auch für die Psychosexualität diese Doppelstellung wird aufzeigen lassen, doch sei gleich hier vorweggenommen, daß meines Erachtens das reaktive Moment das konstitutionelle bei weitem an Bedeutung übertrifft. Im biologischen Teil dieser Abhandlung wurde ja gezeigt, daß sich bei sexuell Abnormen immer Zeichen einer somatischen Dyskrasie finden, von einer speziellen Sexualkonstitution und ihren Defekten aber nicht gesprochen werden kann: Speziell für das Auftreten abnormer Triebintensität und Triebrichtung war auch in extremen Fällen keine eindeutige Beziehung zur Körperlichkeit aufzuzeigen. Nur Freud nimmt in seiner Trieblehre eine Ausnahmsstellung ein. Adler dagegen stellt der abgearteten Körperlichkeit einen Gefühlsausdruck en bloc an die Seite, das ganz vage und diffuse Minderwertigkeitsgefühl, das sich, sobald sich Gelegenheit bietet, auch im Sexuellen äußert. Die Psychiatrie hat sich mit diesen Fragen auf sexuellem Gebiet, von einigen ganz wenigen Arbeiten über Homosexuelle abgesehen, noch nicht befaßt. Höchstens wären einige Untersuchungen zu erwähnen über die an die Generationsvorgänge der Frau sich anschließenden Geistesstörungen. Für die Psychopathologie blieb die Ausbeute gering; eine Ausnahme bildet etwa die hochinteressante Arbeit von A. Hauptmann über die Änderung der Psyche in der Menstruationszeit: Er kommt zu dem Schluß, daß irgend ein endokrines Agens keineswegs für die zu beobachtenden Veränderungen angeschuldigt werden kann; der somatische Vorgang bewirkt nur ein verändertes Ichgefühl, das nun eine Änderung der Stellung zur Welt erfordert.

3. Den Übergang vom Konstitutionellen zum Konditionellen scheint nun ein Moment zu bilden, auf das die beiden Wiener Psychologen, wenn auch jeder in seiner Art, größtes Gewicht legen: Die typische, überindividuelle Kindheitssituation gegenüber den Eltern. Trotzdem sie, wie gesagt, eine notwendige ist, enthält sie doch eine Wahlmöglichkeit: Ob sich das Kind nach der „männlichen" Seite (Vaterrolle, Aggression) oder nach der „weiblichen" (Mutteridentifizierung, Rückzug) hin entscheidet; man wird hier wohl schwer um die Annahme einer somatischen Fundierung des Ichgefühls als Grundlage dieser Entscheidung herumkommen. Auch bei der Frage, warum sich die Neurose im konkreten Fall gerade die Sexualität als Hauptmanifestationsorgan erwählte, muß diese doppelte Determinierung in Betracht gezogen werden: Nach allem, was wir von der Einheitlichkeit des Organismus wissen, sind Defekte an den Genitalen (Kryptorchismus, Hypospadie, Phimose usw.) immer auch mit anderweitigen Abartungszeichen vereint; diese generelle Stigmatisierung des Körpers muß rein erlebnismäßig oder endogen, wenn man will, das Ichgefühl beeinflussen und ich habe auch bei allen derartigen Kindern deutliche Anzeichen von Absonderlichkeiten der Charakterbildung nachweisen können. Dazu kommt dann etwas später die

Erfahrung des körperlichen Defektes mit allen daran zu knüpfenden Vermutungen und Besorgnissen. Die neurotische Impotenz ist also nicht die „Wirkung“ der organischen Defekte, sondern „Ausdruck“ der Reaktion auf ihr Erleben und das Wissen um sie.

4. Als letztes bestimmendes Moment kommen endlich die äußeren Anlässe in Betracht, deren im übrigen nicht sehr bedeutende Rolle beim Zustandekommen der psychogenen Impotenz wir bereits kurz erörtert haben.

IV. Bemerkungen zur Therapie.

Die aktuelle Sexualfunktion des Mannes, Erektion und Ejakulation, stellt einen komplizierten Reflexablauf dar. Die Reflexauslösung erfolgt durch die spezifischen Empfindungen der Genitalnerven oder durch die erotisierten unspezifischen der Sinnesorgane; ein Reflexzentrum sitzt im untersten Rückenmark, übergeordnete im Gehirn; Erfolgsorgane sind die Blutgefäße und Muskeln der Genitalorgane. Impotenz entsteht durch Hemmung dieser Reflexe; und zwar kann die Reizperzeption gehemmt sein durch organische Defekte der peripheren und zentralen Aufnahmeapparate, resp. mangelhafte Erotisierung letzterer infolge Keimdrüseninsuffizienz, oder es kann die Reizleitung in der Peripherie oder im Rückenmark geschädigt sein; von Läsionen der Erfolgsapparate können wir absehen. An allen diesen Elementen können endlich auch psychische Einflüsse angreifen.

Dieses primitive Schema genügt, um die verschiedenen therapeutischen Versuche zu klassifizieren und ihre Erfolgchancen abzuschätzen.

1. Medikamentöse Therapie. Alle Mittel und Methoden dieser Gruppe wirken durch periphere Angriffe auf den Erektionsvorgang selbst, d. h. auf die Hyperämisierung des Penis. Besonders alle Aphrodisiaca wirken gefäßerweiternd, entweder auf die Gefäße selbst oder auf dem Umweg über eine Reizung der Harnröhrenschleimhaut; die erstere Gruppe repräsentiert das Yohimbin, letztere etwa die Kanthariden. Auch der Alkohol, das verläßlichste Aphrodisiacum, hat neben seiner zentralen auch eine vasomotorische Wirkung.

In den landläufigen Präparaten ist das Yohimbin gewöhnlich mit Strychnin kombiniert, zwecks Erhöhung der Reflexerregbarkeit der Rückenmarkszentren. Übrigens kommt dem Yohimbin selbst eine elektive Wirkung auf das Erektionszentrum zu.

Die Urteile über diese Medikation sind begreiflich divergente, wenn man die Wirrnis in der Pathologie bedenkt, oder besser gesagt in der Nomenklatur, wie vegetative Neurose, Myelasthenie, neurasthenische, psychasthenische Impotenz u. dgl. m. Gründlich Enttäuschten, der hocherfahrene Fürbringer zählt zu ihnen, stehen Begeisterte gegenüber. Deren Stimme und Zahl würde nicht allzu schwer wiegen, hätte nicht auch A. Kronfeld über erstaunliche Resultate berichtet: Fälle mit angeborenem Triebmangel auf hereditär-degenerativer Grundlage mit endokrinen Stigmen im Sinne des Infantilismus, Impotenzen auf Grund vorzeitigen Alterns, endokriner Störungen (hypothyreotische und hypophysäre), endlich Fälle ausgesprochen psychogener Natur wurden zum Teil ausschließlich mit einigen Injektionen, zum Teil mit unterstützender Psychotherapie gesund. Mit derartigen Erfolgen — wenn sie auch völlig unverständlich bleiben — wird man also rechnen müssen, und zwar durch die Bürgschaft des Autors ohne Zuhilfenahme der Ausflucht in die Suggestion. Denn ich kann mir nicht vorstellen, daß bei einem Manne, der doch aus gewiß triftigen Gründen — somatischer oder psychischer Natur — jahrzehntelang asexuell war, durch Tonisierung des Nervensystems, Steigerung der Erregbarkeit der einen und Senkung der Reizschwelle anderer reflexogener Zonen, durch „Einschleifen" und „Ausschleifen" fixierter Mechanismen u. dgl. m. eine so tiefgreifende Wesensänderung verursacht werden könnte. Oder, alle die endokrin-konstitutionellen Faktoren besitzen für das Zustandekommen von Sexualanomalien nicht einmal mehr jenen Rest von Bedeutung, den ihnen auch die größten Skeptiker noch zugebilligt haben.

2. Hormontherapie. Auch über sie ist prinzipiell nicht viel mehr zu sagen, höchstens die Meinung FÜRBRINGERS zu bestätigen, daß „die praktischen Erfolge innerhalb weiter Grenzen von der Richtigkeit der theoretischen Voraussetzungen und dem Ausfall von Tierexperimenten unabhängig sind". Aber auch diese theoretischen Voraussetzungen lassen zumindest für zwei gewichtige Einwände gegen therapeutische Erfolgmöglichkeiten Raum: Erstens die polyglanduläre Genese oder zumindest kompensatorische Endgestaltung jeder Störung und zweitens die Phasengebundenheit jeder Hormonwirkung. Die Bedeutung dieser zwei Momente wurde im biologischen Abschnitt ausführlich erörtert. Es ist daher höchst verwunderlich, daß ein paar Injektionen einen fertigen oder zumindest ins Gleichgewicht gekommenen Organismus zu jedem beliebigen Zeitpunkt so tiefgehend beeinflussen sollten. Anscheinend tun sie es aber doch!

Die Transplantationen von Hoden stellen nur in potenziertem Maße denselben Eingriff vor. LICHTENSTERN hat erst vor kurzem seine Resultate und die einiger anderer Experimentatoren zusammengestellt. Die Resultate scheinen außerordentliche zu sein und wenigstens in einzelnen Fällen über den Einwand reiner Suggestivwirkung erhaben. Auch die vielfach von verschiedenen Seiten berichteten Mißerfolge können das Prinzip der Methode nicht diskreditieren, wie ich überhaupt glaube, daß der vorwiegend ablehnende Standpunkt, den man diesen Versuchen gegenüber einnimmt, nicht ganz berechtigt ist. Man kann höchstens zugeben, daß der ganze Problemkreis noch nicht spruchreif ist, und die theoretischen Rückschlüsse aus operativen Erfolgen noch verfrüht erscheinen.

Von den übrigen inkretorischen Drüsen wurde bisher nur noch die Hypophyse zwecks Therapie der Impotenz angegangen. In einigen wenigen Fällen war nach Operation eines Hypophysentumors die Impotenz mehr weniger stark zurückgegangen. BORAK konnte in einigen Fällen durch Röntgenbestrahlung der Hypophyse Besserungen bis Heilungen der Impotenz erzielen; es ist jedoch wichtig, daß diese günstige Beeinflussung auch ohne Änderung einer gleichzeitig vorhandenen, auf eine Hypophysenfunktionsstörung hinweisenden Stoffwechselstörung eintrat. Mir selbst gelang es, bei einem Fall von Akromegalie durch drei Pituitrininjektionen, die der Patient zur Minderung seiner starken Polyurie versuchsweise erhalten hatte, nach jahrelanger Pause wieder libidinöse Träume und Erektionen zu erwecken; nebenbei bemerkt der einzige Erfolg von Hormontherapie, der mir je vergönnt war.

Man wird bei allem Zutrauen in die sachliche Begründung der besprochenen Methoden doch nicht leugnen können, daß unter den günstig beeinflußten Fällen ein sicher nicht unbeträchtlicher Anteil psychogen Kranker sich befand. Wie ist in diesen Fällen die günstige Wirkung zu erklären? Zum Teil gewiß durch Suggestion; zum Teil ist sie aber zweifellos eine meritorische: Es ist nämlich ein prinzipieller Irrtum, zu glauben, daß der Nachweis einer organischen Funktionsveränderung die somatische Genese der ganzen Erkrankung beweist. Es ist doch selbstverständlich, daß auch die Psyche nur auf dem Wege somatischer Zwischenglieder ein Organsymptom hervorbringen kann; also eine Vagotonie oder Hyperfunktion einer endokrinen Drüse muß noch nichts Letztes sein, sondern unter Umständen nur erste somatische Äußerung einer psychischen Noxe. Umgekehrt aber wird unter Umständen die medikamentöse Dämpfung einer Vagotonie oder hormonale Kompensation einer Drüsenhyperfunktion der Psyche die

Wirkungsmöglichkeit und den Angriffspunkt entziehen. Auf unser Gebiet angewandt, würde das heißen: Die Impotenz ist eine psychogene Hemmung eines komplizierten Reflexes; gelingt es nun durch Erhöhung der Reizempfindlichkeit der Aufnahmeorgane oder der Zentren, diese Hemmung zu paralysieren oder zu überkompensieren, so kann das Hemmungssymptom behoben werden. Es ist also symptomatische Therapie, die so getrieben wird; die ,,kausale" müßte an der Psyche angreifen.

3. Psychotherapie. PRINZHORN hat vor einiger Zeit den Stand der Psychotherapie im allgemeinen so treffend charakterisiert, daß es gestattet sei, den Sinn seiner Ausführungen hier wiederzugeben, zumal die Situation in der Sexualwissenschaft wortwörtlich die nämliche ist. PRINZHORN unterscheidet also vom rein praktischen Standpunkt, der ja auch der unsere ist, drei Sphären der leidenden Persönlichkeit: Zunächst die Sphäre der Symptome, die vom Patienten überwiegend körperlich beschrieben werden, vom Arzt entsprechend überwiegend in somatischen Symptombildern erfaßt und zu Krankheitsbildern diagnostisch erweitert werden. Die Therapie beschränkt sich auf ,,trockene, feuchte, elektrische und diätetische Maßnahmen", wobei auch echte psychische Symptome unter einer solchen ,,Heilgehilfen-Therapie" schwinden. In der zweiten Sphäre handelt es sich um aktuelle Lebenskonflikte, die sozusagen in neurotische Symptome eingekleidet sind. Hier ist die Persönlichkeitsstruktur des Patienten schon ganz anders beteiligt, und demgemäß kann nur ein sicheres Eingehen darauf Hilfe bringen. Dennoch besteht die Möglichkeit, daß ein ganz einfacher sachlicher Rat, mit der nötigen Autorität und Überzeugungskraft erteilt, den aktuellen Konflikt glatt zur Lösung bringt. In der dritten Sphäre endlich handelt es sich stets um Defekte, welche die ganze Persönlichkeit betreffen, sei es, daß deren Aufbau eine Fortbildung erhält, oder daß Entwicklungshemmungen die volle Entfaltung unterbinden. Jedenfalls gibt es hier keine isolierten Symptome mehr, sondern alles ist mit allem verflochten und es handelt sich stets darum, sich der ganzen Person mit ihren äußeren Differenzierungen und dem Gerüst ihrer triebhaften Grundtendenzen zu bemächtigen, wenn man sachgemäß vorgehen will.

Nun, es kann wohl kaum bezweifelt werden, daß das Gros aller psychotherapeutischen Versuche von Sexualstörungen — und wenn nicht alles trügt, psychogener Organsymptome überhaupt — in der zweiten Sphäre stecken bleiben. Es scheint das ja auch vielfach zu genügen, zumindest für den nächsten und vielleicht noch übernächsten Augenblick. Gerade diese Erfolge aber müssen zu denken geben: Gewiß wird es oft gelingen, durch Glück und Geschick gerade die Lösung des Konfliktes aus dem Wesen der kranken Persönlichkeit zu erreichen, viel öfter aber wird durch einen derartigen, ich möchte fast sagen ,,psychochirurgischen" Eingriff nur die Persönlichkeit des Kranken von dem Riff, auf das sie aufgefahren ist, befreit, oder der Knoten, in den sie ihre Lebensfäden verfilzt glaubt, durchschlagen — die eigentliche Restauration geschieht dann wieder aus eigenen Kräften. Man wird an das Wesen der Proteinkörpertherapie gemahnt: Es wird irgend ein unspezifischer, in Wesen und Wirkungsart ganz unverständlicher Reiz gesetzt, dessen universelle Reaktion auch dem spezifischen Prozeß zugute kommt.

Allerdings möchte es mich bedünken, daß ein derartiger Mechanismus bis in beträchtliche Tiefen auch bei der rationellsten systematischen Psychotherapie wirksam ist. Ist es doch die Grundbedingung eines jeden psychotherapeutischen Erfolges, daß der Patient alle Aufschlüsse, Erklärungen, Belehrungen, also Begriffliches in Erlebnisse umsetzt, sonst ist die Sitzung ein Kolleg und keine Therapie. Das Wissen und Können des Arztes führt den Kranken nur bis zum äußersten Rand des Abgrundes — den Sprung ins Ungewisse wagte jeder noch allein. Es ist das ja auch nichts Unerwartetes, sondern Altgewohntes aus der rein somatischen Therapie. Schon im Jahre 1826 sagte JOHANNES MÜLLER in seiner Abhandlung „Bedürfnis der Physiologie nach einer philosophischen Naturbetrachtung" über diese Verhältnisse: „Was aber das Experiment in physiologischen Dingen unverläßlich macht, ist dies, daß die Antwort der lebendigen Natur auf die Einwirkung des Reagens nicht die Natur des uns als bekannt vorausgesetzten Reagens als wesentlichen Teil enthält. Denn alle Stoffe, alle Reize, auf den Organismus einwirkend, erregen in ihm nicht was sie selbst sind, sondern ein von ihnen selbst Verschiedenes, die Lebensenergien des Organismus."

Dies vor Augen, muß man sich fragen, ob es der gerade Weg zum Ziel, ob es, wie behauptet, wirkliche Naturwissenschaft ist, wenn die Psychoanalyse sich bemüht, möglichst viele — oder alle? oder die letzten? — Determination jedes einzelnen seelischen Verhaltens aufzudecken, wo doch das gesamte Erleben eines Menschen als „historische Reaktionsbasis" in jedem einzelnen Akt sich auswirkt. Ob nicht schon die verwirrende Fülle von Verkettungen, die heute aufdeckbar sind, noch verschwindend ist, gegen das, was noch zu erwarten wäre? Die sozusagen noch im Endlichen erreichbaren praktischen Erfolge beweisen nichts gegen die Stichhaltigkeit dieser theoretischen Frage. Muß man sich nicht weiters fragen, ob es nicht genügt, einfach nur den Weg zu weisen, der sich ja doch im Ungewissen verliert, statt Stein für Stein auf ihn zu pflastern?

A. ADLER wenigstens meint, sich mit einer solchen Führerrolle begnügen zu können. Und ich möchte glauben, daß aus seiner Weltanschauung und der auf ihr begründeten ärztlichen Psychologie mehr Ehrfurcht vor dem Ewigmenschlichen spricht, als viele wahr wissen wollen. Und diese Lehre ist einfach genug: Er sieht sich von der Sphinx des menschlichen Charakters immer wieder vor die Frage gestellt, in die auch GOETHE einmal seine ganze Verzweiflung an möglicher Menschenkenntnis kleidete: „Wenn ich nur den tiefen Unglauben ihrer Seelen an sich selbst begreifen könnte!"

Psychogenese und Psychotherapie von Organsymptomen beim Kinde.

Von

Dr. Carl Pototzky,

Leiter der Poliklinik für nervöse und schwer erziehbare Kinder
am Kaiserin-Auguste-Viktoria-Hause in Charlottenburg.

I. Allgemeiner Teil.

Wenn die Psychopathologie des Kindesalters und damit auch die Bedeutung der Psychogenese für die Entstehung und Bewertung von Organsymptomen in den beiden letzten Dezennien an Interesse gewonnen hat, so ist dies wohl in erster Linie zwei Persönlichkeiten zu verdanken. Einmal hat Czerny durch den Hinweis auf den Arzt als Erzieher vom ärztlich pädagogischen Pol her den Weg zu den nervösen Störungen des Kindes gewiesen, zu deren Klärung er auch später besonders durch den Ausbau der Lehre von den bedingten Reflexen beigetragen hat. Auf der anderen Seite war es Freud, der das Problem von der kausalen Seite her angepackt und so befruchtend auf das Studium auch der Kinderpsychopathologie eingewirkt hat. Die Ausstrahlungen der Freudschen Lehre mußten zur Erforschung der Kindesseele anregen. die einzelnen Störungen wurden in spezifischer Genese zu deuten gesucht und von der ersten Kindheit bis ins Alter hinein verfolgt. So erkenne ich vollkommen den besonderen Wert der Freudschen Lehre für die Kenntnis der Entstehung der kindlichen nervösen Störungen an, wenn auch mehr mittelbar als unmittelbar, da ich dem Freudschen Pansexualismus, der auch in dessen letzter Arbeit „Kindliche Neurose" bewußt betont wird, nicht unbedingt folgen kann. Gerade diesen Pansexualismus halte ich nicht für eine geeignete Grundlage für die ätiologische Beurteilung und noch weniger für die Behandlung der kindlichen Störungen. Diese, wenn auch recht bedeutende Einschränkung hindert aber nicht daran, wie ich nochmals betonen möchte, daß ich in Freud einen Bahnbrecher für die sich zunächst nur allmählich durchsetzende Erkenntnis der Bedeutung der Psychogenese für das Zustandekommen von Organsymptomen beim Kinde ansehe.

Ein Verständnis des psychischen Anteiles an den kindlichen Störungen wird erfreulicherweise unserer heutigen Ärztegeneration auch durch die neueren Lehrbücher der Kinderheilkunde vermittelt. Ich erwähne hier nur die Bücher von Feer, Göppert-Langstein, Finkelstein, Ibrahim, Pfaundler, Schlossmann, Lust, Zappert. Überall sehen wir jetzt die Begriffe Psychotherapie, Suggestion, Erziehung u. a. einen breiteren Raum — im Gegensatz zu den früheren Lehrbüchern — einnehmen.

An dieser Stelle soll aber einmal zusammenhängend die Frage der Psychogenese und Psychotherapie von Organsymptomen im Kindesalter geprüft werden.

1. Allgemeine Beziehungen der Psychogenese zu Organsymptomen beim Kinde.

Legen wir uns die Frage vor, ob die Psychogenese für die Organsymptome im Kindesalter eine besondere Bedeutung hat, verglichen mit der bei den Erwachsenen, so wird man die Frage insofern bejahen müssen, als ein Faktor für das Kind hier im engsten Zusammenhang mit dem Begriff der Psychogenese steht: die Suggestion.

Die Suggestibilität des Kindes.

Die Suggestion spielt im Leben des Kindes eine besondere Rolle. Jedes Kind ist mehr oder minder suggestibel, je nach Intelligenz, Willenskraft und Affektivität, bei einer Abhängigkeit vom Milieu. Naturgemäß bestehen — beim normalen Kinde — zwischen der Suggestibilität und dem Alter gewisse Beziehungen. Hierzu wird man im allgemeinen sagen können, daß die Suggestibilität mit dem fortschreitenden Alter abnimmt. Je differenzierter die Empfindung, je stärker die Willensäußerung und je klarer die Vorstellungswelt sich gestaltet, um so schwerer wird sich ein suggestiver Einfluß durchsetzen. Für unsere Frage ist es besonders wichtig, in Erfahrung zu bringen, von welchem Alter des Kindes an man von Beziehungen zwischen Kind und Suggestion sprechen kann. Von einer Suggestion kann man beim Kinde schon sehr frühzeitig sprechen, und zwar kann man die Wirkung der primitiven Elementarform der Suggestivphänomene schon in den ersten Lebensmonaten beobachten, während für die eigentliche Suggestion ein gewisses begriffliches Verständnis Vorbedingung ist; so werden wir im allgemeinen die Periode des beginnenden Sprachverständnisses, also etwa das Alter von $1^1/_2$ Jahren, als untere Altersgrenze annehmen können.

Mit dieser Suggestibilität steht die Psychogenese im engsten Zusammenhange. Wie diese Suggestibilität beim konstitutionell nervösen Kinde erhöht sein kann, so werden wir auch bei gewissen nervösen Konstitutionstypen, wie wir unten sehen werden, die Psychogenese verstärkt finden.

Wenn ich hier sagte, daß jedes Kind mehr oder minder suggestibel sei, so unterscheidet sich hierin das Kind vom Erwachsenen, bei dem man, soweit es sich um einen Normalmenschen handelt, weniger von Suggestibilität im allgemeinen sprechen kann. Der willensstarke, intelligente Erwachsene ist wenig suggestibel. Erst bei psychopathologischen oder doch wenigstens charakterologischen Abarten kann sich die gesteigerte Suggestibilität erweisen.

Schon beim normalen Kinde werden wir demnach nicht selten eine Psychogenese von Organsymptomen erwarten dürfen. Hier wird das Stigma für ein psychopathologisches Verhalten erst das Moment des zwangsartigen Fixierens psychogen bedingter Erscheinungen abgeben, wie wir es beim psychopathischen Kinde sehen können. Natürlich ist anzunehmen, daß sich auch die am schwersten sich äußernden psychogen entstandenen Krankheitsbilder beim psychopathologischen Kinde finden werden.

Haben wir beim Kinde den Verdacht auf ein psychogen entstandenes Organsymptom, so werden wir zweckmäßig eine Prüfung der Suggestibilität vorzunehmen haben. Dabei muß man sich bewußt sein, daß bei Kindern mit stark herabgesetzter Intelligenz die Suggestibilität ebenfalls herabgesetzt ist. Im Einklang mit dieser Tatsache steht auch die — wenigstens meinerseits gemachte — Beobachtung, daß bei schwachsinnigen Kindern eine Psychogenese von Organsymptomen relativ selten anzutreffen ist.

Was die Prüfung der Suggestibilität bei Kindern anbelangt, so können wir uns der Suggestivfragen bedienen, wie sie W. STERN, LIPMANN, BECHTEREW, ROSSOLIMO, ROWLAND u. a. beschrieben haben. Daneben wird man eine Prüfung auf Intelligenz und andere geistige Funktionen vorzunehmen haben, um ein geistiges und seelisches Profil des einzelnen Kindes zu erhalten.

Das Milieu.

Ehe wir uns aber an die Untersuchung und Beobachtung des kleinen Patienten machen, müssen wir uns seine Familie, überhaupt das Milieu ansehen. Eltern, die keine Erzieher oder selbst nervös sind, können sich nicht über eigenartige psychogene Äußerungen ihrer Kinder wundern. So klagte mir kürzlich eine Mutter über ihren neunjährigen Sohn, er esse so schlecht, würge über jedem Bissen. Als ich die Mutter fragte, ob der Knabe nur bei Gerichten, die er nicht möge, widerstrebe, antwortete die Mutter: „Das stimmt wohl; im übrigen hat er das von mir, ich esse auch nur die Speisen, die ich gern mag.“ — Da die Mutter dies im Beisein ihres Sohnes mit einer gewissen Genugtuung konstatierte, so war bereits ein Einblick in die Genese der Störung getan.

In einem anderen Fall hatte ich ein zehnjähriges Kind durch eine einmalige Suggestionssitzung von einer psychogen entstandenen Lähmung eines Beines geheilt. Die Mutter war über die rasche Heilung ganz verblüfft, konnte sich aber nicht enthalten, vor dem Kinde mir gegenüber zu äußern, daß die Behandlung zwar einen großen augenblicklichen Erfolg gehabt habe, daß sie aber insofern wohl keinen bleibenden Erfolg haben könnte, da das Bein nach der langen Lähmungszeit doch „verdorrt“ sein müsse.

Daß derartige Mütter den Fall ungünstig beeinflussen, ist selbstverständlich.

Auch bei den Milieukrankheiten, den sogenannten Miliosen, wird die Psychogenese eine besondere Rolle spielen. Die einzigen Kinder oder sonstige in einer den Geschwistern gegenüber privilegierten Stellung befindliche Kinder geben im allgemeinen einen günstigen Nährboden für die Auslösung psychogener Störungen ab. Das einzige Kind (in seiner typischen Form), das die stets ängstlich auf sich gerichteten Augen der Eltern sieht, wird leichter zu Begehrungsvorstellungen und ihren Reaktionen kommen als ein Kind, das unter anderen Geschwistern aufwächst und keine vorzugsweise Beachtung erfährt. Bei dieser Gelegenheit sei allerdings davor gewarnt, alle einzigen Kinder als einer Miliose unterlegen zu betrachten. Ich habe es in der Praxis oft genug beobachtet, daß der Arzt bei der Untersuchung einer Störung mit befriedigter Erleichterung die Angabe „einziges Kind“ zur Kenntnis nimmt und dann voreingenommen der weiteren Untersuchung auf etwaige organische Symptome gegenübersteht. — Wie das einzige Kind, so geben auch das älteste und das jüngste Kind, der einzige Sohn unter Töchtern wie die einzige Tochter unter Söhnen, ferner das aus irgend einer Ursache chronisch organisch kranke oder als zart besonders behütete Kind eine Basis für eine spezifische psychogene Einstellung ab. Besonders gefährdet sind endlich auch die seitens der in Scheidung begriffenen Eltern umkämpften Kinder. Diese werden in einen Strudel konträrer Empfindungen gestürzt, oft absichtlich oder unabsichtlich zur Unwahrheit verführt, überhaupt auch über ihr Alter hinaus gereift, und so liegt es nahe, daß sie bewußt oder unbewußt zu Störungen gelangen. Auch die bewußt herbeigeführten Störungen können durch Autosuggestion in die unbewußte Sphäre hinübergleiten und zu psychogenen Organstörungen werden. Besonders bei einer nervösen Konstitutionsanomalie können dann diese Störungen fixiert werden und ein mehr oder minder schwer erscheinendes Krankheitsbild ergeben. Mit Recht weist FRIEDJUNG, dem wir ganz besonders für sein Eintreten für die Wichtigkeit der Milieuschädigungen zu danken haben (auch NETER u. a.), auf die Bedeutung der Beziehungen zwischen Konstitution, Kondition und Milieu für das Kind hin.

Die Konstitution.

Wie es beim Erwachsenen wichtig ist, die konstitutionelle Individualität hinsichtlich des Temperaments und des Charakters bei allen wirklichen oder vermeintlichen Gesundheitsstörungen zu eruieren, so hat die heutige Kinderheilkunde die Erfüllung der gleichen Aufgabe vom Arzte zu verlangen. Es ist hier nicht der Platz, auf Arbeiten wie die KRETSCHMERsche über Temperament und Charakter einzugehen. Nur soviel sei gesagt, daß wir auch beim Kinde oft schon auffallend frühzeitig bestimmte Typen wahrnehmen können, so die schizoide und zykloide Form, die charakteristische Eigenheiten aufweisen, die den Symptomen echter Geisteskrankheiten, wie der Dementia praecox oder des manisch-depressiven Irreseins, ähneln können.

Natürlich gibt es auch fließende Übergänge zwischen den Charaktertypen und den Psychosen und vor allem den nervösen Konstitutionstypen. Unter den letzteren haben wir als Haupttypen die neuropathische und die psychopathische Konstitutionstype zu unterscheiden. Ob wir noch eine hysterische Konstitutionstype angliedern oder die Hysterie lediglich als Reaktionstype nach dem Vorbild von BONHOEFFER u. a. auffassen, soll hier nicht erörtert werden. Näheres habe ich an anderer Stelle behandelt. Jedenfalls werden wir in erster Linie uns die Frage nach der Art der nervösen Konstitutionstype vorzulegen haben, sobald uns psychogene Organsymptome begegnen. Doch wir müssen uns hier auf die Anführung einiger weniger Punkte beschränken.

Das psychopathische Kind.

In den meisten Fällen psychogener Störungen wird wohl die psychopathische Type zugrunde liegen. Das psychopathische Kind kommt infolge seiner Willens- resp. Hemmungsstörung zu den mannigfachsten Äußerungen. In dieser Mannigfaltigkeit liegt eben die Wurzel zu den verschiedenartigen psychogenen Organstörungen. Bedenken wir, wie sich diese Hemmungen beim psychopathischen Kinde auswirken können — entweder als zu starke oder als zu schwache Hemmungen: in dieser psychischen Bilanzstörung ist ja das Wesen des psychopathischen Kindes begründet. Infolge dieser Bilanzstörung, die sich, wie soeben gesagt, nach zwei Richtungen hin auswirken kann, sehen wir dann das so wechselreiche Bild der psychopathischen Kinder: die scheuen, ängstlichen Kinder, die sich nichts zutrauen und vor allem zurückschrecken, die unsteten, die triebartig alles ergreifen und doch rasch wieder erlahmen, die haltlosen jähzornigen, vagabundierenden, lügenhaften Kinder. Bei allen diesen Kindern werden infolge von Vorstellungen, die sich bei ihnen leicht festsetzen, die eigenartigsten Organstörungen zustande kommen können. Wir werden demnach für die meisten dieser Störungen in der psychopathischen Grundlage eine Erklärung finden können. Nach meinen Erfahrungen tritt das psychopathische Kind gegenüber dem hysterischen Kinde mehr hervor; den Begriff der Kinderhysterie, der früher wohl zu oft angeführt wurde, schränke ich immer mehr ein und spare ihn für wenige Fälle auf. Vielleicht hängt mit dieser meiner Einstellung auch mein Verzicht auf die FREUDschen therapeutischen Methoden zusammen, jedenfalls komme ich ohne sie bei der Behandlung des Kindes aus.

Da hier von dem psychopathischen Kinde die Rede ist, so möchte ich auf eine Frage kurz eingehen, die sich mir mehr und mehr aufdrängt. Diese Frage geht dahin, ob wir es beim psychopathischen Kinde nur mit funktionellen Störungen zu tun haben, oder ob diesen Störungen auch organische Veränderungen zugrunde liegen. Die Annahme des Sitzes im Corpus striatum für bestimmte Bewegungsstörungen, die Befunde an Hirnverletzten bei Verletzungen des Stirnhirns und die damit zusammenhängenden Störungen in der ethischen Sphäre lassen doch die Frage aufkommen, ob nicht auch beim psychopathischen Kinde bei dessen mannigfaltigen und doch typisch wiederkehrenden krankhaften Äußerungen diffuse zerebrale Veränderungen vorliegen. Immerhin scheinen hier erst Anfänge vorzuliegen, endgültige Schlüsse sind allerdings noch nicht zu ziehen. Auch andersartige Beobachtungen sprechen dafür, daß doch nicht alle psychopathischen Äußerungen lediglich rein funktionell zu werten sind. So machte kürzlich STORCH darauf aufmerksam, daß bereits KRAEPELIN betont hat, daß sich die psychopathischen Charaktererscheinungen im Sinne von Entwicklungshemmungen deuten lassen. So habe KRAEPELIN hervorgehoben, daß bei dem pseudologischen Treiben der Schwindler der Hang zum kindlichen Spiel fortbesteht. Ebenso kann man nach STORCH oft bei Psychopathen ein Stehenbleiben auf der Pubertätsstufe im Sinne einer ungenügenden Ablösung von den Eltern finden, oder aber es kommt bei bestimmten Psychopathengruppen die körperlich sexuelle und die seelisch erotische Sphäre nicht zu einer gemeinsamen Verschmelzung, so daß „ein ständiges Schwanken zwischen heftigen sinnlichen Erregungen ohne seelischen Gehalt und einem übersteigerten erotischen Schwärmen ohne körperliche Befriedigung resultiert“.

Auch die innere Sekretion dürfte eine sich stets vergrößernde Rolle bei späteren Beurteilungen nervöser Kinder spielen. Mit Recht weist KOCHMANN darauf hin, daß das Verhalten der endokrinen Drüsen nicht nur zu Wachstum und Stoffwechsel, sondern auch zur psychischen Entwicklung zu studieren sei. Er beruft sich dabei auf die Versuche von GUNDERNATSCH, nach denen beim Neuropathen an ein Überwiegen der Schilddrüsenfunktion zu denken ist.

Auch von biochemischer Seite aus geht man an das Problem der nervösen Konstitutions- und Reaktionstypen heran. Man denke nur an die Serumkalkschwankungen, die bei funktionellen Neurosen nachgewiesen werden konnten (GLASER) und die darauf hinzudeuten scheinen, daß man auch mit zentralvegetativ nervösen Regulationsstörungen zu rechnen hat.

Diese Betrachtungen sind aber für unser Thema nicht ganz ohne Bedeutung, schon im Hinblick auf den Begriff des Psychogenen. So werden wir demnach beim „nervösen“ Kinde — wenn wir den Begriff „nervös“ im weitesten Sinne für die neuropathische und psychopathische Konstitutionstype mit ihren Reaktionstypen, speziell auch der hysterischen, gebrauchen — in vielleicht naher Zeit einen organischen Befund zu erheben imstande sein, wenn vielleicht auch nur für einen Teil der Störungen. So kennen wir doch heute schon den Einfluß des vasomotorischen und endokrinen Moments auf das Zustandekommen anscheinend psychogener Störungen des Kindesalters. Wir brauchen nur an die vagotonischen und sympathikotonischen Störungskomplexe zu denken; ferner an die innersekretorischen Veränderungen, wie sie das Pubertätsalter mit sich bringt. Gewiß wird sich vielleicht ohne eine konstitutionell nervöse Grundlage die endokrine Umwälzung der Pubertätszeit ruhiger vollziehen, anderseits wird aber gerade die Pubertätszeit die Basis für die Züchtung psychogener Organsymptome abzugeben imstande sein. Wir müssen auch an die psychogenen Einflüsse denken, die auf dem Wege über das endokrine System zu organsymptomatischen Veränderungen führen können: die psychische Einwirkung auf die Wachstumsvorgänge, wie sie uns neuere Arbeiten gezeigt haben, ist hierfür charakteristisch und öffnet vielleicht den Weg zu neuer Erkenntnis.

Verdachtsmomente auf psychogene Störungen.

Wenn hier der Pubertätszeit Erwähnung getan wurde als einer Zeitperiode, die einen günstigen Nährboden für das Zustandekommen psychogener Störungen bietet, so ist hier die allgemeine Frage zu stellen, welche anderen Momente den Verdacht auf die Möglichkeit psychogener Störungen bei Organsymptomen wecken können.

Wir haben auch bereits gesehen, daß die nervösen Konstitutions- und Reaktionstypen auf diesen Verdacht hinlenken müssen. Besonders neigt das psychopathische und das hysterische Kind, jedes in seiner Art, zu psychogenen Störungen. So bietet die Hemmungsstörung des psychopathischen und die eigenartige Reaktivität des hysterischen Kindes genügend Untergrund zu zahllosen Variationen.

Doch wir müssen unseren ärztlichen Blick durch Beobachtung zu schärfen suchen, indem wir den Verdacht auf ein psychopathologisches Kind bereits durch die Beachtung äußerer konstitutioneller Stigmata zu wecken versuchen. Wir haben auf die üblichen Degenerationszeichen zu achten, auf die Form des Schädels und seiner Teile, auf die Art der Haltung und die Form der Extremitäten und vieles mehr. Der Körperbau zeigt uns viel, wie uns darin auch KRETSCHMER unterwiesen hat, der doch auch am Schädel und am sonstigen Körperbau besondere Typen unterschied und sie in Parallelen zu psychischen Äußerungen brachte. Bereits beim Kinde sehen wir doch diese körperlichen Stigmata besonders ausgeprägt und werden sie bei einiger Übung zu werten suchen. Im übrigen müssen wir beim Kinde den Gesamthabitus berücksichtigen. So ist der Status asthenicus (STILLER) besonders wichtig, da er enge Zusammenhänge zum neuropathischen Kinde aufweist. — Es würde uns vom Thema zu weit abführen, wollten wir weiterhin auf die eidetische Anlage mit ihren B- und T-Typen (basedowoider und tetanoider Typ), wie sie von JAENSCH und seinen Schülern in zahlreichen Arbeiten dargestellt wurde, näher eingehen. Wir weisen lediglich darauf hin, um zu zeigen, daß von den verschiedensten Seiten aus der Verdacht auf eine nervöse Grundlage und damit auf den psychogenen Charakter bestimmter Organsymptome geweckt werden kann.

Anhangsweise sei erwähnt, daß man bei Frühgeborenen meiner Beobachtung nach besonders häufig im späteren Kindesalter psychogen bedingte Störungen antrifft, daß man jedenfalls bei einer Frühgeborenenanamnese die psychische Labilität in Rechnung ziehen muß. Ist doch beim Frühgeborenen eine besondere Läsionsmöglichkeit der Hirngefäße gegeben, so daß durch Traumen intra partum mehr oder minder dauernde Schädigungen des Nervensystems entstehen können, worauf YLPPÖ und auch DOLLINGER hingewiesen haben.

In der Hauptsache stelle ich immer den Satz auf: In erster Linie kommt die Beobachtung, das Erfassen der gesamten Persönlichkeit! Mit einem Blick muß man das zur Tür des Sprechzimmers eintretende Kind umschließen, jede seiner Bewegungen und Äußerungen muß man in sich aufnehmen. Die Art und Weise, in der das Kind die Mutter vorangehen oder folgen läßt, in der es sie sich setzen läßt oder sich selbst zuerst setzt, die Art, ob es sich dann ruhig verhält oder in motorischer Unruhe im Zimmer von einer Stelle zur anderen geht, bald diesen, bald jenen Gegenstand anfaßt, und vieles mehr. Und noch tiefere und raschere Einblicke wird man in der Wohnung des Patienten gewinnen können. Hier wird sich das Kind noch ungezwungener geben als in der Sprechstunde des Arztes. Im häuslichen Milieu wird sich auch das Verhalten des Kindes zu den Eltern und umgekehrt unverfälschter ausprägen. Die Art, wie das Kind seine Spiele heranholt und wieder liegen läßt und zu anderen übergeht, wie es mit seinen Spielgefährten verkehrt — hier gibt es unzählige Momente, die einen Einblick in die Psyche des Kindes gestatten. Die Art, wie sich das Kind dem Arzt gegenüber gibt, ob es als Mädchen sich etwa in der Poliklinik nur um die männlichen Anwesenden, nicht aber um die weiblichen bekümmert, ob es scheu oder vorlaut die Antworten gibt oder spontan Fragen stellt — all dieses wird der erfahrene Arzt für die Beurteilung des Falles verwenden können. Es sieht dies alles so einfach aus, sollte sich doch eigentlich von selbst verstehen, und doch ist selbst der Kinderarzt leider viel zu sehr darauf gestimmt, etwa die Zeichen einer Rachitis auf den ersten Blick eher zu erfassen als psychologische Feststellungen zu machen. Gerade die möglichst intensive psychologische Durchdringung des einzelnen Falles ist doch die grundlegende Vorbedingung zur Erkennung seiner Psychogenese sowie zur Wahl der einzuschlagenden psychotherapeutischen Methode.

2. Allgemeine Psychotherapie bei Organsymptomen beim Kinde.

Wenn wir bisher von der Psychogenese beim Kinde gesprochen haben und damit die besonderen Verhältnisse, wie sie beim Kind vorliegen, behandelten, so werden wir auch bei der Psychotherapie, wie wir sie dem Kinde gegenüber zur Behandlung psychogener Störungen anzuwenden haben, spezielle Gesichtspunkte berücksichtigen müssen. Wir müssen uns immer bei der Anwendung der Psychotherapie beim Kinde resp. bei der Auswahl der psychotherapeutischen Methode die Frage vorzulegen haben, wie weit wohl im einzelnen Falle das begriffliche Verständnis des Kindes entwickelt sein mag. Wenn wir auch auseinandersetzten, daß die Suggestion als solche frühzeitig bei Kindern in Erscheinung tritt, wenn auch zunächst in primitiven Elementarformen, so wird doch auf die systematische Ausnutzung des suggestiven Moments zu therapeutischen Zwecken noch nicht im frühesten Kindesalter mit Sicherheit zu rechnen sein. Je nach dem Alter und somit je nach dem Grade der geistigen Entwicklung, wird man sich zu fragen haben, ob das Kind bereits das Alter, oder besser gesagt, die Reife besitzt, um einer psychotherapeutischen Beeinflussung zugänglich zu sein. In ganz primitiver Anwendung wird die Suggestion beim gesunden Kinde schon beim frühesten Alter zu therapeutischen Zwecken erfolgen können — man braucht nur an das Gesundpusten bei Kindern, die sich irgendwie „wehgetan“ haben, zu denken. Beim gesunden Kinde wird man demnach zu therapeutischen Zwecken die Suggestion bei den üblichen gelegentlichen Vorkommnissen in der Kinderstube anwenden können. Die Frage der Bedeutung der Suggestion zu Erziehungszwecken beim normalen Kinde gehört im übrigen nicht in unser Thema, soll nur der Vollständigkeit wegen hier erwähnt werden.

Doch soll hier nicht nur von der Suggestion als therapeutischer Methode gesprochen werden. Wenn wir uns die Frage vorlegen, welche Methoden der psychotherapeutischen Beeinflussung überhaupt bei psychogenen Organsymptomen zur Anwendung kommen können, so können wir einzelne Methoden, die sich für die Behandlung des Kindes besonders bewährten, aus der Unzahl der psychotherapeutischen Methoden herausschälen.

Die Erziehung.

Die beste psychotherapeutische Methode muß beim Kinde die Erziehung abgeben. Eine bewußt gradlinige Erziehung, die sich bestimmte Ziele setzt und sie auch einzuhalten versteht, wird die beste Prophylaxe gegen psychogen auftretende Organstörungen bilden oder wird sie zum mindesten, sind sie einmal aufgetreten, meist rascher unterdrücken können. Die bestimmte Erziehung — ob deren Wirkung auf dem Autoritätsglauben, also auch auf einer Art suggestibler Einstellung, wenn man auch nicht die Autoritätssuggestion als reine Suggestionsform bezeichnen kann, beruht, oder ob ihre Wirkung sich auf der Erfahrung des Kindes aufbaut, daß nämlich ein stärkerer Wille über den seinen stets obsiegt — die bestimmte Erziehung ist jedenfalls der beste Grundpfeiler für jede therapeutische Beeinflussung.

Die Persuasion.

Wenn wir die eigentlichen psychotherapeutischen Methoden durchgehen, so wird die Persuasion naturgemäß erst beim älteren Kinde, das bereits über ein gewisses Definitionsvermögen verfügt, erfolgreich anzuwenden sein. Man darf nicht die Wirkung der Persuasion mit jener der eigentlichen Suggestion verwechseln, wie es häufig dann der Fall ist, wenn die Persuasion auch für das Kleinkind als bedeutendster psychotherapeutischer Faktor hingestellt wird.

Wachsuggestionsmethoden.

a) Die suggestive Überrumpelungsmethode.

Unter den eigentlichen Suggestivmethoden, die im Gegensatz zur Hypnose als Wachsuggestionsmethoden anzusprechen sind, erfreut sich bei der Behandlung des Kindes die sogenannte „Überrumpelungsmethode" — leider — der größten Beliebtheit. Gerade für den Anfänger unter den Psychotherapeuten pflegt diese Methode bei der Behandlung der Kinder die „Methode der Wahl" zu sein. Die bisweilen verblüffend raschen Erfolge, die sich in der Tat in einzelnen Fällen zeigen und die dann besonders den Müttern imponieren, regen das Selbstgefühl des Ausübenden derart an, daß die Nachteile der Methode übersehen werden. Einmal wird das an sich sensible Kind durch die oft recht drastischen Maßnahmen eingeschüchtert und damit noch sensibler, dann aber besteht vor allem die Gefahr, daß, wenn die drastische Maßnahme versagt, die „milderen" psychotherapeutischen Prozeduren, die gewöhnlich nachher in bunter Abwechslung zur Anwendung gebracht werden, erst recht versagen. Und die Überrumpelungsmethode versagt sehr oft, besonders wenn der Intellekt des Kindes im einzelnen Falle nicht absolut richtig eingeschätzt wird! Man soll sich daher hüten, sich unbesonnen in der Anwendung der schärfsten Methode zu verausgaben, stets der von mir beobachteten Erfahrungstatsache eingedenk, daß das einigermaßen intelligente Kind in jedem Wechsel der psychotherapeutischen Methodik eine Schwäche der autoritativen Persönlichkeit bewußt oder instinktiv empfindet. Wir sollen die Beobachtungsgabe des Kindes nie unterschätzen! Die Kinder, bei denen ich die Überrumpelungsmethode anwende und diese als geeignete Maßnahme gelten lasse, sind Kinder, die entweder geistig schwerfällig sind, so daß sie feineren psychologischen Methoden nicht folgen können, oder anderseits solche Kinder, die zu frühreif-neugierig sind, daß sie nur ganz kurzdauernden und schnellwirkenden Methoden unterworfen werden müssen, ehe ihre Kritik die Zeit findet, einzusetzen. Für solche Kinder ist die Überrumpelungsmethode, die im Gegensatz zu den meisten anderen Suggestivmethoden im allgemeinen in einer Sitzung zum Ziele führen soll, die erfolgversprechende — sofern sie von geübter Seite angewendet wird! Gerade von dieser Methode, so verlockend sie infolge der oft überraschend schnellen Wirkung erscheinen mag, sollten sich die Anfänger, wie gesagt, fernhalten! Vielmehr lasse sich der Anfänger als Ausgangspunkt seiner Übungen mit der larvierten Suggestionsmethode, die sich indifferenter Medikamente zu Suggestionszwecken bedient, begnügen.

b) Die larvierte Suggestionsmethode.

Die larvierte Suggestionsmethode, die bei Kindern häufig Erfolg hat, wird allerdings auch oft versagen, da sie doch recht primitiv mechanisiert ist; immerhin läßt auch das Versagen dieser Methode weitere Möglichkeiten zur psychotherapeutischen Weiterverfolgung eines Falles in der Regel noch offen, da die Methode nicht allzu eingreifend auf die kindliche Psyche einwirkt — ein Nachteil der Methode, aber anderseits im Falle des Versagens naturgemäß ein Vorteil! Unter die larvierte Suggestionsmethode rechne ich auch das Elektrisieren, soweit es — und dies trifft doch wohl auf die meisten Fälle zu — eine suggestiv wirkende Maßnahme darstellt. Ich persönlich wende in den letzten Jahren sowohl das Galvanisieren wie das Faradisieren zu psychotherapeutischen Zwecken nur noch selten an — und dann nur als Ablenkungsmittel bei gleichzeitiger wortsuggestiver Beeinflussung.

Anhangsweise möchte ich noch eine für einzelne Fälle brauchbare Methode erwähnen, die auch in der Hauptsache als eine psychologisch wirkende anzusprechen ist, wenn auch der Wirkungsmechanismus ein komplizierter ist. Es handelt sich um die gymnastische Übungsbehandlung psychogen entstandener Organsymptome. Hier kommt es darauf an, Konzentrations- und Willensübungen einzuleiten, die so angelegt sein müssen, daß sie einmal eine allgemeine Willens- und Konzentrationsschulung darstellen, dann aber auch für den speziellen Fall besondere Körper- resp. Muskelbezirke zu bevorzugen haben. Auch hierdurch wird die Wirkung in der Hauptsache auf einem suggestiven Moment beruhen. Wir werden bei der Behandlung der Tics uf diese Behandlung zurückkommen. Ich glaube nicht, daß die Bahnung bestimmter Gefäß- und Nervenbezirke ursächlich für den Erfolg einer derartigen Behandlung in dem Maße anzusprechen ist wie vielmehr die suggestive Wirkung, die bei geschickter Zusammenstellung der Übungen durch die Hinlenkung der Aufmerksamkeit auf die korrekte Durchführung der einzelnen Übung bei dadurch verursachter gleichzeitiger Ablenkung von den Beschwerden, zum Ausdruck gebracht wird. In gewissem Sinne stellt diese Übungsgymnastik auch eine Art larvierter Suggestionsbehandlung dar.

c) Die Milieusuggestionsmethode (nach Pototzky).

In der Mehrzahl der Fälle wird es sich empfehlen, sich feinerer psychologischer Suggestionsmethoden zu bedienen. Dabei bedenke man, daß das gesprochene Wort das feinste psychologische Moment darstellt. Damit dieses Wort umso stärker wirkt, werden wir den zu Suggerierenden in einen möglichst aufnahmefähigen Zustand zu bringen haben. Dies werden wir beim Kinde z. B. mittels der von mir vor einigen Jahren angegebenen „Milieusuggestionsmethode“ besonders gut erreichen. Die Milieusuggestionsmethode besteht darin, daß man den zu Suggerierenden in ein ihm angenehmes Milieu versetzt. In diesem Milieu soll er sich wohl fühlen, soll so von Alltagsgedanken abgelenkt werden, daß er für Weisungen zugänglich wird. So werden wir ein Kind, das schöne Tage an der See verlebt hat, an diese suggestiv zurückversetzen, ein anderes Kind in die Berge, von denen es mit Begeisterung seit der Ferienreise erzählt. Die Kunst des Suggerierenden hat dabei dahin zu wirken, daß aus der geschickten Verknüpfung der Milieuschilderung mit den zu erteilenden Weisungen ein Ganzes resultiert, das mit mächtiger Suggestivkraft psychogene Organsymptome anzugehen imstande ist. Als Voraussetzung des Gelingens muß gefordert werden, daß die Milieusuggestion sich dem Intelligenz- und Gefühlsgrade des einzelnen Kindes anzupassen versteht. Selbstverständlich gehört auch zu dieser anscheinend leicht zu handhabenden Methode eine gewisse Übung. Es würde z. B. für ein Kind von zwölf Jahren etwa folgende Ausführung entsprechen: Nachdem das Kind auf ein Sofa hingelegt ist, spricht man im ruhigen Tonfall zu ihm: „Mein Kind, lege dich bequem hin, ich werde dir etwas Schönes erzählen. Denke dir, du träumst von deinem letzten schönen Aufenthalt an der See. Du liegst am Strande, das Wetter ist schön, der Sand so warm. Eine ganz leichte Brise weht über dem Meere, ein paar Fischerboote fahren hinaus, um Netze auszuwerfen. Hinten am Horizont eine Rauchfahne, die zu einem Dampfer gehört. Am Strande ist alles still, es ist Mittagszeit — — —" und so erzählt man weiter. In dieser ruhigen Milieustimmung werden dann dem Kinde die Weisungen gegeben: „Du fühlst dich so ruhig, so köstlich beruhigt, so daß es dir ganz unverständlich vorkommt, wie du sonst so ungezügelt, dich so vom Zorn hinreißen lassen kannst — — —" oder: „In süßer Ruhe hast du endlich das Gefühl bekommen, du kannst nun auch in der Nacht ruhig schlafen — — —" oder: „Du fühlst dich so kräftig, daß du auch das Gefühl hast, das lahme Bein wieder kräftig bewegen zu können — — —" usw.

Von dieser Methode kann man, wenn man sie richtig anwendet, gute Resultate erwarten. In der Regel wird man sie in öfteren Sitzungen wiederholen müssen; dabei wird man, um das Kind nicht durch Wiederholungen zu langweilen, stets neue Motive in den Darstellungen vorbringen müssen. Die Milieusuggestionsmethode ist bei kindlichen psychogenen Störungen vielfach mit befriedigendem Resultat nachgeprüft worden. So bestätigte auch kürzlich Langstein, daß er mit dieser Methode gute Erfolge erzielt habe.

Natürlich kann man in besonderen Fällen die Milieusuggestionsmethode auch als Einleitung oder Übergang zur Hypnose und zwar zu der Form der Suggestionshypnose verwerten. Gerade für diese Überleitung ist die Methode gut geeignet. Durch besondere Nuancierung der Stimme, Wahl eines eintönigen Themas und Hinzufügung einer nachdrücklichen Schlafaufforderung wird die Milieusuggestion unschwer in Hypnose übergehen. Dabei wird das Kind keinerlei Angstgefühl empfinden, wie es die Kinder oft vor der Hypnose verspüren — das erzählende Moment wird sich als richtiger Beruhigungs- und Einschläferungsfaktor bewähren.

Die Hypnose.

Damit kommen wir zu der Frage, in welcher Weise sich die Hypnose bei Kindern von jener bei Erwachsenen unterscheidet, in welcher Form wir bei Kindern die Hypnose anwenden, und endlich ob sich überhaupt die Hypnose als therapeutisches Agens bei der Behandlung von Kindern empfiehlt. Im allgemeinen kann man bei der Beantwortung der ersten Frage sagen, daß die Hypnose bei Erwachsenen und die bei Kindern in der Methodik nur geringe Unterschiede aufweist. Wir werden demnach die Art des Einschläferns bei Kindern in ähnlicher Weise wie bei Erwachsenen vornehmen. Ob Kinder überhaupt generell leichter zu hypnotisieren sind als Erwachsene, möchte ich dahingestellt sein lassen. Wohl ist beim Kinde auch die Hypnotisierbarkeit infolge der erhöhten Suggestibilität eine stärkere, anderseits ist aber doch die Furcht vor dem Eingriff eine besonders starke. Wir dürfen auch in praxi nicht vergessen, daß wir mit der Umgebung des Kindes bei jeder Hypnosekur besonders zu rechnen haben. Während der Erwachsene sich mit einem bestimmten Gefühl des Vertrauens (oder aber des antisuggestiv wirkenden Mißtrauens und Unglaubens) zur Hypnosekur entschließt, ist für die Wirkung beim Kinde nicht nur dessen eigene Einstellung, sondern vor allem die seiner Eltern oder Erzieher von besonderer

Bedeutung. Damit wird viel zu wenig gerechnet. Es gehört allerdings eine gewisse Erfahrung dazu, die Eltern über ihr Verhalten dem Kinde gegenüber vor und nach der Hypnose entsprechend zu instruieren. Hinsichtlich der Wirkung der Hypnose stimme ich mit Mosse darin überein, daß man bei Kindern das, was man erreichen will, in der Hypnose erzielen muß, daß dagegen auf posthypnotische Wirkungen — im Gegensatz zu Erwachsenen — nicht zu rechnen ist.

Was die Hypnosemethoden anbelangt, so wird man auch bei Kindern sich meist der Suggestionshypnose bedienen, die, wie soeben gesagt, durch die Milieusuggestionsmethode am besten eingeleitet werden kann. Die Übungshypnose wendet Mosse zur Bekämpfung gewisser Störungen, z. B. bei der Enuresis, an. Die Form der Dauerhypnose (Wetterstrand) ist wohl für die Behandlung von Kindern abzulehnen.

Es bleibt noch die Erörterung der Frage übrig, ob sich bei Kindern die Hypnose überhaupt empfiehlt, ob sie einen absoluten Vorteil vor anderen psychotherapeutischen Methoden aufweist oder ob sie im Gegenteil mehr Schaden stiftet. Um die Beantwortung der letzten Frage vorauszunehmen, so möchte ich zwar nicht glauben, daß die Hypnose von einem in der Behandlung von Kindern erfahrenen Psychotherapeuten ausgeübt, Schaden stiften kann. Doch muß man sich hüten, die Frage der Schädlichkeit der Hypnose generell zu verneinen, da ich bei Hypnosen selbst von sonst geübter Seite bisweilen arge Verschlechterungen des Befindens des Kindes gesehen habe. Es kommt eben sehr darauf an, daß der Ausübende auch in der Hypnose bei Kindern durchaus geübt ist. Man kann ein guter „Hypnotiseur" für Erwachsene sein und dabei bei der Kinderhypnose, zu der eine besondere Kenntnis der kindlichen Psyche Vorbedingung ist, völlig versagen oder sogar Schaden stiften. So habe ich einen Fall aufzuweisen, in dem ein geübter Psychotherapeut einen zwölfjährigen Knaben, der an Enuresis litt, nach einigen Sitzungen derart schädigte, daß der Knabe ganz verängstigt wurde, das Leiden sich dabei auffallend verschlimmerte, so daß der Psychotherapeut selbst verständigerweise den Eltern riet, die Behandlung aufzugeben.

Die Frage, ob und wann wir die Hypnose zur Behandlung von Organsymptomen bei Kindern heranziehen, ist dahin zu beantworten, daß auch hier wie bei allen psychotherapeutischen Methoden die Wahl von der Erfahrung, dem „Gefühl" des Psychotherapeuten abhängt. Ich trete immer dafür ein, daß die Persönlichkeit, nicht die Methode den Erfolg der Behandlung bedingt, und so bin ich auch der Ansicht, daß ein Arzt die Methode anwenden soll, die er völlig beherrscht, ohne sich natürlich sklavisch festzulegen. Immerhin möchte ich hinsichtlich der Behandlung von Kindern gestehen, daß ich meinerseits die Hypnose kaum benötige, da ich mit wachsuggestiven Methoden völlig auskomme. Auch wenn die Mütter selbst, wie es oft der Fall ist, von mir verlangen, die oder jene Organstörung, die psychogen erscheint, durch eine Hypnosebehandlung zu beseitigen, so gebe ich einem solchen Verlangen in der Regel nicht nach, wenn ich auch das beispiellose Vertrauen vieler Eltern in die Allgewalt der Hypnose voll kenne und es als suggestives Moment nicht gering bewerte. Aber das Mystische, das im Wesen der Hypnose begründet ist, wirkt auch andererseits abschreckend auf viele Mütter, die Gesundheitsschäden für ihre Kinder fürchten. Schließlich haben eben auch viele Kinder selbst eine derartige Scheu vor der „Seltsamkeit" und „Unnatur" der Hypnose, auch wenn diese vorsichtig eingeleitet wird, daß die ausgelöste Erregung der Wirkung entgegensteht. Aus allen diesen Gründen wende ich die Hypnose beim Kinde nur in seltenen Fällen an, wie ich überhaupt der Ansicht bin, daß jeder Psychotherapeut, je geübter er wird, die Hypnose mehr und mehr verlassen und sich mit wachsuggestiven Methoden begnügen kann.

II. Spezieller Teil.

1. Das Säuglingsalter.

Psychogenese und Psychotherapie einiger charakteristischer Symptombilder beim Säugling.

Nach diesem allgemeinen Teil über die Psychogenese und Psychotherapie von Organsymptomen bei Kindern wollen wir versuchen, einzelne Perioden der kindlichen Entwicklung sowie einzelne Krankheitsbilder selbst unter den in Frage stehenden Gesichtspunkten näher zu betrachten. Da interessiert uns zunächst die Frage: Von welchem Zeitpunkt der kindlichen Entwicklung kann man von einer Verquickung von Psychogenese und Organsymptomen sprechen? Diese Frage dürfte von den verschiedenen Untersuchern verschieden beurteilt werden. So würden die Anhänger der FREUDschen Schule vielleicht die Frage bereits für das Kind im Mutterleib in gewissem Sinne bejahend beantworten. Sie würden darauf hinweisen, daß Kindsbewegungen und Wollustgefühl, also körperliche und seelische Äußerungen sich bereits im Mutterleibe vergesellschaftet vorfinden, daß hier das Wollustgefühl und die spätere Strebung nach dem Rhythmischen in Zusammenhang stehen, daß bei der Entbindung selbst sich wieder eine neue Verknüpfung von körperlichem und seelischem Geschehen konstatieren läßt — Gedankengänge, wie sie sich in den Schriften von HUG-HELLMUTH, GRABER u. a. vorfinden. Wenn diese Autoren wohl eher von der somatogenen Auslösung bestimmter Gefühle zu sprechen scheinen, als umgekehrt, so glauben sie doch, wenn auch wohl nur in Form von Hypothesen, an einen festen Zusammenhang der Erscheinungen bereits vor der Geburt: Gedankengänge, die mir fernliegen und die ich nicht mitmachen kann. Es erscheint mir daher angebracht, erst mit der Säuglingszeit anzufangen. Hier können wir die Einwirkung der Psychogenese in der Tat beobachten, sobald sich die direkten und die Bedingungsreflexe ausgebildet haben. Betrachten wir den Saug-Akt. Das Kind öffnet das Mündchen nach den ersten Tagen bereits spontan, wenn es den Kontakt mit der Brustwarze der Mutter fühlt. Später wird der Mund geöffnet, wenn irgend ein beliebiger Gegenstand in Berührung mit ihm gebracht wird. Noch später wird der Gesichtssinn zu Hilfe genommen. So öffnet das Kind den Mund, wenn es sieht, wie die Mutter die Brust entblößt, oder wenn es sieht, wie das Milchfläschchen zur Tür hereingebracht wird.

Soviel vom normal trinkenden Kind! Schwieriger liegen die Verhältnisse beim schlecht trinkenden Kinde. Hier finden wir oft, wenn nicht gar Intelligenzdefekte, so doch Hemmungsstörungen, wie letztere dem psychopathischen Kinde eigen sind. Das Kind will nicht die Brust nehmen. Die größte Geduld muß seitens der Mutter oder der Pflegerin aufgewandt werden, um den Saug-Akt zustande zu bringen. Hier ist darauf zu achten, bestimmte Bedingungsreflexe nicht zu stören, störende dagegen zu beseitigen. Da kommt es in einem Fall darauf an, das Kind auf eine bestimmte Seite zu lagern, ehe es die Brust nimmt. In einem anderen Fall stört das empfindliche Kind ein ungewohntes Kleidungsstück der Mutter oder der Pflegerin, in einem anderen Fall die etwas zu laute oder zu leise Stimme der neuen Pflegerin — das empfindliche Kind wird durch jede Änderung im Milieu aus dem Gleichgewicht gebracht und reagiert auf den neuen Reiz durch eine Störung, die gewissermaßen eine Abwehrreaktion darstellen kann.

Damit kommen wir bereits auf das Gebiet des „nervösen“ Kindes, das ja für das Problem der Psychogenese bei Organsymptomen die Hauptrolle spielt — die konstitutionell nervöse Grundlage bildet doch die Vorbedingung für das Wirken des psychogenen Momentes oder sie setzt doch wenigstens die Schwelle für den Eintritt der Wirkung tiefer herab! Für das gesunde, nervenrobuste Kind hat ja die Psychogenese und Psychotherapie bei Organsymptomen nicht die Bedeutung. Es kann sich natürlich auch bei dem gesunden Kinde um Störungen, die psychogen bedingt sind, handeln, doch gehen sie meist rasch vorüber, können jedenfalls nicht die Fixierung annehmen, wie sie das Charakteristikum für eine bestimmte Gruppe nervöser Kinder darstellt. Daß aber auch beim normalen Säugling das Reflexstudium interessante Streiflichter auf psychogene Momente werfen kann, sehen wir aus der Betrachtung des sogenannten „Umklammerungsreflexes" (MORO). Dieser Reflex ist bei normalen Kindern im ersten Triennium zu beobachten und besteht bekanntlich in einer eigenartig bogenförmigen Bewegung, besonders der oberen Extremitäten des Säuglings bei einer Erschütterung der Unterlage. Dieser Reflex wird als eine gleichsam atavistische Bewegung gedeutet, analog den Beobachtungen bei jungen Affen, die sich bei einer nahenden Gefahr ins Fell der Mutter schutzsuchend krallen. Es ist demnach wohl eine Art Schreckreaktion. Was den Schreck als auslösendes Moment anbelangt, so sind beim gesunden Säugling die Schreckreaktionen mannigfach, doch ist immer daran zu denken, daß die Neigung zum Erschrecken beim Säugling das erste Zeichen des „nervösen" Kindes darstellt, wie OPPENHEIM und CZERNY mit Recht betonen. Will man die Frage aufwerfen, ob das Erschrecken des Säuglings ein pathognomonisches Zeichen für eine bestimmte nervöse Konstitutionstype darstellt, so kann man darauf nur erwidern, daß an sich der Schreck als Zeichen der Übererregbarkeit, demnach als ein Zeichen des neuropathischen Kindes sich dartun würde. Erst die Art der Ausschläge, die Fixierung der Reaktion könnte den Keim der psychopathischen Reaktion schon im frühesten Kindesalter dartun. Jedenfalls kann man das schreckhafte Verhalten der Säuglinge zur „neuropathischen Diathese" zählen, wie sie auch FINKELSTEIN in seinem Lehrbuch darstellt, wenn ich auch nach der dortigen Beschreibung der dazugehörigen Symptome das Krankheitsbild als „neuropsychopathische Diathese" bezeichnen würde, da sich wohl ebenso sehr die psychopathischen Charakteristika wie die neuropathischen abzeichnen.

Verweilen wir noch kurz bei den schreckhaften Kindern, die auf psychogene Einwirkung hin nach unerwarteten Gesichts-, Gehörs- und Empfindungswahrnehmungen, wie es OPPENHEIM und CZERNY schildern, zusammenschrecken. Hier hat die Psychotherapie in Form der Erziehung einzugreifen. Es ist das Kind vor starken Reizen zu schützen, ohne daß dabei natürlich andererseits ein zu intensives Fernhalten von Reizen zu befürchten wäre. So kann man, wie es CZERNY erläutert, mit einfachen Mitteln helfen, indem man z. B. ein Kind, das beim Herantreten von Personen an sein Bettchen zusammenzuckt, so lagert, daß es den Herankommenden bereits aus größerer Entfernung sehen kann.

Der „schlechte Esser" kann auch bereits im Säuglingsalter eine gewisse Rolle spielen. Wir haben gesehen, wie anscheinend unbedeutende Nebenumstände, wie ein zufällig andersartiges neues Lagern an der mütterlichen Brust einem sensiblen Kinde die Trinklust rauben und Organsymptome hervorrufen kann. Die Mannigfaltigkeit der hier auslösenden psychogenen Momente ist außerordentlich groß, man ist erstaunt über die immer wieder neuen Spielarten. Oft läßt sich die Trinkunlust durch Abstellung der erkannten Ursachen rasch beseitigen, oft ist diese Unlust bereits aber derartig fixiert, daß stärkere, eingreifende Mittel notwendig werden. So wird man beim trinkunlustigen Säugling sogar gezwungen sein, ihn eine Weile hungern zu lassen, bis er von selbst wieder nach seiner Nahrung verlangt. Durch diese Trinkunlust werden die merkwürdigsten Organsymptome hervorgerufen. Verantwortlich dafür werden in dem einen Falle — seitens der Eltern — die Zähne gemacht, die so schwer durchbrechen und dem Kinde

Schmerzen bereiten, daß die Nahrungsaufnahme behindert erscheint, in einem anderen Falle soll — wieder nach Ansicht der Eltern — das zu kurze Zungenbändchen daran schuld sein, wieder in einem anderen Falle die zu enge Speiseröhre oder der zu schwache oder sonstwie kranke Magen, — kurz der psychogene Charakter der Störung wird oft verkannt und bildet doch tatsächlich in den meisten Fällen den kausalen Faktor.

Der Trinkunlust auf der einen Seite steht bei anderen nervösen Säuglingen das überhastete Trinken gegenüber. Der Säugling trinkt hastig ohne Pause eine größere Portion. Entweder wird er dann erschöpft, hält mit dem weiteren Trinken ein und erhält so doch nicht das genügende Quantum, oder aber er erbricht sofort oder später das Genossene. Über das Erbrechen des Kindes als Organsymptom auf psychogener Grundlage muß später noch gesprochen werden. Hier sollen nur einige Worte über das Erbrechen speziell des Säuglings gesagt werden. Auch das Erbrechen des Säuglings ist von psychogenen Einflüssen abhängig. Eine ungewohnte Pflegeperson, eine ungewohnte Färbung der Nahrung oder ein neuer Geschmack kann das Erbrechen auslösen, das — bei irgend einer Gelegenheit ausgelöst — einen habituellen Charakter annehmen kann. Schließlich kann sich das habituelle Erbrechen an eine Dyspepsie anschließen, indem es als nervöses Symptom die längst abgelaufene organische Erkrankung lange überdauert. Das Erbrechen kann so stark werden, daß es den Charakter des sogenannten einfachen Pylorospasmus annehmen kann, der seinerseits gegen den hypertrophischen Pylorospasmus (hypertrophische Pylorusstenose) abzugrenzen ist. Bei der Therapie der schweren Störungen wird man auf die bekannten diätetischen, medikamentösen, medizinisch-technischen Verordnungen und eventuell chirurgischen Eingriffe zurückgreifen müssen; eine psychotherapeutische Beeinflussung kommt hier trotz der konstitutionell nervösen Komponente wohl nur als Hilfsmittel zweiter Ordnung in Frage, tritt allerdings dann mehr hervor, wenn nach Beseitigung des spastischen Zustandes das Erbrechen, wie es oft der Fall ist, aus rein psychogenen Gründen noch anhält. Hier hat die Erziehung, eventuell unter Zuhilfenahme suggestiver Momente einzusetzen.

Ähnlich liegen die Verhältnisse beim Kardiospasmus. Wenn auch hier beim Säugling die Psychogenese des Leidens nicht klar hervortreten kann, so sehen wir doch bereits bei etwas älteren Kindern, daß psychogene Momente bei der Bildung der Organsymptome eine Rolle spielen müssen. Wir können dies aus den Erfolgen schließen, die bereits eine einmalige Einführung der Schlundsonde herbeiführen kann. Sieht das Kind, daß die Nahrung passiert, so ist damit das Leiden meist behoben. Es sind eben suggestive Einflüsse für die Natur des Leidens und seiner Heilung bestimmend. — Über den Ösophagospasmus noch später einige Worte!

Auch bei der Störung der Rumination sind die psychogenen Verhältnisse im Einzelfall zu studieren. Auch diese Störung finden wir — als Störung — meist bei neuropsychopathischen Kindern. Es mag ein gelegentlicher dyspeptischer Vorgang die Rumination einmal ausgelöst und die Fixierung eingeleitet haben. Da nun, wie Göppert und Langstein mit Recht betonen, offenbar Lustgefühle durch das Ruminieren im Kinde erweckt werden, so gewinnt diese Störung eine besondere Neigung zur Fixierung, und man wird alle Mühe zur Disziplinierung des Kindes und seiner Ablenkung anwenden müssen, um die Störung dauernd zu beseitigen.

Ehe wir beim älteren Kinde die einzelnen Organsysteme, resp. Organregionen und ihre Beziehungen zur Psychogenese und Psychotherapie einer Durchsicht unterziehen, möchte ich doch zunächst noch einige andere Organsymptome, die der neuropsychopathischen Diathese des Säuglingsalters charakteristisch angehören, hier im Zusammenhang heranziehen. Das Symptom, das die Eltern bereits in den ersten Tagen und Wochen des Kindes beunruhigen kann, ist das andauernde Schreien des Kindes. Alle Beruhigungsmaßnahmen scheinen fehlzuschlagen — das Kind schreit Tag und Nacht. Eine organische Erkrankung ist dabei nicht festzustellen. Voraussichtlich wird in den meisten Fällen irgend eine kleine, rasch vorübergehende Indisposition den Grund zu diesem andauernden Schreien gelegt haben. Die Ursache mag dann längst beseitigt sein, das Schreien hält infolge der psychopathischen Fixierung an, meist verschlimmert noch die unzweckmäßige Behandlung des Kindes seitens unverständiger Eltern und Pflegeperson die Erregung, und es bedarf dann bereits sehr sorgfältiger ärztlicher Erforschung der psychogenen Faktoren sowie vorsichtiger Wahl der psychotherapeutischen Methode, etwa der bewußten Vernachlässigung, um das Kind wieder zu beruhigen. Mit dem andauernden Schreien kö nen dann Zustände von Schlaflosigkeit zusammenhängen, die bereits im Säuglingsalter einen erstaunlichen Grad annehmen kann. Auch diese kann bereits im Säuglingsalter durch seelische Vorstellungen des Kindes, durch Aversionen, z. B. gegen eine bestimmte Lage des Bettes, Licht oder Dunkelheit bedingt sein.

Überhaupt sehen wir bereits beim Säugling, sobald er übererregbar ist und ein psychopathisches Moment hinzukommt, die eigenartigsten psychogen zu wertenden Organsymptome. So können auch beim Säugling diarrhöische Zustände als psychogen zu betrachten sein. Bei Unlustgefühlen können zum mindesten gehäufte Stühle auftreten, die aber auch diarrhöischen Charakter aufweisen können, der so stark sein kann, daß man an einen durch Infektion bedingten Durchfall in einzelnen Fällen zu denken geneigt sein wird.

Was die Krämpfe bei Säuglingen betrifft, so stehen im Vordergrunde die im Gefolge der Spasmophilie auftretenden Krampfzustände. Hier können psychische Momente den spasmophilen Krampfanfall auslösen. Im übrigen soll des näheren über die einzelnen Arten von Krampfzuständen später ausführlicher gesprochen werden. Zunächst sollte eben nur in großen Zügen gezeigt werden, daß bereits im Säuglingsalter psychogene Momente zur Bildung oder wenigstens zur Färbung von Organsymptomen bestimmend mitwirken können.

Aus diesem Grunde seien an dieser Stelle schließlich einige Worte der Rachitis gewidmet, deren Manifestation sich doch nach den neueren Anschauungen bereits oft in den ersten Lebenswochen abzeichnet. Die für die Rachitis charakteristischen psychischen Störungen, die in Unlust zum Spielen, in geringem Nachahmungstrieb und geringer Aufmerksamkeit, wie überhaupt in einer verzögerten Entwicklung der geistigen Fähigkeiten bestehen — dieses Symptombild kann auch durch Milieueinflüsse (z. B. bei Verwahrlosung), die psychogen wirken, hervorgerufen werden oder doch wenigstens eine besondere Färbung erhalten, so daß psychogene Momente auch beim nicht-rachitischen Kinde ein Symptombild der zerebralen Rachitis, wie sie Czerny bezeichnet, vortäuschen können. Auf diese Verhältnisse hat soeben auch Stettner eindringlich hingewiesen.

2. Das Kleinkindes- und das Kindesalter.

Wenn ich an einzelnen Beispielen für das Säuglingsalter darzutun suchte, daß auch bereits in den ersten Tagen und Wochen eines Kindes psychogene Störungen zu Organsymptomen führen können, so sollen sich die folgenden Ausführungen auf das frühe und spätere Kindheitsalter beziehen. Auch für diese Perioden kann nicht eine erschöpfende Darstellung gegeben werden, da der psychogene Einschlag eine unendliche Zahl von Krankheitsbildern zeitigen kann — nur einzelne charakteristische psychogen ausgelöste Organsymptome sollen hier behandelt werden. Vor allem muß immer wieder betont werden, daß die Psychogenese von Organsymptomen in der Regel auf einer psychopathologischen Basis beruht, daß wir es meist mit psychopathischen und hysterischen Kindern zu tun haben werden. Auf diesem Boden erwachsen dann regellos — wenn wir von einer systematischen psychologischen Anordnung und Einteilung absehen dürfen — die Willens- und Affektstörungen, in deren Gefolge wieder die Angst- und Zwangszustände, die an sich wieder zu den eigenartigsten Organsymptomen führen können. Der Vollständigkeit halber sei in diesem Zusammenhang an all die schlechten Angewohnheiten zwangsartigen Charakters erinnert, z. B. an das Nägelkauen, Daumenlutschen u. v. a.

a) Psychogenese und Psychotherapie von Symptombildern allgemeinen Charakters.

Kopfschmerzen. Ehe wir an die Durchsicht einzelner Organsysteme herantreten, seien zuerst Symptome allgemeinerer Natur untersucht. Eine der häufigsten Klagen des Kindes sind die über Kopfschmerzen. Können wir hier organische Erkrankungen der nervösen Zentralorgane, auch des endokrinen Systems, ferner Nieren-, Herz- und Darmerkrankungen, Diabetes, fieberhafte Erkrankungen jeder Art, gewisse Augenanomalien, Migräne, körperliche Erschöpfungszustände usw. ausschließen, so bleibt uns übrig, die psychogene Natur dieses Symptoms zu erforschen. Wir sehen bereits beim Kleinkinde, wie es nach seinem Köpfchen faßt, nur weil es so viel über die Kopfschmerzen der Mutter gehört hat, die sich nicht beherrschen kann und ihre Klagen vor den Ohren der Kinder von sich gibt. Dies ist ein Fall, wie er kein einzelner ist, sondern immer wieder vorkommt. Es kommt dann seitens des suggestiblen Kindes die autosuggestible Einstellung dazu, das Kind fühlt in der Tat die Kopfschmerzen, die dann die Neigung zur Fixierung haben. Ähnlich steht es mit den Kopfschmerzen des Schulkindes, das vor einer Klassenarbeit die Schmerzen regelmäßig zu bekommen pflegt, nicht etwa aus körperlichen (vasomotorischen) Ursachen, sondern aus einer psychogenen Verquickung der Arbeit mit den in ihrer Regelmäßigkeit gesetzmäßig zu erwartenden Kopfschmerzen.

Der Schwindel. Ähnliche Verhältnisse liegen bei Symptombildern wie bei der Vertigo vor. Hier mag irgend ein Anlaß zum ersten Schwindelzustand beim Aufstehen nach Bettlägerigkeit infolge irgend einer Kinderkrankheit vorgelegen haben. Bei einem nervösen Kinde setzt sich in charakteristischer Weise auch diese Erscheinung fest und ist recht schwer wegzubringen. Gerade derartige Symptombilder sind mit möglicher Schnelligkeit zu entfernen, da sie sonst die Kindheit überdauern und sich bis ins Alter fortsetzen können. Als Beispiel sei über folgenden Fall berichtet:

Patientin, 40 Jahre, Familie stark „nervös" belastet, leidet an schweren Schwindelzuständen; alles schwankt um sie herum, wenn sie auf die Straße tritt, in den letzten Jahren hat sich eine Art Straßenangst herausgebildet. Besonders breite Straßen werden gemieden, sie hat das Gefühl, sie müsse hinstürzen, wenn sie sich nicht an jemanden anklammern kann. Als Zeichen des Beginns des Leidens schildert sie eine ihr noch heute deutlich vor Augen stehende Episode, nach der sie als 11jähriges Mädchen gelegentlich von Schwindel auf der Spitze eines kleinen Hügels befallen worden sei, von dem sie sich dann nicht mehr heruntergewagt habe, so daß sie hätte heruntergetragen werden müsse.

Diese Schwindelzustände können wir gelegentlich bereits bei kleinen Kindern, die gehen lernen sollen, feststellen. Fallen sie einmal hin, so gibt es nervöse Kinder, die anscheinend von Schwindel befallen, sich an die sie Umgebenden klammern und nicht weitergehen wollen. Man hat dabei den Eindruck, daß es sich dabei tatsächlich um — wenn auch psychogene — Schwindelzustände handelt und nicht einfach um die bloße Angst vor dem Fallen.

Ähnlich liegen die Verhältnisse bei der Genese einer psychogenen Ataxie, die derart sein kann, daß man Schwierigkeiten hat, sie z. B. von einer zerebellaren Ataxie zu unterscheiden.

Schlafstörungen. Auch bei einer anderen Störung, der Schlaflosigkeit, wirken beim Kinde wie beim Erwachsenen psychogene Momente in den meisten Fällen mit. Gerade beim Kinde kann man die Wurzeln einer derartigen Schlaflosigkeit gut verfolgen. So sehen wir bei Säuglingen bereits in der frühesten Zeit eine Schlaflosigkeit bei unzweckmäßiger Erziehung sich entwickeln. Wenn die Pflegerin das vielleicht etwas unruhige Kind auch zu jeder Nachtstunde herausnimmt, ihm zu trinken gibt und es im Zimmer herumträgt, so kann hiedurch sehr wohl die Regelmäßigkeit des Schlafprozesses leiden und der Grund zur Schlaflosigkeit gelegt werden. Man ahnt nicht, wie fein bereits das Gefühl des Säuglings und Kleinkindes für jede Unregelmäßigkeit in den Lebensgewohnheiten sich abzeichnet. Ist der Schlaf einmal unterbrochen, so kann die Schlaflosigkeit besonders beim nervösen Kinde rasch eine habituelle werden. Wie wir es auch beim Erwachsenen sehen, so kann das nervöse Kind stets um die gleiche Stunde des Nachts aufwachen, zu der es einmal gestört wurde, und es bedarf oft komplizierter psychotherapeutischer Maßnahmen, um die meist recht hartnäckige Störung auszugleichen. Weitere Schlafstörungen wie die habituelle Schlaflosigkeit erwachsen ebenfalls auf psychogenem Boden. Das Schreien des Kindes aus dem Schlaf, der Pavor nocturnus in allen möglichen Formen, das Nachtwandeln, das oft geradezu groteske Formen annimmt, die Jactatio capitis u. ä. m. Alle diese Störungen können, wenn auch nicht immer leicht nachweisbar, da die psychischen Zusammenhänge nicht immer klar zu fassen sind, doch auf psychogene Einflüsse zurückgeführt werden. Die Jactatio capitis kann besonders hohe Grade annehmen, bis zu Abscheuerungen des Hinterkopfes oder gar zu Verletzungen führen, wenn der Kopf gegen die Wand des Bettchens geschleudert wird. Genetisch könnte in einzelnen Fällen z. B. der Juckreiz, der durch das Schwitzen am Hinterkopf bei rachitischen Kindern entsteht, herangezogen werden. Das Schütteln hält an, auch wenn der Juckreiz erloschen ist. In anderen Fällen mag Unwillen über ein unerwünschtes Aufwecken den Anlaß gegeben haben u. a. m. Das Problem der Schlaftiefe, die wohl von psychischen Faktoren abhängig ist, aber nicht direkt als psychogen bezeichnet werden kann, gehört wohl nicht so ganz hieher; es wird aber auf die Schlaftiefe im Zusammenhang mit der Betrachtung der Enuresis nocturna kurz zurückzukommen sein.

Allenthalben sehen wir besonders beim psychopathischen Kinde das Zwangsmäßige, das Hemmungslose, das Triebartige, das auf direktem oder indirektem Wege zu Organsymptomen führt. Wir begegnen diesem Faktor bei Organsymptomen aller Körperregionen und Erkrankungen.

Die Tics. Betrachten wir zunächst die Tics. Diese bestehen vornehmlich in motorischen — meist ruckartigen — Äußerungen, die sich durch einen unwiderstehlichen Zwang beim nervösen Kinde einstellen. Meist erfassen die Tics das Gesichtsgebiet, doch sind sie auch in anderen Gebieten anzutreffen. Die Genese ist eine psychogene. Denken wir an den Tic im Bereich des Schultergürtels. Die Kinder drehen die Schulter, ziehen sie hoch, senken sie wieder, meist im gleichen Bewegungsablauf. Die Muskulatur des Halses kann dabei an dem Muskelsyndrom des Schultergürtels teilnehmen. Forscht man der Ursache nach, so ist ein unbequemer Hosenträger, ein zu enger Kragen erstmalig dafür verantwortlich zu machen. Die Bewegung wird beim nervösen Kinde fixiert, setzt sich auch nach Beseitigung der Ursache fort. Ähnlich ist es beim „Augenzwinkern". Hier mag eine Reizung durch ein Sandkörnchen oder durch einen Stoß die auslösende Ursache gewesen sein, die sich dann in eine Dauerstörung umsetzte. Die Tics am Munde ziehen den Mund oft in allen Richtungen hin und her und können ein dauerndes „Wetterleuchten" über das ganze Gesicht hin verursachen. Bei den Tics, die ferner die Motorik der Extremitäten betreffen, liegen gleiche Verhältnisse zugrunde. Ein gelegentliches Stolpern oder eine geringfügige Fußverletzung kann Tics an den Beinen hervorrufen, eine Verletzung der Finger kann zu Tics an der Hand führen u. ä. m. An den Händen nehmen wir oft ein zwangsartiges Knacken wahr, oder ein choreaähnliches Drehen und Spreizen in den Hand- und Fingergelenken. Oft finden wir eigenartig kombinierte Bilder. Folgender Fall, der nicht isoliert dasteht, illustriert eine derartige Kombination: Knabe von 14 Jahren, psychopathisch gleichgültig, knickt bei jedem vierten Schritt in den Knien ein und stößt dabei einen lauten gellenden Ruf aus. Überhaupt ist oft der Phonationsapparat beteiligt. Die verschiedenartigsten Tics hängen mit ihm als isolierte oder kombinierte Tics häufig zusammen. Schnalzen mit der Zunge, Knirschen mit den Zähnen, Schreien, Quietschen in allen Variationen — sich wiederholend und zwangsartig geben oft ganz eigenartige Störungen. Eltern und Lehrer betrachten diese Kinder, die mit Tics belastet sind, als die schlimmste Crux. In der Tat stecken diese Kinder psychisch oft eine ganze Klasse an. Plötzlich zucken alle Kinder, die robusten streifen die Störung rasch ab, die nervösen behalten sie lange. Bemerkenswert ist es, daß die mit derartigen Tics behafteten Kinder gerade ihrer Störung wegen oft von den Mitschülern bewundert und beneidet werden. Diese Mitschüler setzen dann ihren Ehrgeiz ein, um die Störung genau nachzuahmen und — behalten sie dann oft ihr Leben hindurch.

Im besonderen kann auch der Tremor zwangsartig auftreten und psychogen bedingt sein. Es können dann Bilder entstehen, wie sie etwa bei der Encephalitis epidemica und bei Meningitiden zu beobachten sind.

Die Behandlung der Tics stellt für die Psychotherapie eine besonders schwere Aufgabe dar. Zunächst ist es schwer, die Eltern davon zu überzeugen, daß in den Tics nicht eine isolierte Störung zu sehen (und daher nicht isoliert zu behandeln) ist, sondern daß es zumeist darauf ankommt, die nervöse Konstitution und das Milieu als den Ausgangspunkt jener Störung zu studieren. Bei der Behandlung der Tics selbst, die eben nur symptomatisch zu werten sind, wird man mit einer sehr vorsichtigen Auswahl aus dem Rüstzeug der Psychotherapie vorzugehen haben. Die Behandlung ist eben nicht leicht, ist vor allem lange fortzusetzen. Rezidive sind häufig, da jede psychische Erregung zu einer abermaligen Auslösung führen, resp. die bestehende Störung verstärken kann. Zu benutzen ist bei der Aufstellung des Behandlungsplanes die Beobachtung, daß Ablenkung sowie willkürliche Bewegungen eine wenn auch zunächst nur vorübergehende Milderung des Ticscharakters herbeizuführen vermögen. Daher ziehe ich zur Behandlung der Tics eine gewisse Übungsgymnastik hinzu, bei deren Erfolgen ich mir bewußt bin, daß diese in der Hauptsache auf psychotherapeutischer Grundlage beruhen. Meine Methode unterscheidet sich dabei in der Form von den z. B. von Oppenheim und Karger geübten Methoden. Zunächst versuche ich die unwillkürlichen Ticbewegungen durch willkürliche zu überdecken. Ich lasse ganz bestimmte willkürliche Bewegungen vor allem im Bereich der Störungsregion vornehmen und — was ich für besonders wichtig halte — nach Kommando! Keine Übung darf mechanisch ausgeführt werden, die Übung ist nach Möglichkeit so einzurichten, daß gespannte Aufmerksamkeit seitens des Patienten für jede

Phase der Übung notwendig ist, wie es z. B. MARCINOWSKI für seine Willensgymnastik betont. Falsch wäre es aber, die Gymnastik lediglich auf das betreffende Gebiet zu beschränken, da dann die Aufmerksamkeit des Patienten vielleicht noch mehr auf seine Störung gelenkt werden könnte. Ziehen wir dagegen auch andere Körperregionen in die gymnastischen Übungen in gleichartiger Weise ein, so sehen wir oft bereits während der Übungen, daß infolge der Ablenkung der Tic nachläßt. Man kann sich unschwer je nach der Art der Störung ein System von Übungen für den Einzelfall zusammenstellen. Bei jeder einzelnen dieser Übungen muß man sich aber genau klar machen, zu welchem Zweck man sie in das jeweilige System einreiht. Ein Schematisieren würde sich hier besonders rächen.

b) Psychogen bedingte Symptombilder und ihre psychische Behandlung im Bereich einzelner Organsysteme resp. Organregionen.

Das Nervensystem.

Erkrankungen des Gehirns und Rückenmarks. Wenn wir uns die Erkrankungen des Gehirns und Rückenmarks vergegenwärtigen, so sehen wir beim nervösen Kinde hier oft eine starke Aufpfropfung psychogener Momente. So denke ich z. B. an einen Knaben mit LITTLEscher Krankheit, der im Alter von 5 Jahren besonders schwere Gehstörungen aufwies. Die neurologische Untersuchung ergab jedoch, daß die Ausfallserscheinungen nicht derart waren, daß die Gehstörung in ihrer schweren Form gerechtfertigt war. Es gelang dann in wenigen Wochen durch Suggestion und Übungen, deren Wirkung in der Hauptsache auch als eine suggestive anzusprechen war, den Knaben derart zu fördern, daß er allein zu gehen vermochte. Nach einigen Monaten war das Kind imstande, aufrecht ohne Unterstützung mit gleichmäßigen Schritten zu gehen.

Noch deutlicher ist oft bei der Poliomyelitis acuta der psychogene Einschlag in der Rekonvaleszenz zu beobachten. Wir sehen hier so häufig, daß die Parese nicht mehr durch die organische Ursache bedingt sein kann, sondern daß eine psychogene Komponente aufgepfropft ist. Diese letztere setzt die Störung, zumal wenn die Konstitution einen günstigen Nährboden abgibt, fort. Folgenden interessanten Fall konnte ich beobachten:

Mädchen, 10 Jahre alt, wird mit stark nachschleppendem Bein zur Behandlung von der Mutter gebracht. Anamnestisch wird eine fieberhafte Erkrankung, die zwei Monate zuvor bestanden haben soll, angegeben. Damals sei das Hinken aufgetreten und seitdem nicht wieder verschwunden. Die Untersuchung ergab ein isoliertes Fehlen des Achillessehnenreflexes am kranken Bein. Nach dem Befund und der Anamnese konnte man auf Residuen einer Poliomyelitis schließen. Es ergab sich hier die Frage, ob der fehlende Achillessehnenreflex, also das Zeichen der organischen Erkrankung, und die Gehstörung in direktem Zusammenhang zueinander standen, oder ob die psychogene Einstellung zum Perseverieren der vormals organisch bedingten Gehstörung geführt hat. Der Erfolg einer einmaligen Anwendung der „Milieusuggestionsmethode“ entschied für den psychogenen Charakter der Gehstörung.

Diese wenigen Beispiele zeigen die Notwendigkeit der Beachtung psychogener Faktoren bei der Beurteilung von Gehirn- und Rückenmarkserkrankungen. Daß auch psychogene Faktoren Organsymptome auslösen können, die meningeal anmuten, ist bei dem Charakter der Meningitiden erklärlich. Man denke nur an die unbestimmten Symptome bei Beginn einer Erkrankung wie z. B. der Meningitis tuberculosa. Bei dieser Erkrankung ist bekanntlich der Beginn oft schwer zu erkennen. Die Kinder sind unruhig, weinerlich, empfindlich gegen Licht und Berührung — Symptome, die beim nervösen Kind bei jeder beliebigen interkurrenten Erkrankung zu beobachten sind. Dabei ist das Fieber bei der Meningitis tuberculosa oft gar nicht hoch, die Kinder machen daher zunächst keinen besonders kranken Eindruck.

Wir haben von der Littleschen Krankheit, von der Meningitis und der Poliomyelitis gesprochen, lediglich als Beispiele, da sich auch für andere zentrale Nervenerkrankungen ähnliche Betrachtungen anstellen ließen.

Angeborene Schwachsinnszustände. Einige Worte über die Intelligenzgestörten, die wir bekanntlich in Debile, Imbezille und Idioten — je nach dem Grade der geistigen Störung — einteilen. Daß bei ihren Störungen, jedenfalls bei den leichteren Graden des Intelligenzdefektes die psychogene Quote oft eine nicht unbeträchtliche Rolle spielt, können wir rückschließend aus den Wirkungen der psychotherapeutischen Beeinflussung sehen. So scheinen mir die Mongoloiden einer psychotherapeutischen Beeinflussung relativ zugänglich zu sein. Jedenfalls soll man auch bei Intelligenzgestörten die psychogene Quote nie vernachlässigen.

Ferner sehen wir auch häufig, daß psychogene Momente bei psychopathologischen Kindern eine Intelligenzstörung vortäuschen können. Wie oft kommt es vor, daß z. B. psychogen gehemmte Kinder den Eltern Sorgen wegen eines vermeintlichen Intelligenzdefektes machen. Auch für den Arzt ist es oft schwer, bei derartigen Kindern, besonders in den ersten Lebensjahren, die Differentialdiagnose zu entscheiden und so die von den Eltern mit berechtigter Spannung erwartete Prognose mit einiger Sicherheit zu stellen.

Periphere Nervenerkrankungen. Von den Erkrankungen der peripheren Nerven dürfte die Polyneuritis, wie sie bei der Diphtherie vorkommt, besonders häufig bei sensiblen Kindern von psychogenen Auflagerungen begleitet sein, da gerade nach der Diphtherie der „psychische Tonus" oft herabgesetzt ist. Die Kinder erholen sich vielleicht infolge der toxischen Schädigung des Zirkulationsapparates nur langsam, und auf dem Boden dieses Erschöpfungszustandes werden psychogen die Organsymptome, so bei der postdiphtheritischen Lähmung, verstärkt. Auch bei der Neuralgie bei Kindern ist die Grenze zwischen dem neuralgischen und dem psychogenen Moment oft schwer zu ziehen. Können wir die Praedilektionsstellen, z. B. den Supraorbitalpunkt, als befallen feststellen, so gibt uns diese Feststellung wohl einen gewissen Hinweis. In vielen Fällen wird aber die Entscheidung nicht ganz leicht sein, da das Schmerzmoment beim Kinde auch hinsichtlich der subjektiven Lokalisierung einen besonders schwer zu wertenden Faktor darstellt. Immerhin spielen beim Kinde die Neuralgien nicht die Rolle wie beim Erwachsenen, auch die Ischias ist äußerst selten.

Psychosen. Wir wollen jetzt zur Betrachtung der Psychosen übergehen und als Paradigmata die Kraepelinschen Formen der Dementia praecox und des manisch-depressiven Irreseins kurz heranziehen. Es fragt sich, in welcher Weise psychogene Momente die Symptome jener Psychosen vortäuschen können.

Zunächst können wir von der Voraussetzung ausgehen, daß es bei Kindern bereits gelingen kann, Anzeichen der Dementia praecox sowie des zyklischen Krankheitsbildes zu diagnostizieren. Aus den eingangs angestellten Betrachtungen sehen wir, daß auch die schizoide und zykloide Type bei Kindern abzugrenzen ist. Die Übergänge vom Temperament und Charakter zum Krankheitsbilde sind natürlich fließende. Wir sehen oft aus den Anamnesen Geisteskranker, daß die Wurzeln zur Geisteskrankheit bereits in der Kindheit so festzustellen waren, und wenn naturgemäß eine rückschauende Feststellung leichter ist als eine vorschauende, so müssen wir doch bei Kindern, die uns eigenartig vorkommen, an die betreffenden Krankheitsbilder denken. Die zyklischen Absonderheiten in der Stimmung werden uns allerdings eher auffallen als die Symptome, die an eine kommende Dementia praecox anklingen. Man muß natürlich vor einer zu bestimmten Prognosenstellung warnen, da einmal dazu eine besonders große Erfahrung gehört, dann aber auch hier besonders in den Entwicklungsjahren die psychogenen Momente von den spezifischen sich schwer trennen lassen. Daher werden auch besonders hier psychogene Momente leicht zu den Symptomen führen können, wie sie für jene Krankheitsbilder charakteristisch sind. Bei Kindern, die infolge ihrer auf psychopathischer Grundlage beruhenden Hemmungsstörung das Bild eines schroffen Wechsels von Erregung und Depression darbieten, werden auf psychogener Basis sich die Symptome der zyklischen Erkrankung zeigen. Ebenso können auch eigenartige psychogene Züge die Symptome der Dementia praecox hervorrufen. Es können psychogen entstandene Wahnideen (Verfolgungs-, Vergiftungsideen), und zwar von der Färbung, wie sie bei der Dementia praecox vorkommen, auftreten. Ferner liegt es in der Natur des Psychopathen, daß er infolge seiner Triebstörung zu negativistisch anmutenden Äußerungen neigt, wie sie der Dementia praecox eigen sind. Auch die unvermutet einsetzenden Impulshandlungen, wie sie das nervöse psychopathische Kind häufig aufweist, können das Symptombild der Dementia praecox vervollständigen.

Die Epilepsie. Wir wollen uns nunmehr dem Krankheitsbilde der Epilepsie zuwenden und uns hier die Frage vorlegen, ob und wieweit bei diesem Leiden — das wir doch als ein organisch bedingtes ansehen müssen, wenn auch bei diesem eigenartigen Krankheitsbilde noch manche Frage der Lösung harrt — psychogene Momente eine Rolle spielen. Es ist von vornherein anzunehmen, daß der epileptische Anfall als solcher keinen psychogenen Charakter trägt. Der Anfall kann bekanntlich ohne erkennbare Ursachen plötzlich über den Kranken hereinbrechen. Und auch die Äquivalente können jedes psychogenen Einschlags entbehren. Die Dämmerzustände, das choreomanische Verhalten, die kleinen Anfälle (petit mal) zeigen einen völlig spezifischen Charakter. Beobachtet man aber näher ein epileptisches Kind, so kann man doch häufig erkennen, daß trotz aller organischen Voraussetzungen die psychogene Komponente nicht zu fehlen braucht. Dies ist natürlich, wenn man bedenkt, wie das Kind infolge seiner Anfälle eine besondere Stellung unter den anderen Kindern einnimmt. Von den Eltern wird es ängstlich behütet, vor den Geschwistern in jeder möglichen Weise geschützt, in der Schule von den Lehrern mit scheuer Rücksicht behandelt, von den Mitschülern oft als interessant bewundert. Es bildet sich so bei dem kranken Kinde sehr leicht ein egozentrischer Komplex heraus, der das Hineinwuchern einer psychogenen Sphäre begünstigt. Die Kinder gewöhnen sich oft darin, die ganze Zeitgeschichte nach dem Zeitpunkt ihrer Anfälle zu berechnen. Von dieser Einstellung kann der ganze Habitus epilepticus eine besondere Färbung erhalten. Oft werden die Kinder aus derartigen psychogenen Ursachen scheu, zerfahren, uninteressiert in der Schule, Momente, die man dann leicht geneigt ist, der deletären Wirkung der Epilepsie zuzuschreiben. Naturgemäß ist aber hier oft sehr schwer die Grenze zwischen organisch bedingt und psychogen zu ziehen.

Krampfzustände. Im Anschluß an das Kapitel der Epilepsie sei hier auf die Krämpfe im einzelnen eingegangen. Das Kapitel der Krämpfe weist bekanntlich so viele psychogene Momente auf, daß es sich verlohnt, die Krämpfe hier etwas näher zu betrachten.

Die Krämpfe, die doch nur als Symptome gelten können, nach ihrer Ätiologie einzuordnen, ist eine schwierige Aufgabe; die Ansichten divergieren hier noch stark, Kinderärzte und Nervenärzte suchen hier mit mehr oder weniger Erfolg zu einer Differenzierung der Krampfzustände zu gelangen. Wir müssen hier etwas näher auf die Einteilung eingehen, um uns eine Basis für unsere Betrachtungen zu schaffen.

Vom praktischen Standpunkte teile ich die Krämpfe bei Kindern in der Hauptsache in die organisch-epileptischen und in die psychogenen, vasomotorisch-reaktiven ein. Mit dieser Einteilung ist auch die Prognose und die Therapie gegeben. Ich lasse dabei die spasmophilen und eklamptischen Krampfanfälle beiseite, die naturgemäß der organischen Gruppe näher stehen, dabei aber ihre eigene Behandlung und Prognose verlangen. Zur zweiten Gruppe gehören alle Anfälle auf vaso-neurotischer und reaktiver Grundlage, so die psychasthenischen Anfälle (Oppenheim), das Wegbleiben (Affektkrämpfe nach Ibrahim, Stier) und die hysterischen Krämpfe. Diese ganze zweite Gruppe gibt, im Gegensatz zur ersten epileptischen Gruppe, eine gute Prognose. Was die kleinen Anfälle anbelangt, so rechne ich gemäß der Prognose das petit mal zur epileptischen Gruppe, die sogenannten „gehäuften kleinen Anfälle" zur zweiten Gruppe. Die Bezeichnung Pyknolepsie möchte ich noch vermieden sehen, solange diese Bezeichnung von einzelnen Autoren für das prognostisch ungünstige petit mal, von den anderen Autoren für die „gehäuften kleinen Anfälle" angewandt wird.

In der zweiten Gruppe wirken die psychogenen Einflüsse direkt oder indirekt auslösend auf das Zustandekommen des Krampfanfalles. Wut, Ärger, Freude, Sehnsucht — Erregungen aller Art können den Anfall beim Kinde auslösen. Bei Vasomotorikern wird die Auslösung durch die Vasolabilität erleichtert. Bei hysterischen Kindern spielen ähnlich wie bei Erwachsenen kompliziertere seelische Mechanismen eine Rolle. Auch hier können Begehrungsvorstellungen jeder Art im Vordergrunde stehen. Bei den „respiratorischen Affektkrämpfen" (Ibrahim), die im Säuglings- und Kleinkindesalter vorkommen, kann die psychische Erregung — Zorn, daher der Name „Wutkrämpfe" — direkt zum Atemstillstand führen und auf diese Weise den Anfall auslösen. (Den Begriff „affektepileptische Krämpfe" möchte ich ausgeschieden wissen, da er zu Irrtümern Veranlassung gibt.) Es ist natürlich, daß bei den reaktiven Anfällen das Milieu eine besondere Bedeutung hat. Wird sich das Kind bewußt, daß es den Mittelpunkt allgemeiner ängstlicher Besorgnis bildet, so wird es selbst seinen Anfällen eine verstärkte Aufmerksamkeit zuwenden, es wird sich in die Anfälle vertiefen, wird sie auch vielleicht unterbewußt als Abwehrmittel oder zwecks Erregung von Mitleid oder aus Begehrungsvorstellungen heraus zu benutzen lernen. Jedenfalls läßt sich manches bereits aus der Art, wie sich die Angehörigen bei dem Bericht der Anfälle des Kindes betragen, erkennen. So brachte in die Sprechstunde eine alte Großmutter ihre zehnjährige Enkeltochter, deren Anfälle sie mit einem Wortschwall bis ins kleinste in Anwesenheit des Kindes beschrieb, das nun seinerseits sehr interessiert die Großmutter durch eine eigene Schilderung noch zu überbieten suchte. Man konnte hier deutlich erkennen, wie sich zu Hause alles um die Anfälle drehen mochte, wie jeder einzelne Anfall genauestens registriert wurde. Trotzdem in diesem recht schwierig gelagerten Fall manches für Epilepsie sprach, konnte man doch gerade aus der Beurteilung des Milieus heraus auf eine reaktive Type schließen und damit auch die Prognose günstig stellen. Der Verlauf scheint dieser Prognose recht zu geben, nachdem jetzt das Kind mehrere Jahre beobachtet wurde. Doch ist, wie gesagt, der psychogene Faktor erst nach langer Beobachtung des einzelnen Falles als der Hauptfaktor heranzuziehen, da kaum auf einem Gebiete der Psychopathologie des Kindes so viele Irrtümer unterlaufen als bei den reaktiven Krampfanfällen in ihrer

Abgrenzung gegenüber den epileptischen. Je mehr Erfahrungen man auf diesem Gebiete sammelt, um so vorsichtiger wird man die Diagnose und damit die Prognose stellen.

Es ist nun die Frage zu stellen, wie man die psychogenen Krampfzustände psychotherapeutisch anzugehen hat. In erster Linie ist nach dem vorher Gesagten die Umgebung genauestens zu instruieren und in ihrem Verhalten dem Kinde gegenüber zu korrigieren. Die Eltern haben wohl das Kind vorsichtig zu behüten, aber sie dürfen eben ihre Besorgnis und Angst dem Kinde nicht zeigen. Auch die Lehrer haben in Ruhe bei den Anfällen ihre Anordnungen zu treffen, vor allem dafür zu sorgen, daß nicht jeder Anfall für die Klasse einen Gegenstand allgemeiner Sensation bildet. Ist es nicht ratsam, das Kind in dem — ungünstigen — Milieu zu lassen, so muß ein Milieuwechsel stattfinden. Überraschend schnell verschwinden hier die Anfälle, wenn das Kind unter fremden, wenn auch liebevollen, Menschen und mit fremden Kindern zusammen in einer der Heimat nicht zu kongruenten Gegend sich rasch eingelebt hat. Immerhin darf die Verschickung erst nach einer mit einer gewissen Wahrscheinlichkeit sicheren Diagnose vorgenommen werden, da z. B. eine Ferienkolonie durch ein „Krampfkind" natürlich erheblich gestört werden kann. Wenn es sich ermöglichen läßt, so sind Kinder mit hartnäckigen Krampfzuständen psychogener Natur in verständigen Arztfamilien unterzubringen. Hier muß der Arzt die Besorgnisse des kleinen Patienten schnell zu zerstreuen suchen. Dabei wird das Kind gemeinsam mit anderen, gesunden Kindern erzogen werden.

Ohnmachtszustände. Den Krampfzuständen reaktiven Charakters stehen die Ohnmachtszustände nahe, die bei Kindern in vieler Hinsicht denen der Erwachsenen gleichen. Auch hier wirkt eine gewisse Vasolabilität unterstützend auf die Auslösung, bei der wieder psychogene Faktoren das Veranlassungsmoment bilden. Den Ohnmachtsanfall kann man zumal beim Kinde als den direktesten Ausdruck der subjektiven Unzulänglichkeit der kindlichen Psyche auffassen. Die Reaktion ist gewissermaßen eine direkt vernichtende auf einen relativ zu starken Reiz hin, der seinerseits ganz verschiedenartig charakterisiert sein kann. Jede Art von Schreck, aber auch Empfindung von Widerwillen, Ekel u. a. kann die Ohnmacht auslösen. Es kommen dann bedingte Reflexe hinzu, die etwa den Ekel hervorrufen, den ein Kind einmal in einem bestimmten Raum, der zufällig voll Menschen war und daher schlecht gelüftet war, empfunden und mit einer Ohnmacht beantwortet hat. Jedesmal später, wenn der Raum wieder betreten wurde, können dann wiederum Ohnmachtszustände auftreten. Und so gibt es viele Veranlassungen. So führte, wie ich öfters beobachtete, abgesehen von Schreck, das Sehen von Blut, auch bei fremden Personen, zur Ohnmacht, ferner das Sehen von Tierquälereien, bestimmte Unannehmlichkeiten in der Schule u. a. m. Naturgemäß finden wir diese Ohnmachten häufig bei Kindern, bei denen zur konstitutionell-nervösen Minderwertigkeit noch eine Milieuschädigung hinzukommt. Die Psychotherapie hat dementsprechend zu verfahren. In speziellen Fällen werden wir uns der „Milieusuggestionsmethode" bedienen, dann werden wir in manchen Fällen auch eine vorsichtige psychische Gewöhnungs(Übungs)-therapie versuchen. Bei Schulkindern tragen die Ohnmachtszustände oft einen hysterischen Charakter. Das Kind will als interessant auffallen, eventuell auch Vorteile als ein „mit Nachsicht zu behandelndes Kind" gewinnen. Es ist daher auch nicht selten, daß eine psychische Ansteckung das Leiden in einer Schulklasse gehäuft auftreten läßt.

Die Chorea. Wenden wir uns nun zur Chorea. Wenn diese auch als Infektionskrankheit anzusehen und als solche nicht direkt von psychogenen Faktoren in ihrer Entstehung abhängig ist, so machen sich doch unbedingt psychogene Faktoren bei der Färbung des Krankheitsbildes geltend. So habe ich den Eindruck, daß beim psychopathischen Kinde oft eine Übertreibung der Störung und eine besonders lange Dauer zu konstatieren ist, oder es kann sich an die Phase der durch die Krankheit bedingten Bewegungsstörung eine oft noch länger dauernde psychogen bedingte Phase anschließen. Noch stärker erscheint mir bei den Rezidiven der psychogene Anteil betont. Im übrigen bilden doch bei der Chorea die pathologischen psychischen Äußerungen einen ständigen Bestandteil des Krankheitsbildes. So sehen wir, wie Karger betont, beim choreatischen Kinde eine Kritiklosigkeit und affektive Indolenz gegenüber dem vom Willen unabhängigen Zustande, während dagegen eine Depression eintritt, wenn gewollte Handlungen undurchführbar erscheinen. Es läßt sich hiernach gut vorstellen, wie bei psychopathologischen Kindern diese Störungen eine besondere Note annehmen werden. Aus diesen Gründen verzichte ich bei der Behandlung choreatischer Kinder nicht auf die Zuhilfenahme der Psychotherapie. Wir sind dann oft erstaunt, wie auf eine sachgemäße psychotherapeutische Beeinflussung nach Abbau des psychogen bedingten Symptomanteils das ganze Symptombild — zum mindesten in späteren Stadien — auf ein Minimum zusammenschrumpft. Auch ich ziehe, wie es Karger, wenn auch in anderer Weise, tut, die Übungstherapie, deren Wert ich besonders, wie ich es bereits gelegentlich der Betrachtung der Tics betonte, anerkenne, zur Behandlung heran. Ich fasse die Übungstherapie als Willens- und Ablenkungsmethode auf, suche die unwillkürlichen Bewegungen durch willkürliche (nach Kommando!) zu ersetzen und glaube dadurch zum rascheren Ablauf der Erkrankung, insbesondere auch der Rezidive beizutragen.

Die Infektionskrankheiten.

Mit der Betrachtung der Chorea gehen wir zu den Infektionskrankheiten über und haben uns hier die Frage vorzulegen, ob und in welcher Weise bei ihnen die Psychogenese eine Rolle spielt. Daß beim Fieber sich psychogene Faktoren geltend machen, entnehmen wir unseren täglichen Beobachtungen am Krankenbett. Dieses Verhalten hat natürlich für die Infektionskrankheiten, was ihre Schwere und ihre Prognose anbelangt, seine besondere Bedeutung.

Man denke an einen einfachen Fall, ein nervöses Kind mit Schnupfen! Das Kind kommt sich dabei so bemitleidenswert und trostbedürftig vor, unterstreicht vielleicht aus gewissen Begehrungsvorstellungen heraus oder aus Hemmungslosigkeit dieses oder jenes Symptom, das sich dann rasch festsetzen kann. Wie es beim einfachen Schnupfenfieber ist, so kann es bei hochfieberhaften Kindern in erhöhtem Maße der Fall sein. Die Frage, in welcher Weise die üblichen fieberhaften Erkrankungen beim nervösen Kinde zu verlaufen pflegen, ob in der gleichen Weise wie beim nervenrobusten Kinde oder ob länger dauernd und intensiver, müßte an großem Material noch genauer studiert werden. Nach Goeppert kann die leichteste Nasopharyngitis bei gesteigerter Reizbarkeit des Kindes zu schwerwiegender Erkrankung werden, wie E. Bergmann und R. Kochmann betonen. „Erbrechen, Nahrungsverweigerung, Schlaflosigkeit, Appetitlosigkeit nach Ablauf der Erkrankung, alles dies ist von der nervösen Konstitution des Kindes und von seinem psychischen Verhalten abhängig." Auch Lederer betont „die Bedeutung der neuropsychopathischen Konstitution für den Ablauf fieberhafter Erkrankungen".

Im allgemeinen werden die Verhältnisse auf die neuropathischen Kinder bezogen, für die sich die Gefahren aus Störungen der Herz- und Gefäßinnervation direkt ergeben. Und doch leidet das psychopathische Kind bei seinen Infektionskrankheiten ebenfalls unter seiner konstitutionellen Minderwertigkeit. Die Angstbereitschaft, die bei einem derartigen Kinde auch im nichtinfektiösen

Zustande dauernd besteht, kommt bei den Infektionskrankheiten in vielfachen Stadien der Erkrankung zur Auslösung. So sehen wir bei diesen Kindern im Fieber häufig z. B. Sehstörungen, die ihnen alle Gegenstände verzerrt erscheinen lassen, verzerrt in Form und Größe, so daß eine organisch bedingte Augenstörung zunächst vorgetäuscht wird, auch treten infolge von Halluzinationen und Illusionen die eigenartigsten Bilder auf, ferner geben Zwangsvorstellungen und Angstzustände den Krankheitssymptomen eine besondere Färbung. Die kaleidoskopisch wechselnden Gestalten, die nervöse Kinder gewissermaßen körperlich in einer Fülle zu sehen angeben, die sie vor Angst aufschreien lassen, so daß sie kaum die Augen zu schließen wagen, da ihnen dann die Bilder noch aufdringlicher vorschweben, bleiben oft noch nach dem Schwinden des Fiebers bestehen und können langdauernde Angst- und Zwangszustände nach sich ziehen.

Bei der Betrachtung des Fiebers beim nervösen Kinde ist auch die Frage aufzuwerfen, ob beim Kinde psychogene Einflüsse das Fieber als solches erzeugen können. Diese Frage ist wohl dahin zu beantworten, daß psychogene Einflüsse besonders beim nervösen Kinde an sich ausreichen, selbst ohne organische Erkrankung die Körpertemperatur zu erhöhen. Natürlich müssen wir uns hüten, den Müttern zu leicht Glauben zu schenken, die dies von ihren Kindern behaupten. Denn nur zu oft sehen wir, daß doch bei näherer Untersuchung eine Bronchialdrüsentuberkulose oder eine Affektion des Nasenrachenraumes und speziell der Tonsillen für das Fieber verantwortlich zu machen ist. Immerhin wird man sich doch nach Ausschaltung aller Möglichkeiten kausaler organischer Faktoren dazu verstehen müssen, in einer Reihe von Fällen psychogene Momente für die Entstehung eines Fieberzustandes anzusprechen. Wir sehen nicht so selten, daß Kinder schon vor dem Genuß von Speisen, die ihnen zuwider sind, fiebrige Zustände bekommen, wenn auch hier oft noch andere Momente außer den psychogenen mitspielen. Auch das „Schulfieber" kann bei gewissen Kindern oft den Ausdruck einer tatsächlichen Temperaturerhöhung darstellen, wenn sich bei einem sensiblen Kinde das Unlustgefühl, das dem Schulbesuch entgegengebracht wird, zu einem Zustand des körperlichen Unbehagens verdichtet. Im übrigen habe ich bisweilen auch den Eindruck, daß nervöse Kinder, wenn sie täglich von der ängstlichen Mutter gemessen werden, durch die eigene Vorstellung, sie hätten Fieber, oder durch die Begehrungsvorstellung, bei Konstatieren des Fiebers eine interessante bevorzugte Beachtung zu erfahren: daß diese Kinder lediglich durch derartige Vorstellungsbilder zu einer tatsächlichen Temperatursteigerung gelangen können! Das Fortlassen des Thermometers wirkt dann oft Wunder, so daß man bei späterer gelegentlicher Temperaturkontrolle normale Temperaturen antrifft.

Man könnte hier auch die Frage aufwerfen, ob die Ansteckungsfähigkeit als solche von psychogenen Faktoren abhängig sei. Diese Frage wird verschieden beantwortet. Ich möchte annehmen, daß auf dem Umwege über den rascheren, unregelmäßigen Atemtyp bei erregbaren Kindern leichter eine Infektion der Luftwege zustande kommen kann. Anderseits könnte vielleicht auch bei ängstlichen oder sonst erregten Kindern auf dem Umwege über eine veränderte Darmperistaltik oder sonstige Unregelmäßigkeit auf motorischem oder sekretorischem Gebiet leichter eine Darminfektion herbeigeführt werden. Es kommt hinzu, daß Kinder unter bestimmten Milieuschädigungen der Verweichlichung anheimfallen und ängstlich gemacht werden, so daß sie sich selbst vor jeder Zugluft fürchten und sich vor jedem Reiz dichter abschließen. Durch die Verweichlichung büßen sie an Widerstandskraft ein und können dadurch leichter eine Infektion akquirieren.

Hinsichtlich des Verlaufes der Infektion ist wohl der Beobachtung von Langstein und Meyer beizupflichten, daß Infektionen bei nervösen Kindern allgemein schwerer verlaufen als bei nervenrobusten Kindern.

Die Pneumonie. Betrachten wir unter den Infektionskrankheiten zunächst die Pneumonie. Die Wirkung psychischer Einflüsse auf den Verlauf der Pneumonie haben E. Bergmann und R. Kochmann hervorgehoben. Es wird dort darauf hingewiesen, daß nach Czerny der Verlauf und die Prognose der Pneumonie vom Nervensystem des Kindes abhängt. Analog der Beschreibung, die E. Bergmann und R. Kochmann bei der Pneumonie vom neuropathischen Säugling geben, kann man seine Beobachtungen beim psychopathischen Kinde bei der Pneumonie machen. Auch das psychopathische Kind kündigt den Anfang seiner Erkrankung durch eine besonders intensive und extensive Unruhe an. Jede unangenehme Sensation, jedes Unlustgefühl wird mit Geschrei begleitet, das beim psychopathischen Kinde von oft unbegreiflich langer Dauer ist. „Jede Annäherung des Arztes beschleunigt die Atmung, vermehrt das Nasenflügeln.“ Auch die Rekonvaleszenz verzögert sich bei der Pneumonie nervöser Kinder ganz offensichtlich. Die Beobachtung von E. Bergmann und R. Kochmann besteht zu Recht, daß derartige Säuglinge nach Pneumonien noch längere Zeit bei jeder Aufregung stöhnen und „nasenflügeln“, während sie dagegen im Schlaf und in der Ruhe bereits ruhig atmen. Therapeutisch ergibt sich für diese Kinder als Hauptbedingung: die Pflege hat sich ganz besonders auf diese Kinder einzustellen, im Krankenhaus ist genau zu prüfen, ob aus psychischen Gründen für das Kind eine Isolierung oder eine Unterbringung im größeren Saal vorzuziehen ist. Man hat immer dessen eingedenk zu sein, daß bei der Pneumonie eine Verkennung der psychogenen Momente die schwersten Gefahren für ein derartiges Kind mit sich bringen kann. Für Beruhigung des Kindes ist daher in erster Linie zu sorgen. Anderseits wird sich natürlich recht oft nach Ablauf der Erkrankung die Überleitung zur normalen Erziehung — von der man, wie man sich stets bewußt sein muß, sich auch in der schwersten Erkrankung, und dann nur schrittweise, wenn es das akute Stadium erfordert, abdrängen lassen darf — recht schwierig gestalten.

Die Tuberkulose. Besonders schwierig gestaltet sich die Erziehung beim Kinde während und nach einer chronisch verlaufenden Infektionskrankheit — der Tuberkulose. Hier kommt es darauf an, einerseits die Stimmung zu heben oder im anderen Falle die Euphorie zu dämpfen. Im einen Fall muß das Kind über hypochondrische Phasen hinweggebracht werden, im anderen Fall muß das Kind bei seiner Euphorie davor bewahrt werden, über die Stränge zu schlagen und seinen Kräften zuviel zuzumuten. Beim tuberkulösen Kinde sehen wir eine außerordentliche psychogene Beeinflussung der Temperatur. Jede Erregung, jede unlustbetonte Vorstellung kann das Thermometer beträchtlich in die Höhe treiben. Bei empfindlichen Kindern genügt hierzu die Vorstellung, die Temperatur werde hoch sein und man könnte daher das Aufstehen, Spielen, Besuch u. dgl. verbieten. Husten, Schwächegefühl, Appetitlosigkeit und andere Störungen sind hier ganz auffallend von psychogenen Einflüssen abhängig, die bei der meist längeren Dauer der Erkrankung immer mehr zur Geltung kommen können. Bei der Tuberkulose, vor allem auch bei den leichteren Formen von Hilusdrüsentuberkulose wird man ganz besonders die Eltern psychisch beeinflussen müssen, da hier die Eltern durch ihr unvernünftiges besorgtes Verhalten die Kinder mit ihrer Ängstlichkeit anstecken und den Keim zu psychogenen Störungen legen. Überhaupt wird die oft recht lange Ruhe besonders die älteren Kinder bei Mangel an Ablenkung empfänglich machen für allerhand Zwangszustände. Daß auch bei den Tuberkulininjektionen, wie bei allen Eingriffen bei Kindern die Temperaturen psychogen eine Erhöhung zeigen können, ist anzunehmen. Jedenfalls ist bei der Bewertung der Reaktionen das psychogene Moment ins Auge zu fassen.

Die Lues. Bei der Betrachtung der Lues kann man, abgesehen von den Salvarsaninjektionen, für die das gleiche wie für andere Injektionen gilt, naturgemäß weniger von der Einwirkung psychogener Momente sprechen. Bei der Lues der Kinder wird höchstens durch die Angst der Eltern, die durch ein gewisses Schuldgefühl eine besondere Note erhält, eine Atmosphäre erzeugt, die das Kind in den Mittelpunkt der Besorgnisse stellt; mit übertrieben häufigen, auf Wunsch der Eltern vorgenommenen WASSERMANNschen Untersuchungen wird das Kind gequält, wenn auch der Arzt die Notwendigkeit dieser häufigen Untersuchungen negiert oder sogar die Diagnose Lues bei dem betreffenden Kinde gar nicht anerkennen kann, sondern sie vielmehr als Diagnose des für das Kind syphilophoben Vaters zurückweisen muß. Immerhin können wohl die psychischen Störungen beim Kinde auf diesem Wege erzeugt und derart gesteigert werden, daß man versucht sein könnte, an eine Lues cerebri zu denken. Doch das sind seltene Möglichkeiten.

Verschiedene Kinderkrankheiten. Wenn wir die weiteren Infektionskrankheiten durchgehen wollen, so sehen wir überall das gleiche Bild: bei der Grippe, bei den Masern, beim Scharlach, bei den Varizellen usw. — bei all' diesen Infektionskrankheiten können psychogene Einflüsse das Bild färben, indem irgend welche zum Krankheitsbilde gehörigen charakteristischen Momente auf psychogenem Wege etwa verstärkt werden. So kann beispielsweise beim nervösen Kinde bei den Varizellen der Juckreiz die Eruption überdauern, die Lichtscheu die Masernkonjunktivitis, die Schluckbeschwerden die Diphtherie und die Angina, nach der Grippe kann ferner die Appetitlosigkeit eine besonders intensive Form annehmen, die Stimmungsanomalien des Typhus können länger anhalten als es die Nachwehen dieser Erkrankung erfordern, bei der Scharlachnephritis können psychogene Momente etwa auf dem Umwege über die Unruhe der Eiweißausscheidung eine besonders lange Dauer verleihen — bei allen Infektionskrankheiten sieht man daher den oft gar nicht so unbedeutenden Einfluß psychogener Faktoren.

Der Keuchhusten. Besonders charakteristisch für den Einfluß psychogener Momente ist der Keuchhusten. Hier stehen die psychogenen Momente so im Vordergrund, daß es eine Zeit gab, in der man teilweise bereits der Ansicht zuneigte, der Keuchhusten sei keine Infektionskrankheit, sondern eine Erkrankung auf psychogener Grundlage. In der Tat machen sich hier psychogene Faktoren beim Kinde in der Weise geltend, daß die Art des Hustens, der Hustenstoß, zuerst absichtlich aus Lust am geräuschvollen Lufteinziehen und -ausstoßen übertrieben werden kann. So geht es auch beim „Spucken" beim Keuchhusten. Hier wirkt das Gewohnheitsmäßige des Erbrechens oft zwangsmäßig, so daß psychogene Momente eine besondere Schwere und Hartnäckigkeit des Krankheitsbildes monatelang vortäuschen können. Charakteristisch ist es ferner, daß Kinder, die nach Ablauf des Keuchhustens an irgend einer mit Husten einhergehenden Bronchitis erkranken, noch nach längerer Zeit aus psychogenen Ursachen diesen Husten keuchhustenartig gestalten! Aber auch auf andere Kinder macht sich der psychogene Einfluß bei Keuchhusten geltend. Man hört oft beim Keuchhusten bei sensiblen Kindern z. B. das gleiche charakteristische Husten, ohne daß sich sonstige andere Symptome nachweisen ließen. So kann es vorkommen, daß ein nicht unbeträchtlicher Teil der Schulklasse oder des Kindergartens von stoßartigem Husten befallen wird, so daß man bei Feststellung des Ausgangsfalles als Keuchhusten geneigt ist, auch bei anderen „Hustenfällen" als Diagnose Keuchhusten anzunehmen. Die Psychotherapie wird daher bei Keuchhusten besonders eingreifen müssen, möglichst in einfachen Erziehungs- und Suggestivmaßnahmen.

Dabei vermeide ich gerade beim Keuchhusten drastische Maßnahmen, wie Schreckinjektionen und Schreckpinselungen, wie sie neuerdings von ZANKER empfohlen werden. Wir haben vor allem danach zu streben, besonders bei längerer Dauer der Erkrankung dem Kinde das Gefühl des Krankseins möglichst zu nehmen. Auch beim beliebten Luftwechsel müssen wir uns klar sein, daß hier das therapeutische Agens in der Hauptsache der Milieuwechsel darstellt.

Die Atemwege.

Damit kommen wir überhaupt auf den psychogenen Einfluß bei Organsymptomen der Brustorgane zu sprechen. Wenn wir den Husten als hervorstechendes Organsymptom auffassen, so können wir den psychogenen Einfluß auf dieses Symptom bei der Pharyngitis, Laryngitis und Bronchitis ähnlich wie wir es oben beim Keuchhusten gesehen haben, wiederfinden. Oft bleibt nach dem Ablauf der Erkrankung ein psychogener Husten zurück, von den Laien ,,nervöser Husten“ oder ,,Reizhusten“ genannt, der monatelang andauern kann. Dieser Husten trägt oft den Charakter des ,,spastischen Hustens“. Nach Ablauf des Pseudokrupps gefallen sich die Kinder oft darin, den ,,bellenden Husten“ noch zu ,,verlängern“, einmal weil sie sich dabei interessant vorkommen, dann aber auch weil sie die ängstigende Wirkung des Hustens auf die Eltern wohl bemerken. Dieser Husten kann sich für lange festsetzen.

Auch das Symptom der Heiserkeit sehen wir, psychogen beeinflußt, eine Laryngitis lange überdauern. Es ist nicht selten, daß die Heiserkeit allmählich in eine totale Aphonie übergehen kann, die besonders bei hysterisch reagierenden Kindern einen derartigen Grad annehmen kann, daß die Behandlung eine recht schwierige Aufgabe der Psychotherapie darstellt. Die Behandlung der Aphonie werden wir durch eine Geduld erfordernde Übungstherapie auf psychologischer Grundlage anzustreben haben, wenn uns nicht im Einzelfalle eine suggestive Überrumpelungstherapie schneller zum Ziel führen könnte.

Bei der Pleuritis sehen wir ein ähnliches Perseverieren schmerzhafter Sensationen, die psychogen beeinflußt lange nach Ablauf der Erkrankung nachhallen können. Die Kinder gehen oft noch lange nach Ablauf der Erkrankung in gebückter Haltung oder hängen nach der vorher affizierten Seite hinüber.

Beim Asthma steht bei Kindern ähnlich wie bei Erwachsenen die psychogene Note im Vordergrund, nur daß sie bei Kindern noch stärker anklingen kann, da beim einzelnen Asthmaanfall das Kind dem Angstgefühl infolge kritischen Unvermögens noch ratloser gegenüber steht. Jede Erregung kann hier einen asthmatischen Anfall nicht nur auslösen, sondern ins Paroxysmale steigern. Bei asthmatischen Kindern wird eine Milieuänderung nicht nur auf Grund der veränderten klimatischen Verhältnisse, sondern vor allem auch aus psychischen Gründen von Vorteil sein.

Das krampfhafte Inspirieren, wie es bei asthmatischen Kindern oft die Anfallsperiode überdauert, sehen wir auch rein psychogen bei nichtasthmatischen Kindern. Dieser Inspirationsakt kann dann zwangsmäßig werden — mag irgend eine tatsächliche Ursache die erste Auslösung gegeben haben — so daß er störend in Haus und Schule auffällt, besonders wenn er von lauten Geräuschen begleitet wird. Auch kann sich der Inspirationsakt wie ein ,,Schnappen nach Luft“ ausnehmen. Überhaupt ist der Atemtyp beim Kinde ganz besonders von psychogenen Einflüssen abhängig. Wie wir nach Ablauf der Pneumonie bei sensiblen Kindern noch lange Zeit hindurch ein ,,Nasenflügelatmen“ beobachten können, so können wir bei vielen Kindern nach akuten fieberhaften Krankheiten noch lange Zeit eine Tachypnoe beobachten. Aber auch ohne organische Ursache kann sich bei psychogen beeinflußten Kindern nach Erregungen eine lange anhaltende Tachypnoe einstellen. Im Gegensatz hiezu können wir bei Kindern anch eine Bradypnoe beobachten. Die Kinder atmen aus Gleichgültigkeit oder infolge einer Ablenkung langsamer und seltener. Dieses Phänomen kann sich so weit steigern, daß derartige Kinder das Atmen vergessen, bis sie blau im Gesicht werden und durch eine tiefe Inspiration einen Ausgleich schaffen. Gerade für diese Kinder sind systematische Atemübungen schon aus psychischen Gründen am Platz, wie überhaupt auch oft in den Schulen die Atemgymnastik zu kurz kommt.

Herz und Gefäßsystem.

Gehen wir zur Betrachtung des Herzens über, so sehen wir bei der Psychogenese seiner Organsymptome bei Kindern ähnliche Verhältnisse wie bei Erwachsenen. Auch bei Kindern sind die Herzsymptome von psychogenen Einflüssen sehr abhängig. Herzklopfen, Herzschmerzen in jeder Färbung spielen auch beim Kinde eine Rolle. Für das sensible Kind, das nach raschem Laufen sein Herz spürt und dessen beschleunigten Schlag empfindet, kann die Beobachtung des Herzens eine interessante oder aber ängstliche Beschäftigung werden. Hieraus können sich pathologische Einstellungen ergeben, die einen recht hartnäckigen Charakter annehmen können. Ich habe übrigens von Kindern, deren Mütter häufig ihre eigenen nervösen Herzbeschwerden besprechen und beklagen, besonders oft Klagen über Herzstörungen gehört. Eine ähnliche suggestive Beeinflussung in gleicher Häufigkeit hört man eigentlich nur bei Störungen wie Kopfschmerzen. Herzstörungen, die wie nach Diphtherie organisch bedingt sind, werden häufig psychogen verlängert. Gerade für die Herzstörungen nach Diphtherie ist dieses Perseverieren der Beschwerden charakteristisch. Die Kinder werden monatelang geschont und auf ihr Herz in mehr oder minder ungeeigneter Weise aufmerksam gemacht, so daß sie weit über die notwendige Zeitdauer hinaus ängstlich auf jeden Schlag lauschen, bis dieser — wie OPPENHEIM es einmal charakteristisch bei Erwachsenen geschildert hat — tatsächlich unregelmäßig oder sonstwie verändert wird. Daß Schüler Herzbeschwerden als Vorwand z. B. für eine Befreiung vom Turnunterricht angeben und dann an diese Beschwerden glauben — diese können sich dann psychogen einstellen — kann man häufiger beobachten. Man weiß ja, welcher Vorwände sich die Kinder bewußt oder unbewußt bedienen, um Pflichten, die als unangenehm empfunden werden (Spazierengehen, Schulbesuch, oft auch Essen), zu entgehen.

Auch der Blutdruck kann bei Kindern wie bei Erwachsenen auf psychogene Einflüsse hin eine vorübergehende Steigerung erfahren.

Der Digestionstractus.

Wir kommen jetzt zu der Betrachtung des Digestionstraktus. Im Bereich dieses Gebietes ist wohl die psychogene Auslösung und Beeinflussung von Organsymptomen ganz besonders hervorstechend.

Störungen in der Nahrungsaufnahme. Beginnen wir mit dem Munde. Bei sensiblen Kindern können die Zähne in mannigfacher Weise den Boden für psychogene Störungen abgeben. Im Säuglingsalter werden bei gewissen nervösen Kindern die beim Durchbruch der Zähne nicht ganz abzuleugnenden Beschwerden infolge der Empfindlichkeit der Mundschleimhaut lange nachhallen und dadurch indirekt auf die Trinklust und das Trinkvermögen einwirken (wenn auch die psychogene Einwirkung der kindlichen Zahnung auf die Mutter eine viel stärkere ist und weit eher der Korrektur bedarf!) Ferner kann sich bei älteren Kindern bei spitzen oder sonst unregelmäßig gestellten oder geformten Zähnen durch das spielerische Heranbringen der Zunge allmählich eine gewohnheitsmäßige Mundbewegung, die zum Tic führen kann, ausbilden. Auch das Belecken der Lippen mittels der Zunge kann zwangsmäßig werden und zu allerhand ticartigen Störungen führen.

Über die Trinkunlust und ähnliche Störungen auf psychogener Grundlage bei Säuglingen haben wir oben gesprochen. Jetzt wollen wir uns nur mit den Störungen älterer Kinder befassen.

Der Speichel wird bisweilen im Munde gehalten und wird nicht hinuntergeschluckt. Dieser Störung liegt entweder irgend eine vorausgegangene Angina, die starken Speichelfluß bei starken Halsbeschwerden zur Folge hatte, zugrunde, oder aber es stecken Phobien dahinter. Andererseits kann auch dauerndes Speichelschlucken, oft hörbar, beobachtet werden.

Wichtig sind überhaupt die Störungen des Kau- und Schluckaktes. Es gibt nervöse Kinder, die den Bissen hin und her wälzen, von einer Seite zur anderen, oder ihn auch auf der einen Seite in eine „Backentasche" drängen und ihn dann nicht aus irgend einer psychogenen Ursache hinunterzuschlucken vermögen. Es findet sich oft noch nach einer halben Stunde der Speisebrei im Munde. Bei hysterisch reagierenden Kindern finden wir dies Verhalten nicht selten. Oft wirkt die unlustbetonte Erinnerung an zu heiße oder zu kalte Speisen (oder zu voluminöse oder zu harte) nach, die die Hemmung verursacht, oft eine vorausgegangene Angina oder eine sonstige kurze und bereits vorübergegangene Passagestörung. Bisweilen mögen auch die allzu beständigen Ermahnungen der Mutter, die Speisen gut zu kauen und langsam zu essen, zur Entstehung der Störung beigetragen haben. Das allzu hastige Essen wird meist durch eine allgemeine Unruhe und Übererregbarkeit bedingt sein, kann aber auch im Einzelfalle seine psychogenen Ursachen haben, etwa daß das Kind Angst hat oder bei irgend einer Gelegenheit einmal Angst gehabt hatte, seine Tischnachbarn könnten ihm die besten Bissen, die noch auf der Schüssel lägen, wegessen. Auf ähnlicher Basis kann das Vielessen (Heißhunger, Bulimie) entstehen. Das Kind stopft in sich hinein, was es nur kann, alles ohne Kritik durcheinander, durch die Gewohnheit wird das Vielessen chronisch und kann entsprechende Störungen im Gefolge haben. Das besonders langsame Essen wird im allgemeinen eher auf einer Konzentrationsunfähigkeit beruhen oder auf einer abnormen Ermüdbarkeit oder auf einer mangelnden Appetenz. Der Appetit kann beim Kinde wie beim Erwachsenen von psychogenen Faktoren abhängig sein; das nervöse Kind zeigt bei erhöhter Suggestibilität eine ganz besondere Abhängigkeit, indem hier Erinnerungsbilder an bestimmte lust- und unlustbetonte Momente, wie Farben, Gerüche, Formen eine prädisponierende Rolle spielen. Alle diese Faktoren müssen wir hier berücksichtigen, auch das Milieu besonders studieren und zusehen, ob das Kind besser mit Erwachsenen oder mit anderen Kindern oder allein ißt. Dabei muß man sich bei allen psychotherapeutischen Maßnahmen vor Augen halten, daß man das Kind nicht in eine Sonderrolle dauernd bringen darf, sondern es möglichst bald an normale Verhältnisse gewöhnen muß. Als letzter Weg bleibt der Milieuwechsel, bei dem das Prinzip der Ablenkung, die durch einen klimatischen Kontrast unterstützt werden kann, von Wirksamkeit ist.

Wir dürfen aber nicht vergessen, daß bei Appetitstörungen, die seitens der Eltern durch fortdauernde Ermahnungen und Vorhaltungen „behandelt" werden, sich beim Kinde ein Widerstands- und Trotzgefühl einstellt, das die Behandlung naturgemäß erschwert. Aufklärung der Eltern ist hier am Platz, zumal da das schlechte Essen der Kinder die Eltern besonders ängstigt und dadurch selbst „nervös macht", so daß sie zwischen Versprechungen und Drohungen dem Kinde gegenüber dauernd hin- und herschwanken und das Kind dadurch verwirren und ihm selbst noch „den Appetit verderben". Dazu kommt die Neigung der Eltern, in jedem ihrer Kinder einen schlechten Esser zu sehen. Jedenfalls ist in jedem Falle von „nervöser Anorexie" eine intensive, auch kleinste Details berührende Aufklärung von nöten. Die Ablehnung des Essens kann sich in ausgesprochenem Ekel gegen bestimmte oder sämtliche Speisen sublimieren: es kommt zum Erbrechen.

Das Erbrechen. Über das Erbrechen von Säuglingen und seine Beziehungen zum Pylorospasmus und Kardiospasmus ist schon oben geschrieben worden. Ich habe dort zu zeigen versucht, wie psychogene Momente Organsymptome beeinflussen können. Ähnlich ist es beim Ösophagospasmus. So beschrieb kürzlich PIEKAREK zwei Fälle von Ösophagospasmus, bei denen das psychogene Moment im Vordergrund stand. Der eine Fall betraf ein zweijähriges Mädchen, das nach einer Laugenverätzung heftiges Erbrechen bekam, dann geheilt wurde. Nach zirka zwei Monaten trat aber das Erbrechen wieder auf, und zwar dieses Mal nach Verschlucken von Kirschkernen. Bei der Sondierung zeigte sich bei 12 bis 14 *cm* eine Verengerung. Sehr rasche Besserung auf suggestive Maßnahme, so daß auch hier an eine psychogene Form von Ösophagospasmus gedacht werden mußte. PIEKAREK teilt daher die Ösophagospasmen ein in *a*) die neurospasmophilen, *b*) die posttraumatischen, *c*) die psychogenen Spasmen. Dabei fallen die unter *a*) bezeichneten Spasmen auf das Säuglingsalter, die unter *b*) und *c*) in das Kleinkindes- und Jugendalter.

Dabei wird auf die frühere Einteilung des Krankheitsbildes von LUST und HUSLER verwiesen, die in ihrer Einteilung einen Hauptabschnitt den ösophagalen Affektkrämpfen (Erbrechen nach unlustbetonter Mahlzeit) widmen.

Auch beim azetonämischen (periodischen) Erbrechen spielt das psychogene Moment eine Rolle.

Wir wollen hier nur den psychogen bedingten Vorgang des Erbrechens ins Auge fassen, ungeachtet der Frage, ob er im Einzelfall in Zusammenhang mit dem Pylorus oder Ösophagus oder dem Zwerchfell steht, auch nicht ob seine Auslösungsschwelle z. B. durch jeden Hustenreiz wie beim Keuchhusten oder bei anderen nervösen Kindern durch Luftschlucken herabgesetzt wird.

Es ist ganz auffallend, durch wie vielartige psychogene Reize die Auslösung des Erbrechens erfolgt. So beobachtete ich kürzlich einen Fall — Knabe von 3 Jahren — der bereits beim Erscheinen der Speisen, also vor dem ersten Bissen, ein heftiges Erbrechen bekam. Suggestive Beeinflussung, nicht zum mindesten die Verlegung in ein anderes Krankenzimmer, in dem er mit gleichaltrigen nichtnervösen Kindern zusammen spielen konnte, brachte rasche Heilung.

In erster Linie kann die Antipathie gegen bestimmte Speisen bei Kindern zum Brechreiz führen, auch die Antipathie gegen bestimmte Personen der Umgebung kann sich in gleicher Weise äußern. Abseitiger liegt das Erbrechen, das bei einem 3- bis 4jährigen Knaben aus meiner Praxis dann eintrat, wenn er mit der Hand über einen Pelzstoff strich.

Jedenfalls ist die Mannigfaltigkeit der auslösenden Veranlassungen enorm, ihre Schilderung ließ sich beliebig ausdehnen. Angstzustände jeder Art spielen dabei eine besondere Rolle. So steht es auch mit dem Erbrechen der Schulkinder. Hier setzt das Erbrechen meist unmittelbar nach dem ersten Frühstück, seltener vor demselben, ein. Vielleicht mag einmal wirklich ein zu hastiges Frühstücken einen Brechreiz verursacht haben; es stellt sich dann beim nervösen Kinde an jedem Morgen ein, besonders heftig dann, wenn das böse Gewissen bezüglich nicht gut ausgeführter Schularbeiten schlägt oder aus sonst einer Ursache besondere Angst vor dem bevorstehenden Schultag besteht.

Daß bei Kindern eine psychogene Auslösung von Schlucken, Aufstoßen häufig zu beobachten ist, soll nur bemerkt werden.

Hinsichtlich der Psychotherapie bei psychogenen Zuständen von Erbrechen kommt es in erster Linie darauf an, die Milieuschädigungen möglichst zu beseitigen. Die Eltern dürfen nicht ihre ängstlichen, „erwartungsvollen" Gesichter zeigen, sobald das Essen hereingebracht wird. Überhaupt dürfen sie im allgemeinen vor dem Kinde nicht dieses übertriebene Interesse an dem Vorgang zeigen, wie sie es häufig tun. Ferner wird sich eine andere Verteilung und Darreichung der Speisen zunächst empfehlen, endlich ist auch eventuell eine Umgebungsänderung zu bewerkstelligen. Von eigentlichen Suggestivmaßnahmen habe ich von der Milieusuggestionsmethode Gutes gesehen, in einzelnen Fällen, in denen es auf einen raschen Effekt ankam, auch von der Überrumpelungsmethode. So habe ich an anderer Stelle den Fall eines achtjährigen Mädchens beschrieben — Erbrechen vor jedem Schulbesuch —, in dem ich dem Kinde erklärte, ich wolle durch Dehnung des Rachens das Rutschen der Speisen erleichtern. Nach einmaliger Anwendung des unbehaglichen Adenoidgriffs war das Kind von der Störung befreit und blieb es auch, indem das vorher abgemagerte und elend aussehende Kind in den nächsten Monaten sogar unter erheblicher Gewichtszunahme zu einem frischen, derben Kinde wurde.

Durchfälle und Verstopfung. Daß psychogene Einflüsse auch zu Durchfällen führen können, habe ich bereits unter den nervösen Störungen des Säuglings erwähnt. Bei älteren Kindern liegen die Verhältnisse ähnlich wie beim Erwachsenen, indem auch hier besonders angstbetonte Gefühle zur verstärkten Peristaltik und zu Durchfällen führen. Auch bei der Obstipation sehen wir oft das psychogene Moment im Vordergrunde. Vernachlässigung des täglichen Versuchs zur Darmentleerung fördert die Unregelmäßigkeit und kann zu sehr erheblichen Obstipationsstörungen führen. Hier hat die erzieherische, psychotherapeutische Aktion einzusetzen!

Es können aber auch außer der Vernachlässigung viele andere Momente mitspielen, die schließlich zu einer chronischen Obstipation führen können. So leidet ein zwölfjähriges Mädchen an einer Obstipation, seitdem es durch Ekelgefühl vor einem fremden Klosett — in der Sommerfrische — die Stuhlentleerung zunächst zurückhielt resp. nur unregelmäßig auf jenes Klosett ging, bis sich dann auf diese Weise eine Obstipation einstellte, die sich auch zu Hause nur sehr schwer bessern ließ.

Beim Icterus catarrhalis der Kinder spielen psychogene Momente hinsichtlich der Dauer und der Intensität der Erkrankung eine noch geringere Rolle als bei Erwachsenen.

Leibschmerzen. Wir kommen zu den schmerzhaften Störungen im Bereich des Abdomens. Da sehen wir, daß hier für das Kind, besonders für das kleinere Kind, die Konzentrierung und Lokalisierung für die Schmerzempfindungen aller möglichen Körperregionen zu finden ist. Hat ein kleineres Kind Hals- oder Brustschmerzen, weniger bei Schmerzen im Bereich der Extremitäten, so wird bei einer Frage nach dem Sitze jener Empfindung in sehr vielen Fällen der Leib angegeben werden. Und zwar mit einer kreisförmigen Handbewegung, die das ganze Abdomen umspannt — meist aber wird die Hand erst unschlüssig und unbestimmt über das ganze Abdomen gleiten, bis der Finger am Nabel haften bleibt: „Da!" Der Nabel bildet ja für das Kind wohl infolge seiner Vertiefung ein beliebtes Objekt für Spielereien, muß aber auch für alle Schmerzempfindungen herhalten.

Nabelkoliken. Speziell die in ihrer Ätiologie unbestimmten „Nabelkoliken" haben sicherlich oft eine psychogene Färbung, da sie vielfach bei hysterisch reagierenden Kindern auftreten und oft psychogen beeinflußbar sind.

Die Appendizitis. Bevor man zur Diagnose der Nabelkolik schreiten darf, ist bekanntlich vor allem eine Appendizitis auszuschließen. Bei dem Kapitel der

Appendizitis ist hervorzuheben, daß hier psychogene Momente insofern häufig mitspielen, als die ängstlichen Eltern solange von einer Appendizitis in Gegenwart der Kinder sprechen und die Kinder sogar unter Hinweis auf die spezifische Stelle auf das mögliche Auftreten einer Appendizitis aufmerksam machen, bis die Kinder oft selbst daran glauben und ihrem Blinddarm die größte Beachtung zuwenden. Gar nicht selten kommt es vor, daß auf dieser Grundlage die psychogene Einstellung einer angeblichen Appendizitis beobachtet wird. Ebenso wie Kinder psychogen beeinflußt ihren schmerzhaften Blinddarmpunkt vorweisen, so können sie auch aus Angst vor der Operation, von der viel vor ihnen gesprochen wurde, bei einer tatsächlichen Appendizitis die Schmerzstelle dissimulieren. Es ist ganz erstaunlich, wie energisch Kinder diese Dissimulation vertreten können! Wir sehen dies Verhalten auch bei anderen ähnlich angstbetonten Gelegenheiten (Zahnarzt, Halsuntersuchung). Überhaupt bildet die Betrachtung des „Schmerzes“ bei Kindern für den Beobachter ein interessantes Kapitel!

Colitis mucosomembranacea und Fissura ani. Wir können die Betrachtung des Digestionstraktus nicht abbrechen, ehe wir auch dem untersten Darmabschnitt einige Worte gewidmet haben. Bei der Colitis mucosomembranacea mögen bei älteren Kindern wie bei Erwachsenen psychogene Einflüsse sich geltend machen. Ferner sehen wir beim Ausgang des Darms, bei den Afterbeschwerden (Fissura ani), wie das empfindliche Kind aus Angst vor Schmerz die Stuhlentleerung bis zu einem Grade zurückhält, der ernstere Störungen erwarten läßt. Selbst nach Heilung der Affektion kann das Kind zur Stuhlentleerung nur unter Tränen gebracht werden. Die Psychotherapie hat dem Kinde eventuell unter Zuhilfenahme einer Anästhesierung der Afterregion die Schmerzlosigkeit des Stuhlaktes zu beweisen.

Das Jucken an After und Vagina, das durch Würmer hervorgerufen wird, kann indirekt zur Auslösung einer Masturbation mit ihrer psychogenen Komponente führen.

Die Encopresis. Das Einschmutzen des älteren Kindes (Encopresis) findet man außer bei Imbezillen auch bei Psychopathen. Auch hier sind die psychogenen auslösenden Momente mannigfach. Oft handelt es sich um gleichgültige oder verspielte Kinder, oft liegen aber doch tiefere psychologische Momente zugrunde. So war bei einem psychopathischen Knaben von elf Jahren eine Art von Trotzgefühl seinen Eltern gegenüber das auslösende Moment. Jedesmal, nachdem er von den Eltern wegen irgend eines kleinen Deliktes ausgescholten worden war, fand man bei ihm nicht unmittelbar darauf, also nicht als eine mehr körperlich zu wertende Reaktion, sondern etwa eine bis zwei Stunden später, das Hemd schmutzig. Er sah dann mit einem gewissen Gefühl des Triumphes zu, wie sich seine Eltern darüber ärgerten. Dieser Knabe war sonst von besonderer Weichheit und Hilfsbereitschaft. Auch sonst finde ich bei diesen Kindern nicht die Brutalität und Grausamkeit, die Stier bei ihnen beobachtet haben will.

Dieser Stuhlentleerung ohne Ansage steht die Ansage ohne Entleerung gegenüber: das A-A-Sagen der meisten kleinen Kinder, wenn an sie eine von ihnen als unangenehm empfundene Maßnahme herantritt. So suchen sie die drohende unangenehme Prozedur, z. B. wenn der Arzt eine Racheninspektion vornehmen will, durch Ablenkung hinauszuschieben. Man kann vielleicht so die A-A-Lüge als die erste kindliche Lüge auffassen, in anderen Fällen mögen Bedingungsreflexe eine Rolle spielen. Die Encoprese steht nicht mit der Enuresis, wie man annehmen könnte, in nahem Verhältnis. Selten weisen die Kinder, die sich einnässen, gleichzeitig die Störung des Einschmutzens auf und umgekehrt. Überhaupt sieht man wohl weit mehr Einnässen wie Einschmutzen.

Der Urogenitaltractus.

Mit der Betrachtung der Enuresis sind wir bereits auf das Gebiet des Urogenitaltractus gekommen. Daß hier psychogene Einflüsse auf Funktionen und Organsymptome bestehen, sehen wir beim Kinde im alltäglichen Leben. Das kleine Kind, das nicht Wasser lassen will, tut es, wenn man den Wasserhahn aufdreht. Das Schulkind uriniert, wenn andere Mitschüler es tun. Anderseits tritt ein Verhalten des Urins beim älteren Mädchen ein, das sich geniert, Wasser zu lassen. Die Pollakiurie beruht ebenfalls häufig auf psychogener Basis und steht oft in Beziehung zur Enuresis.

Die Enuresis. Die Enuresis bildet nun das hervorstechendste psychogen bedingte Organsymptom. Überhaupt kann die Enuresis als das klassische Beispiel für die Beziehungen zwischen Psychogenese und Organsymptomen beim Kinde dienen. Es soll daher hier ganz besonders ausführlich auf die Verhältnisse bei der Enuresis eingegangen werden.

Zunächst muß immer wieder betont werden: Die Enuresis stellt kein Leiden sui generis dar, sondern lediglich ein Symptom! Die ätiologische Basis bildet in der Mehrzahl der Fälle die nervöse Konstitution. Damit ist aber für die Erfassung und Behandlung des Einzelfalles nicht genug getan, vielmehr kommt es darauf an, die Konstitutionstype festzustellen. Die erfolgreiche Behandlung der Enuresis hängt eben direkt von der Erfassung der Persönlichkeit ab. Dazu habe ich ein Schema aufgestellt, nach dem sich die kindliche Enuresis findet:

1. Bei nervöser Übererregbarkeit (allgemeiner oder lokaler) auf der Basis *a*) endogen: Neuropathie, oder *b*) exogen (seltener als gewöhnlich behauptet wird).
2. Bei Psychopathie.
3. Bei Intelligenzstörungen.

Uns interessiert hier besonders die 2. Gruppe: die Psychopathen. Diese psychopathischen Enuretiker möchte ich weiter nach praktisch-psychologischen Gesichtspunkten eingeteilt sehen, und zwar in folgende vier Untergruppen:

1. Die trotzig-hemmungslosen Kinder, die um die Eltern und Erzieher zu ärgern, sich einnässen. Es sind darunter auch viele Kinder, die sich auch des Tages naß machen.
2. Im Gegensatz zur 1. Gruppe sind es die gehemmt ängstlichen Kinder, die beim geringsten unlustbetonten Ereignis am Tage sich einnässen, sich oft auch aus Angst vor dem Einnässen naß machen.
3. Die zerstreuten Kinder, die am Tage so ablenkbar sind, daß sie aus Mangel an Konzentration das Wasserlassen vergessen. Dieser Gruppe steht die 4. Gruppe nahe, die
4. die gleichgültigen Kinder betrifft, die so gleichgültig sind, daß sie unter der Störung gar nicht leiden, daß sie gar nicht von ihr befreit zu werden wünschen.

Mit der Erkenntnis und Einreihung des einzelnen Falles in eine dieser Gruppen ist der psychogene Charakter des Einzelfalles gegeben und die Voraussetzung für die Behandlung geschaffen. Natürlich kommt es auch sehr darauf an, vor der Einleitung der Behandlung sich eine genaue Kenntnis des häuslichen Milieus des Kindes sowie seines Verhaltens in Schule und Haus zu verschaffen. Wie bei der Behandlung der anderen Störungen eines psychopathischen Kindes, so ist auch bei dieser Störung die Anamnese von besonderer Wichtigkeit. Es liegt eben, wie schon aus der Einteilung zu ersehen ist, beim psychopathischen Enuretiker jeder Fall anders. Jeder Fall stellt ein Problem für sich dar. Wir haben es hier mit Kindern zu tun, die eine abnorme Willensstörung aufweisen, die triebförmig ohne Hemmungen oder im Gegenteil zu stark gehemmt sind. Interessante psychologische Mechanismen spielen hier eine Rolle. So sehen wir Kinder, die hemmungslos dem Miktionsdrang nachgehen, andere, die den Drang wohl empfinden, aber zu gehemmt sind, um die praktischen Folgerungen zu ziehen oder zu gleichgültig sind, um der Frage „trocken oder naß" einen besonderen Wert beizumessen. Diese Gleichgültigkeit zeigt sich in verstärktem Maße bei Kindern, die sehr nachgiebige Eltern haben. Von diesen Eltern erwartet dann das Kind keine Vorwürfe, keine Strafe, und so verliert für das Kind auch praktisch diese Frage einen Teil ihrer Bedeutung. Die Frage, ob das Kind seinem Leiden gleichgültig gegenübersteht, ist eine besonders wichtige Frage, die an die Eltern in erster Linie zu richten ist, da sie für die Art der einzuschlagenden Behandlung eine entscheidende Bedeutung hat. Bei den Kindern, die ungehemmt dem Miktionsdrang nachgehen, handelt es sich meist um Kinder, die sich leicht durch das Spiel oder andere äußere Faktoren ablenken lassen, zerstreut sind und erst ihr Versäumnis merken, wenn es zu spät ist.

Auch die Schlaftiefe scheint bei den psychopathischen Kindern eine besonders intensive zu sein. Solche Kinder sind besonders schwer zu wecken: sie schlafen beim Aufnehmen weiter und stellen sich dann höchst gleichgültig dem, was mit ihnen vorgenommen wird, gegenüber.

So gehe ich von der Voraussetzung aus, daß die Enuresis in den meisten Fällen auf einer konstitutionell-nervösen, nur selten auf einer organischen Basis erwächst. So kann ich auch der Myelodysplasielehre nicht die Bedeutung zumessen, die ihr von zahlreichen Autoren beigemessen wird.

Diesen Anschauungen über das Wesen der Störung hat sich meines Erachtens die Therapie strikt anzupassen. All die Einspritzungen und Eingießungen, mit denen die Kinder gequält werden, sind aus psychischen Gründen nicht gleichgültig. Wenn dann noch Schädigungen oder gar Todesfälle zu befürchten sind, wie der von chirurgischer Seite beobachtete Fall (HINTZE)), bei dem ein Kind an einer durch eine epidurale Injektion hervorgerufene Meningitis purulenta starb, so wird man doch strikt von derartigen Maßnahmen absehen müssen, zumal da man mit einer psychologischen Methode in fast allen Fällen zum Ziele kommt.

Die nähere Schilderung meiner Anschauungen über die Enuresisätiologie mußte hier erfolgen, um die Therapie voll verständlich zu machen:

Die Therapie hat eben dem psychogenen Charakter des Einzelfalles Rechnung zu tragen: dies ist die Voraussetzung zu jeder erfolgreichen Enuresistherapie!

Die psychotherapeutische Methode wird der therapeutischen Skala von der pädagogischen Einwirkung an — auf Kind und Eltern! — bis zur Hypnose zu entnehmen sein.

Die pädagogische Einwirkung auf die Eltern muß als besonders wichtig erwähnt werden, da sie im allgemeinen in der Praxis als zu einfach und selbstverständlich vernachlässigt wird. Folgender Fall ist charakteristisch:

Kind, Mädchen, 3½ Jahre, jede Nacht Einnässen, und zwar nach dem Bericht der Mutter „von der Geburt des Kindes an". Das Kind ist frühreif, sehr geweckt. Da es mir schien, daß das Kind, das zudem ein „einziges" ist, besonders behütet wird, daß jedes Einnässen am Morgen von der Mutter als Unglück betrachtet und jedenfalls von der Mutter vor dem Kinde als solches bezeichnet wird, wodurch für das Kind das „Ereignis" als besonders interessant unterschieden wird, sagte ich der Mutter, es sei gar nicht an eine Heilung für die nächste Zeit zu denken, vor 1½ Jahren überhaupt eine Besserung nicht zu erwarten. Die Mutter, zunächst sehr enttäuscht, betrachtet die Angelegenheit nicht mehr mit akutem Interesse. Das Kind ist zur Verblüffung der Mutter nach jener einzigen Konsultation geheilt. Die Mutter kann den Grund der raschen Heilung nicht begreifen, dabei liegt die psychologische Begründung der Heilung klar zutage!

Wie gesagt, die Behandlung erfordert vor allem eine psychologische Erfassung des Einzelfalles. Dabei ist folgendes zu beachten. In der Regel sind unter den einzelnen oben beschriebenen Untergruppen — den trotzigen, ängstlichen, zerstreuten und gleichgültigen Enuretikern — meiner Erfahrung nach die gleichgültigen Kinder die am schwersten zu behandelnden. An diesen Kindern kann sich die Geschicklichkeit und die Erfahrung des Psychotherapeuten bewähren. Bei diesen gleichgültigen Kindern gilt es zunächst an das Schamgefühl zu appellieren. Die einfachen, pädagogischen Verfahren, die GOLDSTEIN für die Behandlung der Enuresis in Anstalten empfiehlt, halte ich auch für die Einzelbehandlung für angebracht, wenn ich auch an einzelnen mir als zu weitgehend erscheinenden pädagogischen Maßnahmen GOLDSTEINS an anderer Stelle Kritik üben mußte, in die kürzlich BOENHEIM einstimmte. Immerhin müssen die pädagogisch-psychologischen Maßnahmen im Vordergrunde stehen. Die gleichgültigen Kinder lasse ich selbst, ähnlich wie die Amerikaner es tun, Einzeichnungen über ihre nächtliche Störung vornehmen. Diese Kinder haben auf einer Karte die einzelnen Tage zu verzeichnen und an jedem Morgen einen Kreis einzuzeichnen, und zwar wenn sie trocken waren, einen roten; wenn sie naß waren, einen schwarzen. Ich habe auf diese Farben Wert gelegt, von der Voraussetzung ausgehend, daß die rote Farbe für Kinder immer eine interessante ist, und daß sie lieber den roten Bleistift als den gewöhnlichen schwarzen benutzen. Die Einzeichnung in roter Farbe bildet dann für sie eine gewisse Belohnung — man darf eben in der Psychotherapie besonders beim Kinde auch das anscheinend Belanglose nicht unbeachtet lassen. Charakteristisch ist es oft, zu beobachten, wie die roten Kreise, wenn der Ehrgeiz und das Schamgefühl der Kinder mehr und mehr geweckt werden, immer dicker und voller eingezeichnet werden, die schwarzen Kreise dagegen immer kümmerlich an den Rand gedrückt!

Ferner ist bei gleichgültigen, tiefschlafenden Kindern — beides findet sich oft vereint — besonders darauf zu achten, daß die Kinder beim Aufnehmen vollständig geweckt werden, damit sie mit vollem Bewußtsein den Miktionsakt wahrnehmen.

So gibt es viele Maßnahmen, denen ein psychologischer Wert innewohnt, die zur Behandlung heranzuziehen sind und oft bei leichteren Fällen genügen.

Schwerere Fälle wird man mit einer systematischen Wachsuggestionsmethode zu behandeln haben. Auch bei der Enuresis wende ich die von mir oben beschriebene Milieusuggestionsmethode an, und zwar benutze ich sie z. B. bei den gleichgültigen Enuretikern in der Weise, daß ich in der Suggestion zunächst das Schamgefühl wecke, also nicht sofort die Störung selbst angehe! In der gleichen Weise verwende ich auch die Hypnose, die ich aber nur in besonders schweren Fällen anwende, da ich fast immer mit der Milieusuggestionsmethode allein auskomme. Bisweilen schließe ich bei schweren Fällen an die Suggestionssitzungen einige Hypnosesitzungen an. Dabei sei erwähnt, daß MOSSE versucht hat, auf der Grundlage der von BERILLON inaugierten Übungshypnose (Orthopédie mentale) eine Übungstherapie für Enuretiker auszuarbeiten. Es werden mit den Kindern gewissermaßen mittels der Hypnose Aufwachübungen vorgenommen. Das Kind wird dabei eingeschläfert, dann wieder erweckt, und zwar mußte das Erwachen in dem gleichen kausalen Zusammenhang erfolgen, wie es auch nachts geschehen sollte. Im Verlaufe der Übungen wurden dabei die Verknüpfungen zwischen Harndrang und automatisch folgendem Aufwachen immer festere. Soviel über die Enuresis!

Nierenstörungen. Was die Nephrosen und die Nephritiden anbelangt, so habe ich den Eindruck, daß psychogene Momente verstärkend auf die Ausscheidung von Albumen und eventuellen Formelementen einwirken. Das gleiche gilt meinen Beobachtungen nach auch von der orthostatischen Albuminurie, bei der ja die nervöse Konstitution an sich eine Rolle spielt. Daher ist die Mahnung von LANGSTEIN sehr berechtigt, bei Orthotikern zwei therapeutische Irrtümer nicht zu begehen: einmal die dauernde Bettruhe und zweitens das Tragen eines Korsetts. Aus beiden fehlerhaften Verordnungen können psychogene Störungen leicht entstehen.

Erektionen und Masturbation. Wenn wir uns zur Betrachtung der Sexualsphäre wenden, so spielen hier psychogene Momente auch beim Kinde die bekannte Rolle. Sicherlich hat hier die FREUDsche Schule das Verdienst, diese Beziehungen bis in die früheste Kindheitszeit zurück verfolgt zu haben. Auch der nüchterne Beobachter wird die Anzeichen der Sexualität des Kindes in früher Kindheit nicht ableugnen können. Und doch darf man meines Erachtens nicht verallgemeinern. Wir dürfen eben nicht zu viel in das Kind hineinlegen, zumal da uns der Beweis für vieles fehlt. Es braucht doch nicht jede Erektion des Säuglings und Kleinkindes durch erotische Empfindungen ausgelöst zu sein. Es braucht doch auch nicht jedes Spielen des Säuglings und Kleinkindes mit seinen Geschlechtsteilen durch erotische Gefühle veranlaßt zu sein — gerade beim Knaben mit seinem pendelnden Geschlechtsteil wäre es geradezu merkwürdig, wenn es nicht aus Freude an allem Beweglichen auch nach dem Geschlechtsteil zum Spielen griffe! Ich weiß, daß derartige Ansichten als zu einfach von einem großen Teil der Kinderpsychologen abgelehnt werden, doch kann ich mich nach meinen Beobachtungen am Bett des gesunden und kranken Kindes nicht von meinen Anschauungen abbringen lassen. Jedenfalls erscheint mir die Psychogenese der Erektionen und masturbationsartigen Äußerungen in jedem einzelnen Fall schwierig zu deuten, in vielen Fällen sogar unmöglich. Andererseits ist aber nicht zu leugnen, daß bereits lange vor der Pubertät lustbetonte Erektionen und onanistische Akte vorkommen können. Die Onanie kann dabei besonders bei psychopathischen Kindern einen derartigen zwangsartigen Charakter annehmen, daß man von Onanismus sprechen kann. Die Psychotherapie — von der Aufklärung bis zur Suggestion und Hypnose — hat hier bekanntlich ein weites Feld.

Stoffwechselstörungen.

Diabetes mellitus. Beim Diabetes mellitus scheinen die psychogenen Einflüsse eine geringere Rolle als beim Erwachsenen zu spielen. Einmal verläuft der Diabetes beim Kind meist rapid, dann ist sich auch das Kind im allgemeinen der Tragweite der Erkrankung nicht so bewußt wie der Erwachsene, für den doch der Diabetes schon infolge der dauernden Untersuchungskontrolle genügend aufregende Momente mit sich bringt. Immerhin sehen wir auch beim Kinde, wie durch die Unvernunft der Eltern, die die Besorgnis des Kindes wachrufen, bei suggestiblen Kindern die ängstliche Erregung einen Einfluß auf die Zuckerausscheidung haben kann.

Anhang: Diabetes insipidus. Bei dem Diabetes insipidus spielt insofern das psychogene Moment eine Rolle, als auf dieser Basis weitere Übertreibungen in der Flüssigkeitszufuhr zustande kommen. Die Psychotherapie hat hier die Aufgabe, durch geeignete, suggestive Maßnahmen allmählich eine Verringerung der Flüssigkeitszufuhr herbeizuführen, ohne daß das Kind, das die Flüssigkeitsbeschränkung als Härte empfindet, in einen ihm schädlichen Erregungszustand gesetzt wird.

Mehr als der Diabetes insipidus ist die nervöse Polydypsie von psychogenen Faktoren abhängig. Die nervöse Polydypsie ist oft nicht ganz einfach zu behandeln. Hier hat man auf anscheinende Belanglosigkeiten besonders zu achten. So ist dem Kinde durch die Entfernung aus den mit fließendem Wasser versehenen Räumen (Waschtische mit fließendem Wasser, Küche mit Wasserhahn) die Gelegenheit möglichst zu nehmen, sich selbst mit Wasser nach Belieben zu versorgen. Im übrigen ist die Ablenkung in geeigneter, wechselnder Form heranzuziehen. Von abschreckenden, drakonischen Prozeduren habe ich nichts Gutes gesehen.

Die Fettsucht. Bei der Fettsucht können psychogene Momente die Äußerung der endokrinen Störung verstärken, indem sich — hemmungslose — Kinder gerade auf die verbotenen Speisen mit Vorliebe stürzen und sie im Übermaß zu sich nehmen — oft aus dem Gefühl des Trotzes und des Widerstandes heraus gegenüber jeder Disziplin erfordernden Diätverordnung. Die Therapie der Fettsucht hat daher mit der psychischen Beeinflussung des Kindes zwecks Disziplinierung zu beginnen.

Die Haut.

Es bleibt noch übrig, kurz auf die Beziehungen zwischen der Psychogenese und einigen hier noch nicht besprochenen Organsystemen einzugehen. Betrachten wir den Einfluß der Psychogenese auf die Haut, so ist beim Kinde wie beim Erwachsenen das Erblassen und Erröten bekanntlich oft von psychogenen Einflüssen abhängig. Schreck, Ärger, Scham und andere Gefühle können diese Wirkung ausüben. Ob und in welcher Weise die vermittelnde Rolle des Gefäß- und Nervensystems dabei zu erklären ist, steht hier nicht zur Besprechung.

Für die Eltern spielen die „blassen Kinder" eine besondere Rolle. Die Ärzte werden von den Eltern angegangen, das Blut der Kinder zwecks Feststellung des Grades der Blutarmut zu untersuchen: es zeigt sich dann, daß das Blut völlig normal ist, daß die vermeintliche Blutarmut auf eine psychische Erregbarkeit zurückzuführen ist. So glaube ich auch nicht, daß bei Schulkindern allein durch die schlechte Luft in den Schulräumen das die Eltern ängstigende blasse Aussehen hervorgerufen wird, sondern auch durch die Summation der Erregungen, wie sie das Schulleben mit sich bringt. Ähnlich liegen die Verhältnisse beim milieugeschädigten Kinde.

Das Erröten sehen wir bei Kindern schon in früher Kindheit, meist aus Scham oder Verlegenheit hervorgerufen. Erythemartige Flecken an verschiedenen Körperstellen wie das Erythema pudendi am Halse sind auch bei Kindern psychogen bedingt zu beobachten. Das Symptom des Juckens, so bei gewissen Ekzemformen, bei Urtikaria usw., wird auf psychogener Basis von empfindlichen Kindern noch lange nach Ablauf der Erkrankung empfunden und kann die Basis für weitere Kratzakte und damit für neue artifizielle Hautstörungen bilden. Bei der Urtikaria sowohl wie bei gewissen Ekzemformen habe ich den Eindruck, daß diese Störungen unter Erregungen und Vorstellungen stärker auftreten und quälender empfunden werden. Bei einem Fall eines hartnäckigen chronischen Ekzems (Kind von drei Jahren) konnte ich eine Verschlimmerung des Ekzems nach seelischen Aufregungen regelmäßig feststellen. Man könnte meines Erachtens ebenso wie von einer neuropsychopathischen Diathese, wie ich sie genannt wissen wollte, auch von einem neuropsychopathischen Ekzem sprechen.

Die Sinnesorgane.

Auge und Ohr. Die Beziehungen der Psychogenese zu den Sinnesorganstörungen — Auge, Ohr — sollen hier nur der Vollständigkeit wegen kurz Erwähnung finden. Wir finden bei Kindern nach seelischen Erregungen und Vorstellungen ein Tränen der Augen, Krampfzustände der Augenlider, Augenflimmern, Asthenopien u. ä. m. Letztere können unter hysterischen Vorstellungen so weit gehen, daß das Kind tagelang nichts mehr sehen zu können glaubt (z. B. in Nachwirkung auf einen Schlag ins Auge!).

In ähnlicher Weise finden wir auch Störungen am Ohr. Ohrensausen, Schwerhörigkeit, sogar, wenn auch selten, vorübergehende Taubheit können wir auf psychogener Grundlage beim Kinde finden. Gerade bei Kindern bildet es eine besonders schwierige Aufgabe, den psychogenen Anteil bei Schwerhörigkeit von dem organisch bedingten abzugrenzen.

Anhang: Sprachstörungen. Sprachstörungen, wie Stottern, Stammeln usw., beruhen auch beim Kinde meist auf psychogener Grundlage oder sind in ihrer Färbung von psychogenen Momenten abhängig. Die Behandlung muß daher in erster Linie eine psychische sein.

Die psychogene Aphonie nach Laryngitis ist bereits oben erwähnt worden.

c) Die Beachtung psychogener Momente in der Chirurgie beim Kinde.

In der Chirurgie sehen wir häufig Verletzungen sowie operative Eingriffe den Ausgangspunkt für psychogene Organstörungen bilden. Eine besonders ungünstige psychogene Einwirkung kann in dieser Richtung die Adenotomie ausüben. Wir sehen hier oft noch nach Jahren Phobien, z. B. wenn der Mund des Kindes zwecks Inspektion geöffnet werden soll, auftreten, die nur mit sehr viel Geduld seitens des Arztes und der Umgebung beseitigt werden können. Sogar das Erscheinen eines Arztes an sich kann dann noch lange Zeit hindurch schwere Angstzustände beim Kinde hervorrufen. Diese psychogenen Störungen können von einer derartigen Intensität sein, daß man bei Vornahme eines Eingriffs wie der Adenotomie bei konstitutionell nervösen Kindern durch eine kurze Rauschnarkose dem psychischen Trauma vorbeugen soll. Ähnlich liegen die Verhältnisse z. B. nach Zahnoperationen. Auch hier können psychogene Einstellungen erfolgen, die über die orale Zone hinausgehen können.

Was die Verletzungen selbst anbelangt, so können wir voraussetzen, daß jede Verletzung in irgend einer Form psychisch auf das Kind einwirkt. Dann werden auch die ärztlichen Manipulationen wie Verbinden, Nähen, vom Kinde mit Angst oder zum mindesten mit ängstlicher Neugier verfolgt. Auf diesem Boden können dann die eigenartigsten Störungen erwachsen. So sehen wir, wie eine ganz harmlose Verletzung zu weitgehenden Folgen bei einem hierzu disponierten Kinde führen kann, in folgendem psychologisch interessanten Falle:

Knabe, elf Jahre, Psychopath, von sehr guter Intelligenz, begann plötzlich zu hinken. Die Gehstörung verschlimmerte sich täglich. Bei Befragen ergab es sich, daß vor einigen Wochen eine kleine Verletzung des Fußes vorgelegen habe (leichte Entzündung einer Frostbeule), die zunächst ein gewisses Schonen und Nachziehen des betreffenden Fußes zur Folge hatte. Die Verletzung war längst geheilt, die Gehstörung blieb und wurde sogar ausgeprägter. Bei näherer energischer Befragung klärte der intelligente Knabe den Sachverhalt auf: Man habe, als er in den ersten Tagen hinkte, auf der Straße hinter ihm gesprochen: „Der hübsche, arme Junge hat wohl eine Lähmung, wie leid kann einem das tun!“ Diese Äußerung habe ihn geschmeichelt und er habe nun zuerst absichtlich das Nachziehen des Fußes übertrieben und es auch noch weiter durchgeführt, als er keine Beschwerden mehr hatte. Nachher habe er sich so daran gewöhnt, daß er gar nicht mehr daran dachte, noch normal gehen zu können. — Eine sehr energische Vorhaltung beseitigte sofort die Gehstörung. Immerhin ist es wahrscheinlich, daß sich hier ohne Eingreifen eine schwere dauernde Störung hätte entwickeln können, bei der, wie es so oft der Fall ist, später die Entstehungsweise in Vergessenheit geraten wäre.

In ähnlicher Weise können wir häufig Gelenkkontrakturen entstehen sehen, die naturgemäß ebenfalls um so schwerer zu beseitigen sind, je länger man sie hat anstehen lassen.

3. Das Pubertätsalter.

In der Pubertätszeit scheint an sich die psychogene Reizschwelle zur Auslösung von Organsymptomen und Organstörungen tiefer zu liegen, um so mehr, wenn spezielle endokrine Störungen mitwirken. Wir sehen den Einfluß des psychogenen Moments auf Krankheitsbilder wie das Pubertätsbasedowoid. Wie hier die endokrine Grundlage nervöse Störungen auslösen kann, so wird auch umgekehrt jede seelische Erregung das pathokrine Bild beeinflussen. Auch bei der echten Basedowerkrankung, die oft um die Pubertätszeit zur Entwicklung kommt, können wir den psychogenen Einfluß auf das Organsymptombild verfolgen. Wir brauchen auch nur an die innigen Beziehungen zwischen psychogenen Faktoren und den reifenden Geschlechtsorganen zu denken, um zu erkennen, in welch elementarer Weise hier die Verquickung zwischen Seelischem und Körperlichem vor sich geht!

In raschen Schritten haben wir das gewaltige Gebiet der Kinderheilkunde durchzogen, nur an einigen Stationen konnte Halt gemacht werden. Es bedarf daher kaum der Erwähnung und Rechtfertigung, daß es sich hier nicht um eine lückenlose Aufzählung aller Beziehungen zwischen Psychogenese und Organsymptomen beim Kinde sowie deren psychotherapeutische Beeinflussung handeln konnte, also nicht um eine monographische Darstellung, sondern, daß in der Hauptsache eigene Anschauungen aus eigenen Beobachtungen und Erfahrungen zum Ausdruck gebracht wurden. Wir konnten aber sehen, wie psychogene Momente wohl fast in alle Organgebiete bestimmend eingreifen, wie allenthalben Psychogenese und Organsymptome eine enge Verquickung erfahren. Mag sein, daß die heutige Entwicklung als Reaktion gegen frühere Negierungen uns dahin geführt hat, das psychogene Moment zu hoch zu veranschlagen. Könnte doch vielleicht die spätere Forschung ergeben — wie ich in meinen allgemeinen Ausführungen über die Psychopathie andeutete — daß Symptome, die wir heute auf Grund unserer heutigen unzulänglichen Untersuchungsmethoden als psychogene werten, doch bei weiterer Forschung eine organische Grundlage erhalten, daß somit unsere heutigen Anschauungen über psychogen auf der einen Seite, organisch auf der anderen Seite eine Verschiebung der Grenzlinie zugunsten des organischen Teiles erfahren werden. Selbst diese Wandlung der Anschauungen für spätere Zeiten vorausgesetzt, würde doch die heutige Zeit dem Kinde den unzerstörbaren Gewinn gebracht haben, daß durch die Erforschung der Wirkung der psychogenen Faktoren auf die Organsymptome — und auf die Organstörungen — die Seele des Kindes, seine Persönlichkeit, in den Mittelpunkt jeder Krankheitsbehandlung gestellt wurde.

III. Teil.

Grundformen der Psychotherapie.

Grundformen der Psychotherapie.

Von

Dr. Rudolf Allers,

Nervenarzt in Wien, früher Privatdozent für Psychiatrie an der Universität München.

I. Vorbemerkung.

1. Sinn der Psychotherapie ist es, durch seelische Beeinflussung psychogen entstandene Erscheinungen, bzw. die psychogene Verwertung bestehender somatischer Symptome zu beeinflußen. In irgend welchem Sinne wurde von jeher Psychotherapie geübt, und übt sie jeder Arzt. Dieser unsystematischen, auf keinerlei theoretische Annahmen aufgebauten, sozusagen naiven Psychotherapie steht eine zur systematischen Disziplin entwickelte gegenüber. Innerhalb dieser lassen sich wiederum zwei Richtungen unterscheiden; die eine ist rein empirische Therapie, die andere zugleich Theorie der psychogenen Leiden. Die erstere verzichtet auf eine Untersuchung der pathogenen Mechanismen und begnügt sich mit der erfahrungsmäßigen Feststellung, daß diese oder jene Art seelischer Beeinflussung gewisse therapeutische Erfolge zu erzielen vermöge. Die andere macht sich von dem Wesen der Psychogenese bestimmte Vorstellungen und baut auf diese ihr therapeutisches Verfahren auf. Damit aber, daß gewisse psychotherapeutische Bestrebungen als unsystematische und andere als der umfassenden theoretischen Grundlegung entbehrende bezeichnet wurden, soll keineswegs behauptet werden, daß es ihnen an Erfolg und an Berechtigung mangle. Soferne sie aber diese besitzen und jenen aufzuweisen haben, muß es gelingen, die Wurzeln beider darin zu finden, daß sie teilweise — klar oder nicht klar bewußt — auf Voraussetzungen aufgebaut sind, welche in der systematisch entwickelten Psychotherapie explicite formuliert werden — wenn anders die im allgemeinen Teile ausgesprochene Behauptung richtig ist, daß es schlechthin nur zwei Systeme geben könne, die zu einer befriedigenden Konstruktion der psychosomatischen Zusammenhänge führten. Es kann so dieser Schlußabschnitt in gewissem Sinne auch eine weitere Begründung der im allgemeinen Teile entwickelten Thesen beibringen. Ja, vielleicht ist diese seine Aufgabe der Abrundung und Rückkehr zum Ausgangspunkte nicht weniger wichtig, als die, eine Skizze psychotherapeutischer Verfahrungsweisen zu entwerfen. Diese letztere Aufgabe ist auf wenigen Seiten nicht einmal annähernd zu lösen. Man erwarte daher von den nachfolgenden Ausführungen keinen Lehrgang der Psychotherapie. Sie wollen mehr eine Systematik der vorhandenen psychotherapeutischen Bestrebungen sein und eine Darstellung der in ihnen lebendigen Prinzipien, als eine Anleitung zu psychotherapeutischem Handeln; auf solche spezielle Fragepunkte kann nur gelegentlich und im Vorübergehen Bedacht genommen werden.

2. Vielleicht ist es zweckmäßig, vor dem Versuche einer Darstellung der psychotherapeutischen Methoden sich die Frage vorzulegen, was denn eigentlich Gegenstand einer Psychotherapie sein könne. Mit der allgemeinen Antwort:

all das, was psychogen entstanden ist, oder psychogen verwertet, in den Dienst einer neurotischen Einstellung gezwungen wird, können wir uns nicht zufrieden geben. Denn oft genug würde uns ja dies erst klar, wenn wir mit psychotherapeutischen Verfahren an eine Erscheinung heranträten. Nun ist zwar an und für sich die Gefahr des therapeutischen Experimentes im Falle des Versuches seelischer Beeinflussung sicherlich geringer als bei zahlreichen anderen therapeutischen Eingriffen. Sieht man von diagnostischen Irrtümern gröberer Art ab, die etwa dazu führen könnten, daß der Zeitpunkt einer lebensrettenden Operation versäumt wird oder sonst wie ein schwerwiegender Zustand sich entwickelt, der hätte verhütet werden können, so darf man sagen, daß bei sachgemäßer Anwendung mit dem Versuche einer Psychotherapie „nichts riskiert ist". Und es ist bemerkenswert, für den Psychotherapeuten zugleich trostreich, daß die diagnostischen und therapeuthischen Fehler zumeist nach der anderen Richtung gemacht werden. Es kommt häufiger vor, daß ein Kranker seiner psychogenen Beschwerden wegen operiert oder mit allen chemischen und physikalischen Methoden behandelt wird, als daß ein rein organisches Leiden für psychogen angesehen wird. Aber auch dies kommt vor; darum ist für den psychotherapeutisch tätigen Arzt die gründlichste Ausbildung in der Somatopathologie zu fordern, darum wird er gut tun, angesichts von Organsymptomen sich durch eingehende Untersuchung oder durch Einholen der Meinung eines Facharztes über das Ausmaß möglicher somatischer Verursachung ein Urteil zu bilden. Es ist daher sehr zu begrüßen, daß die Berliner Psychoanalytische Vereinigung in ihren Thesen über Unterricht und Ausbildung in der Psychotherapie grundsätzlich die allgemein-medizinische Vorbildung verlangt. Wo Psychotherapie auch von Nichtärzten betrieben wird, sollte zumindest anfangs ein Arzt um Rat gefragt werden, besser noch, auch während der Behandlung mehrfach beigezogen werden.

Solange die ausschließlich psychogene Entstehung einer körperlichen Erscheinung nicht wahrscheinlich gemacht werden kann, wird es sich empfehlen, sie so zu betrachten, als könnte sie auch eine somatopathologische Grundlage haben. Von gewissen Symptomen oder Krankheitsbildern wissen wir, daß sie nur psychogenen Ursprunges sein können. Ich erinnere etwa an die Impotenz. Von anderen können wir in dem jeweils vorliegenden Falle mit größerer oder geringerer Sicherheit zu solcher Ansicht gelangen, so, wenn die Klagen des Kranken und die Erscheinungen, die wir objektiv feststellen, sich in keiner Weise in ein somatisches Krankheitsbild einfügen, widersprechende Einzelzüge tragen u. dgl., wie das z. B. bei der hysterischen Sensibilitätsstörung nicht selten der Fall ist. Aber hier gibt es schon Grenzfälle, die zur Vorsicht mahnen. Noch mehr ist solche geboten, wenn wir uns auf das Eingeordnetsein einer körperlichen Erscheinung in die Gesamtpersönlichkeit verlassen wollen, weil eben auch objektiv bestehende und auf Organveränderungen beruhende Störungen sich in neurotischer Einstellung benützen und verwerten lassen.

Was aber dem Versuche einer psychotherapeutischen Beeinflussung immer zugänglich ist, und wo ein solcher ohne Gefahr, unter Beibehaltung der Meinung, es handle sich vielleicht oder sicher um rein somatopathologische Dinge, unternommen werden kann, ist: die Stellungnahme des Kranken zu seinem Leiden. Dieser Faktor aber spielt in der Gestaltung des Gesamtkrankheitsbildes oft eine sehr entscheidende Rolle.

II. Die unsystematische Psychotherapie.

1. In der Tat ist es auch dieses Moment, welches am häufigsten den Gegenstand unsystematischer Psychotherapie abgibt. Denn die primitivste Form der

Psychotherapie ist der Trost. Dieser kann nun auf sehr verschiedene Weise gespendet werden. Erstens gibt es da den Trost, welchen man etwa den „bagatellisierenden" nennen kann. Indem der Arzt dem Kranken versichert „an seinem Leiden sei nichts dran", „es habe nichts zu bedeuten", „es sei nicht so arg" usw., entkleidet er die beunruhigenden Erscheinungen weitgehend ihres gewichtigen Charakters. Nahe verwandt dieser Form ist die des Trostes durch Aufklärung über den Leidenszustand. Eine andere Variante des Trostes ist jene, in der man die Bedeutung und das Bestehen der Krankheit oder deren Erscheinungen zugibt, aber dem Kranken die Versicherung zuteil werden läßt, daß „es nicht so lange dauern, bald besser werden würde" usw. Die Art und Weise, wie der Arzt dem Kranken Trost gewährt, ist ebenfalls sehr verschieden. Teils hängt das von der Einstellung des Arztes zum Kranken überhaupt, bzw. zu allen Lebensfragen ab, teils von seiner Einstellung auf das spezielle Individuum. Es gibt Ärzte, welche sich eine gewisse habituelle Form des Verkehres mit den Kranken zurecht gelegt haben, andere, die es versuchen, jedem einzelnen in der ihm angemessen erscheinenden Art gerecht zu werden. Zu der ersten Gruppe zählt etwa der Typus des „groben" Arztes, der dafür bekannt ist, daß er „keine Umstände macht". Andere stehen in dem Rufe absoluter Aufrichtigkeit: man könne sich, geht die Rede, darauf verlassen, daß die Krankheit harmlos sei, wenn es der betreffende Arzt sage. (Eine medizinische Charakterologie übrigens hätte sich ebenso mit den Charakteren der Ärzte wie mit denen ihrer Patienten zu beschäftigen.) In dem Vertrauen, welches viele Kranke dem eben genannten ärztlichen Typus entgegenbringen, liegt ein nicht unwichtiger Hinweis. Viele Patienten mißtrauen dem Troste des Arztes, glauben, er wolle sie eben „nur trösten" und verheimliche ihnen den Ernst ihrer Krankheit. Es gehört offenbar eine gewisse Technik und eine gewisse Gesamthaltung der ärztlichen Persönlichkeit dazu, damit der Trost als solcher und nicht nur als wohlwollender Versuch einer Täuschung hingenommen werde. In zahlreichen Fällen ist nun in der Tat der Arzt nicht in der Lage, mit ausreichender Aufrichtigkeit Worte des Trostes sprechen zu können, weil er den Ernst und oft genug die Hoffnungslosigkeit der Situation sich eingestehen muß. Auch mag das den Arzt, fast möchte ich glauben mit unausweichlicher Notwendigkeit, beschleichende Gefühl seiner Unzulänglichkeit und zugleich einer Art von Empörung darüber und über das Schicksal, das den Menschen in solche Lage bringt, dazu beitragen, daß sein Trost der Nachdrücklichkeit, Glaubhaftigkeit, des Gewichtes ermangelt. Aber über den Trost hinaus, der dort, wo er als „bloßer Trost" durchschaut wird, wo ihm der Kranke nicht mehr glauben kann und will, ja wirklich mehr weniger seinen Sinn verliert, über ihn hinaus steht uns noch ein Weg offen.

Denn durch solchen Trost wird man freilich vieles erreichen, dem Kranken oft genug seine Ängstlichkeit nehmen, ihn von der unaufhörlichen Beschäftigung mit den eigenen Symptomen abbringen können; es wird nicht selten gar manche subjektive Beschwer und auch manches objektive Symptom verschwinden — letzteres besonders dann, wenn es infolge der „bagatellisierenden" Einstellung des Arztes seine Bedeutung verliert, seinen Zweck: nämlich an die Beachtung, das Mitleid usw. der Umgebung und wohl auch des Arztes zu appellieren. Wo aber objektiv hinlänglich begründetes Leiden und begründete Besorgnis vorliegen, muß der Trost zurücktreten. Vielleicht gibt es im Menschen eine Art von Vitalbewußtheit, deren Schwankungen mit größerer oder geringerer Genauigkeit es uns anzeigen, wenn unser Leben zur Neige geht oder ernsthaft in seinem Bestande bedroht ist. Vielleicht sehen so viele Menschen nicht die Schatten des Todes näher gleiten nur deshalb, weil sie wegschauen. Wenigen ist es gegeben, wissentlich und mit Ruhe dem Ende entgegen zu harren. Es ist etwas anderes, mit der Möglichkeit des Todes zu rechnen in Gefahren des Krieges und des Abenteuers, oder ihn sogar mit Sicherheit vorherzusehen, als, ausgeliefert dem heimlichen Wühlen der Krankheit, unfreiwillig und tatenlos zu warten. Und noch geringer mag die Zahl derer sein, welche schweres Leiden und den Schmerz ertragen können, ohne innerliche Empörung, ohne sich verzweifelt in der unlösbaren Frage im Kreise zu drehen: Wozu mir das? Wozu das überhaupt? Aber es gibt ja Menschen, und wir alle haben sie gesehen, für die der Tod keinen Stachel hatte, wiewohl sie nicht des Lebens müde geworden waren, obwohl das Leben ihnen, sie dem Leben noch manches hätten geben können. Und wir alle sahen Menschen, die dem Leiden widerstanden, deren Seele von ihm nicht überwältigt wurde. Vielleicht könnte es gelingen — es mag eine schwere Aufgabe, dafür eine um so schönere sein — Menschen zu solcher Geisteshaltung zu führen. Wie oft ein Arzt dies tut und kann, man weiß es nicht. Hie und da aber hört man, daß einer dem Kranken in seinem Leiden nicht nur Erleichterung brachte durch ein Heilmittel, durch Morphium, sondern daß er ihn gelehrt habe, anders zu Leiden überhaupt und zum Tode zu stehen. Das nun ist keine rein ärztliche Leistung mehr. Jener Trost, von dem zuvor die Rede war, gründet in der ärztlichen Autorität. Diese — man kann kaum anders sagen — Seelenführung und Bekehrung aber ruht allein auf der Menschlichkeit und dem Menschsein des Arztes. Daher sie auch nicht sein Prärogativ bildet, wie es der ärztliche Trost tut; der Priester, der Freund, der Ehegatte, sie alle können, wenn ihr Menschsein dazu ausreicht, das gleiche leisten. Aber die Aufgabe fällt oft genug dem Arzte zu; denn oft genug ist der Kranke jedem Glauben fremd und feind geworden, und es ist einsam um ihn, auch inmitten einer Familie. Zum Arzte aber zieht ihn vielleicht irgend etwas, vielleicht das geheime Wissen darum, daß man „den Körper nicht heilen könne ohne die Seele zu behandeln“ und daß der Arzt für die Leiden beider da sei. Wie nun der Arzt solcher Anforderung gegenüber sich verhalten kann und soll, ist hier nicht zu fragen. Vielleicht wäre auch eine Antwort gar nicht möglich. Wem es vermöge seiner eigenen inneren Einstellung gegeben ist, der wird diesen Weg zu finden wissen. Aber auch abgesehen von diesen schwierigsten Fällen, wird der Arzt nicht selten sich vor die Notwendigkeit gestellt sehen, die Haltung des Kranken seinem Leiden gegenüber beeinflussen zu müssen, nicht nur der subjektiven Erleichterung wegen, sondern auch aus objektiv-therapeutischen Gründen. Jedesmal, wenn der Arzt den anfänglich widerstrebenden Kranken bewegt, sich zur Vornahme einer Operation oder sonst eines Eingriffes zu entschließen, wird ein Stück psychotherapeutischer Arbeit geleistet. Auch hier finden sich alle jene Abwandlungen ärztlichen Verhaltens, die schon zuvor angedeutet wurden. Angefangen von der reinen Berufung auf die ärztliche Autorität, über die logische Begründung bis zum Appell an die sittliche Verpflichtung des Kranken auf der Seite des Arztes, und anderseits von der Einsicht in die Notwendigkeit auf der Seite des Kranken über das Vertrauen in die Erkenntnis des Arztes bis zu dem fast suggestiv erzwungenen Gehorsam gegenüber dessen Anordnungen, kann man alle Nuancen antreffen.

2. Man kann aber diesen kurzen Überblick über die wissentlich, großenteils aber unwissentlich gehandhabte psychische Beeinflussung des Kranken durch den Arzt nicht abschließen, ohne des Umstandes zu gedenken, daß alle jene Momente, welche eine psychotherapeutische Einflußnahme begründen, auch die Grundlage einer geradezu entgegengesetzten Wirkung abgeben könne. Vor kurzem hat O. Bumke das böse Wort von der „iatrogenen Krankheit“ wieder einmal ausgesprochen, und leider hat er mit seinen Ausführungen recht. Wenn einmal klar würde, wie weit unter Umständen die seelische Auswirkung eines ärztlichen Urteils reichen kann, wie manche Menschen eine irgendwie

pessimistische Auffassung des Arztes auszuwerten verstehen, wie sich um eine solche Äußerung und deren Interpretation ein ganzes neurotisches System gruppieren kann, der müßte es lernen, vorsichtig zu sein in seinen Reden. Zu den unheilvollsten Worten gehört insbesondere das von der ,,Veranlagung". Veranlagung und Vererbung sind Worte, die meist nur unsere Unkenntnis und Unfähigkeit maskieren sollen, wahre asyla ignorantiae, auch dort wo sie optima fide angewendet werden. Dem Kranken aber wird die Rede von der Veranlagung, Vererbung, Konstitution usw. zum Verdammungsurteil, er glaubt — mehr oder weniger klar bewußt — damit die Bestätigung seiner minderen Leistungsfähigkeit und Lebenstüchtigkeit erhalten zu haben, die nun entweder die Entmutigung vertieft und so den Rückzug aus dem Leben beschleunigt, oder als Legitimation für alle Enthebungen den Aufgaben gegenüber zweckdienlich Verwendung findet. Es bedarf nicht weiterer Ausführung, daß irgendwelche Zweifel oder Bedenklichkeiten des Arztes leicht im Sinne einer hypochondrischen Auslegung und im Dienste neurotischer Einstellung für die Motivierung eines Rückzuges von der Wirklichkeit ausgenützt werden können. Eine breitere Erörterung dieser Dinge ist nicht am Platze, ein Hinweis darauf war aber doch wohl angezeigt.

3. Eine zweite Form der unsystematischen Psychotherapie finden wir in Gestalt aller jener Maßnahmen, die sich unter dem Titel: Ablenkung und Zerstreuung begreifen lassen. Es ist eine Erfahrungstatsache, daß eine Reihe von Momenten imstande ist, den Kranken sein Leiden, auch wenn es ein real begründetes ist, vergessen zu lassen. Nicht nur jene extremen Fälle, deren während des Krieges nicht wenige beobachtet wurden, daß aufs höchste gesteigerte Erregung das Gewahrwerden schwerer Verletzungen verhindert, oder daß Kranke und Schwache bei drohender Lebensgefahr oder um eines Dritten willen ihre Leiden nicht nur überwinden, sondern sie gar nicht mehr erleben, sind hier zu nennen. Jeder kennt, sei es aus persönlicher Erfahrung, sei es durch die Fremdbeobachtung, Fälle, bei welchen irgendein Affekt das Leiden plötzlich in den Hintergrund drängt, oder ein Kranker, während ihn ein Besuch erheitert, sein Leiden vergißt. Das oft genannte Verschwinden der Zahnschmerzen im Warteraum des Zahnarztes gehört ebenso hierher, wie die Überwindung mancher anderer subjektiver Erscheinungen im Affekte des Ärgers. Es mag zweifelhaft sein, ob jedes solche Ereignis auf dem gleichen Mechanismus beruhe, ob allen ein In-den-Hintergrund-Gedrängt-Werden des Leidens durch den Affekt u. dgl. zugrunde liege, das letzlich auf die ,,Enge des Bewußtseins" hinausliefe. Wenn man sich erinnert, daß z. B. dem motorisch Aphasischen u. U. im Affekte Worte und Wortverbindungen zu Gebote stehen können, deren Formulierung ihm bei ruhiger Gemütslage durchaus nicht gelingen will, so könnte man meinen, daß es sich hier um ein Durchbrechen des sonst von den somatischen Schranken eingeengten Sprachwillens handle. Und wenn man es sich erlauben dürfte, einen nicht so oder überhaupt nicht erlebbaren Willen zur Gesundheit oder zumindest zur Leidensfreiheit anzunehmen, so möchte sich für die angezogenen Fälle eine analoge Erklärung darbieten.

Wie dem auch sei, jedenfalls gibt es diese Möglichkeit, Leiden durch erzwungene oder gewollte Hinwendung an andere Gegenstände zu überwinden oder zu mildern. Berühmt ist eine Stelle aus Kants, für den Psychotherapeuten übrigens interessanten und lehrreichen Schrift ,,Von der Macht des Gemütes", darin er schildert, wie ihm die Überwindung eines Gichtanfalles durch Konzentration des Denkens auf einen anderen Gegenstand gelang. In geringerem Ausmaße ist, glaube ich, mehr weniger jedermann derartiger Leistungen fähig, soferne er imstande ist, zu seinen Leiden eine gewisse Distanz zu gewinnen, es etwas weniger als ein ihm persönlich angetanes Unrecht anzusehen und sein Mitleid mit sich selbst auszuschalten.

Der Grundgedanke der von Laien wie von Ärzten gehandhabten Ablenkungs- und Zerstreuungstherapie dürfte nun der sein: Gelingt es den Kranken dadurch, daß er zeitweise sein Leiden vergessen kann, davon zu überzeugen, daß offenbar dessen Größe nicht so hoch eingeschätzt werden müsse, so wird er mutmaßlich zu einer anderen Stellungnahme bewogen werden. Diese Erwägung ist sicher fast niemals als solche explicite gegeben. Meist werden derartige psychotherapeutische Unternehmungen mit dem Wunsche motiviert, wenigstens zeitweilig dem Kranken sein Leiden zu ersparen oder zu erleichtern. Sicherlich erzielt man so manchen Erfolg, auch in dem Sinne einer inneren Umstellung. Unter Umständen muß aber, insbesondere dort, wo etwa neben einer organischen Krankheit eine starke psychoneurotische Komponente im Spiele ist, darauf geachtet werden, daß sich auch ein dem angestrebten geradezu entgegengesetzter Erfolg einstellen kann. Es gibt Kranke, deren Überzeugung von der Schwere und Wichtigkeit ihrer Krankheit durch die Versuche, Zerstreuung zu schaffen, nur verstärkt, deren Aufmerksamkeit nun erst recht auf ihre Symptome hingelenkt wird. Etwa nach dem Schema: wie bedenklich und hoffnungslos muß meine Krankheit sein, wenn man sich solche Mühe gibt, mich davon abzulenken.

Es muß übrigens hervorgehoben werden, daß die wahllose Anwendung solcher Methoden unter Umständen überhaupt mehr Schaden als Nutzen stiften kann. Allerdings wird es sich in solchen Fällen im allgemeinen um ausgesprochene Psychoneurosen handeln. Es sei darauf verwiesen, daß die klinische Psychiatrie seit langem die den psychiatrischen Laien so natürlich erscheinenden Versuche, die Melancholiker zu zerstreuen, sie auf Reisen zu schicken u. dgl. m., mit gutem Recht verwirft.

Nur im Vorübergehen sei die Arbeitstherapie erwähnt, weil sie zwar gelegentlich in der Behandlung rein neurotischer Erscheinungen Nutzen bringen kann — wiewohl meiner Überzeugung nach in allen irgend schwereren Fällen nur in Verbindung mit einer systematischen Psychotherapie — für die Behandlung von Organsymptomen aber doch mehr weniger auf solche der Motilitätssphäre beschränkt bleibt.

Insoferne auch bei anderen somatischen Erscheinungen, etwa bei „nervösen Dyspepsien" und ähnlichen Erkrankungen die Arbeitstherapie Erfolge aufzuweisen hat, so sind diese wohl nicht der Arbeit als solcher zuzuschreiben. Zum Teil fällt der therapeutische Erfolg dem Umstande zur Last, daß der Kranke eben als krank anerkannt wird in dem Augenblick, in welchem ihm eine bestimmte Therapie vorgeschrieben wird. Sein Leiden wird ernstgenommen. Zum anderen Teil vollzieht sich diese Arbeitstherapie meist unter geänderten Lebensbedingungen, und dann spielen mutmaßlich diese — und zwar am wenigsten infolge ihrer physiologischen, sondern weit mehr infolge ihrer psychologischen Bedeutung — die Hauptrolle in der therapeutischen Wirksamkeit der ganzen Anordnung.

Es ist hier am Platz, ein paar Worte über die Behandlung nervöser Erscheinungen — wir nehmen das Wort in der weitesten Bedeutung und begreifen darunter auch die neurotisch verwerteten organischen Symptome — in Sanatorien oder durch Milieuwechsel anzufügen. Man kann oft genug beobachten, daß allerhand störende Erscheinungen durch die Verbringung des Kranken in ein Sanatorium, durch den Aufenthalt in einer Wasserheilanstalt oder während einer auf dem Lande verbrachten Ferialzeit verschwinden. Zuweilen ist dieser Erfolg ein dauernder, nicht selten treten die Symptome nach der Rückkehr in die gewohnten Verhältnisse bald wieder auf oder sogar sofort nach Beendigung der Unterbrechung des Alltagslebens. So kannte ich ein Mädchen von 21 Jahren, deren abnorme Erschöpfbarkeit während eines durch eine Apicitis bedingten Aufenthaltes im Krankenhause vollständig verschwunden war, aber an dem Nachmittag des Tages, an welchem sie morgens aus der Krankenanstalt entlassen worden war, in ungeminderter Ausprägung wieder auftrat. Die Heilwirkung, mag sie nun eine dauernde oder vorübergehende sein, die wir bei solchen Gelegenheiten wahrnehmen, kann auf mehrfache Weise verstanden werden. Einerseits bedeutet die in solchen Maßnahmen gelegene Fürsorge für den Kranken und die Beachtung seines Leidens an sich schon einen gewissen therapeutischen Faktor. Andererseits können sich während solch einer Zeit aktuelle Konfliktssituationen lösen oder an Bedeutung verlieren, indem der Kranke, ihrer unmittelbaren Einwirkung entrückt, in Stand gesetzt wird, zu ihnen Distanz und damit eine geänderte Stellungnahme zu gewinnen. Ferner darf man nicht vergessen, daß viele neurotische Beschwerden mehr weniger unmittelbar auf eine bestimmte Situation abgestellt sind, und füglich wegfallen können, in dem Augenblick, da jene Situation nicht mehr besteht. Nun entspricht es aber der immanenten Logik der neurotischen Konstruktion, daß sie nicht einfach ohne plausible Motive aufgegeben werden kann. Die therapeutische Einwirkung, heiße sie nun Sanatoriumsaufenthalt, Mastkur, Hydrotherapie, Gebirgsluft, Sonnenbad oder sonst wie, liefert nun ein dem Kranken wie seiner Umgebung gleichermaßen einsichtiges Motiv, welches die Beendigung des neurotischen Verhaltens, zumindest in seiner augenblicklichen Gestalt, hinlänglich begründet. Damit ist zugleich gesagt — und das gilt ebenso von allen anderen psychotherapeutischen Verfahrungsweisen, welche das Zurückgehen auf die letzten Wurzeln der neurotischen Einstellung außer acht lassen — daß auf solche Weise wohl neurotische Symptome, aber nicht die Neurose, d. h. die spezifische Attitüde des Menschen den Aufgaben des Lebens gegenüber beseitigt werden kann.

Mit diesen Ausführungen sind mutmaßlich lange nicht alle Möglichkeiten einer unsystematischen Psychotherapie bezeichnet. Darauf kommt es aber hier auch nicht an. Nicht ein Katalog aller dieser Verfahrensweisen sollte gegeben, sondern mehr illustrativ deren Wesen an markanten Beispielen dargelegt werden.

Zweifellos gibt es auch eine unsystematische und unbeabsichtigte Suggestivtherapie. Wo und wie man diese gegen die im Vorhergehenden erwähnten Formen psychischer Beeinflussung abgrenzen will, hängt allein von der Definition des Begriffes der Suggestion ab. Geht man, wie manche Autoren es meines Erachtens zu Unrecht tun, so weit, jede Folgeleistung gegenüber der Meinung eines Dritten als Suggestion zu bezeichnen, begreift man also unter diesem Titel konsequenter Weise auch alle möglichen erzieherischen Beeinflussungen, so umfaßt freilich die Suggestionsmethode das Gesamtgebiet aller psychotherapeutischen Bestrebungen. Dann würde sich aber die Notwendigkeit ergeben, innerhalb dieses Gebietes neuerdings Unterscheidungen zu treffen und eine Suggestionsmethode im eigentlichen Sinne von den anderen abzugrenzen. Mir erscheint es richtiger, den Begriff der Suggestion so enge zu fassen, daß unter ihn nur jene psychotherapeutischen Maßnahmen fallen, welche von der suggestiven Intention des Arztes getragen werden oder es würden, wenn er genau durchschaute, was er tut. Bloßes Glauben dem Worte eines anderen, heißt noch nicht sich ihm als Suggestionierter unterwerfen; weder logische Überzeugung noch der Autoritätsglaube sind auf Suggestion aufgebaut. Wir wollen aber die unsystematische Suggestionstherapie im Zusammenhang mit der systematischen betrachten, mit der sie natürlich in ihren Wesenszügen übereinkommt.

III. Die systematischen Psychotherapien ohne theoretischen Unterbau.

1. Oben wurde angemerkt, daß innerhalb der systematisch entwickelten Verfahrensweisen jene unterschieden werden können, welche wohl eine therapeutische Technik, d. h. ein System von Mitteln darstellen, und jene, welche darüber hinaus die Wahl und Anwendung solcher Mittel auf eine theoretische Anschauung der psychosomatischen Zusammenhänge gründen. Der zweitgenannten Gruppe gibt es, den Ausführungen des vierten Abschnittes des allgemeinen Teiles zufolge, nur zwei Formen, und kann es nur zwei geben: die Psychoanalyse und die vergleichende Individualpsychologie. Der nur technischen systematischen Psychotherapien kann es mehrere geben, wie eine Durchsicht der Vorschläge sofort beweist.

An erster Stelle verdient, nicht ihrer Bedeutung wegen, sondern weil sie von aller Systematisierung am weitesten entfernt ist, genannt zu werden die Psychotherapie durch Überrumpelung oder durch Schock. Es ist uns allen noch erinnerlich, welche Rolle dieser Methode bei der Behandlung aller möglichen neurotischen Erscheinungen während des Krieges zufiel, etwa in Gestalt des Kaufmannschen Starkstromverfahrens oder auch nur der Brutalisierung in sonstiger Gestalt. Hieher gehört auch die Unterbrechung irgendwelcher psychoneurotischer Erregungszustände oder Anfälle durch die Erzeugung von Nausea mittels der Injektion von Apomorphin, schließlich ja auch die beliebte Methode, solche Zustände durch Begießen mit kaltem Wasser u. dgl. zu kupieren. Für die hier zu betrachtenden Zwecke dürften diese Methoden kaum je in Frage kommen.

Unternimmt es dieses Verfahren, eine brüske Umstimmung herbeizuführen oder auch den Kranken von der objektiven Intaktheit der subjektiv beeinträchtigten Funktionen zu überzeugen, besser noch, dessen zu überführen — ich erinnere an die Starkstromwirkungen bei psychogenem Mutismus oder solchen Motilitätsstörungen — so wird der gleiche Zweck erreicht, einerseits durch Übung, andererseits durch alle jene Verfahren, die im weitesten Sinne des Wortes solche der Überredung genannt werden dürfen.

Die Übungstherapie ist eine doppelte. Man kann erstens bestimmte Verrichtungen oder Funktionen üben und zweitens bestimmte seelische Haltungen oder Einstellungen. Diese theoretisch zu scheidenden Richtungen fallen in der praktischen Handhabung allerdings vielfach zusammen. Ich kann einem Kranken, der an eine weitgehende Funktionsbehinderung, z. B. seines Magens, glaubt, und zugleich und im Zusammenhang damit über Magenschmerzen oder sonstige Mißempfindungen klagt, einmal an die Aufnahme allmählich wachsender Nahrungsmengen „gewöhnen" und zweitens ebenso an das Ertragen dieser peinlichen subjektiven Erscheinungen. Derartige Versuche können in der Psychotherapie organischer Symptome zuweilen in Betracht gezogen werden. In gewissem Sinne gehört auch die vorhin schon erwähnte Arbeitstherapie hieher.

Ausschließlich die zweite Seite der Übungstherapie betonen jene Vorschriften, die unter dem Namen der Konzentrationsübung u. ä. gehen. In dieser soll durch Schulung eine bestimmte aktive Einstellung der Aufmerksamkeit allmählich zu einer habituellen werden. Ich halte es aber nicht für richtig, wenn man darin das Wesentliche einer solchen Technik sehen will. Es erfordert diese Frage einige Worte der Erläuterung, weil sich dabei auch ein für die weiteren Darlegungen wichtiger Gesichtspunkt ergeben wird. Man ist vielfach der Meinung, daß solche Übungen, und schließlich jede Art von Übungstherapie ihren Angriffspunkt und Gegenstand im Willen des Menschen habe, daß dieser geübt, gestärkt, gesteigert werde usw. Ohne im einzelnen darauf eingehen zu können, möchte ich in Übereinstimmung mit den Ergebnissen sowohl der modernen experimentellen Willenspsychologie (vgl. LINDWORSKY) nicht minder als mit denen der vergleichenden Individualpsychologie A. ADLERS betonen, daß es wohl Intensitätsunterschiede des Willensaktes als solchen überhaupt nicht gibt. Nicht auf den Willen selbst zielt die Übungstherapie in ihren verschiedenen Abwandlungen hin, sondern auf die Motivation. Der Wille wird regiert von der Einsicht. Und alle Willenserziehung kann vernünftigerweise nur ein Ziel haben, nämlich die Vereinheitlichung der Persönlichkeit derart, daß sie ungeteilt sich den theoretisch als richtig eingesehenen Zielen auch als handelnde hingibt. Wer sagt, er könne nicht wollen, oder er könne etwas, was man ihm zu wollen aller vernünftigen Einsicht gemäß wohl zutrauen könnte, nicht wollen, sagt damit nichts anderes, als daß er nicht gesonnen sei, das wirklich zu wollen, was zu wollen angeblich sein Wunsch ist. Er will eben etwas anderes, und daher in Hinblick auf das angeblich angestrebte Ziel das Nichts-Tun und somit auch das Nichts- oder Nicht-Wollen. Nun aber ist eines der häufigsten Motive, aus dem heraus ein Mensch das Nicht-Wollen will, dies, daß er an die Möglichkeit eines auch ihm blühenden Erfolges nicht zu glauben vermag. Und vielfach besteht der Wert der Übungstherapie darin, daß dem Kranken dadurch die Überzeugung auch für ihn möglicher Erfolge beigebracht wird. Die Übungstherapie bietet ihm nämlich, eben weil sie Therapie ist und ihn dadurch als Kranken und nicht zu Höchstleistungen Verpflichteten anerkennt, den Vorteil, ohne Minderung seines Selbstwertgefühles auf den Erfolg zu verzichten, weil auch Mißerfolge zumindest anfänglich zu Erfolgen werden. Dadurch wird jenem zweiten Willen, dem „Gegenwillen" ein wichtiges Motiv entzogen. So kann es kommen, daß der Kranke sozusagen plötzlich und entgegen seiner eigenen Voraussicht sich seiner Leistungsfähigkeit überführt sieht. Freilich ist es noch fraglich, ob dieser Nachweis auch schon den Heilerfolg garantiert. Der Kranke befindet sich zunächst in jenem Zustand, in welchem er will und auch nicht will, „weil die Seele von der Wahrheit emporgehoben, von der Gewohnheit aber herabgezogen wird". Hier hängt es dann ganz von der individuellen Struktur des Falles ab, wieweit man mit der Übung allein kommen wird.

Eine rationelle Übungstherapie, d. h. eine auf psychologische Einsicht gegründete, müßte darauf ausgehen, durch ständige Wiederholung bestimmter Motivationszusammenhänge und diese stützender Überlegungen allmählich die Überzeugung von der Richtung bestimmter Willensentscheidung zu festigen. Eine unmittelbare Übung des Willens als solchen gibt es, wie gesagt, nicht, und die zahllosen mehr oder weniger klugen Schriften, welche eine solche präkonisieren, können gelegentlich mehr Schaden stiften als Nutzen. Wenn bei Befolgung derartiger Vorschriften Erfolge erzielt werden, so sind diese wahrscheinlich gar nicht auf die Weise zustande gekommen, welche in der betreffenden Anleitung gemeint wird. Übrigens sollten sich die Ärzte auch gegen die Verbreitung und das leider bei neurotischen Kranken so sehr beliebte Studium all der populären Bücher und Hefte zur Wehre setzen, in denen von dem Wesen und den Heilungsweisen nervöser Leiden gesprochen wird. Denn die meist unvermeidliche Erfahrung, daß auf diesen Wegen eine Selbstbefreiung von derartigen Krankheiten nicht gelingt, entmutigt die Kranken nur noch mehr und befestigt sie in der Überzeugung von der Schwere, Seltenheit und Unheilbarkeit der Krankheit.

Im Gegensatz zu solchen Vorschriften wird eine systematische Willensschulung stets vom Gewollten und nicht vom Willen anheben. Die Zielsetzungen müssen dem Kranken vermittelt werden, sei es, daß man ihn zu einer richtigen, d. h. hier: lebensgemäßen Anschauung der Wertordnungen bewegt, sei es, daß man, ohne vielleicht so weit vorzudringen, in ihm den Glauben an sein Können, seine Fähigkeiten und seinen Erfolg erweckt.

Auf derartige Überlegungen gründet sich die Anwendung der in den Exerzitien (geistlichen Übungen) des hl. IGNATIUS von LOYOLA inaugurierten Methode auf psychotherapeutische Probleme. L. STEIN hat dieses Verfahren mit Erfolg bei der Behandlung mancher Sprachstörungen versucht, und auch von anderer Seite werden, in ausgesprochener oder unausgesprochener Anlehnung an das Original, ähnliche Unternehmungen berichtet.

Eine weitere Erörterung der Fragen nach den Methoden der Willensschulung würde uns aber zu sehr in das Gebiet der Pädagogik hineinführen. Man darf allerdings nicht übersehen, daß zwischen der Pädagogik und der Psychotherapie fließende Übergänge bestehen. Zwar die Pädagogik ist nicht Psychotherapie, sondern sie hat mit ihr nur einige Ziele und vielleicht auch manche Methoden gemeinsam. Freilich dürfte es sich mehr um technische Ähnlichkeiten handeln als um eine wirkliche Gleichartigkeit der Methodik. Eine kritiklose Übertragung psychotherapeutischer Verfahrensweisen auf die Kindererziehung, wie sie heute mancher Ortens beliebt ist, muß verurteilt werden; denn die Pädagogik kann wohl von der Psychotherapie lernen, sogar außerordentlich Vieles lernen, und eine Auffrischung durch derartige neue Einsichten käme ihr sicherlich sehr zustatten, sie darf aber nicht darin aufgehen. Andererseits kann auch die Psychotherapie sich pädagogischer Methoden bedienen, wenn zwar diese meist einer verläßlichen und mit den psychologischen Tatsachen verträglichen Grundlegung entbehren mögen. Daher sind solche Spielarten psychotherapeutischer Bemühung folgerichtig an dieser Stelle zu behandeln, wenn auch eine ausführliche Besprechung dieser kaum vonnöten sein dürfte.

Hieher gehören etwa jene Versuche, den Kranken durch Einführung in eine höhere Gedankenwelt für eine geänderte Stellungnahme zu seinen Aufgaben und natürlich auch seinen Beschwerden zu gewinnen. Ferner sind zu nennen alle Versuche, durch Vermittlung einer bestimmten Weltanschauung, sei es nun einer philosophischen, z. B. die der Stoa, sei es einer religiösen oder auch einer sozialen, über sich und sein individuelles Schicksal hinaus zu heben. Ob man je imstande sein wird, allein auf diesem Wege rein theoretischer Überzeugung einen Menschen von seiner dissozialen und lebensabgewandten Einstellung abzubringen, muß als fraglich bezeichnet werden. Hier, wie in den meisten Psychotherapien, dürfte die Persönlichkeit des Führers die ausschlaggebende Rolle spielen.

Manche Autoren betrachten die Psychotherapie überhaupt als eine erzieherische Leistung. Das ist sicherlich an und für sich richtig. Es kommt nur darauf an, wie man den Begriff der Erziehung fassen, und was man am Menschen als Ziel und Angriffspunkt der Erziehung auffassen will. Es ist sicher zu eng, wenn H. MEIGE Psychotherapie mit „rééducation mentale" gleichsetzt. Seine therapeutischen Bemühungen erstrecken sich allerdings vornehmlich auf das Gebiet der Tics, für deren Behandlung er systematische Übungen vor dem Spiegel angegeben hat. Mutatis mutandis lassen sich ähnliche Übungen auch in anderem Sinne verwerten. Hier verdienen die „Ruheübungen" von HIRSCHLAFF genannt zu werden. Diese Formen der Übungstherapie wenden sich schon der Übung bestimmter Funktionen zu, insoferne sie im wesentlichen auf eine Beherrschung motorischer Phänomene abgestellt sind. Man kann damit unter Umständen ganz gute Resultate erzielen — wenn bestimmte Voraussetzungen, von denen noch die Rede sein wird, gegeben sind.

Auf solche Funktionsübungen laufen auch alle jene Vorschläge hinaus, welche verschiedene psychische oder psychologische Leistungen ausführen lassen und den Leistungsfortschritt verzeichnen. Es liegt übrigens in all diesen Methoden neben dem Moment der Übung ein zweites, welches gewöhnlich weniger beachtet zu werden pflegt, dem aber wahrscheinlich für das Zustandekommen des psychotherapeutischen Erfolges — wenn er eintritt — mehr Bedeutung zukommt als der Übung als solcher. Das ist das Moment der Ermutigung. Natürlich ist es keinem, der sich mit der Psyche des Neurotikers eingehender befaßt hat, entgangen, daß solch ein Mensch vor dem Leben Angst empfindet — „Weltangst" könnte man mit dem durch O. SPENGLER wieder modern gewordenen Worte sagen — daß es ihm den Schwierigkeiten des Daseins, des Berufes, der Familienerhaltung gegenüber an Mut gebricht. Aber man pflegt diese Mutlosigkeit als die Folge der „nervösen" Insuffizienz anzusehen; wenn ein Mensch „neurasthenisch" sei, also ex definitione leichter erschöpfbar, sei es kein Wunder, wenn er den vielfältigen Anforderungen des Lebens sich nicht gewachsen fühle. Es kann aber der Zusammenhang, wie wir bei Erörterung der individualpsychologischen Psychotherapie noch ausführlicher sehen werden, auch umgekehrt konstruiert werden. Gewiß, die Überzeugung, weniger leisten zu können, als gefordert wird, führt zur Mutlosigkeit; aber diese Überzeugung ist selbst schon Ausfluß und Ausdruck der Entmutigung. Was ich mit dem Hintergedanken in Angriff nehme: es wird wieder nicht gehen — und das tut der Entmutigte — wird höchstwahrscheinlich auch wirklich nicht gelingen. Demnach spielt in der Übungstherapie der objektive Nachweis des Könnens eine ebensolche, vielleicht eine größere Rolle als die Übung der betreffenden Funktion, etwa der Aufmerksamkeit bei Zerstreuten oder des Ausharrens bei Erschöpfbaren. Dasselbe gilt von übungstherapeutischen Erfolgen bei Lähmungen, auch organischen, die bekanntlich oft genug von einer psychogenen Komponente „überlagert" werden. Man könnte auch an die Übungstherapie der tabischen Ataxie denken. Es wäre übrigens eine dankbare Aufgabe, einmal zu untersuchen, wie groß der Anteil des Psychischen — im Sinne der Psychogenese — an manchen Herdsymptomen, etwa auch an der Aphasie eigentlich sei; es will mir nach gelegentlichen Beobachtungen scheinen, als sei hier zuweilen die Überzeugung der organisch bedingten und daher dem Willen entzogenen sprachlichen Insuffizienz ein nicht unwesentlicher Faktor in der Gestaltung des Gesamtbildes.

Es sei ausdrücklich bemerkt, daß sich die Grenzen zwischen den bisher aufgeführten psychotherapeutischen Verfahrensweisen naturgemäß vielfach vermischen. „Übung" etwa im Ertragen gewisser Unannehmlichkeiten, Stärkung der Position dem Leiden gegenüber durch Aufklärung oder Gewinnung eines moralischen Prinzips, aus dem solche Standhaftigkeit möglich wird, verbinden sich im Handeln des Psychotherapeuten zu einer unauflöslichen Einheit. Wie es denn auch nur eine theoretische Abstraktion ist, wenn man von der Schulung einer seelischen Funktion spricht. Immer ist es der ganze lebendige Mensch, den wir beeinflussen.

2. Eine weitere Form der Psychotherapie ist jene, in der die Kranken auf irgend eine Weise zu einer Änderung ihrer Stellungnahme veranlaßt werden sollen, nicht indem sich die therapeutischen Bemühungen wie bei den bisher erwähnten gegen bestimmte Symptome oder durch diese gestörte Funktionen richten, sondern dadurch, daß ihnen bewußt oder „unbewußt" eine solche neue Stellungnahme vermittelt wird.

Als Typen dieser Psychotherapie sind zu nennen: die Persuasionstherapie von DUBOIS und die verschiedenen Nuancen des Suggestivverfahrens.

Vielleicht wird man es nicht für richtig halten, daß die DUBOISsche Methode hier ihren Platz angewiesen erhält, weil man doch bei DUBOIS eine ganze Theorie dieser Psychotherapie finde, diese also folgerichtig in den nächsten Abschnitt einzureihen sei. Man kann darüber, wie über so vieles, freilich streiten. Mir persönlich will es scheinen, daß die angebliche theoretische Grundlage des Persuasionsverfahrens, wiewohl sein Schöpfer sich bemüht, es von allgemeinsten, sogar metaphysischen Erwägungen herzuleiten, mit dem eigentlichen Wesen dieses als Psychotherapie nicht allzuviel zu tun hätte. Es ist anerkennenswert, wenn der Arzt es versucht, sein therapeutisches Handeln mit seiner Weltanschauung in Einklang zu bringen, aber man kann kaum eine Therapie unmittelbar aus der Philosophie des Determinismus oder sonst einer solchen Betrachtungsweise herleiten. Und es wäre die Praxis der Persuasionstherapie wohl auch mit irgend einer anderen, z. B. indeterministischen Auffassung verträglich. Eine theoretische Begründung aber einer Psychotherapie darf nicht metaphysischen oder weltanschaulichen Charakter tragen; sie muß zunächst sich innerhalb der Vorstellungen vom seelischen Geschehen und seinen Auswirkungen bewegen, und diese erst sind es, welche freilich letzten Endes in einer Metaphysik verankert werden müssen. An solchen theoretischen Vorstellungen aber mangelt es der Duboisschen Lehre. Ihr liegt eigentlich ein einziges Axiom zugrunde, das man das vom Primat der Vernunft nennen kann. So, wenn Dubois immer wieder unterstreicht, daß die Heilung erreicht werde, „vermöge der klaren Einsicht", durch „Bildung der Vernunft" usw. Es handelt sich demnach bei diesem Verfahren einerseits um einen systematischen Ausbau der „Aufklärung", andererseits um einen Versuch, den Kranken zur Erkenntnis seiner Selbsttätigkeit in der Erzeugung von Symptomen und Leiden und seines Vermögens zu führen, diese Tätigkeit einzustellen und so die Herrschaft über die Krankheit zu erlangen. Dementsprechend bemüht sich Dubois den Kranken zu überzeugen, wie er sagt, mit Hilfe logischer Überlegungen. Nur allerdings will es nach dem Eindruck, den ich von den Schriften dieses Autors habe, wie nicht minder nach den Aussagen, welche einige seiner ehemaligen Patienten gemacht haben, scheinen, als hätte bei dieser Behandlung die Persönlichkeit des Arztes — Dubois war sicherlich ein ebenso gütiger, wie einsichtsvoller und klarer Mensch — eine nicht unwesentliche Rolle gespielt. Dafür würde meines Erachtens auch sprechen, daß Dubois, soviel ich sehe, keine eigentliche Schule geschaffen und kaum Nachfolger gefunden hat.

3. Dagegen hat es eine andere psychotherapeutische Richtung zu einem System und einer erlernbaren Technik gebracht. Die Suggestivtherapie in allen ihren Nuancen spielt eine große Rolle und erfordert dementsprechend auch eine etwas breitere Darstellung. Nicht als ob hier ein Leitfaden der Technik der Hypnose oder der Wachsuggestion oder was sonst gegeben werden sollte. Das muß selbstverständlich den Spezialwerken überlassen werden. Nur die grundsätzliche Stellung innerhalb der Psychotherapie überhaupt kann hier bezeichnet und das Wesen des Verfahrens umschrieben werden.

Wir brauchen uns an dieser Stelle auch nicht um eine Definition von Hypnose und Suggestion zu bemühen und deren Phänomenologie darzulegen. Das, was vielleicht für den therapeutischen Effekt von alledem am meisten den Ausschlag geben mag, darf in der Ausschaltung der bewußten Kritik, d. h. des Widerstrebens gegen, der Ablehnung von Beeinflussungen erblickt werden. Es ist ganz richtig, wenn Schilder betont, daß die Leistung der Hypnose niemals die des Hypnotiseurs, sondern immer die des Hypnotisierten sei. Indem der Hypnotisierte, oder richtiger der zu Hypnotisierende, die Absichten des Hypnotiseurs von vorneherein und noch ohne sie zu kennen, bejaht, ermöglicht er die hypnotische Wirkung. Diese Einstellung bringt es überdies mit sich, daß nur die Anregungen, welche vom Hypnotiseur ausgehen, überhaupt zugelassen werden und alles andere der zeitweiligen Ausschaltung verfällt. Der hypnotische Effekt nun besteht dann darin, daß in den seelischen Zusammenhang des Hypnotisierten neue Elemente eingefügt und von ihm akzeptiert werden. Und es kommt auf die Art dieser neuen

Elemente an, sowie auf die Form, in der sie übermittelt werden, und auf die Reichhaltigkeit der zwischen ihnen und den schon vorhandenen Elementen möglichen Beziehungen, ob sie nun dem Ganzen der Persönlichkeit organisch eingebaut werden oder als ,,Fremdkörper im Bewußtsein" mehr weniger isoliert liegen bleiben. Es ist eine Tatsache, wenn auch dafür eine befriedigende Erklärung nicht ohneweiters gefunden werden kann, daß der Einflußbereich derartiger aufgenommener Elemente sich nicht auf das Bewußtsein oder dessen Inhalt, und überhaupt nicht auf das Seelische allein beschränkt, sondern daß er bis in jene Schichten der psychophysischen Einheit des Menschwesens hinabdringt, wo anscheinend den seelischen Regulationen und der willentlichen Beherrschung kein Raum mehr gebührt. Ich erinnere an die heute nicht mehr anzuzweifelnden körperlichen Auswirkungen hypnotischer Suggestionen, von denen ja an anderen Stellen dieses Buches mehrfach die Rede gewesen ist.

Man darf aber nicht vergessen, daß derartige Auswirkungen keineswegs etwa das Prärogativ der Hypnose darstellen. Auch andere Formen seelischer Beeinflussung können grundsätzlich die gleiche Reichweite haben. Schon die Persuasionstherapie DUBOIS' kann darauf verweisen, daß ihr die Beeinflussung von solchen körperlichen Funktionen oft genug gelungen sei, bei denen man eine unmittelbare Beherrschbarkeit durch das Seelische von vorneherein nicht annehmen möchte, so etwa der Motilität des Darmtraktes. Ebenso dürfen sich die Psychoanalyse wie die vergleichende Individualpsychologie rühmen, beträchtliche Erfolge dieser Art erzielt zu haben, wiewohl sie beide auf die Anwendung suggestiver Methoden prinzipiell verzichten. Wir werden uns eben, wenn es auch unserem naturwissenschaftlich-biologischen Denken nicht immer leicht fallen mag, dazu bekennen müssen, daß die Einflußsphäre des Seelischen im Somatischen kaum weit genug abgesteckt werden könne.

Die hypnotische Einstellung nun, wie ich der Kürze halber sagen will, kann in mannigfacher Hinsicht für psychotherapeutische Zwecke nutzbar gemacht werden. Die üblichste Methode ist die der posthypnotischen Suggestion. Jede vom Hypnotiseur ausgehende Anregung — Befehl, Suggestion — hat an und für sich die Tendenz, über die Dauer des hypnotischen Zustandes hinaus fortzuwirken. Sie gleicht in dieser Hinsicht, da sie ja der gedachten Einstellung zufolge akzeptiert und so von der Persönlichkeit bejaht wird, gewissermaßen der willentlichen Zielsetzung. Wie diese wird sie zum determinierenden Faktor nachfolgender Abläufe von Handlungen. Auch die willentliche Zielsetzung braucht keineswegs immer ,,bewußt" zu bleiben, so wenig wie die den Ablauf geordneten Denkens determinierenden ,,Obervorstellungen" oder ,,Tendenzen" oder ,,Aufgaben" usw. Nicht nur, daß ich gehend, in ein Gespräch vertieft, ohne je das Ziel meines Weges bewußt mir vor Augen zu führen, dennoch dieses unverrückt festhalte; sondern wir kennen auch das, was man eine ,,habituelle Willensdisposition" genannt hat. Wenn ich mich einmal zu einer bestimmten Maxime des Handelns bekannt habe, so wird diese, auch ohne daß ich in jedem einzelnen Falle mir sage: ,,so und so hast Du zu handeln Dir vorgenommen" für den Ablauf meines Handelns bestimmend sein. Die Erfahrung lehrt, daß eine einmalige, in der Hypnose gegebene Suggestion in der Regel nur eine beschränkte Wirkungsdauer hat; nach Stunden oder Tagen verliert sie ihre Wirkung. Offenbar kommt es dabei noch nicht zu einer wirklichen und daher wirksamen Einordnung der suggerierten Maxime oder Stellungnahme in die Gesamtpersönlichkeit. Erst durch eine Häufung von Hypnosen, in denen jedesmal die betreffende Suggestion wiederholt wird, dringt diese so weit in den Kern der Person ein, daß sie ihm eingegliedert werden kann und aus ihr nunmehr ein dauernder Einfluß auf das Handeln zu erwachsen vermag. Auch hier besteht die Analogie zu den wissentlichen Willenseinstellungen zu Recht, welche bekanntlich auch nicht nach einmaliger Vergegenwärtigung zu einem habituellen, der gewählten Maxime entsprechenden Verhalten führen, sondern der Wiederholung bedürfen.

Im Wesen der Hypnose gleichzustellen und von ihr offenbar nur durch die Abstufungen des Bewußtseinszustandes des der Suggestion Unterworfenen unter. schieden ist die Wachsuggestion, deren Anwendungsbereich derselbe ist wie der jener, die aber nur bei einer geringeren Anzahl von Personen mit der gleichen Leichtigkeit gelingt.

Wie bei jeder Art von Psychotherapie gilt auch bei der hypnotischen Technik der Satz, daß die Führung durchaus in der Hand des Arztes gelegen sein muß. Gerade bei der Suggestivbehandlung ist das Festhalten der einmal eingeschlagenen Richtung für den therapeutischen Effekt von Wichtigkeit.

So wenig wir hier auf Einzelheiten der hypnotischen Technik eingehen können, so wenig ist es möglich, über die Theorie der Hypnose zu handeln. Darüber informieren genug Spezialwerke. Es sei übrigens auf die auch in theoretischer Hinsicht sehr beachtenswerten Ausführungen Kronfelds ausdrücklich hingewiesen. Dagegen dürften einige wenige Worte über Indikationen und Kontraindikationen, über die Anwendungsmöglichkeiten und Aussichten der hypnotischen Therapie gesagt werden.

Daß die Hypnose Sache des Arztes ist und eine therapeutische Methode, daß sie weder zum Gegenstand der Schaustellung noch zur gesellschaftlichen Unterhaltung mißbraucht werden darf, ist hier weiter zu begründen nicht notwendig. Auch von den gelegentlichen Schädigungen durch die von Unberufenen ausgeführte Hypnose brauchen wir keine Worte zu verlieren.

Daß bei organischen Erkrankungen die Hypnose das Grundleiden als solches nicht beeinflussen kann, scheint ebenfalls klar. Indes ist die Möglichkeit nicht von der Hand zu weisen, daß dennoch ein gewisses Ausmaß von Beeinflussung bestehen könnte. Wenn wir bedenken, daß offenbar organische Alterationen, dauernde Strukturveränderungen letzten Endes auf psychogenem Wege zustandekommen können — ich erinnere an die Auffassung von der psychogenen Entstehung des Ulcus ventriculi — so dürfen wir auch den Gedanken erwägen, ob nicht auch eine Restitution durch psychische Einflüsse bewirkt oder zumindest gefördert oder in die Wege geleitet werden könnte. Natürlich werden wir uns nicht vorstellen dürfen, daß eine einmalige Hypnose eine bestehende organische Veränderung nun plötzlich zum Verschwinden bringen werde. Aber daß wiederholte Einwirkungen irgendeinen, wenn auch heute noch so wenig bestimmbaren Erfolg zu zeitigen vermöchten, kann man nicht a limine in Abrede stellen. Wir haben übrigens noch genug andere Anhaltspunkte, welche die Annahme eines recht weitgehenden Eingreifens seelischer Vorgänge in somatisches Geschehen auch dort nahelegen, wo eine unmittelbare, will sagen bewußt-willensmäßige Beeinflussung nicht angenommen werden kann. Wir wissen durch die Untersuchungen von Bauer und Schilder, daß das labyrinthogene, bzw. zerebellare Symptom des Vorbeizeigens nach Bárány in der Hypnose beeinflußt werden kann, wir wissen, daß enzephalitische und postenzephalitische Akinesien ebenfalls unter solchen Umständen reagieren. Ich möchte mir gestatten hinzuzufügen, daß nach Untersuchungen von E. Freund, die unter meiner Leitung angestellt worden sind, auch die Lokalisation und Intensität des optischen Nachbildes, welche Momente doch sicherlich großenteils physiologisch fundiert und gewiß einer willentlichen Beeinflussung entzogen sind, je nach der psychischen Einstellung verschiedenartige und jener angepaßte Variationen zeigen können.

Selbstverständlich kann auch in solchen Fällen, in denen die Hypnose gar nicht auf das Leiden als solches wirkt oder wirken kann, dessen psychogene Verwertung oder die Stellungnahme zu ihm, wie durch jede Psychotherapie, so auch durch das hypnotische Verfahren einer Beeinflussung zugänglich gemacht werden.

KRONFELD ist, wie im Vorübergehen angemerkt werden soll, übrigens der Meinung, daß sich die Hypnose auch zu differentialdiagnostischen Zwecken verwenden lasse, indem man jene Leiden, die auf diesem Wege beeinflußbar wären, wohl mit Recht als psychogene ansehen dürfe. Die eben angeführten Tatsachen — z. B. die den postenzephalitischen Parkinsonismus betreffenden — müssen aber in dieser Hinsicht zur Vorsicht mahnen. Daß der negative Ausfall einer Hypnotherapie dagegen noch nicht die rein organische Genese einer Erscheinung zu beweisen braucht, ist ohneweiters klar.

Spezielle Indikationen der Hypnose zu geben ist nicht Aufgabe dieser Seiten. Davon war übrigens in den vorhergehenden Abschnitten des Buches mehrfach die Rede. Aber die eine Frage wird man wohl beantwortet haben wollen, was denn nun eigentlich durch die Hypnose erreicht werden könne? Man wird dabei nicht umhin können, der Meinung KRONFELDS zuzustimmen, wenn er diese Form der Psychotherapie als eine symptomatische bezeichnet. „Man kann mit ihr nie mehr erzielen, als den Fortfall und die Ausschaltung von Symptomen. Diese Tatsache erklärt die vielfachen Rückfälle oder symptomatischen Neubildungen, die sich bei solchen Fällen einzustellen pflegen, die Psychogenese derartiger Bildungen ist ja erhalten geblieben.“ Aber es gibt zweifellos nicht wenige Fälle, bei welchen diese symptomatischen Wirkungen genügen, und deren genug, bei welchen zunächst nur diese angestrebt werden können. Handelt es sich um besonders quälende Erscheinungen — sei es für den Kranken selbst, sei es für dessen Umgebung — oder um solche, deren tunlichst schleunige Beseitigung aus irgendwelchen anderen Gründen dringend erwünscht erscheint, so ist die Anwendung der Hypnose nicht nur gerechtfertigt, sondern indiziert. Sie ist vielleicht in solchen Fällen geradezu die Methode der Wahl. Eine Umgestaltung der ganzen Persönlichkeit, eine Wandlung ihrer Lebensrichtung, die Gewinnung einer neuen Lebensauffassung von Ich und Welt und einer neuen Stellung zum Leiden wird aber mutmaßlich auch durch noch so viele Hypnosen nicht erzielt werden können. Für den Psychotherapeuten, der in derartigen Zielen seine eigentlichen Aufgaben erblickt, wird die Hypnose fast immer entbehrlich sein. Denn die eben genannten Ausnahmsfälle begegnen uns doch nur außerordentlich selten.

In der Behandlung aber funktioneller körperlicher Erscheinungen, bzw. der psychogenen Verwertung solcher oder der Verstärkung, kann die Hypnose sicherlich als symptomatische Therapie Erhebliches leisten. Hier werden auch die gemeinten Ausnahmsfälle noch am ehesten angetroffen werden. Wo die somatogene Komponente stärker im Gesamtbilde der Erkrankung mitspricht, können begreiflicherweise die Erfolge der hypnotischen Therapie nicht anders als nur vorübergehende oder teilweise sein. Es kann aber gelingen, durch die Psychotherapie die Wirkung somatischer Faktoren wesentlich abzuschwächen bzw. die am Somatischen angreifenden therapeutischen Maßnahmen wirkungsvoller zu machen, indem die psychogene Über- und Anderswertung, die Ausnützung im Sinne neurotischer Einstellungen teilweise beseitigt werden kann. Rezidiven sind dabei freilich, wie gesagt, niemals auszuschließen.

IV. Die theoretisch unterbauten Methoden der Psychotherapie.

1. Die psychoanalytische Methode hat seit ihren ersten Anfängen, wie sie uns in den vor nunmehr gerade 30 Jahren veröffentlichten „Studien über

Hysterie“ von Breuer und Freud vorliegen, mehrfache Wandlungen durchgemacht. Die heute von Freud und seiner engeren Schule anerkannte psychoanalytische Methodik ist zwar nirgends systematisch dargestellt worden. Man findet wohl in den verschiedenen Lehr- und Handbüchern in dem Abschnitte über Psychotherapie auch Ausführungen über die psychoanalytische Technik. Diese Werke aber stammen durchwegs von Autoren, welche nicht unbedingte Anhänger der psychoanalytischen Richtung sind und daher meist einer modifizierten, gemäßigteren oder eklektisch abgeschwächten Kompromißmethode das Wort reden. Anderseits trifft man in der psychoanalytischen Literatur an vielen Orten auf zahlreiche technische Einzelbemerkungen, ohne aber einem Versuche strengerer systematischer Zusammenfassung zu begegnen. Aus allen diesen Gründen ist es für jemand, der nicht selbst in der psychoanalytischen Bewegung steht, sondern deren Entwicklung nur als ein interessierter Zuschauer zu verfolgen vermag, schwer, auch nur die Grundlinien der Technik, wie sie heute in Geltung steht, herauszuarbeiten. Wenn ich mich dennoch getraue diesen Versuch zu unternehmen, so geschieht es vornehmlich deswegen, weil an dieser Stelle eben keine Anleitung, sondern eine Darlegung der grundsätzlichen Richtlinien gegeben werden soll. Es ist nur konsequent, wenn der Psychoanalytiker „strenger Observanz“ nur die von Freud gelehrte und anerkannte Technik gelten lassen will. Ist man davon überzeugt, eine, ja die gültige Anschauung von den Gesetzlichkeiten seelischen Geschehens aufgefunden zu haben, so muß die aus diesen Lehrsätzen abgeleitete und mit ihnen übereinstimmende Methode die Methode der Psychotherapie schlechthin sein. Ich verstehe darum sehr wohl, daß den Anhängern der Psychoanalyse mit Teilzugeständnissen nicht gedient ist, und daß sie fordern, man solle ihre Lehre in deren ganzem Umfange annehmen. Denn für sie ist nicht dies oder jenes richtig an der Theorie, und daher diese oder jene praktische Konsequenz zulässig oder sichergestellt, sondern sie glauben eben die Theorie zu haben, oder wenigstens den Weg zu der endgültigen Theorie. Aber auch wenn man nur dieser letzteren Überzeugung ist, muß man den jeweiligen auf diesem Wege erarbeiteten Stand der Erkenntnis als den für den Augenblick vollkommensten und daher als die einzig erlaubte Richtschnur unseres Handelns ansehen. Den Darlegungen des allgemeinen Teiles zufolge erwächst nach psychoanalytischer Auffassung die aktuelle Beschaffenheit eines Menschen aus zwei Wurzeln; gleichgültig ob der Mensch den Anblick des „Normalen“ oder des Neurotikers darbiete. Eine dieser Wurzeln entstammt der Konstitution, die andere der Erfahrung. Diese aber hebt mit den allerersten Lebenstagen an. Eine Umwandlung irgend einer Stellungnahme eines Menschen kann daher, da sie durch die Gesamterfahrung determiniert wird, nur erfolgen, wenn eben diese Gesamterfahrung aufgerollt und bis in ihre letzten Verzweigungen und Verflochtenheiten verfolgt wird. Psychoanalyse als Therapie kann daher, soferne ihr eigentlicher Sinn erfüllt werden soll, nicht Auflösung dieses oder jenes Symptomes sein, oder Behebung dieses oder jenes mehr oder weniger aktuellen Konfliktes, sondern nur die restlose Durchforschung der ganzen Persönlichkeit in ihrem aktuellen So-Sein und in ihrer Entwicklung. Denn nicht dies ist das Ziel der Psychoanalyse: zu entdecken, aus welchem augenblicklichen Konflikt ein Symptom entstand oder eine Verschärfung, Verwertung usw. fand, sondern vielmehr die Beantwortung der Frage: wieso es kam, daß dieser Mensch angesichts des gegebenen Konfliktes mit Symptombildung reagierte, woher diese seine Fähigkeit letzten Endes stamme?

Gewiß lassen sich auch auf dem Wege der Psychoanalyse Einzelsymptome beseitigen. Aber das eigentliche Ziel dieser Methode ist das nicht, so wenig wie es das der Individualpsychologie ist. Es kommen natürlich dem Psychotherapeuten dieser oder jener Richtung oft genug Fälle unter, bei welchen er sich, gezwungen durch äußere Umstände, mit einem derartigen, in seinem Sinne nur als Teilerfolg zu bewertenden Resultate begnügen muß. Er wird aber immer dabei ein gewisses Gefühl des Unbehagens und der Unzulänglichkeit seiner Leistung nicht los werden. Mit dieser Grundtendenz beider Richtungen hängt es zusammen, daß das jeweils klinisch im Vordergrunde stehende Symptom wohl den Ausgangspunkt der therapeutischen Bestrebungen bilden wird, aber nicht notwendigerweise deren Angelpunkt. Was nun eine Charakteristik der psychoanalytischen Technik selbst anlangt, so sei hier nur eine solche der heute in der FREUDschen Schule geübten versucht. Daran mag sich eine kurze Erwähnung der aus den verschiedenen Entwicklungsstadien der eigentlichen Psychoanalyse abgeleiteten, dieser mehr oder weniger nahestehenden Methoden schließen.

Wie in dem allgemeinen Teile (S. 108) ausgeführt wurde, sind es zwei methodische Prinzipien, welche der psychoanalytischen Methode zugrunde gelegt werden: das des freien Assoziierens und das der Deutung. Es sind das wirklich zwei unterschiedene Prinzipien und nicht etwa ist das zweite aus dem ersten hergeleitet. Wohl meinen manche Autoren, es seien die mit der Methode des freien Assoziierens gewonnenen Erfahrungen gewesen, welche durch Schlüsse der Analogie und der Induktion zu den Deutungsmaximen geführt hätten, und die Deutung sei daher grundsätzlich nur eine auf Grund vielfältiger Erfahrung möglich gewordene Abkürzung des ersteren Verfahrens. Mit der Einführung der Deutung kommt aber meines Erachtens doch ein neuer Gesichtspunkt zur Geltung. Denn erstens wird mit dem Verzichte auf die Verifikation in jedem einzelnen Falle — durch die Zustimmung des Analysanden oder durch dessen Assoziationen — die allgemein menschliche Gültigkeit der gefundenen Symbolbeziehungen behauptet, und zweitens wird dadurch das Hauptgewicht auf die Verständlichkeit für den Analytiker verlegt.

Die freien Assoziationen stehen unter der sogenannten „psychoanalytischen Grundregel", welche den Analysanden anweist, sich zwanglos und ohne Kritik zu üben, allen Einfällen hinzugeben, und sie auch zu äußern, wie sie in ihm auftauchen, ohne Rücksicht auf sinnvollen Zusammenhang oder Scheu vor irgend welchen Hemmnissen. Derartige Hemmnisse aber treten unweigerlich auf, die Kette der abrollenden Assoziationen gerät da und dort ins Stocken, dem Analysanden „fällt nichts ein", oder er „kann es nicht sagen" u. dgl. Diese Erscheinungen bezeichnet die Psychoanalyse bekanntlich als solche des Widerstandes und interpretiert sie als ein Zeichen der über verdrängtes Materiale verhängten Sperre, sohin als ein Anzeichen dafür, daß hier in die Kette der Einfälle Gebilde einbrechen wollen, die sonst dem Unbewußten überantwortet bleiben, und die durch die im Widerstande aufscheinende Macht der verdrängenden Kräfte auch jetzt noch trotz dieses Strebens nach oben niedergehalten werden sollen. Daher wird der Widerstand zu einem wichtigen Signal für den Analytiker, das ihn auf bedeutsame Momente in der Assoziationenreihe hinweist.

Mit der Einführung des Widerstandes bzw. seiner Deutung als eines methodischen Prinzips ist der Rahmen reiner Technik schon überschritten. Zwar die Ausnützung des Widerstandes im Dienste der Bestrebungen, das Ziel der Psychoanalyse zu erreichen, ist noch ein technisches Moment. Der Begriff des Widerstandes selbst aber gehört schon der Theorie oder der dynamischen Erklärung des Geschehens während einer Analyse an.

Für dieses Geschehen haben FERENCZI und RANK eine prägnante Formulierung, die wir deshalb ohne weiteres übernehmen können, weil sie in der Tat den theoretischen Ansichten der Psychoanalyse vortrefflich gerecht wird.[1]) Den beiden Forschern bedeutet die Psychoanalyse „einen individuell bestimmten, zeitlich begrenzten Vorgang innerhalb der Libidoentwicklung des Patienten". „Dieser Prozeß läuft automatisch ab, und ihm gegenüber habe der Analytiker nichts anderes zu tun, als an den Stellen, wo er einen störenden, d. i. neurotischen Ablauf in Form eines Widerstandes spürt, korrigierend einzugreifen." Aber dieser Prozeß oder diese Phase der Libidoentwicklung ist ein „artifizieller" und „wird inauguriert und im Gange gehalten durch die Übertragung".

Halten wir, bevor wir diesen letzten Begriff näher beleuchten, einen Augenblick inne, so wird selbst flüchtige Überlegung aus den angeführten Bestimmungen zwei wesentliche Merkmale der psychoanalytischen Auffassung von dem Heilungsvorgange in der Analyse abnehmen können. Erstens: der in der Analyse sich abspielende Übergang von neurotischer zu normaler Einstellung ist ein Prozeß innerhalb einer Entwicklung von Triebsituationen, sohin naturhaft an gewisse Voraussetzungen und Gesetzlichkeiten gebunden. Zweitens: der Analytiker ist nicht befugt und auch nicht imstande, aktiv dessen Ablauf zu gestalten. Seine Tätigkeit beschränkt sich auf Zuwarten und, wenn es gestattet ist es trivial zu formulieren, zeitweises „Anschieben" in den Augenblicken der Verzögerung jenes Prozesses. Überdies schafft aber der Analytiker durch seine Person, seine Einstellung auf den Kranken und die Setzung der analytischen Situation allererst jenes Medium, in welchem jener Entwicklungsprozeß in Gang zu kommen und abzulaufen vermag.

Psychoanalytischer Lehre zufolge entsteht die Neurose — oder, da diese ja in ihrer speziellen Ausgestaltung noch weiteren Determinierungen unterliegt — wäre es besser zu sagen: das Neurotische in einem Menschen — durch eine Störung der Libidoentwicklung, indem libidinösen Quanten ihre originäre Erfüllung versagt blieb, und ihre Triebrepräsentanzen der Verdrängung anheim fielen. Der Trieb, seiner adäquaten Zielsetzungen beraubt und neuen nicht verbunden, scheint nun, aus der Tiefe wirkend, im Neurotischen auf. Diese Triebmassen müssen daher immer sozusagen „sprungbereit" sein. Entsprechend der ursprünglichen Triebstruktur, die — unter der Herrschaft des Lustprinzipes stehend — unmittelbare Erfüllung, Triebbefriedigung als die ihr adäquate Stellungnahme bedingt, kommt diesen Trieben eine expansive Tendenz zu. In jedem Menschen nun gibt es solches verdrängtes Material zensurierter Triebrepräsentanzen. Die ihnen zugehörigen libidinösen Strebungen erzeugen eine „allgemeine Übertragungssucht" (Ferenczi), in der sich dieses Gemeinmenschliche ebenso verrät, wie es in den Träumen symbolhaft verkleidet bei jedem zum Vorschein kommt. Je mehr unerledigtes, unsublimiertes Material in den acherontischen Tiefen des Unbewußten aufgestapelt ist, desto stärker muß die Tendenz zur Übertragung werden. Denn die Übertragung ist nichts anderes als die Setzung eines beliebigen Menschen als Objekt der den zensurierten Triebrepräsentanzen korrelierten Triebe. Das unveränderte Fortbestehen der in den Dienst des „Ichideals" gestellten Zensur verhindert aber, daß diese Übertragung von dem Übertragenden ihrem Wesen und Ursprung nach erkannt werde. Wie im Traume erscheint auch hier die Triebrepräsentanz maskiert und verfälscht. Der Analytiker ist ein „Phantom" des ursprünglichen Libido-Objektes. Das fundamentale Merkmal der analytischen Situation ist nun darin zu erblicken, daß hier die sonst im realen Leben vielfach gehemmte Libidoexpansion — die eben beim Neurotiker aus den erwähnten Gründen

[1]) Im folgenden werden die Ausführungen der beiden Autoren vielfach benützt und ihre Meinungen zum Teil wörtlich wiedergegeben.

besondere Höhe erreicht — nicht nur nicht gehemmt wird, sondern in der Analyse sogar stellenweise gefördert werden muß.

Das Material nun, welches sich anläßlich der Überwindung des Widerstandes auffinden läßt und sich in ihm anzeigt, ist den Ausführungen von Ferenczi und Rank zufolge von den in der Übertragung erkennbaren libidinösen Tendenzen zu unterscheiden. Die beiden Gruppen weichen von einander nicht nur hinsichtlich ihrer Vorgeschichte und ihrer Herkunft, sondern auch hinsichtlich ihrer Gegebenheit im Erleben des Analysanden ab. Das eine Mal handelt es sich — beim Widerstande — um vorbewußtes Erinnerungsmaterial oder manifeste, vom Ich getragene Charaktereigenschaften und Idealbildungen. Dabei werden „die wesentlichsten Stücke der gestörten Entwicklung des Individuums reproduziert“ — entsprechend der schon erwähnten Auffassung der Neurose als einer Entwicklungshemmung. Die Bewußtmachung der in der Übertragung wirksamen Libido-Tendenzen aber betrifft die Reproduktion von Situationen, welche meist überhaupt nicht bewußt gewesen waren, die nach teilweisem Erleben in der infantilen Entwicklung sofort der Verdrängung verfielen, und die nun zum allerersten Male intensiv erlebt werden.

Dazu ist noch folgendes anzumerken. Freud hatte seinerzeit das Hauptgewicht auf das „Erinnern“ gelegt, während er die Reproduktion oder „Wiederholung“ als nicht so wesentlich für die Erreichung des psychoanalytischen Zieles ansah. Unter Reproduktion versteht aber die psychoanalytische Terminologie, wie schon aus der Gleichsetzung mit dem Ausdrucke: Wiederholung hervorgeht, mehr als das bloße Erinnern eines erlebten Inhaltes als eines vergangenen, eben einmal erlebten. Vielmehr wird darunter eine Art aktuellen Wieder- und Neuerlebens einer Situation verstanden, die dadurch in einer Art von Selbstgegebenheit erscheint, während in der Erinnerung das Erlebnis nicht als solches, sondern eben nur durch die Erinnerung hindurch als wirklich gegeben ist. („Schachtelerlebnisse“ sagt mit glücklicher Prägung Lincke.) Die in der Reproduktion vorhandene Art der Gegebenheit muß natürlich dann und dort als die einzig mögliche und einzig adäquate angesehen werden, wenn es sich wirklich um Situationen handeln soll, welche niemals zuvor voll durcherlebt, sondern frühzeitig durch die rasch einsetzende Verdrängung abgebrochen wurden.

Daher streben manche Analytiker — so auch in erster Linie Ferenczi und Rank — danach, den Analysanden zur „aktuellen Erinnerung“ zu veranlassen.

Es scheint, daß, auch innerhalb der Freudschen Schule selbst, über diesen Punkt heute noch keine Einigung zustande gekommen sei. Die beiden Autoren haben aber sicherlich Recht, wenn sie darauf hinweisen, daß ihre Ausgestaltung der psychoanalytischen Technik dem theoretischen Ausbau der Lehre, wie er in den letzten Jahren durch Freud selbst vorgenommen wurde, durchaus parallel gehe. Anderseits kann man sich nicht dem Eindruck verschließen, daß hier in der modernsten Wandlung der analytischen Technik wieder Anschauungen lebendig werden, wie sie in den ersten Anfängen der Lehre herrschend waren. Wenn auch nicht zu verkennen ist, daß zwischen dem „kathartischen Verfahren“ von damals und den neuen Bestrebungen wesentliche Unterschiede bestehen, so ist doch auch eine gewisse Ähnlichkeit nicht von der Hand zu weisen. Da wie dort handelt es sich eben darum, daß bestimmte Erlebnisse bewußt durcherlebt werden sollen, um so — vielleicht darf man diese Formulierung wählen — erst eine endgültige und begründete Stellungnahme der erlebenden Person zu ermöglichen.

Es ist bekannt, daß die Analyse, wiewohl sie grundsätzlich von jedem beliebigen seelischen Vorkommnis oder Element ihren Ausgang nehmen könnte, mit Vorliebe an bestimmte Stellen anknüpft. Das sind naturgemäßerweise einmal die manifesten neurotischen Symptome, dann die Träume und die Fehlhandlungen im weitesten Sinne des Wortes, deren Bedeutung Freud in seiner „Psychopathologie des Alltagslebens" hinlänglich beleuchtet hat.

Da wir uns hier nicht mit den Einzelheiten der Technik zu befassen haben, wollen wir auf derartige Fragen weiter nicht eingehen, sondern uns vielmehr dem Probleme zuwenden, wie denn die Psychoanalyse sich den Heilungsvorgang denke? Anschließend daran wird die Stellung des Analytikers noch einmal einer kurzen Betrachtung unterworfen werden müssen.

Die neue Wendung in den psychoanalytischen Anschauungen, welche in der Theorie durch Freuds Schrift „Jenseits des Lustprinzips" und in der Praxis durch die Arbeiten von Ferenczi eingeleitet wurde, macht es schwierig, eine eindeutige Formel für das Wesen des analytischen Heilungsvorganges zu finden. Im großen und ganzen wird man sagen dürfen, daß die neuerliche Vorführung infantiler Situationen und deren Kontrastierung mit den vom Ichideal akzeptierten Normen des Seins und Handelns das wesentliche Moment ausmache. Dieser Fassung, welche der neueren Entwicklung innerhalb der psychoanalytischen Schule am meisten entsprechen dürfte, steht jene ältere Meinung gegenüber, der zufolge die mehr dynamisch oder biologisch gedachte Erledigung oder Ausgleichung der im Unbewußten bestehenden Triebspannungen die Hauptsache erscheint.

Wie immer man die Theorie des Heilungsvorganges formulieren mag, immer wird die Hauptsache eine Korrektur irgend welcher, durch frühzeitige Einflüsse gestörter oder abwegig gewordener Entwicklungsrichtungen sein. Aber diese Korrektur ist nicht die Leistung des Analytikers oder eine Folge von Einsichten und Wahrheiten, die er dem Kranken vermittelt hätte. Die Korrektur kann sich nun auf zweierlei erstrecken, und je nachdem wird die Leistung des Analytikers ein verschiedenes Ziel haben müssen. Wir sahen, daß die Entstehung der Neurose zwei Voraussetzungen hat. Einerseits entstammt sie der Vergangenheit, den konstitutionell vorgegebenen Beschaffenheiten und den individuellen Erfahrungen, vor allem jenen der Kindheit. Anderseits wird die dadurch gesetzte Neurosenbereitschaft erst durch den Anlaß eines aktuellen Konfliktes zur manifesten Neurose umgestaltet. Dementsprechend ist eine Lösung denkbar, welche, ohne an die der Vergangenheit verhafteten Strukturen und Einstellungen zu rühren, sich daran genug sein läßt, den aktuellen Konflikt zu beseitigen, d. h., die Stellungnahme des Kranken dazu ändern will, indem sie eine teilweise Umgestaltung der Triebsituation anstrebt. Die, wenn man so sagen darf, korrekte Lösung aber wird es immer sein, wenn die Analyse darauf ausgeht, die originären Störungen auszugleichen. Es ist nun ein eigenes Problem, welche Voraussetzungen denn nun eigentlich gegeben sein müßten, damit ein Heilerfolg zustande kommen könne. Wenn ich die psychoanalytischen Lehren recht verstehe, so gründet der Heilerfolg in einer jeglichem Menschen immanenten Tendenz zur psychischen Gesundheit. Es spricht aus diesem Vertrauen in die vorgegebene „Normalität" der individuellen Entwicklung, die sich immer durchsetzen müßte, wenn anders Störungen von außen nicht hinzukämen, eine ähnliche Auffassung wie es jene ist, welche in dem „Fortschritt der Kultur" die natürliche Entwicklungstendenz der Menschheit erblickt. Man kann der Größe dieser optimistischen Konzeption Anerkennung nicht versagen. Man wird aber anderseits sich eingestehen müssen, daß ärztliche Hilfe dann machtlos sein müßte, wenn ja einmal die immanente Tendenz einer Person von vorneherein eben eine „nicht-normale" wäre.

2. Wie erwähnt, haben sich von der „orthodoxen" Schule in ihren verschiedenen Entwicklungsstadien Zweigrichtungen losgelöst, welche entweder

auf der jeweiligen Entwicklungsstufe mehr oder weniger verharrten, oder aber die psychoanalytischen Gedanken mit solchen anderer Herkunft verquickten. So verwendet — um nur einige Beispiele zu geben — L. Frank im wesentlichen die ursprüngliche, kathartische Methode, welche darauf ausgeht, unerledigte Affektsituationen bewußt durchleben zu lassen und so den pathogenen Affekt — den Fremdkörper in der Seele — zu entfernen. Wir erwähnen nur im Vorübergehen die ebenfalls der orthodoxen Lehre entstammende Auffassung Stekels. C. G. Jung verbindet Freudsche Anschauungen analytischer Natur mit der Neigung, die einem Individuum eigentümlichen und adäquaten Entwicklungsrichtungen aus dessen Verhalten, vor allem aus dessen Träumen herauszufinden, und auf Grund dieser Erkenntnis den Menschen positive Weisungen für die fernere Gestaltung seines Lebens zu geben. Wir sehen hier in abgeschwächter Form schon jene Meinungen am Werke, welche grundlegend sind für die therapeutische Einstellung der Adlerschen Schule.

3. Die vergleichende Individualpsychologie betrachtet, wie im allgemeinen Teile auseinandergesetzt wurde, jegliches Verhalten des Menschen und so auch des Neurotikers unter der Kategorie des Zweckes. Die erste Aufgabe des Psychotherapeuten ist es daher, ein möglichst vollständiges Bild von dem Gesamtverhalten des Kranken in allen seinen Lebenszusammenhängen zu gewinnen. Denn nicht was uns der Kranke sagt ist wichtig, sondern was er tut. Erst wenn der Arzt sich eine, zunächst freilich schematische Formel bilden kann, welche das Gesamtverhalten des Kranken auf eine einheitliche Maxime zurückzuführen gestattet, kann er daran gehen, schrittweise dem Kranken den Sinn seines Tuns und Verhaltens aufzuzeigen. In der Regel wird man die Erfahrung machen, daß die an den Kranken gerichtete Zumutung, sein Leiden als zweckmäßig und sohin als gewollt aufzufassen, auf stärkste Ablehnung stoßen wird. Es bedarf geduldiger Arbeit, um den Kranken zunächst zur Einsicht zu bewegen, daß es überhaupt derartiges gibt, sodann daß auch für ihn das gleiche zutreffen könne, schließlich daß es wirklich in dem vorliegenden Falle so sei.

Es handelt sich also bei dieser Form der Psychotherapie darum, dem Kranken die Einsicht zu vermitteln, daß er in irgend welchem Sinne selbst sein Leiden erzeuge. Weiters darum, ihm klar zu machen, daß er in diesem seinen Verhalten sich nicht anders präsentiere, keinen anderen Grundsätzen folge, als auch sonst im Leben. Er muß weiterhin zur Erkenntnis geführt werden, daß seine Stellung allen Problemen des Lebens gegenüber diktiert werde von seinem Machtstreben und daß die Korrektur seiner Fehler, und das heißt in diesem Falle auch: seiner Leiden, nur möglich sei, wenn jener Wille zur Macht durch die Einordnung in die Gemeinschaft auf ein mögliches Maß zurückgeführt und auf allgemein menschliche, nützliche Ziele abgestellt werde.

Das allgemeine Schema der individualpsychologischen Psychotherapie fordert also vom Arzte, daß er alle und jede Handlung oder Unterlassung — wobei wir Handlung in jenem weiten Sinne begreifen, wie es im allgemeinen Teile (S. 97) auseinandergesetzt wurde — vom Standpunkte des Kranken aus auf Grund von dessen persönlichem Schicksal und individuellen Lebensbedingungen verstehe. Zweifellos stellt diese Attitüde an das persönliche Interesse, an die nicht nur medizinische, sondern soziale und menschliche Urteils- und Einfühlungsfähigkeit des Arztes erhebliche Ansprüche, wie sie ihn denn auch zwingen kann, mehr oder weniger ausgedehnte Verantwortungen zu übernehmen.

Auch die Individualpsychologie wird sich der Träume und der Fehlhandlungen als wichtiger Hinweise bedienen. Aber der Traum erscheint ihr weit weniger als die „via regia in das Unbewußte", denn als Hinweis auf die möglichen Stellungnahmen und Handlungsweisen des Kranken. Im Gegensatz zur Psychoanalyse betont die Individualpsychologie die prospektive Tendenz des Traumes als eines Entwurfes möglichen Tuns.

Unter Umständen — solche Fälle sind freilich nicht allzu häufig — genügt die dem Kranken vermittelte Überzeugung von der Selbsterzeugtheit und Zweckmäßigkeit seines Leidens, um eine Heilung in die Wege zu leiten. In allen schwereren Fällen muß aber die individualpsychologische Aufklärungsarbeit noch weiter geführt werden. In parenthesi sei bemerkt, daß Schwere eines Krankheitsbildes im Sinne der Neurosenpsychologie und Schwere des Bildes im Sinne klinischer Auffassung sich keineswegs decken. Anscheinend ganz leichte Symptome können Ausdruck hartnäckigster neurotischer Einstellung und weitgehender Lebensferne sein, wenn sie nur geeignet sind, die Enthebung des Kranken von den Forderungen des Lebens zu ermöglichen.

Bei tieferem Eindringen in die Struktur der neurotischen Persönlichkeit hat dann der Psychotherapeut nicht nur darzutun, daß der Kranke seine Leiden erzeugt, nicht nur, was er damit beabsichtigt, sondern auch, wieso er zu einer solchen Einstellung dem Leben gegenüber gelangen konnte. Das heißt, es muß nicht nur der Machtwille, sondern auch die ihm originär zugrunde liegende und niemals wirklich überwundene Minderwertigkeitssituation und damit der eigentliche Anhub des ganzen Arrangements aufgedeckt werden. Dabei muß der Individualpsychologe auf allerhand anscheinende Nebensächlichkeiten in der Vorgeschichte seines Kranken ebenso achten, wie auf noch bestehende geringfügige Abnormitäten. Wie immer die Neurose aussehen mag, es können alle erdenklichen Minderwertigkeiten als letzter Anhub in Betracht kommen. Auch hier zeigt sich wiederum die Notwendigkeit der gründlichen medizinischen Schulung und der geschärften Beobachtungsgabe des psychotherapeutisch tätigen Arztes. Psychotherapie erschöpft sich eben nicht in den Gesprächen und dem Zureden oder der Aufklärungsarbeit. Sie muß den ganzen Menschen erfassen, und daher auch sein somatisches Sein in weitestem Umfange mit in ihre Betrachtungen einbeziehen.

Die Rolle des individualpsychologisch eingestellten Psychotherapeuten ist, wie aus dem Ausgeführten ersichtlich wird, eine bedeutend aktivere als die des Psychoanalytikers. Jener wohnt nicht einem naturhaft sich abwickelnden Prozeß an, den er nur gelegentlich zu beschleunigen oder zu dirigieren berufen ist, sondern er greift höchst energisch, mit Einsatz seiner eigenen Person in das Geschick des Kranken ein. Mehr als das: er vermittelt ihm ganz bestimmte Ziele und Auffassungen von menschlichem Sein und Handeln überhaupt. Damit ist aber etwas gesagt, das manchem die Individualpsychologie gar nicht mehr so eigentlich eine Angelegenheit nur ärztlichen Denkens erscheinen lassen mag. Psychoanalyse kann man treiben, wie man experimentelle Biologie oder sonst eine Naturwissenschaft betreiben kann, unabhängig von Weltanschauung und Werturteilen über die Menschen. An den Individualpsychologen werden aber bestimmte Forderungen allgemeinster Natur gestellt. Nur der kann sich diese Art, kranken Menschen helfen zu wollen, zu eigen machen, der an eine notwendige Bindung des einzelnen an seinen Mitmenschen und an die Gemeinschaft zu glauben vermag, und der auch der Überzeugung ist, daß letzten Endes der Mensch gut sei. Vielleicht gehört auch dazu, daß der Individualpsychologe eine höhere Meinung von der menschlichen Freiheit und den Möglichkeiten des Geistes habe, Herr über die Materie zu werden.

4. Es mag für jeden, der bisnun psychotherapeutischen Bestrebungen etwas ferner gestanden hat, einigermaßen beunruhigend erscheinen, daß diese ihre Methoden es zu unternehmen scheinen, die unendliche Mannigfaltigkeit des menschlichen Wesens in starre Formeln einzufangen. Und in der Tat hört man auch immer wieder als einen der hauptsächlichsten Vorwürfe, die gegen alle

Psychotherapie erhoben werden, daß sie allzu sehr schematisiere. Dieses aber scheint doch nur so zu sein. Selbst in der Psychoanalyse, welche durch die Annahme bestimmter naturhaft wirkender Mechanismen noch leichter Gefahr laufen mag, den Einzelfall in ein Schema zwängen zu wollen, bleibt der individualisierenden Kunst des Arztes genug zu tun übrig. Noch mehr scheint mir das in der Individualpsychologie der Fall zu sein, die darum ihren Namen keineswegs zu Unrecht trägt. Allerdings geben uns die eine wie die andere therapeutische Methode ganz bestimmte Hinweise, wie ein Fall anzufassen sei, und auf welche Weise man sich in dem komplexen Geschehen des Einzelschicksales zunächst orientieren könne. Aber, um mich eines Gleichnisses von O. SCHWARZ zu bedienen, dies alles sind nur die Eröffnungszüge der Schachpartie, die zwischen Arzt und Patient in der psychotherapeutischen Situation gespielt wird. Wie beim Königsgambit oder der spanischen Partie so und so viele Züge festgelegt sind, und die freie Kombination des Schachmeisters erst jenseits dieser konventionellen Abwicklung zur Geltung kommt, so auch in der Psychotherapie. Gewiß sind es Triebschicksale da und Konflikte zwischen individuellem Machtstreben und den Forderungen der Gemeinschaft dort, die wir in jedem einzelnen Falle wieder anzutreffen erwarten. Aber wie sie sich in jedem Einzelfalle gestalten, wie sie sich darstellen, welche Momente die Erledigung der Ödipussituation hintanhielten, welche Faktoren den Machtwillen übergroß werden und das Gemeinschaftsgefühl nicht zur Entfaltung kommen ließen, das zu entdecken erfordert stets aufs neue die, wenn man will, intuitive Begabung des Psychotherapeuten heraus. Ist schon im Gebiete der Somatopathologie der Einzelfall niemals, wie wir ja zur Genüge ausgeführt haben, nur der Repräsentant seines Typus, sondern immer auch er selbst in seiner Einmaligkeit, so gilt das dort, wo die Seele im Spiele, oder richtiger: wo sie überwiegend im Spiele ist, natürlich in noch weiterem Umfange.

Trotzdem aber hier von Intuition geredet wurde, darf man nicht glauben, als sei Psychotherapie die Sache nur Weniger, die etwa durch besondere Begabung hiefür berufen wären. Denn, warum sollte man wie so vieles nicht auch das Individualisieren lernen können? Wir sind der Überzeugung, daß Psychotherapie erlernbar, und daß sie lehrbar sei.

V. Schluß.

1. Man wird vielleicht von einer noch so skizzenhaften Darstellung der psychotherapeutischen Gesichtspunkte erwarten, daß in ihr auch einiges gesagt werde über die in solcher Einstellung vertretbaren diagnostischen Grundsätze. Zwar sagten wir, es sei im allgemeinen mit dem Versuche einer Psychotherapie nicht allzu viel riskiert. Aber man wird doch an den Arzt die Forderung stellen dürfen, daß er nicht therapeutische Methoden nur anwende, weil sie ungefährlich und vielleicht von Nutzen seien, sondern man wird mit Recht verlangen, daß er sich über die Angemessenheit solchen Verfahrens auf Grund bestimmter Kriterien ein Urteil bilde, das an Verläßlichkeit zumindest hinter sonstigen ärztlichen Meinungen nicht zurückstehen dürfe. Es ist daher vielleicht nicht unangebracht über diesen Punkt noch einige wenige Worte anzufügen, umsomehr als sie uns Gelegenheit zu mancher nicht unwichtigen Bemerkung geben mögen und uns zugleich an den Ausgangspunkt der in diesem Buche gepflogenen Betrachtungsweise wieder zurückleiten.

Vorhin wurden verschiedene Kriterien angeführt, welche die Annahme einer Psychogenese bei körperlichen Symptomen mehr oder weniger wahrscheinlich zu machen geeignet sind. Man kann aber auch die Frage aufwerfen, ob unter allen Umständen, selbst wenn die Psychogenese sicher gestellt sei, die Einleitung einer Psychotherapie am Platze sei, und wenn, welche Methode jeweils angewendet werden solle.

Die erste Frage ist generell gewiß nicht zu entscheiden. Es mag Fälle geben, in welchen eine, wenn auch noch so flüchtige, Psychotherapie überflüssig erscheinen kann, wenn die Symtome weder für den Kranken oder seine Tätigkeit, noch für dessen Umgebung irgend belangreich sind. Man darf allerdings dabei nicht vergessen, daß gerade in der Ablehnung der Therapie durch den Arzt und der Art, wie diese geschieht, an und für sich bereits ein starkes psychotherapeutisch wirksames Moment gelegen sein kann. Denn man mag es drehen und wenden, wie man will, eines steht fest: der Arzt kann nicht anders als Psychotherapie oder neben seinen sonstigen Bemühungen auch Psychotherapie treiben, und vielleicht tut er es, ohne es zu wissen, dann gerade am meisten, wenn er es gar nicht zu tun glaubt. Im allgemeinen aber würde ich der Meinung sein, daß die Feststellung der Psychogenese eines Leidens oder der Mitwirkung einer nennenswerten psychogenen Komponente doch die Indikation zur Psychotherapie abgeben solle. Natürlich gibt es gewisse Hindernisse, die in manchen Fällen dagegen sprechen, wie der Widerstand der Kranken oder der Angehörigen. Gegen den Willen eines Kranken eine Psychotherapie durchzuführen, dürfte im allgemeinen große Schwierigkeiten machen und wenig Erfolg versprechen, es sei denn, daß es dem Arzt gelingt, den Kranken rasch für derartige Unterhaltungen zu interessieren. Ein anderes Hindernis liegt in den persönlichen und sozialen Verhältnissen der Kranken. Wenn einem Menschen das Elend und die Tragik seiner Lage täglich und stündlich immer wieder vor Augen geführt wird, so wird es schwer sein, ihn für einen anderen Standpunkt all diesen Dingen gegenüber zu gewinnen. Ich sage nicht, daß es unmöglich sei. Es gelingt sicher manchmal sogar in schwierigsten Fällen; aber bevor ein Arzt solch eine Aufgabe in Angriff nimmt, muß er sich darüber klar sein, daß er mit einer äußerst langen Dauer der Behandlung rechnen muß, und daß er dabei mehr wie in sonst einem Falle seine ganze Person und Überzeugung einsetzen wird müssen.

Inwieweit es angesicht einer sicher organischen Krankheit zweckmäßig erscheinen kann, sich bewußt und systematisch psychotherapeutischer Methoden zu bedienen, kann nur von Fall zu Fall entschieden werden. Hier sprechen persönliche Erfahrung und Neigung oder Einstellung das entscheidende Wort. Daß in derartigen Fällen auf dem Wege seelischer Beeinflussung oft recht erhebliche Erfolge erzielt werden können, steht außer Frage. Ich erinnere an die Ausschaltung des Schmerzes durch die hypnotische Suggestion, wie sie z. B. in der Geburtshilfe mehrfach angewendet worden ist. Es muß übrigens eine solche Suggestion sich gar nicht unmittelbar auf den Schmerz richten. So hat MÜNSTERBERG die Erfahrung gemacht, daß allgemein auf größeres Wohlbefinden gerichtete Suggestionen Schmerzen, welche organischen Leiden entsprangen und von denen dem Hypnotiseur nicht einmal etwas bekannt war, zum Schwinden bringen können. Was aber die Suggestivbehandlung erreichen kann, wird in sehr vielen Fällen auch anderen Weisen der psychischen Beeinflussung gelingen können.

Die Frage nach der je anzuwendenden Form der Psychotherapie ist für jenen, der die einzig richtige Methode zu besitzen überzeugt ist, natürlich sofort beantwortet. Aber auch für den strikten Anhänger der Psychoanalyse oder der Individualpsychologie kann sich die Frage erheben, ob in einem gegebenen Falle die Einleitung einer solchen, unter Umständen doch sehr langwierigen Behandlung vollauf am Platz sei. Noch mehr kommt diese Frage für jenen Arzt in Betracht, welcher nicht ausschließlich Psychotherapie betreibt, sondern sich solcher Möglichkeiten innerhalb seiner allgemeinen oder spezialistischen Praxis zu bedienen gesonnen ist. Es wurde schon oben angemerkt, daß in manchen Fällen, die ein rasches Eingreifen wünschenswert erscheinen lassen, die Suggestivtherapie als die Methode der Wahl angesehen werden kann. So habe ich selbst, wiewohl Anhänger der Individualpsychologie, jene gelegentlich angewendet; z. B. in einem Falle von postoperativem Singultus auf psychogener Basis. Wo es sich um deutliche und schon beim ersten Eindruck als tief in der Persönlichkeit des Kranken verwurzelte Symptome handelt, wird immer die systematische Psychotherapie am erfolgreichsten, ja in vielen derartigen Fällen die einzig aussichtsreiche sein. Da, wie gesagt, die Hypnotherapie ihrem Wesen nach immer nur symptomatische Behandlung bleibt, kann es sich nur um die Entscheidung zwischen Individualpsychologie und Psychoanalyse handeln. Es ist nicht die Aufgabe dieser Ausführungen zwischen diesen beiden Theorien zu entscheiden, oder zu begründen, welche von den beiden oder warum sie die „bessere" sei. Dies sind Auseinandersetzungen, welche einer speziellen Diskussion überlassen bleiben müssen. Meine persönliche Stellungnahme habe ich nicht verschwiegen und an anderen Stellen ausführlicher zu begründen versucht, auf die zu verweisen mir hier gestattet sein möge.

2. Sinn dieser Darstellung der grundsätzlichen Bedeutung und des Wesens der verschiedenen psychotherapeutischen Methoden ist es ja nicht, für die eine oder die andere Propaganda zu machen. Es sollte gezeigt werden, daß dem Arzt allerhand Wege offen stehen, die ihm eine Beeinflussung der psychophysisch einen Person des Kranken auch von der Seite des Seelischen her ermöglichen. Will er sich diese Möglichkeiten zu Nutze machen, so wird er — dessen sind wir alle auf Grund unserer eigenen Erfahrung gewiß — nicht enttäuscht werden.

Aber auch dann, wenn der Arzt sich nicht sollte entschließen können, bewußt und systematisch Psychotherapie zu betreiben — sei es, weil er dazu einer besonderen Vorbildung bedürfte, die zu erlangen ihm nicht mehr möglich erscheint, sei es, weil er an die durchgreifende Wirkung und den weiten Anwendungsbereich solcher Methoden heute noch nicht glauben will — auch dann wird ihm die bloße Erwägung, daß es solche Methoden gibt, und daß manche sie mit gutem Erfolge anzuwenden gelernt haben, eine Förderung seiner ärztlichen Tätigkeit und Einstellung bedeuten können. Denn nichts vermag uns lebhafter die Überzeugung einzuprägen, daß wir es angesichts des Kranken nicht nur mit einem biologisch-naturwissenschaftlichen Faktum und Problem, sondern mit einem singulären, auch in seinem Kranksein einzigartigen lebendigen Menschen zu tun haben, als das Wissen darum, daß von jeder Seite, jedem Aspekte dieses Ganzen „Mensch" störende wie heilende Einflüsse ausgehen können. Und wir hoffen, daß derartige Betrachtungen den einzelnen Arzt wie nicht minder die medizinische Wissenschaft dazu führen werden, daß sie sich der Wahrheit jenes platonischen Wortes wieder inne werden, das wir als Motto voranstellen zu müssen geglaubt haben: daß man die Teile nicht behandeln könne, ohne das Ganze zu behandeln. Das Ganze aber, das ist der Mensch als Seele und als Körper, als Einzelner und als Glied der Gemeinschaft, in der Gesamtheit seines lebendigen Seins, Tuns und Zusammenhängens.

Literaturverzeichnis.

Das Problem des Organismus. Von O. Schwarz.

ASCHOFF, L., Über Entzündungsbegriffe und Entzündungstheorien. Münch. med. Wochenschr. S. 655. 1922. — BECHER, E., Geisteswissenschaften und Naturwissenschaften. München: Duncker u. Humblodt. 1921. — BIEGANSKI, Medizinische Logik. Würzburg: K. Kabitsch. 1909. — BIER, A., Über medizinische Betrachtungsweisen, insbes. über die mechanistische u. über die teleologische. Münch. med. Wochenschr. S. 845. 1922. — BINSWANGER, L., Über Phänomenologie. Zeitschr. f. d. ges. Neur. u. Psych. Bd. 82, S. 10, 1923. — DERSELBE, Einführung in die Probleme d. allgem. Psychologie. Berlin: Julius Springer. 1922. — BUNNEMANN, Über psychogene Dermatosen. Zeitschr. f. d. ges. Neur. u. Psychiatrie. Bd. 78, S. 115, 1922. — COHEN, H., Logik der reinen Erkenntnis. Berlin: Br. Cassierer. 1902. — DRIESCH, H., Philosophie des Organischen, 2. Aufl. Leipzig: W. Engelmann. 1921. EISLER, R., Der Zweck. Berlin: S. Mittler u. Sohn. 1914. — EXNER, Fr., Vorlesungen über die physik. Grundlagen d. Naturwissenschaften. Wien: Fr. Deuticke. 1919. — FECHNER, PH., Einige Ideen zur Schöpfungs- u. Entwicklungsgeschichte der Organismen. Leipzig. 1873. — FISCHER, B., Vitalismus u. Pathologie. Berlin: Julius Springer. 1924. — FREYER, H., Theorie des objektiven Geistes. Leipzig: B. G. Teubner. 1923. — GEIGER, Über Einfühlung. IV. Kongreß für experimentelle Psychologie. Leipzig. 1911. — GOLDSCHEIDER, R., Krankheit u. Mensch. Zeitschr. f. physik. u. diät. Therapie. Bd. 26, S. 1. 1922. — GROTE, L. R., Zur Kritik d. Funktionsprüfung insbes. d. Magens. Münch. med. Wochenschr. H. 16. 1924. — GURWITSCH, A., Die Vererbung als Verwirklichungsvorgang. Biol. Zentralbl. Bd. 32, S. 458. 1912 u. Arch. f. Entwicklungsmech. Bd. 39. 1914. — HAERING, Th. L., Philosophie der Naturwissenschaft. München: Rösl u. Komp. 1923. — HANSEN, K., Die Organdetermination in den psychogenen Neurosen. Verhandlg. d. deutsch. Ges. f. innere Med. 36. Kongr. 1924. — HEYER, Psychogener Faktor bei organ. Erkrankg. München. med. Wochenschr. S. 1241. 1922. — HOCHE, Zum Leib-Seeleproblem. Naturwissenschaften. H. 47. 1924. — HOEFLER, A., Gestalt u. Beziehung — Gestalt u. Anschauung. Zeitschr. f. Psychol. Bd. 60, S. 161. 1912. — HONIGMANN, G., Das Wesen der Heilkunde. Leipzig: F. Meiner. 1924. — HUSSERL, E., Logische Untersuchungen. II. Bd. Halle: M. Niemeyer. 1913. — JASPERS, K., Allgemeine Psychopathologie. Berlin: Julius Springer. 1920. — KANT, J., Kritik der Urteilskraft. Berlin: Heimann. 1872. — KAYSERLING, H., Schöpferische Erkenntnis. Darmstadt: O. Reichl. 1922. — KOCH, R., Die ärztliche Diagnose. Wiesbaden: J. F. Bergmann. 1920. — DERSELBE, Ärztliches Denken. Wiesbaden: J. F. Bergmann. 1923. — DERSELBE: Das Als-Ob im ärztlichen Denken. München: Rösl u. Komp. 1924. — KÖHLER, W., Die physischen Gestalten in Ruhe und im stationären Zustand. Braunschweig: Vieweg u. Sohn. 1920. — KRAUS, Fr., Allgem. u. spezielle Pathol. d. Person. Leipzig: G. Thieme. 1919. — KREHL, L., Diskussionsbemerkung zu Bergmann. Verhandlg. d. deutsch. Ges. f. inn. Med. 36. Kongr. 1924. — KRONER, R., Zweck und Gesetz in der Biologie. Tübingen: Mohr. 1913. — KRONFELD, A., Über neuere pathopsych.-phänomenolog. Arbeiten. Zentralbl. f. d. ges. Neurol. u. Psychiatrie. Bd. 28, S. 441. 1922. — NOLL, F., Beobachtungen u. Betrachtungen über embryonale Substanz. Biol. Zentralbl. Bd. 22., S. 281, 321, 401. 1903. — RICKER, G., Pathologie als Naturwissenschaft. Berlin: Julius Springer. 1924. — RIBBERT, H., Lehrbuch d. allgem. Pathologie u. d. pathol. Anatomie. 7. Aufl. Leipzig: F. Vogl. 1920. — SCHAXEL, J., Grundzüge der Theorienbildung in der Biologie.

Jena: G. Fischer. 1922. — SCHILDER, P., Medizinische Psychologie. Berlin: Julius Springer. 1924. — SCHWARZ, Osw., Funktionsdiagnostik oder funktionelle Diagnostik? Klin. Wochenschr. S. 365. 1924. — SPAUN, O., Kategorienlehre. Jena: G. Fischer. 1924. — UEXKÜLL, J. v., Theoretische Biologie. Berlin: Paetel. 1920. — UNGERER, E., Die Teleologie Kants und ihre Bedeutung f. d. Logik d. Biologie Schaxels. Abhdlg. zur theoret. Biologie. H. 4. 1922.

Das Leib-Seelenproblem vom Standpunkt der Philosophie und naturwissenschaftlichen Psychologie. Von Th. Schilder.

ADLER, Der nervöse Charakter. Wiesbaden: K. F. Bergmann. — ADLERSBERG u. PORGES, Die neurotische Atmungstetanie. Wien. Arch. f. inn. Med., Bd. 8. 1924. — ALLERS, Nervensystem und Stoffwechsel. Zeitschr. f. d. ges. Neurol. u. Psychiatrie. Ref. Bd. 19. — ANTON, Beiträge z. klinischen Lokalisation und Beurteilung von Muskelsinnstörungen. Zeitschr. f. Heilk. Bd. 14. — ASCHNER, Über das Stoffwechsel- und Eingeweidezentrum im Zwischenhirn usw. Berl. Klin. Wochenschr. 1916. — ASTRUCK, Über psychische Beeinflussung der Herztätigkeit und der Atmung. Münch. med. Wochenschr. 1922. — BABINSKI (s. SCHELVEN). — BAUER, Verein f. Psychiatrie u. Neurol., Wien, Dez. 1914. Wien. klin. Wochenschr. 1915. — BECHTEREW, Die Krankheiten der Persönlichkeit vom Standpunkt der Reflexologie. Zeitschr. f. d. ges. Neurol. u. Psychiatrie. Bd. 80. 1923. — BENUSSI, Atmungssymptome der Lüge. Arch. f. d. ges. Psychol. 1914. — BERGMANN, Das spasmogene Ulcus pepticum. Münch. med. Wochenschr. 1913. — BERITOFF, Neuropsychische Tätigkeit der Großhirnrinde. Journ. f. Psychol. u. Neurol. Bd. 3. 1924. — BICKEL, Die wechselseitige Beeinflussung zwischen psychischem Geschehen und Blutdruck. Leipzig: Veith. 1916. — BLEULER, Physisches und Psychisches in der Pathologie. Zeitschr. f. d. ges. Neurol. u. Psychiatrie. Bd. 30. 1915. — DERSELBE, Dementia praecox oder die Gruppe der Schizophrenie. Handb. f. Psychiatrie. 1911. — BRAUN, Herz und Psyche. Wien: Fr. Deuticke. — BRESLAUER, Hirnrinde und Schädeltrauma. Mitt. a. d. Grenzgeb. d. Med. u. Chir. Bd. 29. — BUMKE, Die Pupillenstörungen bei Geistes- und Nervenkrankheiten. Jena: G. Fischer. 1911. — BUNNEMANN, Neuer Beitrag zur Psychogenese der Hautsymptome. Zeitschr. f. d. ges. Neurol. u. Psychiatrie. Bd. 88. 1924; vergl. auch Bd. 78. — DERSELBE, Therapie der Gegenwart. 1921. — CANNON, Emotional stimulation of adrenal Secretion. Americ. journ. of physiol. Bd. 27. — COUÉ, Selbstbemeisterung. — DEUTSCH, Experimentelle Studien zur Psychoanalyse. Internat. Zeitschr. f. Psychoanalyse. Bd. 9. 1923. — DERSELBE, Psychoanalyse des Organischen. Internat. Zeitschr. f. Psychoanalyse. Bd. 8, 1923. — DRESEL, Erkrankungen des vegetativen Nervensystems. In Kraus-Brugsch. Bd. 1922. — DRIESCH, Philosophie des Organischen. 2. Aufl. 1922. — ECONOMO, Wilsons Krankheit und das Syndrom du corps strié. Zeitschr. f. d. ges. Neurol. u. Psychiatrie. Bd. 48. 1918. — EXNER: Vorlesungen über die physikalischen Grundlagen der Naturwissenschaft. 2. Aufl. 1922. — FISCHER, Die Rolle der inneren Sekretion usw. Zentralbl. f. d. ges. Neurol. u. Psychiatrie. Bd. 34 und Monatsschr. f. Psychiatrie und Neurol. 1923. — FORSTER, Vagus und Sympathikus. Vers. d. deutsch. Verein f. Psych. 1923; Allgem. Zeitschr. f. Psychiatrie. Bd. 80. — FREUD, Vorlesungen zur Einführung in die Psychoanalyse. Wien: Psychoanalytischer Verlag. — FRIEDLÄNDER, Über Hypnose und Hypnonarkose. Stuttgart: F. Enke. 1920. — DI GASPERO, Hysterische Lähmungen. Berlin: Julius Springer. 1912. Monogr. a. d. Gesamtgeb. d. Neurol. u. Psychiatrie. H. 3. — GERSTMANN, Zur Frage der Einwirkung psychischer Faktoren auf zerebrale Mechanismen und über den Begriff der „physiogenen“ Neurosen. Wien. klin. Wochenschr. H. 26. 1920. — DERSELBE, Zur Frage der Pathogenese der Neurosen usw. Wien. klin. Wochenschr. H. 19. 1919. — DERSELBE u. SCHILDER, Organisch bedingte Tics. Med. Klinik. 1923. — DIESELBEN, Studien über Bewegungsstörungen. 8. Wesen und Art des durch striopallidäre Läsion bedingten Bewegungsübermaßes. Zeitschr. f. d. ges. Neurol. u. Psychiatrie. Bd. 85. 1924. — GLASER, Psychische Beeinflußung des Blutserumkalkes. Klin. Wochenschr. H. 3. 1924. — GRAFE u. MEYER, Über den Einfluß der Affekte auf den Gesamtstoffwechsel. Zeitschr. f. d. ges. Neurol. u. Psychiatrie. Bd. 86. 1923. — GREGOR, Die hautelektrischen Erscheinungen und ihre

Beziehungen zum Bewußtseinsprozeß. Arch. f. d. ges. Psychol. Bd. 27. 1913. — Derselbe u. Schilder, Zur Psychophysiologie der Muskelinnervation. Zeitsch. f. d. ges. Neurol. u. Psychiatrie. Bd. 18. 1913. — Groddek, Psychoanalyse des Organischen. Internat. Zeitschr. f. Psychoanalyse. Bd. 7. 1921. — Derselbe, Das Buch vom Es. Wien. 1922. — Grünstein, Großhirnrinde und Corpus striatum. Zeitsch. f. d. ges. Neurol. u. Psychiatrie. Bd. 90. 1924. — Haering, Philosophie der Naturwissenschaft. — Hauptmann, Menstruation und Psyche. Arch. f. Psychiatrie u. Nervenkrankh. Bd. 69. 1923. — Heyer, Therapie der Gegenwart. H. 8. 1921. Klin. Wochenschr. H. 50. 1923. — Jaensch, Die Wahrnehmung des Raumes. Ergänzungsbd. 6 d. Zeitschr. f. angew. Psychol. 1911. — Jaspers, Allgemeine Psychopathologie. 3. Aufl. 1923. — Jeliffe, Multiple Sklerose und Psychoanalyse. Americ. journ. of the med. sciences, S. 161. 1921. — De Jong, Die Hauptgesetze einiger wichtigen körperlichen Erscheinungen bei psychischen Zuständen. Zeitschr. f. d. ges. Neurol. u. Psychiatrie. Bd. 19. 1921. — Karplus u. Kreidl, Gehirn und Sympathikus. Arch. f. d. ges. Physiol. Bd. 128 u. 135. — Kauders: Hysterische Zustände unter dem Bilde des postenzephalitischen Parkinsonismus. Med. Klinik. H. 19. 1923. — Kehrer, Pathologie der Pupillenbewegung. Zeitschr. f. d. ges. Neurol. u. Psychiatrie. Bd. 89. 1923. — Knauer u. Billigheimer, Zeitschr. f. d. ges. Neurol. u. Psychiatrie. Bd. 50. 1919. — Derselbe u. Enderlen, Die pathologische Physiologie der Hirnerschütterungen. Journ. f. Psychologie u. Neurologie. Bd. 29. 1923. — Kretschmer, Körperbau und Charakter. Berlin: Julius Springer. — Küppers, Zeitschr. f. d. ges. Neurol. u. Psychiatrie. Bd. 75, 78, 83, 86. — Derselbe, Die Deutung der plethysmographischen Kurve. Zeitschr. f. Psychol. u. Physiol. d. Sinnesorg. Bd. 84. — Langheinrich, Münch. med. Wochenschr. H. 4. 1922, 1924. — Lehmann, Die körperlichen Äußerungen psychischer Zustände. 1899—1905. — Lewy, Die Lehre vom Tonus und von der Bewegung. Monogr. a. d. Gesamtgeb. d. Neurol. u. Psych., H. 34. 1923. — Lichtenstern, Über die zentrale Blaseninnervation. Ein Beitrag zur Physiologie des Zwischenhirns. Wien. klin. Wochenschr. 1912. — Liepmann: Apraxie. Ergebn. der Medizin von Kraus Brugsch. 1921 (Literatur). — Liepmann-Binger, Therapie der Gegenwart. H. 9 u. 10. 1923. — Magnus, Körperstellung. Berlin: Julius Springer. 1924. — Mautner, Wien. klin. Wochenschr. H. 21, 22, 23. 1890. — Mayer, Zentralbl. f. Gynäkol. H. 24. 1917. — Nernst, Naturwissenschaften. 1922. — Nothnagel, Wiener med. Blätter. H. 20. 1888. — Oppenheim, Zur Lehre von den Erkrankungen des Herzens und der Gefäße bei Neurosen. Deutsche Zeitschr. f. Nervenheilk. Bd. 41. 1911. — Parrisius, Kapillarstudien bei Neurosen. Deutsche Zeitschr. f. Nervenheilk. Bd. 72, 1921. — Pawlow, Psychische Erregung der Speicheldrüsen. Ergebn. d. Physiol. Bd. 3 — Derselbe, Naturwissenschaft und Gehirn, ebenda Bd. 11, 1911. — Pilcz, Über einige Ergebnisse der Blutdruckmessung bei Geisteskranken. Wien. klin. Wochenschr. H. 13. 1900. — Poenitz, Die klinische Neuorientierung zum Hysterieproblem. Monogr. a. d. Gesamtgeb. d. Neurol. u. Psychiatrie. Bd. 35. 1923. — Pötzl, Über einige Wechselwirkungen zerebraler und psychischer Störungsmechanismen. Jahrbücher f. Neurol. u. Psychiatrie. Bd. 37. 1917. — Raimann, Über Glykosurie und alimentäre Glykosurie bei Geisteskranken. Zeitschr. f. Heilkunde. Abt. f. inn. Med. Bd. 23. 1901. (Weitere Literatur bei Knauer u. Billigheimer.) — Reichardt, Die vasotrophische Funktion bei Gehirnkrankheiten. Arb. a. d. psych. Klinik in Würzburg. H. 8. 1914. — Derselbe, Theoretisches über die Psyche. Journ. f. Neurol. u. Psychiatrie. Bd. 18. — Schelven, Trauma und Nervensystem. Berlin: F. Karger. 1918. — Schilder, Medizinische Psychologie. Berlin: Julius Springer. 1924. — Derselbe, Über die Quellgebiete der psychischen Energie. Arch. f. Psychiatrie u. Nervenkrankh. 1923. Schrottenbach, Studien über den Einfluß der Großhirntätigkeit auf die Magensaftsekretion. Zeitschr. f. d. ges. Neurol. u. Psychiatrie. Bd. 69. 1921. — Schultz, Seelische Krankenbehandlung. Jena: G. Fischer. 1922. — simons, Knochen und Nerv. Zeitschr. f. d. ges. Neurol. u. Psychiatrie. Bd. 37. — Derselbe, Kopfhaltung und Muskeltonus. Zeitschr. f. d. ges. Neurol. u. Psychiatrie. Bd. 80. Stauffenberg, Klinische und anatomische Beiträge. Zeitschr. f. d. ges. Neurol. u. Psychiatrie. Bd. 39. 1918. — steinach, zitiert nach Kammerer. Allgem. Biologie. 1915. — Stern, Zur Frage der psychogenen Dermatosen. Zeitschr. f. d. ges. Neurol. u. Psychiatrie. Bd. 79. — Störzing, Arch. f. d. ges. Psychol. Bd. 6. — Trömmer, Das

Problem des Schlafes. Grenzfragen des Nerv- und Seelenlebens. H. 84. 1922. — Vogt, Zur Lehre von den Erkrankungen des striopallidären Systems. Journal Psychol. u. Neurol. Bd. 25. 1920. Ergänzungsh. 3. — Wachholder, Pflügers Arch. f. d. ges. Physiol. Bd. 199. 1923. — Weber, Blutdruckmessung bei Kranken mit manisch-depressivem Irresein. Arch. f. Psychiatrie u. Nervenkrankh. Bd. 47. 1910. — Weber, Der Einfluß psychischer Vorgänge auf den Körper, besonders auf die Blutverteilung. Berlin: Julius Springer. 1910. — Westphal, Über Pupillenphänomene bei Encephalitis epidemica. Zeitschr. f. d. ges. Neurol. u. Psychiatrie. Bd. 68. 1921. — Wundt, Grundzüge der physiologischen Psychologie. 3. Aufl. Leipzig.

Die individuelle Konstitution als Grundlage nervöser Störungen. Von J. Bauer.

Adler, A., Studie über Minderwertigkeit von Organen. Urban u. Schwarzenberg. 1907. — Bauer, J., Chromosomale und inkretorische Hormone. Med. Klin. H. 13. 1923. — Derselbe, Vorlesungen über allgemeine Konstitutions- und Vererbungslehre. 2. Aufl. 1923. — Derselbe, Konstitutionelle Disposition zu inneren Krankheiten. 3. Aufl. Berlin: Julius Springer. 1924. — Derselbe, Individual constitution and endocrine glauds. Endocrinol. Bd. 8. S. 297. 1924. — Derselbe, Der Status degenerativus. Wien. klin. Wochenschr. H. 42. 1924. — Derselbe u. Aschner B., Die Pathogenese des Diabetes insipidus. Wien. Arch. f. innere Mediz. Bd. 1, H. 2. 1920. — Bauer u. Stein, Vererbung u. Konstitution bei Ohrenkrankheiten. Beiträge z. klin. Konstitutionspathologie XI. Zeitschr. f. Konstitutionslehre. Bd. 10, S. 483. 1925. — Fischel, A., Die Bedeutung der entwicklungsmechanischen Forschung f. d. Embryologie u. Pathologie d. Menschen. Rouxs Vortr. u. Aufsätze über Entwicklungsmechanik d. Organismen. H. 16. 1912. — Kretschmer, E., Körperbau und Charakter. Berlin: Julius Springer. 4. Aufl. 1925. — Martius, F., Konstitution und Vererbung. Berlin: Julius Springer. 1914. — Müller, L. R., Die Lebensnerven. Berlin: Julius Springer. 1914. — Pearl, R., The Harvey-Society Lectures. Philadelphia u. London: Lippincott Comp. 1921—1922.

Begriff und Methodik der Deutung. Von R. Allers.

Abderhalden, E. u. Weertheimer, Studien über den Einfluß der Ernährung auf die Wirkung bestimmter Inkretstoffe. IV. Pflügers Arch. Bd. 206, S. 151. 1924. — Abraham, K., Beiträge zur psychoanalytischen Charakterologie. Leipzig-Wien-Zürich: Internat. Psychoanalyt. Verlag. 1924. — Adler, A., Der nervöse Charakter. München: K. F. Bergmann. 1923. — Derselbe, Theorie und Praxis der Individualpsychologie. Ebenda. 1924. — Allers, R., Psychologie des Geschlechtslebens. München: Reinhardt. 1922. — Derselbe, Charakter als Ausdruck. Versuch über psychoanalytische und individualpsychologische Charakterologie. Jahrb. f. Charakteriol. Bd. 1. S. 1. 1925. — Dilthey, W., Ideen zu einer erklärenden u. verstehenden Psychologie. Sitzungsber. d. preuß. Akad. d. Wiss. 1894. — Dubois, Die Psychoneurosen. 2. Aufl. Bern: Francke. 1910. — Eliasberg, Grundriß einer allgemeinen Arbeitspathologie. Leipzig: Barth. 1924. — Eppinger u. Hess, Die Vagotonie. Berlin: Hirschwald. 1911. — Freud, S., Gesammelte Werke. Leipzig-Wien-Zürich: Internat. Psychoanalyt. Verlag. 1923 f. — Hering, E., Das Gedächtnis als allgemeine Eigenschaft der Materie. Ostwalds Klassiker d. Naturwiss. — Husserl, E., Logische Untersuchungen, 3. Aufl. Halle a. S.: Niemeyer. 1922. — Janet, B., Les nevroses. Paris: Flammarion. 1909. — Jaspers, K., Allgemeine Psychopathologie. Berlin: Julius Springer. 1922. — Kretschmer, D., Körperbau und Charakter, 3. Aufl. Berlin. Julius Springer. 1924. — Lindworsky, J., Der Wille, 3. Aufl. Leipzig: A. Barth, 1923. — Marcinowski, Die Heilung eines schweren Falles von Asthma durch Psychoanalyse. Jahrb. f. psychoanalyt. u. psychopathol. Forsch. Bd. 5. S. 11. 1914. — Scheler, M., Die Sympathie. Bonn: Cohen. 1923. — Simmel, G., Rembrandt. Berlin: Br. Cassierer. — Derselbe, Lebensanschauung. Vier metaphysische Kapitel. Münch.: Duncker u. Humblodt. 1919. — Spranger, E., Lebensformen. Halle a. S.: Niemeyer. 1924. — Steiner, M., Die psychische Impotenz. Leipzig-Wien: F. Deuticke. 1913.

Grundriß der psychogenen Störungen der Sprache. Von Th. Hoepfner.

Ahlfeld, Fr., Lehrbuch der Geburtshilfe. 2. Aufl. 1898. — Albrecht, O., Militärärztliche Beurteilung der Psychopathen. Wien. med. Wochenschr. H. 42. 1919. — Baldwin, J. M., Die Entwicklung des Geistes. Übers. v. Th. Ziehen. 1898. — Bauer, J., Kriegsneurose und Konstitution. Wien. med. Wochenschr. H. 46. 1919. — Behrens u. Pulewka, Die Wirkung des Lobelins auf das Atemzentrum bei der Kohlenoxydvergiftung. Klin. Wochenschr. Bd. 3, H. 37. — Bing, R., Kompendium der Gehirn- u. Rückenmarkdiagnostik. 1919. — Bittler, A., Krankheit und Seelenleben als Folgen gestörter Äquivalenz der Reizbeantwortung. München: O. Gmelin. 1922. — Bonhoeffer, K., Zur Frage der Schreckpsychose. Monatsschr. f. Psych. u. Neurol. Bd. 46. H. 3. 1919. — Denhardt, R., Das Stottern, eine Psychose. E. Keils Verlag. — Eliasberg, W., Referat über den I. Kongreß f. Logopädie—Phoniatrie. Münch. med. Wochenschr. Juli 1924. — Fröschels, E., Lehrbuch der Sprachheilkunde. 1912. — Derselbe, Psychologie der Sprache. Wien: F. Deuticke. 1924. — Derselbe, Die kleineren Arbeiten seit 1912. — Derselbe u. Hoepfner, Sammelreferate über Stottern. Goldstein, K., Debatte a. d. Jahresversammlung der Ges. deutsch. Nervenärzte in Danzig 1923, zu Kleinhirnbewegungsstörungen. — Grill, W., Beitrag zur Lobelinwirkung bei Asphyxie. Klin. Wochenschr. Bd. 3, H. 1. — Gutzmann, H., Sprachheilkunde. Herausgeg. von Zumsteeg unter Mitwirkung von Nadoleczny und H. Stern. 1924. — Derselbe, Kommentar zu Kussmaul. — Hellpach, W., Psychologie der Hysterie. Engelmann. 1904. — Hoepfner, Th., Stottern als assoziative Aphasie. Zeitschr. f. Pathopsychol. Bd. I, H. 2/3. 1912. — Derselbe, Zur Klinik und Systematik der assoziativen Aphasie. Zeitschr. f. d. ges. Neurol. und Psychiatrie. Bd. 79, H. 1—3. 1922. — Derselbe, Über assoziative Aphasie. Arch. f. Psychiatrie u. Nervenkrankh. Bd. 70, H. I. 1923. — Derselbe, Über die Disposition der Stottererpsyche zu asozialer Entwicklung. Arch. f. Kriminalanthropologie und Kriminalistik. 1912. — Hofbauer, L., Atmungspathologie und Therapie. Berlin: Julius Springer. 1921. — Kassowitz, M., Allgemeine Biologie. — Kobert, Intoxikationen. — Kriegsneurosedebatte. Zentralbl. f. d. ges. Neurol. u. Psychiatrie. H. 1. 1920. — Leendertz, G., Beiträge zur Klinik der Zwerchfelllähmung. Mitt. a. d. Grenzgeb. d. Med. u. Chir., Bd. 32, H. 1. 1920. — v. Miltner, Lobelin b. Asphyxie Neugeborener. Monatsschr. f. Geburtsh. u. Gynäkol., Bd. 62. — Rosemann, Lehrbuch der Physiologie von Landois. — Rothe, K. C., Sprachheilkunde. Wien. Österr. Schulbücherverlag. 1923. — Schilder, P., Über den Wirkungswert psychischer Erlebnisse und über die Vielheit der Quellgebiete d. psych. Energie. Arch. f. Psychiatrie u. Nervenkrankh. Bd. 70, H. 1. 1923. — Stein, L., Entwicklungsgeschichtliche Deutung der Entstehung des Silbenwiederholens. Arch. f. Psychiatrie u. Nervenkrankh. Bd. 70, H. 5. 1924. — Stern, H., Die symptomatischen Sprachstörungen. Im gutzmann 1924 bearbeitet. — Stern, W., Psychologie der frühen Kindheit. 3. Aufl. 1923. — Striatum-Pallidum-Frage: O. Förster, Pollak, Jakob, Kleist v. Strümpell, Verhandlungen der Ges. deutsch. Nervenärzte. — Trömner, E., Zur Pathogenese und Therapie des Stotterns. Berl. Klin. Wochenschr. H. 8 u. 9. 1905. — Derselbe, Das Stottern eine Zwangsneurose. Med. Klinik. H. 10. 1914. — Veraguth, O., Die klinische Untersuchung Nervenkranker. Wiesbaden: F. Bergmann. 1911. — Villiger, E., Gehirn und Rückenmark. Leipzig: W. Engelmann. 1920.

Psychogene Störungen der Herztätigkeit. Von L. Braun.

Aall, Zur Frage d. Hemmung b. d. Auffassung gleicher Reize. Zeitschr. f. Psychol. Bd. 47. — Allbutt Clifford, Angina pectoris without apparent disease of the heart or blood vessels. Brit. med. journ. 1906. — Derselbe, Certain points in the diagnosis and treatment of Angina pectoris. Lancet, S. 883. 1923. — Alexander, G. u. Braun, L., Über neurot. Labyrinthschwindel. Monatsschr. f. Ohrenheilk. u. Laryngo-Rhinol. 1918. — Amsler u. Fröhlich, A., Bioelektr. Untersuchungen an isolierten Froschherzen. I. Die toxische Kontraktur des Ventrikels. Zeitschr. f. d. ges. exp. Med., Bd. 11, H. 1/2. — Aristoteles, Drei Bücher über die Seele, übersetzt und erläutert von Kirchmann, Berlin 1871. — Astruck, P., Über die psych. Beeinflussung d. vegetativen Nervensystems in der Hypnose. Arch. f. Psychol. Bd. 45. — Babcock, The vegetativ nervous system and the heart. Annal. of clin. med. II., 1924. — Bachus, Über Herzerkrankungen bei Masturbanten. Deutsch. Arch. f. klin. Med. Bd. 54. — Barringer, Effect of auricular fibrillation on functional ability of the heart. Journ. of the Americ. med. association. 82. 1924. — Bauer, J., Die konstitutionelle Disposition zu inneren Krankheiten 3. Aufl. Berlin: Julius Springer. 1924. — Bäumler, Ch., Über die Beeinflußung d. Herztätigkeit i. d. Hypnose. Münch. med. Wochenschr. H. 43. 1917. — Beard, Die Nervenschwäche usw. 2. Aufl. 1883. — Benussi, Die Atmungssymptome d. Lüge. Arch. f. d. ges. Psychol. Bd. 31, S. 244. 1914. — Berger, Über die körperlichen Äußerungen psych. Symptome. Journ. f. Psychol. u. Neurol. Bd. 4. 1905. — Bernheim, Hypnotisme, Suggestion, Psychotherapie, Hysterie. Paris. 1903. — Bernard, C., Leçons sur la physiol. et pathol. du syst. nerv. Compt. rend. de la Société de Biologie. 1851. — Biedl u. Reiner, Studien über Hirnzirkulation und Hirnödem. II. Zur Frage der Innervation der Hirngefäße. Pflügers Arch. f. d. ges. Physiol. Bd. 79. — Binswanger, Pathol. u. Therapie d. Neurasthenie, Jena. 1896. — Derselbe, Einführung in die Probleme d. allgem. Psychol. Berlin. 1922. — Birnbaum, K., Psychopathie u. Psychosen. In Lewandowskys Handb. — Derselbe, Aufbau d. Psychose. Berlin. 1923. — Bleuler, Zur Kritik des Unbewußten. Zeitschr. f. d. ges. Neurol. u. Psychiatrie. Bd. 53. — Derselbe Biologische Psychologie. Zeitschr. f. d. ges. Neurol. u. Psychiatrie. 83. — Derselbe, Das Unbewußte. Journ. f. Neurol. u. Psychol. Bd. 20. — Derselbe, Lehrbuch f. Psychiatrie. 2. Aufl. 1918. — Derselbe, Lokalisation d. Psyche. Allg. Zeitschr. f. Psych. Bd. 80. — Bohnenkamp, Zit. nach Weichardt. Über die theoretischen Grundlagen der Proteinkörpertherapie. Wien. klin. Wochenschr. H. 29. 1924. — Derselbe, Über die Wirkungsweise der Herznerven. Pflügers Arch. f. d. ges. Physiol. Bd. 196. — Bollinger, O., Über plötzlichen Tod aus Angst bei einem Gefangenen. Münch. med. Wochenschr. S. 331. 1888. — Bonhoeffer, Die Psychosen im Gefolge von akuten Infektionen, Allgemeinerkrankungen und inneren Erkrankungen in Aschaffenburgs Handb. d. Psychiatrie. Wien: Fr. Deuticke. 1912. — Bodwitsch, Sächsische Berichte. Bd. 23, 1871; zit. nach Nagels Handb. d. Phys., S. 231. Bd. 1. — Brahn, Philosophische Studien. Bd. 18. — Braun, L., Herz und Psyche. Wien. S. 66. 1922. — Derselbe, Zur Kasuistik d. Herzkrankh. Ges. f. inn. Med. u. Kinderheilk. 1919. — Braun, L. u. Fuchs, A., Zur Symptomat. d. Herzneurosen. Wien. klin. Wochenschr. H. 48. 1909. — Breuer, R., Zur Therapie u. Pathogenese d. Stenokardie u. verwandter Zustände. Münch. med. Wochenschr. H. 39, 40, 41. 1902. — Brisseau, Zit. nach Vorkastner. — Brodmann, Körperl. Äußer. psych. Zustände. Jena: 1904. — Brown, T., Die Reflexfunktion d. Zentralnervensystems mit bes. Berücksichtigung d. rhythmischen Tätigkeit usw. Ergeb. d. Phys. Bd. 15. — Brown-Sequard, Zit. nach Tigerstedt. Phys. d. Kreislaufes. — Brücke, E. Th., Zur Theorie d. intrazentralen Hemmungen. Zeitschr. f. Biol. Bd. 77. 1922. — Brüning, Die trophischen Funktionen d. sympath. Nerven. Klin. Wochenschr. H. 2. 1923. — Derselbe, Weitere Erfahrungen über d. Sympathicus. Klin. Wochenschr. H. 41. 1923. — Derselbe, Vagus und Sympathikus. Klin. Wochenschr. H. 50. 1923. — Bruns, O., Welche Faktoren bestimmen die Herzgröße beim Sport? Zentralbl. f. Herz- u. Gefäßkrankh. 1924. 20. — Bücher, K., Arbeit und Rhythmus. 3. Aufl. Leipzig: B. G. Teubner. 1902. — Bühler, K. Die geistige Entwicklung d. Kindes. Jena: G. Fischer. 1922. — Bumke, O., Kriegsneurosen. In Lewandowskys Handb. — Burkamp, Die Kausalität des psych. Prozesses. Berlin: Julius Springer. 1922. — Charcot, Leçons sur les maladies du syst. nerv. faites à la Salpetrière. Paris. 1883. — Corvisart, Essai sur les maladies et les lésions organiques du coeur. — Cramer, A., Die Neurasthenie. In Lewandowskys Handb. Bd. 5. — v. Criegern, Ein kasuistischer Beitr. z. Kenntnis d. Erkrankungen d. Gefäßsystems, welche vermutlich auf nervöser Grundlage entstehen. Dtsch. med. Wochenschr. H. 29. 1903. — Curschmann, H., Über Angina pectoris vasomotoria. Dtsch. Zeitschr. f. Nervenheilk. Bd. 38, S. 211. 1910. — Cyon, E. V., Die Nerven d. Herzens. Berlin. 1907. — Derselbe, Das Ohrlabyrinth als Organ d. mathemat. Sinns f. Raum u. Zeit. Berlin: Julius Springer. 1908. — Derselbe, Beiträge zur Physiol. d. Schilddrüse u. d. Herzens. Pflügers Arch. f. d. ges. Physiol. 70. — Danielopolu, L'angine de poitrine. Bukarest. 1924. — Dastre u. Morat, De l'inervation des vaisseaux cutanés. Arch. de physiol. 1879. — DESCURET, La médicine des passions. — DOGIEL, A. S., Die sensiblen Nervenendigungen im Herzen u. in d. Blutgefäßen d. Säugetiere. Arch. f. mikrosk. Anatom. Bd. 52. — DERSELBE, Zur Frage über d. feineren Bau der Herzganglien d. Menschen u. d. Säugetiere. Arch. f. mikrosk. Anatom. Bd. 53. — DOMRICH, O., Die psych. Zustände, ihre organ. Vermittlung u. ihre Wirkung in Erzeugung körperl. Krankheiten. Jena. 1849. — EBBINGHAUS, Zit. nach Binswanger. — EDENS, E., Die Innervation des Herzens. Die Störungen der Funktion des Herznervensystems. In L. R. Müller „Die Lebensnerven". Berlin: Julius Springer. 1924. — EICHELBERG, Durch Hypnose erzeugtes „Hysterisches Fieber". Dtsch. Zeitschr. f. Nervenheilk. Bd. 68/69. — ENGELMANN, Beobachtungen u. Versuche an suspendierten Herzen. 3. Abhandlung; refraktäre Phase und kompensatorische Ruhe in ihrer Bedeutung f. d. Herzrhythmus. Pflügers Arch. f. d. ges. Physiol. Bd. 59. — EPPINGER u. HOFER, Angina pectoris. Gesellsch. d. Ärzte in Wien. 20. April 1923. Wien. klin. Wochenschr. S. 334. 1923. — DERSELBE, Klinik der Angina pectoris und therapeutische Fragestellungen. Gesellsch. f. inn. Med. in Wien. 5. u. 6. März 1924. Klin. Wochenschr. S. 766. 1924. — ERB, W., Ist die von Max Herz beschriebene „Phrenocardie" eine scharf abzugrenzende Form der „Herzneurosen?" Münch. med. Wochenschr. 1909, H. 22. — EWALD, G., Temperament u. Charakter, Monograph. aus dem ges. Geb. d. Psych. u. Neur. Bd. 41. Berlin. 1924. — EXNER, S., Entwurf einer physiol. Erklärung d. psych. Erscheinungen. Wien: Fr. Deuticke. 1894. — FANKHAUSER, E., Über Wesen und Bedeutung d. Affektivität. Berlin: Julius Springer. 1919. — FECHNER, Elemente d. Psychophysik. Leipzig. 1907. — FEIT u. KATZ, Clinical observations on the dynamics of ventricular systole. Arch. of int. med. 1923, Nr. 5 u. Proc. of the soc. for exper. biol. and med. 1923, 6. — FISCHER, H., Psychiatrie u. inn. Sekretion. Jahresversamml. d. Vereines f. Psych. 1922. — FLEMMING, Über Präkordialangst. Allg. Zeitschr. f. Psych., Bd. 5. — FRANÇOIS-FRANCK, Signification physiologique de la résection du sympatique dans la maladie de Basedow, l'épilepsie, l'idiotie et le glaucome. Bullet. de l'Académie de méd. Paris. 1899. — DERSELBE, Résection du sympatique et maladie de Basedow. Journ. de physiol. et de pathol. gén. 1899. — FREUD S., In seinen zahlreichen Werken. — FREUND, R., Über Herzneurosen. Med. Klinik. 1907. — v. FREY, Die Gefühle und ihr Verhältnis zu den Empfindungen. Leipzig. Ed. Besold. 1894. — FRIEDEMANN u. KOHNSTAMM, Zur Pathogenese u. Psychotherapie bei Basedowscher Krankheit, zugleich ein Beitrag zur Kritik d. psychoanal. Forschungsrichtung. Zeitschr. f. d. ges. Neurol. u. Psych. Bd. 23. — FRIESS, I. F., Zit. nach Ed. Zeller, Geschichte d. deutsch. Philosophie. — FRÖHLICH, A. u. PICK, E. P., Untersuchungen über d. Giftfestigkeit d. Reizleitungssystems u. d. Kammerautomatie nach Versuchen am isolierten Froschherzen. Arch. f. exper. Pathol. u. Pharm. Bd. 84. — DERSELBE, Über Kontraktur des Froschherzens. Zentralbl. f. Physiol. Bd. 33. — FRÖHLICH, F. W., Über die rhythmische Natur der Lebensvorgänge. Zeitschr. f. allg. Physiol. Bd. 13. 1912. — GÄRTNER u. WAGNER, Über den Hirnkreislauf. Wien. med. Wochenschr. 1887. — GALLOWAY, The effect of stimuli upon the length of Traube-Hering Waves. Americ. journ. of psychol. Bd. 15. 1904. — GASKELL, On the Innervation of the heart with especial reference to the heart of the Tortoise. Americ. journ. of physiol. Bd. 4. 1883. DERSELBE, 1. On the structure, distribution and function of the nerves which innervate the visceral and vascular systems. — 2. The electrical changes in the quiescent cardiac muscle which accompany stimulation of the Vagus nerve. Americ. journ. of physiol. Bd. 7. 1886. — GASKELL u. FANTINO, Zit. nach Tigerstedt. Physiol. des Kreislaufes. — GERHARDT, D., Beitr. z. Lehre von d. Extrasystolen. Dtsch. Arch. f. klin. Med. Bd. 82, S. 509. — GLASER, F., Die Innervation d. Blutgefäße. In L. R. Müller „Die Lebensnerven". Berlin: Julius Springer. 1924. — DERSELBE, Über d. klin. Nachweis psychophys. Reaktionen. Med. Klinik. 16, 47. 1924. — GOLDFLAM, Zur Frage d. sog. willkürlichen Pupillenbewegung. Monatsbl. f. Augenheilk. 1922. — GOLDSCHEIDER, Über die Stimmung. Berl. klin. therap. Wochenschr. 1905 (Referat). — DERSELBE, Über psychoreflektorische Krankheitssymptome. Dtsch. med. Wochenschr. H. 17. 1907. — GEWERS, Zit. nach L. Braun. Herz und Psyche. — GRASSMANN, Psychotherapie bei Herzkranken. Münch. med. Wochenschr. H. 19. 1924. — GREVING, Anat. und Phys. der vegetativen Zentren im Zwischenhirn. In

L. R. Müllers „Die Lebensnerven". Berlin: Julius Springer. 1924. — GRIESINGER, Pathol. u. Therap. d. psych. Krankheiten. — GRÜNBAUM, A. A., Problem d. Messung in d. Entwicklung d. modern. Psychol. Zeitschr. f. allg. Physiol. Bd. 18. — HARLESS, E., Temperament. In Wagners Handwörterb. d. Phys., Bd. 3. — HEAD, H. u. HOLMES, G., Sensory disturbances from cerebr. lesions, Brain, Bd. 34. 1911. — HEGEL, Zit. nach Wundt. — HEITLER, M., Arhythmie durch Reizung d. Herzens mit Crotonöl. Pflügers Arch. f. d. ges. Physiol. Bd. 75. — DERSELBE, 1. Über reflekt. Pulsdepression. 2. Pulsveränderung durch Erregung d. Gehörs, Geruchs und Geschmacks. Zentralbl. f. inn. Med. 1904. — HERING, E., Über Atembewegungen d. Gefäßsystems. Sitzungsber. d. Wien. Akadem. d. Wissenschaften. Bd. 60. — DERSELBE, Über d. Gedächtnis als eine allg. Funktion d. organ. Materie, Leipzig. 1921. — DERSELBE u. BREUER, I., Innervation d. Atmung. Sitzungsber. d. Wien. Akadem. d. Wissenschaften. Bd. 57/58. — DERSELBE, Die intrazentralen Hemmungsvorgänge in ihrer Beziehung zur Skelettmuskulatur. Ergebn. d. Physiol. I. Abt. 2, 1902. — DERSELBE, Zur Analyse d. paroxysmalen Tachykardie. Münch. med. Wochenschr. 1911. — DERSELBE, Zur Erklärung d. plötzl. Todes bei Angina pectoris. Münch. med. Wochenschr. 1915. — DERSELBE, Der plötzl. Tod in d. Chloroformnarkose. Münch. med. Wochenschr. Bd. 1916. — HERZ, M., Phrenokardie. Wien: W. Braumüller. 1909. — HESS, L., u. KÖNIGSTEIN, H., Über Neurosen d. Hautgefäße. Wien. klin. Wochenschr. H. 42. 1911. — HESS, L., Über das viszerale Nervensystem. Wien. med. Wochenschr. H. 37. 1924. — HEYER, Psychische Einflüsse auf d. menschl. Magensekretion, Therapie d. Gegenwart. 1921. — DERSELBE, Die Magensekretion beim Menschen unter bes. Berücksichtigung psych. Einflüsse. Arch. f. Verdauungskrankh. Bd. '27., S. 227. 1921. — DERSEELBE, Assoziationsreflex. — HEYMANS, Untersuchungen über psych. Hemmung. Zeitschr. f. Psychol. Bd. 34. — HIRSCHLAFF, Suggestion und Erziehung. Berlin. 1914. — HIRT, Ed., Die Temperamente. Grenzfragen d. Nerven- und Seelenlebens. — HÖBER, Zit. nach F. Glaser. — HOFER, Die chirurg. Behandlung d. Angina pectoris. Wien. klin. Wochenschr. H. 28. 1924 (Beilage). — HOFFMANN, A., Die Lehre von d. Herzneurosen (Symptome u. Therapie d. Herzneurosen). Dtsch. Zeitschr. f. Nervenheilk. S. 186. 1910. — DERSELBE, Pathol. u. Therapie d. Herzneurosen. Wiesbaden: J. F. Bergmann. 1901. — HOFMANN, F. B., Allg. Physiol. d. Herzens. In Nagels Handb. Bd. 1. — JANET, P., Der Geisteszustand d. Hysterie. Deutsch v. M. Kahane. 1894. Leipzig u. Wien. — JENNINGS, Zit. nach Burkamp. — JENSEN, P., Die Erklärung d. seel. Geschehens. Arch. nierlandaises de physiol., Bd. 22, S. 411. — JERUSALEM, W., Wahrheit und Lüge. — JODL, Lehrb. d. Psychol., Stuttgart. 1896. — JONNESCO, Traitement chirurgical de l'angine de poitrine. Bullet. de méd. Paris 1923. — KANT, I., Von der Macht d. Gemütes durch d. bloßen Vorsatz seiner krankhaft. Gefühle Meister zu sein. (Der Streit d. philos. Fakultät m. d. mediz.) — KARPLUS, I. P. u. KREIDL, Gehirn und Sympathikus. Erste Mitteil. Zwischenhirnbasis u. Halssympathikus. Pflügers Archiv f. d. ges. Physiol. Bd. 129. — DERSELBE, Gehirn und Sympathikus, Zweite Mitteil. Ein Sympathikuszentrum im Zwischenhirn. Pflügers Archiv f. d. ges. Physiol. Bd. 135. — DERSELBE, Gehirn und Sympathikus. Dritte Mitteil. Sympathikus Leitung im Gehirn und Halsmark. Pflügers Archiv f. d. ges. Physiol. Bd. 143. — KAUFFMANN, Fr., Klin. exper. Untersuchungen z. Krankheitsbild d. arteriel. Hypertension. Zeitschr. f. klin. Med. Bd. 100, H. 6. 1924. — KAUFMANN, R., Über das leistungsfähige Herz. Intern. ärztl. Fortbildungskurse, Karlsbad. 1921. Jena: G. Fischer. — DERSELBE u. ROTHBERGER, I., Beitr. z. Entstehungsweise extrasystol. Allorhythmien. Arch. f. exper. Pathol. u. Pharm. Bd. 97, 1/6. — KEHRER, F., Spezielle Symptomat. d. Hysterie u. Neurasthenie. In Lewandowskys Handb. — KNOLL, Ph., Beitr. zur Lehre v. d. Atmungsinnervation. Fünfte Mitt. Atmung bei Erregung sensibler Nerven. Sechste Mitt. Zur Lehre v. Einfluß d. zentr. Nervensystems auf d. Atmung. Sitzungsber. d. Wien. Akad. d. Wissensch. 1885. — KÖSTER u. TSCHERMAK, Über Ursprung und Endigung d. Nervus depressor und Nervus laryngeus superior beim Kaninchen. Arch. f. d. ges. Physiol. 1902. — DERSELBE, Über den Nervus depressor als Reflexnerv d. Aorta. Pflügers Archiv f. d. ges. Physiol. Bd. 93. — KOLM, R., u. PICK, E. P., l. c. (Pflügers Archiv f. d. ges. Physiol. Bd. 184, 189). — KRAUS, Fr., Herzkrankh. (Vortr.) Dtsch. med. Wochenschr. 1915. — KREHL, Die Krankheiten des Herzmuskels u. d. nervös. Herzkrankheiten.

In Nothnagels spez. Pathol. u. Therapie u. Münch. med. Wochenschr. H. 43. 1906. — Kronecker, H., Das charakteristische Merkmal d. Herzmuskelbewegung. Festschrift f. Karl Ludwig (Beitr. z. Physiol.) 1874. — Kretschmer, E., Zur Kritik d. Unbewußten. Zeitschr. f. d. ges. Neurol. u. Psychiatrie. Bd. 46. — Derselbe, Seele und Bewußtsein. Kritisches z. Verständigung mit Bleuler. Zeitschr. f. d. ges. Neurol. u. Psychiatrie. Bd. 53. — Derselbe, Med. Psychol. Leipzig. 1922. — v. Kries, Allg. Sinnesphysiol. Leipzig. 1923. — Kümmel, H. jun., Zur Chirurgie d. Sympathikus m. bes. Berücksichtigung ihrer anatom. Grundlagen. Beitr. z. klin. Chirur., Bd. 132, H. 2. — Küppers, E., Grundplan d. Nervensystems u. d. Lokalisation d. Psych. Zeitschr. f. d. ges. Neurol. u. Psychiatrie. Bd. 75. — Derselbe, Weiteres zur Lokalisation des Psych. (Versuch einer Analyse d. Vorderhirnfunktionen.) Zeitschr. f. ges. Neurol. u. Psychiatrie. Bd. 83. — Lach, Studien z. Entwicklungsgesch. d. ornamentalen Melopoie. Leipzig 1913. — Langheinrich, Psych. Einflüsse auf d. Sekretionstätigkeit d. Magens u. d. Duodenums. Münch. med. Wochenschr. 1922. — Langley, The effect of various poisons upon the response to nervous stimuli chiefly in relation to the bladder. Americ. journ. of phys. Bd. 43. — Latham, Lectures.... comprising deseases of the heart, London. 1845. — Lehmann, Körperl. Äußerungen psych. Zustände. Leipzig. 1899. — Lehmann, A., Grundzüge d. Psychophysiologie. Leipzig: O. Reisland. — Leibnitz, Zit. nach Ed. Zeller. Geschichte d. dtsch. Philosophie. — Lepine, I., La pathogenie des états neurasthéniques. (Vortr.) La semaine médicale. 1908. — Lewandowsky, M., Zit. nach E. Weber. — Leyden, Zit. nach Lewandowskys Handb. Bd. 5, S. 810. — Leyser, E., Herzkrankheiten u. Psychosen. Abhandlungen aus d. Neurol. Psychiatrie, Psychol. u. ihren Grenzgeb. H. 25. 1914. — — Derselbe, zum Problem d. Iteration. Monatsschr. f. Psychol. u. Neurol. Bd. 55. 1923. — Lipps, Th., Ästhetik, Psychologie des Schönen u. d. Kunst. Hamburg: L. Voss. — Derselbe, Grundtatsachen d. Seelenlebens. — Derselbe, Leitfaden d. Psychol. — Derselbe, Psychol. Untersuchungen. — Löwenfeld, Bewußtsein u. psych. Geschehen. Grenzfragen d. Nerven- u. Seelenlebens. Bd. 14. — Loewi, O., Über humorale Übertragbarkeit d. Herznervenwirkung. Erste Mitteilung. Pflügers Archiv f. d. ges. Physiol. Bd. 189. — Derselbe, Über humorale Übertragbarkeit d. Herznervenwirkung. Zweite Mitteilung. Pflügers Archiv f. d. ges. Physiol. Bd. 193. — Lorenz, G. Fr., Untersuchungen über willkürliche rhythmische Bewegungen Zeitschr. f. Sinnesphysiol. Bd. 51, 1. — Lotze, Seele und Seelenleben. In Wagners Handwörterb. d. Physiol. Bd. 3. — Derselbe, Mediz. Psychol. Leipzig. 1852. — Lubarsch, Herzpathologie. Jahreskurse f. ärztl. Fortbildung. 1911. — Maarss, Über d. Gefäßnerven d. Herzwand. Pflügers Archiv f. d. ges. Physiol. Bd. 51. — Mac, W. I. A., Blood pressure and heart action usw. Brit. med. journ. Sr. 3286. 1923. — Mach, E., Untersuchungen über d. Zeitsinn d. Ohres. Sitzungsber. d. Wien. Akad. d. Wissensch. 51, 2. Abt., S. 145ff. 1865. — Maimon, S., Zit. nach Ed. Zeller, Geschichte d. deutsch. Philosophie. — Mackenzie, J., Die Lehre vom Puls. S. 125. 1904, u. Oxford Med. 2 : 387, 1920. — Marey, Traveaux du laborat. II. — Derselbe, Recherches sur les excitations électriques du coeur. Journ. de l'anat. et physiol. 1877. S. 60. — Mathes, Die Konstitutionstypen des Weibes, insbes. d. intersexuelle Typus. In Halban-Seitz, Handb. d. Frauenheilk. u. Geburtshilfe. — Matthai, Rupprecht, Die Erregung des Neurons als physiol. Grundlage psych. Vorgänge. Zeitschr. f. Psychol., Bd. 94. 1924. — Mayer, S., Stud. zur Phys. des Herzens u. d. Blutgefäße. IV. Abhdlg. Über die Veränderungen des arteriellen Blutdruckes nach Verschluß sämtl. Hirnarterien. Sitzungsber. d. Wien. Akad. d. Wiss. III. Abt. 1876. — Meumann, E., Untersuchungen z. Psychol. u. Ästhet. d. Rhythmus. — Derselbe, Philosoph. Studien. X. — Derselbe, Die Entstehung d. ersten Wortbedeutung beim Kinde. Zit. nach Fröschels, Psychol. d. Sprache. — Meyer, H. H., u. Gottlieb, Die exper. Pharmakologie. — Meynert, Th., Klin. Vorlesungen in d. Psychiatrie auf wissenschaftl. Grundlage, 1889. — Derselbe, Über Fortschritte im Verständnisse der krankhaften psych. Gehirnzustände. Wien. W. Braumüller. 1878. — Michailow, Zur Frage von d. feineren Struktur d. peripheren sympathischen Ganglien. Anat. Anzeiger. 33. 1908. — Derselbe, Zur Frage über d. feineren Bau d. intrakardialen Nervensystems der Säugetiere. Intern. Monatsschr. f. Anat. u. Physiol. Bd. 25. 1908. — Derselbe, Innervation des Herzens im Lichte d. neuesten Forschungen. Zeitschr. f. wissenschaftl. Zoologie. Bd. 99. — MORGAGNI, De sedibus et causis morborum. Venetiis. 1762. — MOSSO, Kreislauf d. Blutes im menschl. Gehirn. Leipzig. 1881. — DERSELBE, Die Furcht. S. Herzel. 1889. — MÜLLER, L. R., Über die Beziehungen v. seelischen Empfindungen zu Herzstörungen. Münch. med. Wochenschr. H. 1. 1906. — DERSELBE, Beziehungen d. Sympathikus z. Vagus. Allg. Zeitschr. f. Psych. Bd. 80. 1924. — DERSELBE, Beitr. z. Anatom., Histologie u. Physol. d. Nervus vagus, zugleich ein Beitr. z. Neurol. d. Herzens, d. Bronchien u. d. Magens. Dtsch. Arch. f. klin. Med. 1901. — DERSELBE, Die Lebensnerven. 2. Aufl. Berlin: Julius Springer. 1924. — MÜNZER, Fr. Th., Rhythmus und Rhythmisierung. Zentralbl. f. Physiol. Bd. 33. S. 353. — MUSKENS, Über Reflexe von der Herzkammer auf das Herz des Frosches. Pflügers Archiv f. d. ges. Physiol. Bd. 66. — NAVILLE, Les centres psychiques souscorticaux paléencéphaliques. Reflexions à propos de la déchéance mentale post-encephalitique. Ref. in Zentralbl. f. d. ges. Neurol. u. Psychiatrie. Bd. 39. 1924. — NEUSSER, E., Ausgewählte Kapitel d. klin. Symptomatol. u. Diagnostik. H. 2. Wien: W. Braumüller. 1904. — NOTHNAGEL, H., Angina pectoris vasomotoria. Dtsch. Arch. f. klin. Med. Bd. 3. — OPPENHEIMER, Bewußtsein-Gefühl. Grenzfragen d. Nerven- u. Seelenlebens. Bd. 4. — PARRISIUS, Kapillarstudien bei Vasoneurosen. Dtsch. Zeitschr. f. Nervenheilk. Bd. 72. — PARRY and JENNER, An Inquiry into the symptoms of the Synkope anginosa... London. 1799. — PICK, A., Psychol. Beitr. z. Psychol. d. Rhythmus u. Reimes. Zeitschr. f. Psych. 21. — PICK E. P., Über d. Primum und Ultimum moriens in Herzen. Klin. Wochenschr. Bd. 3. — DERSELBE u. KOLM, R., Über Änderung der Adrenalinwirkung nach Erregung d. vagalen Endapparate. Pflügers Archiv f. d. ges. Physiol. Bd. 184. — DIESELBEN, Über die Bedeutung d. Kalziums f. d. Erregbarkeit d. sympathischen Herznervenendigungen. — DIESELBEN, Üb. paradoxe Wirkungen v. Herzgiften u. ihre Ursachen. Wien. klin. Wochenschr. 50. 1920. — PILTZ, Aufmerksamkeitsreflexe. Neurol. Zentralblatt 1899. — PLATO, Zit. nach K. Bücher. — PONGS, A., Der Einfluß tiefer Atmung auf d. Herzrhythmus. Berlin: Julius Springer. 1923. — POPPELREUTER, Über den Versuch einer Revision der psychophysiol. Lehre von d. elementaren Assoziation und Reproduktion. Monatsschr. f. Psychiatrie u. Neurol. Bd. 37. — PORTAL, Zit. nach Vorkastner. — RANSCHBURG, Über Hemmung gleichzeitiger Reizwirkungen. Zeitschr. f. Psychol. Bd. 30. — REID, W. D., The mechanism of Angina pectoris. Arch. of internat. med. Bd. 34, S. 2. 1924. — REINER u. SCHNITZLER, Beitr. z. Kenntn. d. Blutzirkulation im Gehirn. Arch. f. exp. Pathol. Bd. 38. — ROMBERG, Die Lehre von d. Herzneurosen. Dritte Jahresvers. d. Gesellsch. dtsch. Nervenärzte. Wien. 1909. — ROTHBERGER u. WINTERBERG, Über d. Beziehungen d. Herznerven z. Form d. Elektrokardiogramms. Pflügers Archiv f. d. ges. Physiol. Bd. 135. — DIESELBEN, 1. Über d. Beziehung d. Herznerven z. atrioventrikulären Automatie (nodal rhythm.). 2. Über die Beziehungen d. Herznerven z. automatischen Reizerzeugung u. z. plötzlichen Herztode. Pflügers Archiv f. d. ges. Physiol. Bd. 141. — ROY u. ADAMS, Zit. nach F. B. Hofmann. — RUSSETZKY, I. I., Ein Fall von rhythmischer Hyperkinese. Zeitschr. f. d. ges. Neurol. u. Psychiatrie. Bd. 89. — SCHILDER, P., Das Unbewußte. Zeitschr. f. d. ges. Neurol. u. Psychiatrie. Bd. 80. — DERSELBE, Mediz. Psychol. Berlin: Julius Springer. 1924. — SCHLESINGER, H., Organische Nervenerkrankungen und Herz. Wien. klin. Rundschau. H. 14. 1908. — SCHRUMPF u. ZABEL, Die diagnostische Bedeutung d. psychogenen Labilität d. Blutdruckes. Münch. med. Wochenschr. H. 37. 1911. — SCHUMACHER, Die Herznerven d. Säugetiere u. d. Menschen. Sitzgsber. d. Wien. Akad. d. Wissensch. Bd. 111, 3. — SCHWARZ, O., Das psycho-physische Problem in d. Sexualpathol. Wien. klin. Wochenschr. H. 11. 1922. — SHERRINGTON u. LASLETT, Observation on some spinal reflexes and the interconnections of spinal segments. Journ. of physiol. Bd. 29. 1903. — SMIRNOW, Einige Bemerkungen über d. Existenz v. Ganglienzellen im Herzen d. Menschen und einiger Säugetiere. Anat. Hefte. Bd. 27. — DERSELBE, Über die sensiblen Nervenendigungen im Herzen bei Amphibien u. Säugetieren. Anat. Anzeiger 10. 1885. — SPIEGEL, E. A. u. DEMETRIADES, Th. D., Beitr. z. Studium d. vegetat. Nervensystems. 3. Mitteil. Der Einfluß d. Vestibularapparates auf d. Gefäßsystem. Pflügers Archiv f. d. ges. Physiol. Bd. 196. — DERSELBE, Zur Physiol. u. Pathol. d. Skelettmuskeltonus. Zeitschr. d. ges. Neurol. u. Psychiatrie, Bd. 81. S. 517. — STEINER, Enzephalit. u. kataton. Motilitätsstörungen. Zeitschr. f. d. ges. Neurol. u. Psychiatrie. Bd. 78. — STOKES, Krankheiten d. Herzens u. d. Aorta. — STORCH, Über archaische Erlebnisformen u. Denkweisen im schizophrenen Seelenleben. Berlin: Julius Springer. 1922. — DERSELBE, Über d. mechan. Korrelate v. Raum u. Zeit. Zeitschr. f. Psych. Bd. 26. — STRANSKY, Üb. Sprachverwirrtheit. Halle. 1905. — STRÜMPELL, A., Über das Zeitbewußtsein u. über eine eigentüml. Wahnbildung d. Zeitbewußtseins bei schweren Typhuskranken. Neurol. Zentralbl. Bd. 38. S. 642. — STUMPF, Üb. Gefühlsempfindungen, Zeitschr. f. Psychol. 1906. — TANDLER, J., Anat. d. Herzens. 1913. — THOMASIUS: Zit. nach Ed. Zeller, Geschichte d. dtsch. Philosophie. — TIMOFEEW, Zur Frage über die trophische Beziehung d. Nervi vagi zum Herzmuskel. Ref. im Zentralbl. f. Physiol. 1889. — TREUPEL, Ist die von Max Herz beschriebene „Phrenokardie" eine scharf abzugrenzende Form der „Herzneurosen?" Münch. med. Wochenschr. 1919. — UEXKÜLL, I., Umwelt und Innenwelt der Tiere. Berlin: Julius Springer. 1909. — VANDEPUT, E., La chirurgie du système nerveux sympathique. (Revue générale et critique.) Ref. im Zentralbl. f. d. ges. Chirur. u. ihre Grenzgebiete. Bd. 28. 1924. — VANYSEK, Zit. nach A. Hoffmann, Über funktionelle Herzkrankheiten. Wien. med. Wochenschr. 1899. — VERWORN, Die zellularphysiologische Grundlage d. Gedächtnisses. Zeitschr. f. d. allg. Physiol. Bd. 6. — DERSELBE, Die allg. physiol. Grundlage d. reziproken Innervation. Zeitschr. f. d. allg. Physiol. Bd. 15. 1913. — VORKASTNER, W., Organneurosen und Organnervenerkrankungen. In Lewandowskys Handb. — WALLER, Zit. nach Nagels Handb. d. Physiol. Bd. 1. — WEBER, E., Der Einfluß psych. Vorgänge auf d. Körper. Berlin. 1910. — DERSELBE, Die Beeinflussung d. Blutverschiebungen b. psych. Vorgängen durch Ermüdung. Arch. f. Anat. u. Physiol. 1909. — DERSELBE, Physiol. Begleiterscheinungen psych. Vorgänge. In Lewandowskys Handb. Bd. 1. — WEBER, E. H., u. WEBER, E., Muskelbewegung. In Wagners Handwörterbuch der Phys. Bd. 3, Abt. 2, S. 42ff. — WENCKEBACH, Die unregel mäßige Herztätigkeit und ihre klinische Bedeutung. Leipzig und Berlin. 1914. — WIGGERS, The innervation of the coronary vessels. Americ. journ. of physiol. 1909. — WUNDT, W., Menschen- und Tierseele. Leipzig. 1863. — ZAPPERT, J., Über nächtliche Kopfbewegungen bei Kindern. Jahrb. f. Kinderheilk. 62. — ZIEGLER, Das Gefühl. 1893. — ZIEHEN, Über den gegenwärtigen Stand d. Psychol. in d. Medizin. Dtsch. med. Wochenschr. Bd. 24. 1924. — DERSELBE, Sphygmographische Untersuchungen bei Geisteskranken. Jena. 1887. — ZWAARDEMAKER u. LANS, Über ein Stadium relativer Unerregbarkeit als Ursache d. intermittierenden Charakters d. Lidschlagreflexes. Zentralbl. f. Physiol. 1899.

Über Asthma bronchiale und psychogene Atemstörungen. Von L. Braun.

ADLERSBERG, D. u. PORGES, O., Über die neurotische Atmungstetanie. Wien. Archiv für inn. Med. Bd. 8. — BARTH, Die neuropathischen Störungen der Atmung, Beiträge z. klin. Med. Festschr. f. Senator. Berl. 1904 u. Berl. Klin. Wochenschr. 42. 1892. — BAUER, J., Die konstitutionelle Disposition zu inneren Krankheiten. III. Aufl. Berlin: Julius Springer. 1924. — BECKMANN, Alveolargasanalysen. 2. Mitt. Üb. Änderung in der Atmungsregulation durch psychische und pharmakologische Einflüsse. Dtsch. Archiv f. klin. Med. Bd. 117. 1915. — BEER, Th., Über den Einfluß der peripheren Vagusreizung auf die Lunge. Arch. f. Anat. u. Phys. S. 101. 1892. — BERDACH, Über hysterischen Singultus. Wien. med. Wochenschr. 1899. — BIERMER, Über Bronchialasthma. Sammlung klin. Vortr. Leipzig. 1870. — BINSWANGER, „Hysterie". In Nothnagels Handb. — DERSELBE, Hysterische Spasmen des Respirationsapparates. Monatsschr. f. Psychiatrie u. Neurol. 1915. — DU BOIS-REYMOND, R., Mechanik der Atmung. Ergebn. d. Physiol. Bd. 1. 1902. — BORUTTAU, Die Atembewegungen und ihre Innervation. In Nagels Handb. d. Phys. — BREUER-FREUD, Studien über Hysterie. Wien und Leipzig. 1895. — BRÜGELMANN, Asthma. Wiesbaden. 1910. — BRÜNING, Vagus u. Sympathikus. Klin. Wochenschr. H. 50. 1923. — BÜHLER, K., Die geistige Entwicklung des Kindes. 3. Aufl. Jena: G. Fischer. 1922. — BÜSCHER, J., Die Erkrankungen des Halssympathikus. In L. R. Müller, „Die Lebensnerven". Berlin: Julius Springer. 1924. — CURSCHMANN, H., Hysterische Tachypnoe bei organischen Herzerkrankungen. Münch. med. Wochenschr. 7. 1903. — DERSELBE,

Über die endokrinen Grundlagen des Bronchialasthmas. Dtsch. Archiv f. klin. Med. Bd. 132. 1920. — DARWIN, Ch., Ausdr. d. Gemütsbewegungen usw. — DRESEL, Erkrankungen des vegetativen Nervensystems. Im Handb. von Brugsch-Schittenhelm. Bd. 10, 3. Teil. — EINTHOVEN, Über die Wirkung der Bronchialmuskeln, Pflügers Archiv f. d. ges. Physiol. 51. — EPPINGER u. HESS, Die Vagotonie. Samml. klin. Vortr. von Noorden. H. 9 u. 10. Berlin. 1910. — ERB, W., Krankh. d. peripheren zerebrospinalen Nerven. In Spezielle Path. u. Ther. von Ziemssen. 2. Aufl. Bd. 12. 1. — — FRÄNKEL, A., Über Bronchialasthma. Dtsch. Klin. Bd. 4, S. 25. — FREUD, S., Kleine Schriften zur Neurosenlehre. 5. Folge, S. 158. — FREY, Herznervenwirkung und chir. Behandl. b. Asthma bronchiale. Münch. med. Wochenschr. 19. 1924. — FRÖHLICH, A. u. PICK, E. P., Zur Kenntnis d. Wirkungen d. Hypophysenpräparate. I. Wirkung auf Lunge u. Atmung. Arch. f. exp. Pathol. u. Pharmakol. Bd. 74. — GENERSICH, A., Die Exstirpation des Halssympathikus bei Asthma bronchiale. Klin. Wochenschr. 44. 1924. — GILLES DE LA TOURETTE, Zit. nach H. Curschmann. — GLASER, F., Die Wirkung d. Sympathektomie bei Angina pectoris und Asthma bronch. Med. Klinik. H. 15 und 47. 1924. — GOLDSCHEIDER, Ratschläge über Lungenkrankheiten f. d. Praktiker. III. Bronchialasthma. Dtsch. med. Wochenschr. 1922. — GOLDTSCHMIDT, S., Asthma. München. — HARLESS, E., Temperament, Physiognomik und Cranioskopie. In Wagners Handwörterb. d. Phys. Bd. 3, S. 583. — HARTTUNG, Zit. nach Kappis. — HERING u. BREUER, Innervation d. Atmung. Sitzungsber. d. Wien. Akad. d. Wissensch. Bd. 57/58. — HERZ, M., Phrenokardie. Wien: W. Braumüller. 1909. — HOFBAUER, L., Semiologie und Differentialdiagnose d. versch. Arten von Kurzatmigkeit. Jena. 1904. — DERSELBE, Typische Atemstörungen bei Morbus Basedowii; Ein Beitr. zur Lehre v. Kropfasthma und Kropftod. Grenzgeb. d. Med. u. Chir. Bd. 11, S. 531. — HOFFMANN, F. A., Die Krankheiten d. Bronchien. In Nothnagels Handb. — JAGIĆ, Über Neurosen d. Respirations- und Verdauungsorgane. Wien. med. Wochenschr. 40. 1919. — JAMIN, Über Zwerchfellneurosen. Münch. med. Wochenschr. 49. 1919. — JANUSCHKE, Asthma bronchiale. Ergebn. d. innere Medizin und Kinderheilkunde. Bd. 14, S. 231. 1915. — JENCKEL, Zit. nach Kappis. — JUNGMANN u. BRÜNING, Zur chirurgischen Behandlung des Asthma bronchiale. Klin. Wochenschr. H. 10. 1924. — KAPPIS, Operative Behandlung des Asthma. Med. Klinik. H. 39. 1924. — KEHRER, Spezielle Symptomatik der Hysterie und Neurasthenie. In Lewandowskys Handbuch der Neurol. Ergänzgsbd. — KÜMMEL, Die operative Heilung d. Asthma bronchiale. Klin. Wochenschr. H. 40. 1923. — KUSSMAUL, Untersuchungen über d. Seelenleben d. neugeborenen Menschen. Zit. nach K. Bühler. 1859. — KYLIN, E., Über die Adrenalinblutdrucks- und Blutzuckerkurven bei Bronchialasthma usw., Zeitschr. f. d. ges. exp. Med. Bd. 41. 1924. — LAENNEC, Traite de l'auscultation. Paris. 1826. — LÄWEN, Über die periarterielle Sympathektomie bei der Extremitätentuberkulose. Münch. med. Wochenschr. H. 7. 1924. — LEHNHARTZ, Die Krankheiten der Luftröhre und der Bronchien. In Ebstein-Schwalbes Handb. d. prakt. Med. Stuttgart. 1905. — LOTZE, Seele und Seelenleben. In Wagners Handwörterb. d. Phys. Bd. 3. — MAIER, H. W., Über einige Arten von psychogenen Mechanismen. Zeitschr. f. d. ges. Neurol. u. Psychiatrie. Bd. 82. Festschr. f. Bleuler. — MAUTHNER u. PICK, Über die durch „Schockgifte" erzeugten Zirkulationsstörungen. Münch. med. Wochenschr. H. 34. 1915. — MARINESCO, Sur un cas d'hystérie respiratoire avec contracture des cordes vocales. Semaine méd. 1912. 32. Ref. im Neurol. Zentralbl. 32. 1913. — MEYER, A. L., Hyperproca as a result of pain... Journ. of Phys. Bd. 48, S. 47. 1914. — MORAWITZ, Asthma. In Kraus-Brugsch, Spez. Path. u. Ther. Bd. 3. — MOTZFELDT, K., Norsk. magaz. f. laegevidenskaben. Jg. 85. Nr. 3. — MÜLLER, Fr., Die Erkrankungen d. Atmungsorgane. In Mehrings Lehrb. d. inn. Med. 1905. — PAL, J., Die krampflösende Wirkung d. paravertebralen Injektion. Wien. klin. Wochenschr. H. 52. 1924. — POTTENGER, A discussion of the etiology of Asthma in its relationship to the various systems composing the pulmonary neurocellular mechanism with the physiological basis for the employment of calcium in its treatment. Americ. journ. of the med. sciences. Bd. 167. 1924. — RIEGEL, Über Krämpfe der Respirationsmuskel. Zeitschr. f. klin. Med. Bd. 6. 1883. — RITTMANN, Pharmak. Unters. an d. menschl. Bronchialmuskulatur. Wien. med. Wochenschr. H. 40. 1924. — SÄNGER, Über Asthma u. s. Behandlung. Berlin. 1910. — DERSELBE, Üb.

die psych. Komponente unter d. Asthmaursachen. Berl. Klin. Wochenschr. H. 8. 1912. — Salow, Psychol. Studien. Bd. 4; zit. nach Wundt. — Schittenhelm, Üb. Anaphylaxie vom Standpunkt d. path. Physiologie u. d. Klinik. Jahresber. über die Ergeb. d. Immunitätsforschung. 1910. — Derselbe u. Weichardt, Über zelluläre Anaphylaxie. Dtsch. med. Wochenschr. H. 19. 1911. — Schlachter, Seelisch bedingte Hörstörungen b. Soldaten. Zeitschr. f. Ohrenheilk. Bd. 78. 1919. — Schlecht, Üb. d. Einwirkung von Seruminjektionen auf die Eosinophilen und Mastzellen d. menschl. u. tier. Blutes. Dtsch. Arch. f. klin. Med. Bd. 98. — Schmidt, Ad., Das Bronchialasthma als Typus „nervöser Katarrhe". Würzburger Abh. 3. 1903. — Schnitzler, J., Neuere Anschauungen in d. allg. Pathol. u. ihr Einfluß auf d. Tätigkeit d. Chirurgen. Wien. klin. Wochenschr. 41. (Beilage.) 1924. — Schultz, Asthma bronchiale. In Eulenburgs Realenzyklopädie. V. Ergänzungsband. 1924. — Schwarz, E., Die Lehre von der allg. u. örtlichen „Eosinophilie". In Lubarsch-Ostertag. Ergebn. d. allg. Pathol. 1924. — Siegel, Asthma. Jena. 1912. — Stäubli, Beitr. z. Kenntnis u. Ther. d. Asthma. Münch. med. Wochenschr. H. 3. 1913. — Strassmann, R., Asthma phrenicum. Zeitschr. f. d. ges. Neurol. u. Psych. Bd. 33. 1916. — Strübing, Über Neurosen der Atmung (Spanopnoe und Tachypnoe). Zeitschr. f. klin. Med. Bd. 30. 1896. — Strümpell, A., Spezielle Pathol. u. Therapie. — Suckow, J., Atemstörungen bei der Enzephalitis. Monatsschr. f. Psychiatrie u. Neurol. Bd. 56. — Teichmüller, Das Vorkommen u. d. Bedeutung d. eosinophilen Zellen im Sputum. Dtsch. Arch. f. klin. Med. Bd. 60, S. 576. 1898. — Traube, Ges. Beitr. II. — Trousseau, Zit. nach Morawitz. — Voltolini, Zit. nach W. Vorkastner. — Vorkastner, W., Organneurosen u. Organnervenerkrankungen. In Lewandowskys Handb. Bd. 5. — Weber, Asthma nervosum. Zit. nach W. Schultz. — Wiersma, Der Einfluß von Bewußtseinszuständen auf den Puls und auf die Atmung. Zeitschr. f. d. ges. Neurol. u. Psychiatrie. Bd. 1, S. 19. 1913. — Willis, Th., Zit. nach Morawitz. — Wundt, W., Grundzüge d. physiol. Psychol. Leipzig: Alfred Kröner. — Zondek, Die Bedeutung des Antagonismus von Kalium und Kalzium für die Physiologie u. Pathologie. Klin. Wochenschr. H. 9. 1923. — Zülzer, Zur Symptomat. u. Ther. d. chron. Lungenblähung (Vagusneurose). Berl. klin. Wochenschr. Bd. 38, H. 51. 1901.

Psychogene Funktionsstörungen des Verdauungstraktes. Von R. Heyer.

Armstrong, Gastric haemorrhage; zit. nach Zentralorgan für die gesamte Chirurgie. Bd. 18, S. 143. — Bath, Über das Verhalten der Leukoz. nach Nahrungsaufnahme. Deutsche mediz. Wochenschr. H. 11, S. 336. 1924. — Beaumont, Neue Versuche üb. d. Magensaft. Deutsch v. Luden. Leipzig 1839. — Benett u. Venables, Die Wirkung v. Erreg. auf d. Magensaftsekr. b. Menschen. Zit. nach Chem. Zentralbl. 1920. — Berger, Üb. d. körperl. Äußerungen psych. Zustände. Jena. 1904 u. 1907. — v. Bergmann, Seele u. Körper i. d. inn. Medizin. Frankfurt. 1923. — Derselbe, Das spasmogene ulcus pepticum. Münch. med. Wochenschr. H. 4, S. 169. 1913. — Derselbe, Ulkusprobleme. Jahreskurse f. ärztl. Fortbildg. 1921, Märzheft. — Derselbe, Z. Wirkung der Regulatoren d. Intestinaltraktus. Zeitschr. f. exp. Pathol. u. Therap. 12. 1913. — Derselbe, Verhandlg. d. Ges. f. inn. Med. Kissingen. 1924. — Derselbe u. Katsch, Über Darmbeweg. u. Darmform. Dtsch. med. Wochenschr. H. 27. 1913. — Bernhardt u. Kronthal, Fall v. sog. traumat. Neurose mit Sektionsbefund. Neurol. Zentralbl. S. 103. 1890. — Bickel, Experiment. Untersuchung üb. d. Magensaftsekretion b. Mensch. Dtsch. med. Wochensch. H. 46, S. 1829. 1905, u. H. 33, S. 1324. 1906. — Derselbe, Die pathol. Phys. d. Magenkatarrhs. Dtsch. Arch. f. klin. Med. Bd. 89, 1—4. — Derselbe, Med. Klin. H. 11. 1908. — Bier, Gymnastik als Vorbeugungs- u. Heilungsmittel. Münch. med. Wochenschr. H. 27, S. 993. 1922. — Boas, Üb. nerv. Dyspepsie. Berlin. Klinik. Nov. 1901. — Bogen, Experim. Untersuchung üb. psych. u. assoziat. Magensaftsekr. b. Menschen. Pflügers Arch. f. d. ges. Physiol. Bd. 117, S. 150. — Brugsch, Konstit. u. nerv. Erkrankungen d. Magens. In Kraus-Brugschs Handb. Bd. V. — Bunnemann, Üb. psychog. Dermatosen. Zeitschr. f. d. ges. Neurol. u. Psychiatrie. Bd. 78; 2, u. ebenda 88; H. 4/5 (Lit.!). — Cade u. Latarjet, Réalisat. pathol. du pet. stomac de Pawlow. Journ. d. phys. et d. pathol. Bd. 7, S. 220. 1905. — Carus, C. G., Psyche. Stuttg. 1851. —

Derselbe, Natur und Idee. Wien. 1861. — Derselbe, Symbolik der menschl. Gestalt. Leipzig. 1853. — Derselbe, Vergleichende Psychologie. Wien. 1866. — Cohn, P., Gemütserregungen als Krankheitsursachen. 2. Aufl. Berlin. 1912. — Coué, Die Selbstbemeisterung durch bewußte Autosuggestion. Basel. 1924. — Curschmann, H., Die Appetitmahlzeit. Verhandlg. d. dtsch. Ges. f. inn. Mediz. 1910. — Derselbe, Zur Psychother. funktioneller Magenstörg. Therap. Monatsh. Sept. 1913. — Deniau, De l'hystérie gastrique. (Zit. nach T. 5). Paris. 1883. — Dreyfus, Über nervöse Dyspepsie. Jena. 1908. — Dubois, Die Psychoneurosen u. ihre Behandlung. Bern. 1905. — Ewald, Nervöse Dyspepsie. Verhdlg. d. III. Kongr. f. inn. Med. 1884. — Farr u. Lüders, Gastric secretory funct. in the psychoses. Nach Zentralbl. f. d. ges. Neurol. u. Psychiatrie. Bd. 36, S. 55. — Fleiner, Üb. d. Körperl. u. Seelische i. Diagn. u. Behdlg. Jahrb. f. ärztl. Fortbldg. Märzhefte (s. bes. 1912!) 1910 bis 1914. — Derselbe, Über spast. Dyspepsie. Münch. med. Wochenschr. 40—41. 1919. — Derselbe, Verdauungsstörungen u. Psychoneurosen. Münch. med. Wochenschr. H. 10. 1909. — Derselbe, Die Verstopfung. In Kraus-Brugschs Handb. Bd. VI, 1. u. 2. Teil. — Fürstner, Üb. Anwendung d. Induktstroms b. gew. Formen d. Magenerweiterung. Berl. Klin. Wochenschr. 1876. — Fuld, Physiol. d. Magen- u. Darmverdauung. In Kraus-Brugschs Handb. — Glaser, Üb. d. klin. Nachweis psychophys. Reakt. Med. Klinik. H. 16, S. 535. 1924. — Derselbe, Z. Frage der Abhängigk. d. Blutbildveränderung v. veget. N.-syst. Münch. med. Wochenschr. H. 21, S. 674. 1924. — Grandauer, D. hemmende Einfl. d. Psyche auf d. menschl. Magen. Dtsch. Arch. f. klin. Med. Bd. 101 u. 102. 1911. — Gregersen, Untersuchung üb. d. Magensekr. Arch. f. Verdauungskrankh. Bd. 19, S. 263. 1913. — Hack-Tuke, Geist und Körper. Stud. üb. d. Wirkg. d. Einbildungskraft. (Deutsch v. Kornfeld.) Jena. 1888. — Haidenhain, Lit. s. b. Pawlow. — Haudek u. Stigler, Radiol. Untersuchung üb. d. Zusammenhang zw. Austreibungszeit d. norm. Magens. Pflügers Archiv f. d. ges. Physiol. Bd. 133, S. 145. 1910. — Heyer, Körper, Seele und Geist. Grenzfragen des Nerven- und Seelenlebens. Erscheint 1925. — Derselbe, Die Magensekretion b. Menschen. Arch. f. Verdauungskrankh. 1920/21, u. Kongr. f. inn. Med. 1921. Und: Arch. d. medicina, cirurgía. (Madrid.) Tom. XII, 5. 1923. — Derselbe, Psych. Einfl. auf d. Motilität v. Magen u. Darm. Zugl. ein Beitr. z. Gastroptosenfrage. Klin. Wochenschr. 2274. 1923. — Derselbe, Nervöse Magen- u. Darmleiden. Prien. 1924. — Derselbe, Psychische Faktoren b. organ. Krankheiten. Münch. med. Wochenschr. 1923. — Hirsch, Über Magenstörungen bei Masturbanten. Berl. Klin. Wochenschr. H. 12, S. 592. 1908. — Hornborg, Berl. Klin. Wochenschr. H. 3. 1905; Münch. med. Wochenschr. H. 30. 1903. — Jaschtschenko, Über die Magenfunktion der Geisteskranken. Nach Bioch. Zentralbl. I, S. 224. 1905. — Jürgensen u. Jüstensen, Experiment. Untersuchungen ü. d. Salzsäureausscheidg. d. menschl. Magens. Zeitschr. f. diät. u. physik. Therapie. Bd. 3. — Katsch u. Borchers, Beitr. z. Darmmotilität. Zeitschr. f. exp. Path. u. Therap. Bd. 12. 1913. — Katznelson, Scheinfütterungsvers. an erwachs. Menschen. Pflügers Arch. f. d. ges. Physiol. Bd. 118. 1907. — Kohnstamm, Syst. d. Neuros. v. psychobiolog. Standpunkt. Ergbn. d. inn. Med. u. Kinderheilk. 1912. — Kegelsberger, Z. Frage d. Darmneurosen. Arch. f. Verdauungskrankh. Bd. 23. 1917. — Klee, Beiträge z. pathol. Physiol. Dtsch. Arch. f. klin. Med. 1919/20. — Derselbe, Motor. Magenreflexe. Klin. Wochenschr. H. 19, S. 817. 1924. — Krehl, Die Bedeutung der medizin. Klinik. Heidelberg. 1922. — Kretschmer, Mediz. Psychologie. 1922. — Kutzinski, Z. Psychopathol. der sog. Intestinalneurose. Monatsschr. d. Psychiatrie u. Neurol. S. 5. 1916. — Lange, Die Gemütsbeweg. Würzburg. 1910. Langheinrich, Psych. Einfl. auf d. Sekretionstätigkeit d. Magens u. d. Duodenums. Münch. med. Wochenschr. H. 44. 1922. — Laubi, Der Rhythmus u. s. therap. Verwendg. Zeitschr. f. d. ges. Neurol. u. Psychiatrie. Bd. 82, S. 105. 1923. — Leube, Zit. nach R. Stern. Üb. d. traumat. Entstehung inn. Krankh. Jena. 1900. — Derselbe, Die nerv. Dyspepsie. Verhdlg. d. III. Kongr. f. inn. Med. 1884. — Lehmann, Körperl. Äußerungen psych. Zustände. 1899; u. Psychodynamik. Leipzig. 1905. — Lieck, Irrwege der Chirurgie. Arch. f. klin. Chir. Bd. 128, H. 3. 1924. — Liepmann: Psychotherapeutische Gynäkologie. Berlin. 1924. — Lommel, D. Magen- u. Darmbeweg. im Röntgenbild. Münch. med. Wochenschr. H. 18, S. 1633. 1903. — Lust, Zur Klinik des Ösophagospasmus. Monatsschr. f. Kinderheilk. Bd. 27, H. 1, 8, 9.

— MEYER, H., Entstehung und Behandlung der Speiseröhrenerweiterungen und des Kardiospasmus. Mittlg. aus d. Grenzgeb. d. Med. u. Chir. Bd. 34, H. 4. 1922. — MONRAD, Trois cas de spasme hystérique de l'oesophage. Acta paediatr. Bd. 1, H. 1. 1921. — NICOLAI, Die physiol. Method. z. Untersuchung d. Tierpsyche. Journ. f. Psychol. u. Neurol. H. 10, S. 1. 1907.— v. NOORDEN, Klin. Untersuchung üb. Magenverdauung b. Geisteskranken. Arch. f. Psychiatrie u. Nervenkrankheiten. Bd. 17. 1887. — PAWLOW, Psychische Erregung der Speicheldrüsen. Ergebn. d. Physiol. III. — DERSELBE, Die Arbeit d. Verdauungsdrüsen. Wiesbaden. 1898. — ROSENBACH, Die Emotionsdyspepsie. Berl. Klin. Wochenschr. H. 4 u. 5. 1897. — SEALY, Medic. Essays. S. 64. 1837. — SCHINDLER, S. auch eine die zahlreichen sicheren Fälle der Literatur sowie eingehende eigene Beobachtungen mitteilende — demnächst erscheinende — Arbeit (private Mitteilung). S. dessen Demonstrations im ärztl. Verein München (26. I. 1921.) — DERSELBE, Atlas d. Gastroskopie. München. 1923. — SCHLESINGER, Weitere Aufschlüsse über d. Befund u. d. Genese der Gastroptosen. Dtsch. Arch. f. klin. Med. Bd. 107. 1912. — SCHLOFFER, Über Ileus bei Hysterie. Beitrage z. klin. Chir. Bd. 24. S. 392. 1899. — SCHMID-v. NOORDEN, Klinik der Darmkrankheiten. — SCHROTTENBACH, Studien über d. Einfluß d. Großhirntätigkeit auf d. Magensaftsekr. dds Menschen. Zeitschr. f. d. ges. Neurol. u. Psychiatrie. Bd. 69, S. 254. 1921. — SCHULTZ, I. H., Z. Psychopathologie der Operationssucht. Zeitschr. f. d. ges. Neurol. und Psychiatrie. H. 1/2. 1923. — SCHÜLE, Inwieweit stimmen die Experimente von Pawlow etc.? Archiv für klin. Med. Bd. 71, S. 111. 1901. — SIEGMUND, Magenstörungen bei Masturbanten. Münch. med. Wochenschr. H. 31. 1908. — STILLER, Die nervösen Magenkrankheiten. Stuttgart. 1884. — DERSELBE, Die asthenische Konstitutionskrankheit. Stuttg. 1907. — STRÜMPELL, Bemerkungen über Wesen und Diagnostik der sog. nervösen Dyspepsie. Dtsch. Arch. f. klin. Med. Bd. 73. 1902. — TSCHERNING, Psychophys. Konstit. und Magenulcus Arch. f. Verdauungskrankh. H. 5/6. 1923. — UMBER, Die Magensaftsekr. d. gastrotom. Mensch. bei Scheinfütterung. Berl. Klin. Wochenshcr. S. 56. 1905. — VIRCHOW, Historisches, Kritisches und Positives z. Lehre v. d. Unterleibsaffekt. Virchows Arch. f. path. Anat. u. Physiol. Bd. 5. 1853. — WEBER, E., Der Einfl. psych. Vorgänge auf d. Körper. Berlin. 1910. — WEXBERG, E., Die objekt. Sympt. b. funkt. Psychosen. Zentralbl. f. d. ges. Neurol. u. Psychiatrie. Bd. 35, S. 1. — WILMANNS, Die leicht. Formen des manisch-depressiven Irreseins und ihre Beziehungen zu Störungen der Verdauungsorgane. Volkmanns Samml. Nr. 32. 1906.

Psyche und Hautkrankheiten. Von **J. Strandberg.**

BAER, Dermatol. Wochenschr. Bd. 72. 1921. — BECHET, New York acad. of med., section of derm. a. syph. 1921. BERG, — Hospitals Tidende. 1891. — BESNIER, Sur la question du Prurigo. Ann. de dermatol. et de syphiligr. S. 981. 1896. — BETTMANN, Die Mißbildungen der Haut. In Schwalbes: Die Morphologie der Mißbildungen. Jena: G. Fischer. 1912. — BIEDL, Innere Sekretion. Berlin-Wien: Urban u. Schwarzenberg, 1916. — BONJOUR, Rev. de l'hypnotisme. 10. 1896. — DERSELBE, Schweizer med. Wochenschr. Bd. 54, H. 33, S. 748. 1924. — BRAUER, Ein Fall von sogenannter Dermatitis symmetrica dysmenorrhoica beim Manne. Dermatolog. Zeitschr. Bd. 26, S. 46. — BUNNEMANN, Neue Beiträge zur Frage der Psychogenese von Hautsymptomen. Zeitschr. f. d. ges. Neurol. u. Psychiatrie. Bd. 88, S. 589. 1924. — CARPENTIRO, Progr. de la clin. Bd. 9, Nr. 113. — CAVAGNIS, Fall von Hautgangrän bei einem hysterischen Individuum. Ref. in Monatsh. f. prakt. Dermatol. Bd. 47, S. 425. — CHURCH u. PETERSON, Nervous and mental diseases. S. 723. 1908. — CHVOSTEK, Mraceks Handb. Bd. II, S. 88. — CRONQUIST u. BJERRE, Ein Fall von echter spontaner Hautgangrän, mit Suggestion behandelt. Arch. f. Dermatol. u. Syphilis. Bd. 103, H. 2—3. — DARIER, Grundriß der Dermatologie. Berlin: Julius Springer. 1913. — DIEULAFOY, Multiple rezidivierende Schorfe auf beiden Armen und Füßen. Amputation des linken Armes. Diskussion über die Natur dieser Schorfe. Pathomimie. Ref. in Monatsh. f. prakt. Dermatol. Bd. 47, S. 425. 1908. — DONATH, Orvosi Hetilap. Jahrg. 65, Nr. 4. — DOSWALD u. KREIBICH, Zur Frage der posthypnotischen Hautphänomene. Monatsh.

f. prakt. Dermatol. Bd. XLIII. 1906. DUBREUILH et MAILLARD, Soc. de méd. et de chir. de Bordeaux. 22. mars 1901. (Mémoire et Bulletin de la Soc. avril 1901.) — EHRMANN, Beziehungen der ekzematösen Erkrankungen zu inneren Leiden. C. Marhold. 1924. — DERSELBE, Gangrän. In Rieckes Lehrb. — FÉRE. Rif. med. Nr. 51. 1899. FISCHER, Zur Frage der Faltenbildung der Kopfhaut, insbes. der Cutis verticis gyrata. Arch. f. Dermatol. u. Syphilis. Bd. 141. 1922. — FRIEDEBERG, Ein Fall von Dermatitis symmetrica dysmenorrhoica. Archiv für Dermatologie u. Syphilis. Bd. 114. 1913. — GADELIUS, Hygiea. H. 22. 1914. — GOUGEROT, La dermatologie en clientèle. Paris: Maloine et Fils. 1922. — GOUIN, Archiv de médecin et de pharmacie milit. Bd. 75, H. 1. — GRAHL, Angeborener ausgedehnter Naevus pigmentosus in Verbindung mit Pigmentflecken im Gehirn. Zieglers Beitr. Bd. 39, S. 66. — GRÖN, Nord. Med. Ark. Abt. II. Anh., S. 25. 1913. — HELLER-SCHULTZ, Über einen Fall hypnotisch erzeugter Blasenbildung. Münch. med. Wochenschr. S. 2112. 1909. — HELLER, Krankheiten der Nägel. Berlin. 1900. — JADASSOHN, Verh. der dtsch. dermatol. Gesellschaft. 1895 (1896). — JAKOBI, Die Stigmatisierten. Beitrag zur Psychologie der Mystik. München: J. F. Bergmann. 1923. — JARISCH, Die Hautkrankheiten. Wien: Alfred Hölder. 1908. — JELLIFFE u. EVANS. New York med. journ. Dec. 2, 1916. — JESIONEK, Biologie der gesunden und kranken Haut. Leipzig: Vogel. 1916. — KATSCH, Beiträge zum Studium der Darmbewegungen. IV. Mitteilung. Psychische Beeinflussung der Darmmotilität. Zeitschr. für exp. Pathol. u. Therap. Bd. 12, S. 290. — KOHNSTAMM u. PINNER, 10. Kongreß der deutsch. dermatol. Gesellsch. Frankfurt. S. 342. 1908. — KRAFFT-EBING, Nothnagels spez. Path. u. Therap. Bd. 12., II. Teil. 1895. — KREIBICH, Kongreß der deutsch. Dermatol. Gesellsch. Bern. S. 508. 1906. — DERSELBE, Die angioneurotische Entzündung. Wien: M. Perles. 1905. — DERSELBE, Über nervöse Überempfindlichkeit der Haut. Arch. f. Dermatol. u. Syphilis. Bd. 93. 1908. — DERSELBE u. SOBOTKA, Experimenteller Beitrag zur psychischen Urticaria. Arch. f. Dermatol. u. Syphilis. Bd. 97. 1909. — LATTE, Über multiple neurotische Hautgangrän. Monatsh. f. prakt. Dermatol. Bd. 39, S. 189. 1904. — LEROIR, Dictionnaire de méd. et de Chirurg. pratique. 1882. — LEREDDE, Die Rolle des Nervensystems bei den Hautkrankheiten. Monatsh. f. prakt. Dermatol. Bd. 30, S. 101. 1900. — LIER, 11. Kongreß der deutsch. Dermatol. Gesellsch. Wien. Sept. 1913. Diskussion: Galewsky, Kreibich. — MATTHES, Dermatitis symmetrica dysmenorrhoica. Arch. f. Dermatol. u. Syphilis. Bd. 114. 1913. — MATZENAUER u. POLLAND, Dermatitis symmetrica dysmenorrhoica. Arch. f. Dermatol. u. Syphilis. Bd. 111. 1912. — MERKLEN, Urticaire. Pratique Dermatol. S. 750. — MÜLLER, Die Lebensnerven. Berlin: Julius Springer. 1924. — OBENDORFER, Sitzungsber. d. ärztl. Ver. Münch. 1903. — PAPPILLON, Gazette hébdom. de méd. 1896. — PARRY, Dublin med. Presse, S. 332. 1861. — PEL, Akromegalie inf. v. Schreck. Berl. Klin. Wochenschr. S. 519. 1911. — PELAGATTI, Autopsie d'un cas d'Adénome sébacé de Balzer. Ann. de Dermatol. 1904. — PERRIN, Des néurodermies parasitophobiques. Ann. de dermatol. et de syphiligr. S. 129. 1896. — POEHLMANN, Über Alopecia areata neurotica nach Schußverletzung. Münch. med. Wochenschr. Nr. 47. 1915. — POLLAND, Über vasomotorische Reflexneurosen und verwandte Krankheitsbilder. Dermatol. Zeitschr. Bd. 14, H. 9. — DERSELBE, Auffallende Kratzeffekte bei einer Hysterika. Dermatol. Zeitschr. Bd. 17. 1910, und Neue klinische Beiträge zur Klarstellung des Unterschiedes zwischen Dermatosis dysmenorrhoica, Herpes neuroticus und Selbstbeschädigung. Ibidem Bd. 28, H. 2. 1919. — RASCH, Hudens Sygdomme. Kopenhagen: Gyldendalske. 1909. — DERSELBE, Ein Fall von sog. hysterischer Dermatose. Arch. f. Dermatol. u. Syphilis. Bd. 121, H. 1. — RÄUBER, Ein Fall von periodisch wiederkehrender Haarveränderung bei einem Epileptiker. Virchows Archiv f. pathol. Anat. u. Physiol. Bd. 97. — REINHARD, Ein Fall von periodischem Wechsel der Haarfarbe. Virchows Archiv f. pathol. Anat. u. Physiol. Bd. 95. 1884. — ROCK, Dermatol. Wochenschr. H. 24. 1915. — ROGER et MATTEI, Bull. et mém. de la soc. méd. des hop. de Paris. Nr. 26. 1923. — RÓNA, Zur Ätiologie der sog. spontanen, oder multiplen spontanen, oder neurotischen und hysterischen Gangrän auf Grund von fünf Fällen. Arch. f. Dermatol. u. Syphilis. Bd. 75. S. 257. 1905. — SACK, Haarkrankheiten in Mraceks Handb. der Hautkrankh. Wien. 1909. — SCHELENZ-AHLGREEN. Kosmetik. S. 5. Hamburg. 1894. — SCHOLTZ, Psychogenic and neurogenic factors in skin diseases. Med. Record. Bd. 100, Nr. 6, S. 234. — SELIGMANN, Über Gangrän bei Hysterischen. Inaug. Dissert. Bonn. 1920. Ref. in Dermatol. Zeitschr. Bd. 35. 1921. — STERN, Zur Frage der psychogenen Dermatosen. Zeitschr. f. d. ges. Neurol. u. Psychiatrie. Bd. 79. 1922. — STOKES, Journ. of cut. dis. S. 513. 1918. — STRANDBERG, Das Resultat von Thyreoideabehandlung in neun Fällen von Alopecia areata maligna. Acta Med. Scandinav. Vol. 52, H. 1—2. — DERSELBE, Beitrag zur Frage der inneren Sekretion in der Dermatologie. Stockholm: Isaac Marcus. 1914. — SZÖLLÖSY, Ein Fall multipler neurotischer Hautgangrän in ihrer Beziehung zur Hypnose. Münch. med. Wochenschr. S. 1034. 1907. — THIBIERGE, Les acarophobes. Revue générale de clin. et de thérap. Nr. 32, S. 373. 1894. (ref. in Ann. de dermatol. et de syphiligr. S. 730. 1894.) — TOWLE, Journ. of cut. dis. incl. syph. Bd. 25, S. 477. 1907. — TÖRÖK, In Rieckes Handb. — DERSELBE, Über das Wesen der sog. Angioneurosen der Haut, insbes. über das Wesen der pathologisch-anatomischen Veränderungen der Urticaria, des Erythema multiforme und des Erythema nodosum. Arch. f. Dermatol. u. Syphilis. Bd. 53. 1900. — DERSELBE, Die Angioneurosenlehre und die hämatogene Hautentzündung. Wien. klin. Wochenschr. H. 51. 1906. — v. VALKENBURG, Nederlandsch. tijdschräv. geneesk. Jg. 65, Nr. 13. — VEROCAY, Zur Kenntnis der „Neurofibrome". Zieglers Beitr. Bd. 48, S. 1. — WERTHER, Über hysterische Hautnekrose mit erythematösem und exsudativem Vorstadium. Dermatol. Zeitschr. Bd. 18, S. 341. — WIENER, — Die Beziehungen der Genitalorgane zu Hautveränderungen. C. Marhold. 1924. — WISE u. PARKHURST, New York med. journ. 1921.

Psychogene Miktionsstörungen. Von **O. Schwarz.**

ABRAHAM, K., Ergänzungen zur Lehre vom Analcharakter. Internat. Zeitschr. f. Psychoanalyse. Bd. 9, S. 37. 1923. — DERSELBE, Die narzistische Bedeutung der Exkretionsvorgänge in Traum und Neurose. Ibidem. Bd. 6, S. 64. 1920. — DERSELBE, Ausdrucksformen des weiblichen Kastrationskomplexes. Ibidem. Bd. 8, S. 434. 1922. — ADLER, A., Studie über die Minderwertigkeiten von Organen. Wien: Urban u. Schwarzenberg. 1907. — DERSELBE, Die Theorie der Organminderwertigkeit und ihre Bedeutung für Philosophie und Psychologie in „Heilen und Bilden". München: J. F. Bergmann. 1922. — DERSELBE, Organdialekt. Ibidem. — DERSELBE, Psychologische Behandlung der Trigeminusneuralgie in „Praxis und Theorie der Individualpsychologie". München: J. F. Bergmann. 1920. — DERSELBE, Myelodysplasie oder Organminderwertigkeit? Ibidem. — AMBERG, Das Verhältnis des Harndranges zur Blasenkontraktion bei Enuresis der Kinder. Zeitschr. f. Kinderheilk. Bd. 38, S. 169. 1924. — BECHTEREW, W., Über unwillkürlichen Harnabgang beim Lachen. Neurolog. Zentralbl. Bd. 18, S. 447. 1899. — BEHM, K., Bettnässertypen und ihre Behandlung. Zeitschr. f. Gesundheitsfürsorge u. Schulgesundheitspflege. Bd. 36, S. 321. 1923. — COURTIN, Beziehungen der Enuresis zum Schlaf. Arch. f. Kinderheilk. Bd. 37, S. 40. 1925. — DEUTSCH, F., Psychoanalyse und Organerkrankungen. Internat. Zeitschr. f. Psychoanalyse. Bd. 8, S. 290. 1922. — ELLIS, H., Die Welt der Träume. Würzburg. 1911 (bes. S. 89ff). — DERSELBE, Geschlechtsleben und Geschlechtsgefühl. Würzburg. 1907 (bes. S. 262ff.). — FRANKL-HOCHWART u. ZUCKERKANDL, O., Die nervösen Erkrankungen der Harnblase. Wien: A. Hölder. 1906. — FREUD, S., Charakter und Analerotik. Kleine Schriften. Bd. 2, S. 133. — DERSELBE, Über Triebumsetzungen insbes. d. Analerotik. Ibidem. Bd. 4, S. 138. — DERSELBE, Über Disposition zur Zwangsneurose. Ibidem. S. 122. — DERSELBE, Aus der Geschichte einer infantilen Neurose. Ibidem. S. 578. — GALANT, S., Über die psychogene Harnverhaltung. Zentralbl. f. inn. Med. Bd. 45, S. 29. 1924. — HERBERT, S., The psychogen. root of Enuresis. The psychoanal. Review. S. 263. 1922. — HITSCHMANN, Ed., Urethralerotik und Zwangsneurose. Internat. Zeitschr. f. Psychoanalyse. Bd. 6, S. 263. 1920. — HINTZE, A., Die „Fontanella lumbosacral" u. ihr Verhältnis zur Spina bifida occulta. Arch. f. klin. Chir. Bd. 119, S. 409. 1922. — DERSELBE, Enuresis noct., Spina bif. occul. u. epidurale Injekt. Mitt. a. d. Grenzgeb. d. Med. u. Chir. Bd. 35, S. 484. 1922. — HORNEY, Zur Genese d. weiblichen Kastrationskomplexes. Internat. Zeitschr. f. Psychoanalyse. Bd. 9, S. 13. 1923. — JANÊT, Les troubles psychopathiques de la Miction. Thèses de Paris. 1894. — JOCKL, H., Zur Psychogenese des Schreibkrampfes.

Internat. Zeitschr. f. Psychoanalyse. Bd. 8, S. 178. 1922. — KLÄSI, J., Über die psychogenen Ursachen der essentiellen Enuresis noct. infant. Zeitschr. f. d. ges. Neurol. u. Psychiatrie. Bd. 35, S. 371, 1917. — KLAEMANN, A., Beitrag zur psych. Behandlung d. Enuresis. Zeitschr. f. Kinderheilk. Bd. 38, S. 520. 1924. — v. LICHTENBERG, A., Die klin. Abgrenzung d. Krankheitsbildes der Inkontinenz bei d. Spina bifid. occul. lumbo-sacral. u. ihre operat. Behandlung. Zeitschr. f. urol. Chir. Bd. 6, S. 271. 1921. — PFISTER, H., Enuresis noct. u. ähnl. Störungen in neuropathologischer Bewertung. Monatsschr. f. Neurol. Bd. 15, S. 113. 1904. — POTOTZKY, J., Die diagn. u. therap. Differenzierung der Enuresisfälle. Zeitschr. f. Kinderheilk. Bd. 37, S. 12. 1923. — RAIMIST, J., Ein Fall von dauernder hyster. „Retentio urinae". Neurol. Zentralbl. Bd. 26, S. 446. 1907. — RANK, O., Symbolschichtung im Wecktraum usw. Jahrb. f. Psychoanalyse. Bd. 4, S. 51. 1912. — SADGER, J., Über Urethralerotik. Internat. Zeitschr. f. Psychoanalyse. Bd. 2, S. 409, 1910. — SCHERNER, R. A., Das Leben des Traumes. Berlin. 1861 (bes. S. 187ff.). — SCHWARZ, O., Pathologische Physiologie der Blase in „Lichtenberg-Völkers Handb. d. Urologie". Bd. 1. Berlin: Julius Springer. 1925. — SIEBEN, Blasenstörungen bei Myelodysplasie. Dtsch. med. Wochenschr. S. 72. 1920. — STEKEL, W., Psychosex. Infantilismus. Wien: Urban u. Schwarzenberg. 1922. — DERSELBE, Zwangszustände usw. Med. Klinik. H. 5—7. 1910. — UNGER, W., Psychotherapeutische Erfahrungen usw. Klin. Wochenschr. S. 2243. 1924. — WEITZ, W. u. GÖTZ, O., Über die Pathogen. d. Enuresis. Mediz. Klinik. H. 30. 1918. — WESTERMANN, H., Retentio urinae. Internat. Zeitschr. f. Psychoanalyse. Bd. 10, S. 295. 1924. — ZAPPERT, J., Enuresis. Ergebn. d. inn. Mediz. u. Kinderheilk. Bd. 18, S. 109. 1920.

Psychogene Störungen der weiblichen Sexualfunktion. Von A. Mayer.

ABRAHAM, Zit. nach Eisler. Internat. Zeitschr. f. Psychoanalyse. Bd. 9. 1923. — ADLER, A., Praxis und Theorie der Individualpsychologie. München: J. F. Bergmann. 1924. — DERSELBE, Über den nervösen Charakter. München u. Wiesbaden: J. F. Bergmann. 1918. — DERSELBE, Studien über die Minderwertigkeit von Organen. Wien-Berlin. 1907. — ADLER, O., Die mangelhafte Geschlechtsempfindung des Weibes. Berlin: Fischers med. Buchhdlg. 1919. — ALBRECHT, Üb. Leib- und Kreuzschmerzen. Zentralbl. f. Gynäkol. S. 1226. 1922. — DERSELBE, Psychopath. sexualis des Weibes. In Halban-Seitz' Biologie und Pathologie des Weibes. Bd. 5. Wien: Urban u. Schwarzenberg. 1924. — ANTON, Form und Ursache des Infantilismus. Zeitschr. f. Psych. Bd. 63. — ASCHNER, Beziehungen der Drüsen mit innerer Sekretion zum weiblichen Genitale. In Halban-Seitz' Biologie und Pathologie des Weibes. Bd. 1. Wien: Urban u. Schwarzenberg. 1924. — BAUER, Der Mechanismus der nervösen Organstörungen. Wien. klin. Wochenschr. S. 16. 1925. — BERGER, Körperliche Äußerungen psychischer Zustände. Jena: G. Fischer. 1904 u. 1907. — DERSELBE, Psychophysiologie. Jena: G. Fischer. 1921. — BERGMANN, Seele und Körper in der inneren Medizin. Frankfurt-Main. 1922. — BERNHEIM: De la Suggestion, etc. Paris. 1891. Leipzig u. Wien. 1888. — BAUDOUIN, Suggestion und Autosuggestion. Dresden: Sibyllenverlag. 1922. — BICKEL, Die wechselseitigen Beziehungen zwischen psychischem Geschehen und Blutkreislauf. Leipzig: Veit u. Cie. 1916. — BIEDL, Innere Sekretion, ihre Grundlagen usw. Wien-Berlin. 1916. — BINSWANGER, Die Hysterie. Wien: A. Hölder. 1904. — DERSELBE, Einführung in die Probleme der allgemeinen Psychologie. Berlin: Julius Springer. 1922. — BLEULER, Naturgeschichte der Seele u. ihres Bewußtwerdens, eine Elementarpsychologie. Berlin: Julius Springer. 1921. — DERSELBE, Physisch und psychisch in der Pathologie. Zentralbl. f. d. ges. Neurol. u. Psychiatrie. Bd. 30, S. 427. — BOSSI, Die gynäkologischen Läsionen bei der Manie des Selbstmordes und die gynäkologische Prophylaxe gegen den Selbstmord beim Weibe. Zentralbl. f. Gynäkol. S. 1265. 1911. — DERSELBE, Die Notwendigkeit der Verbesserung des Irrenwesens. Wien. klin. Wochenschr. S. 1868. 1912. — BRANDESS, Zur Suggestivtherapie des Gynäkologen. Münch. med. Wochenschr. H. 30, S. 975. 1923. — DERSELBE, Kritisches zur Behandlung der idiopathischen Dysmenorrhoe. Dtsch. med. Wochenschr. H. 19. 1924. — DERSELBE, Über seelisch bedingte Störungen der Menstruation. Kleine Schriften zur Seelenforschung. H. 13. Juli. Stuttgart: Püttmann. 1925. — Breuer u. Freud, Studien über Hysterie. 2. Aufl. Leipzig u. Wien. 1909. — Brösl, Der Fluor genitalis der virgines. Med. Klinik. S. 103. 1924. — Bumke, Der Arzt als Ursache seelischer Störungen. Dtsch. med. Wochenschr. H. 1. 1925. — Derselbe u. Kehrer, Plethysmographische Untersuchungen an Geisteskranken. Arch. f. Psychiatrie u. Nervenkrankh. Bd. 47, S. 945. 1910. — Burkhart-Socin, Beckenschmerzen extragenitalen Ursprunges. Zentralbl. f. Gynäkol. S. 1226. 1922. — Charcot, Leçons sur les maladies du système nerveux. Paris. 1883. — Cohn, Gemütserregungen als Krankheitsursachen. 2. Aufl. Berlin: Schweizer. 1912. — Coué, Die Selbstbemeisterung. Basel: Schwabe. 1924. — Citron, Zur Pathologie der psycho-physiologischen Blutverschiebung. Dtsch. med. Wochenschr. S. 1781. 1911. — Desault, Zit. bei C. v. Brunn, Die Allgemeinnarkose. Neue dtsch. Chir. Bd. 5, S. 236. 1913. — Deutsch, Diskuss. zu Schur, l. c. Wien. klin. Wochenschr. S. 1248. 1924. — Dubois, Psychologie und Heilkunst. Klin. Wochenschr. H. 25, S. 1149. 1909. — Derselbe, Über Psychotherapie. Dtsch. Klinik. XIII. (2. Ergzgsbd.) Berlin u. Wien. 1911. — Eisler, Über hysterische Erscheinungen am Uterus. Internat. Zeitschr. f. Psychoanalyse v. Sig. Freud. Bd. 9, S. 266. 1923. — Engelhorn, Schilddrüse u. weibl. Geschlechtsorgane. Habilitationsschrift. Erlangen. 1912, Gyn. Rundschau. 1912. — Eulenburg, Über die Beziehungen der funktionellen Nervenkrankheiten zu den weiblichen Geschlechtsorganen in ätiologischer, diagnostischer und therapeutischer Hinsicht. Naturforschervers. 1903. Zentralbl. f. Gynäkol. S. 1274. 1903. — Ewald, Psych. Störungen des Weibes. In Halban-Seitz. Biol. u. Pathol. des Weibes. V. 2. — Derselbe, Temperament u. Charakter. Berlin: Julius Springer. 1924. — Faber, Über d. Leben hochnordischer Vögel. Leipzig. 1816. S. 165 u. 166. Zit. bei Sellheim, „Das Geheimnis des Ewig-Weiblichen". 1. Aufl. S. 52. 1911. — Fliess, Die Beziehungen zwischen Nase u. weibl. Geschlechtsorganen. Leipzig u. Wien. 1897. — Frank, Affektstörungen. Berlin: Julius Springer. 1913. — Derselbe, Diskussionsbemerkung. Schweiz. med. Wochenschr. S. 755. 1922. — Fränkel, Der Genitalbefund bei Dementia praecox nebst physiologischen Beobachtungen über Infantilismus genitalium. Monatsschr. f. Geburtsh. u. Gynäkol. Bd. 50, S. 433. — Freud, Über Psychoanalyse. Leipzig u. Wien: Fr. Deuticke. 1920. — Derselbe, Zur Psychopathologie des Alltagslebens. VII. Aufl. Wien. 1920. — Freund, W. A., Über Hysterie. Zentralbl. f. Gynäkol. S. 1118. 1902; 1903. S. 152 u. 1475. — Fried, Der Vaginismus und die Ehen perverser Männer. Wien: Selbstverlag, Sternwartestr. 1919. — Friedländer, Die Impotenz des Weibes. Sexus. Bd. 2. Leipzig: Bircher. 1921. — Füth, Über den Einfluß unlustbetonter Affekte auf die Entstehung uteriner Blutungen. Festschr. z. Feier des zehnjährigen Bestehens der Akad. f. prakt. Med. in Köln. Bonn. 1915. — Gaupp, Neurosen nach Kriegsverletzungen. VIII. Jahresvers. d. Ges. d. Dtsch. Nervenärzte. 1916. Dtsch. Zeitschr. f. Nervenheilk. Bd. 56, S. 115. 1917. — Geller, Über Eierstockfunkt. b. Dement. praec. usw. Arch. f. Gynäkol. Bd. 120. 1923. — Gellhorn, Einfl. psych. Vorg. auf d. Körper, bes. auf d. Bluverteilung. Berlin: Jul. Springer. 1910. — Derselbe u. Levy, Veränderung des Blutdruckes bei psychischen Vorgängen bei gesunden und kranken Menschen. Arch. f. Anat. u. Phys. phys. Abt. 1913. S. 227. — Giese, Körperseele. München: Delphin-Verlag. — Graefe, Über Prolapsgefühl ohne Prolaps usw. Zentralbl. f. Gynäkol. S. 201. 1919. — Groddeck, Das Buch vom „Es". 1923. — Grulich, Über die vorzeitige Ablösung der normalsitzenden Plazenta. Halle: J. D. 1903. — Haendly, Die Ursachen der Kreuzschmerzen bei Frauen. Zentralbl. f. Gynäkol. S. 1225. 1922. — Hauck, Gynäkol. Untersuchungen b. Schizophrenen. Monatsschr. f. Psychiatrie u. Neurol. Bd. 24. 1920. — Hauptmann, Menstruation u. Psyche. Arch. f. Psychiatrie u. Nervenkrankh. Bd. 71. — Derselbe, Vikariierende Menstruation in Form von Lippenbildungen. Münch. med. Wochenschr. S. 2114. 1909. — Heberer, Die Bedeutung der Psychotherapie in der Gynäkologie. Zentralbl. f. Gynäkol. S. 1224. 1922. — Derselbe, Zur Psychologie der Schwangeren. Zentralbl. f. Gynäkol. S. 377. 1925. — Hedinger, Üb. d. Kombin. d. Morb. Addison mit Stat. thymico-lymphat. Frankfurter Zeitschr. f. Pathologie, S. 527. 1907. — Hegar, Die Kastration der Frauen. Volkmanns Samml. klin. Vorträge. Gynäkol. Nr. 42. 1878. — Herff, Beiträge zur Lehre der Galaktorrhoe. S. 101. Berlin: Heuser. 1884. — Hering, Der plötzliche Tod in der Chloroformnarkose. Münch.

med. Wochenschr. S. 521. 1916. — HEYER, Psychische Einflüsse auf die Motilität von Magen und Darm usw. Klin. Wochenschr. S. 2274. 1923. — HEYMANNS, Ästhetische Untersuchungen im Anschluß an die Lippsche Theorie des Komischen (Kitzlichkeit). Zeitschr. für Psychologie und Physiologie der Sinnesorgane. Bd. 11, S. 31—43. — HIRSCH, Dysmen. in Beziehung zu Körperbau und Konstitution. Zentralbl. f. Gynäkol. S. 1541. 1923. — HÜBNER, Suggestionsbehandlung von neurotischen Menstruationsstörungen und Genitalneurosen. Dtsch. med. Wochenschr. S. 760. 1920. — HOFSTÄTTER, Über eingebildete Schwangerschaft: Wien: Urban u. Schwarzenberg. 1924. — JANÉT, Der Geisteszustand der Hysterien; die psychischen Stigmata. Deutsch von Cahane. Leipzig u. Wien: Fr. Deuticke. 1894. — JASCHKE, Zur Wertung und Behandlung der Retroflexio uteri. Wien. klin. Rundschau. H. 38. 1913. — DERSELBE, Prinzipielles zur Behandlung der Retroflexio-versio uteri. Zentralbl. f. Gynäkol. S. 986. 1922. — DERSELBE, Die Beziehungen zwischen Herz- und Gefäßapparat und weiblichem Genitalsystem in Frankl-Hochwart: Die Erkrankungen des weiblichen Genitales in Beziehung zur inneren Medizin. Wien u. Leipzig: A. Hölder. 1912. — DERSELBE, Einiges über die Bedeutung der Konstitution für die praktische Gynäkologie. Med. Klinik. H. 42, S. 1027. 1918. — DERSELBE, Zur Deutung und Bewertung der Allgemeinsymptome b. Retroversio-flexio. Zentralbl. f. Gynäkol. H. 4, S. 189. 1925. — JASPERS, Allgemeine Psychopathologie. Berlin: Julius Springer. 1920. — JOLLY, Hysterie. Handb. d. Krankheiten des Nervensystems. II. Leipzig: C. Vogel. 1875. — JUNG, Diagnostische Assoziationsstudien. Leipzig. 1915. — KALICHMANN, Der Einfluß von Traumen auf die Schwangerschaft. München: J. D. 1908. — KEHRER, E., Zur Reform der gynäkologisch-operativen und konservativen Indikationen. Zentralbl. f. Gynäkol. S. 1210. 1922. — DERSELBE, Ursachen und Behandlung der Unfruchtbarkeit. Dresden u. Leipzig: Steinkopf. 1922. — DERSELBE, Untersuchung über den physiol. Milchfluß bei Stillenden. Beitr. z. vergleichenden u. experiment. Geburtskunde. H. 4, S. 39. 1875. — DERSELBE, Über Sterilität. Zentralbl. f. Gynäkol. S. 1385. 1922. — KIRCHHOFF, Der Gesichtsausdruck und seine Bahnen. Berlin: Julius Springer. 1922. — KLAGES, Handschrift und Charakter. Leipzig: A. Barth. 1920. — DERSELBE, Prinzipien der Charakterologie. Leipzig. 1920. — KOGERER, Generationsvorgänge und Neurosen. In Halban-Seitz' Biologie u. Pathol. des Weibes. — KOHNSTAMM, Das Unbewußte und die Methoden der hypnot. Selbstbehandlung. Leipzig. 1918. — KOHTS, Über den Einfluß des Schreckens beim Bombardement v. Straßburg a. d. Entstehung v. Krankheiten. Berl. Klin. Wochenschr. S. 277. 1873. — KUGLER, System der Neurose. Berlin-Wien: Urban u. Schwarzenberg. 1922. — KRETSCHMER, Körperbau und Charakter. Berlin: Julius Springer. 1921. — DERSELBE, Medizinische Psychologie. Leipzig. 1922. — KRÖNIG, Über die Beziehungen der funktionellen Nervenkrankheiten zu den weiblichen Geschlechtsorganen in ätiologischer, diagnostischer und therapeutischer Hinsicht. Naturforsch. Versammlg. Kassel. Zentralbl. f. Gynäkol. S. 1270. 1903. — — DERSELBE, Über die Bedeutung der funktionellen Nervenkrankheiten für die Diagnostik und Therapie in der Gynäkologie. Leipzig: G. Thieme. 1902. — KRONFELD, Psychotherapie. Berlin: Julius Springer. 1924. — KRUKENBERG, Der Gesichtsausdruck des Menschen. Stuttgart: F. Enke. 1923. — KURELLA, Die Gemütsbewegungen, ihr Wesen und ihr Einfluß auf körperliche, besonders auf krankhafte Lebenserscheinungen. Würzburg. 1910. — LANGHEINRICH, Psych. Einfl. auf d. Sekrettätigkeit des Magens usw. Münch. med. Wochenschr. S. 1527. 1922. — LEHMANN, Die körperl. Äußerung psychischer Zustände. Leipzig. 1899, 1901, 1905. — LESCHKE, Die körperl. Begleiterscheinungen seelischer Vorgänge. Archiv f. d. ges. Psychol. Bd. 21, S. 435. 1911. Bd. 31, S. 27. 1914. — LEVEN, Zwillingsforschung u. Naevusätiologie. Dtsch. med. Wochenschr. S. 1580. 1924. — DERSELBE, Die Leistungsfähigkeit der Zwillingspath. Arbeitsmethoden usw. Münch. med. Wochenschr. H. 13. 1924. — LEWANDOWSKY, Die Hysterie. Berlin: Julius Springer. 1914. — LIEK, Irrwege der Chirurgie. Arch. f. klin. Chir. Bd. 128, S. 544. — LIEPMANN, Gynäkologische Psychotherapie. Berlin-Wien: Urban u. Schwarzenberg. 1924. — DERSELBE, Psychotherapie und Gynäkologie. Zeitschr. f. ärztl. Fortbildg. Nr. 17. 1923. — DERSELBE, Zur Äthiologie der Metropathia uteri. Münch. med. Wochenschr. H. 21. 1924. — DERSELBE, Psychologie der Frau. Berlin-Wien: Urban u. Schwarzenberg. 1920. — DERSELBE,

Die eingebildete Schwangerschaft usw. Med. Klinik. H. 32. 1923. — DERSELBE, Psychoorganische Korrelationen. Zentralbl. f. Gynäkol. H. 29. 1923. — LOMER, Zur Beurteilung des Schmerzes in der Gynäkologie. Wiesbaden: J. F. Bergmann. 1899. — LÖWENFELD, Sexualleben u. Nervenleiden. München: J. F. Bergmann. 1922. — LÖWENSTEIN, Fluorgenese u. -therapie. Zentralbl. f. Gynäkol. S. 2812. 1924. Monatsschr. f. Geburtshilfe und Gynäkologie. Bd. 68. 1925. — LÜTZENKIRCHEN: Dystrophia adiposo-genitalis nach psychischem Affekt. Münch. med. Wochenschr. S. 1577. 1924. — MARCHAND, Die Störungen der Blutverteilung in Krehl und Marchands Handb. d. allg. Path. II, 1, S. 249 u. 304. — MATTHES, Über Prolapsgefühl ohne Prolaps als Kriegserscheinung. Zentralbl. f. Gynäkol. S. 465. 1919. — DERSELBE, Der Infantilismus, die Asthenie u. deren Beziehungen z. Nervensystem. Berlin. 1912. — DERSELBE, Die Konstitutionstypen des Weibes. In Halban-Seitz' Biol. u. Pathol. d. Weibes. Bd. 3. 1924. — MAYER, A., Über Störungen von Menstruation und Schwangerschaft durch psychische Alterationen. Zentralbl. f. Gynäkol. S. 569. 1917. — DERSELBE, Infantilismus und Hypoplasie in der Geburtshilfe. Hegars Beitr. z. Geburtsh. u. Gynäkol. Bd. 15, S. 377. — DERSELBE, Zur Konstitutionsfrage in der Frauenheilkunde. Zentralbl. f. Gynäkol. Bd. 46, S. 1210. — DERSELBE, Über die Bedeutung der Konstitution in Geburtsh. u. Gynäkol. Münch. med. Wochenschr. H. 50, S. 1718. 1922. — DERSELBE, Über die chirurgische Ära in der Gynäkol. usw. Zentralbl. f. Gynäkol. S. 449. 1922. — DERSELBE, Über Störungen der weiblichen Sexualfunktionen durch psychische Traumen. Württembg. med. Korr.-Bl. 1917. — DERSELBE, Die Lehre Bossis u. d. Gynäkologie. Wien. klin. Wochenschr. Nr. 13. 1913. — DERSELBE, Zur Behandlung der Retrofl. uteri. Zentralbl. f. Gynäkol. Nr. 32. 1912. — MEIROWSKY, Die angeborenen Muttermäler usw. Jena: G. Fischer. 1920. — DERSELBE u. LEVEN, Tierzeichnung, Menschenscheckung u. System. d. Muttermäler. Arch. f. Dermatol. u. Syphilis. Bd. 134. — MOEBIUS, Die Nervosität. Leipzig: Weber. 1882. — MENGE, Das Wesen der Dysmenorrhoe. Zentralbl. f. Gynäkol. S. 1367. 1901. — MEYER, E., Die Beziehungen der funktionellen Neurosen, speziell der Hysterie zu den Erkrankungen der weiblichen Genitalorgane. Monatsschr. f. Geburtsh. u. Gynäkol. Bd. 23. S. 1. — MOLL, Psychopathia sex. In Krafft-Ebing, 16. Aufl. Stuttgart: F. Enke. 1924. — DERSELBE, Über Maternitätsneurose. Wien. Gesellsch. d. Ärzte. 23. Jänner 1920. — MOOS, Über d. Wert der Behandlung der Psyche b. inneren Erkrankungen usw. Therapie der Gegenwart. 1921. — MOOSBACHER, Funktionelle Störungen im weiblichen Genitale und Störungen im vegetativen Nervensystem. Zeitschr. f. Geburtsh. u. Gynäkol. Bd. 76, S. 426. — MOSSO, Die Furcht. Leipzig. 1889. — MÜLLER, O., Üb. vasomotorische Neurosen. Münch. med. Wochenschr. S. 462. 1917. — DERSELBE, Die Kapillaren der menschlichen Körperoberfläche in gesunden und kranken Tagen. S. 69. Stuttgart: F. Enke. 1922. — MÜLLER, E. H., Beitr. z. Kenntnis der Hyperemesis grav. Psych.-Neurol. Wochenschr. X. Jahrg. S. 93. 1908. — NASSAUER, Des Weibes Leib und Leben. — NONNE, Referat VIII., Jahresvers. d. Gesellsch. dtsch. Nervenärzte. Münch. med. Wochenschr. S. 1594 u. 1628. 1916 u. Zeitschr. f. Nervenheilk. Bd. 56. 1917. — OPHUIJSEN, Zit. nach Eisler. l. c. — OPITZ, Die Übererregbarkeit der glatten Muskulatur der weiblichen Geschlechtsorgane. Zentralbl. f. Gynäkol. S. 1594. 1922. — DERSELBE, Z. Bewirkung des Schmerzes b. Frauenleiden. Zeitschr. f. Geburtsh. u. Gynäkol. Bd. 82, S. 9. — DERSELBE, Über Ursachen von Schmerzen in der Gynäkol. Verhandlg. d. dtsch. Ges. f. Geburtsh. u. Gynäkol. S. 536. Straßburg. 1911. — PAJOT, Zit. bei Kohts. l. c. S. 295. — PANKOW, Die Bedeutung der psychogenen Kriegskomponente bei der Bewertung gynäkologischer Leiden. Dtsch. med. Wochenschr. H. 13 u. 14, S. 343 u. 376. 1918. — PAWLOW, Psychische Erregungen der Speicheldrüsen. Ergebn. d. Physiol. III. S. 177. — PERETTI, Gynäkol. u. Psychiatrie. Med. Klinik. H. 46. 1912. — PETERS, Menschengestalt u. Charakter. Konstanz: Volkskraft-Verlag. 1922. — PIELERIT, Mimik u. Physionomik. Detmold. 1919. — POSNER, Rud. Virchow u. d. Vererbungsprobl. Arch. f. Frauenk. u. Eugenet. Bd. 8 S. 14. — PLACZECK, Das Geschlechtsleben d. Hysterischen. Bonn. 1919. — RAEFLER, Die Hypnose in der Gynäkol. Zentralbl. f. Gynäkol. S. 1274. 1921. — REDER, Gynäkologische Rückenschmerzen. Americ. journ. of obstet. Ref. Zentralbl. f. Gynäkol. S. 1760, 1921. — RICKER, Über hämorrhagische Infarzierung des Nierenlagers usw. Zieglers Beitr. z. Path. u. path. Anat. Bd. 50, S. 579. 1911. — ROBIN u. DALCHE, Traitement medical des maladies des femmes. Paris: Vigot frères. 1922. — ROHLEDER, Sexualphysiologie. Bd. 1. Hamburg: Hartmann. 1921. — DERSELBE, D. Versehen der Schwangeren. Arch. f. Frauenk. u. Eugenet. Bd. 6, S. 95. — ROSTHORN, vgl. Opitz über den Schmerz, l. c. S. 540. — SÄNGER, Über Asthma u. seine Behandlung. Berlin: G. Karger. 1910. — SCHEFFER, Trauma und Schwangerschaft In v. Winkels Handb. d. Geb. II, 2, S. 1407. — SCHILDER, Medizinische Psychologie. Berlin: Julius Springer. 1924. — SCHLATTER, Behandlung bedrohlicher Narkosenstörungen. Dtsch. med. Wochenschr. H. 15, S. 449. 1917. — SCHLEICH, Schaltwerk der Gedanken. Berlin: G. Fischer. 1916. — SCHUR, Über nervöse Verdauungsstörungen. Wien. klin. Wochenschr. S. 1223 u. 1247. 1924 u. 1925. — DERSELBE u. WIESEL, Über das Verhalten des chromaffinen Gewebes bei der Narkose. Wien. klin. Wochenschr. H. 8, S. 247. 1908. — SCHWAB, Die Ursache des unstillbaren Erbrechens in der Schwangerschaft. Zentralbl. f. Gynäkol. S. 1343. 1922. — SCHWARZ, Diskuss. zu Schur, l. c. Wien. klin. Wochenschr. S. 1225. 1924. — SELLHEIM, Einiges über Verwendung von Psychologie in der Kinderheilk. Med. Klinik. H. 50, S. 1965. 1910. — DERSELBE, Das Geheimnis des Ewig-Weiblichen. Stuttgart: F. Enke. 1924. — SIEGEL, Die Freude am zu erwartenden Kind. Ein Beitr. z. Psychologie d. Schwangeren. Arch. f. Frauenk. und Eugenet. Bd. 4, S. 187. — SIEMERLING, Hypnose in d. Geb. u. Gynäkol. Zentralbl. f. Gynäkol. S. 834. 1922. — DERSELBE, Bemerkungen zu dem Aufsatz von Bossi: Die gynäkologischen Läsionen bei der Manie des Selbstmordes usw. Zentralbl. f. Gynäkol. S. 33. 1912. — SIEMENS, Einführung in die Vererbungspathol. Berlin: Julius Springer. 1923. — DERSELBE, Zwillingspathologie. Berlin: Julius Springer. 1924. — DERSELBE, Die Leistungsfähigkeit der Zwillingspathol. Arbeitsmethoden f. d. ätiolog. Forschung. Münch. med. Wochenschr. Nr. 1 u. 18. 1924. — SIMPSON, Zit. b. v. Brunn. Die Allgem.-narcose. Neue Dtsch. Chir. Bd. 5. 1913. — SITTMANN, Über Hysterie. Gynäkol. Ges. München. Zentralbl. f. Gynäkol. S. 310. 1902. — STEGMANN, Z. Ätiologie des Asthmas bei Kindern. Med. Klinik. H. 19. 1908. — STEMMER, Über Psychodiagnostik und Psychotherapie in der Frauenheilkunde. Zentralbl. f. Gyn. S. 458. 1922. — DERSELBE, Über psychotherapeutische Erfahrungen in der Frauenheilkunde. Zentralbl. f. Gynäkol. S. 190. 1922. — STEKEL, Störungen des Trieb- und Affektlebens. Wien: Urban u. Schwarzenberg. 1921. — DERSELBE, Masken der Sexualität. Wien: Knepler. — DERSELBE, Die Geschlechtskälte der Frau. Wien: Urban u. Schwarzenberg. 1920. — STRANSKY, Medizinische Psychologie, Grenzzustände und Neurosen beim Weibe. In Halban-Seitz, Biologie und Pathologie des Weibes. Berlin-Wien: Urban u. Schwarzenberg. 1924. — STRASSMANN, Diskussionsbemerkung zum Vortrag von W. A. Freund, Zentralbl. f. Gyn. S. 150. 1903. — STRÜMPELL, Über die Entstehung und die Heilung von Krankheiten durch Vorstellungen. Rektoratsrede. Erlangen: Junge. 1892. — SUTTNER Margarethe, Die Geheimnisse der Hand. Berlin: Eysler. 1922. — SWOBODA, Die Perioden des menschl. Organismus in ihrer physiol. u. biolog. Bedeutung. Wien: Fr. Deuticke. 1904. — THALBITZER, Stimmungen, Gefühle u. Gemütsbewegungen. 1920. — THEILHABER, Das Wesen der Dysmenorrhoe. Zentralbl. f. Gyn. S. 66. 1902. — DERSELBE, Der Zusammenhang von Nervenerkrankungen mit Störungen in den weiblichen Geschlechtsorganen. Gräfe, Sammlungen. IV, H. 6. — DERSELBE, Der Einfluß des Nervensystems auf die Entstehung von Uterusblutungen und Fluor. Monatsschr. f. Geburtsh. u. Gynäkol. Bd. 17. — DERSELBE, Der Einfluß von geschlechtlichen Erregungen auf die Entstehung von Uterusblutungen. Arch. f. Gynäkol. Bd. 107. — TUKE-HACK, Geist und Körper. Übersetzt von Kornfeld. Jena: G. Fischer. 1888. — UEXKÜLL, Psychologie und Biologie in ihrer Stellung zur Tierseele. Ergebn. der Physiologie. I, 2, S. 212. — VEIT, Über Dysmenorrhoe. Münch. med. Wochenschr. Nr. 47, S. 2434. 1908. — VOGT, Plethysmograph. Untersuchungen bei Geisteskranken. Zentralbl. für Nervenheilk. u. Psychiatrie. Bd. 25, S. 665. 1902. — WAGNER-JAUREGG, Bemerkungen z. Aufsatz d. Herrn Bossi. Wien. klin. Wochenschr. S. 1875. 1912. — WALTHARD, Psychotherapie. In Halban und Seitz' Biologie und Pathologie des Weibes. 1924. — DERSELBE, Psychoneurose und Gynäkologie. Monatsschr. f. Geburtsh. u. Gynäkol. Bd. 36, S. 449. — DERSELBE, Der Einfluß des Nervensystems auf die Funktionen der weiblichen Genitalien. Prakt. Ergebn. d. Geburtsh. II, 2, S. 245. — DERSELBE, Über die Bedeutung psychoneurotischer Symptome für die Gynäkol. Zentralbl. f. Gynäkol. S. 489. 1912. —

Derselbe, Der Einfluß von Allgemeinerkrankungen. Schweiz. med. Wochenschr. S. 217. 1922. — Derselbe, Die psychogene Ätiologie und die Psychotherapie des Vaginismus. Münch. med. Wochenschr. S. 1998. 1909. — Derselbe, Über den psychogenen Pruritus vulvae und seine Behandlung. Dtsch. med. Wochenschr. S. 831. 1911. — Derselbe, Über die sog. Ausfallserscheinungen. Zentralbl. f. Gynäkol. S. 564. 1908. — Derselbe, Über den Einfluß von Allgemeinerkrankung des Körpers auf den Genitalapparat und umgekehrt. Menge-Opitz, Handb. d. Frauenheilk. 2.—4. Aufl. S. 233. München-Wiesbaden: J. F. Bergmann. — Weber, Der Einfluß psychischer Vorgänge auf den Körper, insbes. auf die Blutverteilung. Berlin: Julius Springer. 1910. — Weidenreich, Über partiellen Riechlappenausfall und Eunuchoidismus usw. Zeitschr. f. Morphologie u. Anthrop. S. 157. 1914. — Wiesel u. Schur, l. c. — Windscheid, Über genitale Reflexneurosen. Zentralbl. f. Gynäkol. S. 1316. 1901. — Derselbe, Die Beziehungen zwischen Gynäkol. und Neurologie. Zentralbl. f. Gynäkol. S. 569. 1896. — Winter, Die psychogene Ätiologie der Hyperemesis. Zentralbl. f. Gynäkol. S. 177. 1919.

Psychogene Störungen der männlichen Sexualfunktion (psychogene Impotenz). Von O. Schwarz.

Allers, R., Psychologie des Geschlechtslebens. Handb. d. vergleich. Psychol. Bd. III, Abt. 4. München: Reinhardt. 1923. — Amann, J., Pseudohermaphrod. mascul. ext. mit weiblichem Gesamthabitus. Zentralbl. f. Gynäkol. Nr. 24 (vgl. dazu Großmann, l. c. S. 318) 1906. — Aschaffenburg, G., Zur Einwirkung des Kokains auf das Geschlechtsleben. Dtsch. med. Wochenschr. S. 55. 1925. — Bauer, J., Individual Constitution usw. Bull. of the Buffalo General Hosp. Oct. 1923. — Derselbe, Praktische Folgerungen aus der Vererbungslehre. Beihefte z. mediz. Klinik. H. 1. 1925. — v. Bergmann, E., Ein Fall von hochgradiger Hodenatrophie bei normalen sekund. Geschlechtsmerkmalen. Wien. med. Wochenschr. S. 454. 1914. — Borak, J., Therap. Erfolge durch Röntgenbestr. d. Hypophyse. Jahreskurse f. ärztl. Fortbildg. Augusth. 1924. — Ferenczi, S., Versuch einer Genitaltheorie. Leipzig-Wien-Zürich: Int. psychoanal. Verlag. 1924. — Fischer, H., Psychopathologie des Eunuchoidismus usw. Zeitschr. f. d. ges. Neurol. u. Psychiatrie. Bd. 50, S. 11. 1919. — Derselbe, Zur Biologie der Degenerationszeichen usw. Ibid. Bd. 62, S. 261. 1920. — Derselbe, Eunuchoidismus u. heterosex. Geschlechtsmerkmale. Ibid. Bd. 52, S. 117. 1919. — Derselbe, Rolle der inneren Sekretion in den körperlichen Grundlagen usw. Zentralbl. f. d. ges. Neurol. u. Psychiatrie. Bd. 34, S. 233. 1924. — Fränkel, Fr., Der psychopath. Formenreichtum d. Eunuchoidismus. Zeitschr. f. d. ges. Neurol. u. Psychiatrie. Bd. 80, S. 560. 1923. — Freud, S., Der Untergang des Ödipuskomplexes. Internat. Zeitschr. f. Psychoanalyse. Bd. 10, S. 249. 1924. — Fürbinger, Einiges über Therapie d. Potenzstörungen. Therapie der Gegenw. 1924. S. 19. — Gaupp, R., Das Problem der Homosexualität. Klin. Wochenschr. Bd. 22, S. 1033. 1922. — Grosser, P., Körperliche Geschlechtsunterschiede im Kindesalter. Ergebn. d. inn. Med. u. Kinderheilk. Bd. 22, S. 211. 1922. — Grossmann, W., Endokrine und psych. Mechanismen i. d. Ätiologie der Sexualinversion. Zeitschr. f. d. ges. Neurol. u. Psychiatrie. Bd. 62, S. 309. 1920. — Halban, J., Die Entwicklg. d. Geschlechtscharaktere. Arch. f. Gynäkol. Bd. 70, S. 202. 1903. — Hartmann, H., Kokainismus u. Homosexualität. Zeitschr. f. d. ges. Neurol. u. Psychiatrie. Bd. 95, S. 79. 1925. — Hauptmann, A., Menstruation u. Psyche. (Versuch einer „verständlichen“ Inbeziehungsetzung somat. u. psych. Erscheinungsreihen.) Arch. f. Psychiatrie u. Nervenkrankh. Bd. 71, S. 1. 1924. Hirschfeld, M., Die Homosex. d. Mannes u. d. Weibes. Berlin. 1913. — Derselbe, Sexualpathologie. Bonn: Markus u. Weber. 1921. — Derselbe, Ist die Homosexualität körperlich oder seelisch bedingt? Münch. med. Wochenschr. H. 11. 1918. — Kronfeld, A., Zur mediz. Therapie sex. Funktionsstörungen. Dtsch. med. Wochenschr. S. 970. 1922. — Derselbe, Sexualpsychopathologie. Leipzig-Wien: Fr. Deuticke. 1923. — Derselbe u. Prismann, Über sexuelle Funktionsstörungen u. ihre Behandlung. Therapie d. Gegenw. S. 358. 1923. — Kläsi, J., Beitrag zur Differentialdiagnose zwischen angebor. u. hysteriformer Homosexualität. Zeitschr. f. d. ges. Neurol. u. Psychiatrie. Bd. 52, S. 54. 1919. —

Derselbe, Beitrag zur Frage d. kindlichen Sexualität. Ibid. Bd. 74, S. 362. 1922. — Klein, H. V., Hypothese zur Vererbung u. Entstehung der Homosex. Zeitschr. f. d. ges. Neurol. u. Psychiatrie. Bd. 83, S. 497. 1923. — Kretschmer, E., Körperbau u. Charakter. 4. Aufl. Berlin: Julius Springer. 1925. — Kreuter, Hodentransplantation u. Homosex. Zentralb. f. Chir. S. 558. 1921. — Lichtenstern, R., Die Überpflanzung der männlichen Keimdrüse. Wien: Julius Springer. 1924. — Lipschütz, A., The intern Secretions of the sex. glands. Cambridge: Heffer and Sons ltd. 1924. — Kraepelin, Geschlechtliche Verirrungen u. Volksvermehrung. Münch. med. Wochenschr. H. 5. 1918. — Maas, O., Beitrag zur Kenntnis des Zwergwuchses. Zeitschr. f. d. ges. Neurol. u. Psychiatrie. Bd. 86, S. 76. 1923. — Marx, N., Beitrag zur Psychologie der Kokainomanie. Zeitschr. f. d. ges. Neurol. u. Psychiatrie. Bd. 86, S. 550. — Oberndorf, C. P., Die Rolle einer organ. Überwertigkeit bei der Neurose. Internat. Zeitschr. f. Psychoanal. Bd. 8, S. 307. 1923. — Pezzard, Zit. nach Lipschütz. — Prinzhorn, H., Über Persönlichkeitsstruktur, neurotisches Symptom und therapeutische Beeinflußbarkeit. Vortr. geh. a. d. Versammlg. südwestdeutsch. Neurologen u. Irrenärzte, Baden-Baden, Juni 1923. Ref. Zentralbl. f. d. ges. Neurol. u. Psychiatrie. Bd. 34, S. 229. 1924. — Rank, O., Zum Verständnis der Libidoentwicklung im Heilungsvorgang. Internat. Zeitschr. f. Psychoanalyse. Bd. 9, S. 435. 1923. — Derselbe, Das Trauma der Geburt. Leipzig-Wien-Zürich: Internat. Psychoanal. Verl. 1924. — Schüller, A., Der hypophysäre Typus d. sex. Impotenz. Wien. klin. Wochenschr. S. 1041. 1924. — Steiner, M., Die psychol. Störungen d. männlichen Potenz. Leipzig-Wien: Fr. Deuticke. 1913. — Steckel, W., Die Impotenz des Mannes. Berlin-Wien: Urban u. Schwarzenberg. 1920. — Sterling, Klin. Studien über Eunuchoidismus. Zeitschr. f. d. ges. Neurol. u. Psychiatrie. 1913. — Tandler, J., u. Gross, S., Die biolog. Grundlagen d. sekund. Geschlechtscharaktere. Berlin: Julius Springer. 1919. — Wagner, G., Hermaphroditismus. Dtsch. med. Wochenschr. S. 423. 1920. — Weil, G., Geschlechtstrieb und innere Sekretion. Dtsch. med. Wochenschr. S. 188. 1922.

Psychogenese und Psychotherapie von Organsymptomen beim Kinde.
Von C. Pototzky.

Bergmann u. Kochmann, Pneumonie u. neuropathische Konstitution im Kindesalter. Klin. Wochenschr. H. 22. 1923. — Boenheim, Enuresis nocturna Therapie d. Gegenw. 1924. — Czerny, Der Arzt als Erzieher des Kindes. 6. Aufl. Leipzig-Wien: Fr. Deuticke. 1922. — Feer, Diagnostik der Kinderkrankheiten. 3. Aufl. Berlin: Julius Springer. 1924. — Finkelstein, Lehrbuch der Säuglingskrankheiten. 3. Aufl. Berlin: Julius Springer. 1924. — Freud, Aus der Geschichte einer infantilen Neurose. Leipzig-Wien-Zürich: Internat. psychoanal. Verl. 1924. — Friedjung, Kinderpathologie und Erziehung. Dtsch. med. Wochenschr. H. 47. 1924. — Göppert, Die Nasen-, Rachen- und Ohrenerkrankungen des Kindes. Berlin: Julius Springer. 1914 — Derselbe u. Langstein, Prophylaxe und Therapie der Kinderkrankheiten. Berlin: Julius Springer. 1920. — Goldstein, Zur Behandlung der Enuresis nocturna in Anstalten. Fortschr. d. Med. Bd. 40, 27—28. — Hintze, Enuresis noct., Spina bifida occulta und epidurale Injektion. Mitt. d. Grenzgeb. d. Med. u. Chir. Bd. 35, H. 4. 1922. — Husler, Beitrag zur Kenntnis des kindlichen Kardio- u. Ösophagospasmus. Zeitschr. f. Kinderheilk. H. 16. 1917. — Karger, Die Behandlung choreatischer Kinder mit Bewegungsübungen. Jahrb. d. Kinderheilk. Bd. 45, H. 5—6. 1921. — Kochmann, Bemerkungen zum Problem der Konstitution, insbesondere der neuropathischen. Jahrb. f. Kinderheilk. Bd. 104. — Langstein, Diagnostische und therapeutische Irrtümer und deren Verhütung. Kinderheilkunde. 4. Heft. Leipzig: Thieme. 1924. — Derselbe u. Meyer, Säuglingsernährung und Säuglingsstoffwechsel. Wiesbaden: J. F. Bergmann. 1914. — Lust, Zur Klinik des Ösophagospasmus. Monatsschr. f. Kinderheilk. H. 27. 1924. — Mosse, Über die Hypnose beim Kinde. Dtsch. med. Wochenschr. H. 25. 1924. — Oppenheim, Die ersten Zeichen der Nervosität des Kindesalters. Berlin: S. Karger. — Piekarek, Ösophagospasmus im Kindesalter. Dtsch. med. Wochenschr. H. 47. 1924. — Pototzky, Über nervöse Konstitutions- und Reaktionstypen. Zeitschr. f. Kinderheilk. Bd. 37, H. 1—3.

1924. — DERSELBE, Über Suggestion und Suggestionsbehandlnng im Kindesalter. Dtsch. med. Wochenschr. H. 25. 1924. — DERSELBE, Die diagnostische und therapeutische Differenzierung der Enuresisfälle. Zeitschr. f. Kinderheilk. Bd. 37, H. 1—3. 1924. — DERSELBE, Zur Methodik der Psychotherapie im Kindesalter mit besonderer Berücksichtigung, der „Milieusuggestionsmethode". Zeitschr. f. Kinderheilk. Bd. 21. 1919. — STORCH, Die Entwicklungsidee in der Psychopathologie. Klin. Wochenschr. H. 1. 1925. — WILE, IRAS and Samuel Z. ORGEL, The nervous basis of enuresis. Arch. of pediatr. Bd. 41. Nr. 4. — ZANKER, Die Suggestivtherapie des Keuchhustens. Jahrb. d. Kinderheilk. Bd. 56, H. 4. 1924.

Grundformen der Psychotherapie. Von R. Allers.

ADLER, A., Der nervöse Charakter. 3. Aufl. München: J. F. Bergmann. 1922. — DERSELBE, Theorie und Praxis der Individualpsychologie. 2. Aufl. München.: J. F. Bergmann. 1924. — ALLERS, R., Charakter als Ausdruck. Jahrb. f. Charakterol. Bd. I, H. 1. 1925. — DERSELBE, Psychologie des Geschlechtslebens. München: Reinhardt. 1922. — DERSELBE, Gemeinschaft als Idee und Erlebnis Internat. Zeitschr. f. Individualpsychol. Bd. 2, H. 7. 1923. — BREUER, J. u. S. FREUD, Studien über Hysterie. Leipzig-Wien: Fr. Deuticke. 1895. — DUBOIS, Die Psychoneurosen. Bern: Francke. 1910. — EITINGTON, M., II. Bericht über die Berliner psychoanalytische Poliklinik. Leipzig-Wien-Zürich: Internat. Psychoanal. Verl. 1924. — FERENCZI, S., Introjektion und Übertragung. Jahrb. f. Psychoanal. Bd. 1. 1909. — DERSELBE u. O. RANK, Entwicklungsziele der Psychoanalyse. Leipzig-Wien-Zürich: Internat. Psychoanal. Verl. 1924. — FRANK, L., Affektstörungen. Berlin: Julius Springer. 1912. — FREUD, S., Jenseits des Lustprinzips. Leipzig-Wien-Zürich: Internat. Psychoanal. Verl. 1921. — DERSELBE, Gesammelte Werke. Ebenda. 1923ff. — HIRSCHLAFF, Die Ruheübungen. — KRONFELD, A., Psychotherapie. Berlin: Julius Springer. 1924. — MEIGE et FEINDEL, Les tics et leur traitement. Paris. 1907. — MÜNSTERBERG, H., Psychotherapy. London. 1909.

Sachverzeichnis.

MANZSCHE BUCHDRUCKEREI, WIEN. 2964.

Psychologie des Säuglings. Vom Trauma der Geburt und Trauma der Entwöhnung. Von Dr. Siegfried **Bernfeld**, Wien. Etwa 220 Seiten.

Erscheint im Juni 1925

A. **Das Neugeborene.** Die Geburt und psychophysische Retardierungen. — Die Funktion der Säuglingspflege. — Der Schlaf. — Das Schreien. — Das Saugen. — Über das Bewußtsein des Neugeborenen. — Sinnespsychologie. — Abfuhrbewegungen. — Handlungen. — Die Struktur des Neugeborenen.

B. **Erste Fortschritte.** Das Schauen. — Die orale Zone. — Das Hören. — Die Triebgruppen. — Abfuhrphänomene. — Die Wahrnehmungen. — Struktur des Vierteljahrkindes.

C. **Der Bemächtigungstrieb.** Die Entwicklung der Hand. — Sitzen, Kriechen, Klettern. — Stehen, Gehen. — Reifen, Lernen. — Die Bemächtigungsformen. — Die Triebkomponenten der Bemächtigung. — Die Libidoentwicklung des Greiflings.

D. **Traumen und Versagungen.** Allgemeines. — Die Geburt als Trauma. — Die Entwöhnungsperiode: 1. Die Dentition. 2. Beißen und Kauen. 3. Die Abstillung.

E. **Der Säugling und seine Welt.** Körper und Außenwelt. — Die affektiven Stellungnahmen. — Wahrnehmung und Trieb.

Medizinische Grundlagen der Heilpädagogik. Für Richter, Erzieher und Fürsorgerinnen. Von Regierungsrat Dr. Erwin **Lazar**, Privatdozent an der Universität Wien, Leiter der heilpädagogischen Abteilung der Universitäts-Kinderklinik in Wien. Etwa 110 Seiten. Preis: S 6.60, Gm 3.90

Vorwort. — Über innere und äußere Ursachen. — Die Einflüsse der Familie: Die Mutter. Der Vater. Die Kinder. — Die Einflüsse der Sexualität. — Kindliche Ungezogenheiten. — Dissozialität und Kriminalität. — Psychopathische Erscheinungen. — Neurotische Erscheinungen. — Schizophrene Erscheinungen. — Paranoische Erscheinungen. — Zyklische Erscheinungen. — Charaktereigentümlichkeiten der Schwachsinnigen. — Die Bedeutung der Körperbautypen: Die dysplastischen Formen. — Die Bedeutung der Konstitution für die Fürsorgeerziehung.

Über Psychologie und Psychopathologie des Kindes. Von Dr. Theodor **Heller**, Direktor der Erziehungsanstalt Wien-Grinzing. Zweite, erweiterte Auflage. 63 Seiten. 1925. Preis: S 3.40, Gm 2.—

Psychologie des Kindes: Grundtatsachen. — Die Entwicklung der geistigen Fähigkeiten. — Kind und Schule.

Psychopathologie des Kindes: Die geistigen Schwächezustände. — Die nervöse Konstitution. — Die psychopathischen Konstitutionen. — Wandertrieb, Selbstmord. — Heilpädagogik als Fürsorgeerziehung. — Literaturnachweis.